Embriologia
Básica

Grupo Editorial Nacional

O GEN | Grupo Editorial Nacional – maior plataforma editorial brasileira no segmento científico, técnico e profissional – publica conteúdos nas áreas de ciências da saúde, exatas, humanas, jurídicas e sociais aplicadas, além de prover serviços direcionados à educação continuada e à preparação para concursos.

As editoras que integram o GEN, das mais respeitadas no mercado editorial, construíram catálogos inigualáveis, com obras decisivas para a formação acadêmica e o aperfeiçoamento de várias gerações de profissionais e estudantes, tendo se tornado sinônimo de qualidade e seriedade.

A missão do GEN e dos núcleos de conteúdo que o compõem é prover a melhor informação científica e distribuí-la de maneira flexível e conveniente, a preços justos, gerando benefícios e servindo a autores, docentes, livreiros, funcionários, colaboradores e acionistas.

Nosso comportamento ético incondicional e nossa responsabilidade social e ambiental são reforçados pela natureza educacional de nossa atividade e dão sustentabilidade ao crescimento contínuo e à rentabilidade do grupo.

Embriologia Básica

Keith L. Moore, BA, MSc, PhD, DSc (OSU), DSc (WU), FIAC, FRSM, FAAA
Professor Emeritus, Division of Anatomy, Department of Surgery
Former Professor and Chair, Department of Anatomy,
and Associate Dean for Basic Medical Sciences
Faculty of Medicine, University of Toronto, Toronto, Ontario, Canada
Former Professor and Head of Anatomy, Faculty of Medicine,
University of Manitoba, Winnipeg, Manitoba, Canada

T.V.N. (Vid) Persaud, MD, PhD, DSc, FRCPath (Lond.), FAAA
Professor Emeritus and Former Head,
Department of Human Anatomy and Cell Science
Professor of Pediatrics and Child Health
Associate Professor of Obstetrics, Gynecology, and Reproductive Sciences,
Max Rady College of Medicine, Faculty of Health Sciences, Faculty of
Medicine, University of Manitoba, Winnipeg, Manitoba, Canada
Part-Time Professor of Anatomy, St. George's University, Grenada, West Indies

Mark G. Torchia, MSc, PhD
Associate Professor, Department of Surgery; Associate Professor,
Department of Human Anatomy and Cell Sciences,
Max Rady College of Medicine, Rady Faculty of Health Sciences
Executive Director, Centre for the Advancement of Teaching and Learning,
Vice-Provost (Teaching and Learning) University of Manitoba,
Winnipeg, Manitoba, Canada

Revisão Técnica

Estela Bevilacqua
Professora Titular do Departamento de Biologia Celular e do Desenvolvimento
do Instituto de Ciências Biomédicas da Universidade de São Paulo (USP)

Tradução

Fernanda Seabra Schanuel (Capítulos 13 a 20)
Samanta Mello (Capítulos 1 a 12)

Décima edição

GEN | GUANABARA KOOGAN

- Data do fechamento do livro: 10/12/2021

- **Atendimento ao cliente: (11) 5080-0751 | faleconosco@grupogen.com.br**
- Traduzido de:

BEFORE WE ARE BORN: ESSENTIALS OF EMBRYOLOGY AND BIRTH DEFECTS, TENTH EDITION

First edition 1974
Second edition 1983
Third edition 1989
Fourth edition 1993
Fifth edition 1998
Sixth edition 2003
Seventh edition 2008
Eighth edition 2013
Ninth edition 2016

This edition of *Before We Are Born: Essentials of Embryology and Birth Defects,* 10th edition, by Keith L. Moore, T.V.N. (Vid) Persaud, Mark G. Torchia, is published by arrangement with Elsevier Inc.
ISBN: 978-0-323-60849-7
Esta edição de *Before We Are Born: Essentials of Embryology and Birth Defects,* 10ª edição, de Keith L. Moore, T.V.N. (Vid) Persaud, Mark G. Torchia, é publicada por acordo com a Elsevier Inc.

GEN | Grupo Editorial Nacional S.A.
Publicado pelo selo Editora Guanabara Koogan Ltda.
Travessa do Ouvidor, 11
Rio de Janeiro – RJ – 20040-040
www.grupogen.com.br

- Capa: Bruno Gomes
- Imagens da capa: iStock (© iLexx; © anusorn nakdee)
- Editoração eletrônica: Viviane Nepomuceno

- Ficha catalográfica

CIP-BRASIL. Catalogação na Publicação
Sindicato Nacional dos Editores de Livros, RJ

M813e
M813e
Moore, Keith L.
Embriologia básica / Keith L. Moore , T. V. N. (Vid) Persaud , Mark G. Torchia ; revisão técnica Estela Bevilacqua ; tradução Fernanda Seabra Schanuel, Samanta Mello. - 10. ed. - Rio de Janeiro : GEN | Grupo Editorial Nacional S.A. Publicado pelo selo Editora Guanabara Koogan Ltda., 2022.
il. ; 28 cm.

Tradução de: Before we are born
Apêndice
Inclui índice
ISBN 978-85-9515-882-5

1. Embriologia humana. I. Persaud, T. N. V. (Vid). II. Torchia, Mark G. III. Bevilacqua, Estela. IV. Schanuel, Fernanda Seabra. V. Mello, Samanta. VI. Título.

21-73266 CDD: 612.64
CDU: 612.64

Meri Gleice Rodrigues de Souza - Bibliotecária - CRB-7/6439

Em Memória de Marion

À minha querida esposa e melhor amiga, por seu apoio e paciência inesgotáveis. Sou grato por seu incentivo e compreensão durante as incontáveis horas dedicadas à elaboração das três primeiras edições de Embriologia Básica. *Agradeço o apoio contínuo das minhas filhas, Pam e Kate, e ao meu genro, Ron Crowe, por suas habilidades técnicas. Tenho orgulho de nossos cinco filhos: Warren, Pam, Karen, Laurel e Kate, nossos nove netos – Kristin, Lauren, Caitlin, Mitchel, Jayme, Courtney, Brooke, Melissa e Alicia, e bisnetos, James e Charlotte.*

KLM

À Gisela

Minha querida esposa e melhor amiga, por seu apoio e paciência inesgotáveis; a nossos três filhos – Indrani, Sunita e Rainer (Ren) – e netos (Brian, Amy e Lucas).

TVNP

A Barbara, Muriel e Erik

Obrigado por seu apoio, incentivo, risadas e amor. Suas conquistas pessoais continuam a me surpreender – este livro é dedicado a vocês.

MGT

A nossos alunos e seus professores

Aos nossos alunos: esperamos que vocês aproveitem a leitura deste livro, aumentem seu conhecimento sobre a embriologia humana, passem em todos os seus exames e se sintam estimulados e bem preparados para suas carreiras nas áreas de assistência ao paciente, pesquisa e ensino. Vocês se lembrarão de parte do que ouvem, de muito do que leem, de mais do que veem e de quase tudo do que vivenciam e compreendem plenamente.

Aos seus professores: que este livro seja um recurso útil para vocês e seus alunos. Agradecemos os inúmeros comentários construtivos que temos recebido de alunos e professores ao longo dos anos. Suas observações foram valiosíssimas o aprimoramento deste livro.

Autores

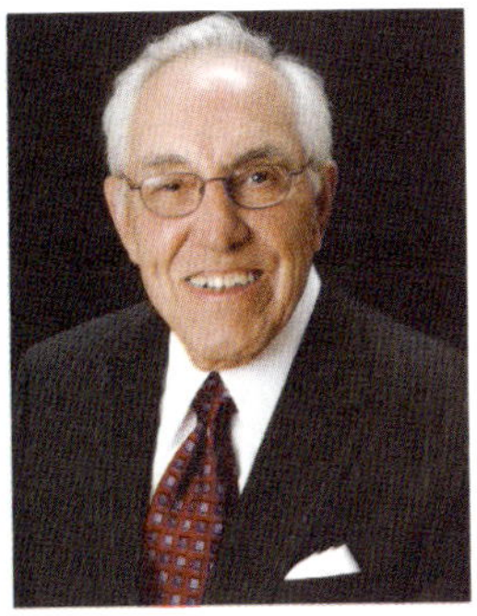

KEITH L. MOORE

Vencedor de muitos prêmios e reconhecimentos de prestígio, entre os quais as mais altas premiações por seu notável histórico de publicações de textos sobre anatomia clínica e embriologia, o autor foi agraciado com o prêmio inaugural **Henry Gray/Elsevier Distinguished Educator Award em 2007** – o maior prêmio da American Association of Anatomists pela excelência no ensino de anatomia humana nos níveis de graduação e pós-graduação médica/odontológica; o **Prêmio de Membro Honorável da American Association of Clinical Anatomists (1994)**, por importantes contribuições para o campo da anatomia de relevância clínica; e o **J.C.B. Grant Award of the Canadian Association of Anatomists (1984)** "em reconhecimento pelo louvável trabalho e pelas realizações acadêmicas de destaque no campo das ciências anatômicas". Em 2008, tornou-se associado da **American Association of Anatomists (AAA)**. O título de associado prestigia ilustres membros da AAA que demonstraram a sua importância para a ciência e a sua contribuição global para as ciências médicas. Dr. Moore recebeu ainda o título de **Honorary Doctor of Science** da Ohio State University, em 2012, e da University of Western Ontario, em 2015, a **Queen Elizabeth II Diamond Jubilee Medal**, concedida pelos canadenses em homenagem a importantes realizações e contribuições, e o **Benton Adkins Jr. Distinguished Service Award**, pelo extraordinário histórico de serviços prestados à American Association of Clinical Anatomists.

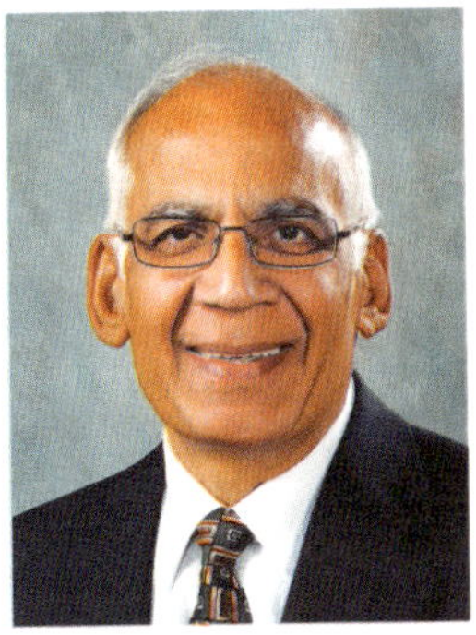

T.V.N (VID) PERSAUD

Dr. Persaud foi vencedor do **Henry Gray/Elsevier Distinguished Educator Award em 2010** – "o maior prêmio da American Association of Anatomists em reconhecimento à excelência e liderança no ensino de anatomia humana"; do **Prêmio de Membro Honorável da American Association of Clinical Anatomists (2008)** por "sua distinta carreira e importantes contribuições para o campo da anatomia clínica, da embriologia e da história da anatomia"; e do **J.C.B. Grant Award of the Canadian Association of Anatomists (1991)**, "em reconhecimento pelo louvável trabalho e pelas realizações acadêmicas de destaque no campo das ciências anatômicas". Em 2010, tornou-se associado da **American Association of Anatomists**. O título de associado prestigia ilustres membros da AAA que demonstraram a sua importância para a ciência e sua contribuição global para as ciências médicas. Em 2003, Dr. Persaud recebeu a **Queen Elizabeth II Golden Jubilee Medal**, concedida pelo Governo do Canadá pela "significativa contribuição à nação, à comunidade e aos colegas canadenses".

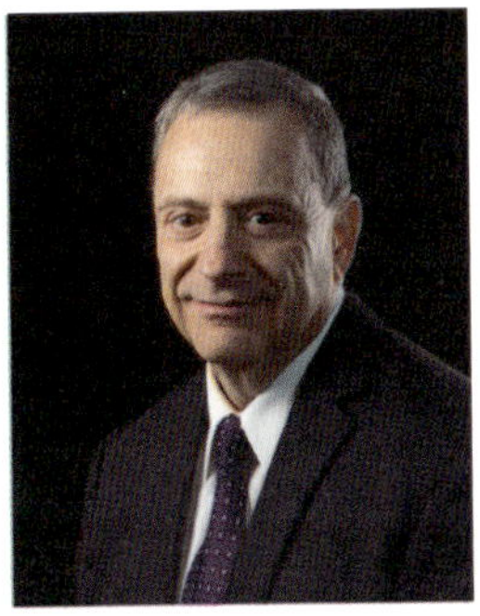

MARK G. TORCHIA

Vencedor do importante **Inaugural Governor General Award for Innovation**, que "reconhece e homenageia personalidades, equipes e instituições canadenses – pioneiros e criadores que contribuem para o sucesso de nosso país, que ajudam a moldar o nosso futuro e que inspiram a próxima geração". O autor foi premiado também com o **Normal and Marion Bright Memorial Medal and Award**, concedido em reconhecimento a "indivíduos que prestaram notável contribuição ao campo da tecnologia química", e o **TIMEC Medical Device Champion Award**. Dr. Torchia continua a engajar estudantes de todos os níveis, por meio de oportunidades de cursos de extensão e de currículos formais. Desde a implantação da iniciativa, ele é indicado aos prêmios da Manitoba Medical Students' Association (MMSA) concedidos aos profissionais de ensino e, mais recentemente, foi agraciado com o **Award for Teaching Excellence** (2016), da Rady Faculty of Health Sciences, da University of Manitoba.

Colaboradores

COLABORADORES

David D. Eisenstat, MD, MA, FRCPC
Professor and Chair, Department of Oncology, University of Alberta, Muriel & Ada Hole Kids with Cancer Society Chair in Pediatric Oncology; Professor, Departments of Medical Genetics and Pediatrics, Faculty of Medicine, University of Alberta, Edmonton, Canada

Jeffrey T. Wigle, PhD
Principal Investigator, Institute of Cardiovascular Sciences, St. Boniface Hospital Research Centre; Associate Professor, Department of Biochemistry and Medical Genetics, University of Manitoba, Winnipeg, Manitoba, Canada

REVISORES CLÍNICOS

Albert E. Chudley, MD, FRCPC, FCCMG
Professor Emeritus of Pediatrics and Child Health, and Biochemistry and Medical Genetics, Max Rady College of Medicine, Faculty of Health Sciences, University of Manitoba, Winnipeg, Manitoba, Canada

Michael Narvey, MD, FRCPC, FAAP
Section Head, Neonatal Medicine, Health Sciences Centre and St. Boniface Hospital; Assistant Professor of Pediatrics and Child Health, Max Rady College of Medicine, Faculty of Health Sciences, University of Manitoba, Winnipeg, Manitoba, Canada

FIGURAS E IMAGENS (FONTES)

Somos gratos aos seguintes colegas pelas imagens clínicas que nos forneceram para este livro e também por nos conceder permissão para usar figuras de suas obras publicadas:

Steve Ahing, DDS
Division of Oral Diagnosis and Radiology, Faculty of Dentistry, Department of Pathology, University of Manitoba, Winnipeg, Manitoba, Canada
Figura 18.10B–D

Franco Antoniazzi, MD, e Vassilios Fanos, MD
Department of Pediatrics, University of Verona, Verona, Italy
Figura 19.3

Volker Becker, MD†
Pathologisches Institut der Universität, Erlangen, Germany
Figuras 8.12 e 8.14

J. Been, MD, M. Shuurman, MD, and S. Robben, MD
Maastricht University Medical Centre, Maastricht, The Netherlands
Figura 11.6B

David Bolender, MD
Department of Cell Biology, Neurobiology, and Anatomy, Medical College of Wisconsin, Milwaukee, Wisconsin, USA
Figura 15.13A

Peter C. Brugger, MD, PhD
Associate Professor/Privat Dozent, Center for Anatomy and Cell Biology, Medical University of Vienna, Vienna, Austria
Imagem da capa original

Jack C.Y. Cheng, MD
Department of Orthopaedics and Traumatology, The Chinese University of Hong Kong, Hong Kong, China
Figura 15.18

Albert E. Chudley, MD, FRCPC, FCCMG
Department of Pediatrics and Child Health, Section of Genetics and Metabolism, Children's Hospital, University of Manitoba, Winnipeg, Manitoba, Canada
Figuras 5.12, 10.30, 12.17AB, 12.24, 13.13, 13.26, 15.24, 15.25, 15.26, 16.10, 16.11, 16.23, 17.14, 19.4, 19.5, 19.6, 19.9, 19.10, 19.12 e 19.14A

Blaine M. Cleghorn, DMD, MSc
Faculty of Dentistry, Dalhousie University, Halifax, Nova Scotia, Canada
Figura 18.10A

Heather Dean, MD, FRCPC
Department of Pediatrics and Child Health, University of Manitoba, Winnipeg, Manitoba, Canada
Figuras 13.17, 13.25 e 19.13

Marc Del Bigio, MD, PhD, FRCPC
Department of Pathology (Neuropathology), University of Manitoba, Winnipeg, Manitoba, Canada
Figuras 15.10, 16.22 e 16.26

---

†Falecido

João Carlos Fernandes Rodrigues, MD
Servico de Dermatologia, Hospital de Desterro, Lisbon, Portugal
Figura 18.3

Frank Gaillard, MB, BS, MMed
Department of Radiology, Royal Melbourne Hospital, Melbourne, Victoria, Australia; Radiopaedia.org
Figuras 9.8C e 10.17

Gary Geddes, MD
Lake Oswego, Oregon, USA
Figura 15.13B

Barry H. Grayson, MD, and Bruno L. Vendittelli, MD
New York University Medical Center, Institute of Reconstructive Plastic Surgery, New York, New York, USA
Figura 10.31

Christopher R. Harman, MD, FRCSC, FACOG
Department of Obstetrics, Gynecology, and Reproductive Sciences, Women's Hospital and University of Maryland, Baltimore, Maryland, USA
Figura 12.16

Jean Hay, MSc†
University of Manitoba, Winnipeg, Manitoba, Canada
Figuras 7.2 e 7.4
Health Sciences Centre
Children's Hospital and University of Manitoba, Winnipeg, Manitoba, Canada
Figuras 10.13 e 19.7

Lyndon M. Hill, MD
Magee-Women's Hospital, Pittsburgh, Pennsylvania, USA
Figura 12.5

Klaus V. Hinrichsen, MD†
Medizinische Fakultät, Institut für Anatomie, Ruhr-Universität Bochum, Bochum, Germany
Figuras 10.2 e 10.25

Evelyn Jain, MD, FCFP
Breastfeeding Clinic, Calgary, Alberta, Canada
Figura 10.22

John A. Jane, Sr., MD
Department of Neurological Surgery, University of Virginia Health System, Charlottesville, Virginia, USA
Figura 15.11AB

Dagmar K. Kalousek, MD
Department of Pathology, University of British Columbia; Children's Hospital, Vancouver, British Columbia, Canada
Figuras 12.12A e 13.10

James Koenig, MD, FRCPC
Department of Radiology, Health Sciences Centre, Winnipeg, Manitoba, Canada
Figura 14.28D

Wesley Lee, MD
Department of Obstetrics and Gynecology, Division of Fetal Imaging, William Beaumont Hospital, Royal Oak, Michigan, USA
Figura 16.12A

Deborah Levine, MD, FACR
Department of Radiology, Obstetric and Gynecologic Ultrasound, Beth Israel Deaconess Medical Center, Boston, Massachusetts, USA
Figuras 7.5B, 16.12B e imagem da capa original

Mina Leyder, MD
Universitair Ziekenhaus Brussels, Brussels, Belgium
Figura 14.19

E. A. (Ted) Lyons, OC, MD, FRCPC, FACR
Departments of Radiology, Obstetrics & Gynecology, and Human Anatomy & Cell Science, Division of Ultrasound, Health Sciences Centre, University of Manitoba, Winnipeg, Manitoba, Canada
Figuras 4.6B, 5.1, 5.10, 6.6, 7.1, 7.9, 8.4, 12.17CD e imagem da capa original

Maulik S. Patel, MD
Consultant Pathologist, Surat, India; Radiopaedia.org
Figura 5.13

Martin H. Reed, MD, FRCPC
Department of Radiology, University of Manitoba and Children's Hospital, Winnipeg, Manitoba, Canada
Figura 12.23

Gregory J. Reid, MD, FRCSC
Department of Obstetrics, Gynecology, and Reproductive Sciences, University of Manitoba, Women's Hospital, Winnipeg, Manitoba, Canada
Figura 14.9
Michael and Michele Rice
Figura 7.6

Prem S. Sahni, MD
Formerly of the Department of Radiology, Children's Hospital, Winnipeg, Manitoba, Canada
Figura 15.14

Gerald S. Smyser, MD
Formerly of the Altru Health System, Grand Forks, North Dakota, USA
Figuras 10.17, 15.11C e 17.13

Pierre Soucy, MD, FRCSC
Division of Pediatric Surgery, Children's Hospital of Eastern Ontario, Ottawa, Ontario, Canada
Figuras 10.10 e 10.11

†Falecido

Alexandra Stanislavsky, MD
Department of Radiology, Mercy Hospital for Women, Royal Melbourne Hospital, Melbourne, Victoria, Australia; Radiopaedia.com
Figura 12.12B

R. Shane Tubbs, PhD, and W. Jerry Oakes, MD
Department of Pediatric Neurosurgery, Children's Hospital, Birmingham, Alabama, USA
Figura 16.24

Edward O. Uthman, MD
Consultant Pathologist, Houston/Richmond, Texas, USA
Figura 5.3C

Elspeth H. Whitby, BSc, MB, ChB (Hons), FFDRCSI
Academic Unit of Reproductive and Developmental Medicine, Department of Academic Pathology, University of Sheffield, Sheffield, England, United Kingdom
Figura 16.25

Nathan E. Wiseman, MD, FRCSC
Department of Surgery, Section of Pediatric and Cardiothoracic Surgery, Children's Hospital, University of Manitoba, Winnipeg, Manitoba, Canada
Figuras 9.8B e 12.15

Agradecimentos

Muitos colegas e estudantes fizeram contribuições inestimáveis a esta edição de *Embriologia Básica*. Somos gratos aos seguintes colegas, tanto pela revisão crítica dos capítulos, quanto pelas sugestões de melhoria deste livro ou pelo fornecimento de algumas das novas imagens: Dr. Steve Ahing, Faculty of Dentistry, University of Manitoba, Winnipeg, Manitoba; Dr. David Bolender, Department of Cell Biology, Neurobiology, and Anatomy, Medical College of Wisconsin, Milwaukee, Wisconsin; Professor Margaret Buckingham, Department of Developmental Biology, Pasteur Institute, Paris, France; Dr. Albert Chudley, Departments of Pediatrics and Child Health and Biochemistry and Medical Genetics, University of Manitoba, Winnipeg, Manitoba; Dr. Blaine M. Cleghorn, Faculty of Dentistry, Dalhousie University, Halifax, Nova Scotia; Dr. Frank Gaillard, Radiopaedia.org, Royal Melbourne Hospital, Melbourne, Victoria; Dr. David F. Gomez-Gil, Chicago, Illinois; Dr. Boris Kablar, Department of Anatomy and Neurobiology, Dalhousie University, Halifax, Nova Scotia; Dr. Deborah Levine, Beth Israel Deaconess Medical Center, Boston, Massachusetts; Dr. Marios Loukas, St. George ' s University, True Blue, Grenada; Professor Bernard J. Moxham, Cardiff School of Biosciences, Cardiff University, Cardiff, Wales; Dr. Michael Narvey, Department of Pediatrics and Child Health, University of Manitoba, Winnipeg, Manitoba; Dr. Drew Noden, Department of Biomedical Sciences, Cornell University, College of Veterinary Medicine, Ithaca, New York; Dr. Shannon E. Perry, San Francisco State University, San Francisco, California; Dr. Gregory J. Reid, Department of Obstetrics, Gynecology, and Reproductive Sciences, University of Manitoba, Winnipeg, Manitoba; Professor Sir Peter W.J. Rigby, The Babraham Institute, Cambridge, England; Dr. L. Ross, Department of Neurobiology and Anatomy, University of Texas Medical School at Houston, Houston, Texas; Dr. Michael A. Rudnicki, Regenerative Medicine Program, Ottawa Hospital Research Institute, Ottawa, Ontario; Dr. J. Elliott Scott, Departments of Oral Biology and Human Anatomy & Cell Science, University of Manitoba, Winnipeg, Manitoba; Dr. Gerald S. Smyser, formerly of the Altru Health System, Grand Forks, North Dakota; Dr. Alexandra Stanislavsky, Department of Radiology, Mercy Hospital for Women, Royal Melbourne Hospital, Melbourne, Victoria; Dr. Richard Shane Tubbs, Children ' s Hospital, Birmingham, Alabama; Dr. Edward O. Uthman, Consultant Pathologist, Richmond, Texas; and Dr. Michael Wiley, Department of Surgery, Division of Anatomy, aculty of Medicine, University of Toronto, Toronto, Ontario.

As ilustrações foram preparadas por Hans Neuhart, presidente do Electronic Illustrators Group em Fountain Hills, Arizona. Na Elsevier, agradecemos ao Sr. Jeremy Bowes, Content Strategist, por suas ideias inestimáveis e o apoio irrestrito na preparação da décima edição deste livro. Também somos gratos à Sra. Sharon Nash, Content Development Specialist, por sua orientação e muitas sugestões úteis. Por fim, agradecemos à equipe de produção da Elsevier, especialmente à Sra. Julie Taylor, Project Manager, por ajudar a concluir este livro. Esta nova edição de *Embriologia Básica* é o resultado de sua dedicação e competência técnica.

Keith L. Moore
T.V.N. (Vid) Persaud
Mark G. Torchia

Prefácio

Publicada há mais de 46 anos, *Embriologia Básica* é uma obra concisa que se baseia na décima primeira edição do livro principal: *Embriologia Clínica.*

Esta 10ª edição foi completamente atualizada para refletir a compreensão atual da embriologia clínica humana e fornecer os fundamentos do desenvolvimento normal e anormal. Como nas edições anteriores, os *materiais de orientação clínica* estão destacados nos boxes verdes. Cada capítulo foi cuidadosamente revisado para refletir novos achados das pesquisas e seu significado clínico, bem como uma nova compreensão da biologia do desenvolvimento.

Foram incluídas várias **novas fotografias coloridas** de embriões, fetos (normais e anormais), recém-nascidos e crianças. Há também muitas novas *imagens diagnósticas*: US (ultrassonografia), TC (tomografia computadorizada) e RM (ressonância magnética) de embriões e fetos.

Uma característica importante deste livro são as **Questões de Orientação Clínica**, que aparecem no fim de cada capítulo.

Com esta décima edição de *Embriologia Básica,* é oferecido um conjunto inovador de **18 animações em cores** que ajudarão os alunos a aprender as complexidades do desenvolvimento embriológico. Essas animações de alta resolução estão disponíveis no material suplementar *online,* em inglês. Quando uma das animações é especialmente relevante ao texto do livro, na margem consta o **ícone** ▶.

A seção sobre **teratologia** (estudos relacionados com defeitos de nascimento) no Capítulo 19 foi atualizada porque o estudo do desenvolvimento anormal é necessário para compreender as causas dos defeitos congênitos e como eles podem ser prevenidos. ***Aspectos moleculares da biologia do desenvolvimento*** foram destacados ao longo do livro, especialmente em áreas que parecem promissoras para a medicina clínica e pesquisas futuras. Além disso, o Capítulo 20 é dedicado exclusivamente a informações mais detalhadas relacionadas com as bases celulares e moleculares do desenvolvimento embrionário.

Keith L. Moore
T.V.N. (Vid) Persaud
Mark G. Torchia

Material suplementar

Este livro conta com o seguinte material suplementar:

- 18 animações em cores (conteúdo em inglês).

O acesso ao material suplementar é gratuito. Basta que o leitor se cadastre e faça seu *login* em nosso *site* (www.grupogen.com.br), clique no menu superior do lado direito e, após, em GEN-IO. Em seguida, clique no menu retrátil (☰) e insira o código (PIN) de acesso localizado na segunda orelha da capa deste livro.

O acesso ao material suplementar online fica disponível até seis meses após a edição do livro ser retirada do mercado.

Caso haja alguma mudança no sistema ou dificuldade de acesso, entre em contato conosco (gendigital@grupogen.com.br).

genio
GEN | Informação Online

GEN-IO (GEN | Informação Online) é o ambiente virtual de aprendizagem do GEN | Grupo Editorial Nacional

Sumário

Embriologia Básica

1 Introdução ao Desenvolvimento Humano

O desenvolvimento humano começa na fertilização, quando um **oócito** (óvulo) de uma mulher é fertilizado por um **espermatozoide** de um homem e se torna um **zigoto** unicelular. O desenvolvimento envolve muitas mudanças que transformam o zigoto em um ser humano multicelular. A embriologia se preocupa com a origem e o desenvolvimento de um ser humano desde o zigoto até o nascimento. Os estágios de desenvolvimento antes do nascimento são mostrados na Figura 1.1.

Importância da embriologia e avanços

O estudo dos estágios pré-natais e dos mecanismos do desenvolvimento humano nos ajuda a compreender as relações normais das estruturas do corpo adulto e as causas dos **defeitos congênitos** (anomalias congênitas). Muito da prática moderna da obstetrícia envolve a **embriologia clínica** ou aplicada. Como algumas crianças apresentam defeitos congênitos, como espinha bífida ou cardiopatia congênita, a relevância da embriologia é imediatamente compreendida pelos pediatras. Os avanços na cirurgia, especialmente nos procedimentos que envolvem os grupos etários pré-natal e pediátrico, tornaram o conhecimento do desenvolvimento humano mais clinicamente significativo. Além disso, à medida que descobrimos novas informações sobre os processos de desenvolvimento, temos uma melhor compreensão de muitas doenças e de seus processos, bem como de seu tratamento.

Rápidos avanços na biologia molecular levaram ao uso de técnicas sofisticadas (p. ex., **tecnologia genômica, modelos quiméricos, transgênicos** e **manipulação de células-tronco**) em laboratórios de pesquisa para explorar questões tão diversas como a regulação genética da morfogênese, a expressão temporal e regional de genes específicos e os mecanismos pelos quais as células são comprometidas ou se diferenciam para formar as várias partes do embrião. Os pesquisadores continuam a aprender como, quando e onde os genes selecionados são ativados e expressos no embrião durante o desenvolvimento normal e anormal.

O desenvolvimento começa na fertilização (ver Figura 1.1, primeira semana). O **período embrionário** abrange as 8 primeiras semanas de desenvolvimento de um embrião. O **período fetal** começa na nona semana. O exame da tabela temporal mostra que os avanços mais visíveis externamente ocorrem durante o período entre a terceira e a oitava semanas.

O papel crucial de genes, **moléculas sinalizadoras**, receptores e outros fatores moleculares na regulação do desenvolvimento embrionário inicial está sendo rapidamente delineado. Em 1995, Edward B. Lewis, Christiane Nüsslein-Volhard e Eric F. Wieschaus receberam o **Prêmio Nobel** de Fisiologia ou Medicina pela descoberta de genes que controlam o desenvolvimento embrionário. Essas descobertas estão contribuindo para uma melhor compreensão das causas do aborto espontâneo e dos defeitos congênitos.

Robert G. Edwards (1925-2013) e Patrick Steptoe (1913-1988) foram os pioneiros de um dos desenvolvimentos mais revolucionários na história da reprodução humana: a técnica de fertilização *in vitro*. Seus estudos resultaram no nascimento de Louise Brown, o primeiro "bebê de proveta", em 1978. Edwards recebeu o Prêmio Nobel em 2010.

Em 1997, Ian Wilmut e seus colegas foram os primeiros a produzir um mamífero (uma ovelha apelidada de **Dolly**) por clonagem, utilizando a técnica de transferência nuclear de células somáticas. Desde então, outros animais foram clonados com sucesso a partir de células adultas diferenciadas em cultura. O interesse pela clonagem humana gerou um debate considerável devido às implicações sociais, éticas e legais. Além disso, há a preocupação de que a clonagem possa resultar em um aumento no número de neonatos (recém-nascidos) com defeitos congênitos e doenças graves.

As **células-tronco embrionárias humanas** são pluripotentes e capazes de se desenvolver em diversos tipos de células. O isolamento e a cultura de células embrionárias humanas e outras células-tronco detêm uma grande promessa para o desenvolvimento de terapias moleculares.

Termos descritivos

Em anatomia e embriologia, são usados termos específicos de posição, direção e vários planos do corpo. As descrições do adulto são baseadas na posição anatômica; o corpo está ereto, os membros superiores ficam nas laterais e as palmas das mãos são anteriormente direcionadas (Figura 1.2 A). Os termos descritivos de posição, direção e planos utilizados para embriões são mostrados na Figura 1.2 B a E. Ao descrever o desenvolvimento, é necessário utilizar palavras que denotem a posição de uma parte em relação a outra ou em relação ao corpo como um todo. Por exemplo, a coluna vertebral se desenvolve na parte dorsal do embrião e o esterno fica na parte ventral do embrião.

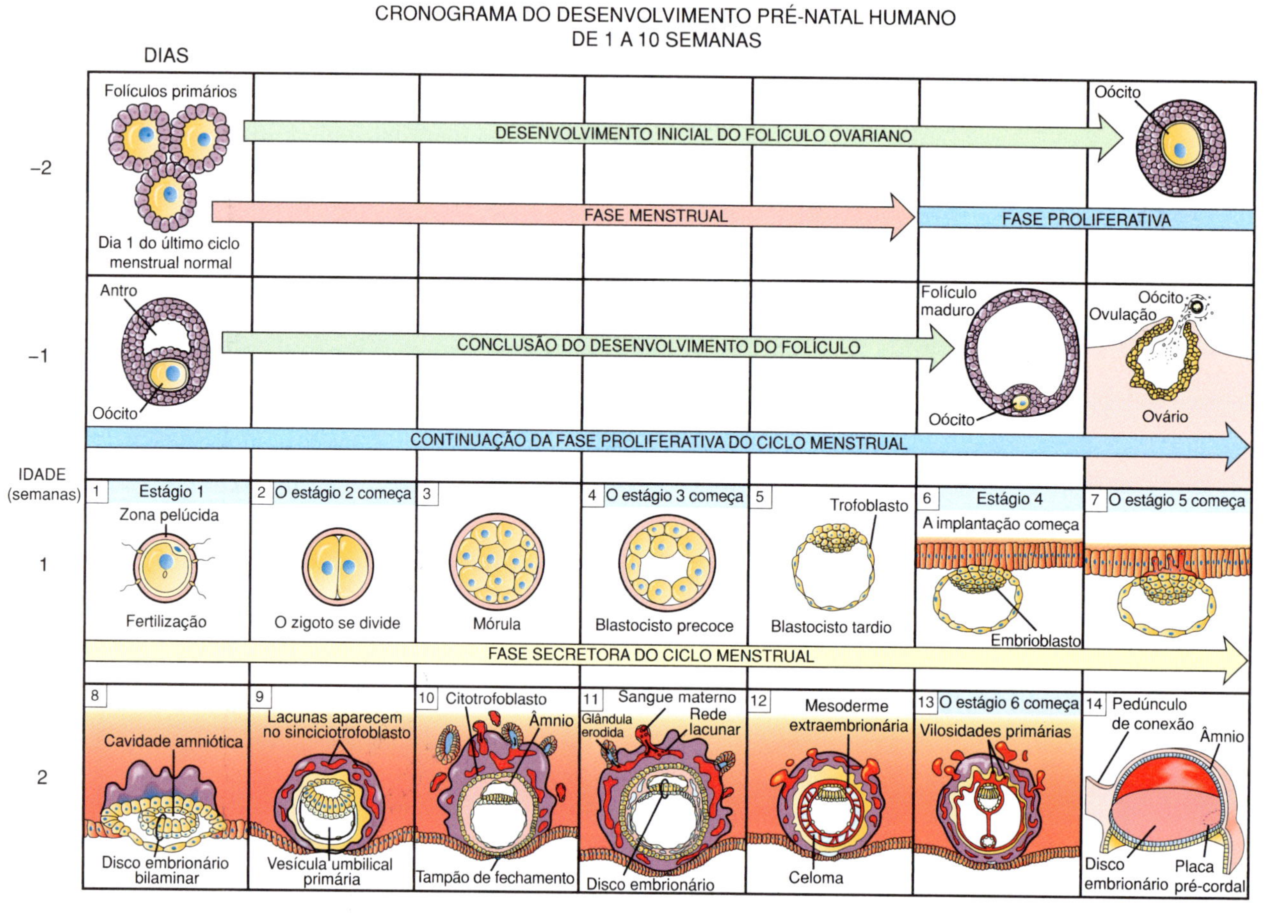

Figura 1.1 Estágios iniciais do desenvolvimento humano. São mostrados um folículo ovariano contendo um oócito, a ovulação e as fases do ciclo menstrual.

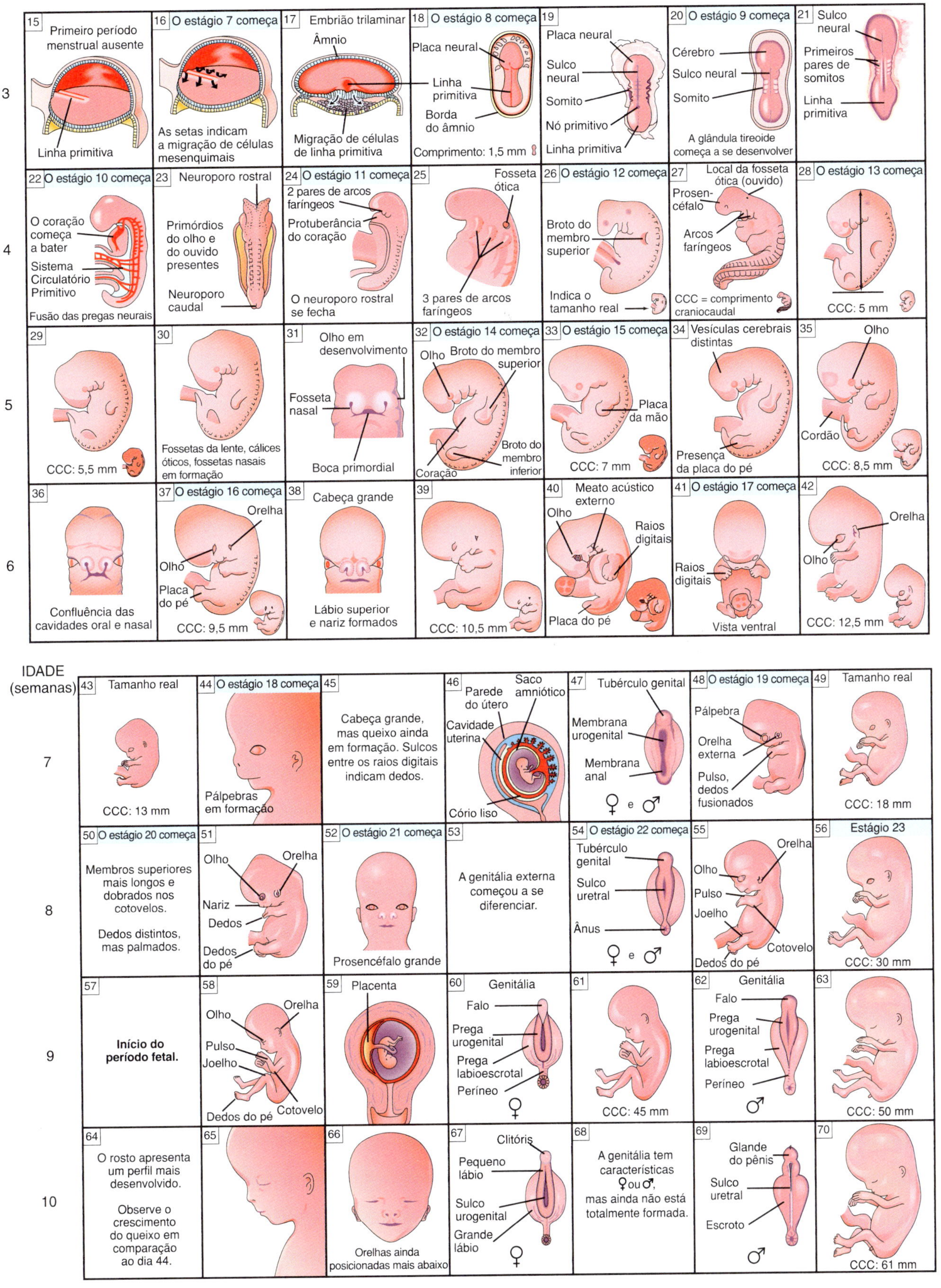

Figura 1.1 *Continuação.*

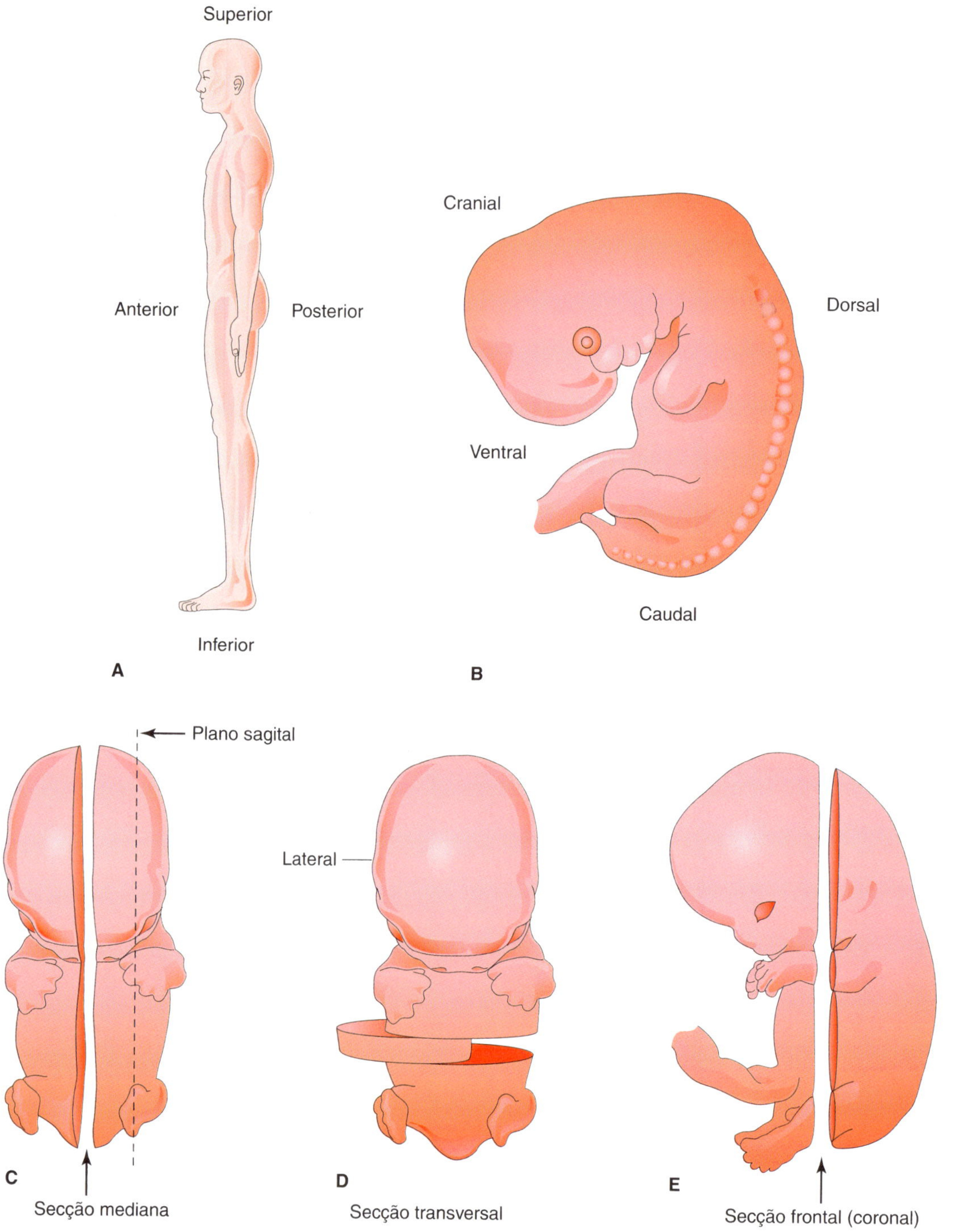

Figura 1.2 Ilustrações de termos descritivos de posição, direção e planos do corpo. **A.** Visão lateral de um adulto na posição anatômica. **B.** Visão lateral de um embrião de 5 semanas. **C** e **D.** Vistas ventrais de um embrião de 6 semanas. O plano mediano é um plano vertical imaginário de secção que passa longitudinalmente pelo corpo, dividindo-o nas metades direita e esquerda. Um plano sagital se refere a qualquer plano paralelo ao plano mediano. Um plano transversal se refere a qualquer plano perpendicular aos planos mediano e frontal. **E.** Vista lateral de um embrião de 7 semanas. Um plano frontal (coronal) é qualquer plano vertical que intersecta o plano mediano em um ângulo reto e divide o corpo nas partes frontal (anterior ou ventral) e traseira (posterior ou dorsal).

QUESTÕES DE ORIENTAÇÃO CLÍNICA

1. Por que estudamos embriologia humana? Ela tem algum valor prático na medicina e em outras ciências da saúde?
2. Os médicos datam a gravidez a partir do primeiro dia do último período menstrual normal, mas o embrião não começa a se desenvolver até aproximadamente 2 semanas mais tarde (ver Figura 1.1). Por que os médicos utilizam esse método?

As respostas a essas perguntas encontram-se no fim deste livro.

Reprodução Humana 2

A **puberdade** começa quando aparecem as características sexuais secundárias, geralmente entre as idades de 10 e 13 anos nas mulheres e de 12 e 14 anos nos homens. A **menarca** (primeiro período menstrual) pode ocorrer tão cedo quanto aos 8 anos. A *puberdade nas mulheres* é, em grande parte, concluída aos 16 anos. A *puberdade nos homens* também é, em grande parte concluída, aos 16 anos; termina quando os primeiros espermatozoides maduros são formados.

1 Órgãos reprodutores

Os órgãos reprodutores produzem e transportam células germinativas (gametas) das gônadas (testículos ou ovários) para o local da fertilização na tuba uterina (Figura 2.1).

Órgãos reprodutores femininos

Vagina

A vagina serve como passagem para a excreção do fluido menstrual, recebe o pênis durante a relação sexual e forma a parte inferior do **canal de parto** – a cavidade do colo do útero e da vagina através da qual o feto passa (ver Figura 2.1).

Útero

O útero é um órgão em forma de pera com paredes espessas (Figura 2.2 A e B) que consiste em duas partes principais:

- O **corpo**, os dois terços superiores expandidos
- O **colo do útero**, o terço inferior cilíndrico.

O **fundo do útero** é a parte arredondada do corpo uterino localizada na região superior aos orifícios das tubas uterinas. O **corpo do útero** se estreita desde o fundo até o **istmo**, a região constrita entre o corpo e o **colo do útero** (ver Figura 2.2 A). O lúmen do colo do útero, o **canal cervical**, apresenta uma abertura constrita, o **óstio**, em cada extremidade. O **óstio interno** se comunica com a cavidade do corpo do útero, enquanto o **óstio externo** se comunica com a vagina. As paredes do **corpo do útero** consistem em três camadas:

- **Perimétrio**, uma fina camada peritoneal externa
- **Miométrio**, uma camada espessa de músculo liso
- **Endométrio**, uma fina camada interna.

No pico de seu desenvolvimento, o endométrio tem de 4 a 5 mm de espessura. Durante a fase lútea (secretora) do ciclo menstrual (ver Figura 2.8), três camadas do endométrio podem ser microscopicamente distinguidas (ver Figura 2.2 C), como se segue:

- Uma camada compacta, que consiste em tecido conjuntivo densamente compactado ao redor do colo das glândulas uterinas
- Uma camada esponjosa, composta de tecido conjuntivo edematoso contendo os corpos dilatados e tortuosos das glândulas uterinas
- Uma camada basal, contendo as extremidades cegas das glândulas uterinas.

As camadas compactas e esponjosas à ***camada funcional*** se desintegram e são eliminadas na menstruação e após o *parto*. A camada basal tem seu próprio suprimento de sangue e não é eliminada durante a menstruação.

Tubas uterinas

As **tubas uterinas**, medindo 10 cm de comprimento e 1 cm de diâmetro, estendem-se lateralmente a partir dos **cornos uterinos** (ver Figura 2.2 A). Cada tubo se abre em um corno em sua extremidade proximal e, na cavidade peritoneal, em sua extremidade distal. *A tuba uterina é dividida nas seguintes partes: infundíbulo, ampola, istmo e região intramural uterina.* As tubas transportam os oócitos a partir dos ovários e os espermatozoides para o local da fertilização na ampola (ver Figura 2.2 B). A tuba uterina está revestida por cílios que, junto com os movimentos de contração muscular, conduzem o zigoto em divisão para a cavidade uterina.

Ovários

Os **ovários** são **glândulas reprodutoras** em forma de amêndoa localizadas próximas à parede lateral da pelve em cada lado do útero. Os ovários produzem **oócitos** (ver Figura 2.5). Quando liberado do ovário na ***ovulação***, o oócito secundário passa para uma das ***tubas uterinas***. Essas tubas se abrem no *útero*, que protege e nutre o embrião e o feto até o nascimento. Os ovários também produzem estrogênio e progesterona, hormônios responsáveis pelo desenvolvimento das características sexuais secundárias e pela regulação da gravidez.

Órgãos sexuais femininos externos

Os órgãos sexuais femininos externos são conhecidos coletivamente como **vulva** (Figura 2.3). Os **grandes lábios**, dobras externas gordurosas da pele, ocultam o **orifício vaginal**, a abertura da vagina. Dentro desses lábios, há duas dobras menores da membrana mucosa, os **pequenos lábios**. O **clitóris**, um pequeno órgão erétil, está situado na junção superior dessas dobras. A vagina e a uretra se abrem em uma cavidade, o **vestíbulo** (fenda entre os pequenos lábios). O orifício vaginal varia de acordo com a condição do **hímen**, uma dobra da membrana mucosa que envolve o orifício (ver Figura 2.3).

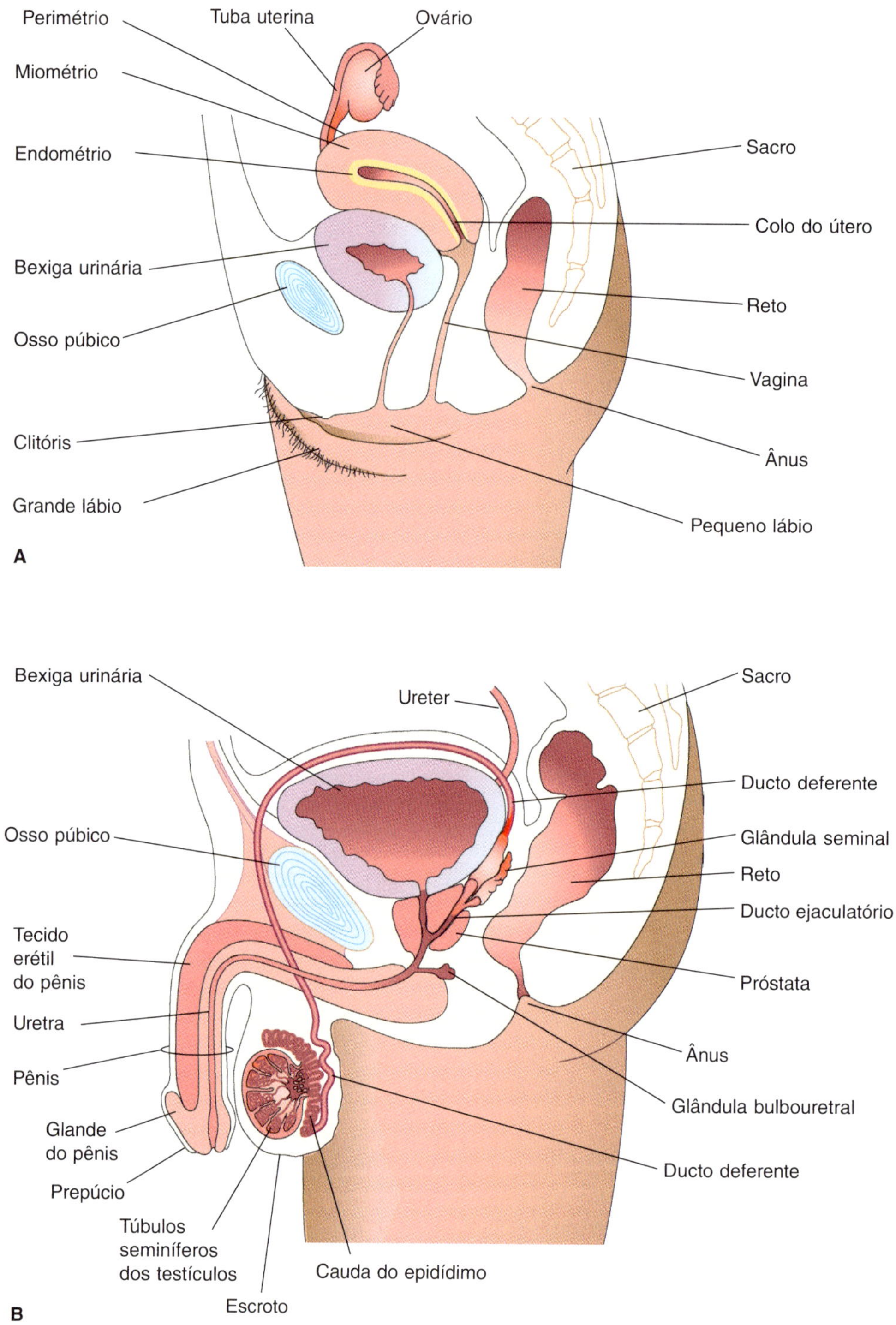

Figura 2.1 Secções sagitais esquemáticas das regiões pélvicas de uma mulher (**A**) e de um homem (**B**).

Órgãos reprodutores masculinos

Os órgãos reprodutores masculinos (ver Figura 2.1 B) incluem o pênis, os testículos, o epidídimo, o ducto deferente (canal deferente), a próstata, as glândulas seminais, as glândulas bulbouretrais, os ductos ejaculatórios e a uretra. Os **testículos** estão localizados na cavidade do **escroto**. Cada **testículo** consiste em muitos **túbulos seminíferos** altamente espiralados que produzem espermatozoides. Os **espermatozoides imaturos** passam do testículo para um único tubo complexamente espiralado, o **epidídimo**, onde são armazenados. A partir do epidídimo, o **ducto deferente** transporta os espermatozoides para o ducto ejaculatório. Esse ducto desce para a pelve, onde se fusiona com os ductos das glândulas seminais para formar o **ducto ejaculatório**, o qual entra na uretra.

A **uretra** é um tubo que sai da bexiga urinária e segue por dentro do **pênis**, onde o *tecido erétil* a envolve. Durante a excitação sexual, esse tecido se enche de sangue, fazendo com que o pênis fique ereto. O **sêmen** (ejaculado) consiste em espermatozoides misturados ao fluido seminal produzido pelas *glândulas seminais*, pelas *glândulas bulbouretrais* e pela *próstata*.

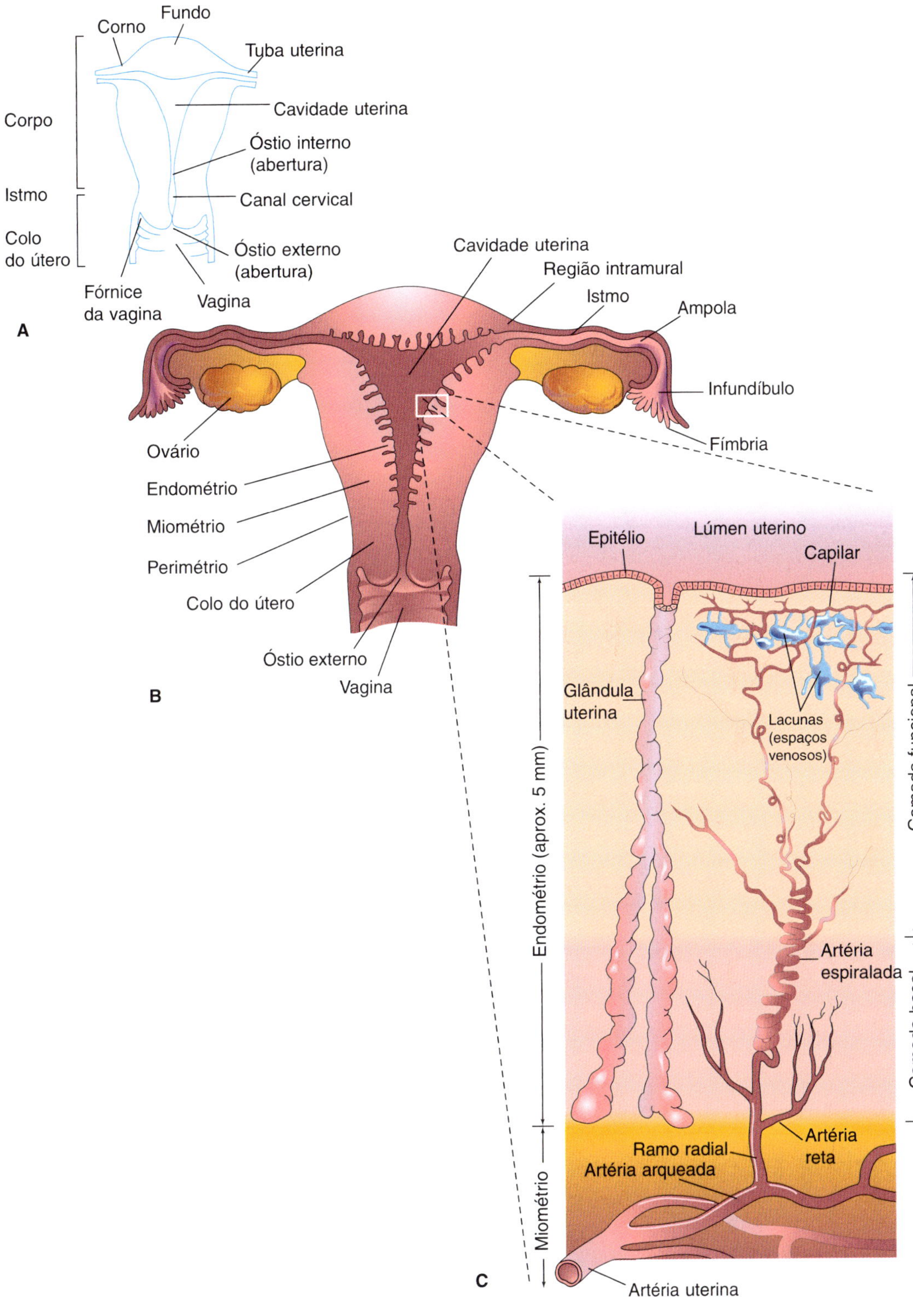

Figura 2.2 Órgãos reprodutores femininos. **A.** Partes do útero. **B.** Secção frontal (coronal) esquemática do útero, das tubas uterinas e da vagina. Os ovários também são mostrados. **C.** Aumento da área destacada em **B**. A camada funcional do endométrio é removida durante a menstruação e após o parto.

1 Gametogênese

Os espermatozoides e oócitos são gametas altamente especializados – **células germinativas** (Figura 2.4). Cada uma das células contém metade do número de cromossomos necessários (*i. e.*, 23 em vez de 46). O número de cromossomos é reduzido durante um tipo especial de divisão celular – a **meiose**. Esse tipo de divisão celular ocorre apenas durante a **gametogênese** (formação das células germinativas). Nos homens, esse processo é denominado **espermatogênese**; nas mulheres, **oogênese** (Figura 2.5).

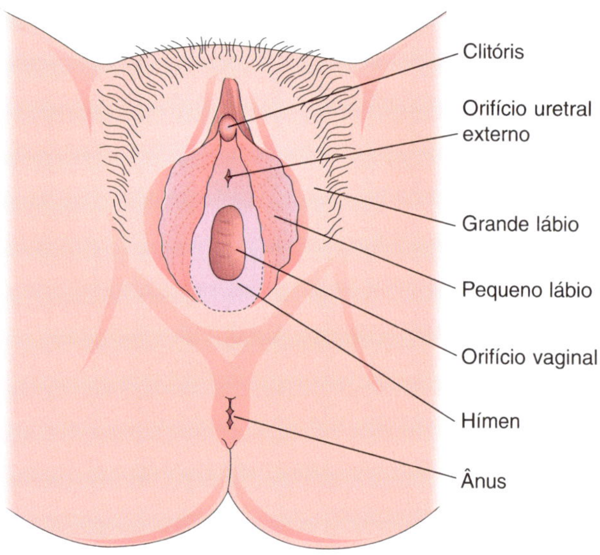

Figura 2.3 Genitália feminina externa. Os lábios estão separados para mostrar os orifícios uretral externo e vaginal.

Meiose

A meiose consiste em duas divisões celulares meióticas (Figura 2.6), durante as quais o número de cromossomos das células germinativas é reduzido à metade (23, o número *haploide*) do número em outras células do corpo (46, o número *diploide*).

Durante a **primeira divisão meiótica**, o número de cromossomos é reduzido de diploide para haploide. **Cromossomos homólogos** (um de cada progenitor) emparelham durante a prófase e então se separam durante a **anáfase**, com um representante de cada par indo randomicamente para cada polo do **fuso meiótico**. O fuso se conecta ao cromossomo no **centrômero** (ver Figura 2.6 B). Nesse estágio, eles são **cromossomos com cromátides duplas**. Os cromossomos X e Y não são homólogos; no entanto têm segmentos homólogos nas pontas de seus braços curtos. Eles emparelham apenas nessas regiões. Ao final da primeira divisão meiótica, cada nova célula formada **(espermatócito secundário** ou **oócito secundário)** apresenta um número haploide de cromossomos com cromátides duplas; portanto, cada célula contém metade do número de cromossomos da célula antecedente (espermatócito primário ou oócito primário). Essa separação, ou disjunção, dos cromossomos homólogos emparelhados é a base física da segregação, ou separação, de genes alélicos durante a meiose.

A **segunda divisão meiótica** segue a primeira divisão, sem uma interfase normal (*i. e.*, sem uma etapa intermediária de replicação do DNA). Cada cromossomo com cromátides duplas se divide e cada metade, ou **cromátide**, é puxada randomicamente para um polo diferente do fuso meiótico; assim, o número haploide de cromossomos (23) é mantido. Cada célula-filha formada por meiose tem o número de cromossomos reduzido (haploide), com um representante de cada par de cromossomos (agora uma única cromátide cromossômica).

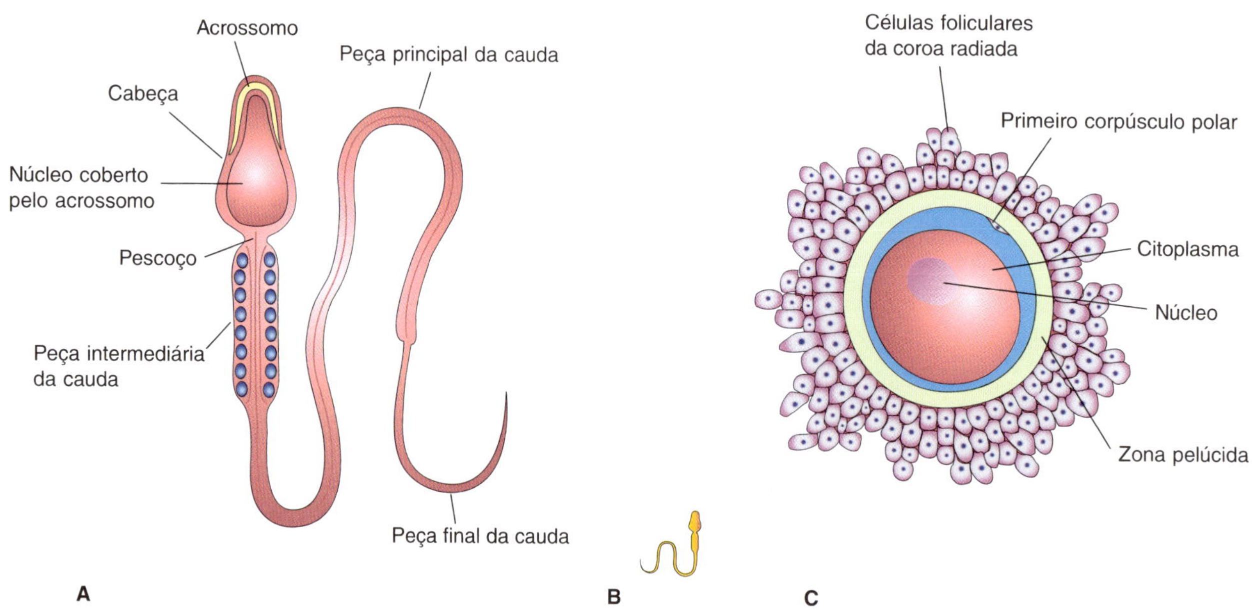

Figura 2.4 Gametas (células germinativas) masculinos e femininos. **A.** As partes de um espermatozoide humano (×1.250). A cabeça, composta principalmente pelo núcleo, é parcialmente coberta pelo acrossomo, uma organela que contém enzimas. **B.** Um espermatozoide desenhado aproximadamente na mesma escala do oócito. **C.** O oócito secundário humano (×200) é circundado pela zona pelúcida e pela coroa radiada.

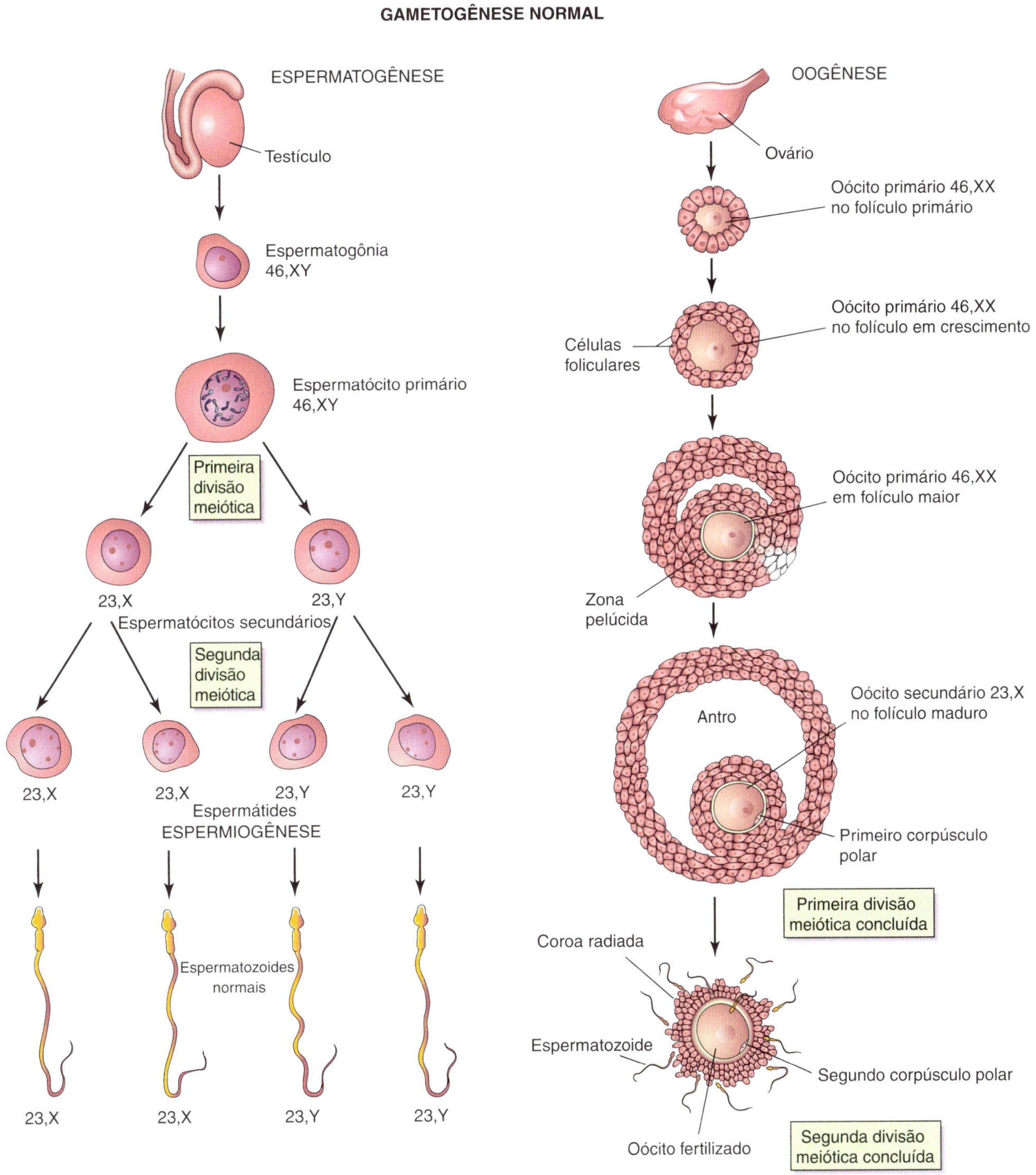

Figura 2.5 Diagrama simplificado da gametogênese normal: conversão das células germinativas em gametas. As ilustrações comparam a espermatogênese e a oogênese. As oogônias não são mostradas nesta figura porque se diferenciam em oócitos primários antes do nascimento. As características cromossômicas das células germinativas são mostradas em cada estágio. O número designa o número total de cromossomos, incluindo o(s) cromossomo(s) sexual(is) (mostrados após a vírgula). Observação: (1) após as duas divisões meióticas, o número diploide de cromossomos, 46, é reduzido para o número haploide, 23; (2) quatro espermatozoides se formam a partir de um espermatócito primário, enquanto apenas um oócito secundário resulta da maturação de um oócito primário; (3) o citoplasma é preservado durante a oogênese para formar uma grande célula, o oócito.

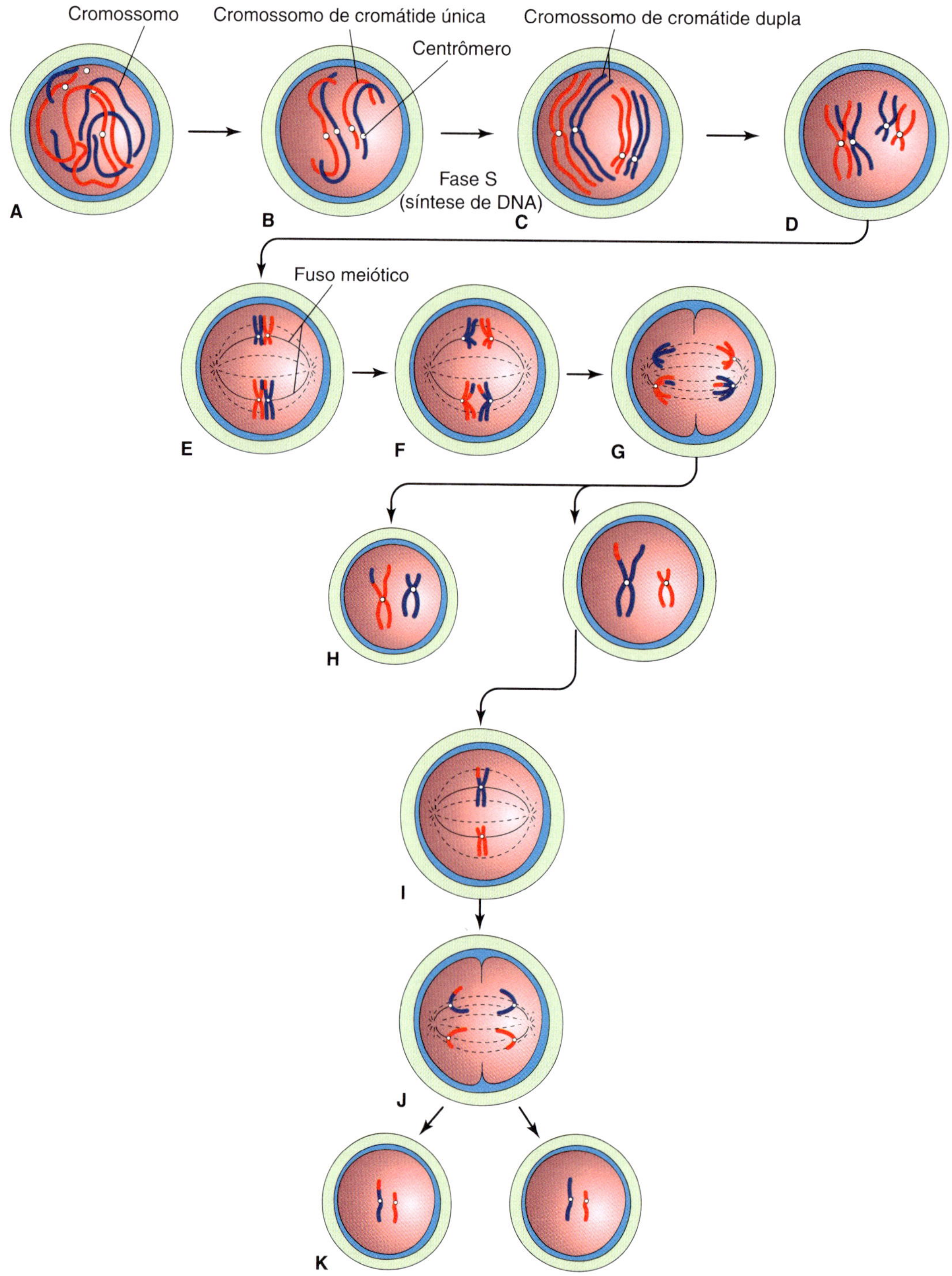

Figura 2.6 Representação diagramática da meiose. Dois pares de cromossomos são mostrados. **A** a **D.** Estágios da prófase da primeira divisão meiótica. Os cromossomos homólogos se aproximam e se pareiam; cada membro do par consiste em duas cromátides. Observe o cruzamento (*crossing over*) em um par de cromossomos, resultando no intercâmbio de segmentos das cromátides. **E.** Metáfase. Os dois membros de cada par são orientados no fuso meiótico. **F.** Anáfase. **G.** Telófase. Os cromossomos migram para polos opostos. **H.** Distribuição dos pares de cromossomos parentais no fim da primeira divisão meiótica. **I** a **K.** Segunda divisão meiótica, que é semelhante à mitose, exceto que as células são haploides.

Meiose:

- Mantém *constante o número de cromossomos* de geração em geração pela redução do número de cromossomos de diploide para haploide, produzindo, assim, gametas haploides
- Permite o *sortimento randômico de cromossomos maternos e paternos* entre os gametas
- Realoca segmentos de cromossomos maternos e paternos por meio do *cruzamento cromossômico de segmentos cromossômicos*, o que "embaralha" os genes e produz uma recombinação do material genético.

Espermatogênese

Antes da puberdade, as espermatogônias (espermatozoides primordiais) permanecem dormentes nos túbulos seminíferos dos testículos desde o período fetal tardio. Na puberdade, eles começam a aumentar em número. Após várias divisões celulares mitóticas, as espermatogônias crescem e passam por mudanças graduais que os transformam em **espermatócitos primários** – as maiores células germinativas dos túbulos seminíferos (ver Figura 2.5). Cada espermatócito primário subsequentemente passa por uma divisão reducional – a *primeira divisão meiótica* – para formar dois **espermatócitos secundários** haploides, que têm aproximadamente metade do tamanho dos espermatócitos primários (ver Figura 2.5). Subsequentemente, os espermatócitos secundários passam por uma *segunda divisão meiótica* para formar quatro **espermátides** haploides, que têm aproximadamente metade do tamanho dos espermatócitos secundários. As espermátides são gradualmente transformadas em quatro **espermatozoides maduros** durante um processo conhecido como **espermiogênese** (ver Figura 2.5).

Durante essa **metamorfose** (mudança na forma), o núcleo se condensa e o **acrossomo** se forma (ver Figura 2.4 A). O acrossomo contém enzimas que facilitam a penetração do espermatozoide na zona pelúcida (ver Capítulo 3, *Primeira Semana do Desenvolvimento Humano*, Figura 3.1). Quando a espermiogênese está concluída, os espermatozoides entram nos lumens (cavidades) dos **túbulos seminíferos** (ver Figura 2.1 B). Os espermatozoides então se movem para o **epidídimo**, onde são armazenados e se tornam funcionalmente maduros. A espermatogênese requer aproximadamente 2 meses para ser concluída. É regulada pela sinalização da testosterona por meio de andrógenos nas células de Sertoli. A maturação dos espermatozoides – **espermatogênese** – normalmente continua ao longo da vida reprodutiva de um homem.

Quando ejaculados, os **espermatozoides maduros** são células com mobilidade ativa que nadam livremente e *consistem em uma cabeça e uma cauda* (ver Figura 2.4 A). O pescoço do espermatozoide é a junção entre a cabeça e a cauda. A cabeça do espermatozoide, a qual forma a maior parte de seu volume, contém o núcleo. Os dois terços anteriores da cabeça são cobertos pelo **acrossomo**, uma organela em forma de capa que contém enzimas que facilitam a penetração do espermatozoide durante a fertilização. A cauda proporciona a motilidade dos espermatozoides, auxiliando no seu transporte até o local da fertilização na ampola da tuba uterina. ***A cauda do espermatozoide** consiste em três partes*: peça intermediária, peça principal e peça terminal. A peça intermediária contém as **mitocôndrias** produtoras de energia, que alimentam os movimentos em chicotada da cauda. *Os genes Hox influenciam a dinâmica do microtúbulo ao nível molecular na modelagem da cabeça do espermatozoide e na formação da cauda.*

Oogênese

A *oogênese* se refere à sequência de eventos pelos quais as oogônias (oócitos primordiais) são transformadas em **oócitos** primários. O processo de maturação começa durante o período fetal; no entanto, não é concluído até após a puberdade. Durante o início da vida fetal, as oogônias proliferam por mitose e aumentam para formar os **oócitos primários** (ver Figura 2.5). Ao nascimento, todos os oócitos primários estão próximos da conclusão da prófase (primeiro estágio da mitose) da *primeira divisão meiótica* (ver Figura 2.6). Os oócitos permanecem em prófase até a puberdade. Pouco antes da ovulação, um oócito primário conclui a **primeira divisão meiótica**. Ao contrário do estágio correspondente da espermatogênese, a divisão do citoplasma é desigual (ver Figura 2.5). O **oócito secundário** recebe quase todo o citoplasma, enquanto o **primeiro corpúsculo polar** recebe muito pouco, o que leva à sua degeneração após um curto tempo. Na **ovulação** (liberação do oócito), o núcleo do oócito secundário inicia a *segunda divisão meiótica*, mas progride apenas até a metáfase.

Se o oócito secundário for fertilizado por um espermatozoide, a segunda divisão meiótica é concluída e um **segundo corpúsculo polar** é formado (ver Figura 2.5). O oócito secundário liberado na ovulação é circundado por uma cobertura de material amorfo – a **zona pelúcida** – e por uma camada de células foliculares – a **coroa radiada** – (ver Figura 2.4 C). O **oócito secundário** é grande, sendo visível a olho nu.

Até 2 milhões de oócitos primários estão geralmente presentes nos ovários de um neonato. A maioria desses oócitos regride durante a infância de modo que, na puberdade, não mais que 40 mil permanecem. Destes, apenas aproximadamente 400 oócitos amadurecem em oócitos secundários e são expelidos durante a ovulação (ver Figura 2.5).

Comparação dos gametas masculinos e femininos

Em comparação com os espermatozoides, os oócitos são pesados, imóveis e apresentam uma abundância de citoplasma (ver Figura 2.4 B e C). Em termos de constituição de cromossomo sexual, **há dois tipos de espermatozoides** (ver Figura 2.5): 22 autossomos mais um cromossomo sexual X (*i. e.*, 23,X) ou um cromossomo sexual Y (*i. e.*, 23,Y). **Há apenas um tipo de oócito secundário**: 22 autossomos mais um cromossomo sexual X (*i. e.*, 23,X). *A diferença no complemento do cromossomo sexual forma a base da determinação sexual primária.*

Gametogênese anormal

Durante a gametogênese, os cromossomos homólogos às vezes falham em se separar – **não disjunção** – e, como resultado, alguns gametas têm 24 cromossomos e outros, apenas 22 (Figura 2.7). Se um gameta com 24 cromossomos se unir a um normal, com 23 cromossomos, o resultado é um zigoto com 47 cromossomos, como ocorre em neonatos com **síndrome de Down** (ver Capítulo 19, *Defeitos Congênitos em Seres Humanos*, Figura 19.4). Essa condição é chamada de **trissomia** por causa da presença de três representantes de um cromossomo específico, em vez dos dois habituais. Se um gameta com apenas 22 cromossomos se unir a um gameta normal, o resultado é um zigoto com 45 cromossomos. Essa condição – **monossomia** – ocorre porque apenas um representante do par cromossômico específico está presente. Muitos embriões e fetos com monossomia vão a óbito.

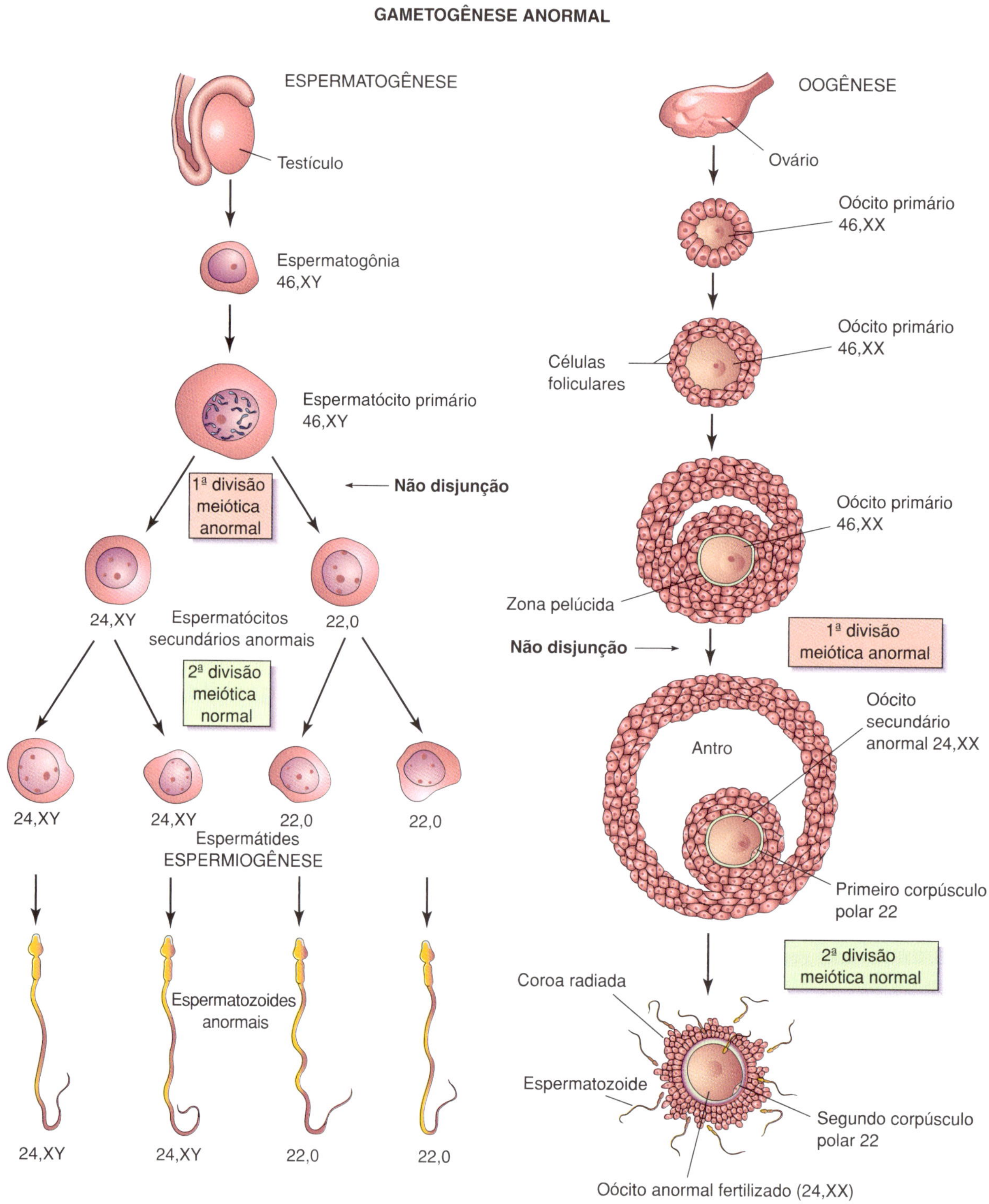

Figura 2.7 Gametogênese anormal. As ilustrações mostram como a não disjunção, um erro na divisão celular, resulta em uma distribuição cromossômica anormal nos gametas. Embora a não disjunção dos cromossomos sexuais seja ilustrada, um defeito semelhante pode ocorrer durante a divisão dos autossomos (quaisquer cromossomos que não os cromossomos sexuais). Quando ocorre a não disjunção durante a primeira divisão meiótica da espermatogênese, um espermatócito secundário contém 22 autossomos mais um cromossomo X e um Y, enquanto o outro contém 22 autossomos e nenhum cromossomo sexual. De maneira semelhante, a não disjunção durante a oogênese pode dar origem a um oócito com 22 autossomos e dois cromossomos X (conforme mostrado) ou um com 22 autossomos e nenhum cromossomo sexual.

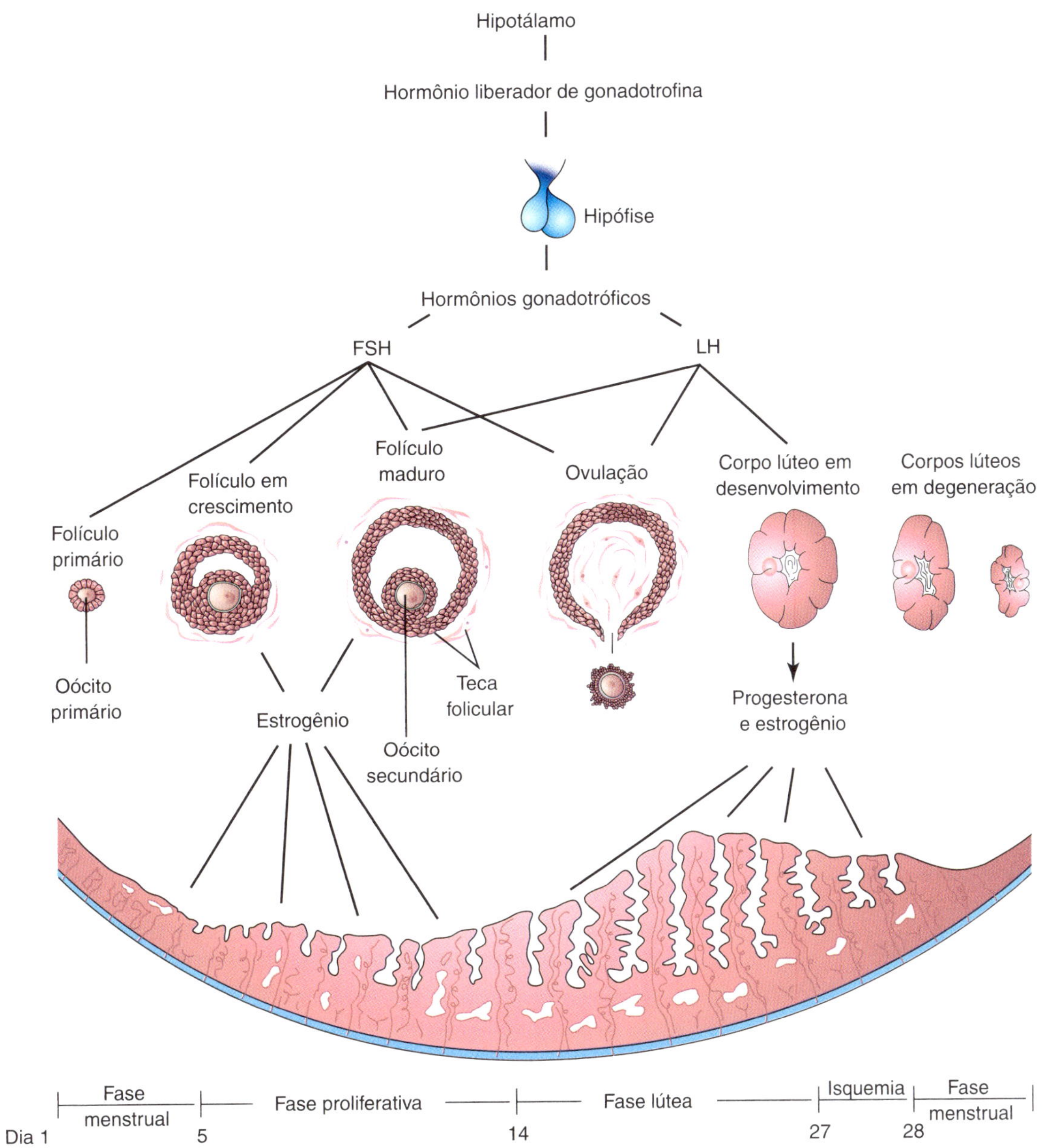

Figura 2.8 Ilustrações das inter-relações entre o hipotálamo, a hipófise, os ovários e o endométrio. Um ciclo menstrual completo e o início de outro são mostrados. FSH, hormônio foliculoestimulante; LH, hormônio luteinizante.

Ciclos reprodutivos femininos

Na menarca (primeiro período menstrual), as mulheres passam por ciclos reprodutivos mensais regulados pelo **hipotálamo**, pela **hipófise** e pelos **ovários** (Figura 2.8). Esses ciclos preparam o sistema reprodutor para a gravidez. O *hormônio liberador de gonadotrofina* é sintetizado por células neurossecretoras no hipotálamo. Esse hormônio estimula a liberação de dois outros hormônios (gonadotrofinas), que são produzidos pela hipófise anterior e atuam nos ovários:

- O *hormônio foliculoestimulante (FSH)* estimula o desenvolvimento dos folículos ovarianos e a produção de **estrogênio** pelas células foliculares
- O *hormônio luteinizante (LH)* atua como o "gatilho" da ovulação e estimula as células foliculares e o corpo lúteo a produzir **progesterona**.

Esses hormônios ovarianos também produzem o crescimento do endométrio.

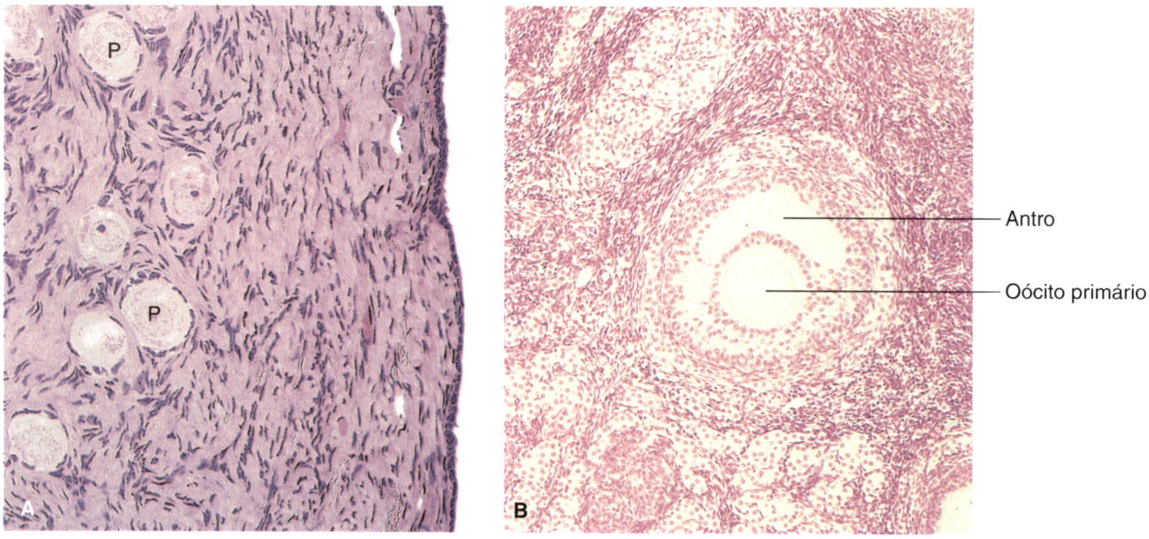

Figura 2.9 Fotomicrografias de secções de ovários humanos de uma mulher adulta. **A.** A micrografia do córtex ovariano mostra folículos primordiais *(P)*, que são oócitos primários circundados por células foliculares (×270). **B.** Micrografia de um folículo secundário. Observe o oócito primário e o antro contendo o fluido folicular (×132). (De Gartner LP, Hiatt JL: *Color textbook of histology*, 2nd ed. Philadelphia, 2001, Saunders.)

Ciclo ovariano

O FSH e o LH produzem alterações cíclicas nos ovários (desenvolvimento dos folículos ovarianos, ovulação e formação do corpo lúteo), conhecidas coletivamente como **ciclo ovariano**. Durante cada ciclo, o FSH promove o crescimento de vários folículos primários (Figura 2.9; ver também Figura 2.8); no entanto, apenas um deles geralmente se desenvolve em um folículo maduro e se rompe, expelindo seu oócito (Figura 2.10).

Desenvolvimento folicular

O desenvolvimento de um folículo ovariano (ver Figuras 2.8 e 2.9) é caracterizado por:

- Crescimento e diferenciação de um oócito primário
- Proliferação das células foliculares
- Formação da zona pelúcida
- Desenvolvimento de uma cápsula de tecido conjuntivo ao redor do folículo – ***teca folicular***. Acredita-se que as células tecais produzam um *fator angiogênico* que promove o crescimento dos vasos sanguíneos que fornecem suporte nutritivo para o desenvolvimento folicular.

Ovulação

1 As **células foliculares** se dividem ativamente, produzindo uma camada estratificada ao redor do oócito (ver Figura 2.9). Subsequentemente, espaços preenchidos de fluido aparecem ao redor das células foliculares, que se confluem para formar uma única cavidade, o **antro**, contendo **fluido folicular** (ver Figura 2.9 B). Quando o antro se forma, o folículo ovariano é chamado de **folículo secundário**.[1] O oócito primário é circundado por células foliculares – o ***cumulus oophorus*** – que se projetam para dentro do antro aumentado. O folículo continua a aumentar e logo forma uma protuberância na superfície do ovário. Um pequeno ponto avascular oval, o **estigma**, logo aparece nessa protuberância (ver Figura 2.10 A). Antes da ovulação, o oócito secundário e algumas células do *cumulus oophorus* se destacam do interior do folículo distendido (ver Figura 2.10 B).

A ovulação ocorre dentro de 24 horas de um pico de produção de LH, que parece ser o resultado de moléculas sinalizadoras provenientes das células da granulosa. Esse pico, provocado por um alto nível de estrogênio no sangue (Figura 2.11), parece causar a ruptura do estigma, expelindo o oócito secundário juntamente com o fluido folicular (ver Figura 2.10 D). As plasminas e as metaloproteinases de matriz também parecem ter algum controle sobre a ruptura do estigma.

O oócito secundário expelido é circundado pela **zona pelúcida**, um revestimento de glicoproteína acelular e uma ou mais camadas de células foliculares, que são dispostas radialmente para formar a **coroa radiada** e o *cumulus oophorus* (ver Figura 2.4 C).

Corpo lúteo

Logo após a ovulação, o folículo ovariano colapsa (ver Figura 2.10 D). Sob a influência do LH, as paredes do folículo se desenvolvem em uma estrutura glandular, o **corpo lúteo**, que secreta principalmente progesterona e algum estrogênio. Se o oócito for fertilizado, o corpo lúteo

[1]N.R.T.: Atualmente classifica-se folículos com antro como folículos terciários.

> ***Mittelschmerz* e ovulação**
>
> Uma dor abdominal de intensidade variável – *mittelschmerz* – acompanha a ovulação em algumas mulheres. A *mittelschmerz* pode ser utilizada como um **sinal secundário de ovulação**; no entanto, há indicadores primários melhores, incluindo discreta elevação da temperatura corporal basal, muco cervical fértil e alteração na posição cervical.

Anovulação e hormônios

Algumas mulheres não ovulam devido a uma liberação inadequada de gonadotrofinas. Em algumas mulheres, a ovulação pode ser induzida pela administração de **gonadotrofinas** ou de um agente ovulatório, resultando na maturação de vários folículos ovarianos e em ovulações múltiplas. A incidência de gravidez múltipla pode aumentar quando a ovulação é induzida.

Ciclos menstruais anovulatórios

Nos ciclos anovulatórios, as alterações endometriais são mínimas; a fase proliferativa do endométrio se desenvolve normalmente, mas a ovulação não ocorre e nenhum **corpo lúteo** se forma (ver Figura 2.8). Consequentemente, o endométrio não progride para a **fase lútea**; ele permanece na fase proliferativa até o início da menstruação. O estrogênio nos **anticoncepcionais orais**, com ou sem **progesterona** (hormônio da gravidez), suprime a ovulação atuando no hipotálamo e na hipófise; isso inibe a secreção do hormônio liberador de gonadotrofina, do hormônio foliculoestimulante e do hormônio luteinizante.

aumenta para formar um ***corpo lúteo da gravidez*** e aumenta sua produção de hormônio. A degeneração do corpo lúteo é evitada pela **gonadotrofina coriônica humana** (hCG) (ver Capítulo 4, *Segunda Semana do Desenvolvimento Humano*).

Se o oócito não for fertilizado, o corpo lúteo degenera de 10 a 12 dias após a ovulação (ver Figura 2.8), sendo, então, chamado de **corpo lúteo da menstruação**. O corpo lúteo degenerado é subsequentemente transformado em tecido cicatricial branco no ovário, formando o ***corpus albicans***.

Ciclo menstrual

1

O ciclo é o período durante o qual o oócito amadurece, é ovulado e entra na tuba uterina (ver Figuras 2.10 D e 2.11). O estrogênio e a progesterona produzidos pelos folículos ovarianos e o corpo lúteo levam a **alterações cíclicas no endométrio**. Essas alterações mensais no revestimento uterino constituem o **ciclo menstrual**. O ciclo médio é de 28 dias (variando de 23 a 35 dias). O dia 1 do ciclo corresponde ao dia em que a menstruação começa.

Fases do ciclo menstrual

O ciclo é dividido em três fases principais apenas para fins descritivos (ver Figura 2.11). Na verdade, ***o ciclo menstrual é um processo contínuo***; cada fase passa gradualmente para a seguinte. Os ciclos normalmente continuam até a cessação permanente da **menstruação** (hemorragia fisiológica periódica). A **menopausa** (cessação permanente da menstruação) geralmente ocorre entre as idades de 48 e 55 anos.

Fase menstrual

O primeiro dia da menstruação é o início da fase menstrual. A camada funcional da parede uterina se destaca e é liberada com o fluxo menstrual, que geralmente dura de 4 a 5 dias. O fluxo menstrual (menstruação), liberado pela vagina, consiste em quantidades variáveis de sangue

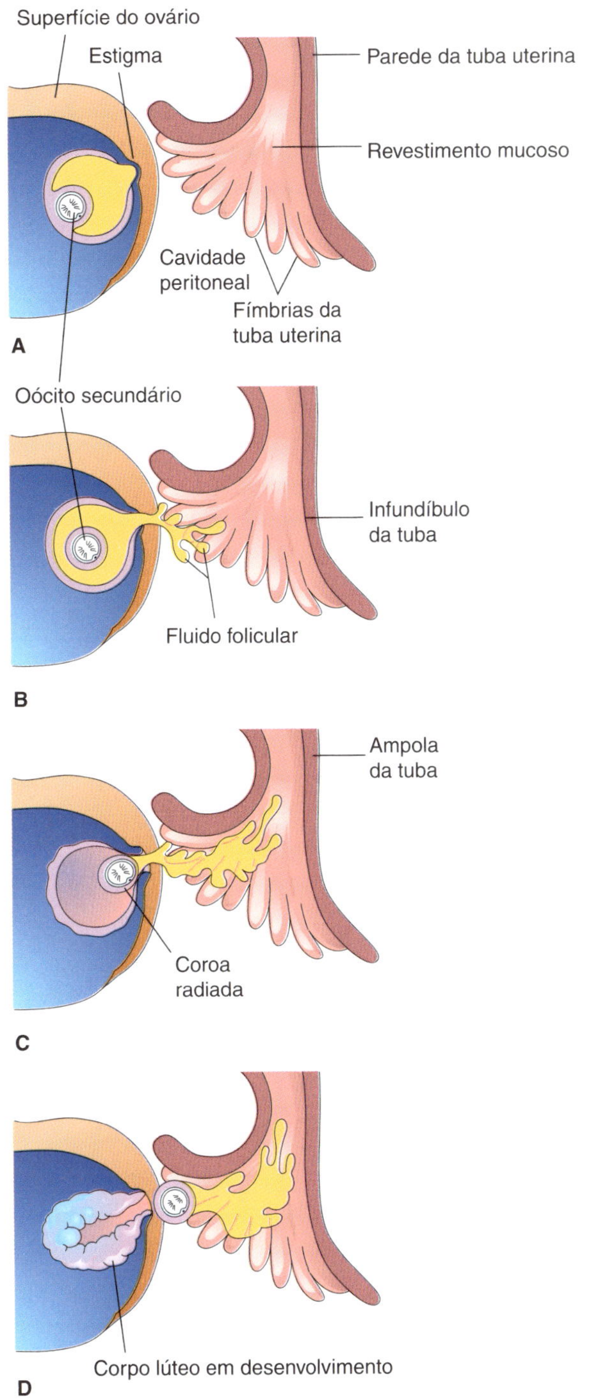

Figura 2.10 A a **D.** Diagramas ilustrando a ovulação. Quando o estigma se rompe, o oócito secundário é expelido do folículo ovariano com o fluido folicular. Após a ovulação, a parede do folículo colapsa.

combinadas com pequenos pedaços de tecido endometrial. Após a menstruação, o endométrio erodido é fino (ver Figuras 2.8 e 2.11).

Fase proliferativa

Essa fase, com duração de aproximadamente 9 dias, coincide com o crescimento dos folículos ovarianos e é controlada pelo estrogênio secretado pelos folículos. Há um aumento de duas a três vezes na espessura do endométrio durante

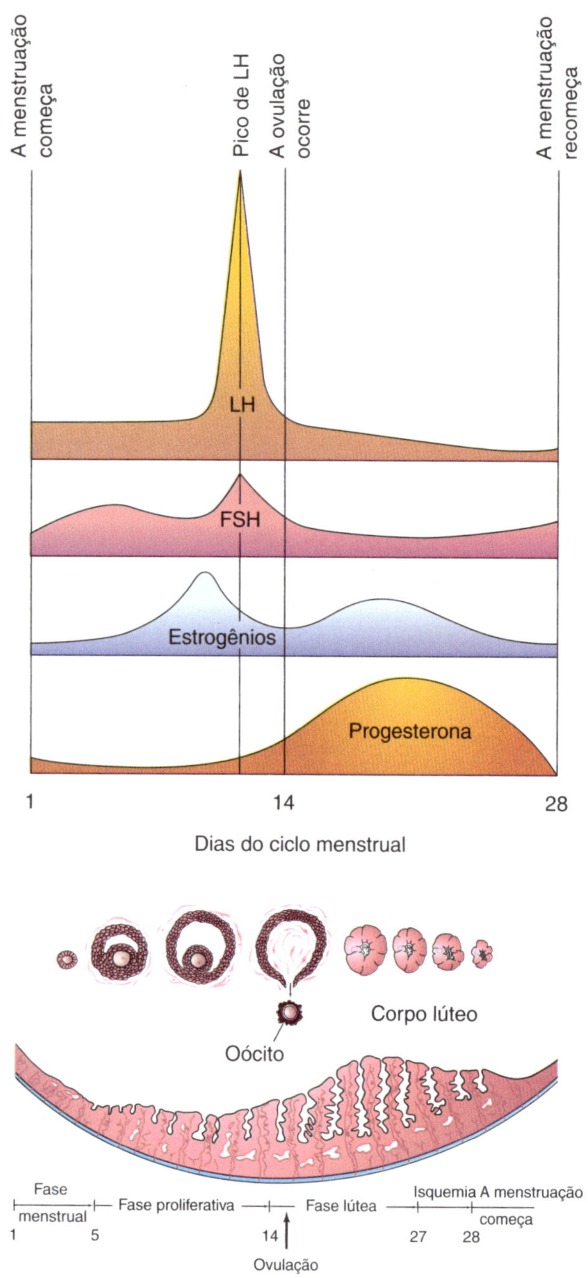

Figura 2.11 Níveis séricos de vários hormônios durante o ciclo menstrual. O hormônio foliculoestimulante *(FSH)* estimula os folículos ovarianos a se desenvolverem e a produzirem estrogênios. O nível de estrogênios atinge um pico pouco antes de o pico do hormônio luteinizante *(LH)* induzir a ovulação. A ovulação normalmente ocorre dentro de 24 horas após o pico de LH. Se a fertilização não ocorrer, os níveis séricos de estrogênios e progesterona circulantes caem. A retirada desse hormônio faz com que o endométrio regrida e a menstruação recomece.

esse período (ver Figura 2.8). Durante o início dessa fase, o epitélio superficial do endométrio se regenera. As glândulas aumentam em número e comprimento e as artérias espiraladas se alongam (ver Figura 2.2 B e C).

Fase lútea

A fase lútea (secretora), que dura aproximadamente 13 dias, coincide com a formação, a função e o crescimento do **corpo lúteo** (ver Figura 2.8). A progesterona produzida pelo corpo lúteo estimula o epitélio glandular a secretar um material mucoide rico em glicogênio. As **glândulas uterinas** se tornam alargadas, tortuosas e saculares (ver Figura 2.2 C). O endométrio se torna mais espesso devido à influência da progesterona e do estrogênio do corpo lúteo e do aumento de líquido no tecido conjuntivo (ver Figura 2.8).

Se não ocorrer fertilização:

- O corpo lúteo degenera
- Os níveis de estrogênio e progesterona diminuem e o endométrio sofre isquemia
- Ocorre a menstruação.

A **isquemia** (suprimento de sangue reduzido) das **artérias espiraladas** ocorre pela constrição resultante da diminuição da secreção de progesterona (ver Figura 2.2 C). A remoção hormonal também resulta na interrupção das secreções glandulares, na perda de fluido intersticial e em uma retração acentuada do endométrio. À medida que as artérias espiraladas se contraem por períodos mais longos, ocorrem **estase** (estagnação do sangue e de outros fluidos) e **necrose** isquêmica dispersa (morte) nos tecidos superficiais. Por fim, ocorre a ruptura das paredes dos vasos e o sangue penetra no tecido conjuntivo circundante. Pequenas poças de sangue se formam e rompem a superfície endometrial, resultando em sangramento no útero e na vagina.

À medida que pequenos pedaços do endométrio se destacam e passam para a cavidade uterina, as extremidades rasgadas das artérias espiraladas sangram para dentro da cavidade uterina, resultando em uma perda acumulada de 20 a 80 ml de sangue. Durante 3 a 5 dias, toda a camada compacta e a maior parte da camada esponjosa do endométrio são descartadas.

Se ocorrer fertilização:

- Ocorrem a clivagem do zigoto e a formação do blastocisto
- O blastocisto começa a se implantar aproximadamente no sexto dia da fase lútea (ver Capítulo 4, *Segunda Semana do Desenvolvimento Humano*, Figura 4.1 A)
- A hCG mantém a secreção de estrogênios e progesterona pelo corpo lúteo
- A fase lútea continua e não ocorre menstruação.

Os ciclos menstruais cessam durante a gravidez e o endométrio passa para a **fase de gravidez**. Com o fim da gravidez, os ciclos ovariano e menstrual são retomados após um período de tempo variável.

Transporte de gametas 1

Transporte de oócitos

Durante a ovulação, a extremidade fimbriada (franjada) da tuba uterina fica muito próxima do ovário (ver Figura 2.10 A). Os processos semelhantes a dedos da tuba – **fímbrias** – se movem para frente e para trás ao longo do ovário. A ação de varredura das fímbrias e as correntes de fluido produzidas por elas "varrem" o oócito secundário para dentro do **infundíbulo** da tuba uterina, em forma de funil (ver Figuras 2.2 B e 2.10 B). O oócito passa para dentro da **ampola** da tuba (ver Figura 2.10 B e D), principalmente como resultado de ondas de movimentos peristálticos – movimentos da parede da tuba caracterizados por contração e relaxamento alternados.

Transporte de espermatozoides

Durante a ejaculação, os espermatozoides são rapidamente transportados de seu armazenamento no **epidídimo** para a uretra por contrações peristálticas do **ducto deferente** (ver Figura 2.1 B). Espermatozoides e secreções das *glândulas seminais, próstata e glândulas bulbouretrais* formam o **sêmen** (ejaculado). O número de espermatozoides ejaculados varia de 200 a 600 milhões. Os espermatozoides passam lentamente pelo canal cervical com os movimentos de suas caudas (ver Figura 2.4 A). A vesiculase, uma enzima produzida pelas glândulas seminais, coagula parte do *sêmen* e forma um **tampão cervical** no *óstio externo* que pode impedir o refluxo do sêmen para a vagina. No momento da ovulação, a quantidade de muco cervical aumenta e este se torna menos viscoso (pegajoso), tornando-o mais favorável para o transporte dos espermatozoides. As prostaglandinas no sêmen estimulam a motilidade uterina e ajudam a mover os espermatozoides através do útero e até o local da fertilização na **ampola** da tuba uterina (ver Figuras 2.2 B e 2.10 C).

Os espermatozoides se movem de 2 a 3 mm por minuto. Eles se movem lentamente no ambiente ácido da vagina, mas mais rapidamente no ambiente alcalino do útero. Aproximadamente 200 espermatozoides alcançam a ampola para a fertilização.

Contagens de espermatozoides

A **análise do sêmen** é uma parte importante da avaliação de pacientes quanto à infertilidade. Os espermatozoides representam menos de 5% do volume do sêmen. O restante do ejaculado consiste em secreções das glândulas seminais (60%), da próstata (30%) e das glândulas bulbouretrais (5%). O ejaculado de homens normais geralmente contém mais de 100 milhões de espermatozoides por mililitro de sêmen. Embora haja muita variação nos casos individuais, os homens cujo sêmen contém um mínimo de 20 milhões de espermatozoides por mililitro, ou 50 milhões na amostra total, são provavelmente férteis. Um homem com menos de 10 milhões de espermatozoides por mililitro é provavelmente estéril, especialmente quando a amostra contém espermatozoides imóveis e anormais. Para a possível fertilidade, pelo menos 40% dos espermatozoides devem estar móveis após 2 horas e alguns devem estar móveis após 24 horas. A infertilidade masculina pode resultar de distúrbios endócrinos, espermatogênese anormal, níveis reduzidos de proteínas no plasma seminal ou obstrução de um ducto genital (p. ex., o ducto deferente). A infertilidade masculina é encontrada em 30 a 50% dos casais involuntariamente sem filhos. A análise morfométrica de espermatozoides assistida por computador e as sondas de fluorescência fornecem uma avaliação mais objetiva e rápida do ejaculado.

Vasectomia

Um método eficaz de contracepção em homens é a **vasectomia** – excisão de um segmento do ducto deferente (ver Figura 2.1 B). Duas a 3 semanas após a vasectomia, não há espermatozoides no ejaculado, mas a quantidade de fluido seminal é a mesma de antes do procedimento.

Maturação dos espermatozoides

Os espermatozoides recém-ejaculados são incapazes de fertilizar oócitos. Eles devem passar por um período de condicionamento – **capacitação** – com duração de aproximadamente 7 horas. Durante esse período, um revestimento de glicoproteínas e de proteínas seminais é removido do **acrossomo**, que cobre parcialmente o núcleo do espermatozoide (ver Figura 2.4 A). *A capacitação e a reação acrossômica são reguladas pela src quinase, uma tirosinoquinase.* Os espermatozoides capacitados não apresentam alterações morfológicas, mas mostram atividade aumentada. Os espermatozoides são geralmente capacitados no útero ou nas tubas uterinas por substâncias (incluindo a interleucina-6) secretadas por esses órgãos.

Viabilidade dos oócitos e dos espermatozoides

Os oócitos na tuba uterina são geralmente fertilizados no período de 12 horas após a ovulação. Observações *in vitro* mostraram que os oócitos não podem ser fertilizados após 24 horas e que degeneram logo depois desse período. A maioria dos espermatozoides não sobrevive por mais de 24 horas no trato genital feminino. Alguns são capturados nas dobras da mucosa do colo do útero, são gradualmente liberados no canal cervical e passam através do corpo do útero para as tubas uterinas. O sêmen e os oócitos podem ser congelados e armazenados por muitos anos para serem utilizados na reprodução assistida.

QUESTÕES DE ORIENTAÇÃO CLÍNICA

1. Houve relatos de uma mulher que afirmou ter menstruado durante a gravidez. Como isso pôde acontecer?
2. Se uma mulher se esquecer de tomar um contraceptivo oral e depois tomar duas doses, é provável que ela engravide?
3. O que é *coitus interruptus*? É um método eficaz de controle de natalidade?
4. Qual é a diferença entre espermatogênese e espermiogênese?
5. O dispositivo intrauterino (DIU) é um contraceptivo? Explique.

As respostas a essas perguntas encontram-se no fim deste livro.

3 Primeira Semana do Desenvolvimento Humano

O desenvolvimento começa na fertilização, quando um espermatozoide penetra um oócito para formar um zigoto. Um **zigoto** é uma *célula totipotente* altamente especializada, que tem a capacidade de se diferenciar em qualquer tipo de célula e contém cromossomos e genes derivados da mãe e do pai. O zigoto se divide muitas vezes e é progressivamente transformado em um ser humano multicelular por meio de divisão, migração, crescimento e diferenciação celular (ver Capítulo 1, *Introdução ao Desenvolvimento Humano*, Figura 1.1, primeira semana).

1 Fertilização

O local habitual de fertilização é a **ampola**, uma dilatação sacular da **tuba uterina** (ver Capítulo 2, *Reprodução Humana*, Figura 2.2 B). Se o oócito não for fertilizado, passa lentamente ao longo da tuba para a cavidade do útero, onde se degenera e é reabsorvido. A fertilização é uma sequência complexa de eventos físicos e moleculares coordenados (Figura 3.1) que começa com o contato entre um espermatozoide e um oócito (Figura 3.2). A fertilização termina com a mistura dos cromossomos maternos e paternos na **metáfase** (um estágio da mitose) da primeira divisão mitótica do **zigoto** (ver Capítulo 2, *Reprodução Humana*, Figura 2.6). Moléculas de ligação a carboidratos e proteínas na superfície dos **gametas** (oócitos ou espermatozoides) estão envolvidas na **quimiotaxia** (movimento das células) dos espermatozoides, no reconhecimento de gametas e no processo de fertilização (ver Figura 3.1).

Fases da fertilização

As fases de fertilização são as seguintes (Figura 3.3; ver também Figura 3.2):

- *Passagem de um espermatozoide através da coroa radiada do oócito.* A dispersão das células foliculares da coroa radiada resulta principalmente da ação da enzima *hialuronidase*, que é liberada pelo acrossomo do espermatozoide. As *enzimas da mucosa tubária* também parecem auxiliar a hialuronidase. Além disso, os movimentos da cauda do espermatozoide são importantes durante a penetração da **coroa radiada**.
- *Penetração da zona pelúcida.* A formação de uma via através da **zona pelúcida** para os espermatozoides resulta da ação de enzimas liberadas do acrossomo. A enzima proteolítica *acrosina*, *esterases* e a *neuraminidase* parecem causar a lise da zona pelúcida, formando assim uma via para o espermatozoide seguir até o oócito
- *Fusão das membranas plasmáticas celulares do oócito e do espermatozoide.* Uma vez que a fusão ocorre, o conteúdo dos grânulos corticais do oócito é liberado no espaço perivitelino, entre o oócito e a zona pelúcida, resultando em alterações na zona pelúcida. Essas alterações impedem a entrada de outros espermatozoides. As membranas celulares se rompem na área de fusão.[1] A cabeça e a cauda do espermatozoide entram no citoplasma do oócito, mas a membrana plasmática e as mitocôndrias do espermatozoide ficam para trás (ver Figuras 3.2 e 3.3 A). A fosfolipase C-zeta do espermatozoide leva a alterações na concentração de cálcio, desencadeando o ciclo celular no óvulo
- *Conclusão da segunda divisão meiótica do oócito.* O oócito conclui a segunda divisão meiótica e forma um **oócito maduro** (óvulo) e um segundo corpúsculo polar (ver Figura 3.3 A). O núcleo do oócito maduro (óvulo) se torna o pronúcleo feminino
- *Formação do pronúcleo masculino.* No citoplasma do oócito, a cromatina do espermatozoide sofre descondensação para formar o pronúcleo masculino. A cauda do espermatozoide degenera (ver Figura 3.3 B). Durante o crescimento, os pronúcleos masculino e feminino replicam seu DNA (ver Figura 3.3 C)
- *Ruptura das membranas pronucleares.* Ocorrem a condensação dos cromossomos, o arranjo dos cromossomos para a divisão celular mitótica e a primeira divisão de clivagem do zigoto (ver Figuras 3.3 D e 3.4 A). A combinação de 23 cromossomos em cada pronúcleo resulta em um zigoto com 46 cromossomos.

Resultados da fertilização

Fertilização:

- Estimula o oócito secundário para completar a segunda divisão meiótica, produzindo o segundo corpúsculo polar (ver Figura 3.3 A)
- Restaura o número diploide normal de cromossomos (46) no zigoto
- Resulta na variação da espécie humana por meio da mistura de cromossomos maternos e paternos
- Determina o sexo cromossômico do embrião; um espermatozoide portador de X produz um embrião

[1]N.R.T.: O mais correto seria dizer que as membranas celulares do espermatozoide e oócito se fusionam na área de contato entre os dois gametas.

feminino e um espermatozoide portador de Y produz um embrião masculino

- Leva à ativação metabólica do oócito, que inicia a clivagem do zigoto.

O zigoto é geneticamente único porque metade de seus cromossomos vêm da mãe e metade é derivada do pai. Esse mecanismo forma a base para a *herança biparental* e a variação da espécie humana. A meiose permite o sortimento independente de cromossomos maternos e paternos entre as células germinativas. O cruzamento (*crossing over*) dos cromossomos, pela realocação de segmentos dos cromossomos maternos e paternos, "embaralha" os genes, produzindo assim uma recombinação de material genético (ver Capítulo 2, *Reprodução Humana*, Figura 2.6). O termo **concepto** se refere a todos os produtos da concepção, que incluem o embrião a partir da fertilização e suas membranas (p. ex., a placenta).

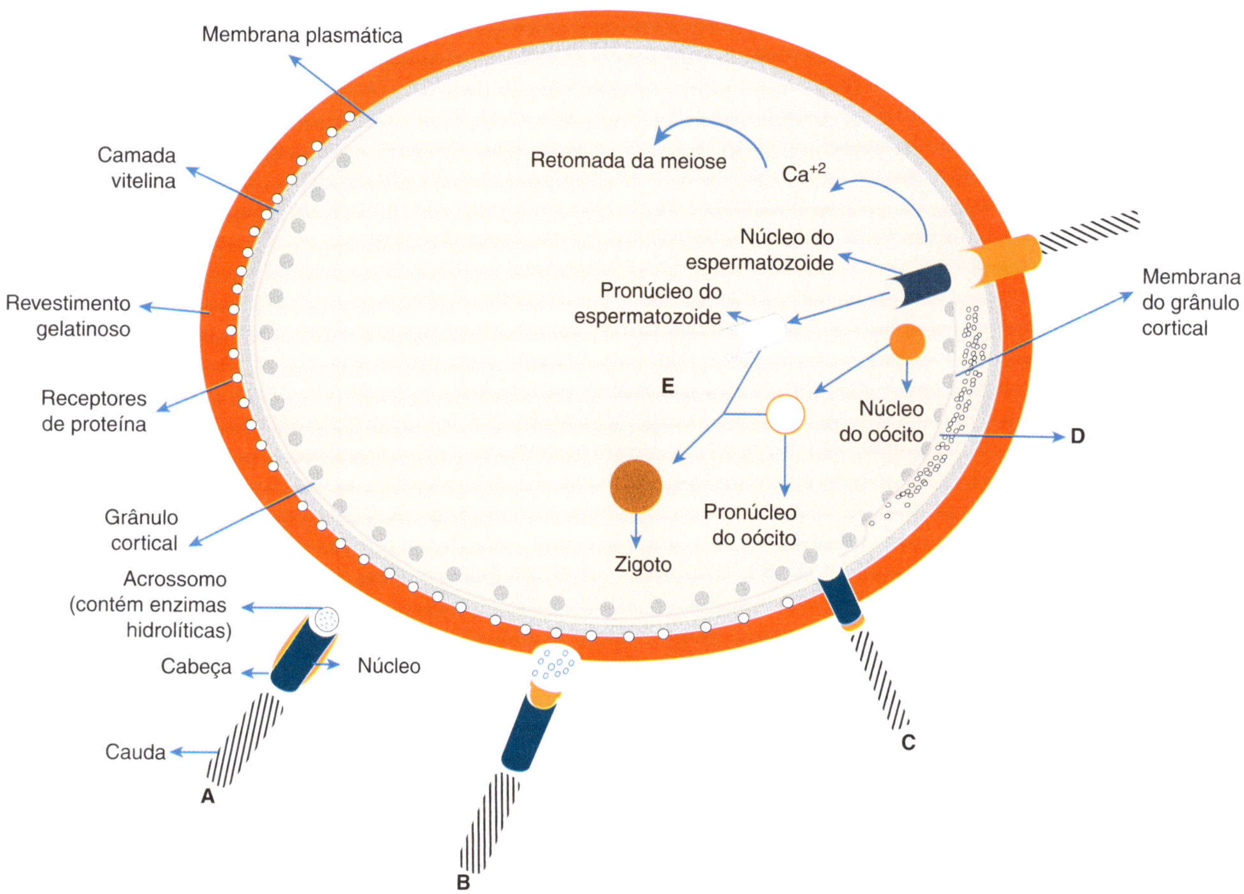

Figura 3.1 Eventos que ocorrem durante a fertilização. **A.** Preparação do espermatozoide – capacitação: as moléculas (resact, speract) secretadas do oócito orientam e estimulam o espermatozoide (guanilato ciclase). **B.** Reação acrossômica: liberação de enzimas hidrolíticas. O espermatozoide, via proteína SED1, é conectado a ZP3. **C.** Fusão do espermatozoide com a membrana plasmática do oócito: a pré-acrosina do espermatozoide se liga a ZP2. As proteínas do espermatozoide IZUMO, ADAMs 1, ADAMs 2, ADAMs 3 e CRISP1 se ligam aos receptores no oócito (Juno, integrinas, CD9 e CD81). Outras moléculas que desempenham papéis na fusão de gametas são: acrosina semelhante à tripsina, espermosina, SPAM1, HYAL5, ACE3. **D.** Reação cortical: liberação de Ca^{+2}/onda de Ca^{+2} e formação do cone de fertilização. As enzimas liberadas pelos grânulos corticais digerem os receptores ZP2 e ZP3 do espermatozoide (bloqueio da polispermia). **E.** Descondensação da cromatina do espermatozoide para formar o pronúcleo masculino: O núcleo do oócito conclui a segunda meiose e elimina o segundo corpúsculo polar. (Com permissão: Georgadaki K, Khoury N, Spandidos D, Zoumpourlis V: The molecular basis of fertilization (review), *Int. J. Mol. Med.* 38:979-986, 2016.)

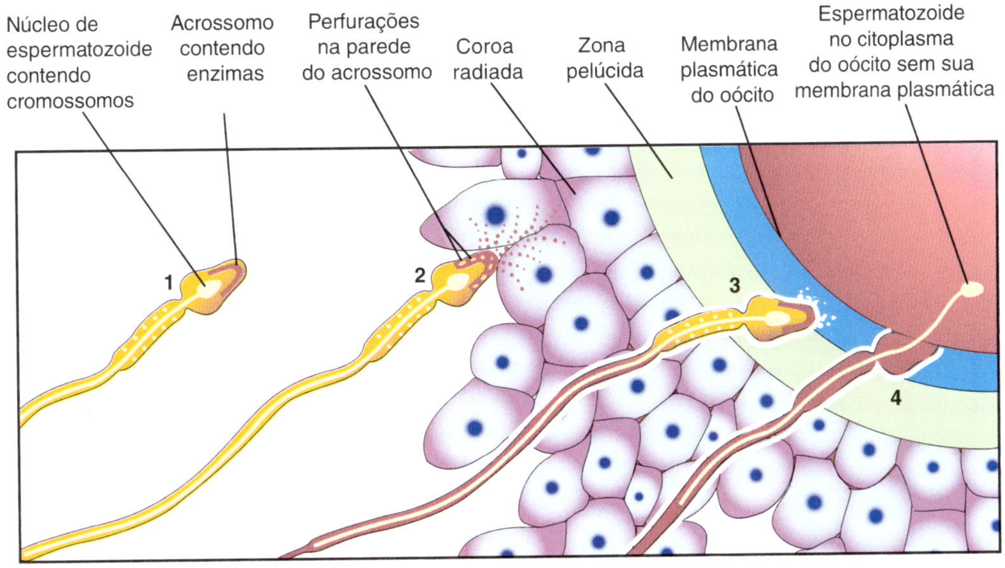

Figura 3.2 Reação acrossômica e penetração do espermatozoide em um oócito. *1*, Espermatozoide durante a capacitação. *2*, Espermatozoide sendo submetido à reação acrossômica. *3*, Espermatozoide formando uma via através da zona pelúcida. *4*, Espermatozoide entrando no citoplasma do oócito.

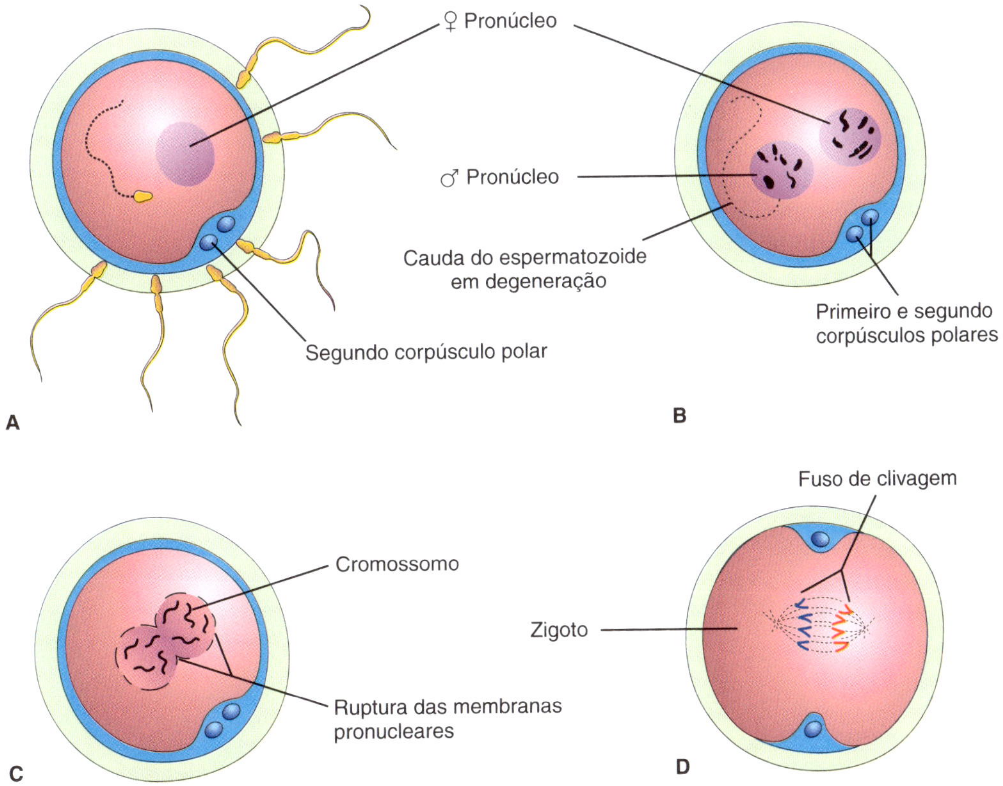

Figura 3.3 Ilustrações mostrando a fertilização. **A.** Um espermatozoide entrou no oócito e ocorreu a segunda divisão meiótica, resultando na formação de um oócito maduro (óvulo). O núcleo do oócito é agora o pronúcleo feminino. **B.** A cabeça do espermatozoide aumentou para formar o pronúcleo masculino. **C.** Os pronúcleos estão se fusionando. **D.** O zigoto foi formado; contém 46 cromossomos.

1 Clivagem do zigoto

A clivagem consiste em repetidas divisões mitóticas do zigoto, resultando em um rápido aumento no número de células – **blastômeros**. A divisão do zigoto começa aproximadamente 30 horas após a fertilização (ver Capítulo 1, *Introdução ao Desenvolvimento Humano*, Figura 1.1). Esses blastômeros se tornam menores a cada divisão de clivagem (ver Figura 3.4 A a D). Durante a clivagem, o zigoto ainda está circundado pela zona pelúcida.

Após o estágio de oito células, os blastômeros mudam sua forma e se alinham firmemente uns contra os outros – **compactação**. Esse fenômeno pode ser mediado por glicoproteínas de adesão à superfície celular e pela formação de junções aderentes. A compactação permite maior interação célula a célula e é um pré-requisito para a segregação das células internas que formam a massa celular interna (ver Figura 3.4 E). Isso também leva ao desenvolvimento da polarização de cada blastômero com um domínio apical e um basolateral. Quando há de 12 a 32 blastômeros, o concepto é denominado **mórula**.

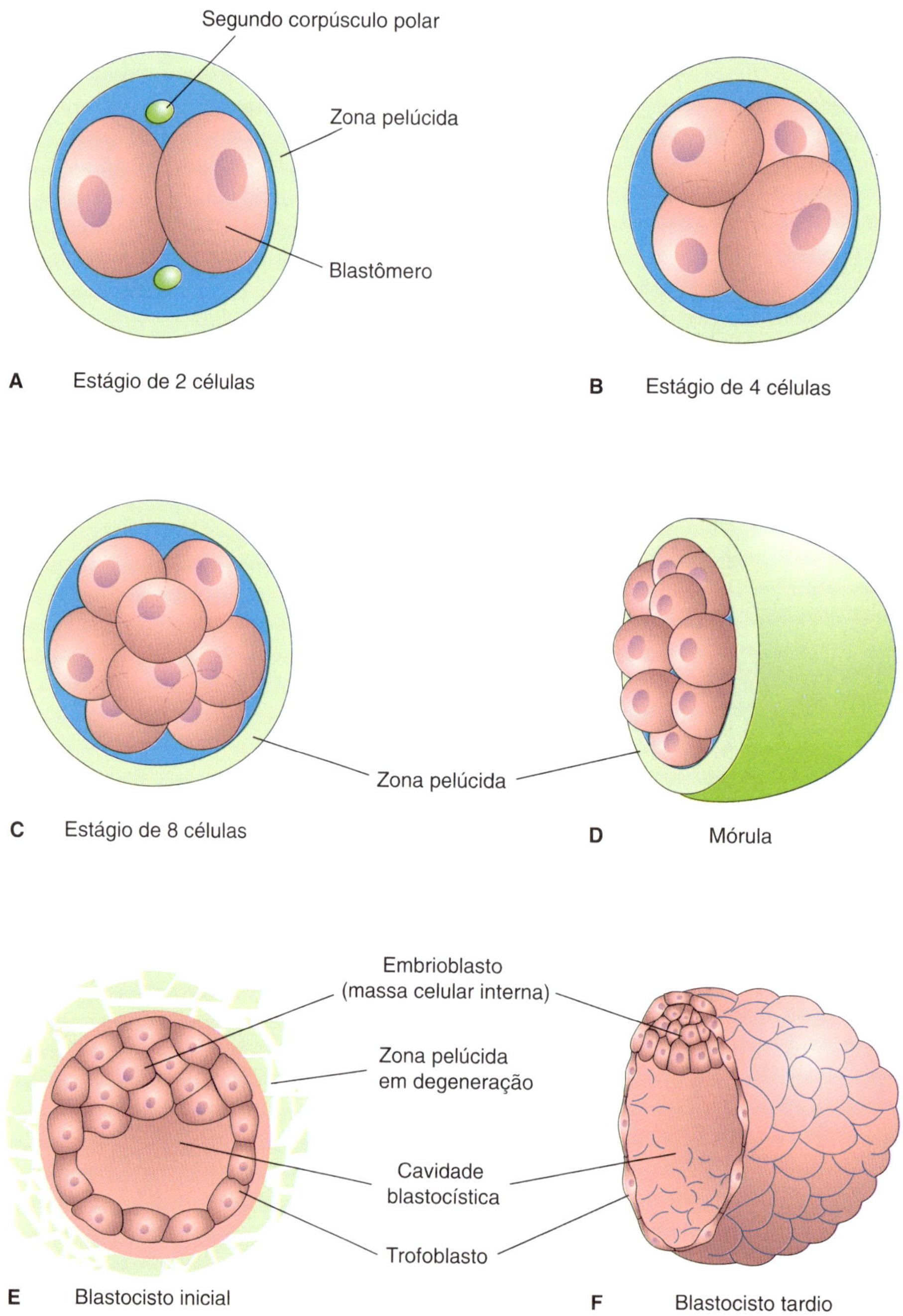

Figura 3.4 Ilustrações mostrando a clivagem do zigoto e a formação do blastocisto. **A** a **D** mostram vários estágios de clivagem. O período da mórula começa no estágio de 12 a 32 células e termina quando o blastocisto se forma. **E** e **F** mostram secções de blastocistos. A zona pelúcida desaparece no estágio de blastocisto tardio (5 dias). Embora a clivagem aumente o número de blastômeros, observe que cada uma das células-filhas é menor do que as células-mãe. Como resultado, não há aumento no tamanho do embrião em desenvolvimento até que a zona pelúcida degenere. O blastocisto então aumenta consideravelmente (**E** e **F**).

As células internas da mórula – o **embrioblasto** ou **massa celular interna** – são circundadas por uma camada de blastômeros achatados que formam o trofoblasto. *A via de sinalização Hippo é um fator essencial na segregação da massa celular interna do **trofoblasto**.* Uma proteína imunossupressora – o **fator precoce da gravidez** – é secretada pelas células trofoblásticas e aparece no soro materno no período de 24 a 48 horas após a implantação. O fator precoce da gravidez forma a base para um teste de gravidez aplicável durante os 10 primeiros dias de desenvolvimento.

2

Formação do blastocisto

Logo após a mórula entrar no útero (cerca de 4 dias após a fertilização), o fluido uterino passa através da zona pelúcida para formar um espaço preenchido de fluido – a **cavidade blastocística** – em seu interior (ver Figura 3.4 E). À medida que o fluido aumenta na cavidade dentro da mórula, os blastômeros são separados em duas partes:

- O **trofoblasto**, as delgadas células externas que dão origem à parte embrionária da placenta
- O **embrioblasto**, um grupo discreto de blastômeros que é o primórdio do embrião.

Durante esse estágio de desenvolvimento – *blastogênese* –, o concepto é chamado de **blastocisto**. O embrioblasto agora se projeta para dentro da **cavidade blastocística** e o trofoblasto forma a parede do blastocisto (ver Figura 3.4 E e F). Após o blastocisto ter flutuado no fluido uterino por aproximadamente 2 dias, a zona pelúcida degenera e desaparece. A eliminação da zona pelúcida foi observada *in vitro*. A eliminação permite que o blastocisto aumente rapidamente de tamanho. Enquanto flutua livremente na cavidade uterina, o blastocisto se nutre das secreções das glândulas uterinas.

Aproximadamente 6 dias após a fertilização, o blastocisto se fixa no epitélio endometrial (Figura 3.5 A). Assim que se liga ao epitélio, o trofoblasto começa a proliferar rapidamente e a se diferenciar em duas camadas (ver Figura 3.5 B):

- O **citotrofoblasto**, a camada interna das células
- O **sinciciotrofoblasto**, a camada externa que consiste em uma massa protoplasmática multinucleada formada pela fusão de células.

Os processos semelhantes a dedos do sinciciotrofoblasto se estendem através do epitélio endometrial e invadem o tecido conjuntivo endometrial. No final da primeira semana, o blastocisto é implantado superficialmente na camada compacta do endométrio e obtém sua nutrição dos tecidos maternos erodidos. O sinciciotrofoblasto altamente invasivo se expande rapidamente, adjacente ao embrioblasto – o **polo embrionário** (ver Figura 3.5 A). O sinciciotrofoblasto produz enzimas proteolíticas que erodem os tecidos maternos, permitindo que o blastocisto "se enterre" no endométrio. No final da primeira semana, uma camada cuboide de células, chamada de **hipoblasto**, aparece na superfície do embrioblasto, voltada para a cavidade blastocística (ver Figura 3.5 B). As células deciduais também ajudam a controlar a profundidade da penetração do sinciciotrofoblasto.

Fertilização *in vitro* e transferência de embriões

O processo de fertilização *in vitro* (FIV) de oócitos e a transferência dos zigotos em divisão ou de um blastocisto para o útero proporcionaram uma oportunidade para muitos casais inférteis. O primeiro desses bebês de FIV nasceu em 1978. As etapas envolvidas na FIV e na transferência de embriões estão resumidas na Figura 3.6. A incidência de gestações múltiplas é maior com a FIV do que quando a gravidez resulta da ovulação normal. A incidência de aborto espontâneo de embriões transferidos também é maior com a FIV.

A técnica de **injeção intracitoplasmática de espermatozoides** envolve a injeção de um espermatozoide diretamente no citoplasma do oócito maduro. Este procedimento é inestimável em casos de infertilidade resultante de tubas uterinas bloqueadas ou *oligospermia* (número reduzido de espermatozoides).

Diagnóstico de doenças genéticas pré-implantação

Em casais com doenças genéticas hereditárias, o diagnóstico genético pré-implantação é realizado para determinar o genótipo do embrião a fim de selecionar um embrião cromossomicamente saudável para transferência para a mãe. As indicações para o diagnóstico genético pré-implantação incluem distúrbios de um único gene, mutações únicas, translocações, anormalidades subcromossômicas e outras anormalidades genéticas. A triagem genética pré-implantação de todos os 23 cromossomos em pacientes mais velhos ou inférteis é realizada para garantir um embrião com um cariótipo normal que possa ser transferido e produzir um recém-nascido saudável. A presença de DNA fetal livre de células no plasma materno de mulheres grávidas, os avanços na medicina genômica e as tecnologias recém-introduzidas transformaram a prática do diagnóstico genético pré-implantação.

Embriões anormais e abortos espontâneos

Muitos embriões iniciais são abortados espontaneamente. Os estágios iniciais de implantação do blastocisto são períodos críticos de desenvolvimento que podem não ocorrer devido à produção inadequada de progesterona e estrogênio pelo corpo lúteo (ver Capítulo 2, *Reprodução Humana*, Figura 2.8). Os médicos, ocasionalmente, atendem a pacientes cujo último período menstrual estava atrasado por vários dias e cujo último fluxo menstrual foi extraordinariamente abundante. Muito provavelmente, essas pacientes tiveram um aborto espontâneo precoce. *Acredita-se que a taxa geral de aborto espontâneo precoce seja de 50 a 70%, com taxas clinicamente reconhecidas de 25 a 30%.* Os abortos espontâneos precoces ocorrem por vários motivos, sendo um deles a presença de **anomalias cromossômicas**.

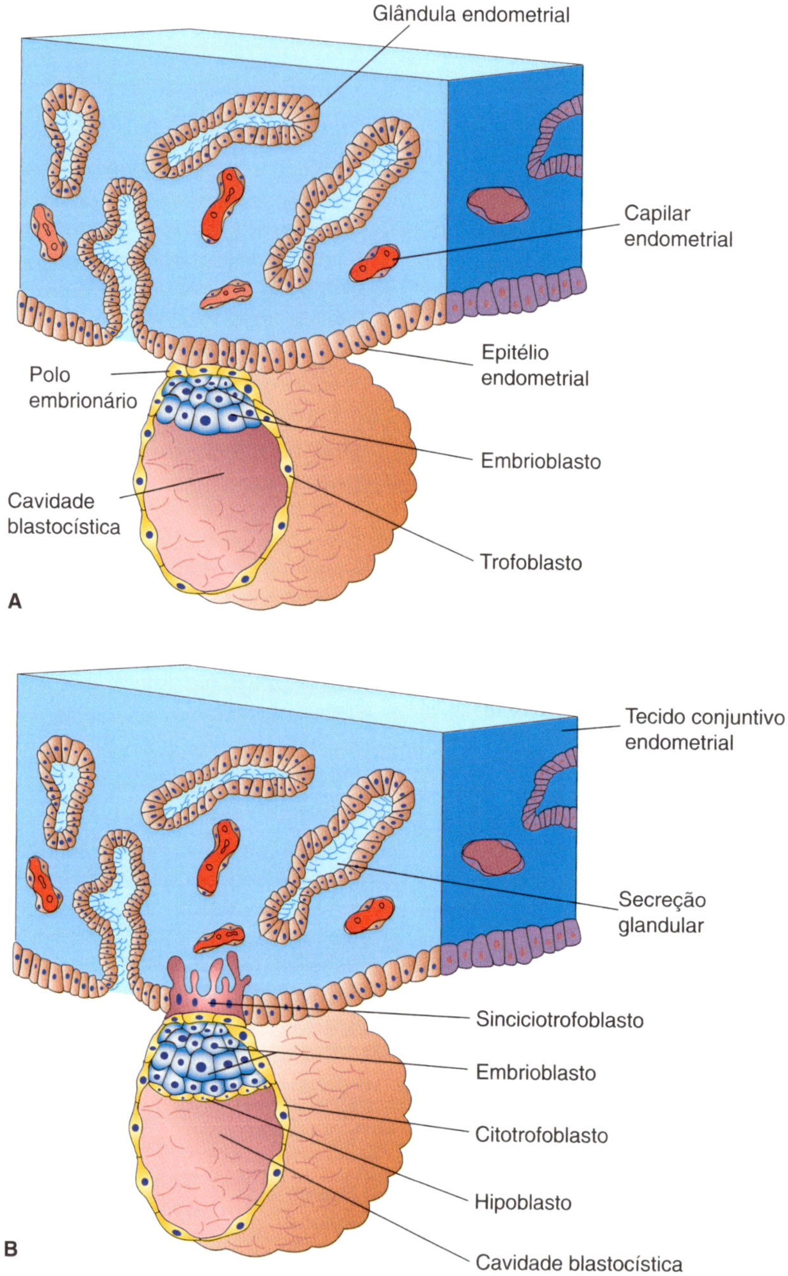

Figura 3.5 Fixação do blastocisto ao epitélio endometrial durante os estágios iniciais de sua implantação. **A.** Aos 6 dias, o trofoblasto está aderido ao epitélio endometrial no polo embrionário do blastocisto. **B.** Aos 7 dias, o sinciciotrofoblasto penetrou o epitélio e começou a invadir o tecido conjuntivo endometrial.

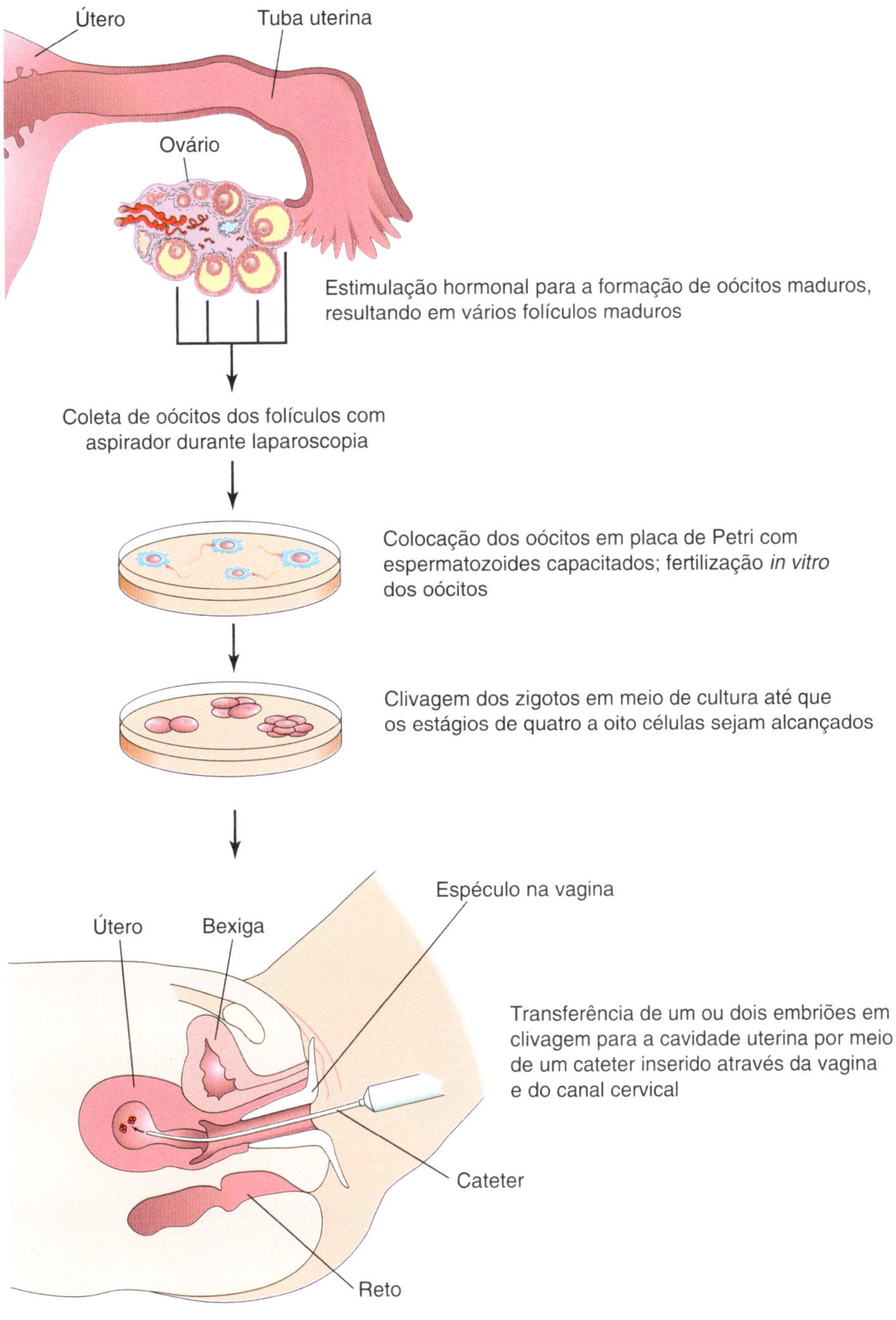

Figura 3.6 Procedimentos de fertilização *in vitro* e transferência de embrião.

QUESTÕES DE ORIENTAÇÃO CLÍNICA

1. Embora as mulheres normalmente não engravidem após os 48 anos, os homens muito idosos podem ainda ser férteis. Por que isso acontece? Há um risco aumentado de síndrome de Down ou outras anomalias congênitas na criança quando o pai tem mais de 50 anos?
2. Existem contraceptivos orais para homens? Se não, qual é o motivo?
3. O corpúsculo polar pode ser fertilizado? Nesse caso, o corpúsculo polar fertilizado dá origem a um embrião viável?
4. Qual é a causa mais comum de aborto espontâneo durante a primeira semana de desenvolvimento?
5. Ao se referir a um zigoto, os termos *clivagem* e *mitose* significam a mesma coisa?
6. Como o zigoto é nutrido durante a primeira semana?
7. É possível determinar o sexo de um zigoto em desenvolvimento durante a clivagem *in vitro*? Em caso afirmativo, que motivos médicos haveria para se fazer isso?

As respostas a essas perguntas encontram-se no fim deste livro.

4

Segunda Semana do Desenvolvimento Humano

A implantação do blastocisto é concluída durante a segunda semana de desenvolvimento. À medida que esse processo ocorre, alterações levam à formação de um **disco embrionário bilaminar** composto de duas camadas, o epiblasto e o hipoblasto (Figura 4.1 A). O **disco embrionário** dá origem às camadas germinativas que formam todos os tecidos e órgãos do embrião. As estruturas extraembrionárias que se formam durante a segunda semana incluem a cavidade amniótica, o âmnio, a **vesícula umbilical** (saco vitelino), o pedúnculo de conexão e o saco coriônico.

A implantação do blastocisto é concluída durante a segunda semana e normalmente ocorre no endométrio, em geral na região superior do corpo do útero e com um pouco mais de frequência na parede posterior do que na parede anterior. O **sinciciotrofoblasto** ativamente erosivo invade o tecido conjuntivo endometrial que sustenta os capilares uterinos e as glândulas. À medida que isso ocorre, o blastocisto entra lentamente no endométrio. O sinciciotrofoblasto desloca as células endometriais na parte central do local de implantação. As células endometriais sofrem ***apoptose*** (morte celular programada), o que facilita a implantação. Enzimas proteolíticas produzidas pelo sinciciotrofoblasto estão envolvidas nesse processo. As células do tecido conjuntivo uterino ao redor do local de implantação contêm grandes quantidades de glicogênio e lipídios. Algumas – **células deciduais** – degeneram adjacentemente ao sinciciotrofoblasto penetrante. O sinciciotrofoblasto engolfa essas células em degeneração, o que fornece uma rica fonte de *nutrição embrionária*. À medida que o blastocisto se implanta, mais trofoblasto entra em contato com o endométrio e continua a se diferenciar em duas camadas (ver Figura 4.1 A):

- O *citotrofoblasto*, uma camada de células mononucleadas mitoticamente ativa, forma novas células trofoblásticas, as quais migram para a massa crescente de *sinciciotrofoblasto*, onde se fusionam e perdem suas membranas celulares
- O sinciciotrofoblasto, uma massa multinucleada em rápida expansão, na qual não são discerníveis limites celulares.

O **sinciciotrofoblasto** produz um hormônio, a **gonadotrofina coriônica humana** (hCG), que entra no sangue materno nas lacunas do sinciciotrofoblasto (Figura 4.1 B). A **hCG** mantém o desenvolvimento das artérias espiraladas no miométrio e a formação do sinciciotrofoblasto, além de constituir a base para os exames de gravidez. Ensaios altamente sensíveis estão disponíveis para a detecção da hCG no final da segunda semana, embora a mulher provavelmente não saiba que está grávida.

Formação da cavidade amniótica, do disco embrionário e da vesícula umbilical

2

Conforme a implantação do blastocisto progride, as alterações que ocorrem no embrioblasto resultam na formação de uma placa de células bilaminar achatada, quase circular – o **disco embrionário** –, que consiste em duas camadas (ver Figuras 4.1 B e 4.2 B):

- O **epiblasto** pluripotente, a camada mais espessa, que consiste em células colunares altas relacionadas à cavidade amniótica
- O **hipoblasto**, a camada mais fina, que consiste em pequenas células cuboides adjacentes à cavidade exocelômica.

Ao mesmo tempo, uma pequena cavidade aparece no embrioblasto, que é o primórdio da **cavidade amniótica** (ver Figura 4.1 A). Logo, as células amniogênicas (formadoras do âmnio) – os *amnioblastos* – se separam do epiblasto e se organizam para formar uma membrana fina, o **âmnio**, que reveste a cavidade amniótica.

O **epiblasto** forma o assoalho da cavidade amniótica e é perifericamente contínuo ao âmnio. O **hipoblasto** forma o teto da **cavidade exocelômica** e é contínuo às células que migraram do hipoblasto para formar a **membrana exocelômica**. Essa membrana envolve a cavidade blastocística e reveste a superfície interna do citotrofoblasto.

A **membrana e a cavidade exocelômica** logo se modificam para formar a **vesícula umbilical primária**. O *disco embrionário* então se localiza entre a cavidade amniótica e a vesícula umbilical primária (ver Figura 4.1 B). A camada externa de células do hipoblasto da vesícula umbilical forma uma camada de tecido conjuntivo frouxamente arranjada, a **mesoderme extraembrionária** (ver Figura 4.1 B).

À medida que o âmnio, o disco embrionário e a vesícula umbilical primária se formam, **lacunas** (pequenos espaços) aparecem no sinciciotrofoblasto (ver Figuras 4.1 B e 4.2). As lacunas logo são preenchidas com uma mistura de sangue materno proveniente de capilares endometriais rompidos e restos celulares de glândulas uterinas erodidas. O fluido nas lacunas – *embriotrófico* – passa para o disco embrionário por difusão. A comunicação dos vasos uterinos erodidos com as lacunas representa o início da ***circulação uteroplacentária*** **primordial**. Quando o sangue materno flui para as lacunas, oxigênio e substâncias nutritivas se tornam disponíveis para os tecidos extraembrionários sob a grande superfície do sinciciotrofoblasto. O sangue oxigenado passa para as lacunas a partir das *artérias endometriais espiraladas* (ver Capítulo 2, *Reprodução Humana*, Figura 2.2 C); o sangue desoxigenado é removido das lacunas pelas veias endometriais.

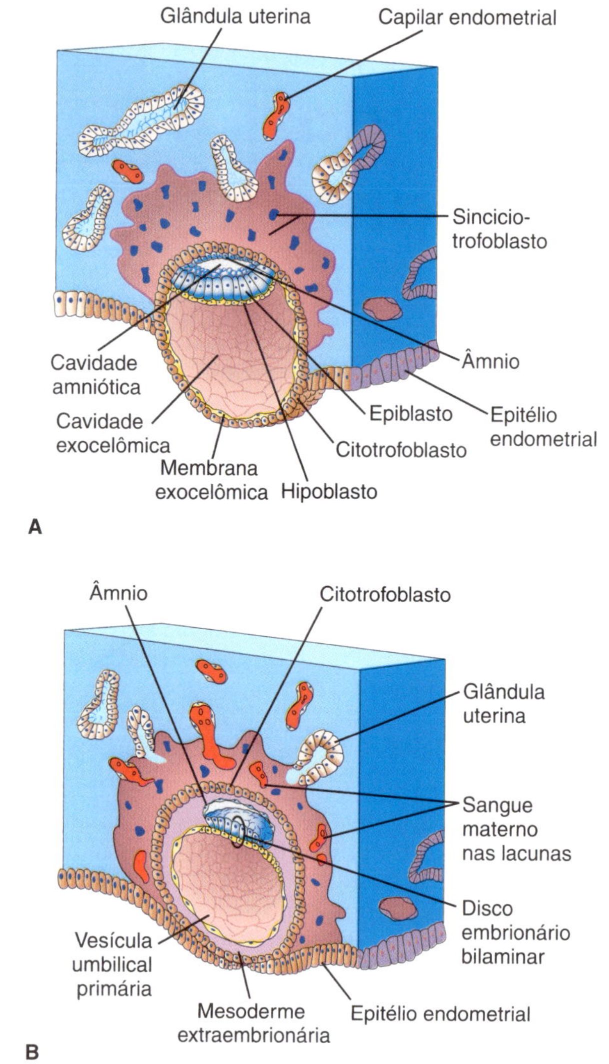

Figura 4.1 Implantação do blastocisto. O tamanho real do concepto é, aproximadamente, 0,1 mm. **A.** Ilustração de uma secção de um blastocisto parcialmente implantado (aproximadamente 8 dias após a fertilização). Observe a cavidade amniótica semelhante a uma fenda. **B.** Ilustração de uma secção através de um blastocisto aos 9 dias aproximadamente.

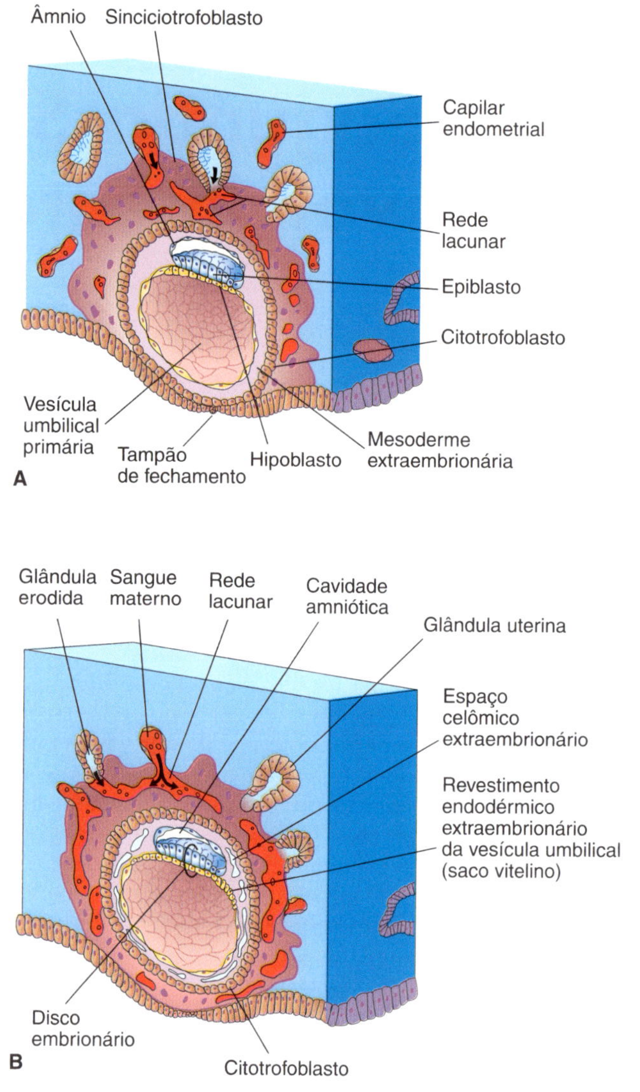

Figura 4.2 Ilustração de secções de dois blastocistos implantados aos 10 dias (**A**) e aos 12 dias (**B**).

O concepto de 10 dias (embrião e membrana extraembrionária) está completamente inserido no endométrio (ver Figura 4.2 A). Por aproximadamente mais 2 dias, há um defeito no epitélio endometrial que é preenchido por um **tampão de fechamento**, um coágulo sanguíneo fibrinoso. No dia 12, um epitélio uterino quase completamente regenerado cobre o tampão de fechamento (ver Figura 4.2 B). À medida que o concepto se implanta, as células do tecido conjuntivo endometrial passam por uma transformação – a **reação decidual** – resultante da sinalização da adenosina monofosfato cíclica e da progesterona. As células aumentam de volume devido ao acúmulo de glicogênio e de lipídios em seus citoplasmas, passando a ser chamadas de *células deciduais secretoras*. A função primária da reação decidual é fornecer um local imunologicamente privilegiado para o concepto.

No embrião de 12 dias, lacunas sinciciotrofoblásticas adjacentes se fusionam para formar **redes lacunares** (ver Figura 4.2 B), os *primórdios do espaço interviloso da placenta* (ver Capítulo 8, *Placenta e Membranas Fetais*). Os capilares endometriais ao redor do embrião implantado se tornam congestionados e dilatados para formar os sinusoides, que são vasos terminais de paredes finas maiores do que os capilares comuns. Então, o sinciciotrofoblasto erode os **sinusoides** e o sangue materno flui para as redes lacunares. As células e glândulas do estroma endometrial degenerado, juntamente com o sangue materno, fornecem uma rica fonte de material para a *nutrição embrionária*. O crescimento do disco embrionário bilaminar é lento em comparação ao crescimento do trofoblasto.

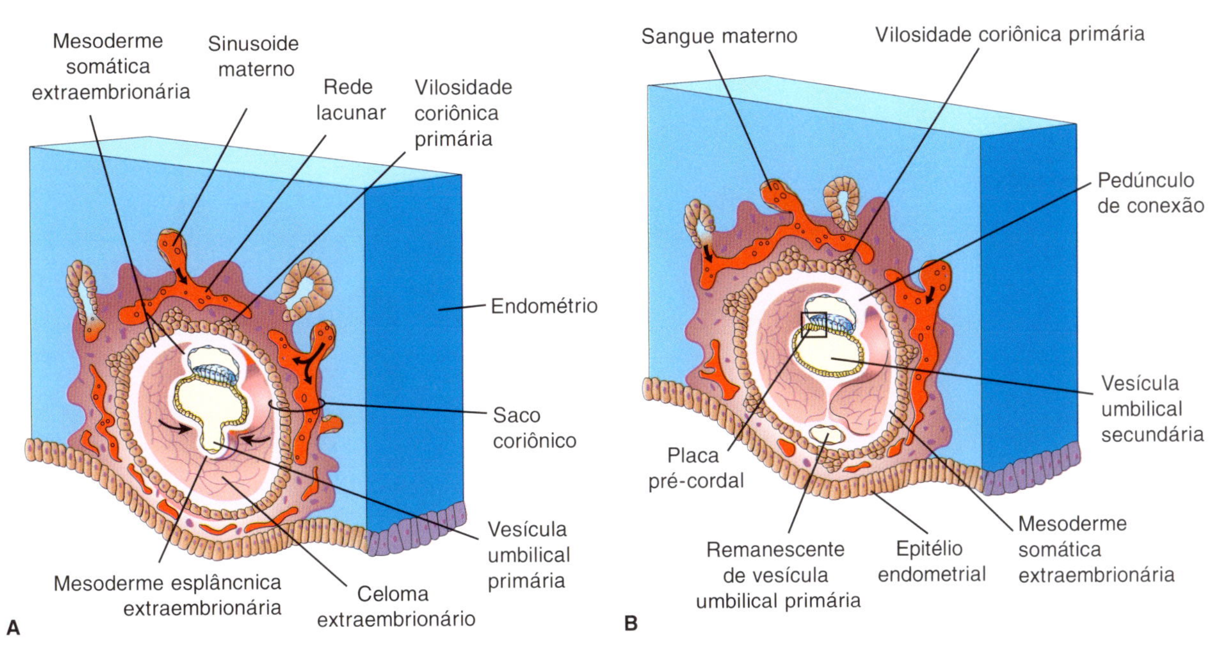

Figura 4.3 Secções de embriões implantados. **A.** Aos 13 dias. Observe a diminuição do tamanho relativo da vesícula umbilical primária e o aparecimento das vilosidades coriônicas primárias. **B.** Aos 14 dias. Observe a vesícula umbilical secundária recém-formada.

À medida que as alterações ocorrem no trofoblasto e no endométrio, a mesoderme extraembrionária aumenta e **espaços celômicos extraembrionários** isolados aparecem em seu interior (ver Figura 4.2 B). Esses espaços se fusionam rapidamente para formar uma grande cavidade isolada, o **celoma extraembrionário** (Figura 4.3 A). Essa cavidade preenchida de fluido circunda o âmnio e a vesícula umbilical, exceto onde eles estão ligados ao **cório** pelo **pedúnculo de conexão**. À medida que o celoma extraembrionário se forma, a vesícula umbilical primária diminui de tamanho e uma **vesícula umbilical secundária** menor se forma (Figura 4.3 B). Durante a formação da vesícula umbilical secundária, grande parte da **vesícula umbilical primária** é pinçada para fora. A vesícula umbilical não contém vitelo; no entanto, pode ter um papel no processamento e na transferência seletiva de materiais nutritivos do fluido celômico para o disco embrionário.

2 Desenvolvimento do saco coriônico

O final da segunda semana é caracterizado pelo aparecimento de vilosidades coriônicas primárias (ver Figuras 4.3 A e 4.4 A e C). A proliferação das células citotrofoblásticas produz extensões celulares que crescem no sinciciotrofoblasto sobrejacente. As projeções celulares formam as vilosidades coriônicas primárias, o primeiro estágio no desenvolvimento das vilosidades coriônicas da placenta. O celoma extraembrionário divide a mesoderme extraembrionária em duas camadas (ver Figura 4.3 A):

- A *mesoderme somática extraembrionária*, que reveste o trofoblasto e cobre o âmnio
- A *mesoderme esplâncnica extraembrionária*, que circunda a vesícula umbilical.

Acredita-se que o crescimento dessas extensões citotrofoblásticas seja induzido pela **mesoderme somática extraembrionária** subjacente. A mesoderme somática extraembrionária e as duas camadas do trofoblasto formam o **cório**, que forma a parede do saco coriônico (ver Figura 4.3 A). O embrião, o saco amniótico e a vesícula umbilical ficam suspensos na **cavidade coriônica** pelo pedúnculo de conexão (ver Figuras 4.3 B e 4.4 B). A ultrassonografia transvaginal (ultrassonografia endovaginal) é utilizada para medir o diâmetro do saco coriônico. Essa medição é valiosa para avaliar o desenvolvimento embrionário inicial e o desfecho da gravidez.

Locais de implantação dos blastocistos 3

Os blastocistos geralmente se implantam no endométrio uterino na parte superior do corpo do útero, um pouco mais frequentemente na parede posterior do que na parede anterior do útero (Figura 4.5). A implantação de um blastocisto pode ser detectada por ultrassonografia no final da segunda semana (Figura 4.6).

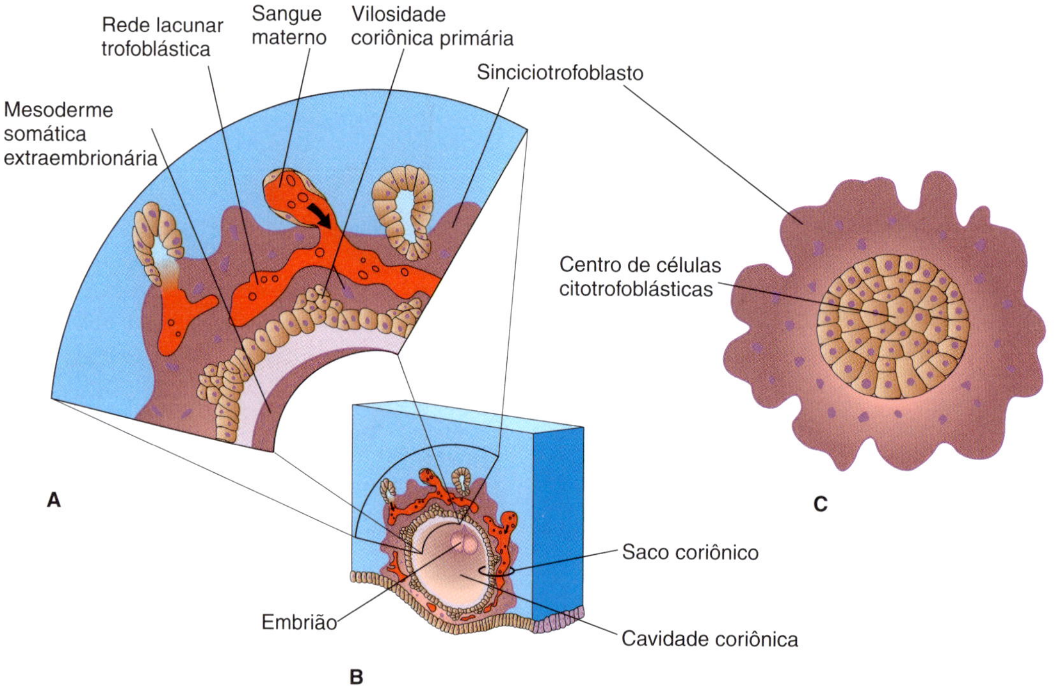

Figura 4.4 A. Ilustração de uma secção da parede do saco coriônico. **B.** Ilustração de um concepto de 14 dias mostrando o saco coriônico e a cavidade coriônica. **C.** Secção transversal através de uma vilosidade coriônica primária.

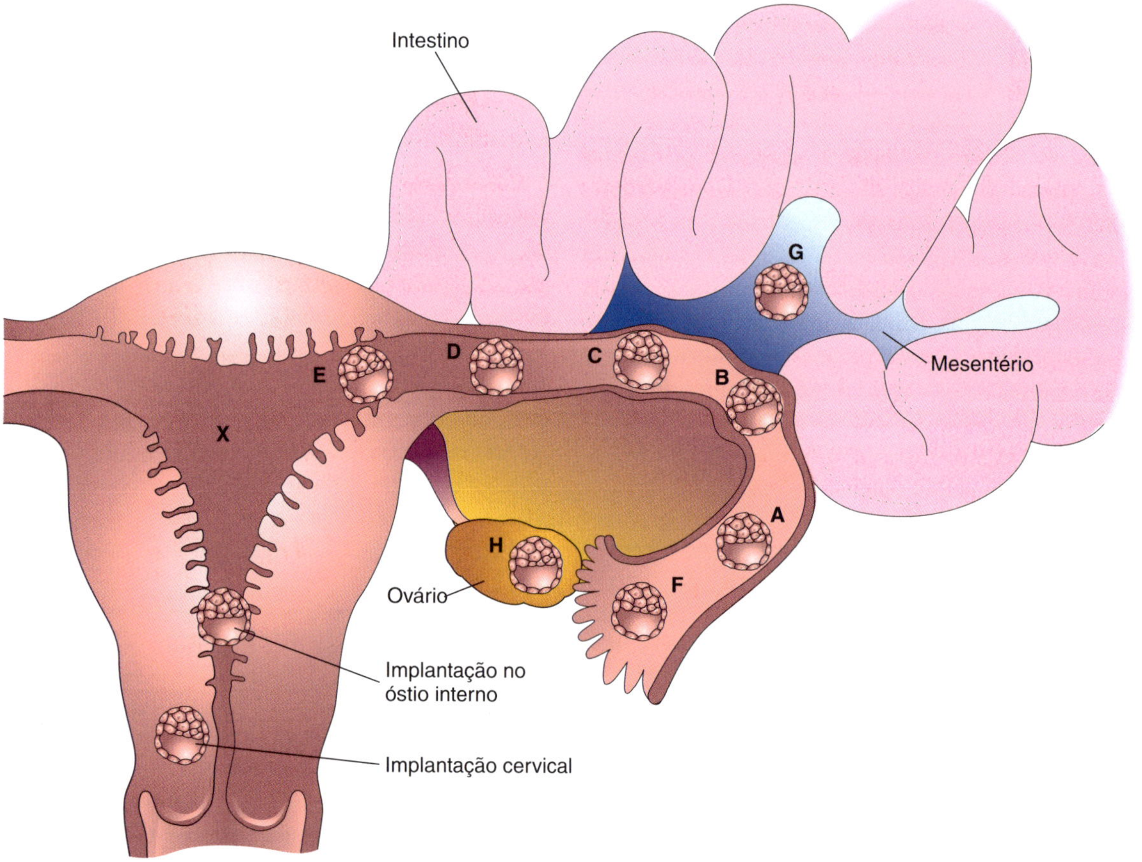

Figura 4.5 Locais de implantação dos blastocistos. O local habitual na parede posterior do corpo do útero é indicado por um *X*. A frequência aproximada de implantações ectópicas é indicada em ordem alfabética (**A**, mais comum; **H**, menos comum). **A** a **F.** Gestações tubárias. **G.** Gravidez abdominal. **H.** Gravidez ovariana. As gestações tubárias são o tipo mais comum de gravidez ectópica. Embora apropriadamente incluída nos locais de gravidez uterina, a gravidez cervical é frequentemente considerada gravidez ectópica.

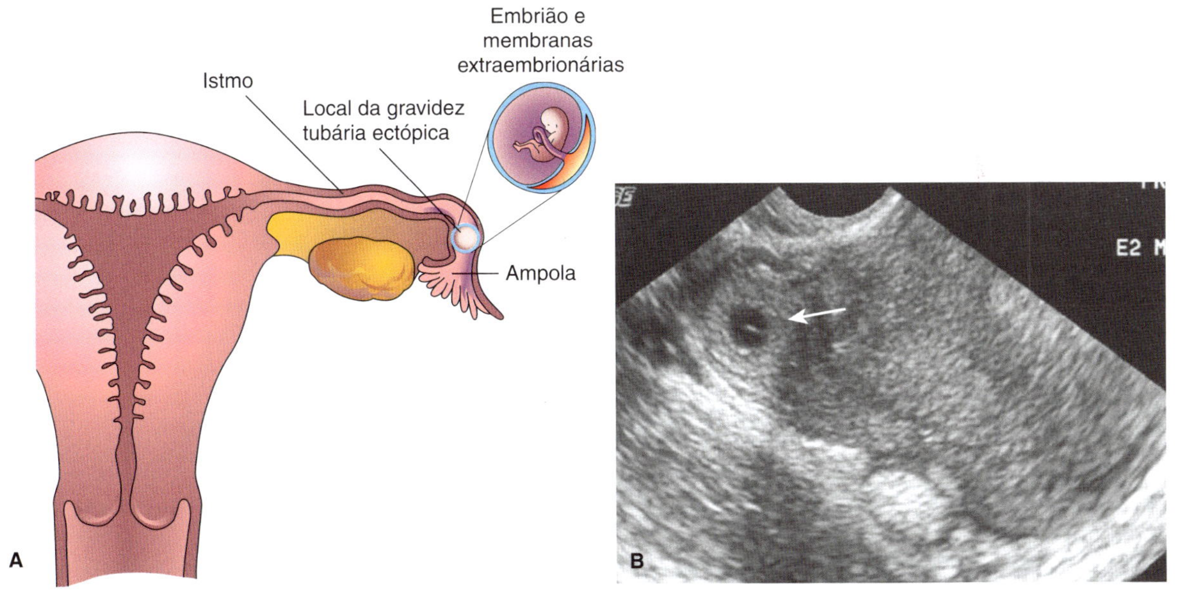

Figura 4.6 A. Corte coronal do útero e da tuba uterina ilustrando uma gravidez ectópica na ampola da tuba uterina. **B.** Varredura axial endovaginal do fundo uterino e da porção ístmica da tuba uterina direita. A massa semelhante a um anel é um saco coriônico ectópico (gestacional) de 4 semanas na tuba (*seta*). (**B.** Cortesia de E. A. Lyons, MD, Department of Radiology, Health Sciences Centre, University of Manitoba, Winnipeg, Manitoba, Canada.)

Locais de implantação extrauterina

Às vezes, os blastocistos se implantam fora do útero. Essas implantações resultam em **gestações ectópicas**; de 95 a 98% das implantações ectópicas ocorrem nas tubas uterinas, mais frequentemente na ampola e no istmo (ver Capítulo 2, *Reprodução Humana*, Figuras 2.2 B e 4.6 A e B). A **gravidez ectópica tubária** ocorre em 1 a 2% das gestações na América do Norte. Uma mulher com gravidez tubária apresenta os sinais e sintomas habituais de gravidez; no entanto, também pode apresentar dor abdominal (por distensão da tuba uterina), sangramento anormal e irritação do peritônio pélvico.

As *causas da gravidez tubária* estão frequentemente relacionadas a fatores que atrasam ou impedem o transporte do zigoto em clivagem para o útero (p. ex., bloqueio da tuba uterina). A gravidez ectópica tubária geralmente resulta em ruptura da tuba uterina e hemorragia dentro da cavidade peritoneal durante as 8 primeiras semanas, seguidas da morte do embrião.

Inibição da implantação

A administração de progestinas ou antiprogestinas ("pílulas do dia seguinte") por vários dias, iniciada logo após a relação sexual desprotegida, impede a ovulação e pode afetar a implantação do blastocisto.

Um **dispositivo intrauterino** (DIU) inserido no útero através da vagina e do colo do útero geralmente interfere na implantação, causando uma reação inflamatória local. Embora tipicamente utilizados como contraceptivos primários, os DIUs também podem ser usados para a contracepção de emergência, impedindo a fertilização. Alguns DIUs contêm progesterona de liberação lenta, que interfere no desenvolvimento do endométrio, de modo que a implantação geralmente não ocorre. Os DIUs à base de cobre parecem inibir a migração dos espermatozoides na tuba, enquanto os DIUs à base de levonorgestrel alteram a qualidade do muco cervical e o desenvolvimento endometrial.

QUESTÕES DE ORIENTAÇÃO CLÍNICA

1. O que significa o termo *sangramento de implantação*? É o mesmo que *menstruação* (fluido menstrual)?
2. Um medicamento tomado durante as 2 primeiras semanas de gravidez pode causar o aborto do embrião?
3. Uma gravidez ectópica pode ocorrer em uma mulher que utiliza um dispositivo intrauterino?
4. Um blastocisto implantado no abdome pode se desenvolver em um feto a termo?

As respostas a essas questões estão no fim deste livro.

5 Terceira Semana do Desenvolvimento Humano

O rápido desenvolvimento do embrião a partir do disco embrionário trilaminar durante a terceira semana é caracterizado por:

- Aparecimento da linha primitiva
- Desenvolvimento da notocorda
- Diferenciação das três camadas germinativas.

A terceira semana de desenvolvimento ocorre durante a semana do primeiro período menstrual ausente, ou seja, 5 semanas após o primeiro dia do último período menstrual normal. *A cessação da menstruação é geralmente a primeira indicação de que uma mulher pode estar grávida.* Aproximadamente 5 semanas após o último período menstrual normal (Figura 5.1), uma gravidez normal pode ser detectada com ultrassonografia.

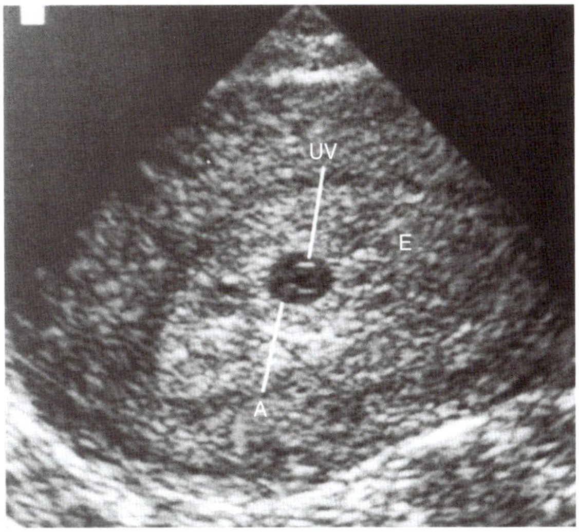

Figura 5.1 Ultrassonograma endovaginal de um concepto implantado no endométrio posterior, 3 semanas após a concepção, evidenciando a vesícula umbilical. O endométrio envolve completamente o concepto. A, âmnio; UV, saco umbilical; E, endométrio. (Cortesia de E. A. Lyons, MD, Professor of Radiology, and Obstetrics and Gynecology, and Anatomy, Health Sciences Centre and University of Manitoba, Winnipeg, Manitoba, Canada.)

4

Gastrulação: formação das camadas germinativas

A gastrulação é o processo pelo qual o disco embrionário bilaminar é convertido em um **disco embrionário trilaminar** (Figura 5.2). Cada uma das três camadas germinativas (**ectoderme, endoderme e mesoderme**) do disco embrionário dá origem a tecidos e órgãos específicos (ver Capítulo 6, *Quarta à Oitava Semana do Desenvolvimento Humano*, Figura 6.4).

A **gastrulação** é o início da **morfogênese** – desenvolvimento da forma e da estrutura do corpo de vários órgãos e partes do corpo. Ela começa com a formação da **linha primitiva** (ver Figura 5.2 B e C).

4

Linha primitiva

No início da terceira semana, a **linha primitiva** aparece na face dorsal do disco embrionário (ver Figura 5.2 B). Essa banda linear espessada resulta da proliferação e da migração de células do epiblasto para o plano mediano do disco embrionário (ver Figura 5.2 D). Assim que a linha primitiva aparece, é possível identificar o eixo craniocaudal do embrião (extremidades cranial e caudal), as superfícies dorsal e ventral e os lados direito e esquerdo. À medida que a linha primitiva se alonga pela adição de células à sua extremidade caudal, sua extremidade cranial prolifera para formar o **nó primitivo** (ver Figura 5.2 E e F). Ao mesmo tempo, um **sulco primitivo** estreito se desenvolve na linha primitiva, o qual termina em uma pequena depressão no nó primitivo, a **fosseta primitiva** (ver Figura 5.2 F).

Sob a influência de vários fatores de crescimento embrionário, incluindo a *sinalização de proteínas morfogenéticas ósseas*, as células epiblásticas migram através do **sulco primitivo** para se tornarem a endoderme e a mesoderme, uma rede frouxa de tecido conjuntivo embrionário conhecida como mesênquima (Figuras 5.2 H e 5.3 B e C), que forma os tecidos de sustentação do embrião. As células mesenquimais apresentam potencial para proliferar e se diferenciar em diversos tipos de células, como fibroblastos, condroblastos e osteoblastos. *Estudos recentes indicam que moléculas sinalizadoras (fatores nodais) da superfamília do fator de crescimento transformante β induzem a formação da mesoderme. As células progenitoras mesodérmicas são ativadas pela sinalização do gene Hox, que é regulado pelos genes Tbx16.*

A ***linha primitiva*** forma ativamente a **mesoderme** até o início da quarta semana; depois disso, sua produção diminui. A linha diminui de tamanho relativo e se torna uma estrutura insignificante na região sacrococcígea do embrião (Figura 5.4).

Processo notocordal e notocorda

Algumas células mesenquimais migram cranialmente do nó e da fosseta primitivos, formando um cordão celular mediano, o **processo notocordal (notocorda)** (ver Figuras 5.2 G,

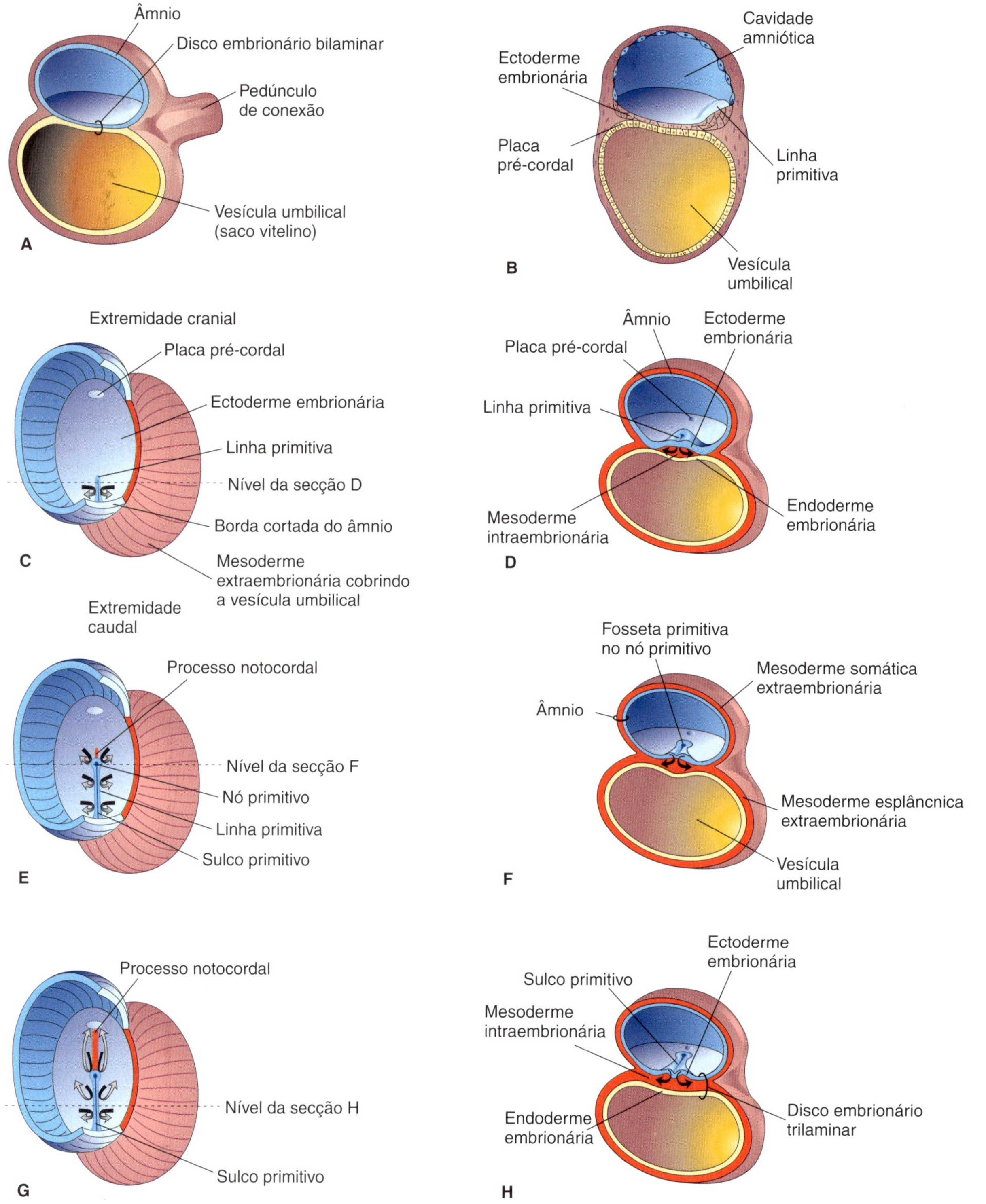

Figura 5.2 Formação do disco embrionário trilaminar (dias 15 a 16). As *setas* indicam a invaginação e a migração das células mesenquimais entre a ectoderme e a endoderme. **A, B, D, F** e **H.** Secções transversais do disco embrionário nos níveis indicados. **C, E** e **G.** Vistas dorsais do disco embrionário no início da terceira semana, exposto pela remoção do âmnio.

5.4 B a D e 5.5 A a C). Esse processo logo adquire um lúmen, o **canal notocordal** (ver Figura 5.5 C e D). O processo notocordal cresce cranialmente entre a ectoderme e a endoderme até alcançar a **placa pré-cordal**, uma pequena área circular de células que é um importante organizador da região da cabeça (ver Figura 5.2 C). O processo notocordal, semelhante a um bastonete, não pode se estender além porque a placa pré-cordal está firmemente presa à ectoderme sobreposta. Camadas fusionadas de ectoderme e endoderme formam a **membrana orofaríngea** (Figura 5.6 C), localizada no futuro local da cavidade oral (boca).

As células mesenquimais da linha primitiva e do processo notocordal migram lateralmente e cranialmente

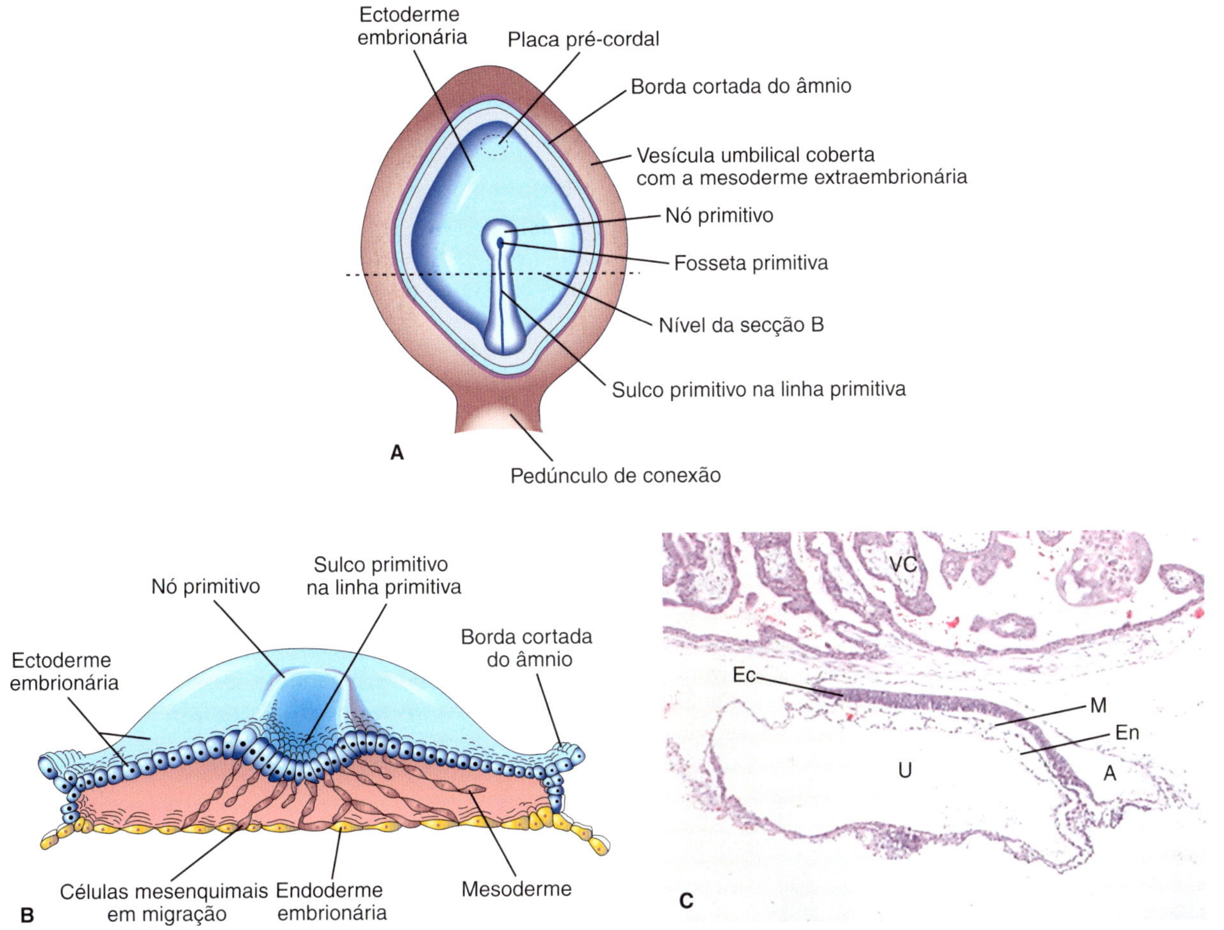

Figura 5.3 A. Vista dorsal de um embrião de 16 dias. O âmnio foi removido para expor o disco embrionário. **B.** Ilustração da metade da região cranial do disco embrionário durante a terceira semana. O disco foi cortado transversalmente para mostrar a migração de células mesenquimais da linha primitiva para formar o mesoblasto, que logo se organiza para formar a mesoderme intraembrionária. **C.** Secção sagital de um embrião trilaminar mostrando a ectoderme (*Ec*), a mesoderme (*M*) e a endoderme (*En*). Também são visíveis o saco amniótico (*A*), a vesícula umbilical (*U*) e as vilosidades coriônicas (*VC*). (**C.** Cortesia de Dr. E. Uthman, Houston/Richmond, Texas.)

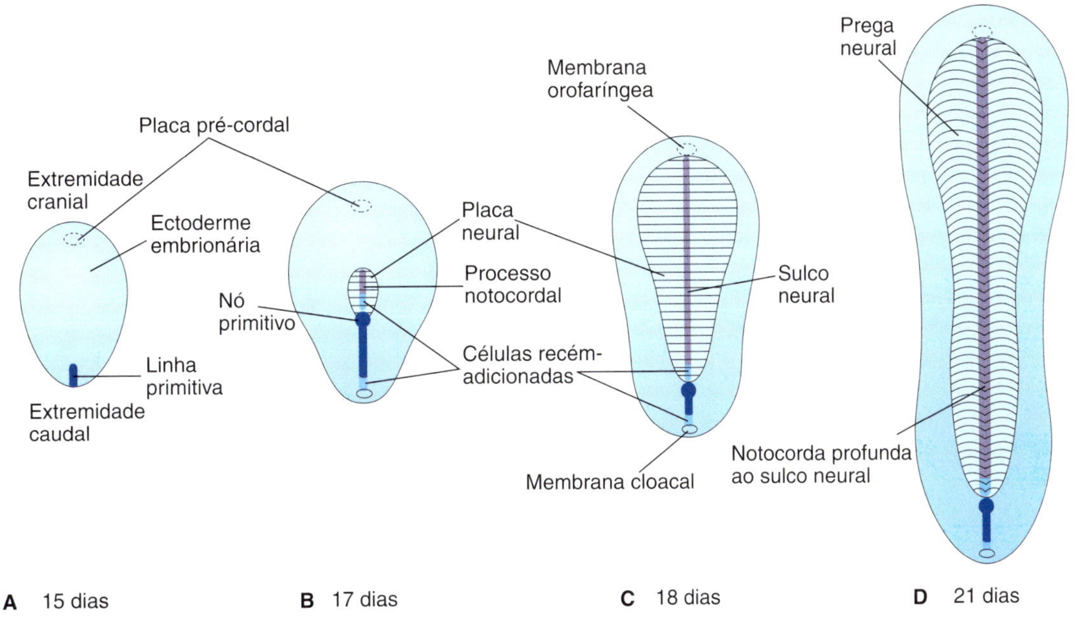

Figura 5.4 A a **D.** Vistas dorsais do disco embrionário, mostrando como ele se alonga e muda de forma durante a terceira semana. A linha primitiva se alonga pela adição de células em sua extremidade caudal; o processo notocordal se alonga pela migração de células do nó primitivo. Ao final da terceira semana, o processo notocordal é transformado em notocorda.

entre a ectoderme e a endoderme até alcançarem as margens do disco embrionário. Essas células mesenquimais são contínuas com a mesoderme extraembrionária que cobre o âmnio e a vesícula umbilical (ver Figura 5.2 D e F). Algumas células da linha primitiva migram cranialmente em cada lado do processo notocordal e ao redor da placa pré-cordal e se encontram cranialmente para formar a mesoderme cardiogênica na **área cardiogênica**, onde o **primórdio do coração** começa a se desenvolver no final da terceira semana (ver Figura 5.9 B). Caudal à linha primitiva, há uma área circular – a **membrana cloacal** – que indica o futuro local do ânus (ver Figura 5.5 A e D).

A **notocorda**:

- Define o eixo do embrião e lhe fornece alguma rigidez
- Serve como a base para o desenvolvimento do esqueleto axial (como os ossos da cabeça e da coluna vertebral)
- Indica o futuro local dos corpos vertebrais.

A **coluna vertebral** se forma ao redor da notocorda, que se estende da membrana orofaríngea até o nó primitivo. A notocorda degenera e desaparece à medida que os corpos das vértebras se formam, mas partes dela persistem como o *núcleo pulposo* de cada disco intervertebral. A notocorda funciona como o indutor primário no embrião inicial, induzindo a ectoderme embrionária sobrejacente a espessar e formar a **placa neural** (ver Figuras 5.4 B e C e 5.6 A a C), o primórdio do sistema nervoso central.

Alantoide

O **alantoide** aparece aproximadamente no dia 16 como um pequeno *divertículo* (bolsa externa) em forma de salsicha da parede caudal da vesícula umbilical no *pedúnculo de conexão* (ver Figuras 5.5 B, C e D e 5.6 B). O alantoide está envolvido na formação inicial do sangue e está associado à bexiga urinária. Os vasos sanguíneos do alantoide se tornam as artérias e veias umbilicais.

Neurulação: formação do tubo neural

16

A neurulação inclui a formação da placa neural e das pregas neurais e o fechamento dessas pregas para formar o tubo neural. Esses processos são concluídos no final da quarta semana, quando ocorre o fechamento do **neuroporo caudal** (ver Capítulo 6, *Quarta à Oitava Semana do Desenvolvimento Humano*, Figura 6.11 A e B).

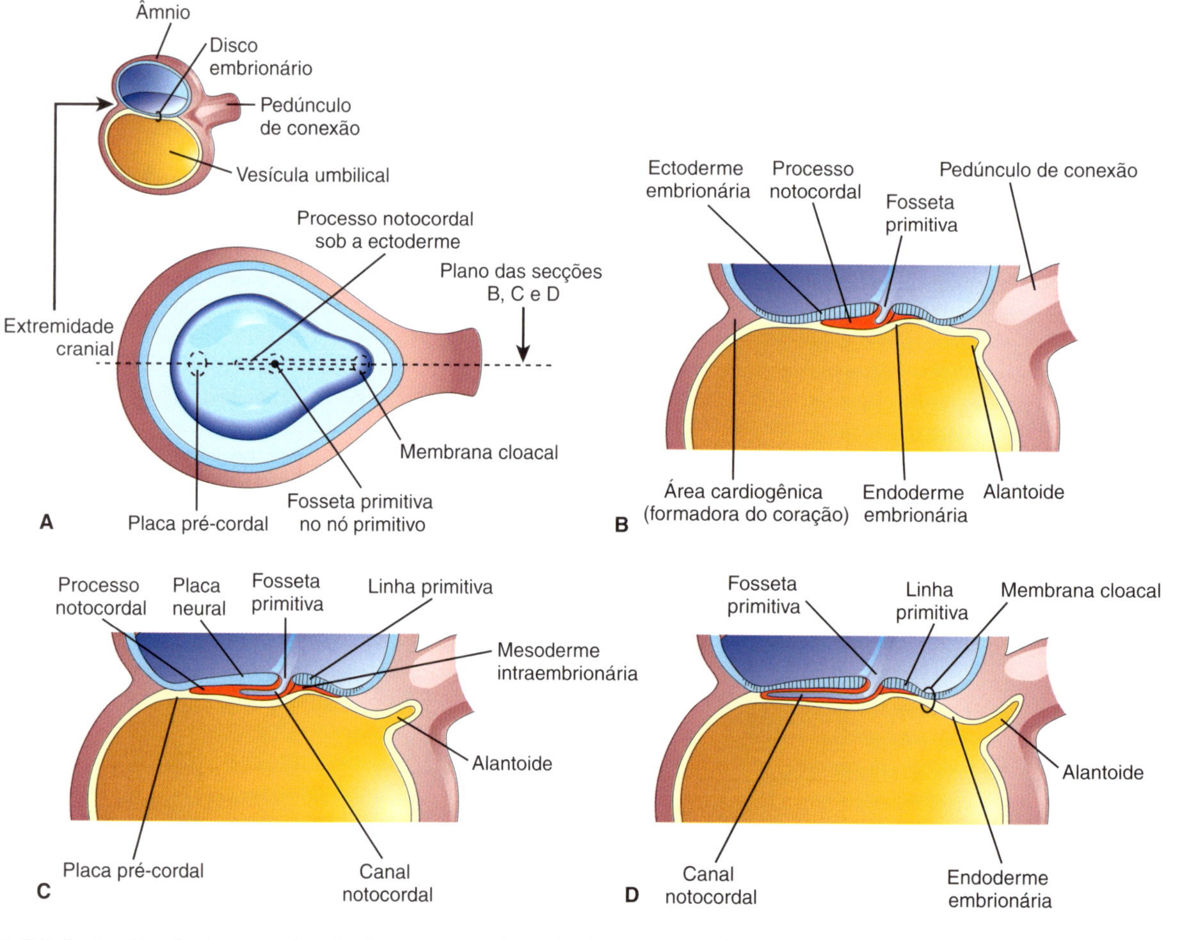

Figura 5.5 Ilustrações do desenvolvimento do processo notocordal. O pequeno esboço no canto superior esquerdo é para orientação. **A.** Vista dorsal do disco embrionário (aos 16 dias, aproximadamente), exposto pela retirada do âmnio. O processo notocordal é mostrado como se fosse visível através da ectoderme embrionária. **B, C** e **D.** Secções medianas, no mesmo plano mostrado em **A**, ilustrando estágios sucessivos no desenvolvimento do processo e do canal notocordal. Os estágios mostrados em **C** e **D** ocorrem aos 18 dias aproximadamente.

Placa neural e tubo neural

À medida que a notocorda se desenvolve, induz a ectoderme embrionária sobre ela a espessar e formar uma **placa neural** alongada de células neuroepiteliais espessadas (ver Figura 5.5 C). A ectoderme da placa neural (neuroectoderme) dá origem ao **sistema nervoso central (SNC) – cérebro, medula espinal** e outras estruturas, como a retina. No início, a placa neural corresponde, em comprimento, à **notocorda** subjacente. Aparece cranial ao nó primitivo e dorsal à notocorda e à mesoderme adjacente a ela (ver Figura 5.4 B). À medida que a notocorda se alonga, a placa neural se alarga e, por fim, se estende cranialmente até a **membrana orofaríngea** (ver Figura 5.4 C). Por fim, a placa neural se estende além da notocorda.

No dia 18, aproximadamente, a placa neural invagina ao longo de seu eixo central para formar um **sulco neural** longitudinal mediano que apresenta **pregas neurais** em cada lado (ver Figura 5.6 F e G). As pregas neurais são particularmente proeminentes na extremidade cranial do embrião e são os primeiros sinais de desenvolvimento do cérebro (Figura 5.7 C). Ao final da terceira semana, as pregas neurais começam a se mover juntas e a se fusionar, convertendo a placa neural no **tubo neural, o primórdio das vesículas cerebrais e da medula espinal** (ver Figuras 5.7 F e 5.8). A formação do tubo neural é um processo celular e multifatorial complexo que envolve genes e fatores extrínsecos e mecânicos (ver Capítulo 16, *Sistema Nervoso*). O tubo neural logo se separa da ectoderme superficial quando as pregas neurais se encontram (ver Figura 5.8 E). As bordas livres da ectoderme se fusionam, de forma que essa camada se torna contínua ao longo do tubo neural e na parte de trás do embrião. Subsequentemente, a ectoderme superficial se diferencia na epiderme da pele. A neurulação é concluída durante a quarta semana (ver Capítulo 6, *Quarta à Oitava Semana do Desenvolvimento Humano*).

Formação da crista neural

À medida que as pregas neurais se fusionam para formar o tubo neural, algumas *células neuroectodérmicas* situadas ao longo da crista de cada prega neural perdem suas afinidades epiteliais e as ligações com as células vizinhas (ver Figura 5.8 A a C). À medida que o tubo neural se separa da ectoderme de superfície, essas **células da crista neural** migram dorsolateralmente em cada lado do tubo neural. Elas formam uma massa achatada e irregular, a **crista neural**, entre o tubo neural e a ectoderme de superfície sobrejacente (ver Figura 5.8 D e E). A crista neural logo se separa nas partes direita e esquerda, que migram em uma onda para os aspectos dorsolaterais do tubo neural (ver Figura 5.8 F). As células da crista neural também migram amplamente dentro do mesênquima, *guiadas por moléculas de sinalização, como as efrinas*. As células da crista neural se diferenciam em vários tipos celulares (ver Capítulo 6, *Quarta à Oitava Semana do Desenvolvimento Humano*, Figura 6.4), incluindo os gânglios espinais e os gânglios do **sistema nervoso autônomo**. Os gânglios dos nervos cranianos V, VII, IX e X são parcialmente derivados das células da crista neural. Essas células também formam as bainhas dos nervos periféricos, a pia-máter e a aracnoide (ver Capítulo 16, *Sistema Nervoso*).

Desenvolvimento dos somitos

16

À medida que a notocorda e o tubo neural se formam, a mesoderme intraembrionária de cada lado prolifera para formar uma coluna longitudinal espessa da **mesoderme paraxial** (ver Figuras 5.6 G e 5.7 B). Cada coluna é contínua lateralmente com a **mesoderme intermediária**, que gradualmente se afina em uma camada de **mesoderme lateral**. A mesoderme lateral é contínua com a mesoderme extraembrionária que cobre a vesícula umbilical e o âmnio (ver Capítulo 4, *Segunda Semana do Desenvolvimento Humano*, Figura 4.3 B). Próximo ao final da terceira semana, a **mesoderme paraxial** se diferencia e começa a se dividir em corpos cuboides pareados, ou **somitos**, em cada lado do tubo neural em desenvolvimento (ver Figura 5.7 C e E). Os somitos formam elevações superficiais distintas no embrião e parecem um tanto triangulares na secção transversal (ver Figura 5.7 D e F). Como os somitos são bastante proeminentes durante a quarta e quinta semana, são utilizados como um dos vários critérios para a determinação da idade de um embrião (ver Capítulo 6, *Quarta à Oitava Semana do Desenvolvimento Humano*, Tabela 6.1).

O primeiro par de somitos aparece ao final da terceira semana (ver Figura 5.7 C) próximo à extremidade cranial da notocorda.

Os pares subsequentes se formam em uma sequência craniocaudal. No dia 32, cerca de 38 a 39 somitos podem ser encontrados. Os somitos dão origem à maior parte do ***esqueleto axial***, à musculatura associada e à derme adjacente da pele.

A formação do somito a partir da mesoderme paraxial é precedida pela expressão dos fatores de transcrição forkhead Fox C1 e C2. O padrão segmentar craniocaudal dos somitos é regulado pela via de sinalização Delta-Notch (Delta 1 e Notch 1). Um oscilador molecular, ou relógio, foi proposto como mecanismo responsável pelo sequenciamento ordenado dos somitos. O tamanho e a forma dos somitos são determinados por interações célula-célula. O TBX6, um membro da família de genes T-box, desempenha um papel importante na somitogênese.

Desenvolvimento do celoma intraembrionário

4

O celoma intraembrionário (cavidade corporal) aparece pela primeira vez como pequenos **espaços celômicos** isolados na mesoderme intraembrionária lateral e na mesoderme cardiogênica (formadora do coração) (ver Figura 5.7 A a D). Esses espaços se aglutinam para formar uma única cavidade em forma de ferradura – o **celoma intraembrionário** (ver Figura 5.7 E e F). O celoma divide a mesoderme lateral em duas camadas (ver Figura 5.7 F):

- Uma camada somática ou *parietal* (***somatopleura***) contínua com a mesoderma extraembrionária que cobre o âmnio
- Uma camada esplâncnica ou *visceral* (***esplancnopleura***) contínua com a mesoderme extraembrionária que cobre a vesícula umbilical.

A mesoderme somática e a ectoderme embrionária sobrejacente formam a parede do corpo embrionário (ver Figura 5.7 F), enquanto a mesoderme esplâncnica e a endoderme embrionária subjacente formam a parede do intestino. Durante o segundo mês, o celoma intraembrionário é dividido em três cavidades corporais: *cavidade pericárdica, cavidades pleurais e cavidade peritoneal* (ver Capítulo 9, *Cavidades Corporais, Mesentérios e Diafragma*).

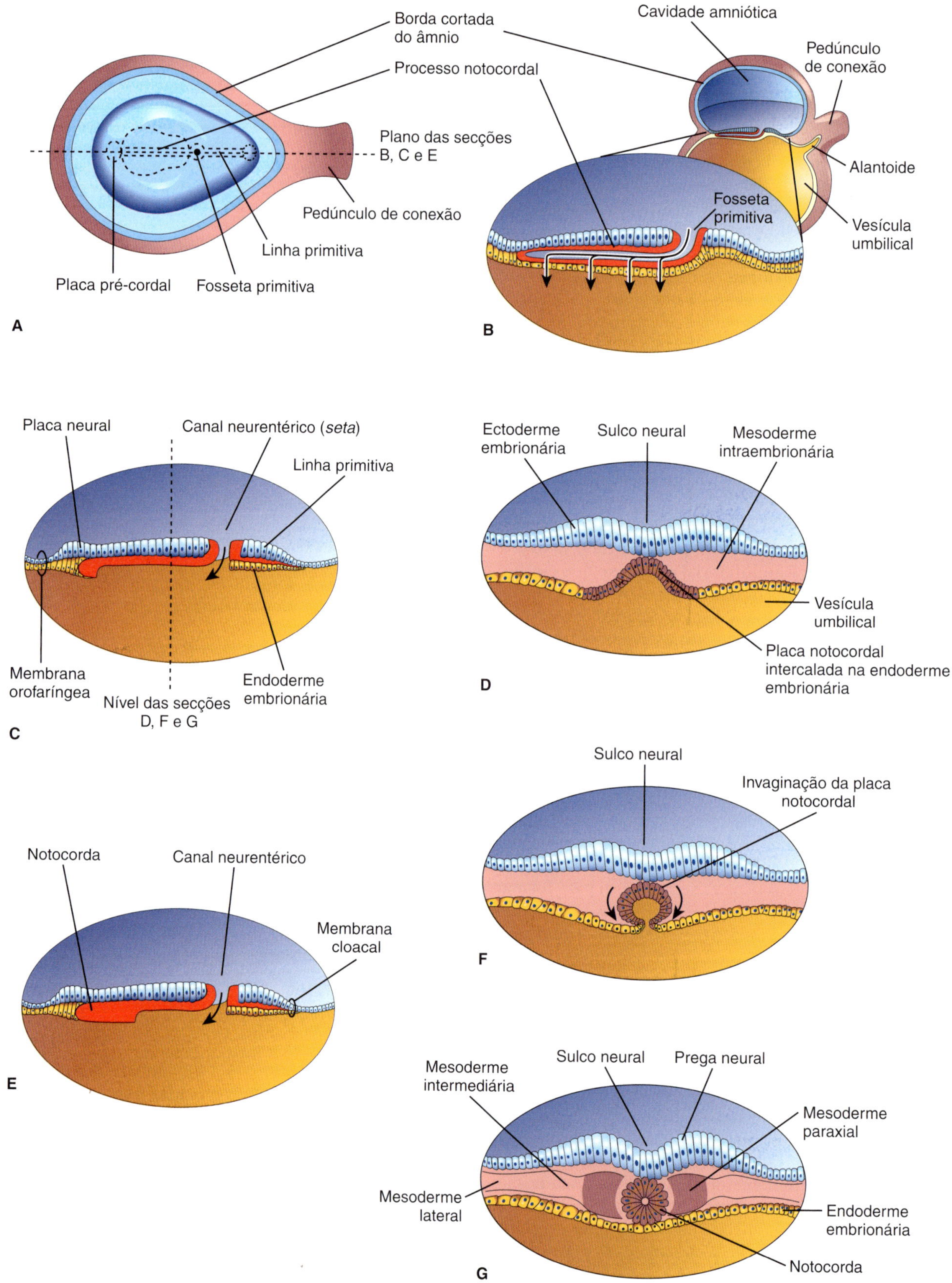

Figura 5.6 Desenvolvimento da notocorda por transformação do processo notocordal. **A.** Vista dorsal do disco embrionário (aos 18 dias aproximadamente), exposto pela remoção do âmnio. **B.** Secção mediana tridimensional do embrião. **C** e **E.** Secções semelhantes de embriões um pouco mais velhos. **D, F** e **G.** Secções transversais do disco embrionário trilaminar mostrado em **C** e **E.**

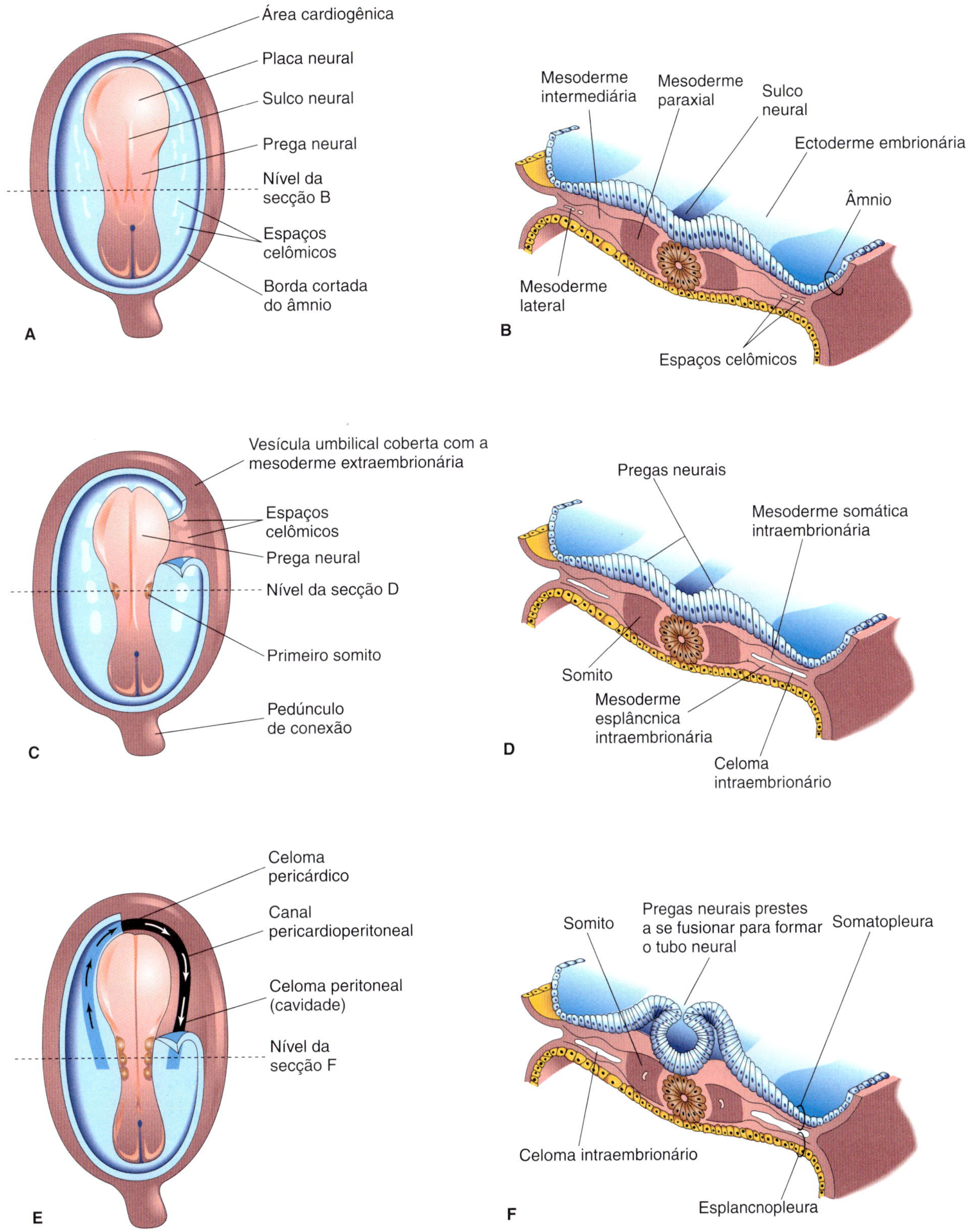

Figura 5.7 Ilustrações de embriões de 19 a 21 dias de idade, mostrando o desenvolvimento dos somitos e do celoma intraembrionário. **A, C** e **E.** Visão dorsal do embrião, exposto pela remoção do âmnio. **B, D** e **F.** Secções transversais do disco embrionário nos níveis mostrados. **A.** Um embrião pré-somito de 18 dias aproximadamente. **C.** Um embrião de 20 dias, aproximadamente, mostrando o primeiro par de somitos. Uma porção da somatopleura à direita foi removida para mostrar os espaços celômicos isolados na mesoderme lateral. **E.** Um embrião de três somitos (21 dias de idade aproximadamente), mostrando o celoma intraembrionário em forma de ferradura, exposto à direita pela remoção de parte da somatopleura.

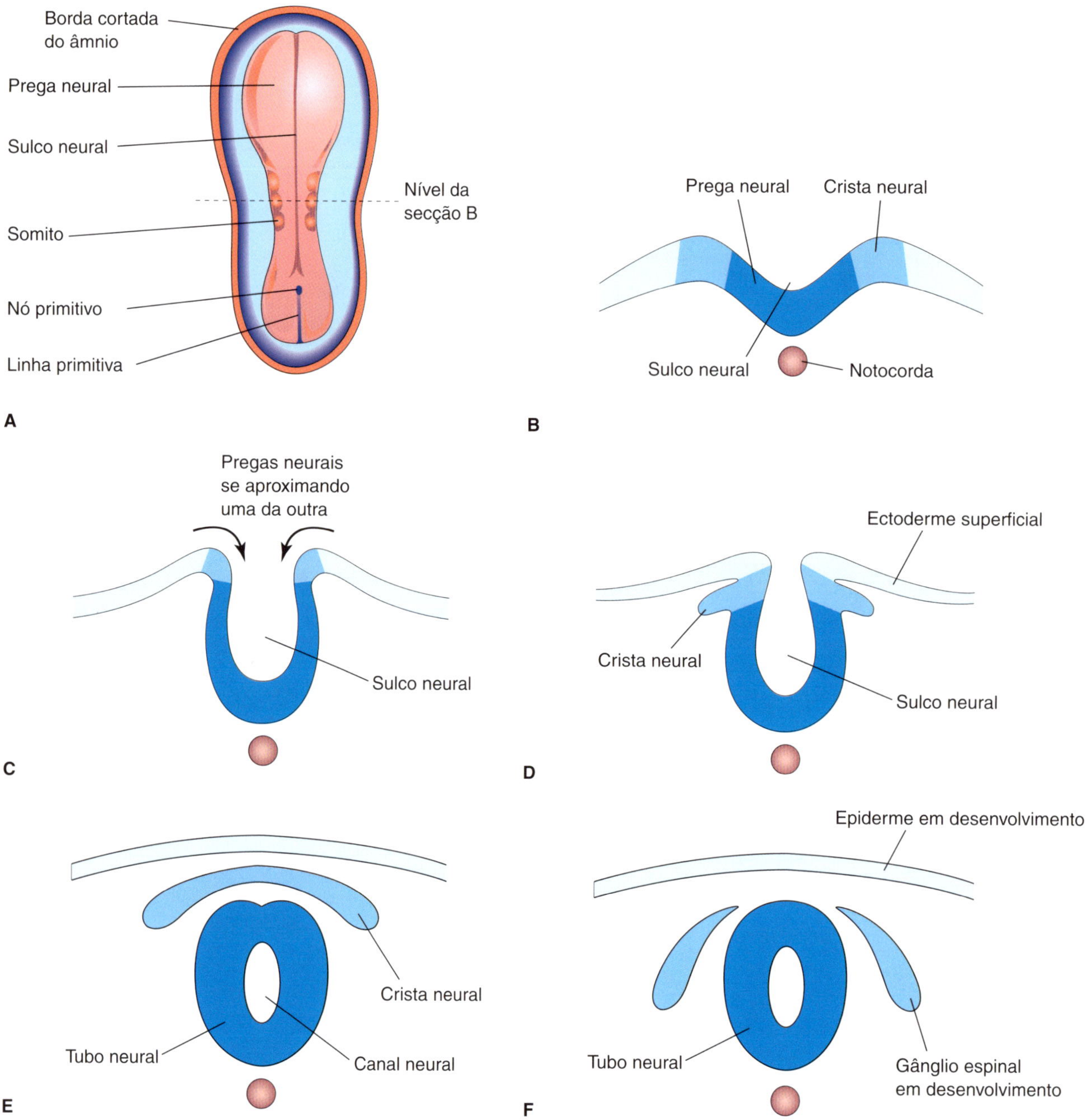

Figura 5.8 A a F. Secções transversais diagramáticas através de embriões progressivamente mais velhos, ilustrando a formação do sulco neural, do tubo neural e da crista neural até o final da quarta semana.

Desenvolvimento inicial do sistema cardiovascular

No final da segunda semana, a nutrição embrionária é obtida do sangue materno por difusão através do celoma extraembrionário e da vesícula umbilical. A formação inicial do sistema cardiovascular se correlaciona com a necessidade urgente de transporte de oxigênio e nutrição para o embrião a partir da circulação materna através do cório. No início da terceira semana, a formação de vasos sanguíneos, ou **vasculogênese**, começa na mesoderme extraembrionária da vesícula umbilical, no pedúnculo de conexão e no cório. A vasculogênese começa no cório (Figura 5.9 A e B). Os vasos sanguíneos se desenvolvem aproximadamente 2 dias depois. Ao final da terceira semana, está desenvolvida uma **circulação uteroplacentária primordial** (Figura 5.10).

Vasculogênese e angiogênese

A formação de vasos sanguíneos no embrião e nas membranas extraembrionárias durante a terceira semana pode ser resumida da maneira a seguir (ver Figura 5.9 C a F).

Vasculogênese:

- As células mesenquimais se diferenciam em precursores de células endoteliais, ou **angioblastos** (células formadoras de vasos), que se agregam para formar aglomerados de células angiogênicas isoladas conhecidas como **ilhas, ou ilhotas, sanguíneas** (ver Figura 5.9 B e C)

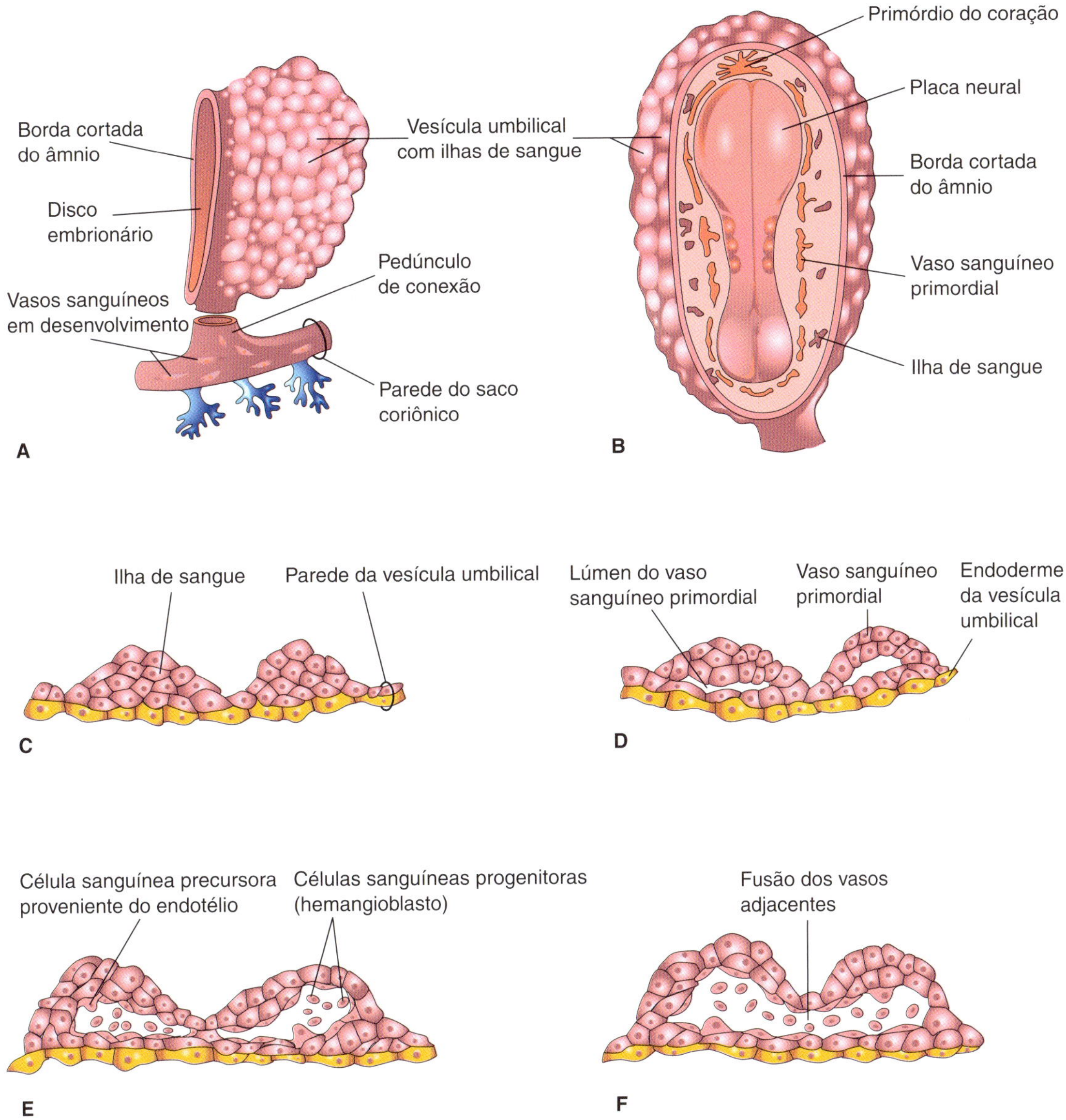

Figura 5.9 Estágios sucessivos no desenvolvimento do sangue e dos vasos sanguíneos. **A.** A vesícula umbilical (saco vitelino) e uma parte do saco coriônico (aproximadamente 18 dias). **B.** Visão dorsal do embrião exposto pela remoção do âmnio. **C** a **F.** Secções de ilhas sanguíneas, mostrando os estágios progressivos do desenvolvimento do sangue e dos vasos sanguíneos.

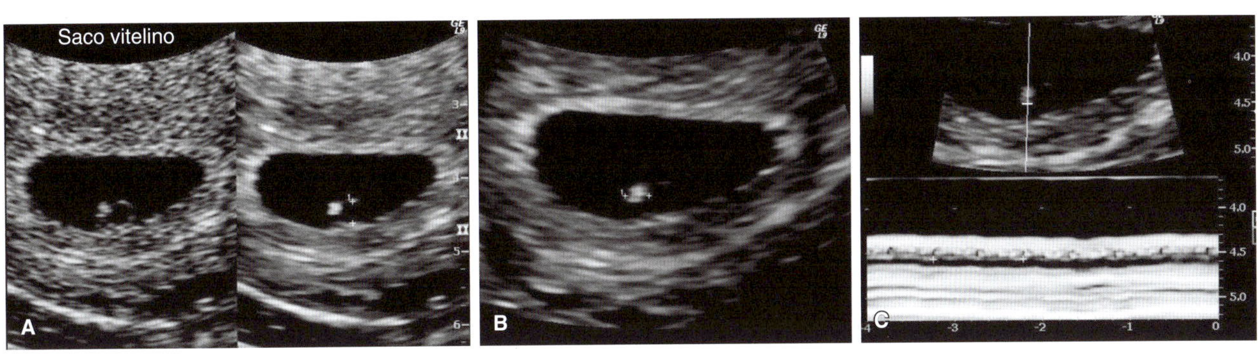

Figura 5.10 Varredura endovaginal de um embrião de 4 semanas. **A.** Uma vesícula umbilical secundária de 2 mm (*medidas ultrassonográficas*). **B.** Embrião de 4 semanas realçado (ecogênico) de 2,4 mm (*medidas ultrassonográficas*). **C.** Atividade cardíaca de 116 batimentos por minuto demonstrada com modo de movimento. As *medidas ultrassonográficas* incluíam duas batidas. (Cortesia de E. A. Lyons, MD, Professor of Radiology, and Obstetrics and Gynecology, and Anatomy, Health Sciences Centre and University of Manitoba, Winnipeg, Manitoba, Canada.)

- Pequenas cavidades aparecem dentro das ilhas sanguíneas pela confluência de fendas intercelulares
- Os angioblastos se achatam para formar células endoteliais que se organizam ao redor das cavidades das ilhas sanguíneas para formar o endotélio primordial
- As cavidades revestidas por endotélio logo se fusionam para formar redes de canais endoteliais. *A anastomose desses vasos sanguíneos primordiais é regulada espacialmente pela sinalização de Fit 1 (VEGFR1).*[1]

Angiogênese:

- Os vasos germinam por brotamento endotelial dentro de áreas adjacentes não vascularizadas e se fusionam com outros vasos, formando canais de comunicação.

As células sanguíneas se desenvolvem a partir de células-tronco hematopoéticas, do endotélio hemangiogênico ou dos vasos sanguíneos à medida que crescem na vesícula umbilical e no alantoide no final da terceira semana (ver Figura 5.9 E e F). A formação do sangue (**hematogênese**) não começa dentro do embrião até a quinta semana. Esse processo ocorre, primeiramente, em várias partes do mesênquima embrionário, principalmente no fígado e, posteriormente, no baço, na medula óssea e nos linfonodos. Os eritrócitos fetais e adultos também são derivados de células hematopoéticas progenitoras (hemangioblastos). As células mesenquimais que circundam os vasos sanguíneos endoteliais primordiais se diferenciam nos elementos do tecido muscular e conjuntivo dos vasos.

O **coração e os grandes vasos** se formam a partir das células mesenquimais no primórdio cardíaco, ou **área cardiogênica** (ver Figuras 5.7 A e 5.9 B). Canais pareados revestidos por endotélio – **tubos cardíacos** endocárdicos – se desenvolvem durante a terceira semana e se fusionam para formar um **tubo cardíaco primordial**. O coração tubular se une aos vasos sanguíneos do embrião, do pedúnculo, do cório e da vesícula umbilical para formar um **sistema cardiovascular primordial** (Figura 5.11 C). Ao final da terceira semana, o sangue está fluindo e o coração começa a bater no dia 21 ou 22. *O sistema cardiovascular é o primeiro sistema orgânico a alcançar um estado funcional primitivo.* O batimento cardíaco embrionário pode ser detectado por ultrassonografia com Doppler (detecta movimento pelo monitoramento da alteração da frequência ou da fase das ondas de ultrassom de retorno) durante a quarta semana, aproximadamente 6 semanas após o último período menstrual normal (ver Figura 5.10).

Desenvolvimento das vilosidades coriônicas

Logo após o aparecimento das **vilosidades coriônicas primárias** ao final da segunda semana, elas começam a se ramificar. No início da terceira semana, o mesênquima cresce dentro das vilosidades primárias, formando um núcleo de tecido mesenquimal frouxo (ver Figura 5.11 A e B). As vilosidades nesse estágio – **vilosidades coriônicas secundárias** – cobrem toda a superfície do saco coriônico (ver Figura 5.9 A e B). Algumas células mesenquimais nas vilosidades se diferenciam em capilares e células sanguíneas (ver Figura 5.11 C e D). Quando capilares estão presentes, as vilosidades são chamadas de **vilosidades coriônicas terciárias**.

Os capilares nas vilosidades coriônicas se fusionam para formar **redes arteriocapilares**, que logo se conectam com o coração embrionário por meio de vasos que se diferenciam a partir do mesênquima do cório e do pedúnculo de conexão. *Ao final da terceira semana, o sangue embrionário começa a fluir lentamente através dos capilares nas vilosidades coriônicas.* O oxigênio e os nutrientes no plasma sanguíneo materno no **espaço interviloso** se difundem através das paredes das vilosidades e entram no sangue do embrião (ver Figura 5.11 C). Nos capilares fetais, o dióxido de carbono e os produtos residuais do sangue se difundem através da parede das vilosidades para o sangue materno. Ao mesmo tempo, as células citotrofoblásticas das vilosidades coriônicas proliferam e se estendem através do sinciciotrofoblasto para formar uma **concha citotrofoblástica**, que gradualmente circunda o saco coriônico e o fixa ao endométrio (ver Figura 5.11 C).

As vilosidades que se fixam aos tecidos maternos através da concha citotrofoblástica são chamadas de **vilosidades coriônicas-tronco** (vilosidades de ancoragem). As vilosidades que crescem nas laterais das vilosidades-tronco são as **vilosidades coriônicas ramificadas** (vilosidades terminais). É através das paredes das vilosidades ramificadas que ocorre a principal troca de material entre o sangue da mãe e o do embrião. As vilosidades ramificadas são banhadas por sangue materno constantemente reciclado no **espaço interviloso** (ver Figura 5.11 C).

Teratoma sacrococcígeo

Remanescentes da linha primitiva podem persistir e dar origem a um grande tumor conhecido como **teratoma sacrococcígeo** (Figura 5.12). Por ser derivado de células pluripotentes de linha primitiva, o tumor contém tecidos derivados de todas as três camadas germinativas em estágios incompletos de diferenciação. Os teratomas sacrococcígeos são os tumores mais comuns em recém-nascidos e têm uma incidência de aproximadamente 1 em 27.000 neonatos. Esses tumores geralmente são excisados cirurgicamente imediatamente e o prognóstico é bom.

Neurulação anormal

Distúrbios de neurulação podem resultar em anormalidades graves no cérebro e na medula espinal (ver Capítulo 16, *Sistema Nervoso*). **Os defeitos do tubo neural** estão entre as anomalias congênitas mais comuns. A meroencefalia (anencefalia), ou ausência parcial do cérebro, é o defeito mais grave. As evidências disponíveis sugerem que o distúrbio primário afeta a neuroectoderme. A falha das pregas neurais em se fusionar e formar o tubo neural na região do cérebro resulta em meroencefalia e, na região lombar, espinha bífida cística (ver Capítulo 16, *Sistema Nervoso*, Figura 16.9).

[1]N.R.T.: A forma atual é FLT1 (ver em https://www.ncbi.nlm.nih.gov/gene/2321).

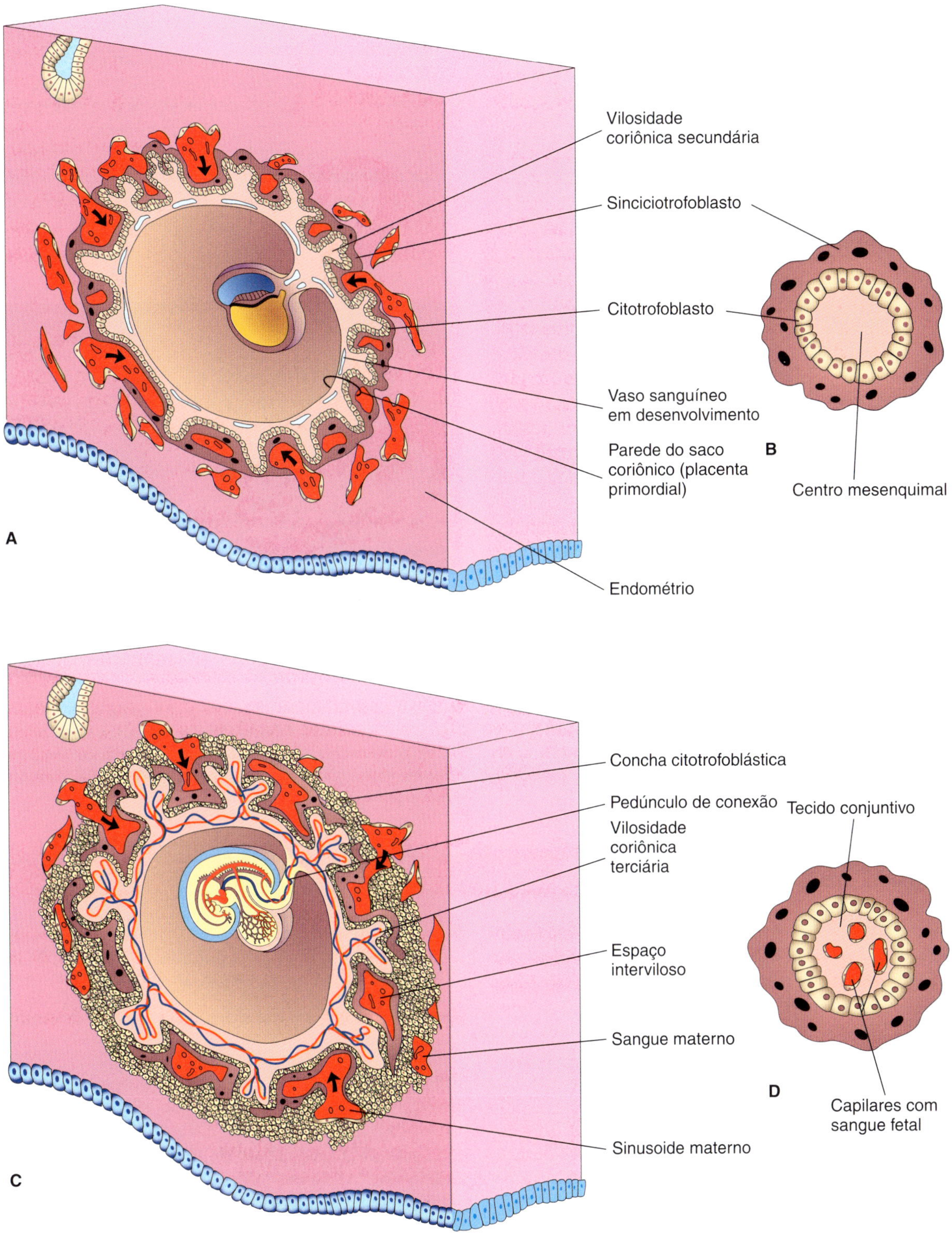

Figura 5.11 Ilustrações do desenvolvimento das vilosidades coriônicas secundárias em vilosidades coriônicas terciárias. **A.** Secção sagital de um embrião (aos 16 dias aproximadamente). **B.** Secção de uma vilosidade coriônica secundária. **C.** Secção de um embrião (aos 21 dias aproximadamente). **D.** Secção de uma vilosidade coriônica terciária. Ao final da terceira semana, uma circulação uteroplacentária primordial se desenvolveu.

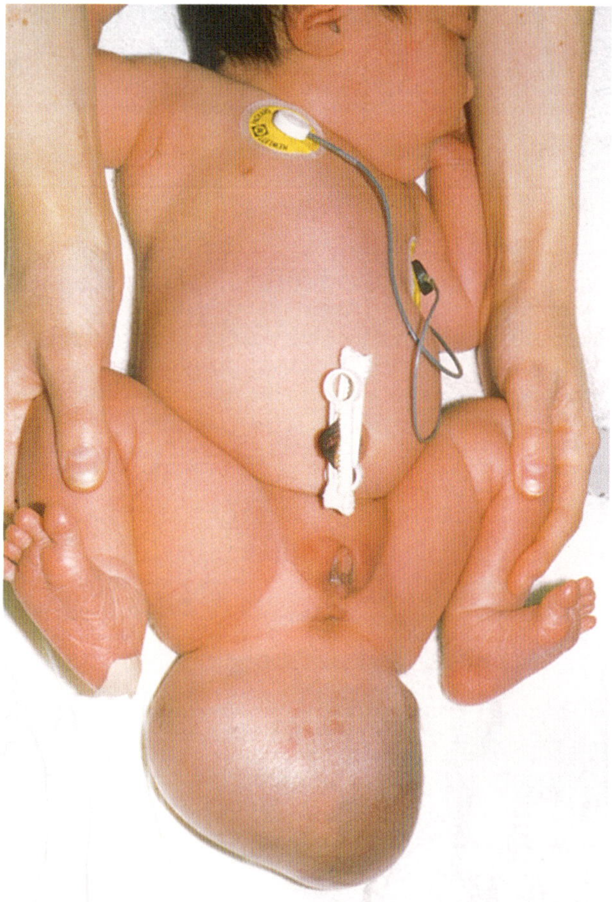

Figura 5.12 Criança do sexo feminino com um grande teratoma sacrococcígeo que se desenvolveu a partir de remanescentes da linha primitiva. (Cortesia de A. E. Chudley, MD, Section of Genetics and Metabolism, Department of Pediatrics and Child Health, Children's Hospital, University of Manitoba, Winnipeg, Manitoba, Canada.)

Crescimento anormal do trofoblasto

Às vezes, o embrião morre e as vilosidades coriônicas não se tornam vascularizadas para formar vilosidades terciárias. Essas vilosidades em degeneração podem formar edemas císticos, chamados de **molas hidatiformes** (Figura 5.13). Essas molas exibem graus variáveis de proliferação trofoblástica e produzem quantidades excessivas de gonadotrofina coriônica humana. Em 3 a 5% dos casos, essas molas evoluem para lesões trofoblásticas malignas, chamadas de **coriocarcinomas**. Esses tumores invariavelmente metastatizam (se espalham) por meio do sangue para vários locais, como pulmões, vagina, fígado, ossos, intestino e cérebro.

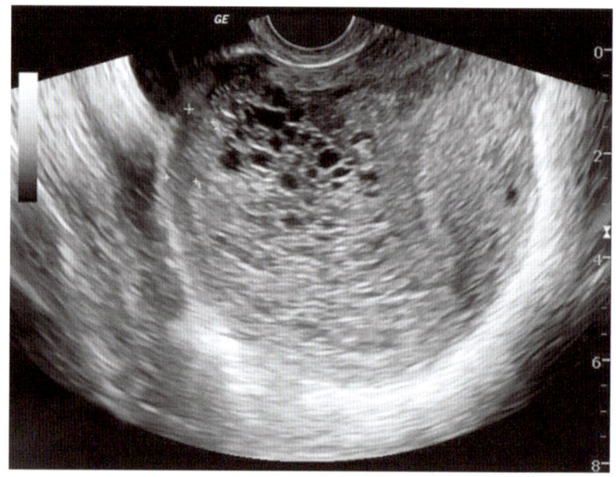

Figura 5.13 Imagem de ultrassonografia demonstrando uma mola hidatiforme completa. Observe vários pequenos espaços císticos. O "sinal de cacho de uvas" é uma característica típica de uma gravidez molar. (Cortesia de Dr. Maulik S. Patel e Dr. Frank Gaillard, Radiopaedia.com.)

QUESTÕES DE ORIENTAÇÃO CLÍNICA

1. Drogas e outros agentes podem causar defeitos congênitos no embrião se estiverem presentes no sangue da mãe durante a terceira semana? Em caso afirmativo, quais órgãos seriam mais suscetíveis?
2. Há riscos aumentados para o embrião associados a gestações em mulheres de mais de 40 anos de idade? Em caso afirmativo, quais são eles?

As respostas a essas questões estão no fim deste livro.

6 Quarta à Oitava Semana do Desenvolvimento Humano

Todas as principais estruturas externas e internas são estabelecidas entre a quarta e a oitava semana. No final desse período, os principais sistemas orgânicos já começaram a se desenvolver. A exposição de embriões a **teratógenos** (p. ex., drogas e vírus) durante esse período pode causar **defeitos congênitos importantes** (ver Capítulo 19, *Defeitos Congênitos em Seres Humanos*). À medida que os tecidos e órgãos se formam, a forma do embrião muda de modo que, na oitava semana, o embrião apresenta uma aparência distintamente humana.

5 Dobramento do embrião

Um evento significativo no estabelecimento da forma corporal é o dobramento do **disco embrionário trilaminar** em um embrião mais ou menos cilíndrico (Figura 6.1). O dobramento resulta do rápido crescimento do embrião, particularmente do cérebro e da medula espinal. O dobramento nas extremidades cranial e caudal e nas laterais do embrião ocorre simultaneamente. Ao mesmo tempo, ocorre uma constrição relativa na junção do embrião com a vesícula umbilical. As dobras da cabeça e da cauda fazem com que as regiões cranial e caudal se movam ventralmente à medida que o embrião se alonga (ver Figura 6.1 A_2 a D_2).

As reconstruções feitas a partir da ectoderme superficial e de todos os órgãos e cavidades dentro dos embriões humanos em estágios representativos de desenvolvimento revelaram novos achados sobre os movimentos que ocorrem de um estágio para o seguinte. O movimento é causado por forças biocinéticas que atuam sobre tecidos específicos. Foi demonstrado que isso ocorre simultaneamente em todos os níveis, desde a membrana celular até a superfície do embrião. Os movimentos e forças levam à diferenciação, que começa do lado de fora da célula e então se move para dentro a fim de reagir com o núcleo.

Dobramentos cranial e caudal

No início da quarta semana, as pregas neurais na região craniana formam o **primórdio do cérebro**. Mais tarde, o prosencéfalo em desenvolvimento cresce cranialmente além da membrana orofaríngea e se projeta sobre o coração em desenvolvimento. Ao mesmo tempo, o **coração primordial** e a **membrana orofaríngea** se movem para a superfície ventral do embrião (Figura 6.2).

O dobramento da extremidade caudal do embrião resulta principalmente do crescimento da parte distal do tubo neural, o **primórdio da medula espinal**. À medida que o embrião cresce, a região caudal se projeta sobre a **membrana cloacal**, o futuro local do ânus (Figura 6.3 B). Durante o dobramento, parte da camada germinativa endodérmica é incorporada ao embrião como **intestino posterior** (ver Figura 6.3 C). A parte terminal do intestino posterior logo se dilata para formar a **cloaca** (ver Figura 6.3 C). O **pedúnculo de conexão** (primórdio do cordão umbilical) está agora ligado à superfície ventral do embrião, e o **alantoide** – um divertículo endodérmico da vesícula umbilical – é parcialmente incorporado ao embrião (ver Figuras 6.1 D_2 e 6.3 C).

Dobramentos laterais

O dobramento das laterais do embrião em desenvolvimento resulta do crescimento dos somitos, que produzem as **dobras laterais** direita e esquerda (ver Figura 6.1 A_3 a D_3). A parede lateral do corpo abdominal se dobra em direção ao plano mediano, aproximando as bordas do disco embrionário ventralmente e formando um embrião quase cilíndrico. Durante o dobramento lateral (longitudinal), parte da endoderme da vesícula umbilical é incorporada ao embrião como o **intestino anterior**, o primórdio da faringe (ver Figura 6.2 C). O intestino anterior se situa entre o cérebro e o coração, e a membrana orofaríngea separa o intestino anterior do **estomodeu**, o primórdio da boca. À medida que a parede abdominal se forma por fusão das dobras laterais, parte da camada germinativa da endoderme é incorporada ao embrião como **intestino médio**.

Inicialmente, há uma ampla conexão entre o intestino médio e a vesícula umbilical (ver Figura 6.1 C_2). Após o dobramento lateral, a conexão é reduzida a um **ducto onfaloentérico** (anteriormente chamado de pedúnculo vitelino) (ver Figura 6.1 C_2). À medida que o **cordão umbilical** se forma a partir do pedúnculo de conexão, a fusão ventral das dobras laterais reduz a região de comunicação entre as cavidades celômicas intraembrionárias e extraembrionárias (ver Figura 6.1 C_2). Conforme a cavidade amniótica se expande e oblitera a maior parte do *celoma extraembrionário*, o âmnio forma a cobertura epitelial do cordão umbilical (ver Figura 6.1 D_2).

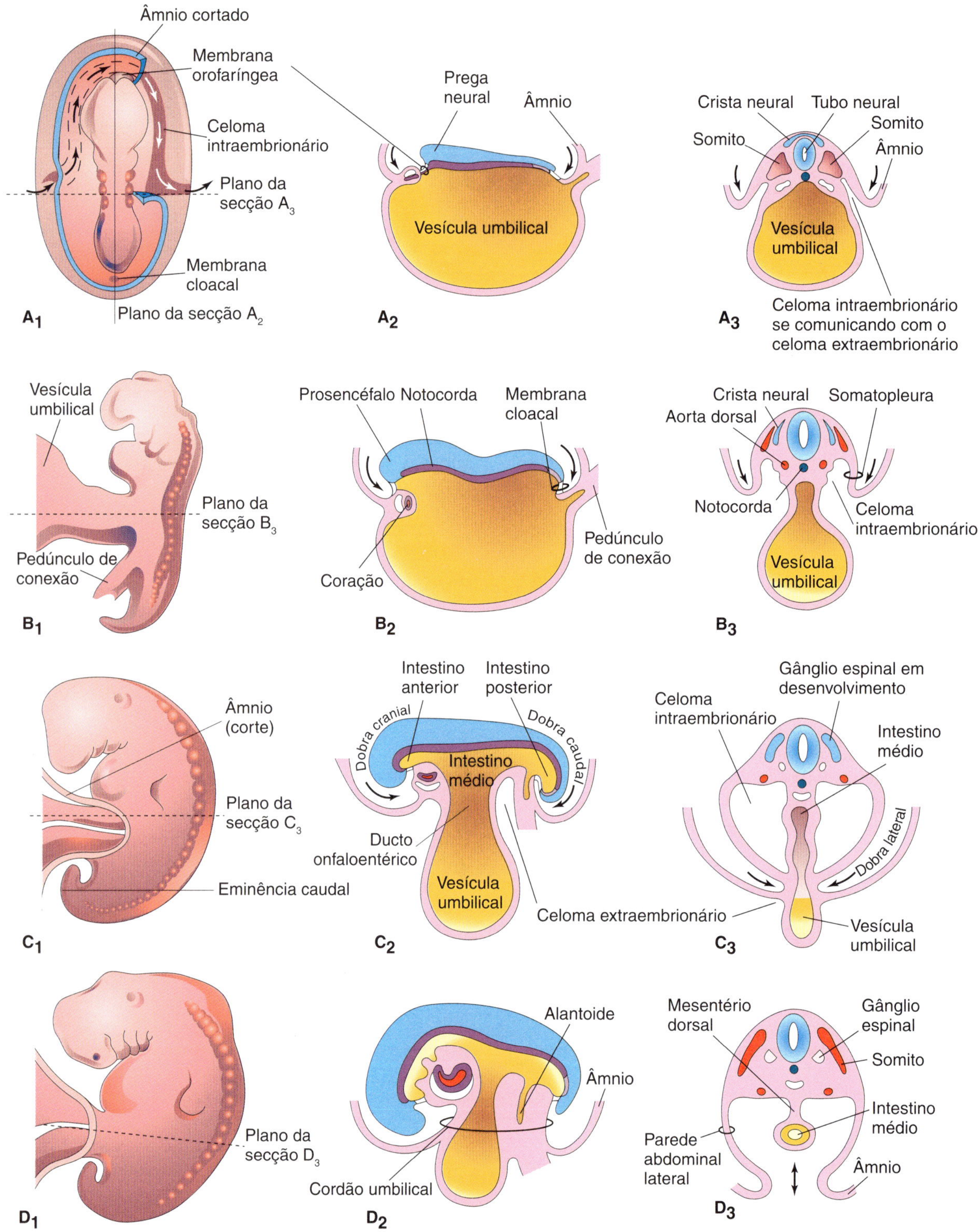

Figura 6.1 Dobramento de embriões durante a quarta semana. $\mathbf{A_1}$. Vista dorsal de um embrião no início da quarta semana. Três pares de somitos são visíveis. A continuidade do celoma intraembrionário e do celoma extraembrionário é mostrada no lado direito pela remoção de uma parte da ectoderme e da mesoderme embrionária. $\mathbf{B_1}$, $\mathbf{C_1}$ e $\mathbf{D_1}$. Vistas laterais de embriões aos 22, 26 e 28 dias, respectivamente. $\mathbf{A_2}$, $\mathbf{B_2}$, $\mathbf{C_2}$ e $\mathbf{D_2}$. Secções sagitais no plano mostrado em $\mathbf{A_1}$. $\mathbf{A_3}$, $\mathbf{B_3}$, $\mathbf{C_3}$ e $\mathbf{D_3}$. Secções transversais nos níveis indicados de $\mathbf{A_1}$ a $\mathbf{D_1}$.

5

Derivados da camada germinativa

As três camadas germinativas (ectoderme, mesoderme e endoderme) formadas durante a gastrulação dão origem aos primórdios de todos os tecidos e órgãos (Figura 6.4). As células de cada camada germinativa se dividem, migram, se agregam e se diferenciam em padrões bastante precisos à medida que formam os vários sistemas orgânicos (organogênese).

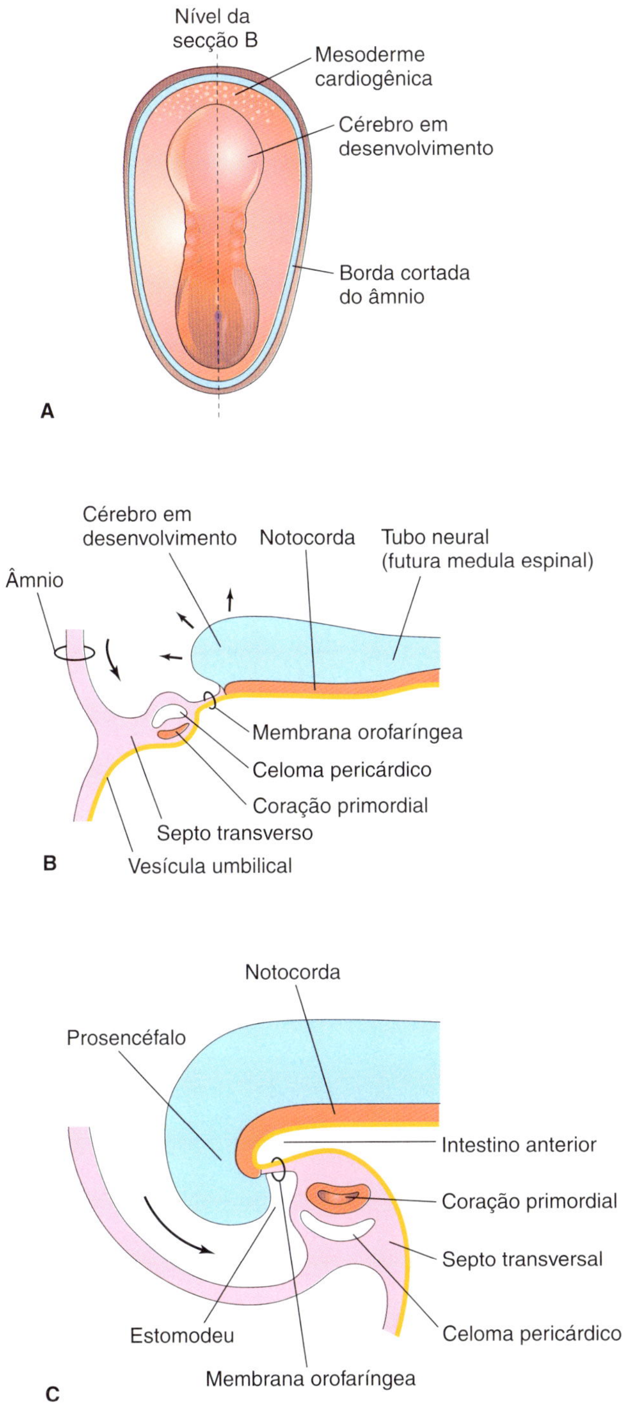

Figura 6.2 Dobramento da extremidade cranial do embrião. **A.** Vista dorsal de um embrião aos 21 dias. **B.** Secção sagital da região cranial do embrião no plano em **A**, mostrando o movimento ventral do coração. **C.** Secção sagital de um embrião aos 26 dias. Observe que o septo transverso, o coração, o celoma pericárdico e a membrana orofaríngea se moveram para a superfície ventral do embrião.

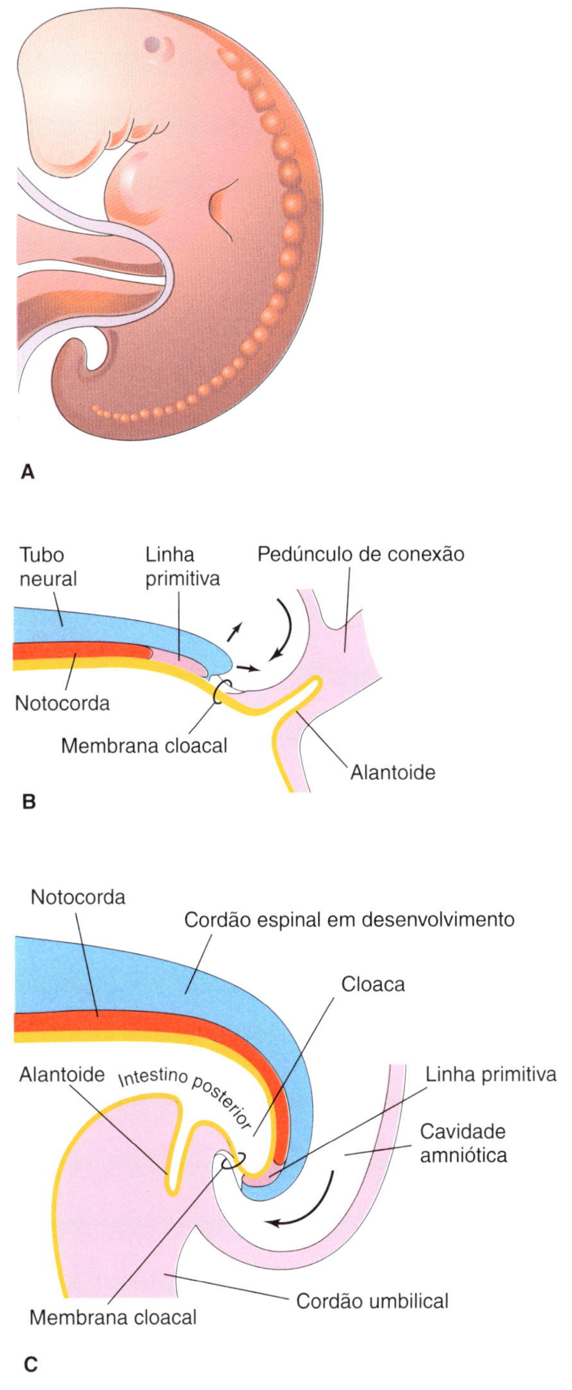

Figura 6.3 Dobramento da extremidade caudal do embrião. **A.** Vista lateral de um embrião de 4 semanas. **B.** Secção sagital da região caudal do embrião no início da quarta semana. **C.** Secção semelhante ao final da quarta semana. Observe que parte da vesícula umbilical é incorporada ao embrião como intestino posterior e que a parte terminal do intestino posterior se dilatou para formar a cloaca. Observe também a mudança da posição da linha primitiva, do alantoide, da membrana cloacal e do pedúnculo de conexão.

Controle do desenvolvimento embrionário

O desenvolvimento embrionário resulta da determinação genética nos cromossomos. O conhecimento sobre os genes que controlam o desenvolvimento humano está aumentando (ver Capítulo 20, *Base Celular e Molecular do Desenvolvimento*). A maioria dos processos do desenvolvimento depende de uma interação precisamente coordenada de fatores genéticos e ambientais. Vários

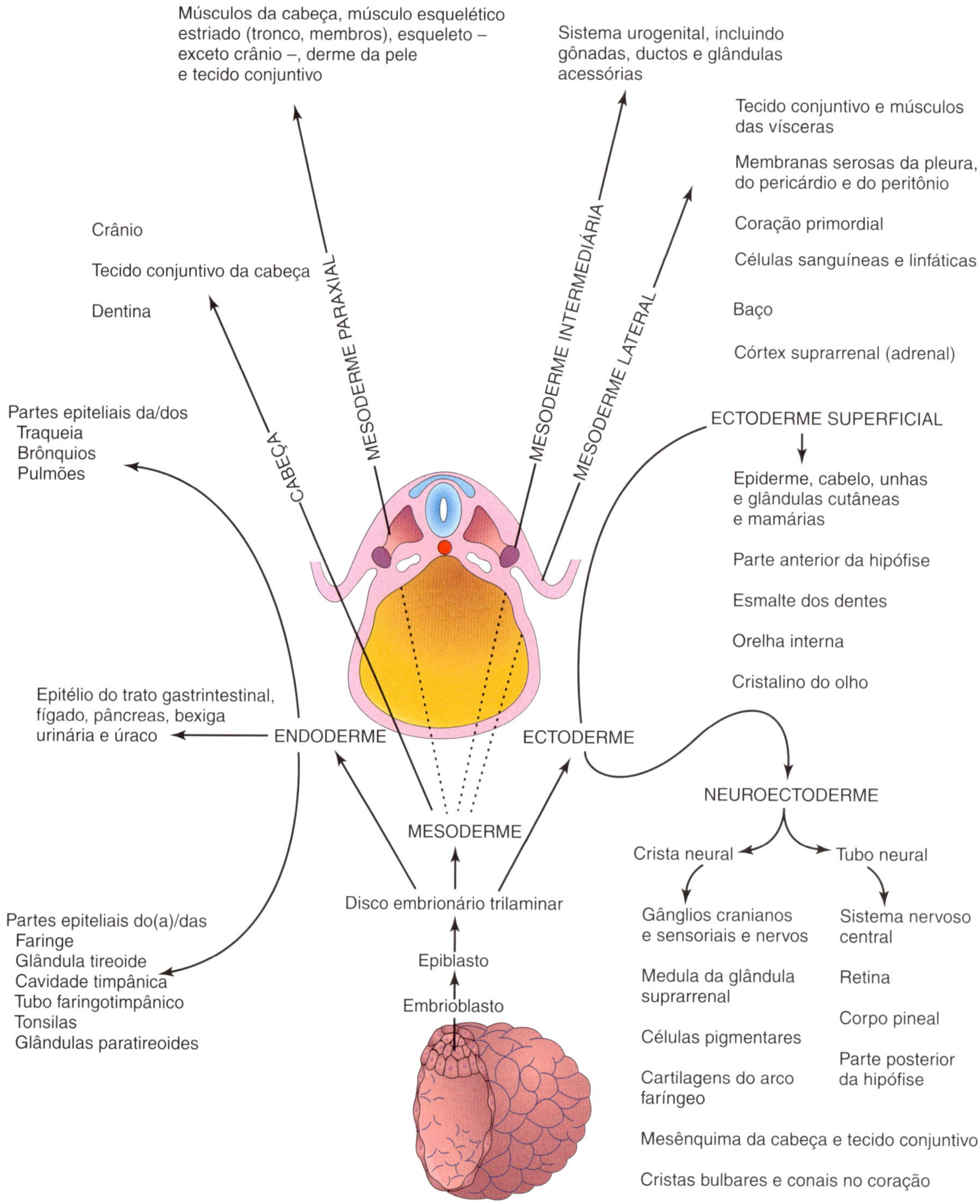

Figura 6.4 Ilustração de derivados das três camadas germinativas: ectoderme, endoderme e mesoderme. As células dessas camadas contribuem para a formação de diferentes tecidos e órgãos; por exemplo, a endoderme forma o revestimento epitelial do trato gastrintestinal e a mesoderme dá origem aos tecidos conjuntivos e músculos.

mecanismos de controle orientam a diferenciação e garantem o desenvolvimento sincronizado, como **interações teciduais**, migração regulada de células e agrupamentos celulares, proliferação controlada e apoptose (morte celular programada). Cada sistema do corpo tem seu próprio padrão de desenvolvimento e a maioria dos processos de morfogênese é regulada por mecanismos moleculares complexos.

O **desenvolvimento embrionário** é essencialmente um processo de crescimento e de aumento da complexidade da estrutura e da função. **O crescimento é alcançado por mitose**, juntamente com a produção de **matriz** extracelular, enquanto a complexidade é alcançada por meio de morfogênese e diferenciação. As células que constituem os tecidos dos embriões muito iniciais são **pluripotentes**; isto é, dependendo das circunstâncias, são capazes de seguir mais de uma via de desenvolvimento. Esse amplo potencial de desenvolvimento torna-se progressivamente restrito à medida que os tecidos adquirem as características especializadas necessárias para aumentar a sofisticação de estrutura e função. Essa restrição pressupõe que escolhas devem ser feitas para que a diversificação tecidual seja alcançada.

A maioria das evidências indica que essas escolhas são determinadas não como uma consequência da linhagem celular, mas, sim, em resposta a sinais do meio ambiente, incluindo os tecidos adjacentes. Como resultado, a precisão arquitetônica e a coordenação que muitas vezes são necessárias para a função normal de um órgão parecem ser alcançadas pela interação de suas partes constituintes durante o desenvolvimento.

A **interação entre os tecidos** durante o desenvolvimento é um tema recorrente na embriologia. As interações que levam a uma alteração no curso do desenvolvimento de pelo menos um dos interagentes são chamadas de **induções**. Vários casos dessas interações indutivas são descritos na literatura; por exemplo, durante o *desenvolvimento dos olhos*, a vesícula óptica induz o desenvolvimento do cristalino a partir da ectoderme superficial da cabeça. Quando a vesícula óptica está ausente, os olhos não se desenvolvem. Além disso, se a vesícula óptica for removida e colocada em associação com a ectoderme superficial, que geralmente não está envolvida com o desenvolvimento dos olhos, a formação do cristalino pode ser induzida. Claramente, então, o desenvolvimento de um cristalino depende de a ectoderme adquirir uma associação com um segundo tecido. Na presença da neuroectoderme da vesícula óptica, a ectoderme superficial da cabeça segue uma via de desenvolvimento que, de outra forma, não seguiria. De maneira semelhante, muitos dos movimentos morfogenéticos teciduais que desempenham esses papéis importantes na formação do embrião também permitem mudanças nas associações teciduais que são fundamentais para as *interações teciduais indutivas*.

O fato de um tecido poder influenciar a *via de desenvolvimento* adotada por outro pressupõe que um sinal passe entre os dois interagentes. A análise dos defeitos moleculares em linhagens mutantes que mostram interações teciduais anormais durante o desenvolvimento embrionário e os estudos do desenvolvimento de embriões com mutações genéticas direcionadas começaram a revelar os *mecanismos moleculares da indução*. O mecanismo de transferência de sinal parece variar de acordo com os tecidos específicos envolvidos. Em alguns casos, o sinal parece assumir a forma de uma molécula difusível que passa do tecido indutor para o reagente. Em outros, a mensagem parece ser mediada por uma matriz extracelular não difusível que é secretada pelo tecido indutor e que entra em contato com o reagente. Em outros casos, ainda, o sinal parece exigir contato físico entre o tecido indutor e o tecido respondente. Independentemente do mecanismo de transferência intercelular envolvido, o sinal é traduzido em uma mensagem intracelular que influencia a atividade genética das células respondentes.

A fim de serem competentes para responder a um estímulo indutor, as células do sistema reativo devem expressar o receptor apropriado para a molécula do sinal de indução específica, os componentes da via de transdução do sinal intracelular específico e os fatores de transcrição que medeiam a resposta específica. Evidências experimentais sugerem que, com frequência, a aquisição de competência pelo tecido respondente depende de suas interações anteriores com outros tecidos. Por exemplo, a resposta de formação do cristalino da ectoderme da cabeça ao estímulo fornecido pela vesícula óptica parece ser dependente de uma associação anterior da ectoderme da cabeça com a placa neural anterior (ver Capítulo 20, *Base Celular e Molecular do Desenvolvimento*).

Estimativa da idade embrionária

As estimativas da idade dos embriões *recuperados* (p. ex., após o aborto espontâneo) são determinadas a partir de suas características externas e de medidas de seu comprimento (Tabela 6.1). *O tamanho, por si só, pode ser um critério não confiável* porque alguns embriões sofrem uma taxa de crescimento progressivamente mais lenta antes do óbito. A aparência dos membros em desenvolvimento é um critério muito útil para estimar a idade embrionária. Como os embriões estão retos na terceira semana e no início da quarta semana (Figura 6.5 A), suas medidas indicam o maior comprimento. A altura na posição sentada ou o **comprimento cabeça-nádega** são utilizados para estimar a idade de embriões mais velhos (ver Figura 6.5 B e C). A altura em pé ou o *comprimento coroa-calcanhar* são medidos, algumas vezes, durante as semanas 14 a 18 (ver Figura 6.5 D). O *Sistema de Estadiamento Embrionário Carnegie* é utilizado internacionalmente para comparação (ver Tabela 6.1).

Exame ultrassonográfico de embriões

A maioria das mulheres que buscam atendimento obstétrico realiza pelo menos um exame ultrassonográfico durante a gravidez por um ou mais dos seguintes motivos:

- Estimativa da idade gestacional para confirmação da datação clínica
- Avaliação do crescimento embrionário quando há suspeita de restrição de crescimento intrauterino
- Orientação durante a amostragem de vilosidade coriônica ou de líquido amniótico
- Suspeita de gravidez ectópica
- Possível anormalidade uterina
- Detecção de defeitos congênitos.

O tamanho de um embrião em uma mulher grávida pode ser estimado utilizando-se medidas ultrassonográficas. A *ultrassonografia transvaginal ou endovaginal* permite a medição precisa do comprimento coroa-nádega no início da gravidez (Figura 6.6).

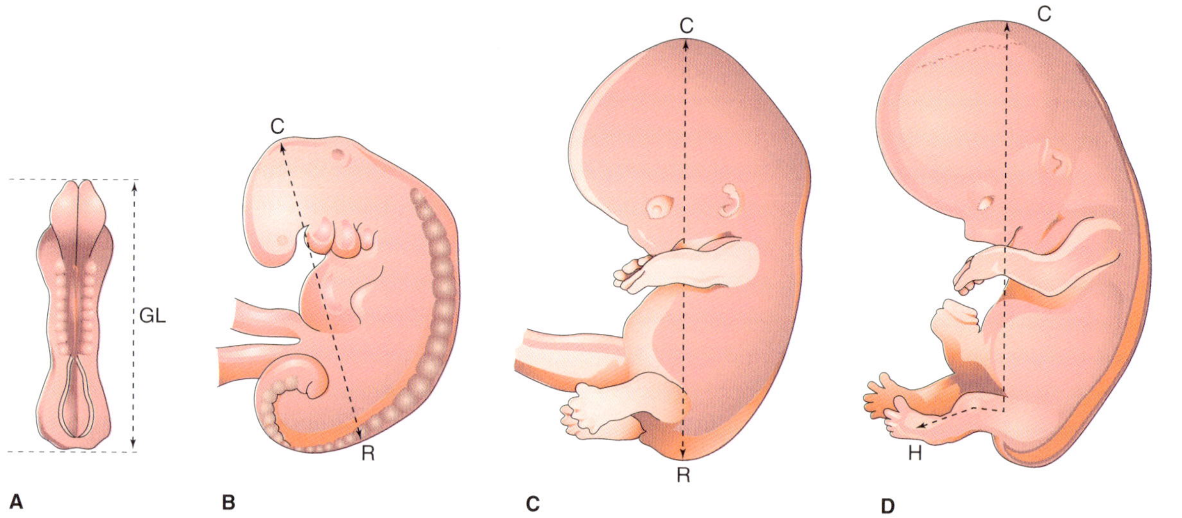

Figura 6.5 Métodos utilizados para medir o comprimento dos embriões. **A.** Maior comprimento (*GL*). **B** e **C.** Comprimento coroa-nádega. **D.** Comprimento coroa-calcanhar.

Destaques da quarta à oitava semana

Os critérios para estimar os estágios de desenvolvimento de embriões humanos estão listados na Tabela 6.1.

Quarta semana

As principais alterações na forma corporal ocorrem durante a quarta semana. No início, o embrião é quase reto. Na quarta semana, os somitos produzem elevações superficiais conspícuas e o **tubo neural** é aberto nos neuróporos rostral e caudal (Figuras 6.7 A e 6.8 C e D). Aos 24 dias, os *arcos faríngeos* apareceram (ver Figura 6.7). O embrião está agora discretamente curvado por causa dos dobramentos cefálico e caudal. **O coração inicial produz uma grande proeminência ventral e bombeia sangue** (Figuras 6.9 e 6.10). O neuróporo rostral está se fechando aos 24 dias (ver Figura 6.9 B).

Aos 26 dias, o **prosencéfalo** produz uma elevação proeminente da cabeça e a **eminência caudal** (estrutura semelhante a cauda) longa e curvada está presente (ver Figura 6.10 B). Aos 28 dias, os **brotos dos membros superiores** são reconhecíveis como pequenos inchaços nas paredes corporais ventrolaterais (Figura 6.11). Aos 26 dias, as **fossetas óticas** (primórdios dos ouvidos internos) também são visíveis (ver Figura 6.10 B). Espessamentos ectodérmicos chamados de **placoides do cristalino**, indicando o futuro cristalino dos olhos, são visíveis nas laterais da cabeça. No final da quarta semana, o quarto

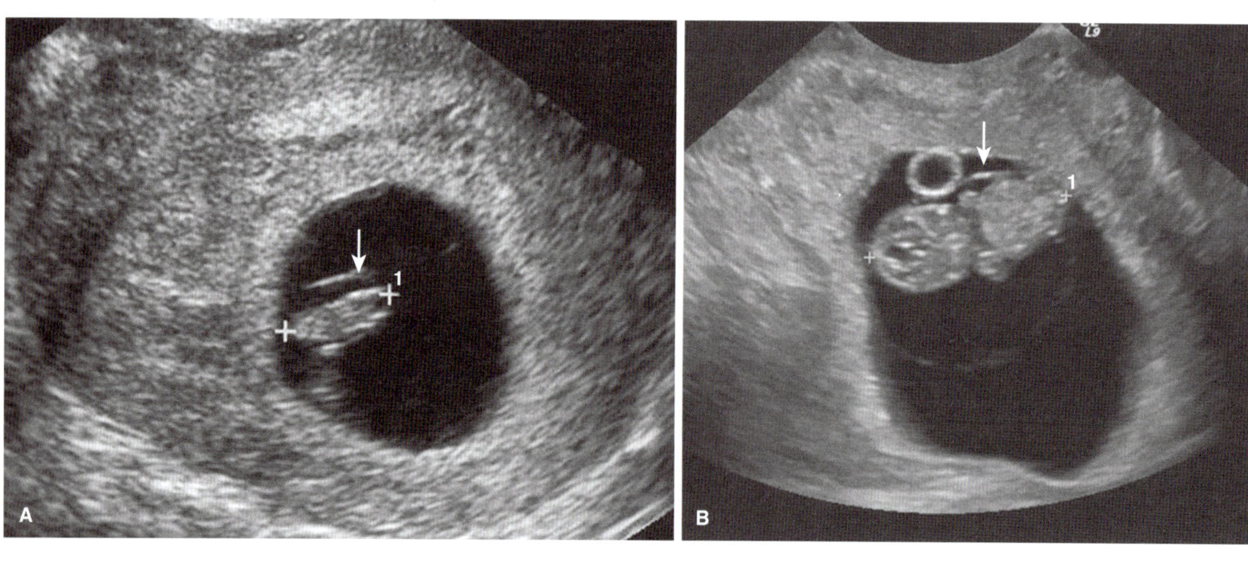

Figura 6.6 Varredura endovaginal de embriões. **A.** Varredura endovaginal de um embrião de 5 semanas (comprimento coroa-nádega [CCN] 10 mm *[medidas ultrassonográficas]*) circundado pela membrana amniótica (*seta*). **B**. Varredura coronal de um embrião de 7 semanas (CCN 22 mm [*medidas ultrassonográficas*]). Âmnio indicado pela seta. Vesícula umbilical (saco vitelino) anterior. (Cortesia de E. A. Lyons, MD, Professor of Radiology and Obstetrics and Gynecology, Health Sciences Centre and University of Manitoba, Winnipeg, Manitoba, Canada.)

Tabela 6.1 Critérios para estimar os estágios de desenvolvimento em embriões humanos.

Idade (dias)	Referência da figura	Estágio Carnegie	Número de somitos	Comprimento (mm)*	Principais características externas†
20 a 21	6.1 A_1	9	1 a 3	1,5 a 3	Disco embrionário plano. Sulco neural profundo e pregas neurais proeminentes. A prega cefálica é evidente.
22 a 23	6.8 A, C	10	4 a 12	2 a 3,5	O embrião é reto ou ligeiramente curvo. O tubo neural está se formando ou formou somitos opostos, mas está amplamente aberto nos neuróporos rostral e caudal. O primeiro e o segundo pares de arcos faríngeos são visíveis.
24 a 25	6.9 A	11	13 a 20	2,5 a 4,5	O embrião é curvado devido às dobras cranial e caudal. O neuróporo rostral está se fechando. Placoides óticos estão presentes. As vesículas ópticas se formaram.
26 a 27	6.7 B 6.10 A	12	21 a 29	3 a 5	Os brotos dos membros superiores aparecem. O neuróporo rostral está fechado. O neuróporo caudal está se fechando. Três pares de arcos faríngeos são visíveis. A proeminência cardíaca é distinta. As fossetas óticas estão presentes.
28 a 30	6.6 6.11 A	13	30 a 35	4 a 6	O embrião apresenta uma curva em forma de C. O neuróporo caudal está fechado. Quatro pares de arcos faríngeos são visíveis. Os brotos dos membros inferiores aparecem. As vesículas ópticas estão presentes. Os placoides do cristalino são distintos.
31 a 32	6.12 A	14	‡	5 a 7	As fossetas do cristalino e as fossetas nasais são visíveis. Os cálices ópticos estão presentes.
33 a 36		15		7 a 9	As placas das mãos se formaram; os raios digitais estão presentes. As vesículas do cristalino estão presentes. As fossetas nasais são proeminentes. Os seios cervicais são visíveis.
37 a 40		16		8 a 11	As placas dos pés se formaram. O pigmento é visível na retina. As protuberâncias auriculares estão se desenvolvendo.
41 a 43	6.13 A	17		11 a 14	Os raios digitais são claramente visíveis nas placas das mãos. As protuberâncias auriculares delineiam a futura aurícula do ouvido externo. As vesículas cerebrais são proeminentes.
44 a 46		18		13 a 17	Os raios digitais são claramente evidentes nas placas dos pés. A região do cotovelo é visível. As pálpebras estão se formando. Fendas estão entre os raios digitais nas mãos. Os mamilos são visíveis.
47 a 48		19		16 a 18	Os membros se estendem ventralmente. O tronco está se alongando e se endireitando. A herniação do intestino médio é proeminente.
49 a 51		20		18 a 22	Os membros superiores estão mais longos e dobrados nos cotovelos. Os dedos são distintos, mas palmados. Há fendas entre os raios digitais nos pés. O plexo vascular do couro cabeludo aparece.
52 a 53		21		22 a 24	As mãos e os pés se aproximam. Os dedos das mãos estão livres e mais longos. Os dedos dos pés são distintos, mas palmados. A eminência caudal atarracada (cauda) está presente.
54 a 55		22		23 a 28	Os dedos dos pés estão livres e mais longos. As pálpebras e as aurículas dos ouvidos externos estão mais desenvolvidas.
56	6.14 A	23		27 a 31	A cabeça está mais arredondada. A genitália externa ainda apresenta aparência indiferenciada. A herniação do intestino médio ainda está presente. A eminência caudal desapareceu.

*Os comprimentos embrionários indicam o intervalo usual. Nos estágios 9 e 10, a medida é o maior comprimento; nos estágios subsequentes, são fornecidas as medidas coroa-nádega.

†Baseado em O' Rahilly R, Müller F: *Developmental stages in human embryos*, Washington, DC, 1987, Carnegie Institute of Washington; e Gasser RF: *Digitally reproduced embryonic morphology DVDs. Computer imaging laboratory, cell biology and anatomy*, New Orleans, LA, 2002-2006, Louisiana State University Health Sciences Center.

‡Nesse estágio e nos estágios subsequentes, é difícil determinar o número de somitos, não sendo, portanto, um critério útil.

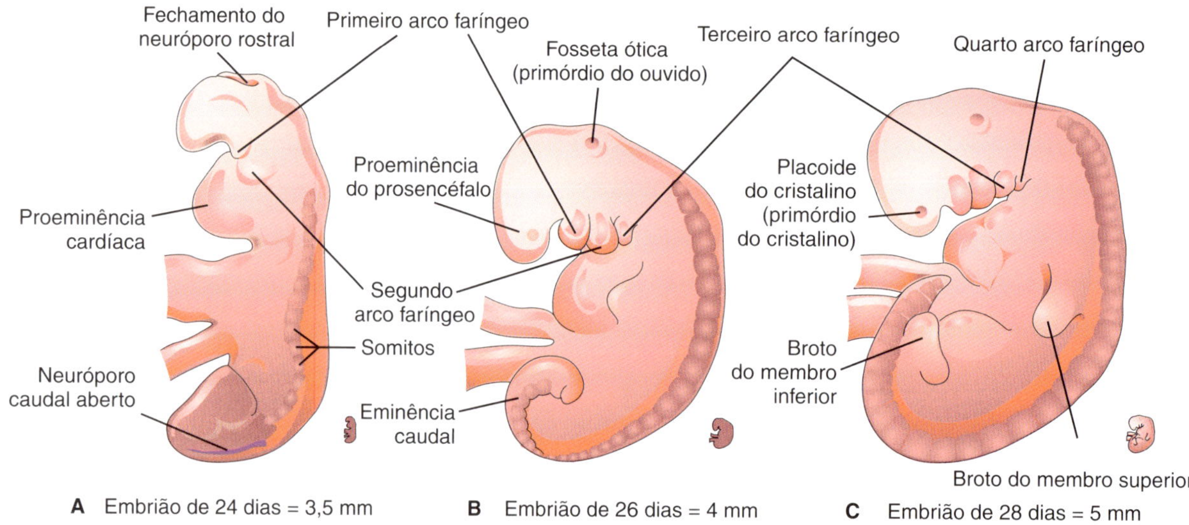

Figura 6.7 A, B e **C.** Vistas laterais de embriões mais velhos, mostrando 16, 27 e 33 somitos, respectivamente. Geralmente, o neuróporo rostral está fechado entre 25 e 26 dias e o neuróporo caudal ao final da quarta semana.

par de arcos faríngeos e os **brotos dos membros inferiores** são visíveis (ver Figuras 6.7 C e 6.12) e o **neuróporo caudal** está geralmente fechado (ver Figura 6.10). Rudimentos de muitos sistemas orgânicos, especialmente o *sistema cardiovascular*, estão estabelecidos.

Quinta semana

As alterações na forma corporal são menores durante a quinta semana em comparação às que ocorreram durante a quarta semana. **O crescimento da cabeça excede o de outras regiões** (ver Figura 6.12), o que é causado principalmente pelo rápido desenvolvimento do cérebro e das proeminências faciais. O rosto logo entra em contato com a proeminência cardíaca. As ***cristas mesonéfricas*** indicam a localização dos *rins mesonéfricos* (ver Figura 6.12 B), que são os primórdios dos rins permanentes (ver Figura 6.12).

Sexta semana

Os embriões na sexta semana mostram movimentos espontâneos, como espasmos do tronco e dos membros. Os embriões nesse estágio mostram respostas reflexas ao toque. Os primórdios dos dígitos (dedos) – os **raios digitais** – começam a se desenvolver nas placas das mãos (Figura 6.13). O desenvolvimento dos membros inferiores ocorre de 4 a 5 dias mais tarde do que o dos membros superiores.

Vários pequenos inchaços – **protuberâncias auriculares** – se desenvolvem e contribuem para a formação da *aurícula do ouvido externo*. Os olhos agora estão óbvios em grande parte porque o pigmento da retina se formou. A cabeça é muito maior em relação ao tronco e inclinada sobre a grande **proeminência cardíaca**. Essa posição da cabeça resulta da flexão na região cervical (pescoço). O tronco começa então a endireitar. Durante a sexta semana, os intestinos entram no celoma extraembrionário na parte proximal do cordão umbilical. Essa **herniação umbilical** é um evento normal no embrião, que ocorre porque a cavidade abdominal é muito pequena nesse estágio para acomodar os intestinos em rápido crescimento (ver Capítulo 12, *Sistema Digestório*, Figura 12.11 C).

Sétima semana

Os membros sofrem alterações consideráveis durante a sétima semana. Fendas aparecem entre os raios digitais nas **placas das mãos**, separando parcialmente os futuros dígitos. A comunicação entre o intestino primordial e a vesícula umbilical está agora reduzida a um ducto relativamente delgado, o *ducto onfaloentérico* (ver Figura 6.1 C_2).

Oitava semana

No início da última semana do período embrionário, os dedos das mãos estão separados, mas visivelmente palmados (ver Figura 6.13 B). As fendas são claramente visíveis entre os raios digitais dos pés. O **plexo vascular do couro cabeludo** apareceu e forma uma faixa característica ao redor da cabeça. No final do período fetal, os dígitos se alongaram e se separaram (Figura 6.14). *Movimentos coordenados dos membros ocorrem pela primeira vez durante essa semana*. A ossificação primária começa no fêmur. Todas as evidências da eminência caudal semelhante a uma cauda desapareceram ao final da oitava semana. As mãos e os pés se aproximam uns dos outros ventralmente. Ao final da oitava semana, a cabeça ainda é desproporcionalmente grande, constituindo quase metade do embrião (ver Figura 6.14). A região do pescoço está estabelecida e as pálpebras estão se fechando. Ao final da oitava semana, as pálpebras começam a se unir por fusão epitelial. Os intestinos ainda estão na porção proximal do cordão umbilical (ver Capítulo 12, *Sistema Digestório*, Figura 12.11 C). As aurículas dos ouvidos externos começam a assumir sua forma final, mas ainda estão inseridas baixas na cabeça. Embora existam diferenças sexuais na aparência da genitália externa, elas não são distintas o suficiente para permitir a identificação sexual precisa.

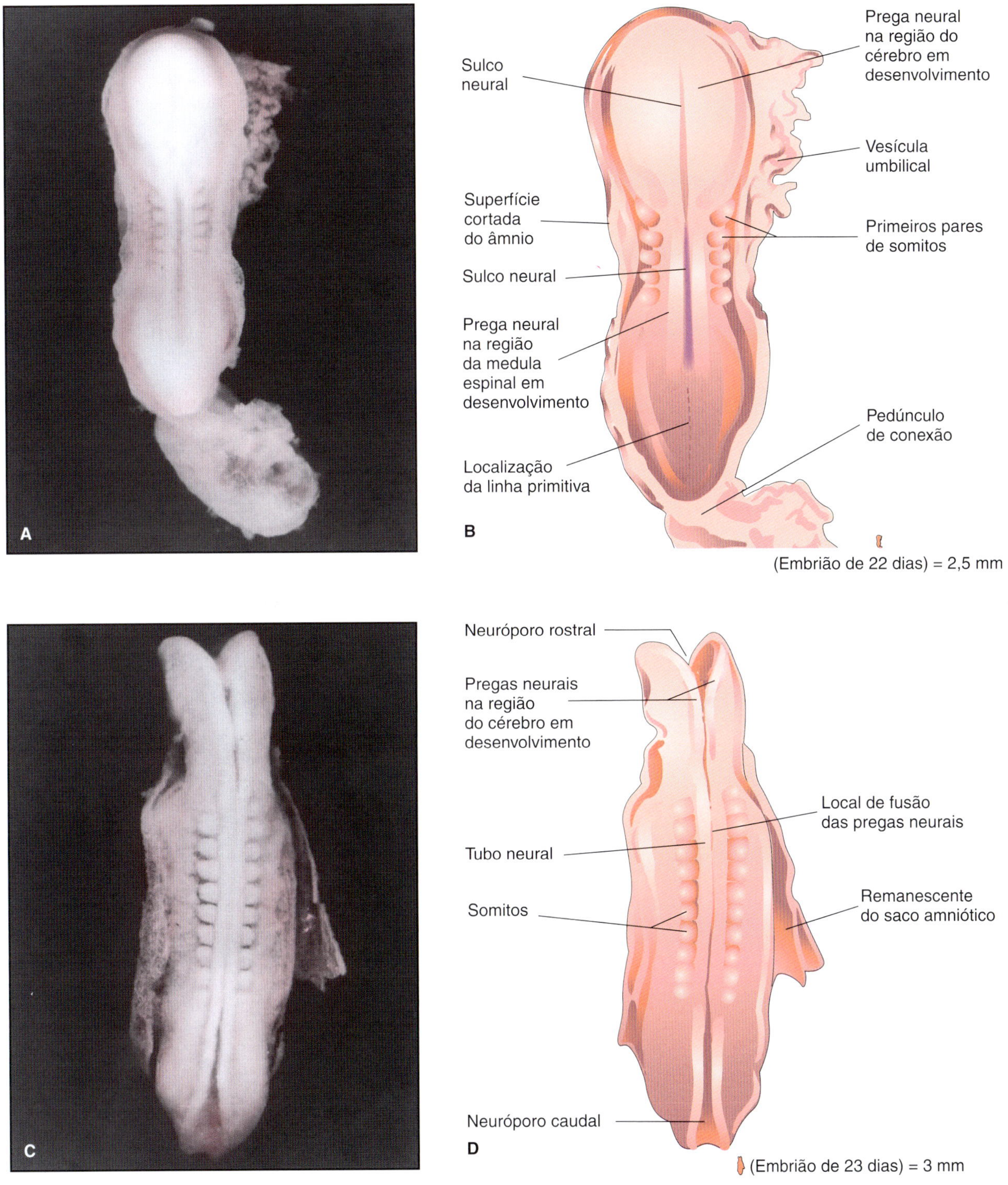

Figura 6.8 A. Vista dorsal de um embrião de cinco somitos no estágio Carnegie 10, aproximadamente 22 dias. Observe as pregas neurais e o sulco neural. As pregas neurais na região craniana espessaram para formar o primórdio do cérebro. **B.** Desenho das estruturas mostradas em **A**. A maioria dos sacos amniótico e coriônico foi cortada para expor o embrião. **C.** Vista dorsal de um embrião mais velho no estágio Carnegie 10, aproximadamente 23 dias. As pregas neurais se fusionaram opostas aos somitos para formar o tubo neural (primórdio da medula espinal nessa região). O tubo neural está em comunicação aberta com a cavidade amniótica nas extremidades cranial e caudal através dos neuróporos rostral e caudal, respectivamente. **D.** Diagrama das estruturas mostradas em **C**. O líquido amniótico fornece um meio flutuante que sustenta os tecidos delicados do embrião inicial.

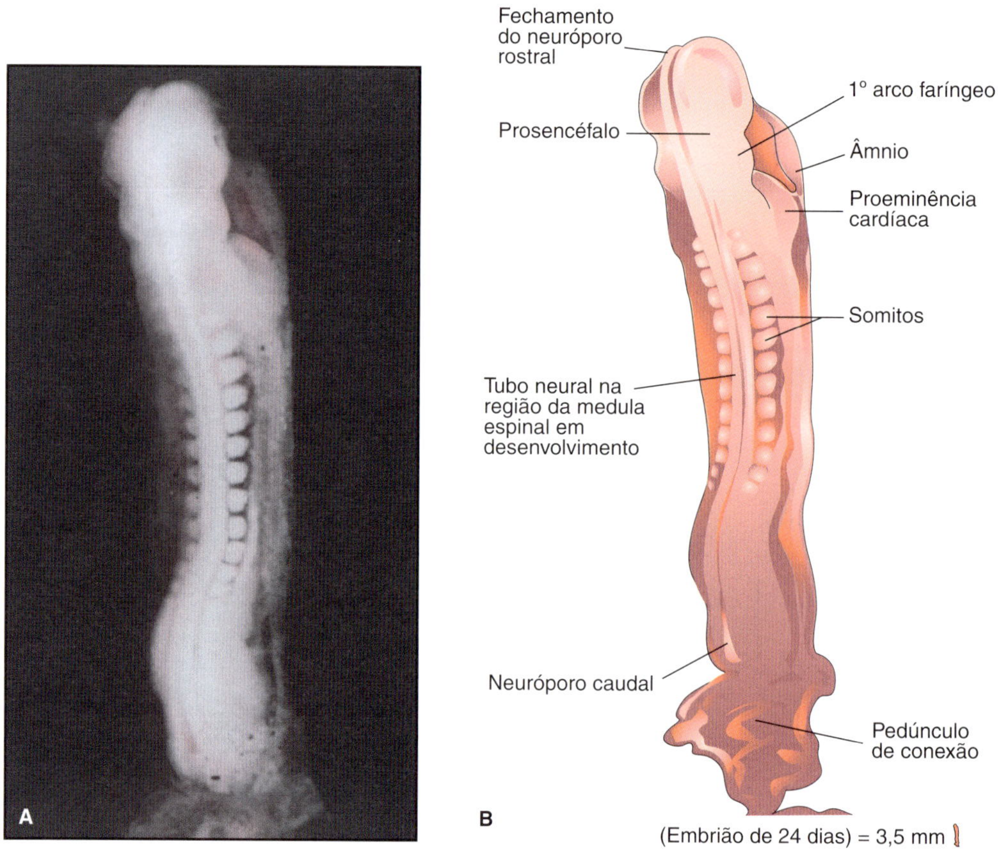

Figura 6.9 A. Vista dorsal de um embrião de 13 somitos no estágio Carnegie 11, aproximadamente 24 dias. O neuróporo rostral está se fechando, mas o neuróporo caudal está totalmente aberto. **B.** Ilustração das estruturas mostradas em **A**. O embrião é curvado devido ao dobramento das extremidades cranial e caudal.

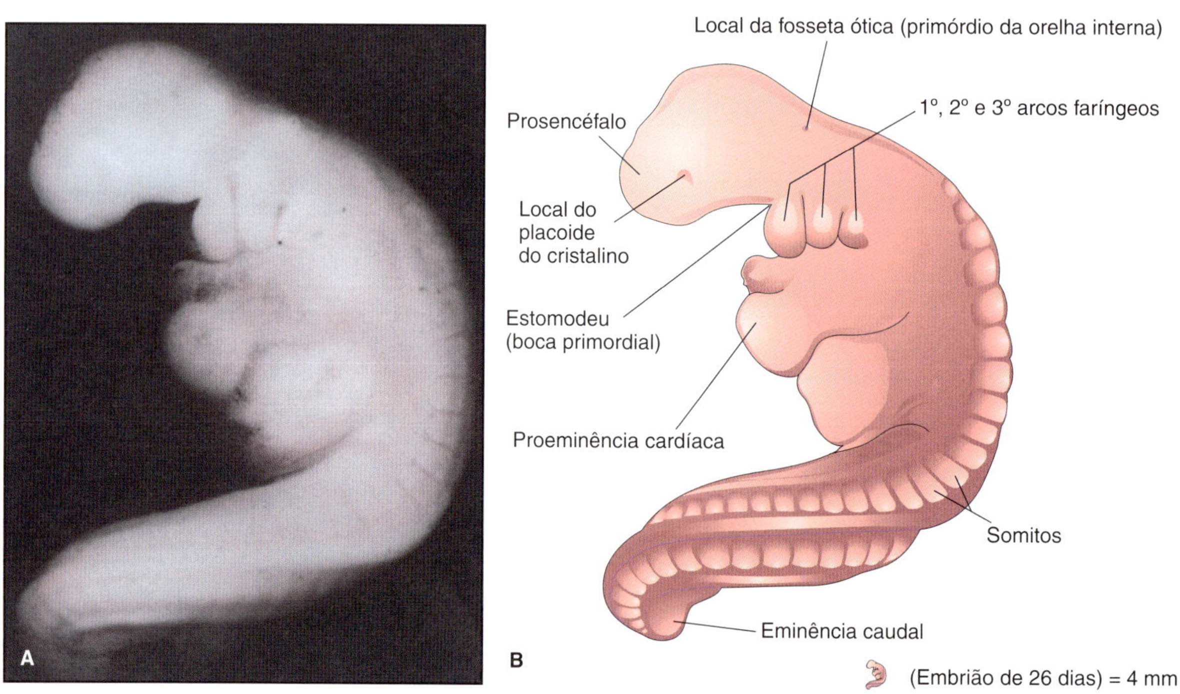

Figura 6.10 A. Vista lateral de um embrião de 27 somitos no estágio Carnegie 12, aproximadamente 26 dias. O embrião é curvado, especialmente sua eminência caudal semelhante a uma cauda. Observe o placoide do cristalino (primórdio do cristalino do olho). A fosseta ótica indica o desenvolvimento inicial da orelha interna. **B.** Ilustração das estruturas mostradas em **A**. O neuróporo rostral está fechado e três pares de arcos faríngeos estão presentes. (**A,** de Nishimura H, Semba H, Tanimura T, Tanaka O: *Prenatal development of the human with special reference to craniofacial structures: an atlas*, Washington, DC, 1977, National Institutes of Health.)

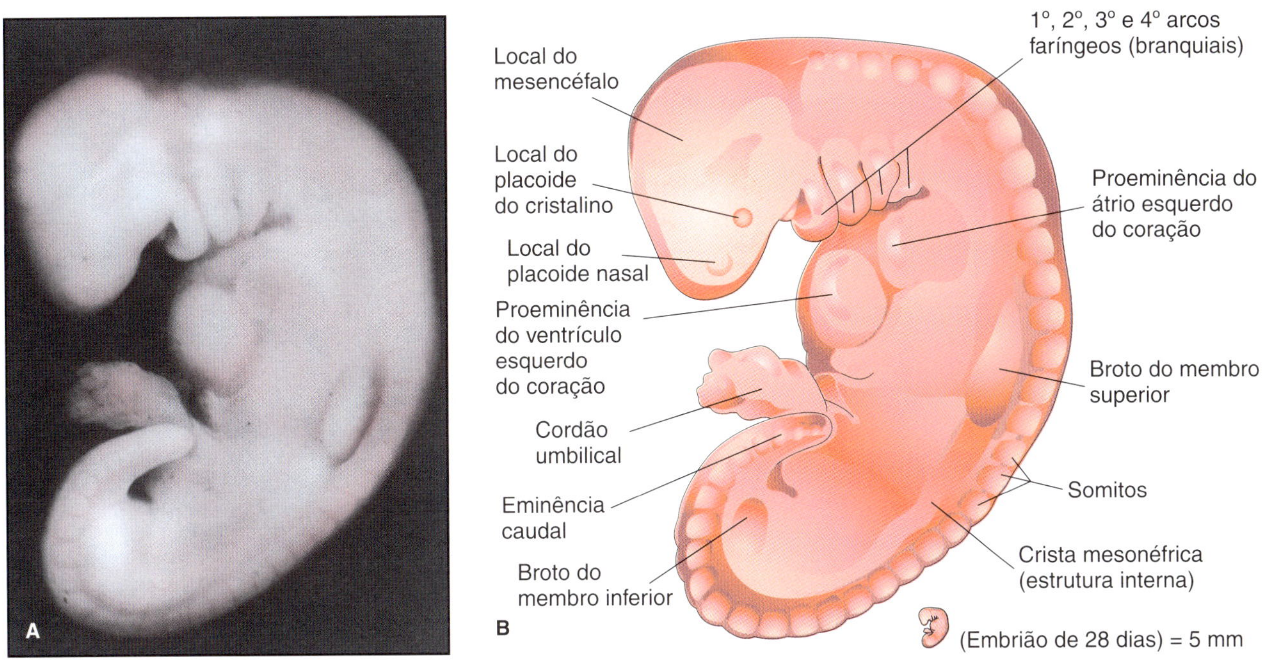

Figura 6.11 A. Vista lateral de um embrião no estágio Carnegie 13, aproximadamente 28 dias. O coração primordial é grande e está dividido em um átrio primordial e um ventrículo. Os neuróporos rostral e caudal estão fechados. **B.** Desenho indicando as estruturas mostradas em **A**. O embrião apresenta uma curvatura característica em forma de C, quatro arcos faríngeos e brotos dos membros superiores e inferiores. (**A,** de Nishimura H, Semba H, Tanimura T, Tanaka O: *Prenatal development of the human with special reference to craniofacial structures: an atlas*, Washington, DC, 1977, National Institutes of Health.)

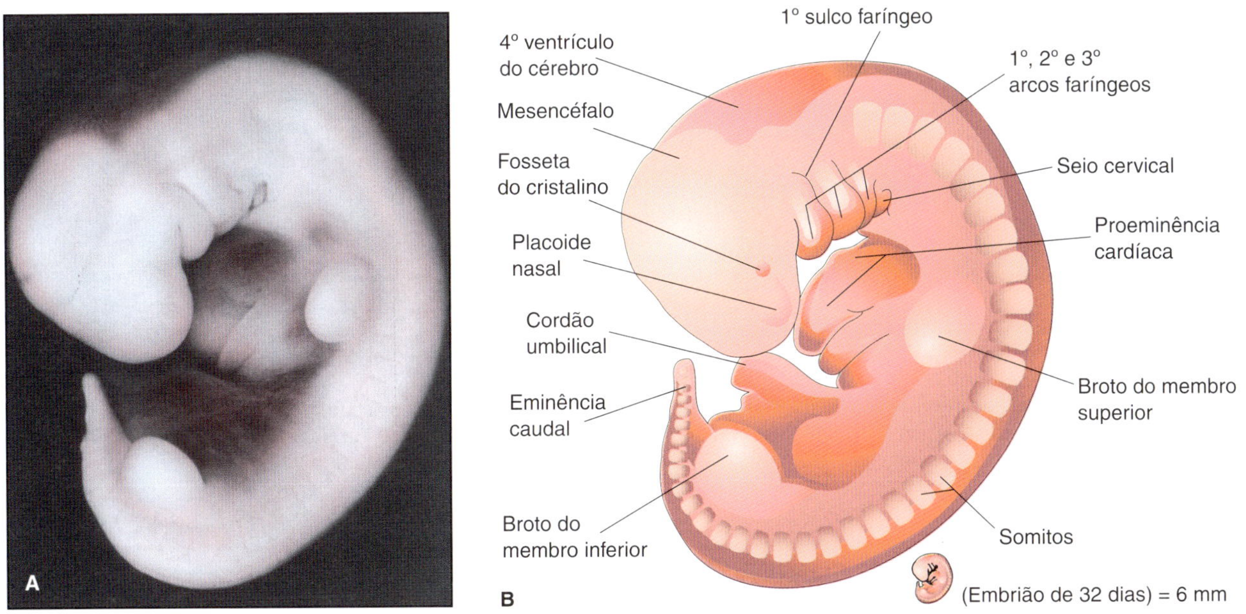

Figura 6.12 A. Vista lateral de um embrião no estágio Carnegie 14, aproximadamente 32 dias. O segundo arco faríngeo ultrapassou o terceiro arco, formando o *seio cervical*. A crista mesonéfrica indica o local do rim mesonéfrico, um rim funcional provisório. **B.** Ilustração das estruturas mostradas em **A**. Os brotos dos membros superiores têm a forma de uma pá, enquanto os brotos dos membros inferiores são semelhantes a nadadeiras. (**A,** de Nishimura H, Semba H, Tanimura T, Tanaka O: *Prenatal development of the human with special reference to craniofacial structures: an atlas*, Washington, DC, 1977, National Institutes of Health.)

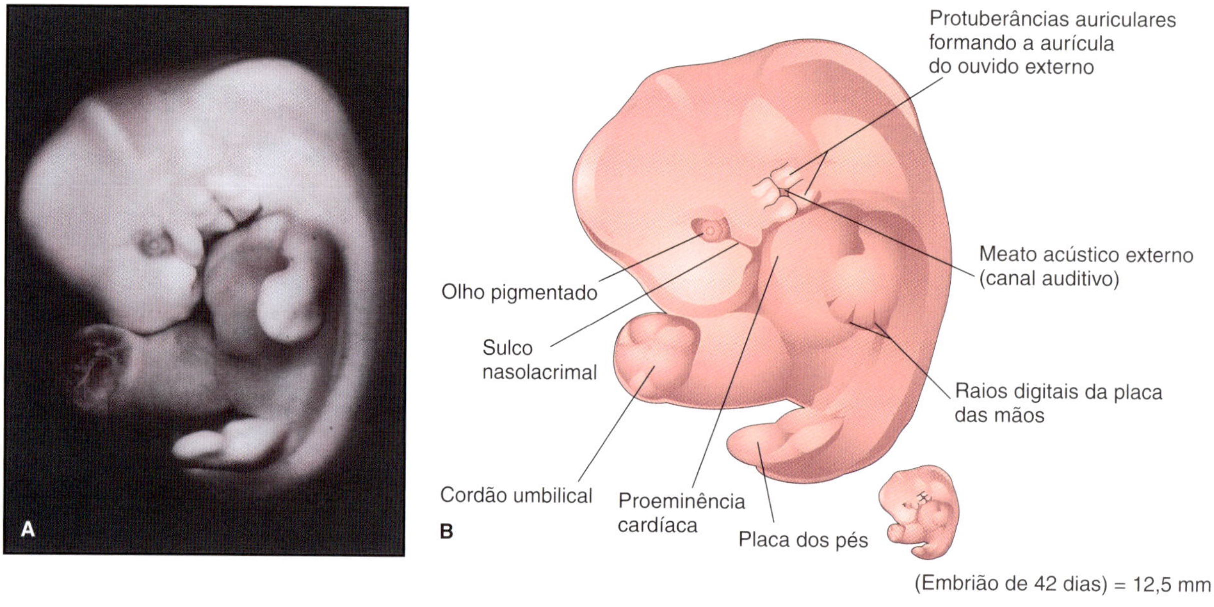

Figura 6.13 A. Vista lateral de um embrião no estágio Carnegie 17, aproximadamente 42 dias. Os raios digitais são visíveis na placa das mãos, indicando o futuro local dos dígitos (dedos das mãos). **B.** Ilustração das estruturas mostradas em **A**. O olho, as protuberâncias auriculares e o meato acústico externo agora são óbvios. (De Moore KL, Persaud TVN, Shiota K: *Color atlas of clinical embryology*, ed 2, Philadelphia, 2000, Saunders.)

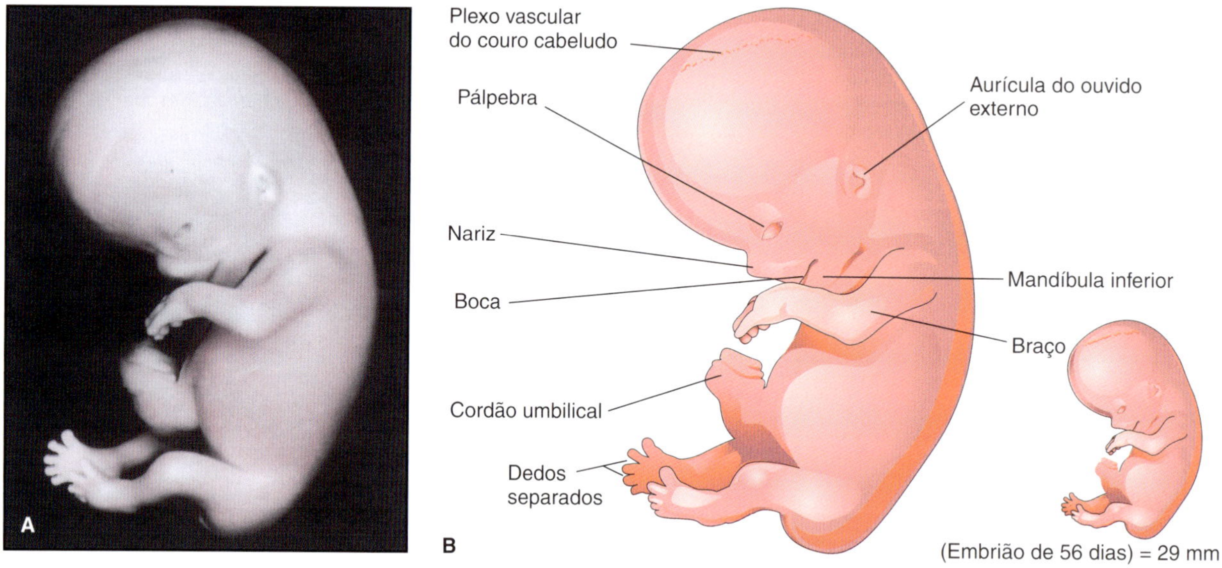

Figura 6.14 A. Vista lateral de um embrião no estágio Carnegie 23, aproximadamente 56 dias (final do período embrionário). **B.** Ilustração das estruturas mostradas em **A**. (**A,** de Nishimura H, Semba H, Tanimura T, Tanaka O: *Prenatal development of the human with special reference to craniofacial structures: an atlas*, Washington, DC, 1977, National Institutes of Health.)

QUESTÕES DE ORIENTAÇÃO CLÍNICA

1. Há pouca diferença aparente entre um embrião de 8 semanas e um feto de 9 semanas. Por que os embriologistas lhes dão nomes diferentes?
2. Quando o embrião se torna um ser humano?
3. O sexo dos embriões pode ser determinado por ultrassonografia? Que outros métodos podem ser utilizados para determiná-lo?

As respostas a essas questões estão no fim deste livro.

7

Período Fetal: da Nona Semana ao Nascimento

O desenvolvimento durante o período fetal está relacionado, principalmente, ao crescimento corporal e à diferenciação de tecidos, órgãos e sistemas. **Sistemas orgânicos rudimentares** foram formados durante o período embrionário. A taxa de crescimento corporal durante o período fetal é rápida e o ganho de peso fetal é fenomenal durante as semanas finais (Tabela 7.1). Medidas ultrassonográficas do **comprimento coroa-nádega (CCN)** podem ser utilizadas para determinar o tamanho fetal e a provável idade (Figura 7.1). O período intrauterino pode ser dividido em dias, semanas ou meses (Tabela 7.2), mas haverá confusão caso não seja declarado se a idade é calculada a partir do **último período menstrual normal (LNMP)** ou a partir da **idade de fertilização**. *Salvo indicação em contrário, neste livro, a idade fetal é calculada a partir do momento da fertilização estimado, e os meses se referem aos meses do calendário.* Clinicamente, o período gestacional é dividido em **3 trimestres**, cada um com duração de 3 meses. Várias medições e características externas são úteis para estimar a idade fetal (ver Tabela 7.1). A medição do CCN é o método de escolha para estimar a idade fetal até o final do *primeiro trimestre*.

Destaques do período fetal

Não há sistema de estadiamento formal para o período fetal; no entanto, é útil considerar as principais alterações que ocorrem durante o período de 9 a 38 semanas.

Nove a doze semanas

No início da nona semana, *a cabeça constitui metade do CCN do feto* (ver Figura 7.1). Subsequentemente, o crescimento do comprimento do corpo acelera rapidamente de modo que, ao final de 12 semanas, o CCN quase dobrou (ver Tabela 7.1).

Na nona semana, o rosto é amplo, os olhos são bem separados, as orelhas são inseridas baixas e as pálpebras são fusionadas. No início da nona semana, as pernas são curtas e as coxas são relativamente pequenas. Ao final de 12 semanas, os membros superiores quase alcançaram seu comprimento relativo final, mas os membros inferiores ainda estão discretamente mais curtos do que seu comprimento relativo final.

As ***genitálias externas*** masculina e feminina não estão totalmente desenvolvidas até o final da 12ª semana. As alças intestinais são claramente visíveis na extremidade proximal do cordão umbilical até a metade da 10ª semana. *Na 11ª semana, os intestinos retornam ao abdome* (Figura 7.2). A formação da urina começa entre a 9ª e a 12ª semana e a urina é liberada através da uretra para o líquido amniótico. O feto reabsorve parte desse fluido após degluti-lo. Os resíduos fetais no sangue são transferidos para a circulação materna, passando através da membrana placentária (ver Capítulo 8, *Placenta e Membranas Fetais*).

Treze a dezesseis semanas

O crescimento é muito rápido durante esse período (Figuras 7.3 e 7.4; ver Tabela 7.1). Na 16ª semana, a cabeça é relativamente pequena em comparação à do feto de 12 semanas e os membros inferiores alongaram. Os ***movimentos dos membros***, que ocorrem pela primeira vez no final do período embrionário, tornam-se coordenados por volta da 14ª semana, mas são muito discretos para serem sentidos pela mãe. No entanto, esses movimentos são visíveis durante os exames ultrassonográficos.

No início da 16ª semana, os ossos em desenvolvimento são claramente visíveis nas imagens de ultrassonografia. ***Movimentos oculares lentos*** ocorrem em 14 semanas. O padrão do cabelo do couro cabeludo também é determinado durante esse período. Na 16ª semana, os ovários estão diferenciados e contêm *folículos ovarianos primordiais* que têm **oogônias** (células germinativas primordiais). Os olhos estão voltados para a parte anterior, e não para a posição anterolateral.

Dezessete a vinte semanas

O crescimento desacelera durante esse período, mas o feto ainda aumenta seu CCN em aproximadamente 50 mm (ver Figuras 7.3 e 7.5; ver Tabela 7.1). Os *movimentos fetais* – ***quickening (aceleramento)*** – são comumente sentidos pela mãe. A pele agora está coberta com um material gorduroso – **vérnix caseoso** –, que consiste em células epidérmicas mortas e em uma secreção gordurosa das *glândulas sebáceas fetais*. O vérnix caseoso protege a delicada pele fetal de abrasões, rachaduras e endurecimento que podem resultar da exposição ao líquido amniótico. Os fetos, em geral, são completamente cobertos por pelos finos e felpudos – *lanugo* – que ajudam a manter o vérnix na pele.

As sobrancelhas e os cabelos também são visíveis. A *gordura marrom* se forma durante a 17ª e a 20ª semana e é o local de produção de calor, principalmente no neonato. Esse tecido adiposo especializado, encontrado principalmente no pescoço, posteriormente ao esterno, produz calor por meio da oxidação de ácidos graxos.

Tabela 7.1 Critérios para estimar a idade da fertilização durante o período fetal.

Idade (semanas)	Comprimento da coroa-nádega (mm)*	Comprimento do pé (mm)*	Peso fetal (g)†	Principais características externas
Feto pré-viável				
9	50	7	8	As pálpebras estão se fechando ou se fecharam. A cabeça é arredondada. A genitália externa ainda não é distinguível como masculina ou feminina. Herniação intestinal está presente.
10	61	9	14	O intestino está no abdome. Desenvolvimento inicial das unhas das mãos.
12	87	14	45	O sexo é externamente distinguível. Pescoço bem definido.
14	120	20	110	A cabeça está ereta. Os membros inferiores estão bem desenvolvidos. Desenvolvimento inicial das unhas dos pés.
16	140	27	200	As aurículas dos ouvidos se sobressaem da cabeça.
18	160	33	320	O vérnix caseoso cobre a pele. O movimento fetal é sentido pela mãe.
20	190	39	460	Os pelos da cabeça e do corpo (lanugo) são visíveis.
Feto viável‡				
22	210	45	630	A pele é enrugada e vermelha.
24	230	50	820	As unhas das mãos estão presentes. Corpo magro.
26	250	55	1.000	Os olhos estão parcialmente abertos. Os cílios estão presentes.
28	270	59	1.300	Os olhos estão abertos. A maioria dos fetos apresenta cabelo no couro cabeludo. A pele está discretamente enrugada.
30	280	63	1.700	As unhas dos pés estão presentes. O corpo está crescendo. Os testículos estão descendo.
32	300	68	2.100	As unhas das mãos se estendem até as pontas dos dedos. A pele é lisa.
36	340	79	2.900	O corpo é geralmente rechonchudo. O lanugo está quase ausente. As unhas dos pés se estendem até as pontas dos dedos. Membro flexionado; aperto firme.
38	360	83	3.400	Tórax proeminente; mamas protuberantes. Testículos no escroto ou palpáveis nos canais inguinais. As unhas das mãos se estendem além das pontas dos dedos.

*Essas medidas são médias e as variações dimensionais aumentam com a idade.

†Esses pesos se referem a fetos que foram fixados por aproximadamente 2 semanas em formalina a 10%. Amostras frescas geralmente pesam aproximadamente 5% menos.

‡Não há limite nítido de desenvolvimento, idade ou peso no qual um feto se torna automaticamente viável ou além do qual a sobrevivência é garantida, mas a experiência mostrou que é incomum que um recém-nascido sobreviva se seu peso for inferior a 500 g ou se sua idade de fertilização ou de desenvolvimento for inferior a 22 semanas.

Na 18ª semana, o **útero fetal** está formado e a canalização da vagina começou. Na 20ª semana, os testículos começam a descer, mas ainda estão localizados na parede abdominal posterior.

Vinte a vinte e cinco semanas

Durante esse período, há um ganho de peso substancial e o feto está mais bem proporcionado. A pele geralmente é enrugada, mais translúcida e varia de rosa a vermelha porque o sangue é visível nos capilares. Na 21ª semana, começam os movimentos oculares rápidos; entre a 22ª e a 23ª semana, foram relatadas *respostas de piscar de susto*. As *unhas* estão presentes em 24 semanas. Também em 24 semanas, as células epiteliais secretoras (pneumócitos do tipo II) nas paredes interalveolares do pulmão começaram a secretar ***surfactante***, lipídio tensoativo de superfície que mantém a permeabilidade dos alvéolos dos pulmões em desenvolvimento (ver Capítulo 11, *Sistema Respiratório*). Um feto de 22 a 25 semanas nascido prematuramente pode sobreviver, inicialmente, se receber suporte de terapia intensiva; no entanto, pode ir a óbito porque seu sistema respiratório ainda está imaturo. Os fetos nascidos antes das 26 semanas de gestação apresentam um alto risco de neurodesenvolvimento deficiente (funcional).

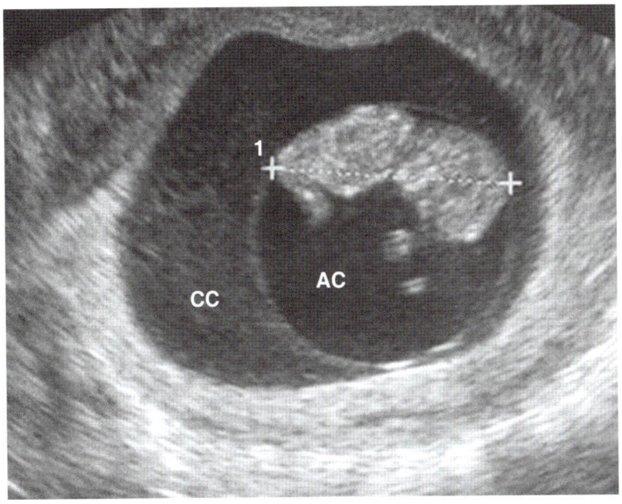

Figura 7.1 Varredura endovaginal de um feto de 9 semanas com comprimento coroa-nádega de 41,7 mm (*medidas ultrassonográficas*). A cavidade coriônica (*CC*) normalmente apresenta ecos de baixo nível, enquanto a cavidade amniótica (*CA*) é livre de ecos. (Cortesia de E.A. Lyons, MD, Professor of Radiology, and Obstetrics and Gynecology, University of Manitoba, Health Sciences Centre, Winnipeg, Manitoba, Canada.)

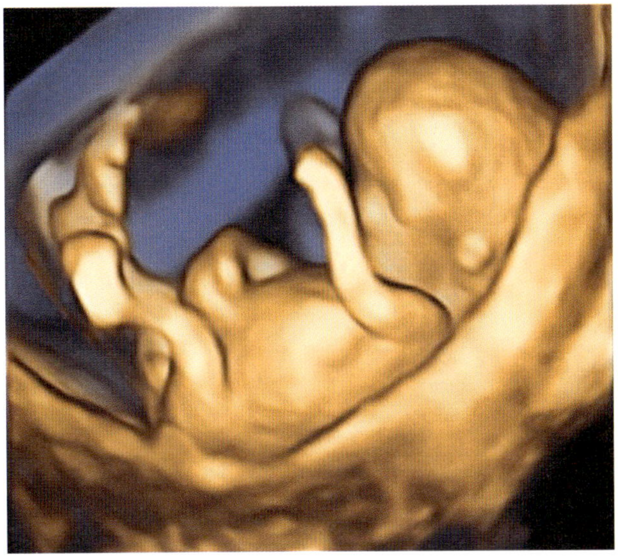

Figura 7.2 Ultrassonografia transvaginal 3D (com renderização superficial) de um feto com 11 semanas. Observe sua cabeça relativamente grande. Os membros estão totalmente desenvolvidos. Uma aurícula e o aspecto lateral esquerdo da cabeça também podem ser observados.

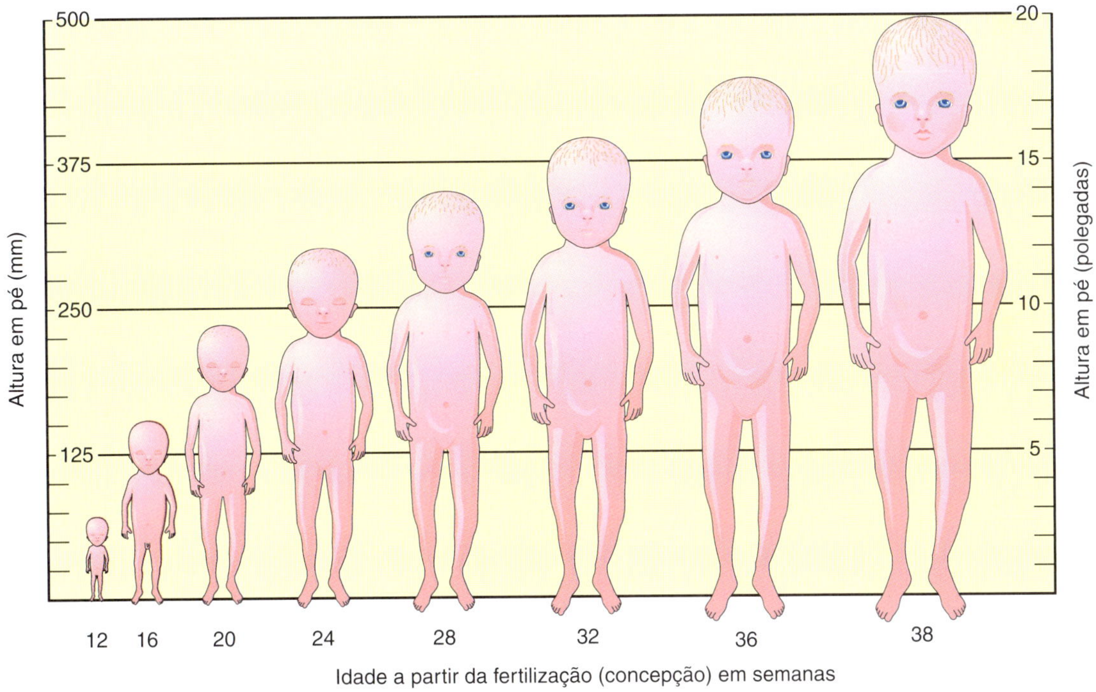

Figura 7.3 Diagrama desenhado em escala ilustrando as alterações no tamanho de fetos humanos.

Tabela 7.2 Comparação das unidades de tempo gestacional.

	Calendário			Lunar
Ponto de referência	**Dias**	**Semanas**	**Meses**	**Meses**
Fertilização	266	38	8,75	9,5
Último período menstrual normal	280	40	9,25	10

Vinte e seis a vinte e nove semanas

Durante esse período, os fetos geralmente sobrevivem se nascerem prematuramente e receberem cuidados intensivos, pois os pulmões se desenvolveram o suficiente para realizar trocas gasosas adequadas. Além disso, o sistema nervoso central amadureceu até o estágio em que pode direcionar os movimentos respiratórios rítmicos e controlar a temperatura corporal. A taxa de mortalidade neonatal mais alta ocorre em bebês com baixo peso ao nascer –

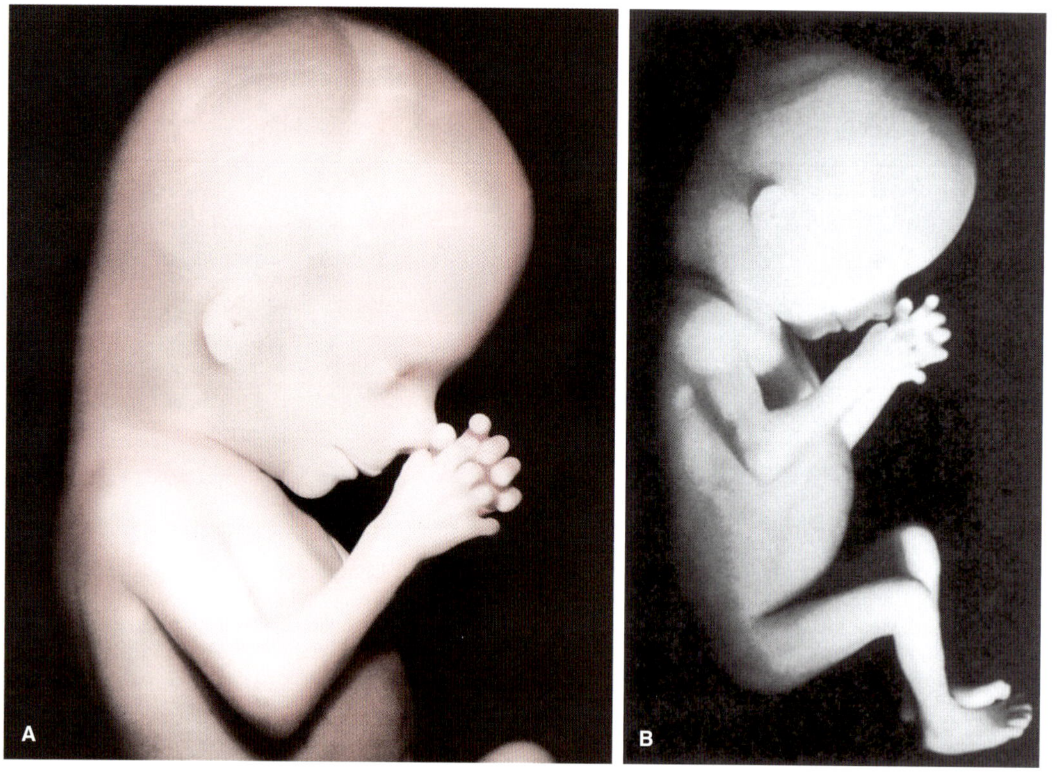

Figura 7.4 Feto de 13 semanas. **A.** Fotografia ampliada da cabeça e dos ombros (×2). **B.** Tamanho real. (Cortesia de Jean Hay, late, Associate Professor, University of Manitoba, Winnipeg, Manitoba, Canada.)

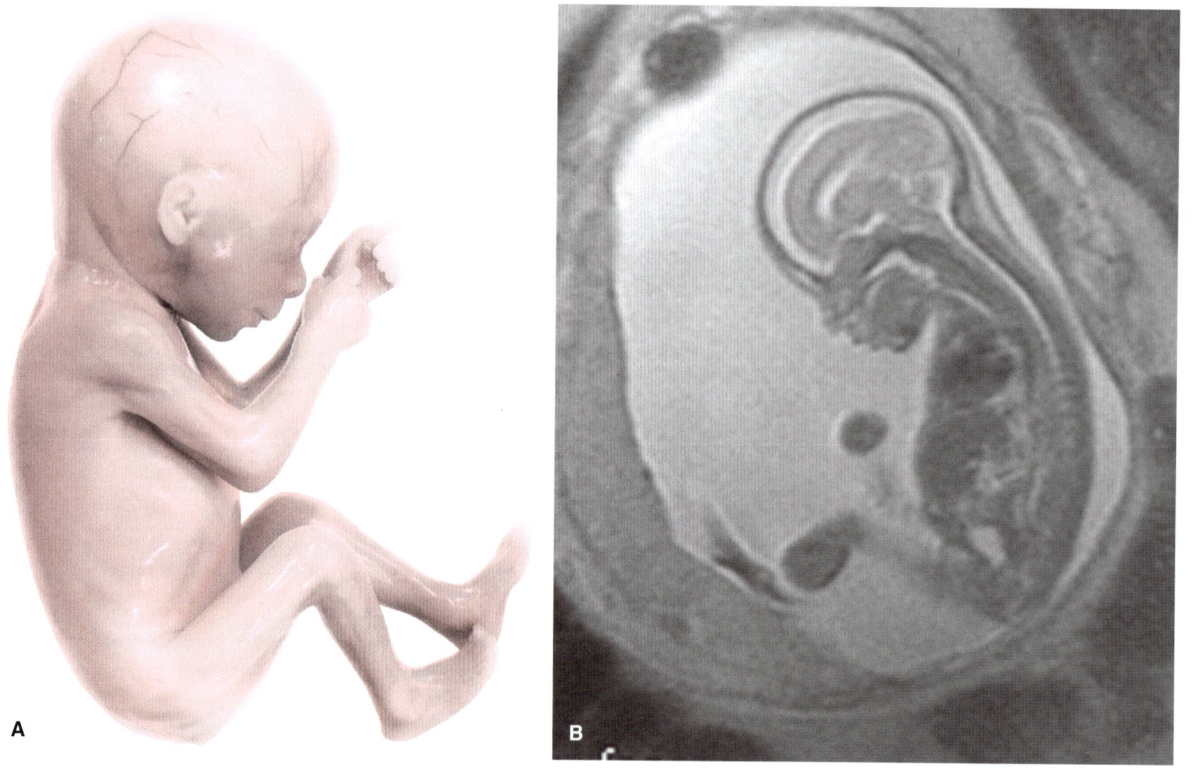

Figura 7.5 **A.** Feto de 17 semanas (tamanho real). Os fetos dessa idade não são capazes de sobreviver se nascerem prematuramente, principalmente porque o sistema respiratório está imaturo. **B.** Ressonância magnética de um feto normal de 18 semanas (idade gestacional de 20 semanas). (**A**, de Moore KL, Persaud TVN, Shiota K: *Color atlas of clinical embryology*, ed 2, Philadelphia, 2000, Saunders. **B**, cortesia de Deborah Levine, MD, Director of Obstetric and Gynecologic Ultrasound, Department of Radiology, Beth Israel Deaconess Medical Center, Boston, MA.)

2.500 g ou menos. As *pálpebras estão abertas em 26 semanas* e o lanugo e os cabelos da cabeça estão bem desenvolvidos. As unhas dos pés estão visíveis e uma considerável gordura subcutânea está agora presente, suavizando muitas das rugas da pele.

Trinta a trinta e oito semanas

O *reflexo pupilar à luz nos olhos* pode ser detectado em 30 semanas. Normalmente, ao final desse período, a pele é rosada e lisa e os membros superiores e inferiores apresentam uma aparência rechonchuda. Os fetos nascidos em 32 semanas geralmente sobrevivem. Os fetos com 35 semanas apresentam um aperto firme e exibem uma orientação espontânea à luz. À medida que o termo se aproxima (37 a 38 semanas), o sistema nervoso está suficientemente maduro para realizar algumas funções integrativas. A maioria dos fetos, durante esse "período de finalização", é rechonchuda (Figura 7.6). Em 36 semanas, as circunferências da cabeça e do abdome são aproximadamente iguais. O crescimento diminui à medida que o momento do nascimento se aproxima (Figura 7.7). A maioria dos fetos pesa aproximadamente 3.400 g a termo (Figura 7.8). Um feto adiciona aproximadamente 14 g de gordura ao dia durante as últimas semanas de gestação. O tórax é proeminente e as mamas se projetam discretamente em ambos os sexos.

Data de nascimento prevista

A data de nascimento prevista de um feto é 266 dias, ou 38 semanas, após a fertilização (*i. e.*, 280 dias ou 40 semanas após o LNMP) (ver Tabela 7.2). Aproximadamente 12% dos bebês nascem de 1 a 2 semanas após o momento de nascimento previsto.

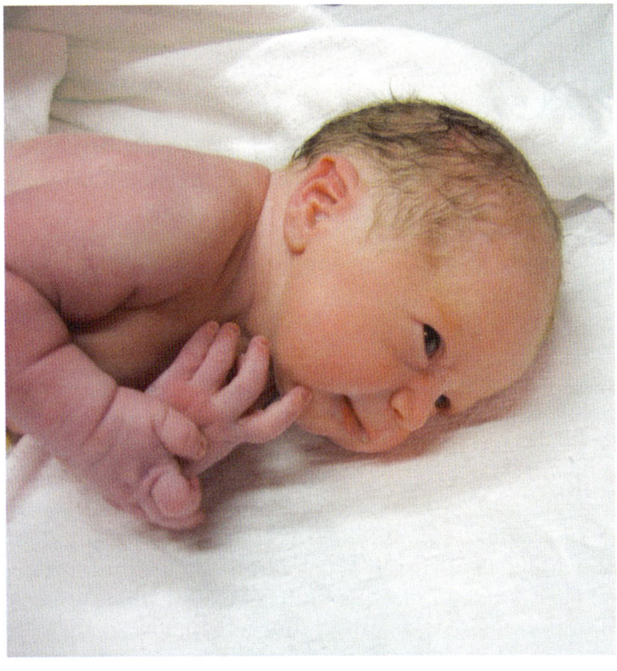

Figura 7.6 Um recém-nascido saudável do sexo masculino com 36 semanas de idade gestacional. (Cortesia de Michael e Michele Rice.)

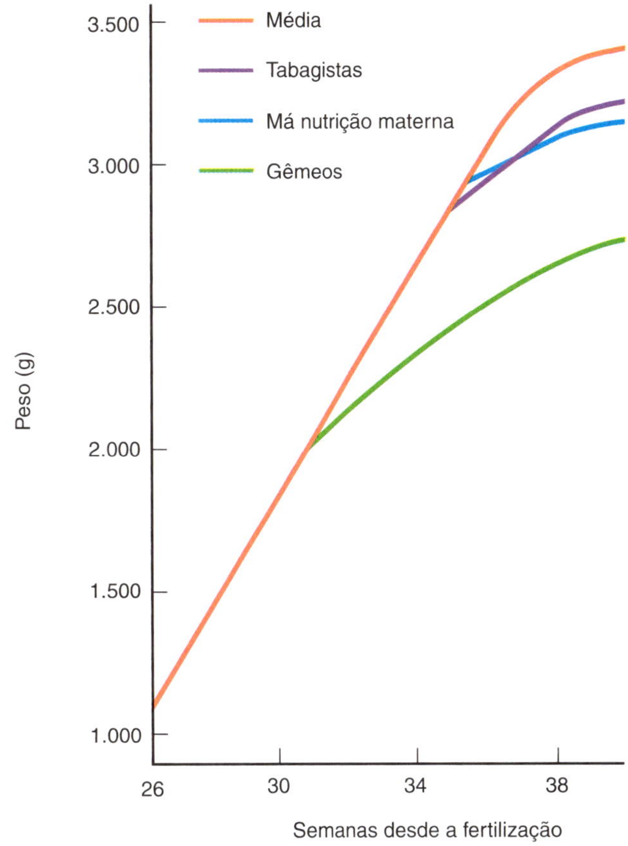

Figura 7.7 Gráfico mostrando a taxa de crescimento fetal durante o último trimestre. Após 36 semanas, a taxa de crescimento média desvia da linha reta. O declínio, particularmente após o termo completo (38 semanas), provavelmente reflete a nutrição fetal inadequada causada por alterações placentárias. Outros fatores que afetam a taxa de crescimento fetal (tabagismo, desnutrição materna e gêmeos) também são mostrados. (Modificada de Gruenwald P: Growth of the human fetus. I. Normal growth and its variation, *Am J Obstet Gynecol* 94:1112, 1966.)

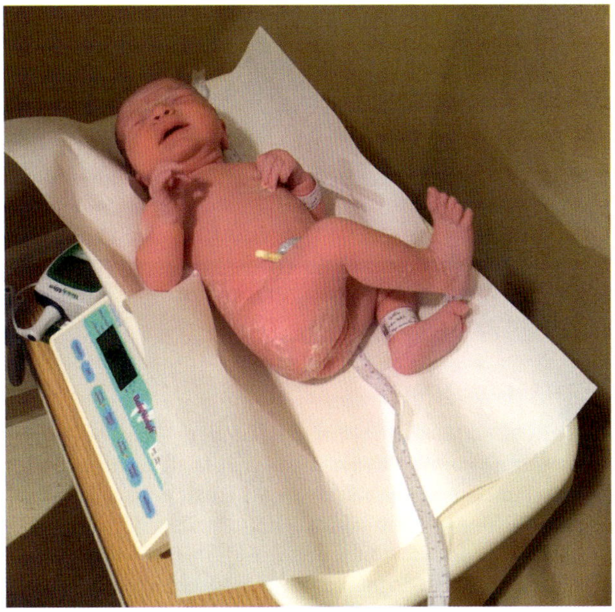

Figura 7.8 Neonato a termo do sexo feminino pesando 3,3 kg (7,2 lb). Observe o vérnix caseoso gorduroso cobrindo parte de seu corpo.

Fatores que influenciam o crescimento fetal

O feto necessita de substratos para o crescimento e a produção de energia. Os gases e nutrientes passam livremente da mãe para o feto através da **membrana placentária** (ver Capítulo 8, *Placenta e Membranas Fetais*). A **glicose** é uma fonte primária de energia para o metabolismo e o crescimento fetais; **aminoácidos** também são necessários. A **insulina** é necessária para o metabolismo da glicose e é secretada pelo pâncreas fetal. Acredita-se que a insulina, o hormônio de crescimento humano e alguns pequenos polipeptídeos (p. ex., o fator de crescimento semelhante à insulina I) estimulam o crescimento fetal.

Muitos fatores – maternos, fetais e ambientais – podem afetar o crescimento pré-natal. Em geral, os fatores que atuam durante a gravidez, como *tabagismo* e *consumo de álcool*, tendem a induzir restrição de crescimento intrauterino (RCIU) e neonatos pequenos, enquanto fatores que atuam durante o último trimestre (p. ex., desnutrição materna) geralmente levam a neonatos com baixo peso, mas com comprimento e tamanho da cabeça normais. A desnutrição materna grave resultante de uma dieta de má qualidade é tida como causa de crescimento fetal reduzido (ver Figura 7.7).

Os neonatos (recém-nascidos) resultantes de gestações gemelares, trigemelares e outras gestações múltiplas geralmente pesam consideravelmente menos do que bebês resultantes de uma gravidez única (ver Figura 7.7). É evidente que as necessidades totais de dois ou mais fetos excedem o suprimento nutricional disponível pela placenta durante o terceiro trimestre.

Casos repetidos de RCIU em uma família indicam que genes recessivos podem ser a causa do crescimento anormal. Nos últimos anos, aberrações cromossômicas estruturais e numéricas também mostraram estar associadas a casos de crescimento fetal restrito. A RCIU é pronunciada em neonatos com trissomia do cromossomo 21 (síndrome de Down) (ver Capítulo 19, *Defeitos Congênitos em Seres Humanos*).

Foi demonstrado que o peso mais baixo ao nascimento é um fator de risco para muitas doenças em adultos, incluindo hipertensão, diabetes e doença cardiovascular. O peso mais alto ao nascimento resultante do diabetes gestacional está associado à obesidade e ao diabetes em adultos.

Procedimentos para avaliação do estado fetal

Ultrassonografia

A ultrassonografia é a principal modalidade de exame de imagem na avaliação do feto devido à sua ampla disponibilidade, à qualidade das imagens, ao baixo custo e à ausência de efeitos adversos conhecidos (Figura 7.9). O tamanho placentário e fetal, os nascimentos múltiplos, as anormalidades do formato da placenta e as apresentações anormais também podem ser determinados. Muitas anomalias estruturais também podem ser detectadas por ultrassonografia no pré-natal.

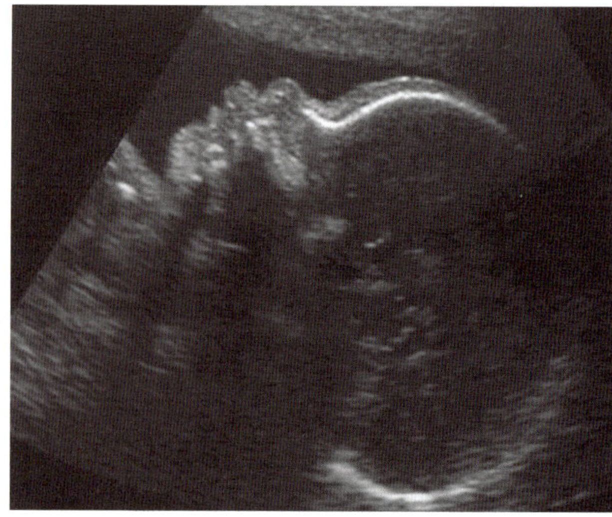

Figura 7.9 Ultrassonografia (varredura axial) de um feto de 25 semanas mostrando o perfil facial. (Cortesia de E. A. Lyons, MD, Professor of Radiology, Obstetrics, and Gynecology, and Anatomy, University of Manitoba, Health Sciences Centre, Winnipeg, Manitoba, Canada.)

Amniocentese diagnóstica

A amniocentese diagnóstica é um procedimento diagnóstico pré-natal invasivo comum (Figura 7.10 A), tipicamente realizado durante o segundo ou o terceiro trimestre. Para o diagnóstico pré-natal, o líquido amniótico é coletado por meio da inserção de uma agulha nas paredes abdominal anterior e uterina da mãe, dentro do saco amniótico. Uma seringa é, então, colocada na agulha e o líquido amniótico é retirado. O procedimento é relativamente isento de risco, especialmente quando realizado por um médico experiente que utilize a ultrassonografia como guia para delinear a posição do feto e da placenta.

Amostragem das vilosidades coriônicas

A biopsia das vilosidades coriônicas (Figura 7.10 B) é realizada para detectar anomalias cromossômicas, erros inatos do metabolismo e distúrbios ligados ao X. A amostragem das vilosidades coriônicas pode ser realizada entre 10 e 13 semanas após a fertilização. A taxa de perda fetal é de aproximadamente 1%, um pouco mais do que o risco associado à amniocentese (0,5%). A principal vantagem da amostragem das vilosidades coriônicas em relação à amniocentese é que permite que a amostragem cromossômica fetal seja realizada várias semanas mais cedo.

Culturas celulares

O sexo fetal e as aberrações cromossômicas também podem ser determinados pelo estudo dos cromossomos sexuais em células fetais cultivadas obtidas durante a amniocentese. As culturas são comumente realizadas quando há suspeita de uma anomalia autossômica, como ocorre na síndrome de Down. Erros inatos do metabolismo e deficiências enzimáticas em fetos também podem ser detectados por meio do estudo de culturas celulares.

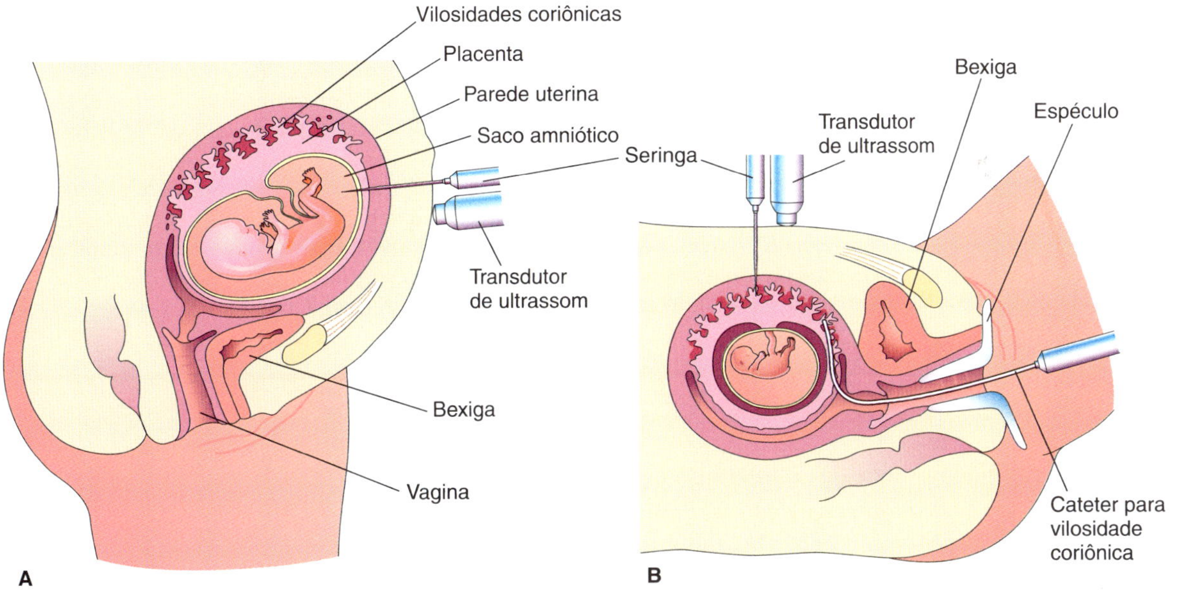

Figura 7.10 A. Ilustração da técnica de amniocentese. Utilizando-se orientação ultrassonográfica, uma agulha é inserida através das paredes abdominal e uterina da mãe dentro do saco amniótico. Uma seringa é acoplada, e o líquido amniótico é retirado para fins diagnósticos. **B.** Ilustração da coleta de amostras de vilosidades coriônicas. Duas abordagens de coleta das amostras são mostradas – uma através da parede abdominal anterior e do saco amniótico utilizando uma agulha e outra através da vagina e do canal cervical utilizando um cateter maleável para vilosidade coriônica.

Tecnologias recentes, como a análise de microarranjos cromossômicos e o sequenciamento do genoma completo, levaram a novas oportunidades no avanço do diagnóstico pré-natal e na triagem de anomalias genéticas.

Amostragem percutânea do sangue do cordão umbilical

Para a análise cromossômica, as amostras de sangue podem ser obtidas a partir da veia umbilical por **amostragem percutânea de sangue do cordão umbilical (PUBS)**. A varredura ultrassonográfica é utilizada para delinear a localização dos vasos. Com frequência, a PUBS é realizada em aproximadamente 18 semanas a fim de se obter amostras para análise cromossômica quando a ultrassonografia ou outros exames mostraram características de defeitos congênitos. Com um feto normal, a taxa de perda da gravidez é de aproximadamente 1,3%.

Ressonância magnética

Quando o tratamento fetal, como cirurgia, é planejado, podem ser utilizadas tomografia computadorizada e **ressonância magnética (RM)**. A RM tem a vantagem de não utilizar radiação ionizante para produzir imagens. Esses estudos de imagem podem fornecer informações adicionais sobre uma anomalia fetal detectada por ultrassonografia.

Monitoramento fetal

O monitoramento contínuo da frequência cardíaca fetal em gestações de alto risco é rotina e fornece informações sobre a oxigenação do feto. O ***desconforto fetal***, conforme indicado por uma frequência ou ritmo cardíaco anormal, sugere que o feto está em risco.

Ensaio de alfafetoproteína

A alfafetoproteína (AFP), uma glicoproteína sintetizada no fígado e na vesícula umbilical fetais, escapa da circulação fetal para o líquido amniótico em fetos com defeitos de tubo neural aberto, como espinha bífida com mielosesquise (ver Capítulo 19, *Defeitos Congênitos em Seres Humanos*). A AFP também pode entrar no líquido amniótico a partir de defeitos de parede ventral aberta, como ocorre no caso da gastrosquise e da onfalocele (ver Capítulo 13, *Sistema Urogenital*). A AFP é formada a partir do final do primeiro trimestre e começa a diminuir no terceiro trimestre de gravidez. Também pode ser medida no soro materno.

Diagnóstico pré-natal não invasivo

A síndrome de Down (trissomia do 21) é o mais comumente conhecido dos distúrbios cromossômicos; as crianças nascidas com essa condição apresentam graus variados de deficiência intelectual. A triagem não invasiva para trissomia do 21 é baseada no isolamento de células fetais no sangue materno e na detecção de DNA e RNA fetais livres de células. Em comparação à amniocentese e à biopsia das vilosidades coriônicas, os resultados ficam disponíveis mais cedo e há menos complicações. A metodologia desse teste diagnóstico baseado em DNA continua a evoluir e a ser refinada para melhorar sua confiabilidade.

Período neonatal

O período neonatal se refere às 4 primeiras semanas após o nascimento. O ***período neonatal inicial*** ocorre do nascimento aos 7 dias. O **neonato** (recém-nascido) não é um adulto em miniatura e um bebê prematuro extremo não é o mesmo que um bebê a termo. O ***período neonatal tardio*** ocorre dos 7 aos 28 dias. O cordão umbilical geralmente cai de 7 a 8 dias após o nascimento, no final do período neonatal inicial.

Ao nascimento, a cabeça de um neonato é grande em proporção ao resto do corpo. Posteriormente, a cabeça cresce mais lentamente do que o tronco (torso) do corpo. Normalmente, um neonato perde cerca de 10% do seu peso no nascimento de 3 a 4 dias após o nascimento, dada a perda do líquido extracelular em excesso e da secreção do ***mecônio***, o primeiro material intestinal esverdeado ejetado do reto.

Quando a mão do neonato é tocada, geralmente agarra um dedo. Se a mãe segurar o recém-nascido junto ao seu tórax, ele procurará (enraizará) seu seio para encontrar o mamilo e se alimentar. Os neonatos nascem com capacidade visual total para ver objetos e cores a cerca de 20 a 38 centímetros de distância; no entanto, são extremamente míopes. Os ***olhos*** de alguns ***neonatos prematuros*** são vesgos porque os músculos oculares não estão totalmente desenvolvidos. Um toque suave na bochecha do recém-nascido faz com que ele se vire em direção ao toque com a boca aberta.

QUESTÕES DE ORIENTAÇÃO CLÍNICA

1. Os embriões maduros se movimentam? Um feto no primeiro trimestre pode mover os membros? Em caso afirmativo, a mãe pode sentir o bebê chutando nesse momento?

2. Alguns relatórios sugerem que a suplementação vitamínica no momento da concepção previne defeitos do tubo neural, como a espinha bífida. Há prova científica para apoiar essa afirmação?

3. A agulha pode ferir o feto durante a amniocentese? Existe o risco de induzir um aborto ou causar infecção materna ou fetal?

As respostas a essas questões estão no fim deste livro.

Placenta e Membranas Fetais

8

A parte fetal da placenta e as membranas fetais separam o embrião ou feto do **endométrio** – a camada interna da parede uterina. O cório, o âmnio, a vesícula umbilical e o alantoide constituem as membranas fetais. Uma troca de substâncias (p. ex., nutrientes e oxigênio) ocorre entre o sangue materno e o fetal por meio da placenta. Os vasos do cordão umbilical conectam a circulação placentária à circulação fetal.

Placenta

A placenta é o principal local de troca de nutrientes e gases entre a mãe e o feto. É um **órgão materno-fetal** que tem dois componentes:

- Uma **parte fetal** que se desenvolve a partir de parte do saco coriônico
- Uma **parte materna** que é derivada do endométrio, a membrana mucosa que compreende a camada interna da parede uterina.

A placenta e o cordão umbilical formam um *sistema de transporte* de substâncias que passam entre a mãe e o feto. Os nutrientes e o oxigênio passam do sangue materno através da placenta para o sangue fetal e os resíduos e o dióxido de carbono passam do sangue fetal através da placenta para o sangue materno. *A placenta e as membranas fetais desempenham as seguintes funções e atividades*: proteção, nutrição, respiração, excreção de produtos residuais e produção de hormônios. Logo após o nascimento, a placenta e as membranas fetais são expelidas do útero como **secundina**.

Decídua

A *decídua* é o endométrio do útero de uma mulher grávida. É a camada funcional do endométrio que se separa do restante do útero após o ***parto*** (nascimento). As **três regiões da decídua** são nomeadas de acordo com sua relação com o local de implantação (Figura 8.1):

- **Decídua basal** – a parte da decídua profunda ao concepto (embrião e membranas) que forma a parte materna da placenta
- **Decídua capsular** – a parte superficial da decídua que recobre o concepto
- **Decídua parietal** – as partes intermediárias remanescentes da decídua.

Em resposta aos ***níveis de progesterona*** crescentes no sangue materno, as células do tecido conjuntivo da decídua aumentam de tamanho para formar **células deciduais** de coloração pálida. Essas células aumentam de tamanho à medida que o glicogênio e os lipídios se acumulam em seus citoplasmas. As alterações celulares e vasculares na decídua que resultam da gravidez são chamadas de **reação decidual**. Muitas células deciduais degeneram próximo ao saco coriônico, na região do sinciciotrofoblasto e, juntamente com o sangue materno e as secreções uterinas, fornecem uma rica fonte de nutrição para o embrião. *As regiões deciduais, claramente reconhecíveis durante a ultrassonografia, são importantes no diagnóstico da gravidez inicial.*

Desenvolvimento da placenta

O desenvolvimento inicial da placenta é caracterizado pela rápida proliferação do trofoblasto e pelo desenvolvimento do saco coriônico e das vilosidades coriônicas. Ao final da terceira semana, os arranjos anatômicos necessários para as trocas fisiológicas entre a mãe e o embrião foram estabelecidos. Ao final da quarta semana, uma complexa rede vascular se desenvolve na placenta, permitindo as trocas materno-embrionárias de gases, nutrientes e resíduos metabólicos.

As vilosidades coriônicas cobrem todo o saco coriônico até o início da oitava semana (ver Figuras 8.1 D e 8.2). Conforme esse saco cresce, as vilosidades associadas à decídua capsular são comprimidas, o que reduz seu suprimento de sangue. Essas vilosidades logo degeneram, produzindo uma área nua relativamente avascular, o **cório liso** (ver Figura 8.1 D). À medida que essas vilosidades desaparecem, outras associadas à decídua basal aumentam rapidamente em número, ramificam-se profusamente e aumentam de tamanho (Figura 8.3). Essa parte espessa do saco coriônico é o **cório viloso**, ou **cório frondoso** (ver Figuras 8.1 E e 8.4).

Os genes homeobox (HLX, MSX2 *e* DLX3) *expressos no trofoblasto e nos vasos sanguíneos induzem a invasão do trofoblasto e ajudam a regular o desenvolvimento da placenta.*

Ultrassonografia do saco coriônico

O tamanho do saco coriônico é útil para determinar a idade gestacional dos embriões em pacientes com história menstrual incerta. O crescimento do saco coriônico é extremamente rápido entre a 5ª e a 10ª semana de desenvolvimento. Os aparelhos modernos de ultrassonografia permitem a detecção do saco coriônico quando este tem um diâmetro mediano, de 2 a 3 mm (ver Figura 8.4). Os sacos coriônicos com esse diâmetro indicam uma idade gestacional de aproximadamente 18 dias após a fertilização.

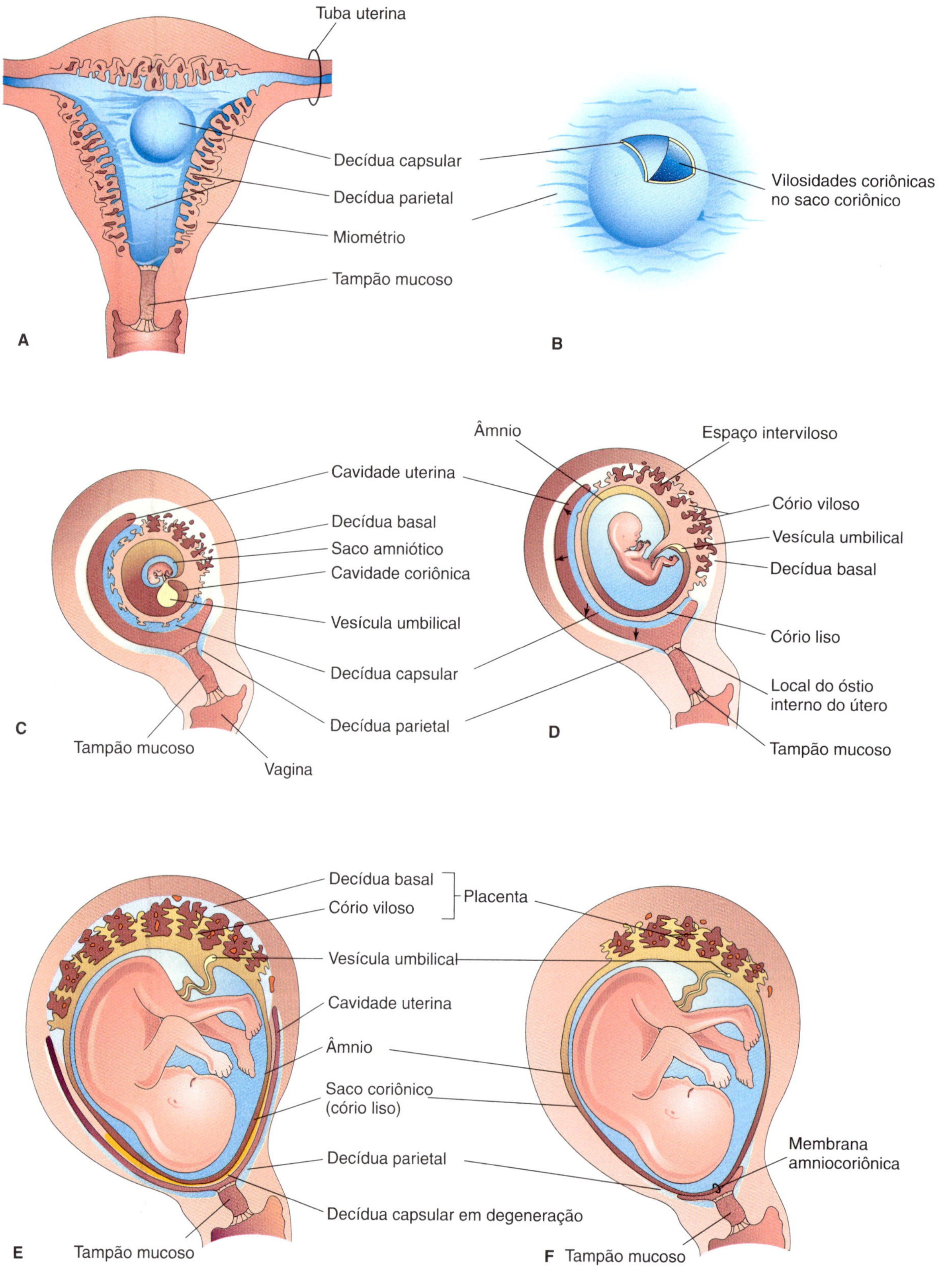

Figura 8.1 Desenvolvimento da placenta e membranas fetais. **A.** Secção coronal do útero mostrando a elevação da decídua capsular e do saco coriônico em expansão na quarta semana. **B.** Ilustração ampliada do local de implantação. As vilosidades coriônicas foram expostas, na medida em que se cortou uma abertura na decídua capsular. **C** a **F.** Secções sagitais do útero grávido da 5ª à 22ª semana, mostrando a mudança da relação das membranas fetais com a decídua. Em **F**, o âmnio e o cório estão fusionados entre si e com a decídua parietal, obliterando a cavidade uterina.

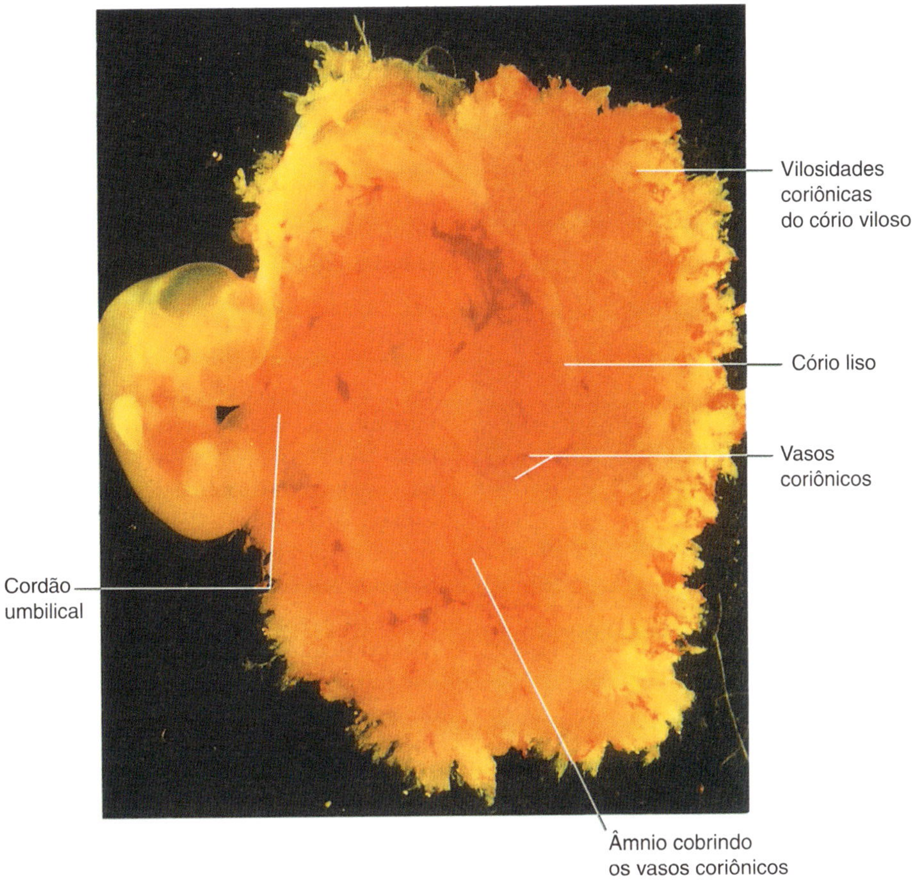

Figura 8.2 Vista lateral de um embrião abortado espontaneamente no estágio Carnegie 14, aproximadamente 32 dias. Os sacos coriônico e amniótico foram abertos para mostrar o embrião.

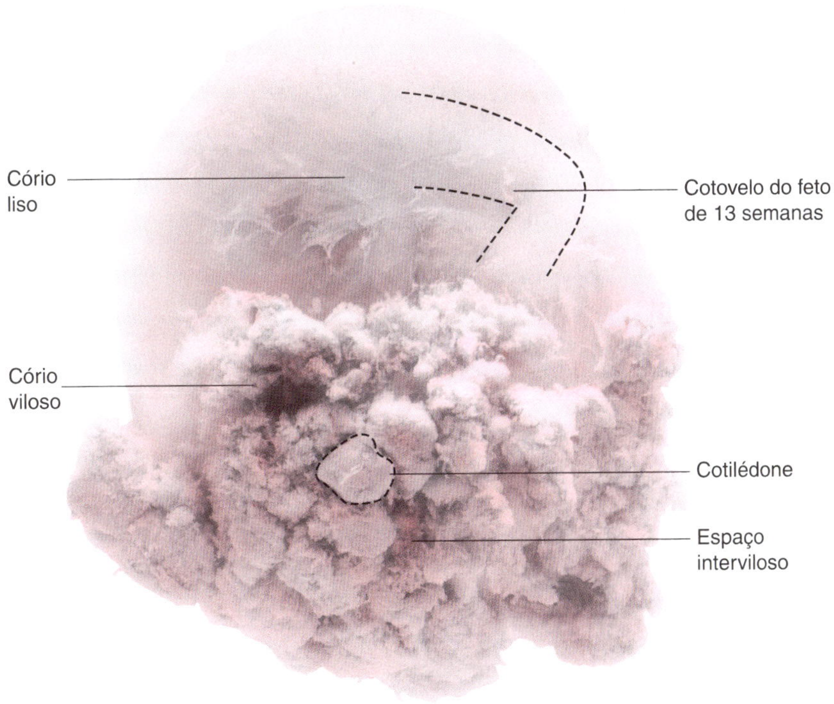

Figura 8.3 Saco coriônico humano contendo um feto de 13 semanas abortado espontaneamente. O cório viloso é onde as vilosidades coriônicas persistem e formam a parte fetal da placenta. *In situ*, os cotilédones eram fixados à decídua basal e o espaço interviloso era preenchido com sangue materno.

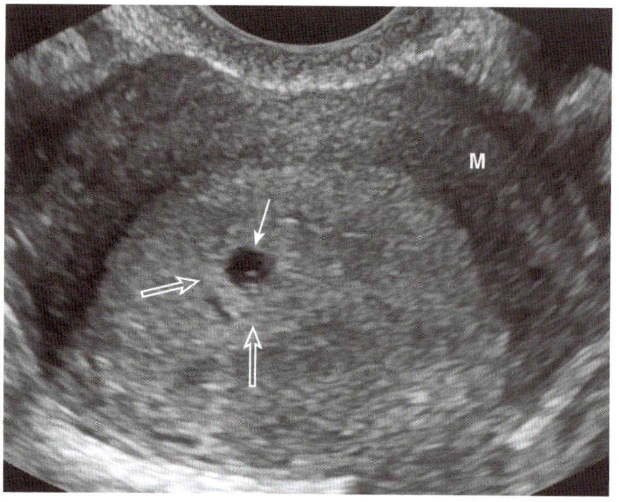

Figura 8.4 Imagem endovaginal axial de um útero grávido mostrando um saco coriônico de 3 semanas (*seta*) no endométrio posterior (decídua). Há um anel brilhante (ecogênico) de vilosidades coriônicas (*setas abertas*) ao redor do saco. *M*, miométrio. (Cortesia de E. A. Lyons, MD, Professor of Radiology, Obstetrics and Gynecology, and Anatomy, University of Manitoba, Health Sciences Centre, Winnipeg, Manitoba, Canada.)

Interface materno-fetal

A *parte fetal da placenta* (cório viloso) está ligada à *parte materna da placenta* (decídua basal) pela **concha citotrofoblástica**, a camada externa de células trofoblásticas na superfície materna da placenta (Figura 8.5). As vilosidades coriônicas se prendem firmemente à decídua basal por meio da concha citotrofoblástica e ancoram o saco coriônico à decídua basal. As **artérias e veias endometriais** passam livremente pelas aberturas da concha citotrofoblástica e se abrem dentro do *espaço interviloso* (ver Figura 8.5).

O **formato da placenta** é determinado pelo formato da área persistente das vilosidades coriônicas (ver Figura 8.1 F). Geralmente, essa é uma área circular, dando à placenta um formato discoide. À medida que as vilosidades coriônicas invadem a decídua basal durante a formação da placenta, o tecido decidual é erodido para aumentar o espaço interviloso. Essa erosão produz várias áreas deciduais em forma de cunha – **septos da placenta** – que se projetam em direção à **placa coriônica** (ver Figura 8.5). Os septos placentários dividem a parte fetal da placenta em áreas convexas irregulares – **cotilédones** (ver Figura 8.3). Cada cotilédone consiste em duas ou mais **vilosidades-tronco** e em muitas **vilosidades ramificadas**.

A **decídua capsular**, a camada que recobre o saco coriônico implantado, forma uma cápsula sobre a superfície externa do saco (ver Figura 8.1 A a D). À medida que o concepto aumenta, a decídua capsular se projeta para a cavidade uterina e se torna bastante adelgaçada. Por fim, parte da **decídua capsular** entra em contato e se fusiona com a **decídua parietal**, obliterando lentamente a cavidade uterina (ver Figura 8.1 E e F). Entre 22 e 24 semanas, o suprimento de sangue para a decídua capsular torna-se reduzido, fazendo com que ela degenere e desapareça.

Espaço interviloso

Esse espaço da placenta contém sangue materno, que é derivado das lacunas que se desenvolveram no sinciciotrofoblasto durante a segunda semana de desenvolvimento (ver Capítulo 4, *Segunda Semana do Desenvolvimento Humano*, Figura 4.1 B). O grande espaço preenchido de sangue resulta da coalescência e do aumento das **redes lacunares**. O espaço interviloso é dividido em compartimentos pelos *septos placentários*; entretanto, a comunicação livre ocorre entre os compartimentos porque os septos não alcançam a **placa coriônica** (ver Figura 8.5), a parte do cório associada à placenta. O sangue materno entra no espaço interviloso proveniente das **artérias espiraladas** da decídua basal (ver Figura 8.5); essas artérias passam por aberturas na concha citotrofoblástica e descarregam sangue no **espaço interviloso**. Células trofoblásticas invadem as artérias espiraladas e criam tampões dentro das artérias, os quais permitem que apenas o plasma materno entre no espaço interviloso. Como resultado, um gradiente líquido negativo de oxigênio é criado; foi demonstrado que níveis elevados de oxigênio durante os estágios iniciais de desenvolvimento podem causar complicações como aborto espontâneo e pré-eclâmpsia. No entanto, entre 11 e 14 semanas, quando os tampões começam a romper, o sangue total materno começa a fluir e as concentrações de oxigênio aumentam. Esse espaço interviloso é drenado por veias endometriais que também penetram na concha citotrofoblástica. As numerosas **vilosidades ramificadas**, originadas das **vilosidades-tronco**, são continuamente banhadas com sangue materno à medida que ele circula pelo espaço interviloso. O sangue, nesse espaço, carrega oxigênio e materiais nutricionais necessários para o crescimento e o desenvolvimento fetais. O sangue materno também contém produtos residuais fetais, como dióxido de carbono, sais e produtos do metabolismo proteico.

Membrana amniocoriônica

O saco amniótico cresce mais rapidamente do que o saco coriônico. Como resultado, o âmnio e o cório liso logo se fusionam para formar a **membrana amniocoriônica** (ver Figura 8.1 F). Essa membrana composta se funde com a decídua capsular e, após o desaparecimento dessa parte da decídua, adere à decídua parietal. *É a membrana amniocoriônica que se rompe durante o parto.* A ruptura prematura dessa membrana é o evento mais comum que leva ao parto prematuro. Quando a membrana amniocoriônica se rompe, o líquido amniótico escapa através do colo do útero e da vagina.

Circulação placentária

As muitas ramificações das *vilosidades coriônicas* da placenta fornecem uma grande área de superfície na qual os materiais (p. ex., oxigênio e nutrientes) são trocados através da **membrana placentária** muito fina interposta entre as circulações fetal e materna (Figura 8.6 B e C).

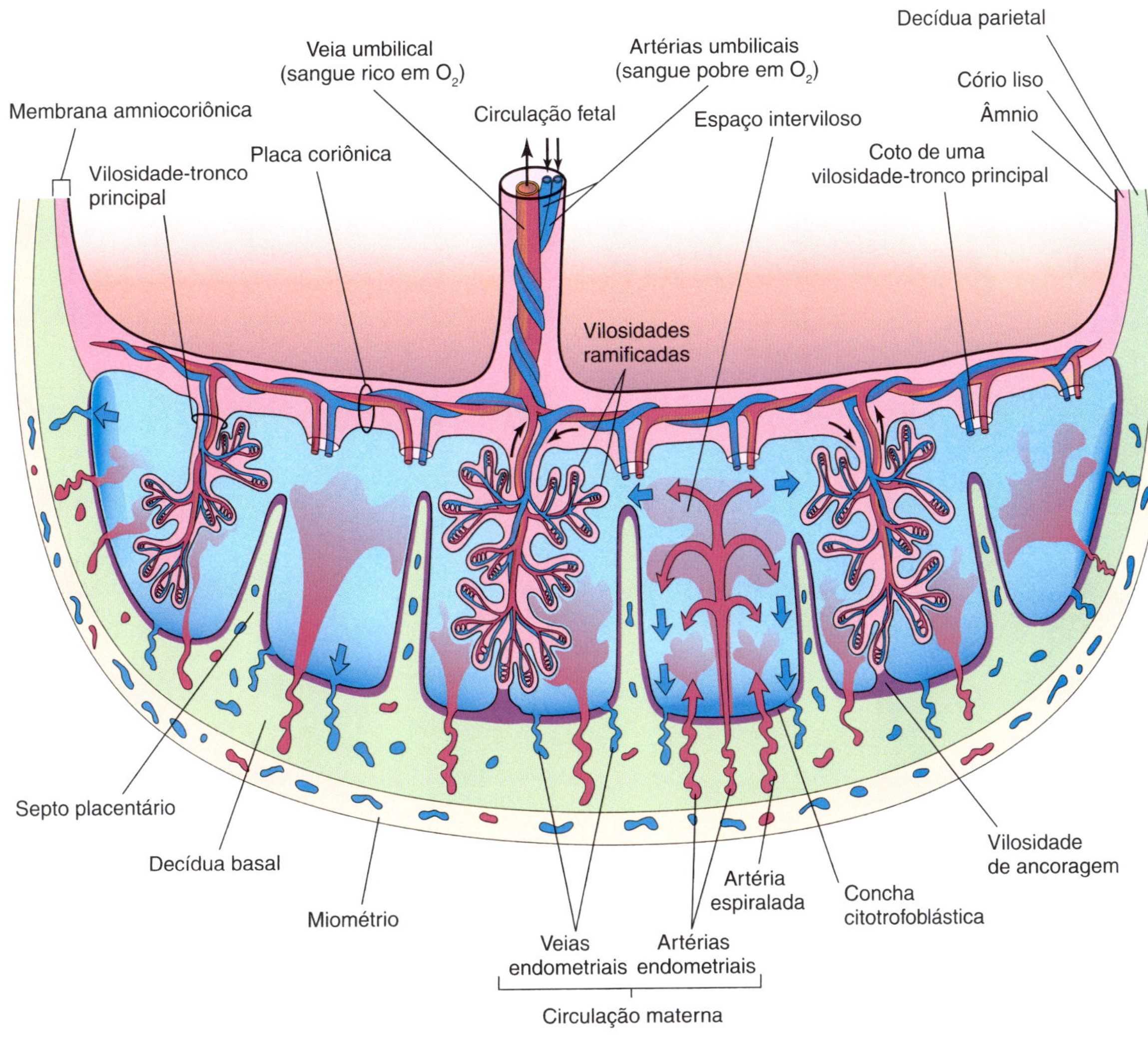

Figura 8.5 Ilustração de um corte transversal através de uma placenta a termo, mostrando (1) a relação entre o cório viloso (parte fetal da placenta) e a decídua basal (parte materna da placenta), (2) a circulação placentária fetal e (3) a circulação materno-placentária. O sangue materno flui para os espaços intervilosos em jatos em forma de funil a partir das artérias espiraladas e ocorrem trocas com o sangue fetal conforme o sangue materno flui ao redor das vilosidades ramificadas. O influxo de sangue arterial empurra o sangue venoso para fora do espaço interviloso, para as veias endometriais. Observe que as artérias umbilicais transportam sangue fetal pouco oxigenado (mostrado em *azul*) para a placenta e que a veia umbilical transporta sangue oxigenado (mostrado em *vermelho*) para o feto. Apenas uma vilosidade-tronco é mostrada em cada cotilédone, mas os cotos das que foram removidas são indicados. As *setas* indicam a direção do fluxo sanguíneo materno (*vermelhas* e *azuis*) e fetal (*pretas*).

É através das vilosidades ramificadas que ocorre a principal troca de material entre a mãe e o feto. A membrana placentária consiste em tecidos extrafetais.

Circulação fetoplacentária

O sangue pouco oxigenado deixa o feto e passa pelas **artérias umbilicais** (ver Figuras 8.5 e 8.7). Na ligação do cordão umbilical à placenta, essas artérias se dividem em várias **artérias coriônicas** dispostas radialmente que se ramificam livremente na **placa coriônica** antes de entrarem nas vilosidades coriônicas (ver Figura 8.5). Os vasos sanguíneos formam um extenso **sistema venoso arteriocapilar** dentro das vilosidades coriônicas (ver Figura 8.6 A), que torna o sangue fetal extremamente próximo do sangue materno (ver Figura 8.7). Esse sistema fornece uma área de superfície muito grande para as trocas metabólicas e gasosas entre o sangue materno e o fetal. *Normalmente, não ocorre mistura de sangue materno e fetal.* O sangue fetal bem oxigenado nos capilares fetais é drenado pelas veias de paredes finas que seguem as artérias coriônicas até o local da ligação do cordão umbilical, onde convergem para formar a **veia umbilical**. Esse grande vaso transporta sangue rico em oxigênio para o feto (ver Figura 8.5).

Circulação materno-placentária

O sangue materno entra no espaço interviloso através de 80 a 100 **artérias endometriais espiraladas** na decídua basal (ver Figura 8.5). O sangue que entra está sob pressão consideravelmente mais alta do que aquele no espaço interviloso, portanto jorra em direção à **placa coriônica**. À medida que a pressão se dissipa, o sangue flui lentamente ao redor das vilosidades ramificadas, permitindo uma troca de produtos metabólicos e gasosos com o sangue fetal. O sangue finalmente retorna pelas veias endometriais

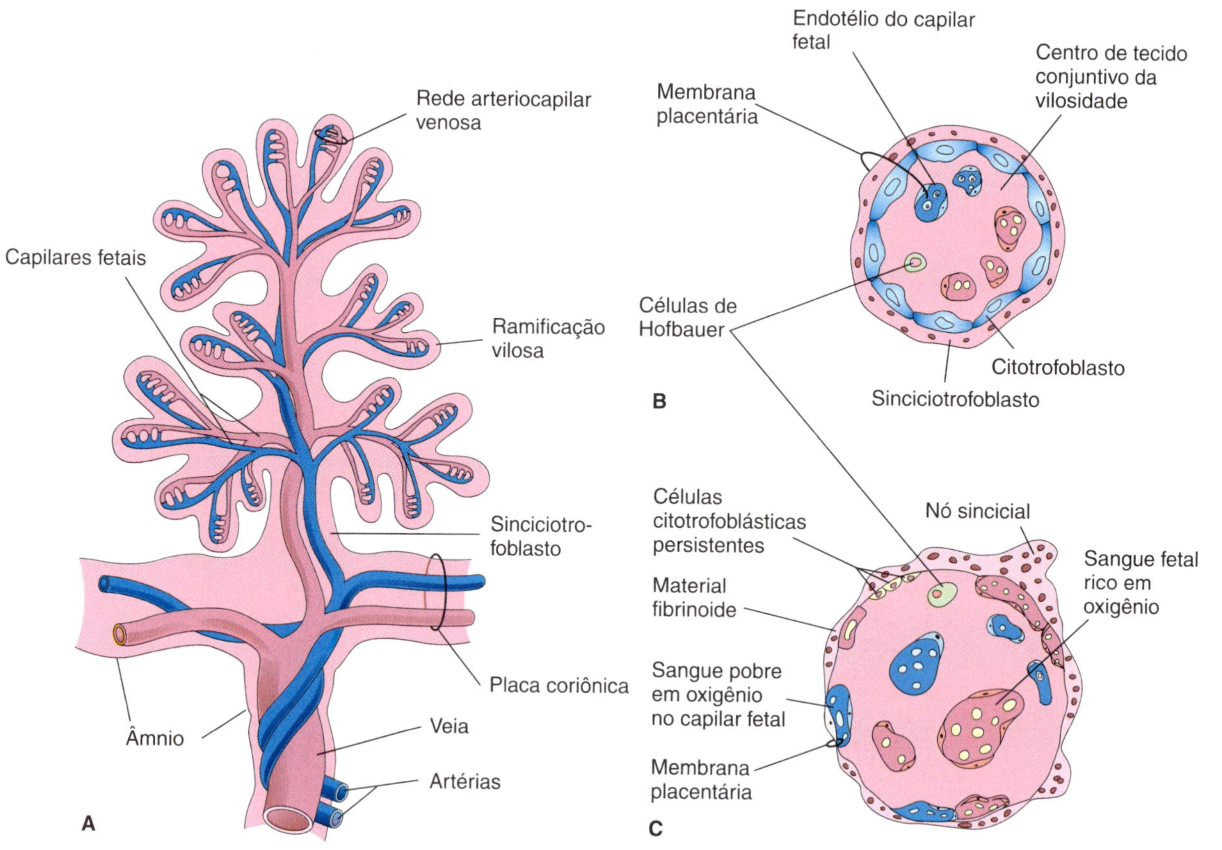

Figura 8.6 A. Ilustração de uma vilosidade-tronco coriônica mostrando seu sistema venoso arteriocapilar. As artérias transportam sangue fetal pouco oxigenado e resíduos do feto, enquanto a veia transporta sangue oxigenado e nutrientes para o feto. **B** e **C.** Secções através de uma ramificação vilosa de uma gestação de 10 semanas e uma a termo, respectivamente. A membrana placentária, composta de tecidos extrafetais, separa o sangue materno no espaço interviloso do sangue fetal nos capilares das vilosidades. Observe que a membrana placentária se torna muito fina a termo. Acredita-se que as células de Hofbauer (**B**) sejam células fagocíticas.

para a circulação materna (ver Figura 8.7). Reduções da circulação uteroplacentária resultam em **hipoxia fetal** (nível de oxigênio diminuído) e **restrição do crescimento intrauterino**. O espaço interviloso da placenta madura contém aproximadamente 150 ml de sangue e é reabastecido três ou quatro vezes por minuto.

Membrana placentária

A membrana consiste em tecidos extrafetais que separam o sangue materno e o fetal. Até cerca de 20 semanas, *a membrana placentária consiste em quatro camadas* (ver Figura 8.6 B e C): sinciciotrofoblasto, citotrofoblasto, tecido conjuntivo das vilosidades e endotélio dos capilares fetais. Após a 20ª semana, ocorrem alterações microscópicas nas vilosidades que resultam na atenuação do citotrofoblasto em muitas delas. Os macrófagos fetais (células de Hofbauer) presentes nas vilosidades desempenham um papel essencial na formação e na função da placenta (ver Figura 8.6 B).

Por fim, as células citotrofoblásticas desaparecem ao longo de grandes áreas das vilosidades, deixando apenas pequenas placas de sinciciotrofoblasto. Como resultado, a membrana placentária a termo consiste em apenas três camadas na maioria dos lugares (ver Figura 8.6 C). Em algumas áreas, torna-se acentuadamente fina. Nesses locais, o sinciciotrofoblasto entra em contato direto com o endotélio dos capilares fetais para formar uma ***membrana placentária vasculosincicial***.

Apenas algumas substâncias, endógenas ou exógenas, são incapazes de passar através da membrana placentária. Nesse sentido, a membrana atua como uma verdadeira barreira apenas quando a molécula ou o organismo apresenta determinado tamanho, configuração e carga. *A maioria das medicações e outras substâncias do plasma materno passa através da membrana placentária e é encontrada no plasma fetal* (ver Figura 8.7). Durante o terceiro trimestre, vários núcleos do sinciciotrofoblasto das vilosidades se agregam para formar **nós sinciciais** – *agregados nucleares* (ver Figura 8.6 C). Esses nós normalmente se rompem e são transportados do espaço interviloso para a circulação materna. Alguns nós podem se alojar nos capilares dos pulmões maternos, onde são rapidamente destruídos pela ação enzimática local. Próximo ao final da gravidez, **material fibrinoide** se forma nas superfícies das vilosidades (ver Figura 8.6 C).

Funções da placenta

A placenta tem muitas funções:

- Metabolismo (p. ex., síntese de glicogênio)
- Transporte de gases, nutrientes, medicações e agentes infecciosos

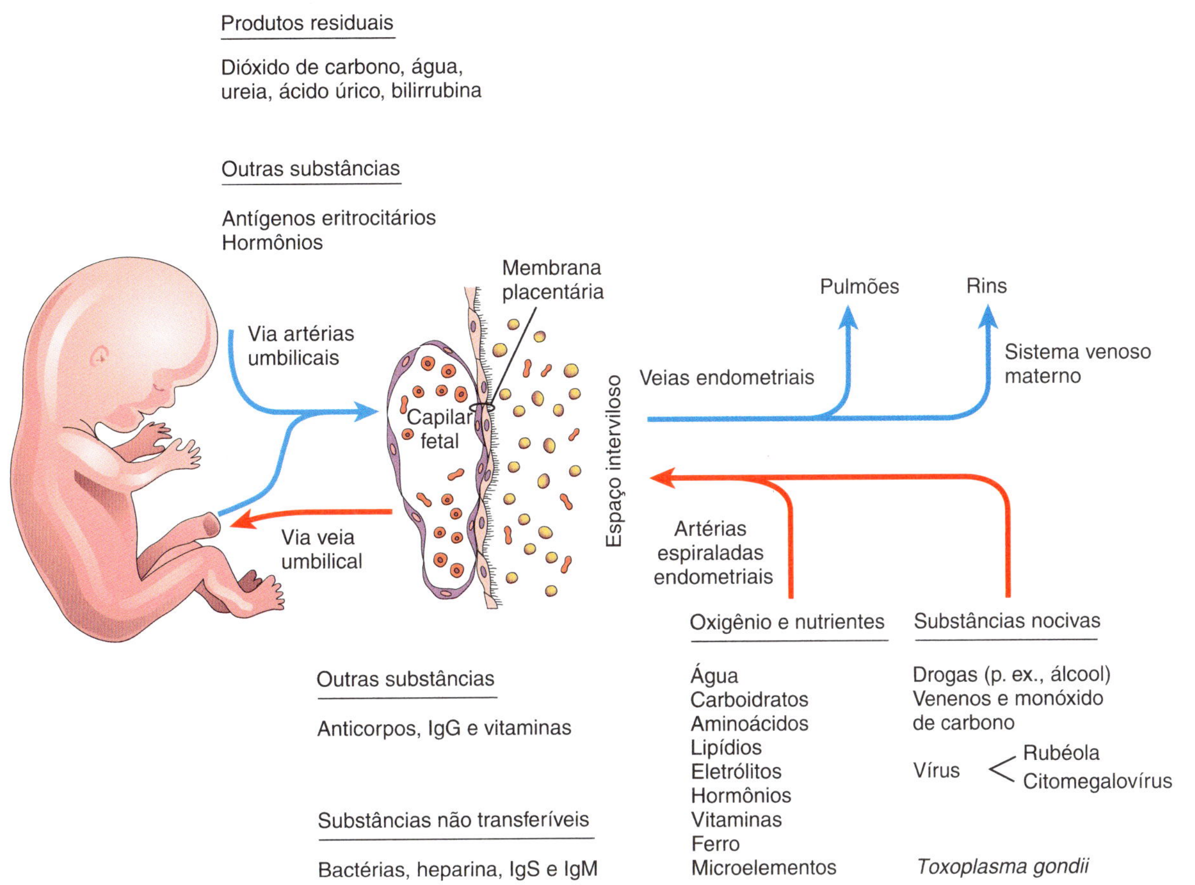

Figura 8.7 Transporte através da membrana placentária. Os tecidos extrafetais, por meio dos quais ocorre o transporte de substâncias entre a mãe e o feto, constituem coletivamente a membrana placentária. IgG, imunoglobulina G; IgM, imunoglobulina M; IgS, imunoglobulina S.

- Proteção por anticorpos maternos
- Excreção de produtos residuais
- Síntese e secreção endócrina (p. ex., gonadotrofina coriônica humana).

Metabolismo placentário

A placenta sintetiza glicogênio, colesterol e ácidos graxos, que servem como fontes de nutrientes e energia para o embrião ou o feto. Muitas das atividades metabólicas da placenta são cruciais para duas de suas outras atividades principais: transporte e secreção endócrina. A termo, essas necessidades metabólicas são utilizadas pela própria placenta, que consome de 40 a 60% do oxigênio e da glicose que chegam ao útero.

Transporte placentário

A grande área de superfície da membrana placentária facilita o transporte de substâncias em ambas as direções entre a placenta e o sangue materno. Quase todos os materiais são transportados através da membrana placentária por um dos **quatro principais mecanismos de transporte** a seguir: difusão simples, difusão facilitada, transporte ativo e pinocitose.

O ***transporte passivo por difusão simples*** é geralmente característico de substâncias que se movem de áreas de concentração mais elevada para áreas de concentração mais baixa até que o equilíbrio seja estabelecido. A ***difusão facilitada*** requer um transportador, mas nenhuma energia. O ***transporte ativo*** contra um gradiente de concentração requer energia. Esse mecanismo de transporte pode envolver moléculas transportadoras que se combinam temporariamente com as substâncias a serem transportadas. A ***pinocitose*** é uma forma de endocitose na qual o material que está sendo engolfado é uma pequena quantidade de fluido extracelular. Algumas proteínas são transferidas muito lentamente através da placenta por pinocitose.

Transferência de gases. O oxigênio e o dióxido de carbono atravessam a membrana placentária por difusão simples. *A interrupção do transporte de oxigênio por vários minutos põe em risco a sobrevivência do embrião ou feto.* A eficiência da membrana placentária se aproxima da dos pulmões quanto à troca gasosa. A quantidade de oxigênio que chega ao feto é geralmente limitada pelo fluxo, em vez de ser limitada pela difusão. A **hipoxia fetal** resulta principalmente de fatores que diminuem o fluxo sanguíneo uterino ou o fluxo sanguíneo fetal na placenta. A placenta tem uma série de mecanismos que permitem reação a várias situações, incluindo a hipoxia, para que os efeitos fetais possam ser minimizados. O óxido nitroso, um analgésico e anestésico inalatório, e o monóxido de carbono, uma toxina ambiental, a atravessam rapidamente.

Substâncias nutricionais. *Os nutrientes constituem a maior parte das substâncias transferidas da mãe para o embrião ou feto.* A ***água*** é trocada rapidamente por difusão simples e em quantidades crescentes à medida que a gravidez avança. A ***glicose*** produzida pela mãe e pela placenta é rapidamente transferida para o embrião ou feto por difusão facilitada, mediada principalmente por GLUT-1 – um transportador de glicose independente de insulina. O colesterol, os triglicerídeos e os fosfolipídios maternos são transferidos. Embora os ácidos graxos livres sejam transportados, a quantidade transferida parece ser relativamente pequena, com uma preferência por ácidos graxos poli-insaturados de cadeia longa. Os ***aminoácidos*** atravessam a placenta para o feto em altas concentrações por transporte ativo. As ***vitaminas*** atravessam a membrana placentária e são essenciais para o desenvolvimento normal. Uma proteína materna, a *transferrina*, atravessa a membrana placentária e carreia ferro para o embrião ou feto. A superfície da placenta contém receptores especiais para essa proteína.

Hormônios. *Hormônios proteicos* como a insulina e os hormônios hipofisários não alcançam o embrião ou o feto em quantidades significativas, exceto por uma transferência lenta de tiroxina e tri-iodotironina. Os ***hormônios esteroides*** não conjugados atravessam a membrana placentária com relativa liberdade. A **testosterona** e determinadas progestinas sintéticas também atravessam a placenta (ver Capítulo 19, *Defeitos Congênitos em Seres Humanos*).

Eletrólitos. Esses compostos são trocados livremente em quantidades significativas, cada um em sua própria taxa. Quando uma mãe recebe fluidos intravenosos com eletrólitos, eles também passam para o feto e afetam a água fetal e o estado eletrolítico.

Drogas e metabólitos de drogas. A maioria das drogas e seus metabólitos atravessa a placenta por difusão simples. **As drogas tomadas pela mãe podem afetar o embrião ou feto, direta ou indiretamente**, interferindo no metabolismo materno ou placentário. **Algumas drogas causam defeitos congênitos importantes** (ver Capítulo 19, *Defeitos Congênitos em Seres Humanos*). A *dependência fetal de drogas* pode ocorrer após o uso materno de drogas como a heroína, e os *neonatos podem apresentar sintomas de abstinência.* A maioria das drogas utilizadas para o gerenciamento do parto atravessa prontamente a membrana placentária. Dependendo da dose e do momento em relação ao parto, essas drogas podem causar depressão respiratória no neonato. Agentes bloqueadores neuromusculares, como a succinilcolina, que podem ser utilizados durante a obstetrícia cirúrgica, cruzam a placenta apenas em pequenas quantidades. Todos os sedativos e analgésicos afetam o feto em algum grau. Os anestésicos inalatórios também podem atravessar a membrana placentária e afetar a respiração fetal se utilizados durante o parto.

Agentes infecciosos. Citomegalovírus, rubéola, vírus coxsackie e vírus associados a varíola, varicela, sarampo e poliomielite podem passar através da membrana placentária e causar *infecção fetal.* Em alguns casos, como o do **vírus da rubéola**, podem ocorrer defeitos congênitos graves (ver Capítulo 19, *Defeitos Congênitos em Seres Humanos*). ***Treponema pallidum*** pode causar sífilis fetal e ***Toxoplasma gondii*** pode produzir alterações destrutivas no cérebro e nos olhos do feto.

Proteção placentária por anticorpos maternos

O feto produz apenas pequenas quantidades de anticorpos devido ao seu **sistema imune imaturo**. Alguma imunidade passiva é conferida ao feto pela transferência placentária de anticorpos maternos. Apenas a imunoglobulina G é transferida através da placenta (transcitose mediada por receptor). A partir da semana 16, aproximadamente, ***os anticorpos maternos conferem imunidade fetal*** **contra doenças como difteria, varíola e sarampo**; no entanto, nenhuma imunidade é adquirida contra coqueluche ou **varicela** (catapora).

Excreção placentária de produtos residuais

A ureia, um produto residual nitrogenado, e o ácido úrico passam através da membrana placentária por difusão simples. A bilirrubina conjugada, que é solúvel em gordura, é facilmente transportada pela placenta e é rapidamente eliminada.

Síntese e secreção endócrina placentárias

Utilizando precursores derivados do feto, da mãe ou de ambos, o *sinciciotrofoblasto* da placenta sintetiza proteínas e hormônios esteroides. Os **hormônios proteicos** sintetizados pela placenta incluem os seguintes:

- Gonadotrofina coriônica humana (hCG)
- Somatomamotrofina coriônica humana (lactogênio placentário humano)
- Tireotrofina coriônica humana
- Corticotrofina coriônica humana.

A glicoproteína **hCG**, semelhante ao hormônio luteinizante, é secretada pela primeira vez pelo sinciciotrofoblasto durante a segunda semana de desenvolvimento. A *hCG mantém o corpo lúteo*, prevenindo o início dos períodos menstruais. A concentração de hCG no sangue e na urina maternos aumenta até um nível máximo na oitava semana e então diminui. A placenta também desempenha um papel importante na produção de **hormônios esteroides** (*i. e.*, progesterona e estrogênios). *A progesterona é essencial para a manutenção da gravidez. Outros hormônios produzidos incluem a relaxina e a ativina.*

Doença hemolítica do neonato

Pequenas quantidades de sangue fetal podem passar para o sangue materno por meio de rupturas microscópicas na membrana placentária. Se o feto for Rh positivo e a mãe, Rh negativo, as células fetais podem estimular a formação de anticorpos anti-Rh pelo sistema imune da mãe. Esse anticorpo passa para o sangue fetal e causa hemólise das células sanguíneas Rh positivas fetais e anemia no feto. Alguns fetos com **doença hemolítica** do neonato, ou **eritroblastose fetal**, não apresentam uma adaptação intrauterina satisfatória. Eles podem ir a óbito, a menos que passem por parto prematuro ou transfusões intraperitoneais ou intravenosas de concentrado de células sanguíneas Rh negativas para mantê-los até após o nascimento. A doença hemolítica do neonato é relativamente incomum agora porque a imunoglobulina $Rh_0(D)$ administrada à mãe geralmente previne o desenvolvimento dessa doença no feto.

Crescimento uterino durante a gravidez

O útero de uma mulher não grávida se localiza na pelve. Ele aumenta de tamanho durante a gravidez para acomodar o feto em crescimento. Conforme cresce, ele aumenta de peso e suas paredes se tornam mais finas. Durante o primeiro trimestre, o útero se expande para fora da cavidade pélvica e, em 20 semanas, geralmente alcança o nível do umbigo. Entre 28 e 30 semanas, o fundo do útero alcança a região epigástrica, a área entre o processo xifoide do esterno e o umbigo.

Parto

O **parto** (nascimento) é o processo durante o qual o feto, a placenta e as membranas fetais são expelidos da mãe (Figura 8.8). É a ***sequência de contrações uterinas*** que resultam na dilatação do colo uterino e na saída do feto e da placenta do útero. Os fatores que desencadeiam o parto não são completamente compreendidos, mas vários hormônios estão relacionados ao início das contrações. O hipotálamo fetal secreta o **hormônio liberador de corticotrofina**, estimulando a hipófise a produzir o **hormônio adrenocorticotrófico (ACTH)**. O ACTH faz com que o córtex suprarrenal secrete **cortisol**, que está envolvido na síntese de **estrogênios**.

As contrações peristálticas do músculo liso uterino são provocadas pela **ocitocina**, que é liberada pela neuro-hipófise materna. Esse hormônio é clinicamente administrado quando é necessário induzir o parto. A ocitocina também estimula a liberação de **prostaglandinas** que, por sua vez, estimulam a contratilidade miometrial por sensibilizar as células miometriais quanto à ocitocina. Os estrogênios também aumentam a atividade contrátil miometrial e estimulam a liberação de ocitocina e prostaglandinas. O tecido conjuntivo do colo do útero também é alterado para permitir o amolecimento e a dilatação.

Anormalidades placentárias

A aderência anormal das vilosidades coriônicas ao miométrio da parede uterina é chamada de ***placenta acreta*** (Figura 8.11). Quando as vilosidades coriônicas penetram no miométrio até o perimétrio (cobertura peritoneal), a anormalidade é chamada de ***placenta percreta***. O sangramento no terceiro trimestre é o sinal de apresentação mais comum dessas anormalidades placentárias. Após o nascimento, a placenta não se separa da parede uterina e as tentativas de removê-la podem causar hemorragia grave difícil de controlar. Quando o blastocisto se implanta próximo ou sobrejacente ao óstio interno do útero, a anormalidade é chamada de ***placenta prévia***. O sangramento no final da gravidez pode resultar dessa anormalidade placentária. Nesses casos, o feto nasce por cesariana porque a placenta bloqueia o canal cervical. A ressonância magnética e a ultrassonografia são utilizadas para o exame de imagem da placenta em várias situações clínicas.

Estágios do parto

O parto é um processo contínuo; no entanto, para fins clínicos, é dividido em três estágios:

- A **dilatação** começa com a *dilatação progressiva do colo do útero* (ver Figura 8.8 A e B) e termina com sua dilatação completa. Durante essa fase, as **contrações do útero** são regulares e ocorrem com menos de 10 minutos de intervalo. A duração média do primeiro estágio é de aproximadamente 12 horas para as primeiras gestações (*primigrávidas*) e de aproximadamente 7 horas para as mulheres que tiveram um filho anteriormente (*multigrávidas*)
- A **expulsão** começa quando o colo do útero está totalmente dilatado e termina com o parto do feto (ver Figura 8.8 C a E). Durante essa fase, o *feto desce através do colo do útero e da vagina*. Assim que o feto está fora da mãe, é denominado *neonato*. A duração média dessa etapa é 50 minutos para as primigrávidas e 20 minutos para as multigrávidas
- A **separação da placenta** começa assim que o feto nasce e *termina com a expulsão da placenta e das membranas fetais* (ver Figura 8.8 F a H). Um **hematoma** se forma profundamente na placenta e a separa da parede uterina. A placenta e as membranas fetais são então expelidas. As contrações do útero comprimem as artérias espiraladas, evitando o sangramento uterino excessivo. A duração dessa etapa é de aproximadamente 15 minutos. Uma **placenta** retida ou **aderida** – que não foi expelida no período de 1 hora após o parto – é uma causa de *sangramento pós-parto.*

Placenta e membranas fetais após o nascimento

A placenta geralmente tem forma discoide (semelhante a um disco), com diâmetro de 15 a 20 cm e espessura de 2 a 3 cm (Figura 8.9). Suas margens são contínuas com os sacos amniótico e coriônico rompidos.

Variações na forma da placenta

À medida que a placenta se desenvolve, as vilosidades coriônicas geralmente persistem apenas onde o cório viloso está em contato com a decídua basal (ver Figura 8.1 E e F). Quando as vilosidades persistem em outro lugar, ocorrem diversas variações na forma da placenta, como a **placenta acessória** (Figura 8.10). O exame da placenta – pré-natal, por ultrassonografia, ou pós-natal, por estudo macroscópico

Ausência da artéria umbilical

Aproximadamente 1 em 200 neonatos apresentam apenas uma artéria umbilical (Figura 8.12), uma condição que pode estar associada a anomalias cromossômicas e fetais. A ausência de uma artéria umbilical é acompanhada de uma incidência de 15 a 20% de anomalias cardiovasculares no feto. A ausência de uma artéria resulta da agenesia ou degeneração desse vaso no início do desenvolvimento.

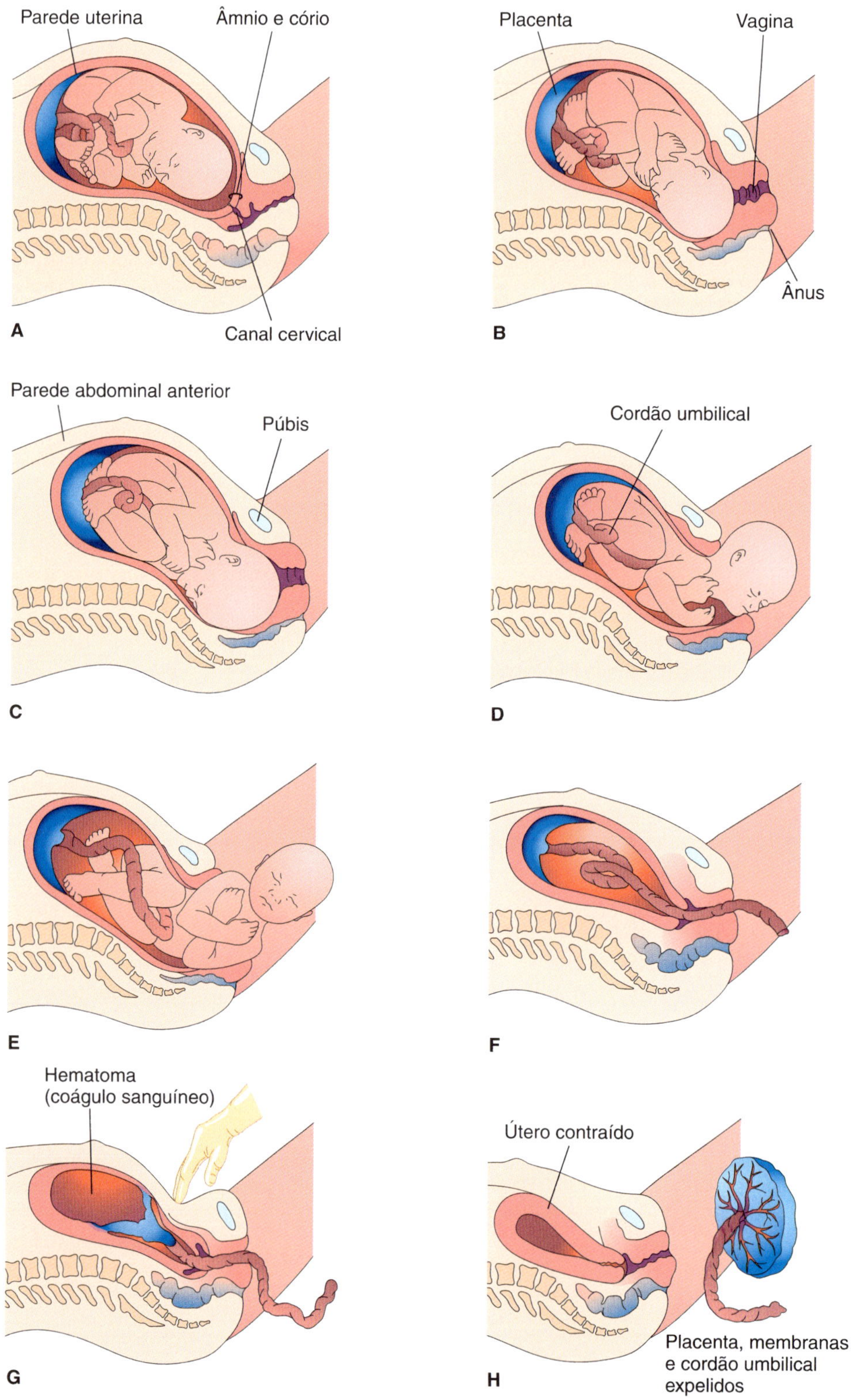

Figura 8.8 Ilustrações do parto (nascimento). **A** e **B.** O colo do útero está dilatando durante o primeiro estágio do parto. **C** a **E.** O feto está passando pelo colo do útero e pela vagina durante o segundo estágio do parto. **F** e **G.** Conforme o útero se contrai durante o terceiro estágio do parto, a placenta se dobra e se afasta da parede uterina. A separação da placenta resulta em sangramento e formação de um grande hematoma (massa de sangue). A pressão no abdome facilita a separação da placenta. **H.** A placenta é expelida e o útero se contrai.

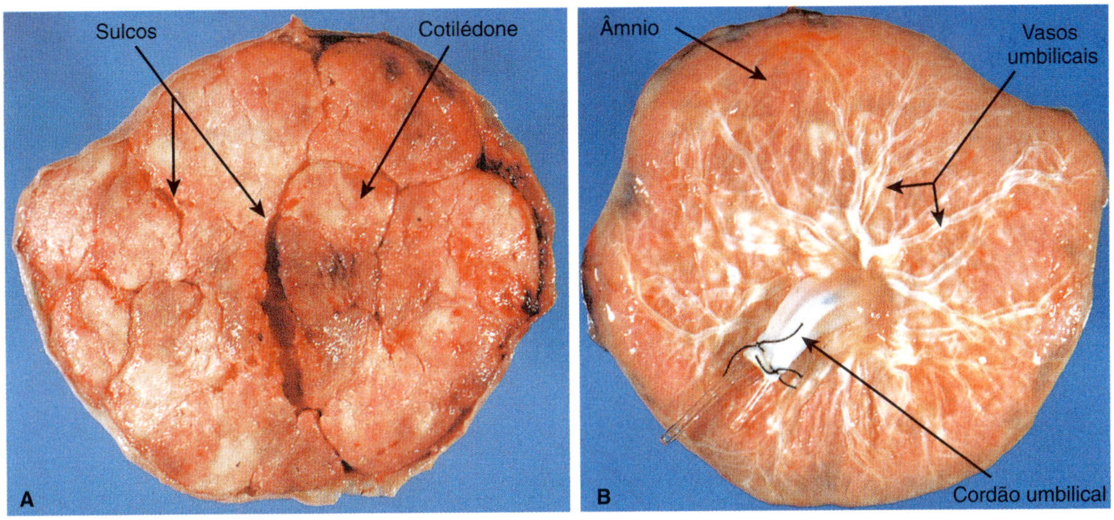

Figura 8.9 Placentas e membranas fetais após o nascimento, mostrando aproximadamente um terço de seu tamanho real. **A.** Superfície materna, mostrando os cotilédones e os sulcos ao redor deles. Cada cotilédone convexo consiste em uma série de vilosidades-tronco principais com suas muitas ramificações vilosas. Os sulcos foram ocupados pelos septos placentários quando as partes materna e fetal da placenta estavam unidas (ver Figura 8.5). **B.** Superfície fetal mostrando vasos sanguíneos correndo na placa coriônica profundamente ao âmnio e convergindo para formar os vasos umbilicais na inserção do cordão umbilical.

e microscópico – pode fornecer informações clínicas sobre as causas da disfunção placentária, da restrição do crescimento intrauterino, do sofrimento e do óbito fetal e da doença neonatal. O exame pós-natal da placenta também pode determinar se a placenta expelida está intacta. A retenção de cotilédones ou de uma placenta acessória no útero causa **hemorragia uterina pós-parto**.

Superfície materna da placenta

A *aparência de pedras arredondadas* da superfície materna da placenta é produzida por áreas vilosas discretamente protuberantes – os **cotilédones** – que são separadas por sulcos anteriormente ocupados por **septos placentários** (ver Figura 8.9 A).

Superfície fetal da placenta

O cordão umbilical geralmente se insere próximo ao centro da superfície fetal e seu epitélio é contínuo com o âmnio, aderindo à placa coriônica da placenta (ver Figura 8.9 B), dando à superfície fetal uma textura lisa. Os vasos coriônicos que irradiam para e do cordão umbilical são visíveis através do âmnio transparente. Os **vasos umbilicais** se ramificam na superfície fetal, formando os **vasos coriônicos**, que entram nas vilosidades coriônicas (ver Figura 8.5).

Cordão umbilical

A fixação do cordão geralmente é próxima ao centro da superfície fetal da placenta (ver Figura 8.9 B), mas pode ocorrer em outros locais (ver Figura 8.10). O cordão geralmente tem de 1 a 2 cm de diâmetro e de 30 a 90 cm de comprimento (ver Figura 8.10). A *ultrassonografia Doppler* e a *ressonância magnética* podem ser utilizadas para o diagnóstico pré-natal da posição e das anormalidades estruturais do cordão. Cordões longos têm uma tendência ao prolapso através do colo do útero ou a enrolar-se ao redor do feto. O reconhecimento imediato do *prolapso do cordão* é importante porque, durante o parto, ele pode ser comprimido entre a parte do corpo do feto que está se apresentando e a pelve óssea da mãe, causando **anoxia fetal**. Se a deficiência de oxigênio persistir por mais de 5 minutos, o cérebro do feto pode ser danificado.

O cordão umbilical geralmente apresenta *duas artérias e uma veia* circundadas por tecido conjuntivo mucoso *(geleia de Wharton)*. Como os vasos umbilicais são mais longos que o cordão, a torção e o dobramento do cordão são comuns. O cordão frequentemente forma alças, produzindo *nós falsos* que não têm significância; entretanto, em aproximadamente

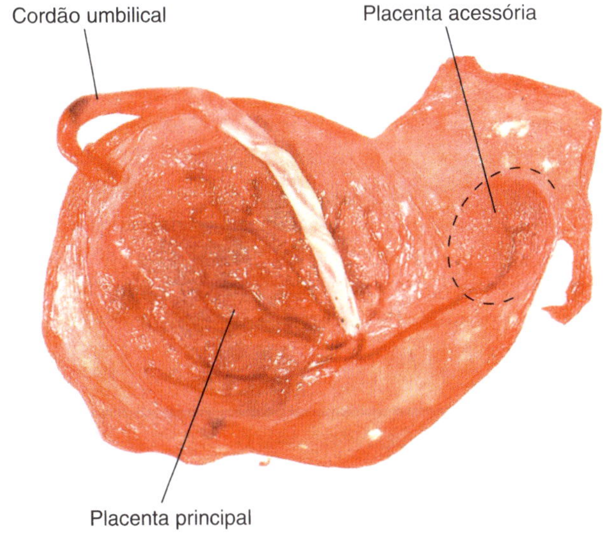

Figura 8.10 Superfície materna de uma placenta a termo e uma placenta acessória. O cordão umbilical é fixado à borda da superfície fetal da placenta.

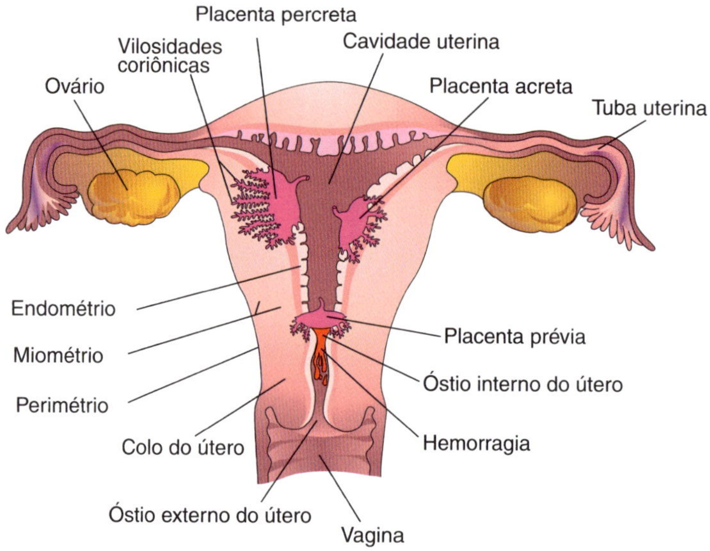

Figura 8.11 Anormalidades placentárias. Na **placenta acreta**, há aderência anormal da placenta ao miométrio (camada muscular). Na **placenta percreta**, a placenta penetrou em toda a espessura do miométrio. Na **placenta prévia**, a placenta recobre o óstio interno do útero, bloqueando o canal cervical.

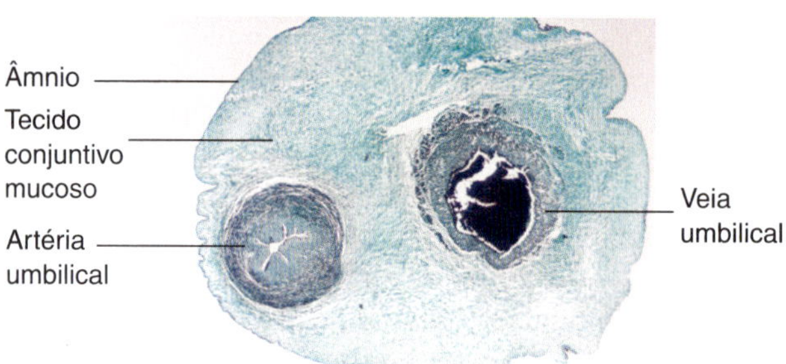

Figura 8.12 Secção transversal do cordão umbilical. Observe que o cordão é coberto por um epitélio de camada única derivado do âmnio envolvente. Ele tem um centro de tecido conjuntivo mucoso. Observe também que o cordão tem uma artéria e uma veia umbilicais. Normalmente, há duas artérias. (Cortesia do Professor V. Becker, Pathologisches Institut der Universität, Erlangen, Germany.)

1% das gestações, *nós verdadeiros* se formam no cordão umbilical. Estes podem comprimir e causar morte fetal secundária à anoxia fetal (Figura 8.13 C). Na maioria dos casos, os nós se formam durante o parto como resultado da passagem do feto através de uma alça do cordão. Como esses nós geralmente são frouxos, não têm significância clínica. Ocasionalmente, ocorre um simples laço do cordão em volta do feto. Em aproximadamente um quinto de todos os partos, o cordão fica frouxamente *enrolado ao redor do pescoço*, sem causar risco fetal aumentado.

Âmnio e líquido amniótico

O **âmnio** forma um ***saco amniótico*** membranoso preenchido de líquido que envolve o embrião e, posteriormente, o feto; o saco contém líquido amniótico (ver Figura 8.13). À medida que o âmnio cresce, gradualmente oblitera a cavidade coriônica e forma a cobertura epitelial do cordão umbilical (ver Figura 8.13 A e B). O **líquido amniótico** desempenha um papel importante no crescimento e desenvolvimento fetal. Inicialmente, as células do âmnio secretam algum líquido amniótico. A maior parte do líquido é derivada do *líquido do tecido materno* por difusão através da **membrana amniocoriônica** da decídua parietal (ver Figura 8.5). Posteriormente, ocorre a difusão do líquido através da placa coriônica do sangue para o espaço interviloso da placenta.

Antes de ocorrer a **queratinização** (formação de queratina) da pele, uma via importante de passagem de água e solutos do líquido dos tecidos fetais para a cavidade amniótica é através da pele. O líquido também é secretado pelos tratos respiratório e gastrintestinal fetais e entra na cavidade amniótica. *A partir da 11ª semana, o feto contribui com o líquido amniótico expelindo urina para a cavidade amniótica. De 19 a 20 semanas, a urina é a maior fonte de líquido amniótico, uma vez que a pele começa a sofrer queratinização e não suporta mais a difusão.*

O conteúdo de água do líquido amniótico muda a cada 3 horas. Grandes quantidades de água passam através da **membrana amniocoriônica** para o fluido intersticial dos tecidos maternos e então para os capilares uterinos. Também ocorre uma troca de líquido com o sangue fetal através do **cordão umbilical** e no local onde o âmnio adere à placa coriônica na superfície fetal da placenta (ver Figuras 8.5 e 8.9 B); assim, o líquido amniótico está em equilíbrio com a circulação fetal.

O líquido amniótico é engolido pelo feto e absorvido por seus tratos respiratório e digestivo. Estima-se que, durante os estágios finais da gravidez, **o feto engula até 400 ml de líquido amniótico por dia**. O líquido é absorvido pelo trato gastrintestinal e passa para a corrente sanguínea fetal. Os produtos residuais atravessam a membrana placentária e entram no sangue materno no **espaço interviloso**. O excesso de água no sangue fetal é excretado pelos rins fetais e devolvido ao saco amniótico pelo trato urinário fetal.

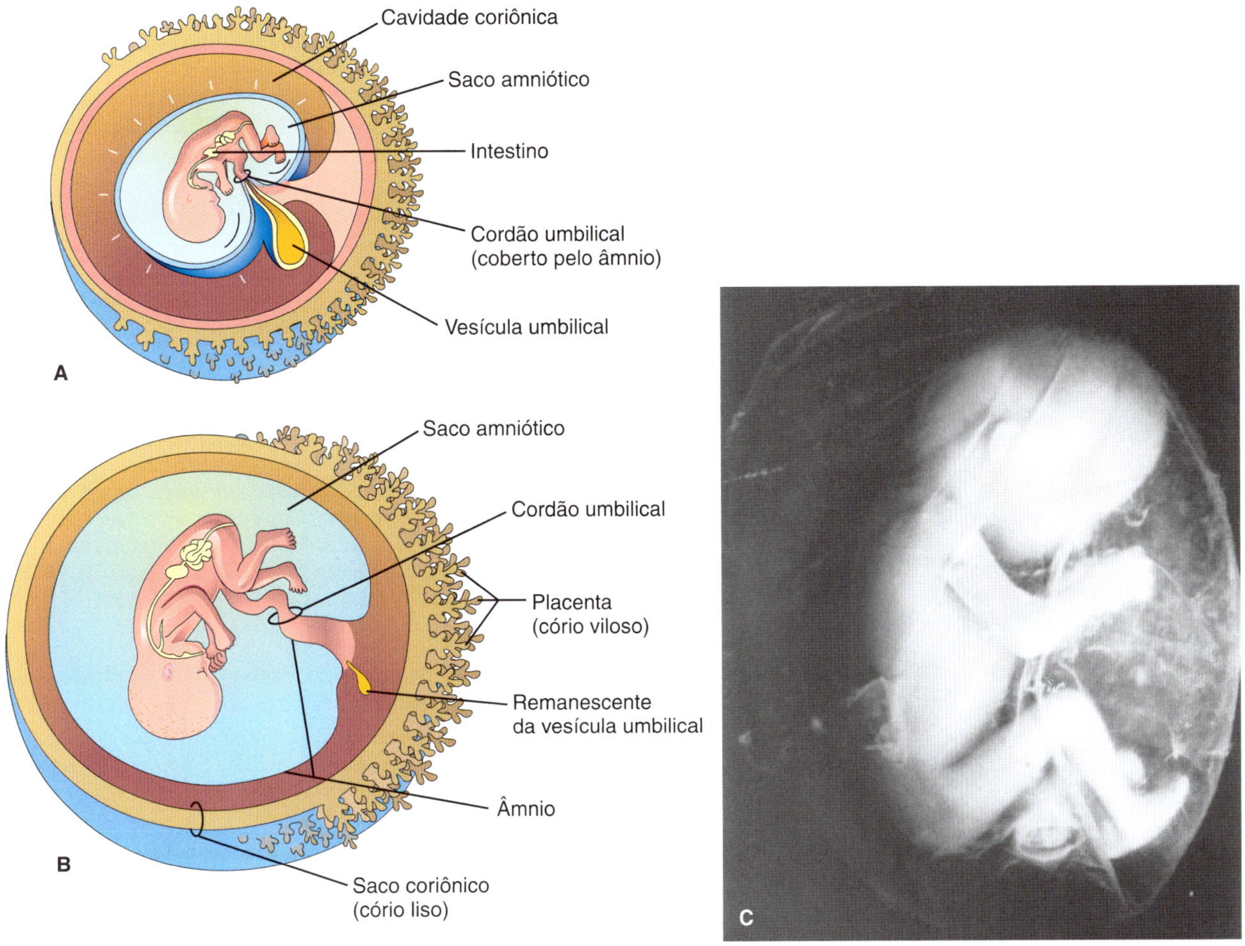

Figura 8.13 Ilustrações de como o âmnio cresce, preenche o saco coriônico e envolve o cordão umbilical. Observe que parte da vesícula umbilical é incorporada ao embrião como o intestino primordial. A formação da parte fetal da placenta e a degeneração das vilosidades coriônicas também são mostradas. **A.** Em 10 semanas. **B.** Em 20 semanas. **C.** Feto de 12 semanas dentro de seu saco amniótico (tamanho real). O feto e suas membranas abortaram espontaneamente. Ele foi removido de seu saco coriônico com o saco amniótico intacto.

Praticamente todo o líquido na cavidade amniótica é água, na qual está suspenso material não dissolvido, como células epiteliais fetais descamadas. O líquido amniótico contém porções aproximadamente iguais de compostos orgânicos e sais inorgânicos dissolvidos. Metade dos constituintes orgânicos são proteínas; a outra metade é composta por carboidratos, gorduras, enzimas, hormônios e pigmentos. Conforme a gravidez avança, a composição do líquido amniótico muda à medida que a urina fetal é adicionada. Como a urina fetal entra no líquido amniótico, os sistemas de enzimas, aminoácidos, hormônios e outras substâncias fetais podem ser estudados por meio do exame do líquido removido por **amniocentese**. Os estudos de células no líquido amniótico permitem a detecção de anomalias cromossômicas.

Significância do líquido amniótico

O embrião flutua livremente no saco amniótico. O líquido amniótico tem funções críticas no desenvolvimento do embrião e do feto:

- Permite o crescimento externo uniforme do embrião
- Atua como uma barreira à infecção

Distúrbios do volume do líquido amniótico

Um baixo volume de líquido amniótico – ***oligoidrâmnio*** – resulta, em alguns casos, da insuficiência placentária, com *fluxo sanguíneo placentário diminuído*. A ruptura prematura da membrana amniocoriônica é a causa mais comum de oligoidrâmnio. Na presença de **agenesia renal** (falha na formação do rim), a ausência de urina fetal no líquido amniótico é a principal causa de oligoidrâmnio. Uma diminuição semelhante no líquido amniótico ocorre com a **uropatia** obstrutiva (obstrução do trato urinário). As complicações do oligoidrâmnio incluem anormalidades fetais (hipoplasia pulmonar, defeitos faciais e defeitos nos membros) resultantes da compressão fetal pela parede uterina.

Um grande volume de líquido amniótico é denominado ***polidrâmnio***. A maioria dos casos de polidrâmnio (60%) é idiopática (de causa desconhecida); 20% dos casos são causados por fatores maternos, enquanto 20% são de origem fetal. O polidrâmnio pode estar associado a anomalias graves do sistema nervoso central, como **meroencefalia** (anencefalia) (ver Capítulo 16, *Sistema Nervoso*). Com outros defeitos congênitos, como atresia esofágica, o líquido amniótico se acumula porque não pode passar para o estômago e os intestinos fetais para absorção.

- Permite o desenvolvimento do pulmão fetal
- Impede a aderência do âmnio ao embrião
- Protege o embrião contra lesões, distribuindo impactos que a mãe possa vir a receber
- Ajuda a controlar a temperatura corporal do embrião, mantendo-a relativamente constante
- Permite que o feto se mova livremente, auxiliando assim o desenvolvimento muscular (p. ex., nos membros)
- Auxilia na manutenção da homeostase de líquidos e eletrólitos.

Vesícula umbilical

A vesícula umbilical pode ser observada ultrassonograficamente no início da quinta semana de gestação. Aos 32 dias, a vesícula umbilical é grande (ver Figura 8.1 C). Em 10 semanas, a vesícula umbilical encolheu para um remanescente em forma de pera de aproximadamente 5 mm de diâmetro (ver Figura 8.13 A). Em 20 semanas, a vesícula umbilical é muito pequena (ver Figura 8.13 B).

Significância da vesícula umbilical

A vesícula umbilical é não funcional no que diz respeito ao armazenamento do vitelo, mas sua presença é essencial por várias razões:

- Possui um papel na ***transferência de nutrientes*** para o embrião durante a segunda e a terceira semana antes do estabelecimento da circulação uteroplacentária
- As ***células sanguíneas*** se desenvolvem primeiramente na mesoderme extraembrionária bem vascularizada que cobre a parede da vesícula umbilical, tendo início na terceira semana (ver Capítulo 5, *Terceira Semana do Desenvolvimento Humano*) e lá continuam a se desenvolver até que a atividade hematopoética começa no fígado, durante a sexta semana
- Durante a quarta semana, a parte dorsal da vesícula umbilical é incorporada ao embrião como o ***intestino primordial*** (ver Capítulo 6, *Quarta à Oitava Semana do Desenvolvimento Humano*, Figura 6.1). Sua endoderme, derivada do epiblasto, dá origem ao *epitélio da traqueia, aos brônquios, aos pulmões e ao canal alimentar*
- As ***células germinativas primordiais*** aparecem no revestimento endodérmico da parede da vesícula umbilical na terceira semana e, subsequentemente, migram para as gônadas em desenvolvimento – testículo ou ovário (ver Capítulo 13, *Sistema Urogenital*). As células se diferenciam em espermatogônias, nos homens, e oogônias, nas mulheres.

Alantoide

O alantoide é não funcional em embriões humanos; no entanto, é importante por três razões:

- A formação das células sanguíneas ocorre em sua parede entre a terceira e a quinta semana do desenvolvimento
- Seus vasos sanguíneos se tornam as veias e artérias umbilicais
- A porção intraembrionária do alantoide vai do umbigo até a bexiga urinária, com a qual é contínua (ver Capítulo 13, *Sistema Urogenital*, Figura 13.11 E). À medida que a bexiga cresce, o alantoide involui para formar um tubo espesso, o **úraco** (ver Capítulo 13, *Sistema Urogenital*, Figura 13.11 G). Após o nascimento, o úraco se torna um cordão fibroso, o ligamento umbilical mediano, que se estende do ápice da bexiga urinária até o umbigo.

Ruptura prematura das membranas fetais

A ruptura prematura da membrana amniocoriônica é o evento mais comum que leva ao trabalho de parto e ao parto prematuros e a complicação mais comum que resulta em oligoidrâmnio. A perda de líquido amniótico remove a principal proteção que o feto tem contra a infecção. A ruptura da membrana pode causar vários defeitos congênitos fetais que constituem a **síndrome da banda amniótica** ou o *complexo da ruptura da banda amniótica* (Figura 8.14). Esses defeitos congênitos estão associados a uma variedade de anormalidades, desde a constrição dos dedos (das mãos) até defeitos importantes do couro cabeludo, craniofaciais e viscerais. A causa desses defeitos está provavelmente relacionada à constrição por bandas amnióticas circundantes (ver Figura 8.14).

Gestações múltiplas

Gestações múltiplas estão associadas a maiores riscos de anomalias cromossômicas, morbidade fetal e mortalidade fetal do que gestações únicas. Os riscos são progressivamente maiores à medida que o número de fetos aumenta. Na América do Norte, os ***gêmeos*** ocorrem naturalmente aproximadamente uma vez a cada 85 gestações, ***trigêmeos***, aproximadamente uma vez a cada 90^2 gestações, ***quadrigêmeos***, aproximadamente uma vez a cada 90^3 gestações e ***quíntuplos***, aproximadamente uma vez a cada 90^4 gestações.

Gêmeos e membranas fetais

Gêmeos que se originam de dois zigotos são **gêmeos dizigóticos (DZ)** – gêmeos fraternos (Figura 8.15) –, enquanto gêmeos que se originam de um zigoto são **gêmeos monozigóticos (MZ)** – gêmeos idênticos (Figura 8.16). As membranas fetais e placentas variam de acordo com a origem dos gêmeos. *Aproximadamente dois terços dos gêmeos são dizigóticos, e a taxa de gêmeos DZ aumenta com a idade materna.* O estudo de gêmeos é importante na genética humana porque é útil para comparar os efeitos dos genes e do ambiente sobre o desenvolvimento. Se uma condição anormal não mostrar um padrão genético simples, a comparação de sua incidência em gêmeos MZ e DZ pode mostrar que a hereditariedade está envolvida.

Gêmeos dizigóticos

Como resultam da fertilização de dois oócitos por dois espermatozoides, os gêmeos DZ podem ser do mesmo sexo ou de sexos diferentes. Pela mesma razão, não são

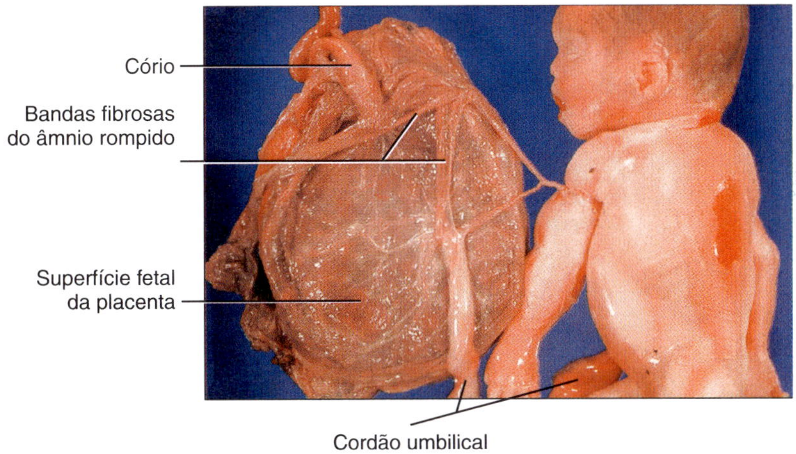

Figura 8.14 Feto com síndrome da banda amniótica, mostrando bandas amnióticas constringindo o braço esquerdo. (Cortesia do Professor V. Becker, Pathologisches Institut der Universität, Erlangen, Germany.)

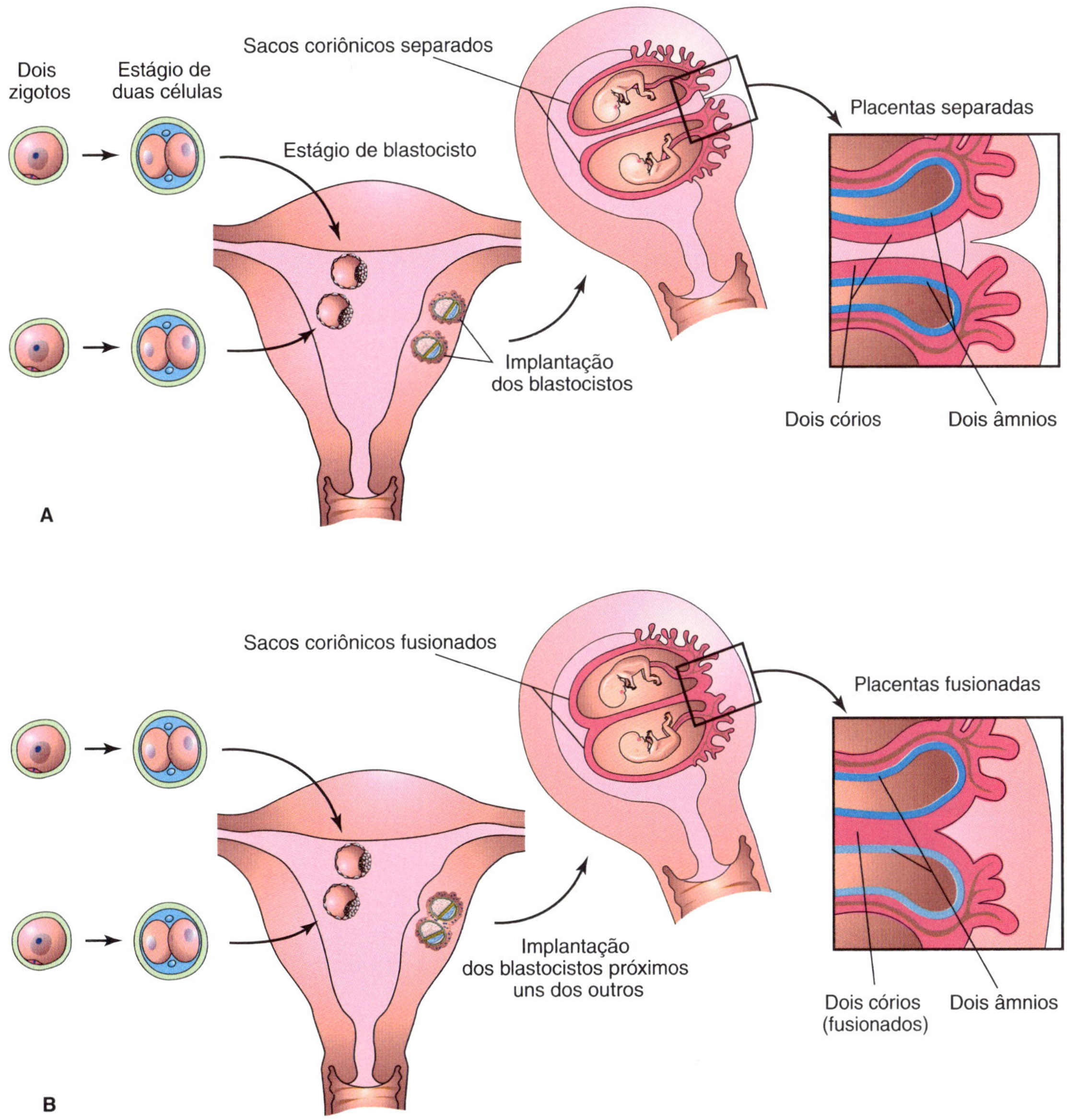

Figura 8.15 Gêmeos dizigóticos se desenvolvendo a partir de dois zigotos. A relação das membranas fetais e placentas é mostrada para os casos em que os blastocistos se implantam separadamente (**A**) e em que os blastocistos se implantam juntos (**B**). Em ambos os casos, existem dois âmnios e dois córios.

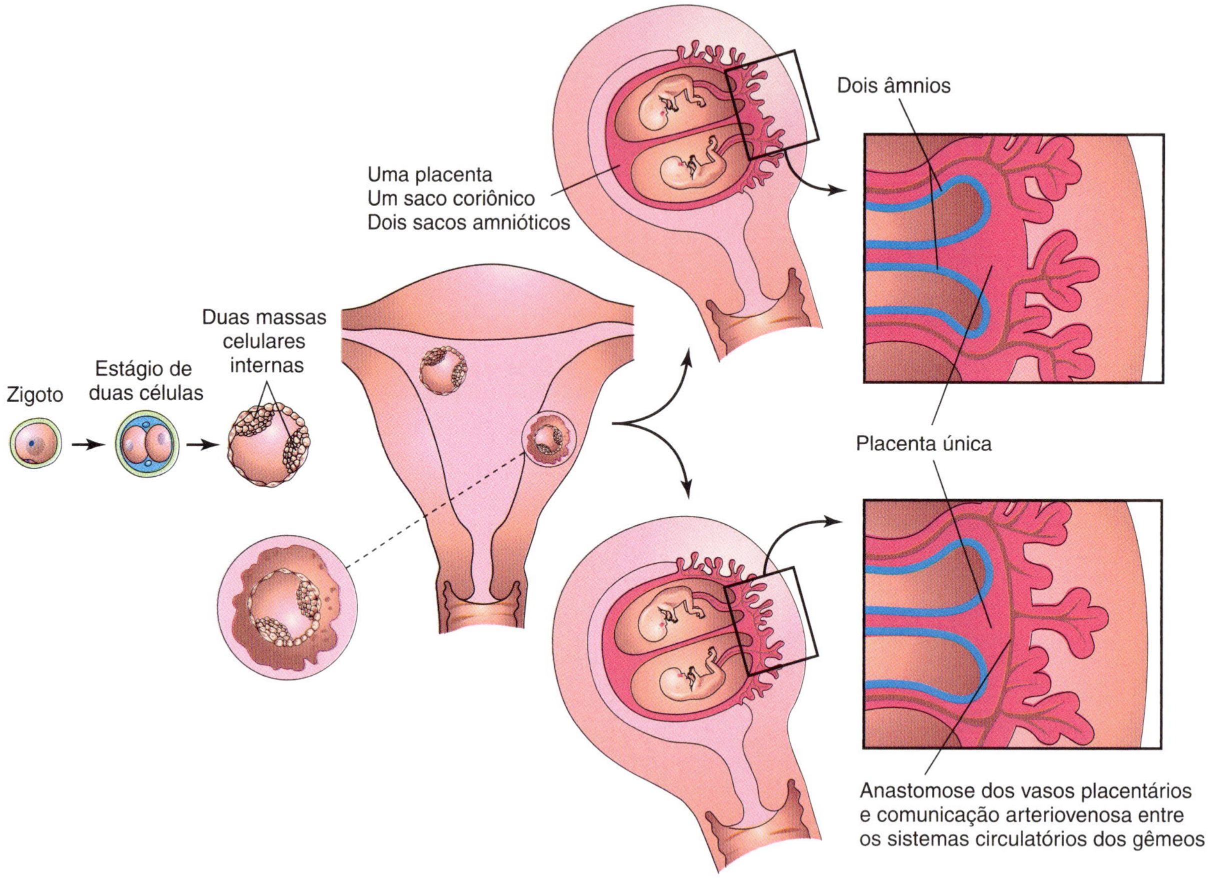

Figura 8.16 Ilustrações de como aproximadamente 65% dos gêmeos monozigóticos se desenvolvem a partir de um zigoto por divisão da massa celular interna. Esses gêmeos sempre têm âmnios separados, um único saco coriônico e uma placenta em comum. Se houver anastomose dos vasos placentários, um dos gêmeos pode receber a maior parte da nutrição proveniente da placenta (ver Figura 8.17).

mais parecidos geneticamente do que irmãos ou irmãs nascidos em momentos diferentes. *Os gêmeos DZ sempre têm dois âmnios e dois córios* (ver Figura 8.15 A), mas os córios e as placentas podem estar fusionados (ver Figura 8.15 B). A geminação DZ mostra uma tendência hereditária. O risco de recorrência em famílias que apresentam um conjunto de gêmeos DZ é aproximadamente o triplo do da população em geral. A incidência de geminação DZ mostra uma variação racial considerável, variando de 1 em 500 em populações asiáticas a 1 em 125 em populações brancas e tão alta quanto 1 em 20 em algumas populações africanas.

Gêmeos monozigóticos

Como resultam da fertilização de um oócito e se desenvolvem a partir de um zigoto (ver Figura 8.16), *os gêmeos MZ são do mesmo sexo, geneticamente idênticos e semelhantes na aparência física.* As diferenças físicas entre gêmeos MZ são induzidas pelo ambiente, como por anastomose dos vasos placentários, resultando em diferenças no suprimento de sangue proveniente da placenta (Figura 8.17). A gemelaridade MZ geralmente começa no estágio de blastocisto, aproximadamente no final da primeira semana, e resulta da divisão do embrioblasto em dois primórdios embrionários (ver Figura 8.16). Subsequentemente, dois embriões, cada um em seu próprio saco amniótico, desenvolvem-se dentro de um saco coriônico e compartilham uma placenta comum, uma **placenta gemelar monocoriônica-diamniótica**. Raramente, a separação precoce dos blastômeros embrionários (p. ex., durante o estágio de duas a oito células) resulta em gêmeos MZ com dois âmnios, dois córios e duas placentas, que podem ou não ser fusionadas (Figura 8.18). Nesses casos, é impossível determinar, apenas pelas membranas, se os gêmeos são monozigóticos ou dizigóticos.

Síndrome de transfusão entre gêmeos

A síndrome de transfusão de gêmeos ocorre em 10 a 15% dos **gêmeos MZ monocoriônicos-diamnióticos**. O sangue arterial pode ser desviado preferencialmente de um dos gêmeos por meio de anastomoses arteriovenosas umbilicoplacentárias unidirecionais na placenta para a circulação venosa do outro gêmeo. O gêmeo doador é pequeno, pálido e anêmico (ver Figura 8.17), enquanto o gêmeo receptor é grande e policitêmico (*i. e.*, apresenta um número de eritrócitos mais elevado do que o normal). A placenta mostra anormalidades semelhantes; a parte da placenta que supre o gêmeo anêmico é pálida, enquanto a parte que supre o gêmeo policitêmico é vermelho-escura. Em casos letais, ocorre óbito decorrente da anemia do gêmeo doador e da insuficiência cardíaca congestiva do gêmeo receptor.

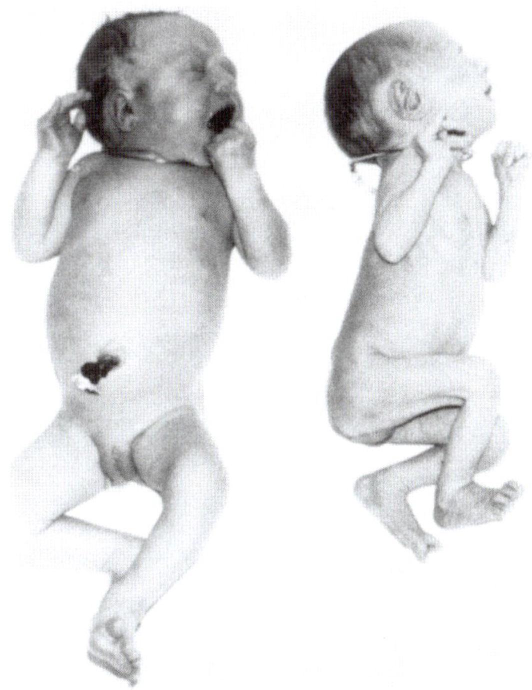

Figura 8.17 Gêmeos monozigóticos, monocoriônicos-diamnióticos. Observe a grande discrepância de tamanho resultante de uma anastomose arteriovenosa descompensada dos vasos placentários. O sangue foi desviado do gêmeo menor para o maior, produzindo a síndrome da transfusão de gêmeos.

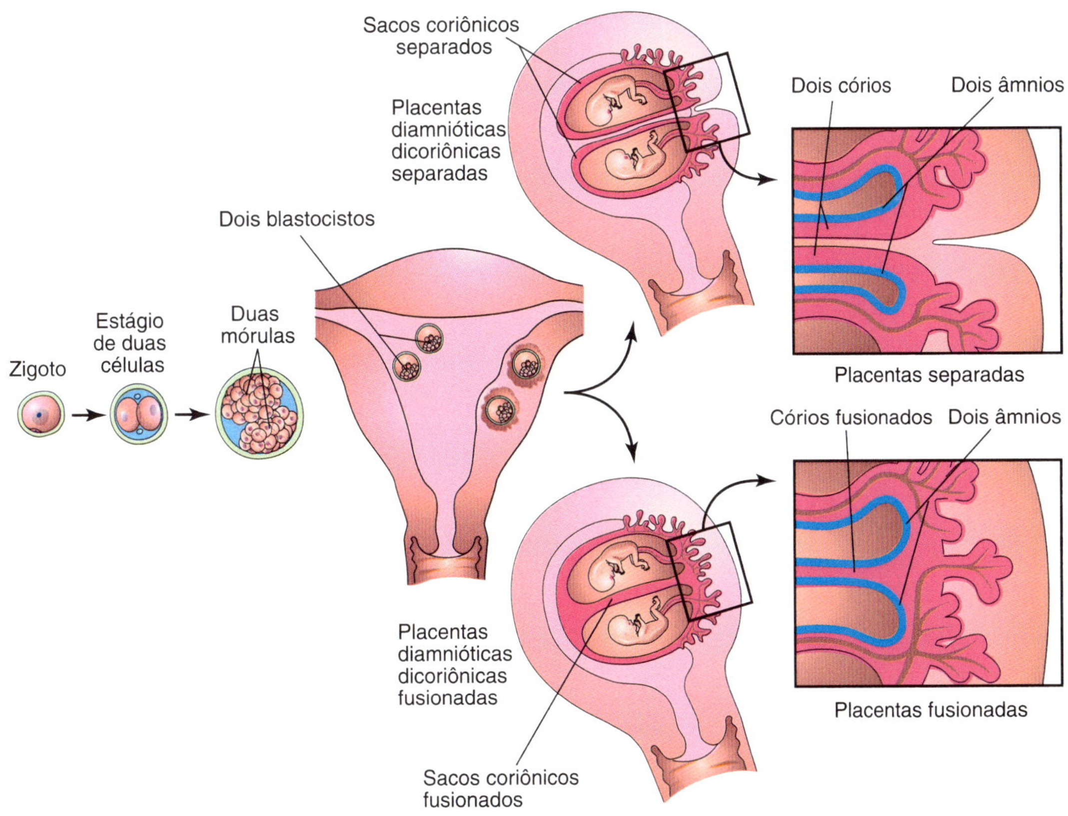

Figura 8.18 Ilustrações de como aproximadamente 35% dos gêmeos monozigóticos se desenvolvem a partir de um zigoto. A separação dos blastômeros pode ocorrer em qualquer ponto desde o estágio de duas células até o estágio de mórula, produzindo dois blastocistos idênticos. Cada embrião desenvolve, subsequentemente, seus próprios sacos amnióticos e coriônicos. As placentas podem ser separadas ou fusionadas. Na maioria dos casos, há uma única placenta resultante da fusão secundária, enquanto em alguns, há duas placentas. Nestes, o exame da placenta sugere que se trata de gêmeos dizigóticos. Isso explica por que alguns gêmeos monozigóticos são incorretamente classificados como gêmeos dizigóticos ao nascimento.

Estabelecimento da zigosidade dos gêmeos

O estabelecimento da zigosidade dos gêmeos é importante, particularmente por causa da introdução de transplantes de tecidos e órgãos (p. ex., transplantes de medula óssea). A **zigosidade dupla** agora é determinada por testes moleculares. É praticamente certo que quaisquer duas pessoas que não sejam gêmeas MZ mostrem diferenças em alguns dos muitos marcadores de DNA que podem ser estudados.

A divisão tardia das células embrionárias iniciais (*i. e.*, divisão do disco embrionário durante a segunda semana) resulta em gêmeos MZ com um saco amniótico e um saco coriônico (1% dos gêmeos MZ). Uma **placenta gemelar monocoriônica-monoamniótica** está associada a uma taxa de mortalidade fetal de aproximadamente 50%. Os cordões umbilicais estão frequentemente tão emaranhados que a circulação do sangue através de seus vasos é cessada e um ou ambos os fetos morrem.

A ultrassonografia desempenha um papel importante no diagnóstico de gestações gemelares e no tratamento de várias condições que podem complicar a gemelaridade MZ, como a restrição de crescimento intrauterino, o sofrimento fetal intrauterino e o parto prematuro.

Outros tipos de nascimentos múltiplos

Trigêmeos podem ser derivados de:

- Um zigoto, sendo idênticos
- Dois zigotos, consistindo em gêmeos idênticos e um feto único
- Três zigotos, sendo do mesmo sexo ou de sexos diferentes, caso em que os bebês não são mais semelhantes do que bebês de três gestações diferentes.

Combinações semelhantes ocorrem em quádruplos, quíntuplos, sêxtuplos e sétuplos.

Gêmeos siameses

Se o disco embrionário não se dividir completamente, vários tipos de gêmeos siameses (MZ) podem se formar. A terminologia utilizada para descrever os gêmeos é baseada nas regiões do corpo que estão anexadas; por exemplo, o *toracópago* indica a união anterior das regiões torácicas. Em alguns casos, os gêmeos estão conectados um ao outro apenas pela pele ou por tecidos cutâneos e outros tecidos, como fígados fusionados. Alguns gêmeos siameses podem ser separados com sucesso por cirurgia. A incidência de gêmeos siameses é de 1 em 50.000 a 1 em 100.000 nascimentos.

QUESTÕES DE ORIENTAÇÃO CLÍNICA

1. O que significa o termo *natimorto*? Mulheres mais velhas têm mais bebês natimortos?
2. Um feto nasceu morto, supostamente por causa de um "acidente com o cordão umbilical". O que isso significa? Esses "acidentes" sempre matam o bebê? Se não, quais defeitos congênitos podem estar presentes?
3. Qual é a base científica dos testes de gravidez domiciliares que são vendidos em farmácias?
4. Qual é o nome apropriado para o que os leigos, algumas vezes, chamam de *bolsa d'água*? A ruptura prematura da "bolsa" induz o nascimento do feto? O que se entende por *parto seco*?
5. O que significa *sofrimento fetal*? Como a condição é reconhecida? O que causa o sofrimento?
6. A gemelaridade é mais comum em mães mais velhas? A gemelaridade é hereditária?

As respostas a essas questões estão no fim deste livro.

9

Cavidades Corporais, Mesentérios e Diafragma

No início da quarta semana do desenvolvimento, o **celoma intraembrionário** – o primórdio das cavidades corporais – aparece como uma cavidade em forma de ferradura (Figura 9.1 A). Sua curvatura na extremidade cranial do embrião representa a **futura *cavidade pericárdica*** e seus segmentos laterais indicam as futuras *cavidades pleural e peritoneal*. A parte distal de cada segmento do celoma intraembrionário é contínua com o **celoma extraembrionário** nas bordas laterais do disco embrionário (Figura 9.1 B). Essa comunicação é importante porque a maior parte do intestino médio normalmente hernia, por meio dessa comunicação, para o cordão umbilical. O celoma intraembrionário fornece espaço para os órgãos abdominais se desenvolverem e se moverem. Durante o dobramento lateral embrionário, os membros do celoma são colocados juntos na face ventral do embrião (Figura 9.2).

Cavidade corporal embrionária

6

O **celoma intraembrionário** se torna a *cavidade corporal embrionária*, que é dividida em três cavidades corporais bem definidas durante a quarta semana (ver Figuras 9.2 e 9.4): uma ***cavidade pericárdica***, dois ***canais pericardioperitoneais*** que conectam as cavidades pericárdica e peritoneal e uma grande *cavidade peritoneal*. Essas cavidades corporais são revestidas pelo mesotélio – uma parede parietal derivada da mesoderme somática e uma parede visceral derivada da mesoderme esplâncnica (Figura 9.3 E). O mesotélio forma a maior parte do peritônio.

A **cavidade peritoneal** é conectada ao celoma extraembrionário no umbigo (Figura 9.4 C e D). Essa conexão é perdida durante a 10ª semana, conforme os intestinos retornam ao abdome a partir do cordão umbilical (ver Capítulo 12, *Sistema Digestório*).

Durante a formação da prega cefálica, o coração e a **cavidade pericárdica** são realocados ventrocaudalmente, anteriormente ao intestino anterior (ver Figura 9.2 A, B, D e E). Como resultado, a cavidade pericárdica se abre para os **canais pericardioperitoneais**, que passam dorsalmente ao intestino anterior (ver Figura 9.4 B e D). Após o dobramento embrionário, as partes caudais do intestino anterior, intestino médio e intestino posterior ficam suspensas na cavidade peritoneal a partir da parede abdominal dorsal pelo **mesentério dorsal** (ver Figuras 9.2 F e 9.3 B a E).

Mesentérios

Um mesentério é uma camada dupla de peritônio que começa como uma extensão do peritônio visceral que cobre um órgão. O mesentério conecta o órgão à parede corporal e comunica seus vasos e nervos. Transitoriamente, os mesentérios dorsal e ventral dividem a cavidade peritoneal nas metades direita e esquerda (ver Figura 9.3 C). O mesentério ventral logo desaparece (ver Figura 9.3 E), exceto onde está ligado à parte caudal do intestino anterior (primórdio do estômago e da parte proximal do duodeno). A cavidade peritoneal então se torna um espaço contínuo (ver Figuras 9.3 A e 9.4 D). As artérias que suprem o intestino primordial – *tronco arterial celíaco* (intestino anterior), *artéria mesentérica superior* (intestino médio) e *artéria mesentérica inferior* (intestino posterior) – passam entre as camadas do mesentério dorsal (ver Figura 9.3 C).

Divisão da cavidade corporal embrionária

Cada canal pericardioperitoneal se localiza lateralmente à parte proximal do intestino anterior (futuro esôfago) e dorsalmente ao **septo transverso** – uma placa espessa de mesoderme que ocupa o espaço entre a cavidade torácica e o **ducto onfaloentérico** (ver Figura 9.4 A e B).

O septo transverso é o **primórdio do tendão central do diafragma**. Partições se formam em cada canal pericardioperitoneal, separando a cavidade pericárdica das cavidades pleurais e as cavidades pleurais da cavidade peritoneal (ver Figura 9.3 A). Por causa do crescimento dos **brotos brônquicos** (primórdios dos brônquios e pulmões) nos *canais pericardioperitoneais* (Figura 9.5 A), um par de cristas membranosas é produzido na parede lateral de cada canal. As cristas cranianas – as *dobras pleuropericárdicas* – estão localizadas superiormente aos pulmões em desenvolvimento e as cristas caudais – as *dobras pleuroperitoneais* – estão localizadas inferiormente aos pulmões.

Membranas pleuropericárdicas

À medida que as **dobras pleuropericárdicas** aumentam, formam partições que separam a cavidade pericárdica das cavidades pleurais. Essas partições – **membranas pleuropericárdicas** – contêm as **veias cardinais comuns** (ver Figura 9.5 A e B), que drenam o sistema venoso para o seio venoso do coração primordial (ver Capítulo 14,

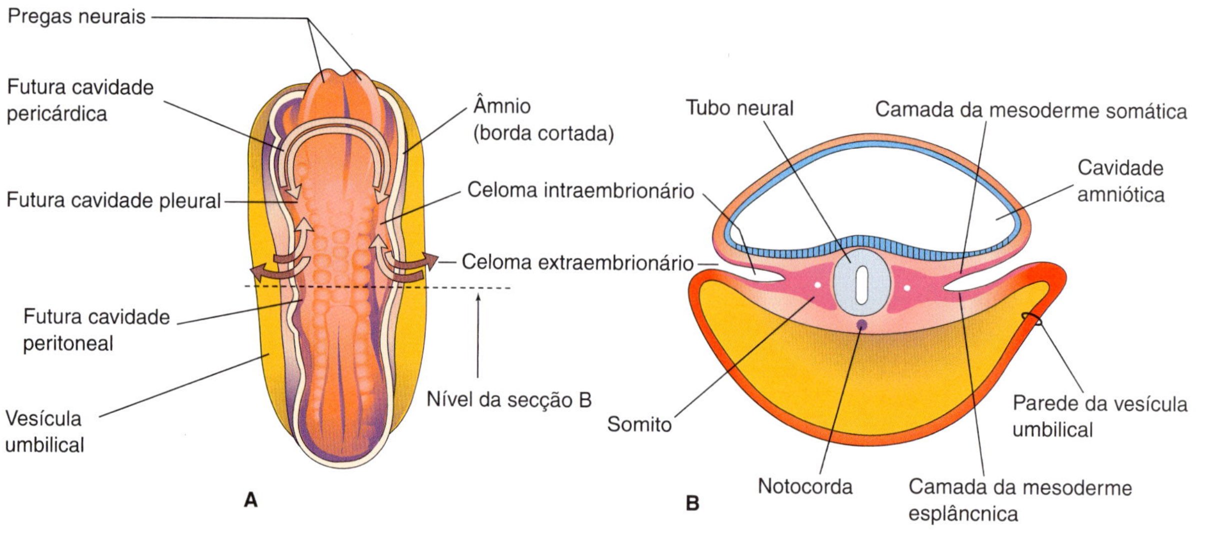

Figura 9.1 A. Vista dorsal de um embrião de 22 dias, mostrando o contorno do celoma intraembrionário em forma de ferradura. O âmnio foi removido e o celoma é mostrado como se o embrião fosse translúcido. A continuidade do celoma intraembrionário e a comunicação de suas extremidades direita e esquerda com o celoma extraembrionário são indicadas por setas. **B.** Secção transversal através do embrião no nível mostrado em **A**.

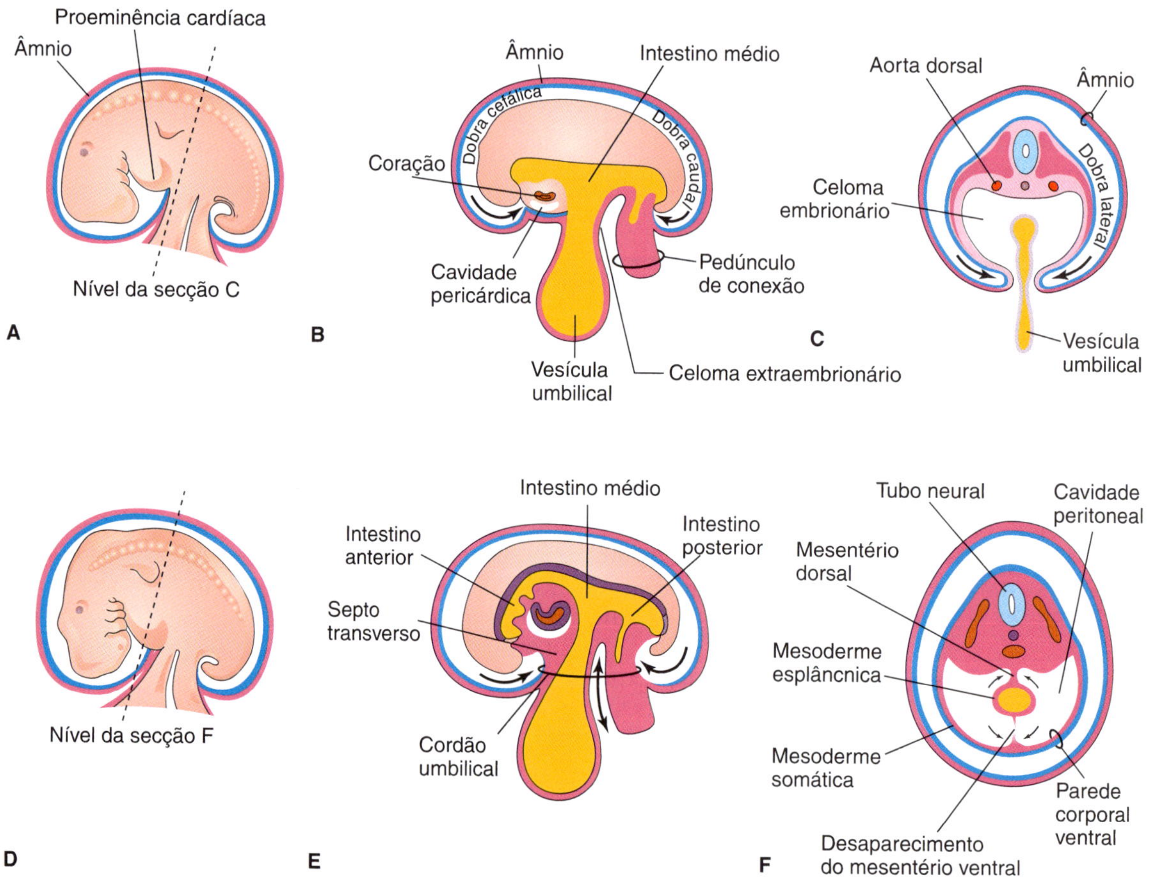

Figura 9.2 Dobramento embrionário e seus efeitos sobre o celoma intraembrionário e outras estruturas. **A.** Vista lateral de um embrião (aproximadamente 26 dias). **B.** Secção sagital esquemática do embrião, mostrando as dobras cefálica e caudal. **C.** Secção transversal no nível mostrado em **A**, indicando como a fusão das dobras laterais confere ao embrião uma forma cilíndrica. **D.** Vista lateral de um embrião (aproximadamente 28 dias). **E.** Secção sagital esquemática do embrião, mostrando a comunicação reduzida entre os celomas intraembrionário e extraembrionário (*seta de cabeça dupla*). **F.** Secção transversal, conforme indicado em **D**, mostrando a formação da parede corporal ventral e o desaparecimento do mesentério ventral. As *setas* indicam a junção das camadas somática e esplâncnica da mesoderme. A mesoderme somática se tornará o peritônio parietal que reveste a parede abdominal e a mesoderme esplâncnica se tornará o peritônio visceral que cobre os órgãos (p. ex., o estômago).

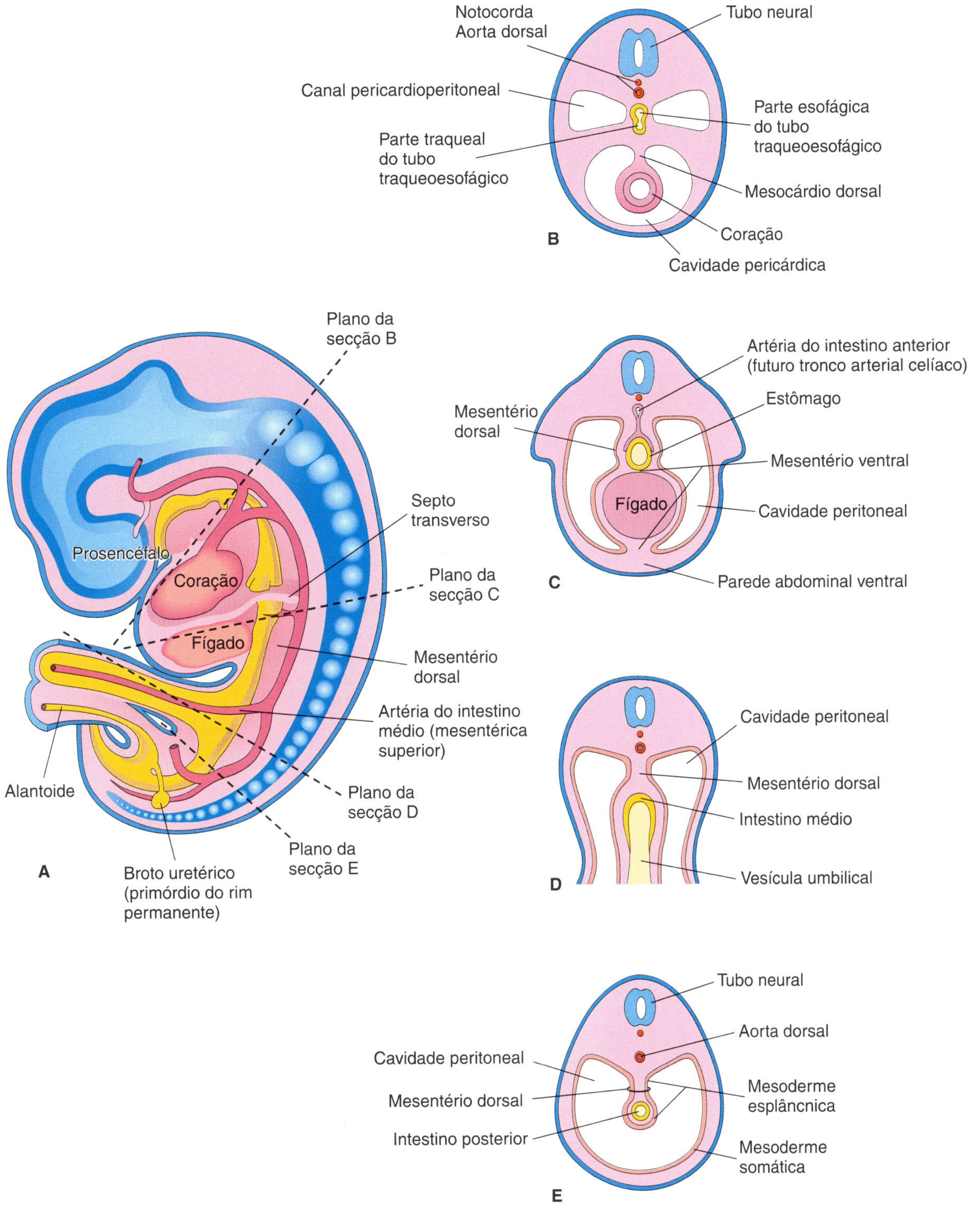

Figura 9.3 Mesentérios e cavidades corporais no início da quinta semana. **A.** Secção sagital esquemática. Observe que o mesentério dorsal serve como uma via para as artérias que suprem o intestino em desenvolvimento. Nervos e vasos linfáticos também passam entre as camadas desse mesentério. **B** a **E.** Secções transversais através do embrião nos níveis mostrados em **A**. O mesentério ventral desaparece, exceto na região do esôfago terminal, no estômago e na primeira parte do duodeno. Observe que as regiões direita e esquerda da cavidade peritoneal, que são separadas em **C**, são contínuas em **E**.

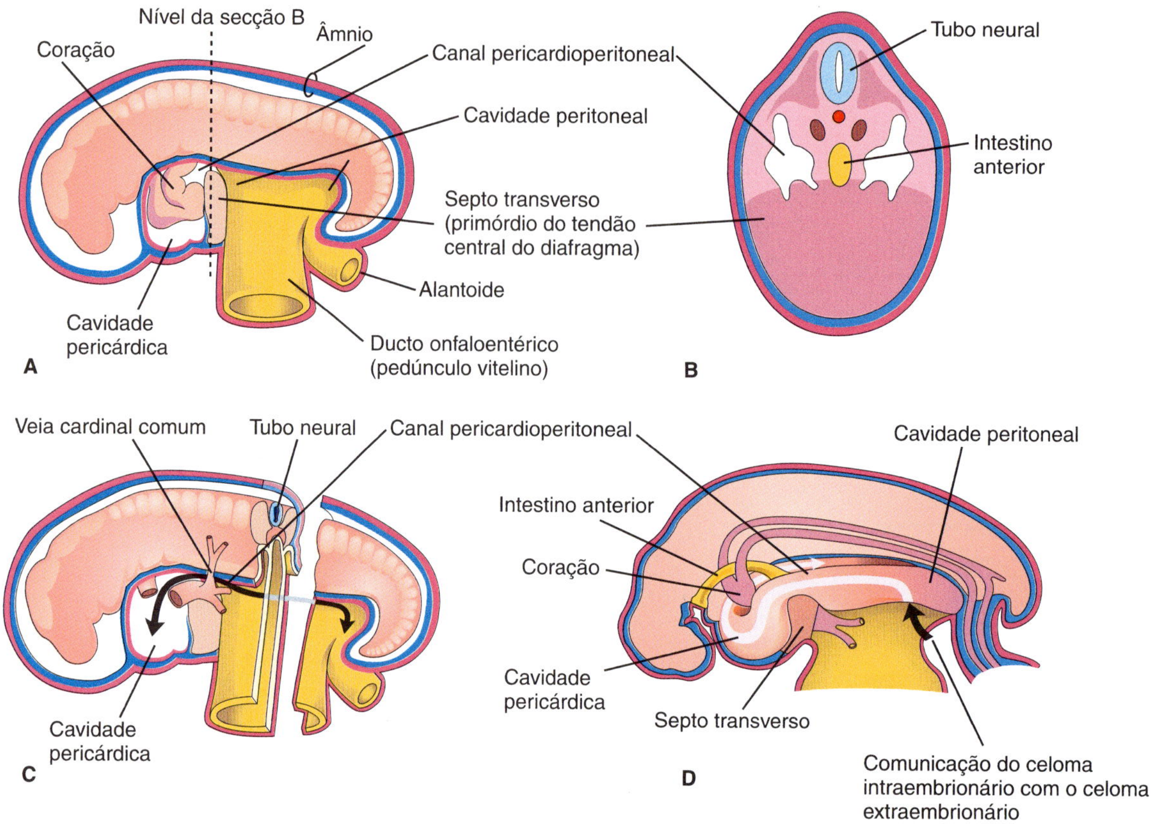

Figura 9.4 Ilustração de um embrião (aproximadamente 24 dias). **A.** A parede lateral da cavidade pericárdica foi removida para mostrar o coração primordial. **B.** Secção transversal do embrião, mostrando a relação entre os canais pericardioperitoneais e o septo transverso e o intestino anterior. **C.** Vista lateral do embrião, com o coração removido. O embrião também foi seccionado transversalmente para mostrar a continuidade dos celomas intraembrionários e extraembrionários (*seta*). **D.** Ilustração dos canais pericardioperitoneais que se originam da parede dorsal da cavidade pericárdica e passam em cada lado do intestino anterior para se juntar à cavidade peritoneal. A *seta* mostra a comunicação do celoma extraembrionário com o celoma intraembrionário e a continuidade do celoma intraembrionário nesse estágio.

Sistema Cardiovascular). Inicialmente, os brotos brônquicos são pequenos em relação ao coração e à cavidade pericárdica (ver Figura 9.5). Eles crescem lateralmente a partir da extremidade caudal da traqueia para os **canais pericardioperitoneais** (futuros canais pleurais). À medida que as **cavidades pleurais primordiais** se expandem ventralmente ao redor do coração, elas se estendem para a parede corporal, dividindo o mesênquima em duas camadas: (1) uma camada externa que se torna a parede torácica e (2) uma camada interna (membrana pleuropericárdica) que se torna o pericárdio fibroso, a camada externa do saco pericárdico que envolve o coração (ver Figura 9.5 C e D).

As *membranas pleuropericárdicas* se projetam nas extremidades cranianas dos **canais pericardioperitoneais** (ver Figura 9.5 B). Com o crescimento subsequente das veias cardinais comuns, o deslocamento posicional do coração e a expansão das cavidades pleurais, as membranas pleuropericárdicas se tornam pregas semelhantes ao mesentério que se estendem a partir da parede torácica lateral. Na sétima semana, as membranas pleuropericárdicas se fusionam com o mesênquima ventral ao esôfago, separando a cavidade pericárdica das cavidades pleurais (ver Figura 9.5 C). O mediastino primordial consiste em uma massa de mesênquima que se estende do esterno à coluna vertebral, separando os pulmões em desenvolvimento (ver Figura 9.5 D). A abertura pleuropericárdica direita se fecha um pouco antes da esquerda e produz uma membrana pleuropericárdica maior.

Membranas pleuroperitoneais

À medida que as **dobras pleuroperitoneais** crescem, elas se projetam para dentro dos canais pericardioperitoneais. Gradualmente, tornam-se membranosas, formando as **membranas pleuroperitoneais** (Figura 9.6 B e C). Por fim, essas membranas separam as cavidades pleurais da cavidade peritoneal. As *membranas pleuroperitoneais* são produzidas à medida que os pulmões em desenvolvimento e as cavidades pleurais se expandem e invadem a parede corporal. Elas estão fixadas dorsolateralmente à parede abdominal e suas bordas livres em forma crescente se projetam inicialmente para dentro das extremidades caudais dos **canais pericardioperitoneais**.

Durante a sexta semana, as membranas pleuroperitoneais se estendem ventromedialmente até que suas bordas livres se fusionam com o mesentério dorsal do esôfago e o septo transverso (ver Figura 9.6 C). Essa membrana separa as cavidades pleurais da cavidade peritoneal. O *fechamento das aberturas pleuroperitoneais* é concluído pela migração de **mioblastos** (células musculares primordiais) para dentro das membranas pleuroperitoneais (ver Figura 9.6 D e E). A abertura pleuroperitoneal do lado direito se fecha pouco antes da do esquerdo.

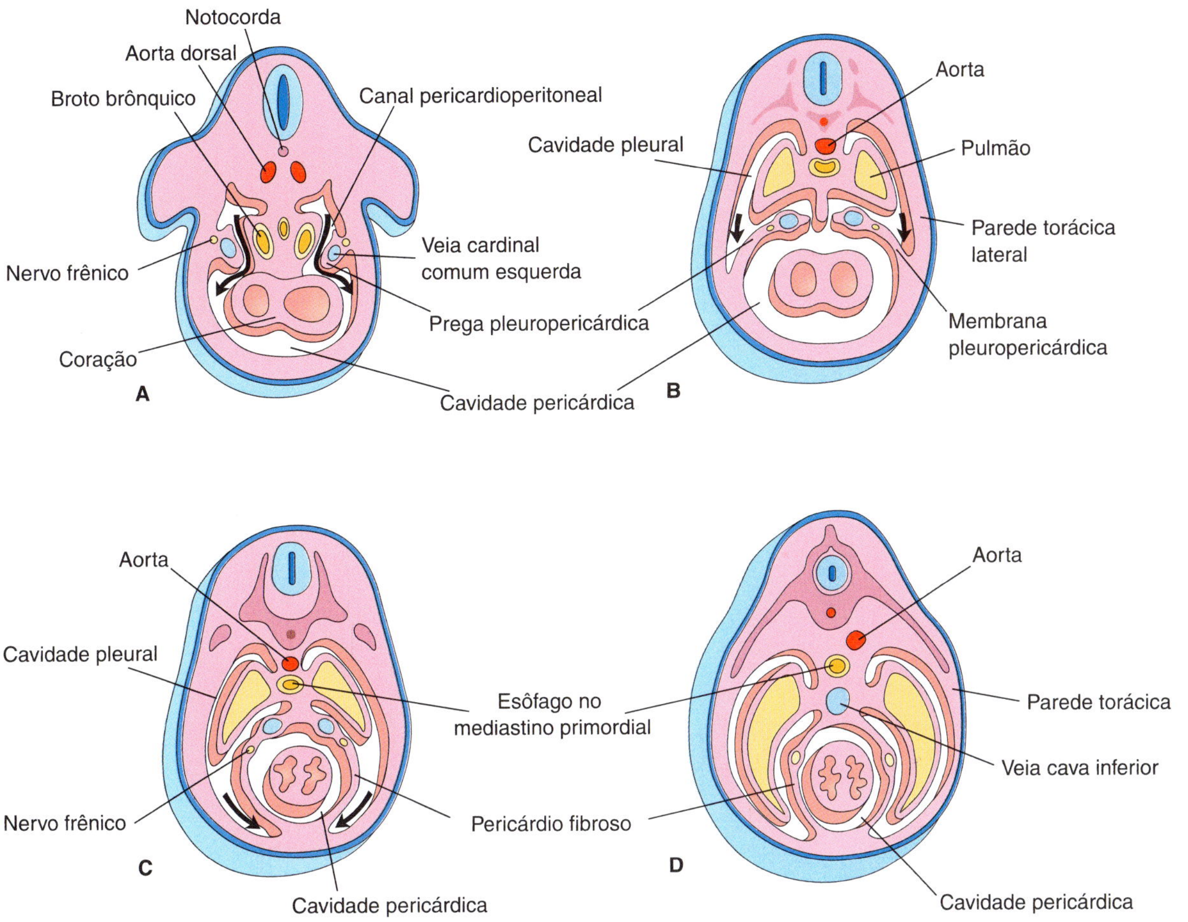

Figura 9.5 Secções transversais através de um embrião, craniais ao septo transverso, mostrando estágios sucessivos da separação das cavidades pleurais da cavidade pericárdica. O crescimento e o desenvolvimento dos pulmões, a expansão das cavidades pleurais e a formação do pericárdio fibroso também são mostrados. **A.** Em 5 semanas. As *setas* indicam as comunicações entre os canais pericardioperitoneais e a cavidade pericárdica. **B.** Em 6 semanas. As *setas* indicam o desenvolvimento das cavidades pleurais à medida que se expandem na parede corporal. **C.** Em 7 semanas. A expansão das cavidades pleurais ventralmente (*setas*) ao redor do coração é evidente. As membranas pleuropericárdicas agora estão fusionadas, no plano mediano, umas com as outras e com a mesoderme ventral ao esôfago. **D.** Em 8 semanas. A expansão contínua dos pulmões e das cavidades pleurais e a formação do pericárdio fibroso e da parede torácica são mostradas.

6

Desenvolvimento do diafragma

O diafragma é uma partição musculotendinosa em forma de cúpula que separa as cavidades torácica e abdominal. É uma estrutura composta que se desenvolve a partir de quatro componentes embrionários (ver Figura 9.6):

- Septo transverso
- Membranas pleuroperitoneais
- Mesentério dorsal do esôfago
- Crescimento muscular proveniente das paredes corporais laterais.

Septo transverso

Esse septo transverso, que é composto de tecido mesodérmico, é o **primórdio do tendão central do diafragma** (ver Figura 9.6 D e E) e cresce dorsalmente a partir da parede corporal ventrolateral, formando uma plataforma semicircular que separa o coração do fígado. Depois que a cabeça se dobra ventralmente durante a quarta semana, o septo transverso forma uma partição de tecido conjuntivo espesso e incompleto entre as cavidades pericárdica e abdominal (ver Figura 9.4). O septo transverso se expande e se fusiona com o mesênquima ventral ao esôfago e às membranas pleuroperitoneais (ver Figura 9.6 C).

Membranas pleuroperitoneais

Essas membranas se fusionam com o mesentério dorsal do esôfago e o septo transverso (ver Figura 9.6 C). Essa fusão completa a partição entre as cavidades torácica e abdominal e forma o **diafragma primordial**. As membranas pleuroperitoneais representam porções relativamente pequenas do diafragma do neonato (ver Figura 9.6 E).

Mesentério dorsal do esôfago

O septo transverso e as membranas pleuroperitoneais se fusionam com o mesentério dorsal do esôfago. Esse mesentério se torna a porção mediana do diafragma. A **crura (pilares) do diafragma** – um par de feixes musculares

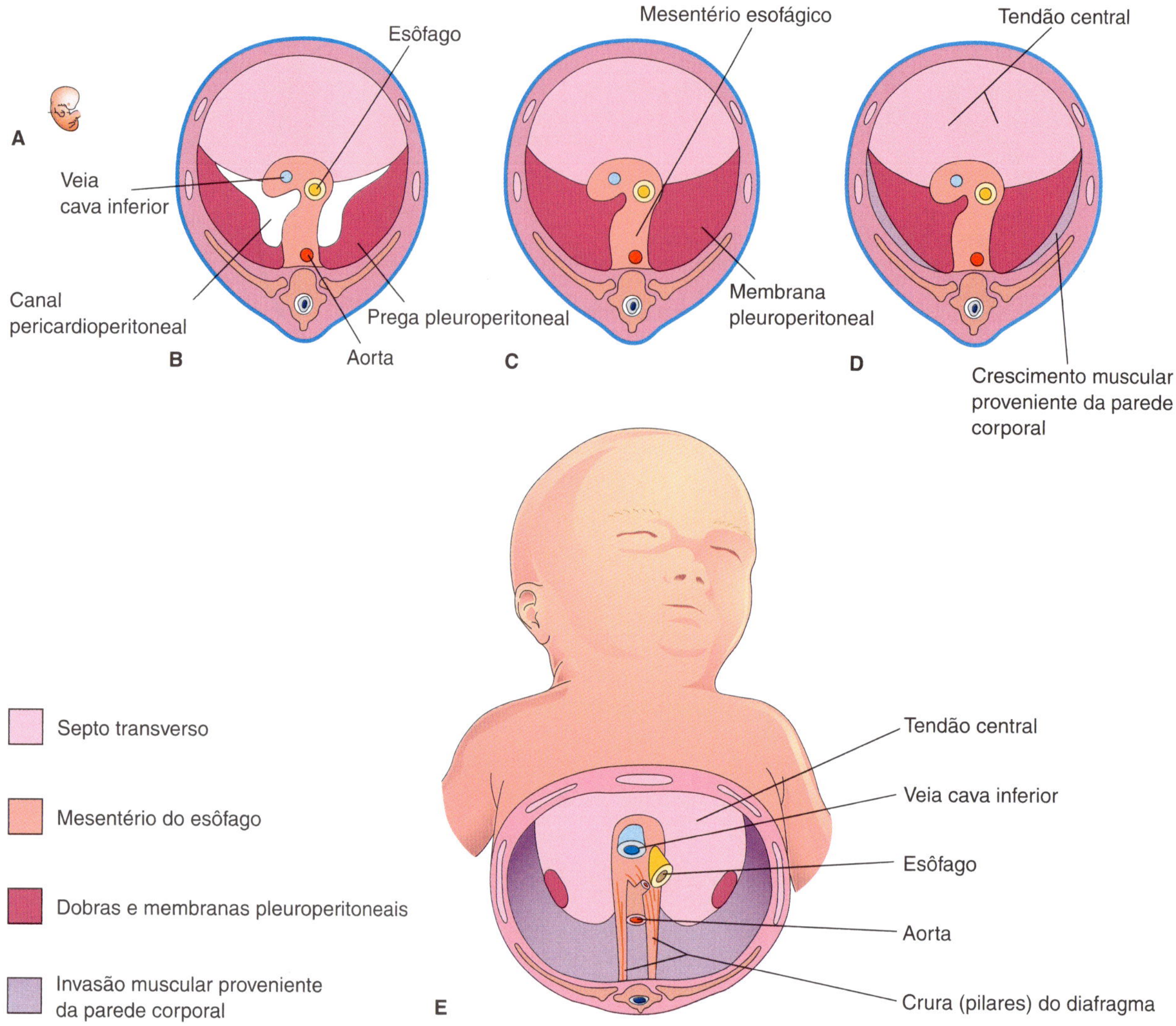

Figura 9.6 Desenvolvimento do diafragma. **A.** Vista lateral de um embrião no final da quinta semana (tamanho real), indicando o nível das secções **B** a **D**. **B** a **E** mostram o diafragma em desenvolvimento visto inferiormente. **B.** Secção transversal, mostrando as membranas pleuroperitoneais não fusionadas. **C.** Secção semelhante ao final da sexta semana após fusão das membranas pleuroperitoneais com os outros dois componentes diafragmáticos. **D.** Secção transversal de um embrião de 12 semanas após o crescimento do quarto componente diafragmático proveniente da parede corporal. **E.** Vista do diafragma de um neonato, indicando a origem embriológica de seus componentes.

divergentes que se cruzam no plano mediano anterior à aorta (ver Figura 9.6 E) – se desenvolve a partir de mioblastos que crescem dentro do mesentério dorsal do esôfago.

Invasão muscular proveniente das paredes corporais laterais

Entre a 9ª e a 12ª semana, os pulmões e as cavidades pleurais crescem "cavando" para dentro das paredes corporais laterais (ver Figura 9.5). Durante esse processo, o tecido da parede corporal é dividido em duas camadas:

- Uma camada externa que se torna parte da parede abdominal definitiva
- Uma camada interna que contribui para as partes periféricas do diafragma, externa às partes derivadas das membranas pleuroperitoneais (ver Figura 9.6 D e E).

A extensão adicional das cavidades pleurais em desenvolvimento para dentro das paredes corporais laterais forma os **recessos costodiafragmáticos** direito e esquerdo (Figura 9.7), estabelecendo a configuração em forma de cúpula característica do diafragma.

Alterações posicionais e inervação do diafragma

Durante a quarta semana do desenvolvimento, o septo transverso se localiza oposto à posição do terceiro ao quinto somitos cervicais. Durante a quinta semana, os mioblastos provenientes desses somitos migram para o diafragma em desenvolvimento, levando suas fibras nervosas. Consequentemente, os **nervos frênicos** que fornecem inervação motora ao diafragma surgem dos ramos ventrais primários do terceiro, quarto e quinto nervos espinais cervicais, que se unem em cada lado para formar um nervo frênico. Os nervos frênicos também

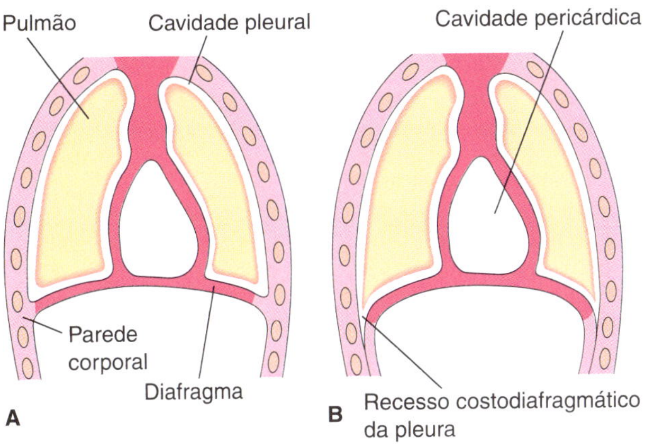

Figura 9.7 A e **B.** Extensão das cavidades pleurais dentro das paredes corporais para formar as partes periféricas do diafragma, os recessos costodiafragmáticos e a configuração em forma de cúpula característica do diafragma.

fornecem fibras sensoriais para as superfícies superior e inferior das cúpulas direita e esquerda do diafragma.

O rápido crescimento da parte dorsal do corpo do embrião resulta em *uma aparente descida do diafragma*. Na sexta semana, o diafragma em desenvolvimento está no nível dos somitos torácicos. Os nervos frênicos agora apresentam um curso descendente. No início da oitava semana, a parte dorsal do diafragma se localiza no nível da primeira vértebra lombar. Os nervos frênicos do embrião entram no diafragma, passando através das membranas pleuropericárdicas. Por essa razão, os nervos frênicos subsequentemente se localizam no pericárdio fibroso do coração, que é derivado das membranas pleuropericárdicas (ver Figura 9.5 C e D). A borda costal do diafragma recebe fibras sensoriais provenientes dos nervos intercostais inferiores por causa da origem da parte periférica do diafragma a partir das paredes corporais laterais (ver Figura 9.6 D e E).

Defeito posterolateral do diafragma

O defeito posterolateral do diafragma é a única anomalia congênita relativamente comum que envolve o diafragma (Figura 9.8 A). Esse defeito diafragmático ocorre em aproximadamente 1 em 3.000 neonatos e está associado à **hérnia diafragmática congênita (HDC)** – herniação do conteúdo abdominal para dentro da cavidade torácica.

A HDC é a causa mais comum de ***hipoplasia pulmonar*** e pode levar a dificuldades respiratórias potencialmente fatais. Se houver hipoplasia pulmonar grave, alguns alvéolos primordiais podem se romper, fazendo com que o ar entre na cavidade pleural ***(pneumotórax)***. Geralmente unilateral, a HDC resulta da formação defeituosa ou da fusão da membrana pleuroperitoneal com as outras três partes do diafragma (ver Figura 9.6 B). Esse defeito congênito produz uma grande abertura na região posterolateral do diafragma. Se um canal pleuroperitoneal ainda estiver aberto quando os intestinos retornarem ao abdome a partir do cordão umbilical na 10ª semana, parte do intestino e de outras vísceras pode passar para o tórax e comprimir os pulmões. Frequentemente, o estômago, o baço e a maior parte dos intestinos herniam (ver Figura 9.8 B e C). O defeito ocorre mais comumente na porção posterolateral esquerda do diafragma, menos comumente na porção anterior e está provavelmente relacionado ao fechamento mais precoce da abertura pleuroperitoneal direita. *Anomalias cromossômicas e mutações genéticas, incluindo as do fator de transcrição dedo de zinco GATA6, têm sido implicadas em casos de HDC.* A ultrassonografia e a ressonância magnética podem fornecer um diagnóstico pré-natal de HDC.

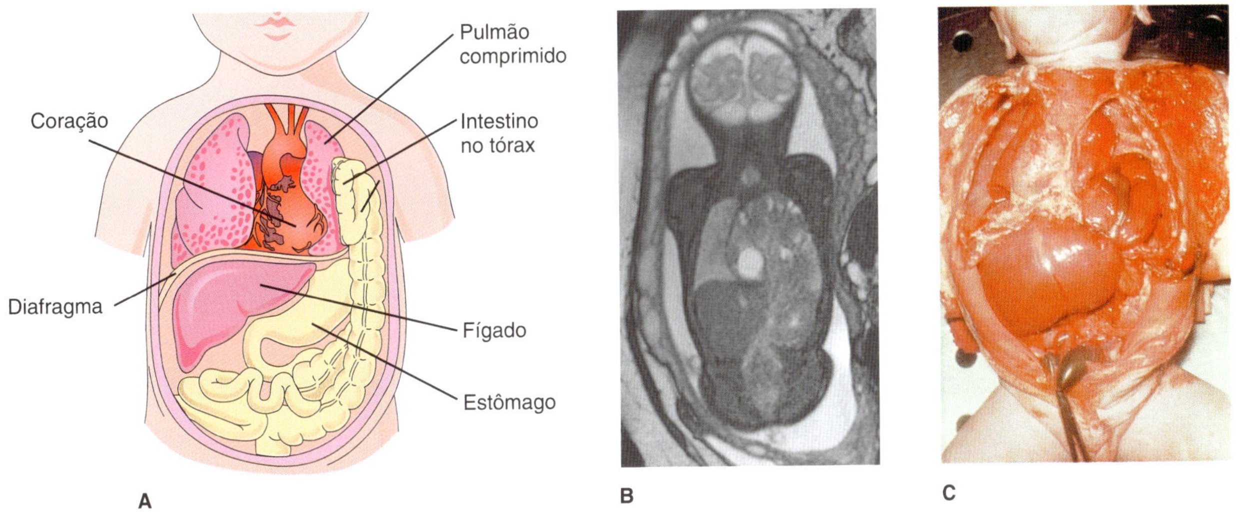

Figura 9.8 A. Esta "vista em janela" do tórax e do abdome mostra a herniação do intestino para o tórax através de um defeito posterolateral no lado esquerdo do diafragma. Observe que o pulmão esquerdo está comprimido e hipoplásico. **B.** Ressonância magnética de um feto no terceiro trimestre demonstrando achados de hérnia diafragmática congênita com evidência de hérnia de fígado, intestino e estômago. **C.** Exame pós-morte demonstrando uma hérnia diafragmática. Observe a herniação do estômago e do intestino delgado na direção do tórax através de um defeito posterolateral no lado esquerdo do diafragma, semelhante ao mostrado em **A**. Observe que o coração é empurrado para o lado direito do tórax. (**B**, cortesia de Dra. Teresa Victoria, MD, PhD, e de Dra. Monica Epelman, The Children's Hospital of Philadelphia, PA. **C**, cortesia de Dr. Nathan Wiseman, MD, FRCS, Department of Surgery, Max Radi College of Medicine, University of Manitoba.)

Eventração do diafragma

Na condição relativamente incomum de **eventração diafragmática** congênita, metade do diafragma apresenta musculatura defeituosa, fazendo com que se torne abaulado para dentro da cavidade torácica como uma lâmina aponeurótica (membranosa), formando uma **bolsa diafragmática**. Consequentemente, as vísceras abdominais são deslocadas para cima, para dentro da evaginação em forma de bolsa do diafragma. Esse defeito congênito resulta principalmente da falha do tecido muscular da parede corporal em se estender para dentro da membrana pleuroperitoneal no lado afetado. Alguns casos de eventração do diafragma podem ser adquiridos.

Hérnia retroesternal (paraesternal)

As hérnias podem ocorrer através do **hiato esternocostal**, a abertura para os vasos epigástricos superiores na área retroesternal. O hiato está localizado entre as partes esternal e costal do diafragma. Pode ocorrer herniação do intestino no saco pericárdico ou, inversamente, parte do coração pode descer para a cavidade peritoneal na região epigástrica. Grandes defeitos congênitos são comumente associados a **defeitos da parede corporal** na região umbilical (p. ex., onfalocele; ver Capítulo 12, *Sistema Digestório*).

QUESTÕES DE ORIENTAÇÃO CLÍNICA

1. É possível que um bebê nasça com um defeito que faça com que o estômago e o fígado fiquem localizados no tórax? Como isso pode ocorrer?
2. Um neonato do sexo masculino apresentou desconforto respiratório e foi diagnosticado com HDC. Esse é um defeito congênito comum? O que poderia determinar que esse recém-nascido sobreviveria? Os defeitos diafragmáticos podem ser operados antes do nascimento?
3. Os pulmões se desenvolvem normalmente em bebês que nascem com uma HDC?
4. Um homem foi submetido a uma radiografia de tórax de rotina há aproximadamente 1 ano e foi informado de que uma pequena parte de seu intestino delgado estava em seu tórax. É possível ele apresentar uma HDC sem estar ciente disso? O lado afetado do seu pulmão seria normal?

As respostas a essas questões estão no fim deste livro.

10

Aparato Faríngeo, Face e Pescoço

O **aparato faríngeo** consiste em *arcos faríngeos, bolsas faríngeas, sulcos faríngeos e membranas faríngeas* (Figura 10.1). Essas estruturas embrionárias contribuem para a formação da face e do pescoço.

Arcos faríngeos

7

Esses arcos começam a se desenvolver no início da quarta semana, à medida que as **células da crista neural** migram para as futuras regiões da cabeça e do pescoço (ver Capítulo 6, *Quarta à Oitava Semana do Desenvolvimento Humano*, Figura 6.4). Inicialmente, cada arco faríngeo consiste em um núcleo de **mesênquima** (tecido conjuntivo embrionário) coberto externamente pela ectoderme e internamente pela endoderme (ver Figura 10.1 D e E). O primeiro par de arcos, o primórdio das mandíbulas, aparece como elevações superficiais lateralmente à faringe em desenvolvimento. Outros arcos logo aparecem como cristas arredondadas obliquamente dispostas em cada lado das futuras regiões da cabeça e do pescoço. No final da quarta semana, quatro pares de arcos são visíveis externamente (ver Figura 10.1 A). O quinto e o sexto arco são rudimentares e não são visíveis na superfície do embrião. Os arcos são separados uns dos outros pelos **sulcos faríngeos** (fendas faríngeas). Como os arcos, as fendas são numeradas em uma sequência craniocaudal.

Os arcos sustentam as paredes laterais da faringe primitiva, que é derivada da parte cranial do intestino anterior. O **estomodeu** (boca primitiva) aparece inicialmente como uma discreta depressão da ectoderme superficial (ver Figura 10.1 A). É separado da cavidade da faringe primitiva por uma membrana bilaminar – a **membrana orofaríngea** – composta da ectoderme e da endoderme fusionadas. A membrana orofaríngea se rompe aos 26 dias aproximadamente (ver Figura 10.1 B e C), colocando a faringe primitiva e o intestino anterior em comunicação com a cavidade amniótica. Os arcos contribuem amplamente para a formação da face, das cavidades nasais, da boca, da laringe, da faringe e do pescoço (ver Figuras 10.2 e 10.23).

O **primeiro arco** desenvolve duas proeminências (ver Figuras 10.1 B e 10.2): a *proeminência maxilar* menor e a *proeminência mandibular* maior. O **segundo arco (hioide)** fornece uma contribuição importante para a formação do osso hioide (ver Figura 10.4 B).

Componentes do arco faríngeo

Um arco típico apresenta os seguintes componentes (Figura 10.3 A e B):

- Uma *artéria do arco* (artéria do arco aórtico) que surge do tronco arterioso do coração primitivo e percorre a faringe primitiva para entrar na aorta dorsal
- Uma *haste cartilaginosa* que forma o esqueleto do arco
- Um *componente muscular* que é o primórdio dos músculos da cabeça e do pescoço
- Um *nervo* que supre a mucosa e os músculos derivados de cada arco.

Derivados das artérias do arco faríngeo

A transformação das artérias do arco no padrão arterial adulto da cabeça e do pescoço é descrita na seção sobre os derivados das artérias do arco faríngeo, no Capítulo 14, *Sistema Cardiovascular*.

Derivados das cartilagens do arco faríngeo

A extremidade dorsal da **cartilagem do primeiro arco** se torna ossificada para formar dois ossos da orelha média, o **martelo** e a **bigorna** (Figura 10.4 e Tabela 10.1). A seção média da cartilagem regride, mas seu *pericôndrio* forma o **ligamento anterior do martelo** e o **ligamento esfenomandibular** (ver Figura 10.4 B). As partes ventrais da cartilagem do primeiro arco formam o primórdio da mandíbula, em formato de ferradura. Cada metade da mandíbula se forma lateralmente e em estreita associação com sua cartilagem. A cartilagem desaparece à medida que a mandíbula se desenvolve em torno dela por *ossificação intramembranosa* (ver Capítulo 15, *Sistema Musculoesquelético*).

A extremidade dorsal da **cartilagem do segundo arco** contribui para o **estribo** da orelha média e o **processo estiloide** do osso temporal. A parte da cartilagem entre o **processo estiloide** e o osso hioide regride; seu pericôndrio forma o **ligamento estilo-hióideo**. A extremidade ventral da cartilagem do segundo arco ossifica para formar o corno menor do **osso hioide**.

A **cartilagem do terceiro arco** ossifica para formar o corno maior do osso hioide e o corno superior da cartilagem tireoide. (O corpo do hioide se forma a partir da eminência hipofaríngea – ver seção "Desenvolvimento da língua".) As **cartilagens do quarto e do sexto arcos** se fusionam para formar as **cartilagens laríngeas**, exceto a epiglote. As cartilagens epiglótica e tireoide parecem se desenvolver a partir das células da crista neural (ver Figura 10.21). A cartilagem cricoide se desenvolve a partir da mesoderme.

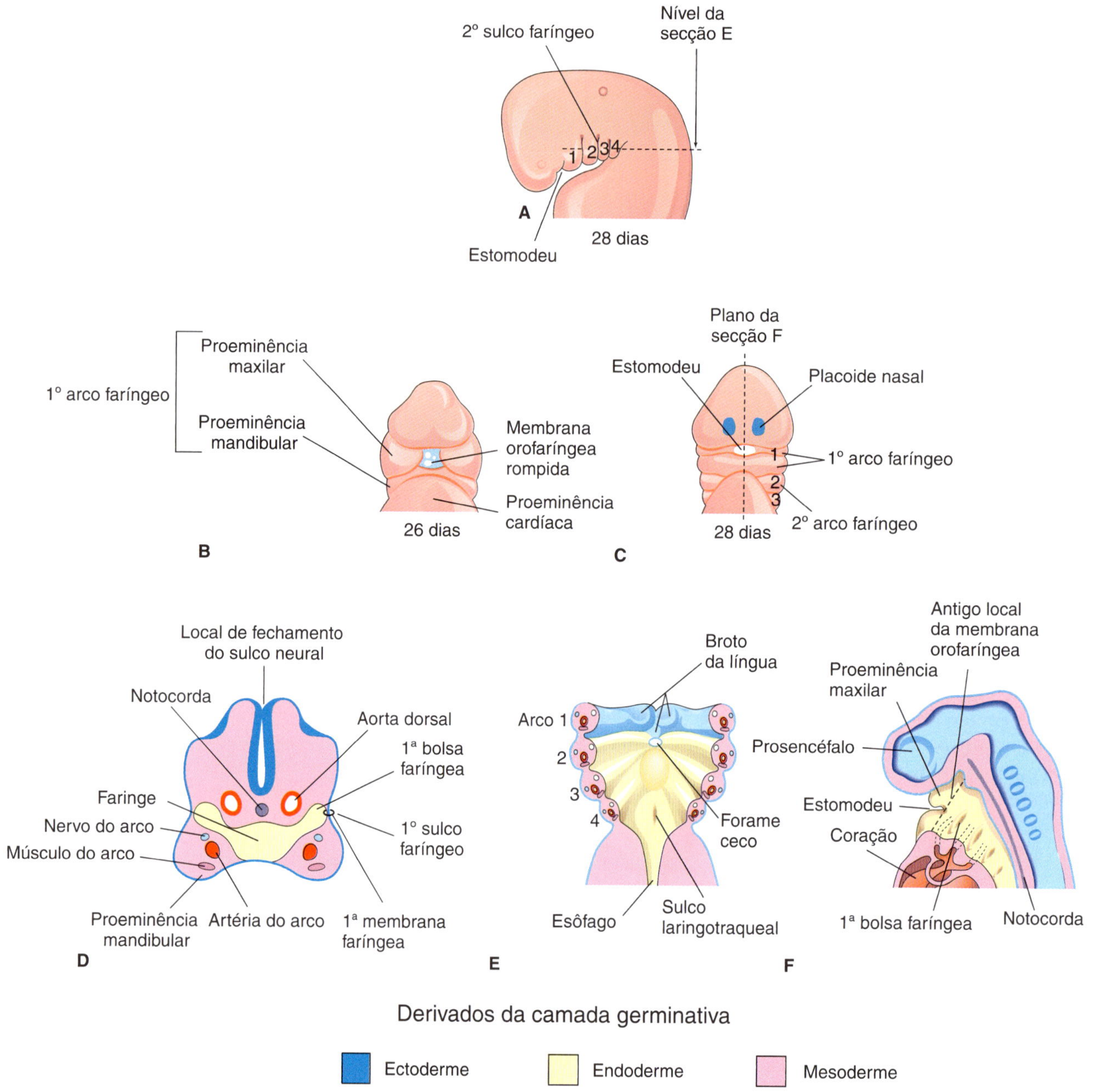

Figura 10.1 Ilustrações do aparato faríngeo. **A.** Vista lateral mostrando o desenvolvimento de quatro arcos faríngeos. **B** e **C.** Vistas ventrais (faciais) mostrando a relação dos arcos faríngeos com o estomodeu. **D.** Secção frontal através da região craniana de um embrião. **E.** Secção horizontal mostrando os componentes do arco e o assoalho da faringe primitiva. **F.** Secção sagital da região cranial de um embrião mostrando as aberturas das bolsas faríngeas na parede lateral da faringe primitiva.

Derivados dos músculos do arco faríngeo

Os componentes musculares dos arcos formam vários músculos da cabeça e do pescoço; por exemplo, a musculatura do primeiro arco forma os **músculos da mastigação** e outros (Figura 10.5 e Tabela 10.1).

Derivados dos nervos do arco faríngeo

Cada arco é suprido por seu próprio nervo craniano (NC). Os *componentes eferentes viscerais especiais (branquiais)* dos nervos cranianos suprem os músculos derivados dos arcos faríngeos (Figura 10.6 A e Tabela 10.1). Como o mesênquima dos arcos faríngeos contribui para a derme e as membranas mucosas da cabeça e do pescoço, essas áreas são supridas pelos *nervos aferentes viscerais especiais*. A pele facial é suprida pelo quinto nervo craniano (NC V ou **nervo trigêmeo**); entretanto, apenas os dois ramos caudais (*maxilar* e *mandibular*) suprem os derivados do primeiro arco faríngeo (ver Figura 10.6 B). O NC V é o principal nervo sensorial da cabeça e do pescoço e é o nervo motor dos músculos da mastigação. Seus ramos sensoriais inervam a face, os dentes e as membranas mucosas das cavidades nasais, do palato, da boca e da língua (ver Figura 10.6 C). O sétimo nervo craniano (NC VII ou **nervo facial**), o nono nervo craniano (NC IX ou **nervo glossofaríngeo**) e o décimo nervo craniano (NC X ou **nervo vago**) suprem o segundo e o terceiro arcos e o

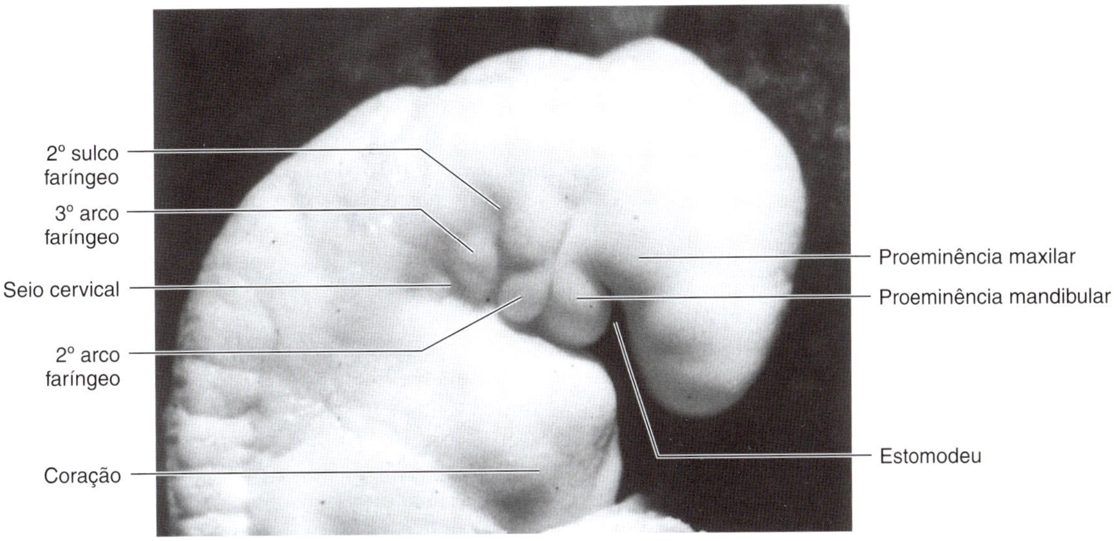

Figura 10.2 Um embrião humano de 4 semanas e meia no estágio Carnegie 13. (Cortesia do falecido Professor Emérito Dr. K.V. Hinrichsen, Medizinische Fakultät, Institut für Anatomie, Ruhr-Universität Bochum, Bochum, Germany.)

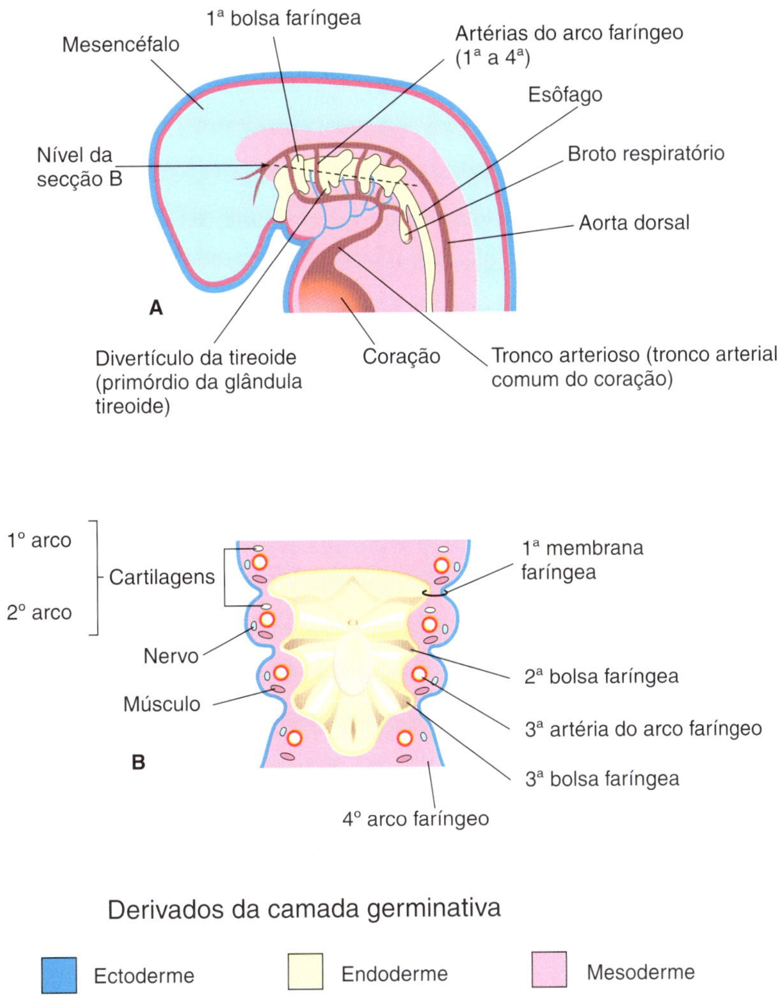

Figura 10.3 A. Ilustração das bolsas faríngeas e artérias do arco faríngeo. **B.** Secção horizontal do embrião mostrando o assoalho da faringe primitiva e ilustrando a origem da camada germinativa dos componentes do arco faríngeo.

caudal (quarto ao sexto), respectivamente. O ramo laríngeo superior do nervo vago supre o quarto arco, enquanto seu ramo laríngeo recorrente supre o sexto arco. Os nervos do segundo ao sexto arcos faríngeos (ver Figura 10.6 A) inervam as membranas mucosas da língua, faringe e laringe (ver Figura 10.6 C).

Bolsas faríngeas

A faringe primitiva se alarga cranialmente onde se junta ao *estomodeu* e se estreita caudalmente, onde se junta ao *esôfago* (ver Figura 10.3 A). A endoderme da faringe reveste os aspectos internos dos arcos faríngeos e passa para as **bolsas faríngeas** (ver Figuras 10.1 D e E e 10.7 A). Os pares de bolsas se desenvolvem em uma sequência craniocaudal entre os arcos. O primeiro par de bolsas, por exemplo, localiza-se entre o primeiro e o segundo arcos faríngeos. Quatro pares de bolsas são bem-definidos; o quinto par é ausente ou rudimentar. A endoderme das bolsas entra em contato com a ectoderme dos sulcos faríngeos e, juntas, formam as **membranas faríngeas** de camada dupla (ver Figura 10.3 B). *A expressão do gene* Tbx2 *na endoderme da bolsa faríngea é essencial para a formação dos arcos faríngeos. A sinalização do sonic hedgehog na endoderme da bolsa faríngea, além de na ectoderme facial e na neuroectoderme do prosencéfalo ventral, desempenha um papel crítico no desenvolvimento da face e do crânio.*

Derivados das bolsas faríngeas

7 A **primeira bolsa** dá origem ao **recesso tubotimpânico** (ver Figura 10.7 B). A primeira membrana faríngea contribui para a formação da **membrana timpânica** (tímpano) (ver Figura 10.7 C). A cavidade do recesso tubotimpânico dá origem à **cavidade timpânica** e ao **antro mastoide**. A conexão do *recesso tubotimpânico* com a faringe forma a **tuba faringotimpânica** (tuba auditiva).

A **segunda bolsa** é amplamente obliterada à medida que a **tonsila palatina** se desenvolve (ver Figuras 10.7 C e 10.8). Uma parte dessa bolsa permanece como o **seio tonsilar (fossa)**. A endoderme da segunda bolsa prolifera e cresce dentro do mesênquima subjacente. As partes centrais desses brotos se rompem, formando as **criptas tonsilares (depressões semelhantes a fossas)**. A endoderme da bolsa forma o epitélio superficial e o revestimento das criptas. Ocorre infiltração linfoide aproximadamente no sétimo mês, no entanto os centros germinativos não são aparentes até o período neonatal.

A **terceira bolsa** se expande e desenvolve uma parte dorsal sólida e bulbar e uma parte ventral oca e alongada (ver Figura 10.7 B). A conexão entre a bolsa e a faringe é reduzida a um ducto estreito que logo se degenera. Na sexta semana do desenvolvimento, o epitélio de cada parte dorsal bulbar começa a se diferenciar em uma **glândula paratireoide inferior**. O epitélio das partes ventrais alongadas do terceiro par de bolsas prolifera, obliterando suas cavidades. Essas partes se unem no plano mediano para formar o **timo**. Os primórdios do timo e das glândulas paratireoides perdem suas conexões com a faringe. Posteriormente, as glândulas paratireoides inferiores se separam do timo e se localizam na superfície dorsal da glândula tireoide, enquanto o timo desce para o mediastino superior (ver Figuras 10.7 C e 10.8). O mesênquima ao redor do primórdio tímico é derivado das ***células da crista neural***.

A parte dorsal de cada **quarta bolsa** se desenvolve em uma **glândula paratireoide superior**, que se localiza na superfície dorsal da glândula tireoide (ver Figura 10.7 B). As glândulas paratireoides derivadas das terceiras bolsas descem com o timo e são transportadas para uma posição

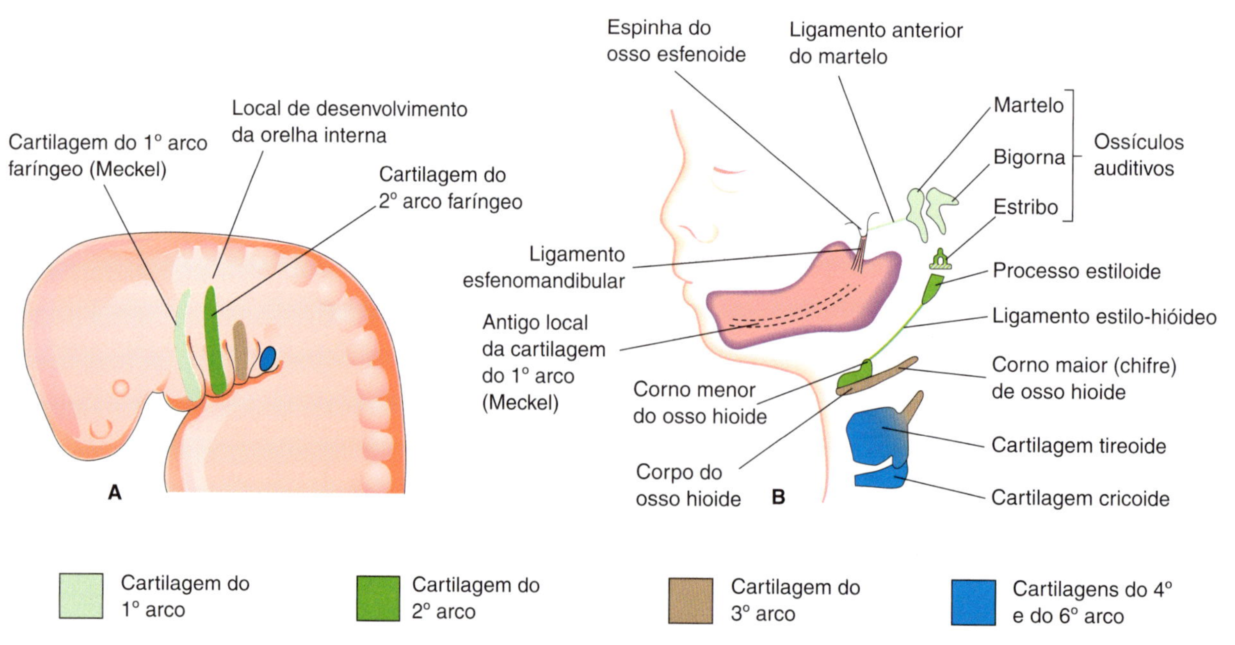

Figura 10.4 A. Vista lateral esquemática da cabeça, do pescoço e das regiões torácicas de um embrião de 4 semanas mostrando a localização das cartilagens nos arcos faríngeos. **B.** Vista semelhante de um feto de 24 semanas mostrando os derivados adultos das cartilagens do arco. Observe que a mandíbula é formada por ossificação intramembranosa a partir do tecido mesenquimal ao redor da cartilagem do primeiro arco.

Tabela 10.1 Estruturas derivadas dos componentes dos arcos faríngeos.*

Arco	Nervo	Músculos	Estruturas esqueléticas	Ligamentos
Primeiro (mandibular)	Trigêmeo† (NC V)	Músculos da mastigação‡ Milo-hioide e ventre anterior do digástrico Tensor do tímpano Tensor do véu palatino	Martelo Bigorna	Ligamento anterior do martelo Ligamento esfenomandibular
Segundo (hioide)	Facial (NC VII)	Músculos da expressão facial§ Estapédio Estiloide Ventre posterior do digástrico	Estribo (porção) Processo estiloide Corno menor de osso hioide	Ligamento estilo-hióideo
Terceiro	Glossofaríngeo (NC IX)	Estilofaríngeo	Corno maior do osso hioide Corno superior da cartilagem tireoide	
Quarto e sexto¶	Ramo laríngeo superior do vago (NC X) Ramo laríngeo recorrente do vago (NC X)	Cricotireóideo Elevador do véu palatino Constritores da faringe Músculos intrínsecos da laringe Músculos estriados do esôfago	Cartilagem tireoide Cartilagem cricoide Cartilagem aritenoide Cartilagem corniculada Cartilagem cuneiforme Corpo do osso hioide (via eminência hipobranquial)	

NC, nervo craniano.

*Os derivados das artérias do arco faríngeo são descritos no Capítulo 14, *Sistema Cardiovascular.*

†A divisão oftálmica do quinto nervo craniano (NC V) não fornece qualquer componente do arco faríngeo.

‡Pterigoide temporal, masseter, medial e lateral.

§Bucinador, auricular, frontal, platisma e orbicular da boca e dos olhos.

¶O quinto arco faríngeo regride. Os componentes cartilaginosos do quarto e do sexto arcos se fusionam para formar as cartilagens da laringe.

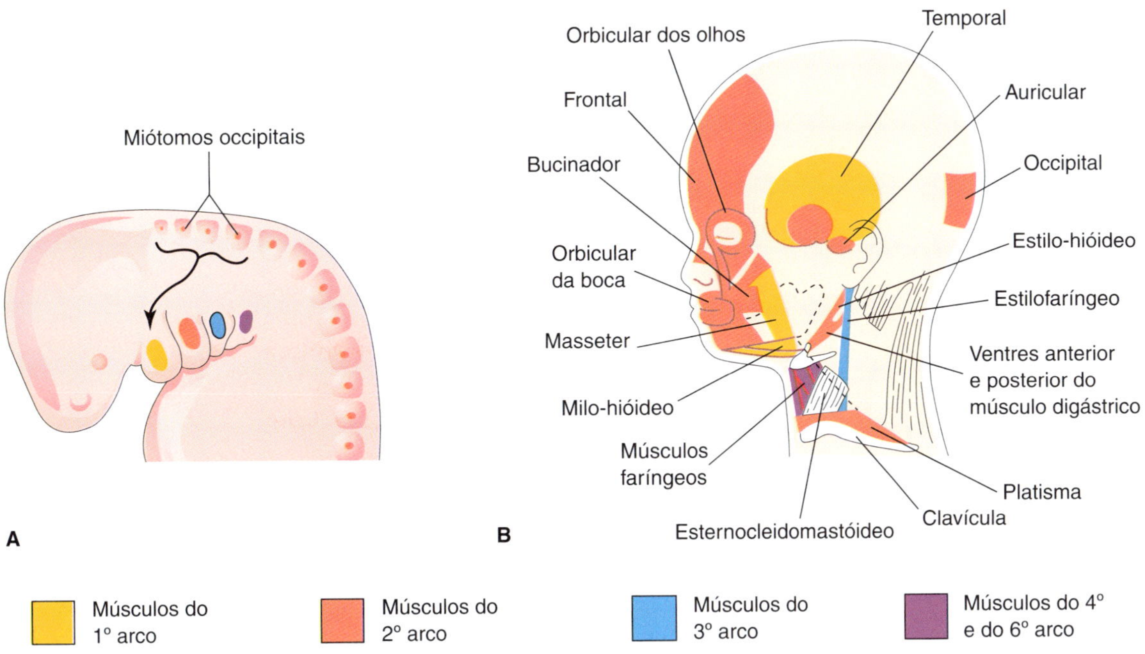

Figura 10.5 A. Vista lateral das regiões da cabeça, do pescoço e torácica de um embrião de 4 semanas mostrando os músculos derivados dos arcos faríngeos. A *seta* mostra o caminho percorrido pelos mioblastos a partir dos miótomos occipitais para formar a musculatura da língua. **B.** Regiões da cabeça e do pescoço de um feto de 20 semanas mostrando os músculos derivados dos arcos faríngeos. Partes dos músculos platisma e esternocleidomastóideo foram removidas para mostrar os músculos mais profundos. Observe que os mioblastos do segundo arco migram do pescoço para a cabeça, onde dão origem aos músculos da expressão facial. Esses músculos são supridos pelo nervo facial (nervo craniano VII), o nervo do segundo arco faríngeo.

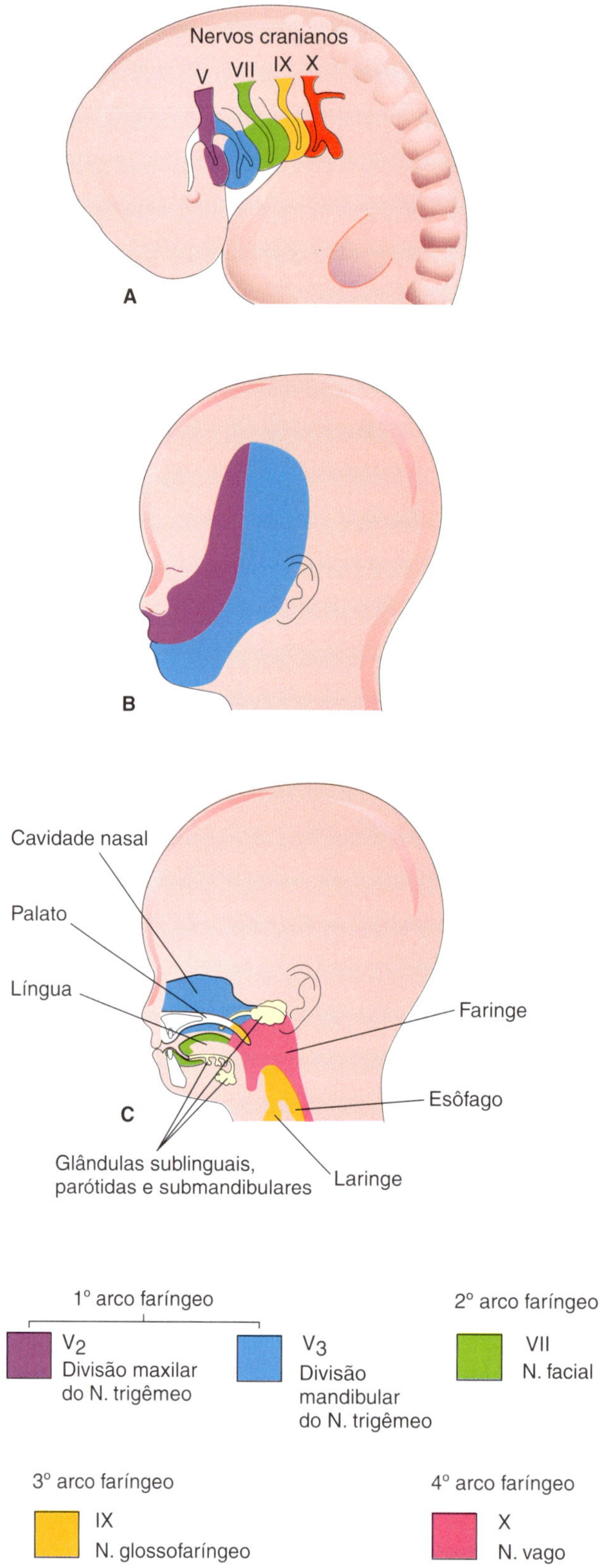

Figura 10.6 A. Vista lateral das regiões da cabeça, do pescoço e torácica de um embrião de 4 semanas mostrando os nervos cranianos que suprem os arcos faríngeos. **B.** As regiões da cabeça e do pescoço de um feto de 20 semanas mostrando a distribuição superficial dos dois ramos caudais do primeiro nervo do arco (nervo craniano V). **C.** Secção sagital da cabeça e do pescoço fetais mostrando a distribuição profunda das fibras sensoriais dos nervos para os dentes e para a mucosa da língua, da faringe, da cavidade nasal, do palato e da laringe.

mais inferior do que as glândulas paratireoides derivadas das quartas bolsas (ver Figura 10.8). A parte ventral alongada de cada quarta bolsa se desenvolve na **eminência hipobranquial**, que se fusiona com a glândula tireoide, dando origem às **células parafoliculares (células C)** da glândula tireoide. Essas células produzem **calcitonina**, um hormônio envolvido na regulação do cálcio. As células C se diferenciam a partir das **células da crista neural** que migram dos arcos faríngeos para dentro do quarto par de bolsas faríngeas.

Se a **quinta bolsa faríngea** se desenvolver, será rudimentar e se tornará parte da quarta bolsa faríngea.

7

Sulcos faríngeos

As regiões da cabeça e do pescoço do embrião exibem quatro sulcos (fendas) de cada lado durante a quarta e a quinta semana (ver Figura 10.1 A). Esses sulcos separam os arcos faríngeos externamente. Apenas um par de sulcos contribui para as estruturas; o primeiro par persiste como o **meato acústico externo** (canal auditivo) (ver Figura 10.7 C). Os outros sulcos se localizam em uma depressão semelhante a uma fenda – o **seio cervical** – e são geralmente obliterados à medida que o pescoço se desenvolve (ver Figura 10.7 A e B). Os defeitos congênitos do *segundo* sulco faríngeo são os mais comuns.

Seios e cistos auriculares

Os pequenos seios e cistos auriculares geralmente estão localizados em uma área triangular da pele anterior à aurícula da orelha externa (Figura 10.9 D); no entanto, podem ocorrer em outros locais ao redor da aurícula ou em seu lóbulo (lóbulo da orelha). Embora alguns seios e cistos paranasais sejam remanescentes do primeiro sulco faríngeo, outros representam pregas ectodérmicas sequestradas durante a formação da aurícula a partir das protuberâncias auriculares (saliências que contribuem para a aurícula).

Seios cervicais (branquiais)

Os seios cervicais são incomuns e quase todos os que se abrem externamente na lateral do pescoço resultam da falha de obliteração do segundo sulco faríngeo e do seio cervical (ver Figuras 10.9 B e 10.10 A). O seio normalmente se abre ao longo da borda anterior do músculo esternocleidomastóideo no terço inferior do pescoço. As anomalias dos outros sulcos ocorrem em aproximadamente 5% dos casos.

Os **seios cervicais externos** são comumente detectados durante a infância por causa da secreção de material mucoso de seus orifícios no pescoço. Esses ***seios*** são bilaterais em aproximadamente 10% dos casos e são comumente associados aos seios auriculares.

Os **seios cervicais internos** se abrem dentro da faringe e são muito raros. Quase todos esses seios resultam da persistência da parte proximal da segunda bolsa faríngea, portanto geralmente se abrem no seio tonsilar ou próximo ao arco palatofaríngeo (ver Figura 10.9 B e D). Normalmente, essa bolsa desaparece à medida que a tonsila palatina se desenvolve; seu remanescente normal é o seio tonsilar.

Fístula cervical (branquial)

Um canal anormal que se abre internamente no seio tonsilar e externamente na lateral do pescoço é uma ***fístula cervical***. Esse raro defeito congênito resulta da persistência de partes do segundo sulco e da bolsa faríngea (ver Figuras 10.9 C e D e 10.10 B). A fístula sobe a partir de uma abertura no pescoço, através do tecido subcutâneo e do músculo platisma, até alcançar o seio tonsilar.

Cistos cervicais (branquiais)

O terceiro e o quarto arcos faríngeos estão enterrados no seio cervical (ver Figura 10.7 A). Remanescentes de partes do seio cervical, do segundo sulco ou de ambos, podem persistir e formar um cisto esférico ou alongado (ver Figura 10.9 D). Os cistos cervicais geralmente não se tornam aparentes até o final da infância ou o início da idade adulta, quando produzem um edema indolor de crescimento lento no pescoço, geralmente ao longo da borda anterior do músculo esternocleidomastóideo ou na região periauricular. (Figura 10.11). Os cistos crescem devido ao acúmulo de líquido e detritos celulares derivados da descamação de seus revestimentos epiteliais (Figura 10.12).

Vestígios cervicais (branquiais)

Normalmente, as cartilagens faríngeas desaparecem, exceto as partes que formam ligamentos ou ossos; no entanto, em casos incomuns, remanescentes cartilaginosos ou ósseos das cartilagens do arco faríngeo aparecem sob a pele na lateral do pescoço. Geralmente são encontrados anteriormente ao terço inferior do músculo esternocleidomastóideo (ver Figura 10.9 D).

Síndrome do primeiro arco faríngeo

O desenvolvimento anormal do primeiro arco faríngeo resulta em várias anomalias congênitas nos olhos, nas orelhas, na mandíbula e no palato que, juntas, constituem a *síndrome do primeiro arco faríngeo* (Figura 10.13). Acredita-se que essa síndrome resulte da migração insuficiente de células da crista neural para o primeiro arco durante a quarta semana. Há duas manifestações clínicas principais da síndrome do primeiro arco:

- A **síndrome de Treacher Collins** (disostose mandibulofacial) é mais frequentemente causada por um defeito do gene autossômico dominante (*TCOF1*) e resulta no subdesenvolvimento dos ossos zigomáticos da face – **hipoplasia malar**. As características da síndrome incluem fissuras palpebrais inclinadas para baixo, defeitos congênitos das pálpebras inferiores, orelhas externas deformadas e, algumas vezes, defeitos nas orelhas médias e internas
- A **sequência de Pierre Robin** consiste em hipoplasia da mandíbula, fenda palatina e defeitos do olho e da orelha. Muitos casos dessa síndrome são esporádicos; no entanto, alguns parecem ter uma base genética. No ***complexo morfogenético de Robin***, o defeito inicial proposto é uma mandíbula pequena (micrognatia), que resulta no deslocamento posterior da língua e na obstrução do fechamento total dos processos palatinos, resultando em fenda palatina bilateral (ver Figura 10.33).

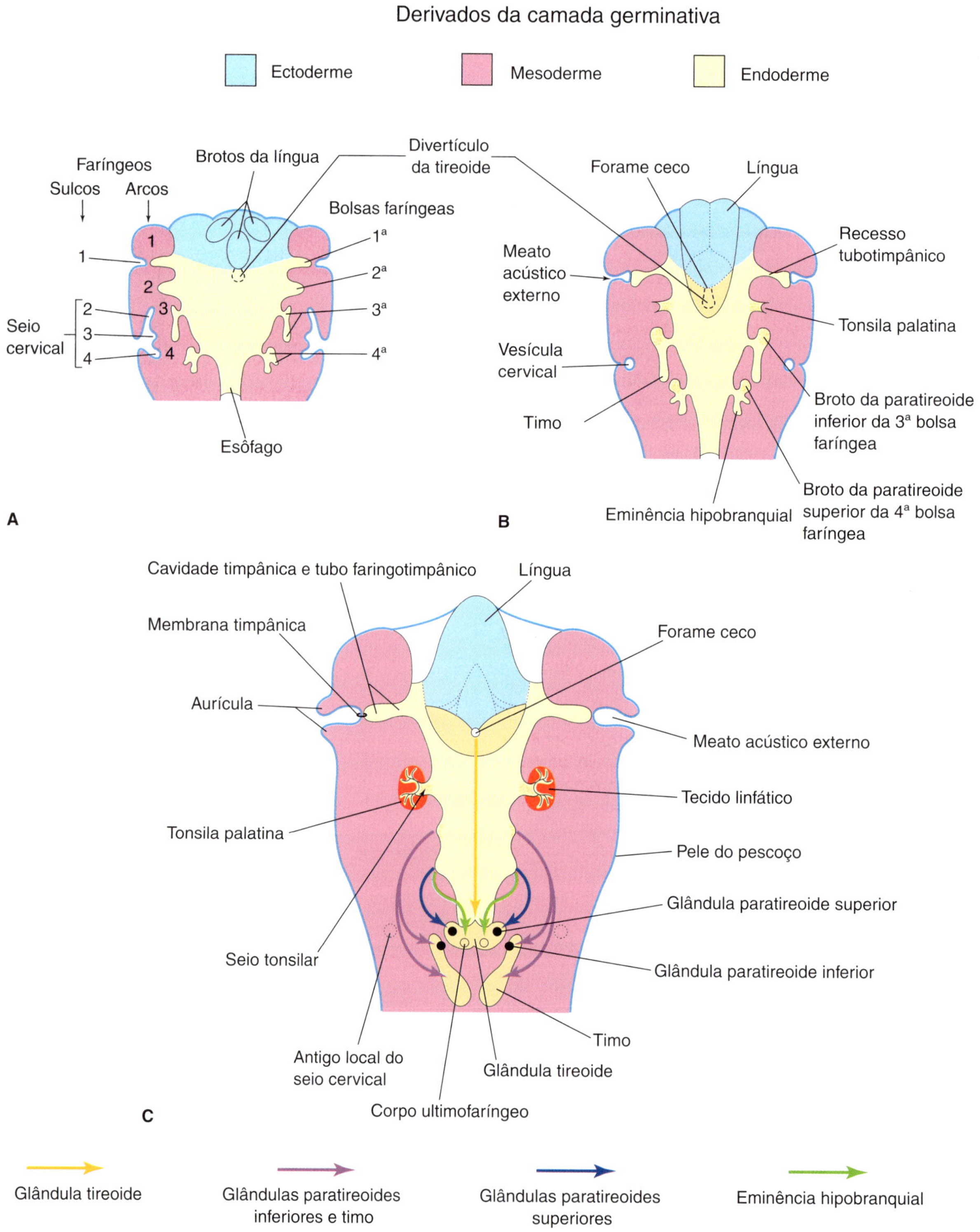

Figura 10.7 Secções horizontais esquemáticas do embrião mostrando os derivados adultos das bolsas faríngeas. **A.** Em 5 semanas. Observe que o segundo arco faríngeo cresce sobre o terceiro e o quarto arcos, cobrindo do segundo ao quarto sulco faríngeo no seio cervical. **B.** Em 6 semanas. **C.** Em 7 semanas. Observe a migração das glândulas timo, paratireoide e tireoide em desenvolvimento para o pescoço.

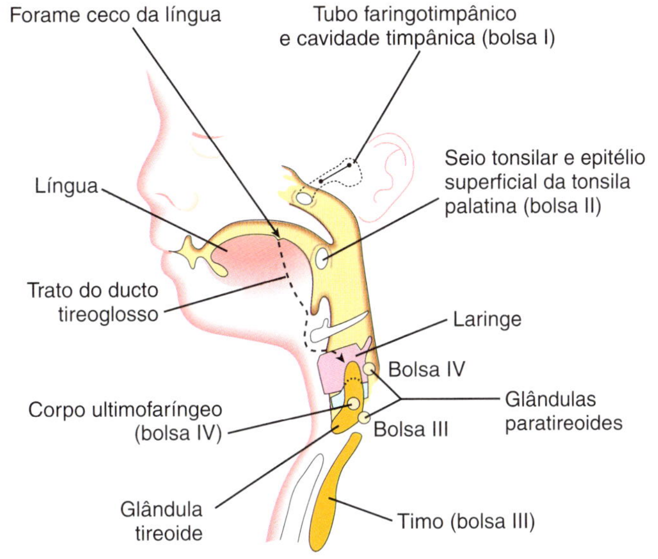

Figura 10.8 Secção sagital das regiões da cabeça, do pescoço e torácica superior de um feto de 20 semanas mostrando os derivados adultos das bolsas faríngeas e a descida da glândula tireoide para o pescoço.

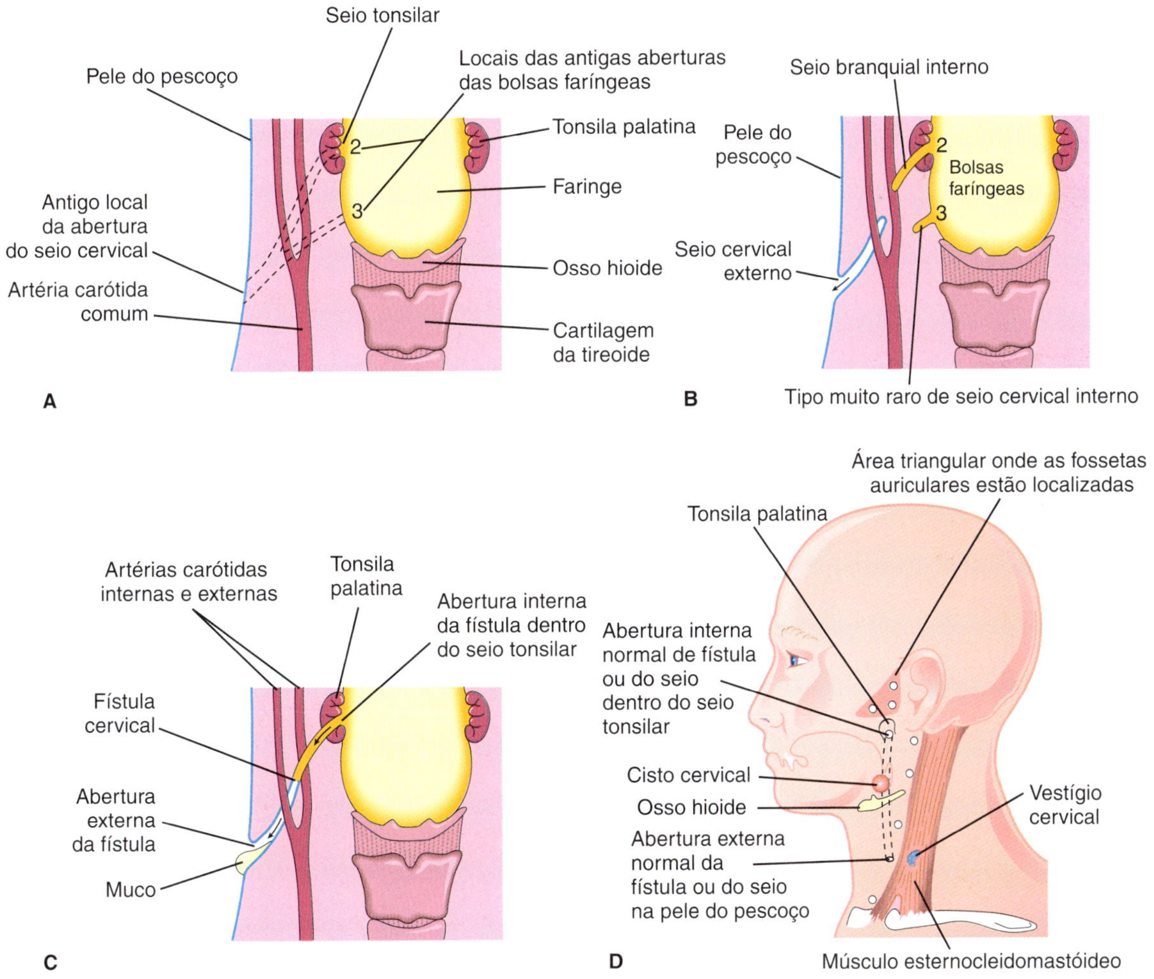

Figura 10.9 **A.** Regiões da faringe e do pescoço adulto, indicando os antigos locais das aberturas do seio cervical e das bolsas faríngeas (*2* e *3*). As *linhas tracejadas* indicam possíveis cursos das fístulas cervicais. **B.** Base embriológica de vários tipos de seio cervical. **C.** Ilustração de uma fístula cervical resultante da persistência de partes do segundo sulco faríngeo e da segunda bolsa faríngea. **D.** Possíveis locais dos cistos cervicais e das aberturas dos seios e fístulas cervicais. Um vestígio cervical também é mostrado.

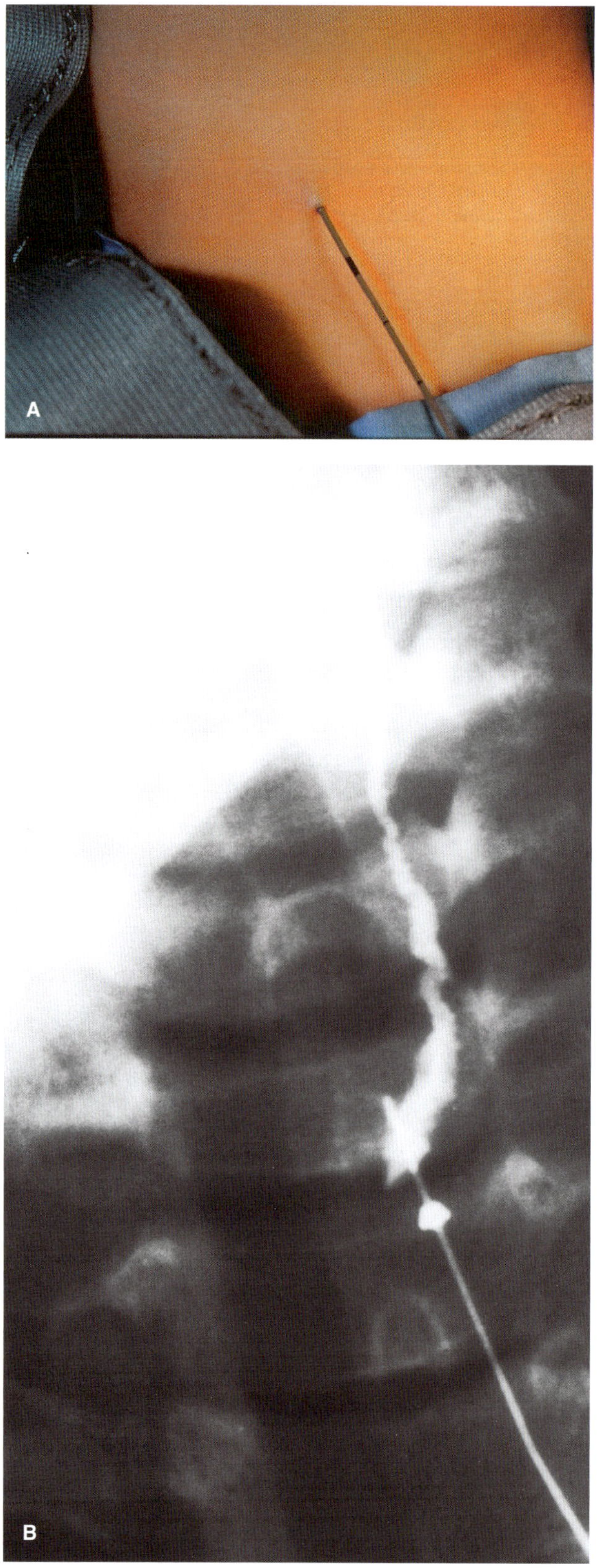

Figura 10.10 A. Pescoço de uma criança com um cateter inserido na abertura externa de um seio cervical (branquial). O cateter permite definir o comprimento do trato, o que facilita a excisão cirúrgica. **B.** Fistulograma de uma fístula cervical completa. A radiografia foi tirada após a injeção de um meio de contraste para mostrar o curso da fístula através do pescoço. (Cortesia de Dr. Pierre Soucy, Division of Paediatric Surgery, Children's Hospital of Eastern Ontario, Ottawa, Ontario, Canada.)

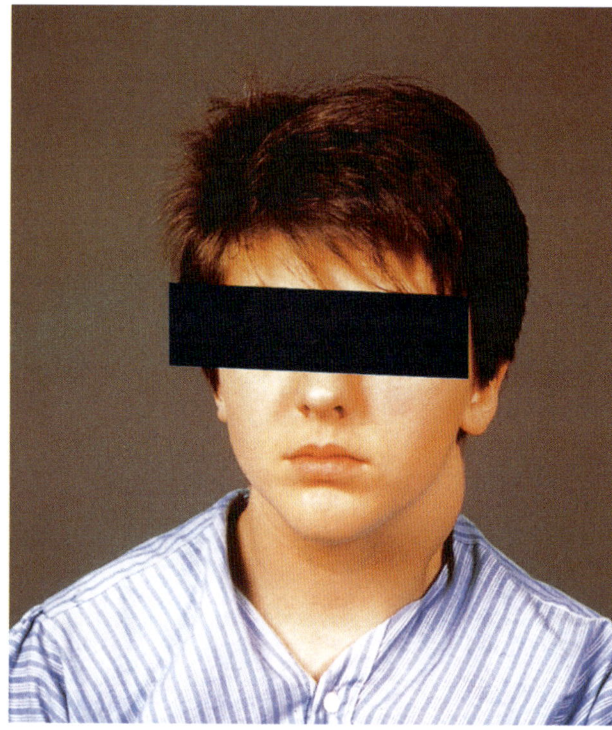

Figura 10.11 Edema no pescoço de um menino produzido por um cisto cervical. Esses grandes cistos geralmente ficam livres no pescoço, logo abaixo do ângulo da mandíbula, mas podem se desenvolver em qualquer lugar ao longo da borda anterior do músculo esternocleidomastóideo, como neste caso. (Cortesia de Dr. Pierre Soucy, Division of Paediatric Surgery, Children's Hospital of Eastern Ontario, Ottawa, Ontario, Canada.)

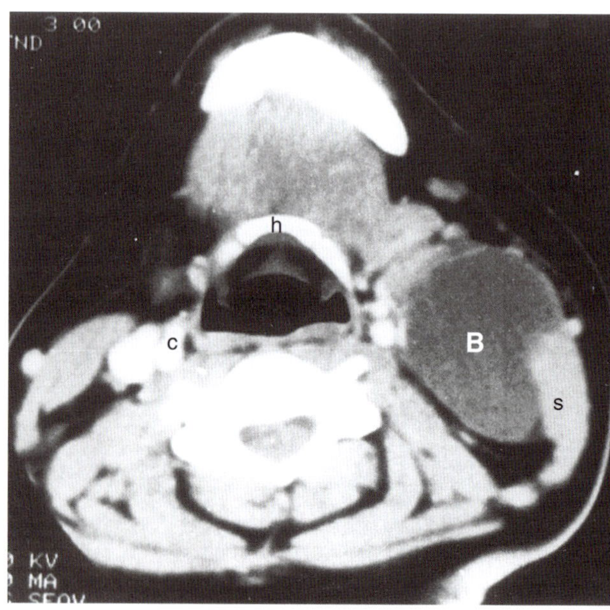

Figura 10.12 Um grande cisto cervical (*B*) mostrado por tomografia computadorizada da região do pescoço de uma mulher que apresentava um "nódulo" no pescoço, semelhante ao mostrado na Figura 10.11. O cisto de baixa densidade é anterior ao músculo esternocleidomastóideo direito (*s*) no nível do osso hioide (*h*). A aparência normal da bainha da carótida esquerda (*c*) é mostrada para comparação com a bainha comprimida do lado direito. (De McNab T, McLennan MK, Margolis M: Radiology rounds, *Can Fam Physician* 41:1673, 1995.)

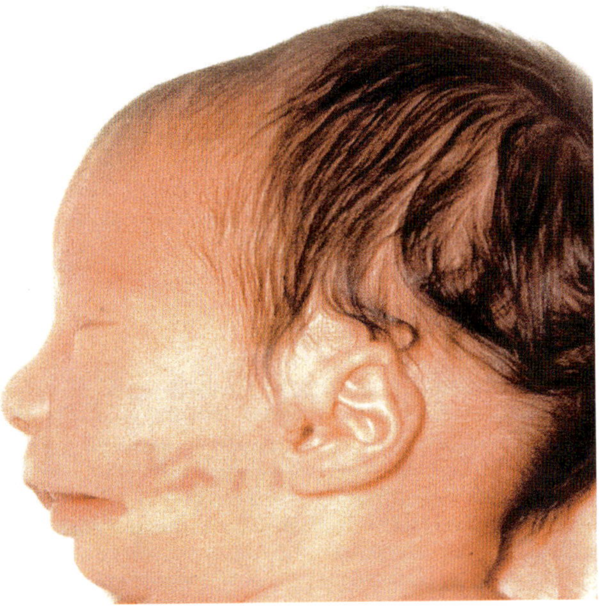

Figura 10.13 Bebê com a síndrome do primeiro arco, um padrão de defeitos congênitos resultante da migração insuficiente das células da crista neural para o primeiro arco faríngeo. Observe a aurícula deformada da orelha externa, o apêndice pré-auricular, o defeito na bochecha entre a aurícula e a boca, a hipoplasia da mandíbula e a macrostomia (boca grande). (Cortesia do Health Sciences Centre, Children's Hospital, Winnipeg, Manitoba, Canada.)

Membranas faríngeas

7

Essas membranas se formam onde os epitélios dos sulcos e das bolsas se aproximam. As membranas aparecem nos assoalhos dos sulcos durante a quarta semana (ver Figuras 10.1 D e 10.3 B). Apenas um par de membranas contribui para a formação das estruturas adultas; a primeira membrana se torna a **membrana timpânica** (ver Figura 10.7 C).

Desenvolvimento da glândula tireoide

7

*A **glândula tireoide** é a primeira glândula endócrina a se desenvolver.* Começa a se formar em aproximadamente 24 dias a partir de um espessamento endodérmico mediano no assoalho da faringe primitiva. Esse espessamento logo forma uma pequena bolsa externa – o **primórdio da tireoide** (Figura 10.14 A). Além disso, dois primórdios laterais provenientes da quarta bolsa (eminência hipobranquial) se fusionam com a bolsa mediana, sendo que a mediana contribui com a maioria das células foliculares e a lateral com as células parafoliculares (células C). À medida que o embrião e a língua crescem, a glândula tireoide em desenvolvimento desce no pescoço, passando ventralmente ao osso hioide em desenvolvimento e às cartilagens laríngeas. Por um curto período, é conectada à língua pelo **ducto tireoglosso** (ver Figura 10.14 A e B). Como resultado da rápida proliferação celular, o lúmen do divertículo da tireoide logo oblitera e se divide nos lobos direito e esquerdo, que são conectados pelo **istmo tireoidiano** da glândula tireoide.

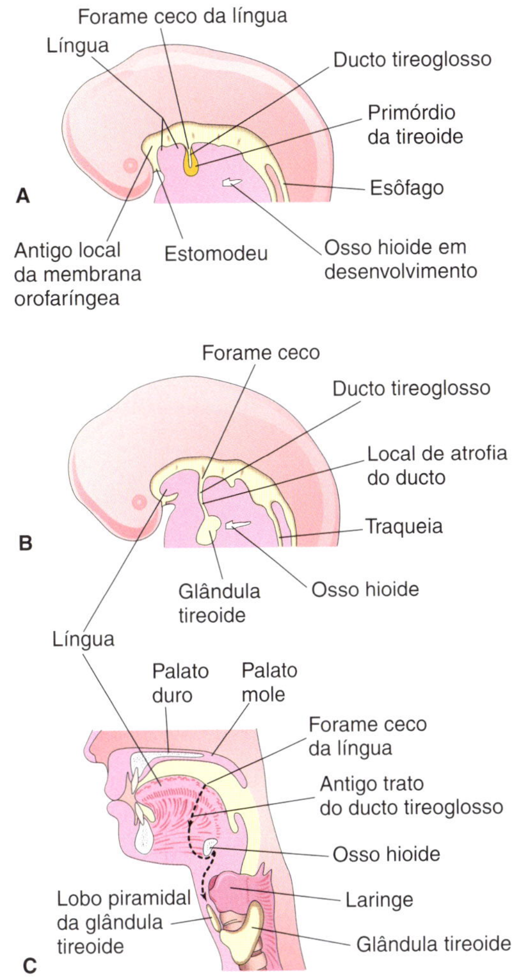

Figura 10.14 Desenvolvimento da glândula tireoide. **A** e **B.** Secções sagitais esquemáticas das regiões da cabeça e do pescoço em 5 e 6 semanas mostrando estágios sucessivos do desenvolvimento da glândula tireoide. **C.** Secção semelhante de uma cabeça e um pescoço adulto mostrando o caminho percorrido pela glândula tireoide durante sua descida embrionária (indicada pelo antigo trato do ducto tireoglosso).

Síndrome de DiGeorge

Os bebês com síndrome de DiGeorge nascem sem o timo e sem glândulas paratireoides. A doença é caracterizada por ***hipoparatireoidismo congênito*** (hipocalcemia); suscetibilidade aumentada a infecções (deficiência imunológica – especificamente, defeito na função das células T); anormalidades do palato; micrognatia (obstrução das vias respiratórias devido à língua retroposicionada); orelhas entalhadas com implantação baixa; fendas nasais e anormalidades cardíacas (defeitos congênitos do arco da aorta e do coração). A síndrome de DiGeorge ocorre quando a terceira e a quarta bolsas faríngeas não se diferenciam no timo e nas glândulas paratireoides. Os defeitos congênitos faciais resultam principalmente do desenvolvimento anormal dos primeiros componentes do arco faríngeo durante a formação da face e dos ouvidos. *A síndrome de DiGeorge comumente envolve microdeleção (região 22q11.2); mutação dos genes* HIRA, UFDIL e Tbx1 *e defeitos nas células da crista neural.* A incidência da síndrome de DiGeorge é de 1 em 2.000 a 4.000 nascimentos.

Glândulas paratireoides ectópicas

As paratireoides são altamente variáveis em número e localização. Podem ser encontradas em qualquer local próximo à glândula tireoide ou ao timo ou dentro deles (Figura 10.15). As glândulas superiores são mais constantes quanto à posição do que as inferiores. Ocasionalmente, uma glândula paratireoide inferior não desce e permanece próxima à bifurcação da artéria carótida comum. Em outros casos, pode acompanhar o timo até o tórax.

Número anormal de glândulas paratireoides

Em casos incomuns, pode haver mais de quatro glândulas paratireoides. As **glândulas paratireoides supranumerárias** provavelmente resultam da divisão dos primórdios das glândulas originais. A ausência de uma glândula paratireoide resulta da falha na diferenciação de um dos primórdios ou da atrofia de uma glândula no início do desenvolvimento.

Em 7 semanas, a glândula tireoide assumiu sua forma definitiva e geralmente alcançou seu local final no pescoço (ver Figura 10.14 C). Nesse momento, o **ducto tireoglosso** geralmente degenerou e desapareceu. A abertura proximal do ducto tireoglosso persiste como uma pequena cavidade – o **forame ceco** no dorso da língua (ver Figura 10.7 C). Um **lobo piramidal** da glândula tireoide se estende superiormente a partir do istmo em aproximadamente 50% das pessoas. Esse lobo pode estar ligado ao osso hioide por tecido fibroso, músculo liso ou ambos.

Cistos e seios do ducto tireoglosso

Um remanescente do ducto tireoglosso pode persistir e formar um cisto na língua ou na parte anterior do pescoço, geralmente logo abaixo do osso hioide (Figura 10.16). A protuberância produzida por um ***cisto do ducto tireoglosso*** geralmente se desenvolve como uma massa mediana móvel, indolor e progressivamente crescente (Figura 10.17). O cisto pode conter algum tecido tireoidiano. Após a infecção de um cisto, em alguns casos, ocorre perfuração da pele, formando um **seio do ducto tireoglosso**, que geralmente se abre no plano mediano do pescoço, anterior às cartilagens laríngeas (Figura 10.18 A).

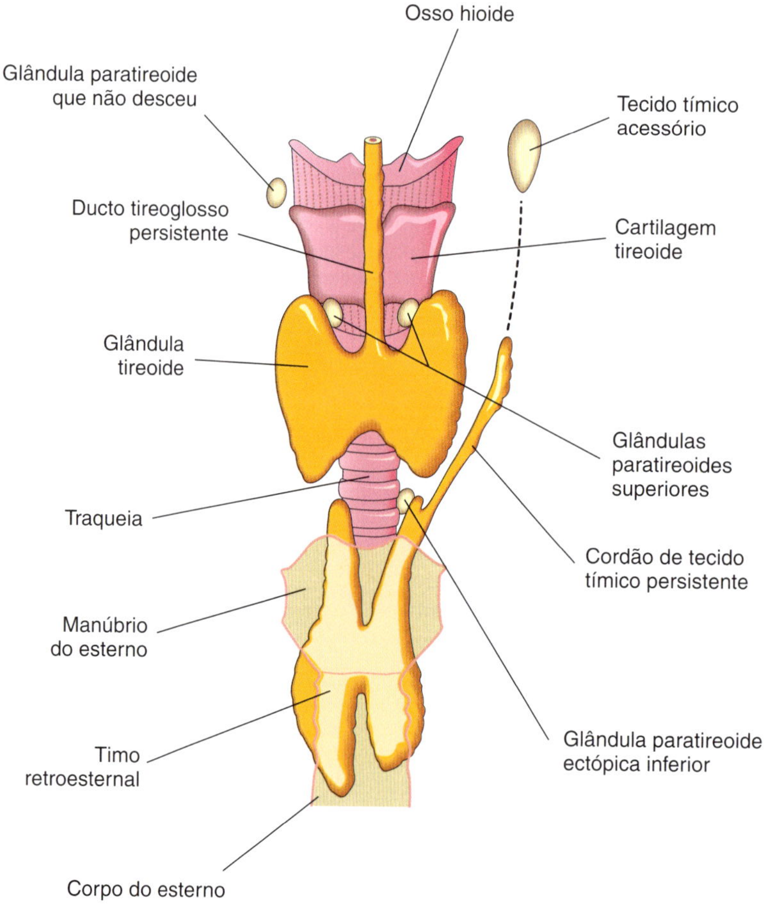

Figura 10.15 Vista anterior da glândula tireoide, do timo e das glândulas paratireoides mostrando várias possíveis anomalias congênitas que podem ocorrer.

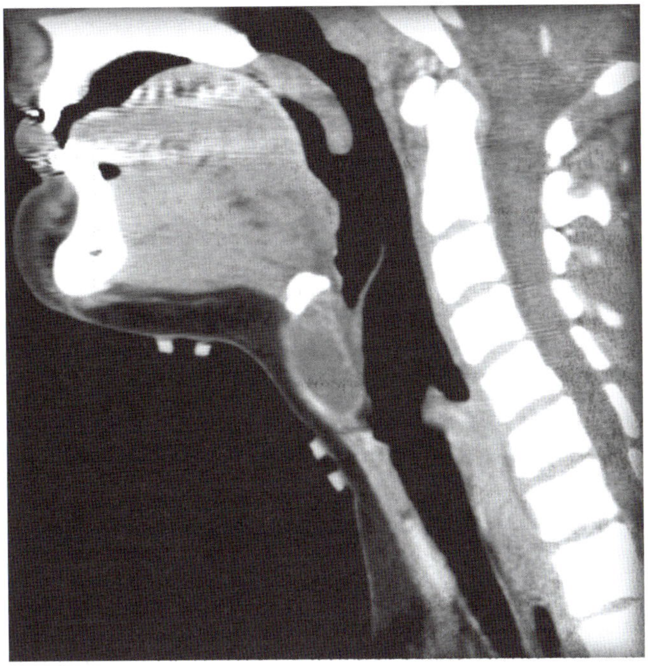

Figura 10.16 Tomografia computadorizada de um cisto do ducto tireoglosso em uma criança. O cisto está localizado no pescoço anteriormente à cartilagem tireoide (ver também a Figura 10.4 B). (De Dr. Frank Gaillard, Radiopaedia.org, com permissão.)

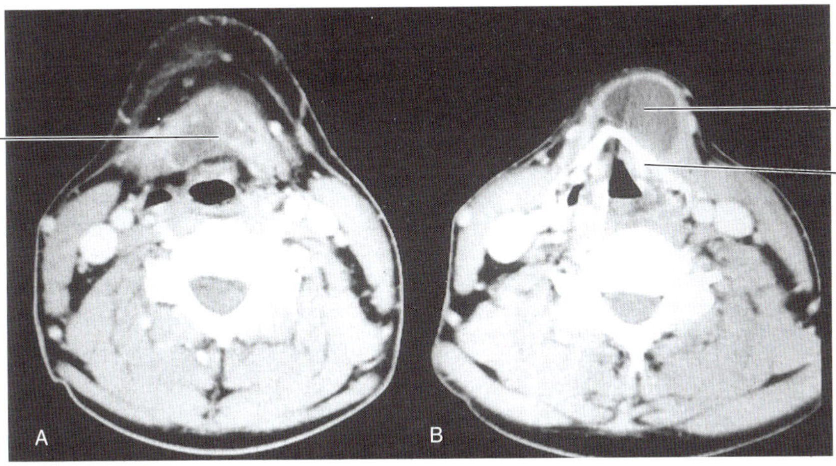

Figura 10.17 Exames de tomografia computadorizada. **A.** Nível da membrana tireo-hióidea e a base da epiglote. **B.** Nível da cartilagem tireoide, que está calcificada. Um cisto do ducto tireoglosso se estende cranialmente até a margem do osso hioide. (Cortesia de Dr. Gerald S. Smyser, Altru Health System, Grand Forks, ND.)

Glândula tireoide ectópica

Raramente, uma **glândula tireoide ectópica** está localizada ao longo do trajeto normal de sua descida a partir da língua (ver Figura 10.14 B). Em 90% dos casos, isso é representado pelo **tecido glandular tireoidiano lingual**. A descida incompleta da glândula tireoide resulta em uma glândula tireoide sublingual que aparece no alto do pescoço, no osso hioide ou logo abaixo dele (Figuras 10.19 e 10.20). Em 70% dos casos, uma glândula tireoide sublingual ectópica é o único tecido tireoidiano presente.

É clinicamente importante diferenciar uma glândula tireoide ectópica de um cisto do ducto tireoglosso ou do tecido tireoidiano acessório a fim de evitar a *remoção cirúrgica inadvertida da glândula tireoide*, porque essa glândula ectópica pode ser o único tecido tireoidiano presente. A falha no reconhecimento da glândula tireoide pode deixar a pessoa permanentemente dependente de medicação para a tireoide.

Durante a 11ª semana, o **coloide** começa a aparecer nos **folículos tireoidianos**; posteriormente, a concentração de iodo e a síntese dos hormônios tireoidianos podem ser demonstradas. Em 20 semanas, os níveis de hormônio estimulador da tireoide e de tiroxina fetais começam a aumentar, atingindo os níveis adultos em 35 semanas. O hormônio tireoidiano (TH) é necessário para o desenvolvimento do cérebro e é fornecido pela mãe antes que o tecido tireoidiano fetal esteja funcionando.

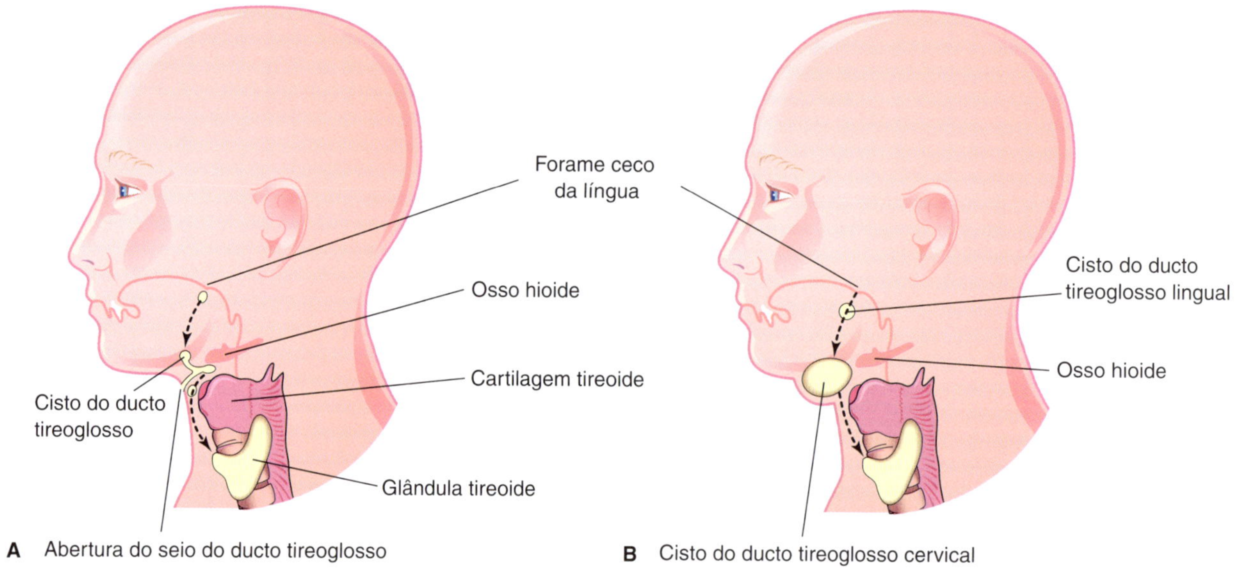

Figura 10.18 A. Esquema da cabeça e do pescoço mostrando as possíveis localizações dos cistos do ducto tireoglosso. Um seio do ducto tireoglosso também é ilustrado. A *linha tracejada* indica o curso percorrido pelo ducto durante a descida da glândula tireoide em desenvolvimento desde o forame ceco até sua posição final na parte anterior do pescoço. **B.** Esquema semelhante mostrando cistos do ducto tireoglosso lingual e cervical. A maioria dos cistos do ducto tireoglosso está localizada logo abaixo do osso hioide.

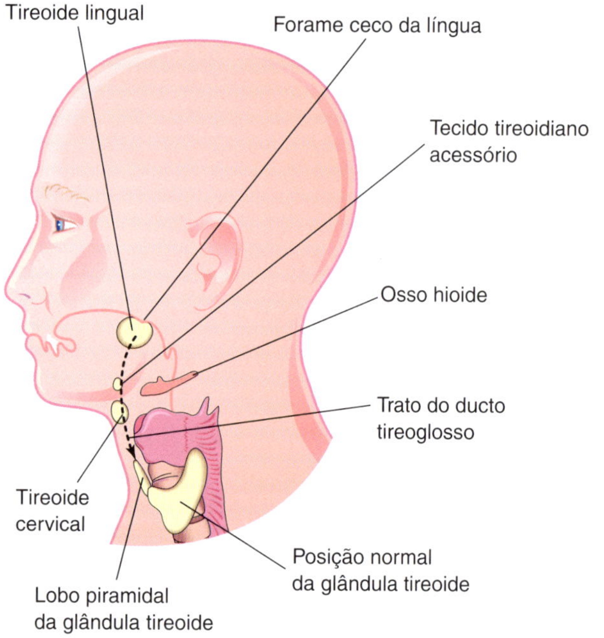

Figura 10.19 Cabeça e pescoço mostrando os locais normais de tecido tireoidiano ectópico. A *linha tracejada* indica o caminho percorrido pela glândula tireoide durante sua descida e o antigo trato do ducto tireoglosso.

7

Desenvolvimento da língua

Próximo ao final da quarta semana, uma elevação triangular mediana aparece no assoalho da faringe primitiva, rostral ao forame do ceco (Figura 10.21 A). Essa protuberância – **o tubérculo lingual mediano (broto da língua)** – é a primeira indicação do desenvolvimento da língua. Logo, dois **tubérculos linguais laterais ovais (brotos linguais distais)** se desenvolvem de cada lado do tubérculo lingual mediano. Os três tubérculos linguais resultam da proliferação do mesênquima nas partes ventromediais do primeiro par de arcos faríngeos. Os tubérculos linguais laterais aumentam rapidamente de tamanho, se fusionam uns com os outros e crescem além do tubérculo lingual mediano.

Os tubérculos laterais combinados formam os dois terços anteriores (parte oral) da língua (ver Figura 10.21 C). O plano de fusão dos tubérculos laterais é indicado superficialmente pelo sulco da linha média da língua e internamente pelo **septo lingual** fibroso. O tubérculo lingual mediano não forma nenhuma parte reconhecível da língua adulta.

A *formação do terço posterior (parte faríngea) da língua* é indicada por duas elevações que se desenvolvem caudalmente ao forame ceco (ver Figura 10.21 A):

- A **cópula** se forma por fusão das partes ventromediais do segundo par de arcos faríngeos
- A **eminência hipofaríngea** se desenvolve caudalmente à cópula a partir de um agrupamento de células mesenquimais nas partes ventromediais do terceiro e do quarto pares de arcos faríngeos.

À medida que a língua se desenvolve, a cópula é gradualmente sobreposta pela eminência hipofaríngea e desaparece (ver Figura 10.21 B e C). Como resultado,

Cistos e fístulas linguais congênitos

Cistos na língua podem ser derivados de remanescentes do ducto tireoglosso (ver Figura 10.14 A). Podem crescer e produzir dor faríngea, disfagia (dificuldade para deglutir) ou ambos. Fístulas também podem surgir como resultado da persistência das partes linguais do ducto tireoglosso; essas fístulas se abrem através do *forame ceco* dentro da cavidade oral.

a parte faríngea da língua se desenvolve a partir da parte rostral da **eminência hipofaríngea**. A linha de fusão das partes anterior e posterior da língua é grosseiramente indicada por um sulco em forma de V – o ***sulco terminal*** (ver Figura 10.21 C). As células da crista neural craniana migram para a língua em desenvolvimento e dão origem ao seu tecido conjuntivo e à vasculatura. A maioria dos músculos da língua é derivada de mioblastos (progenitores miogênicos) que migram a partir dos somitos occipitais (ver Figura 10.5 A). O **nervo hipoglosso (NC XII)** acompanha os mioblastos durante sua migração e inerva os músculos da língua à medida que estes se desenvolvem. *Os mecanismos moleculares envolvidos no desenvolvimento da língua incluem fatores reguladores miogênicos, os genes de domínios pareados (caixa emparelhada)* Pax3 *e* Pax7, *os genes do fator de crescimento transformador* β (TGF-β), *o fator de crescimento de fibroblastos* (FGF) *e os genes sonic hedgehog* (SHH).

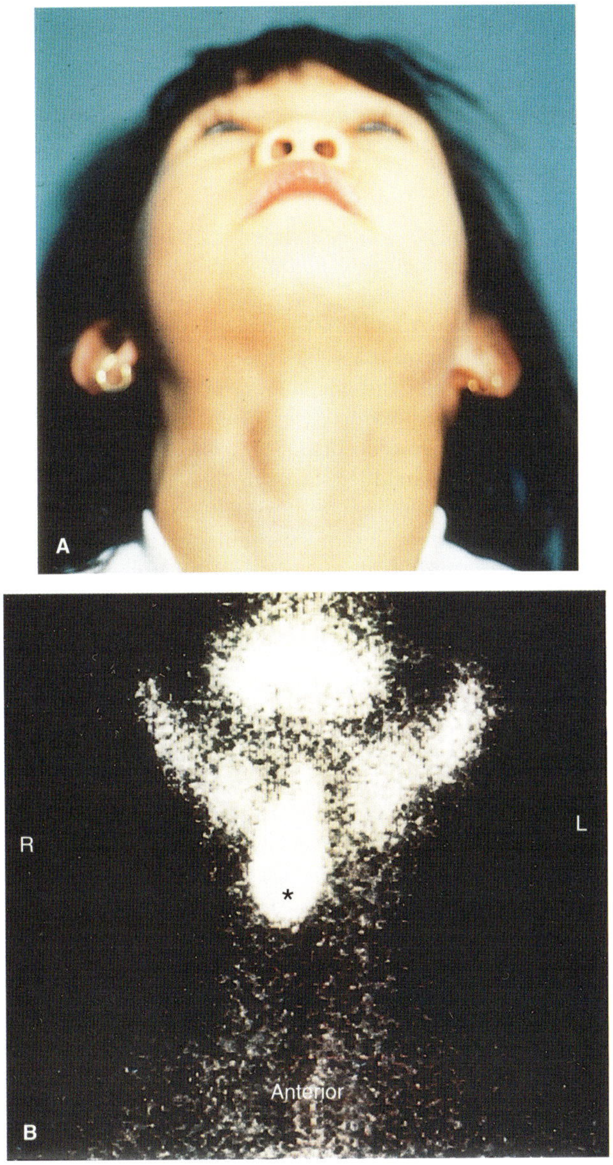

Figura 10.20 A. Massa tireoidiana sublingual em uma menina de 5 anos. **B.** Exame com pertecnetato-^{99m} Tc (tecnécio-99m) mostrando uma glândula tireoide sublingual (*) sem evidência de tecido tireoidiano em funcionamento na parte anterior do pescoço. (De Leung AKC, Wong AL, Robson WLLM: Ectopic thyroid gland simulating a thyroglossal duct cyst: a case report, *Can J Surg* 38:87, 1995.)

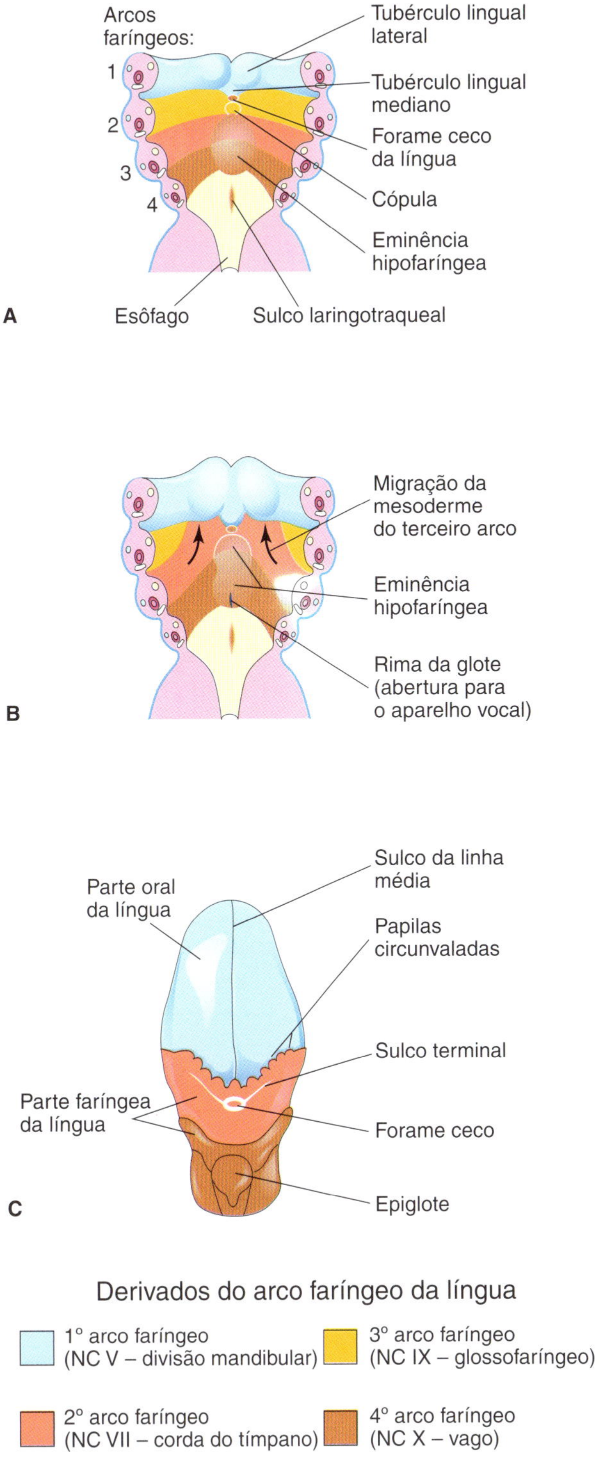

Figura 10.21 A e **B.** Secções horizontais esquemáticas através da faringe mostrando estágios sucessivos do desenvolvimento da língua durante a quarta e a quinta semana. **C.** Desenho de uma língua adulta mostrando a derivação do arco faríngeo do suprimento nervoso de sua mucosa (membrana mucosa). NC, nervo craniano.

Anquiloglossia

O frênulo lingual normalmente conecta a superfície inferior da língua ao assoalho da boca (Figura 10.22). A **anquiloglossia** (língua presa) ocorre em aproximadamente 1 em 300 bebês norte-americanos, mas geralmente não apresenta significado funcional. O frênulo curto associado geralmente se alonga com o tempo, tornando desnecessária a correção cirúrgica da anomalia. Em alguns neonatos, a anquiloglossia interfere na amamentação e pode exigir frenotomia (corte do frênulo).

Papilas linguais e botões gustativos

As **papilas linguais** aparecem no final da oitava semana. As **papilas valadas** e **foliares** aparecem primeiro, próximas aos ramos terminais do nervo glossofaríngeo (NC IX). As papilas **fungiformes** aparecem posteriormente, próximas às terminações do ramo corda do tímpano do nervo facial. As papilas longas e numerosas são chamadas de **papilas filiformes** por causa da sua forma de filamento. Desenvolvem-se durante o período fetal inicial (10 a 11 semanas) e contêm terminações nervosas aferentes que são sensíveis ao toque.

Os **botões gustativos** se desenvolvem das semanas 11 a 13 por interação indutiva entre as células epiteliais da língua e as células nervosas gustativas invasoras provenientes dos nervos corda do tímpano, glossofaríngeo e vago. As **respostas faciais** podem ser induzidas por substâncias de sabor amargo de 26 a 28 semanas, indicando que as vias de reflexo entre as papilas gustativas e os músculos faciais são estabelecidas nesse estágio.

Suprimento nervoso da língua

O suprimento sensorial da mucosa de quase toda a língua anterior (parte oral) é proveniente do ramo lingual da divisão mandibular do nervo trigêmeo (NC V), o nervo do primeiro arco faríngeo (ver Figura 10.21 C). Embora o nervo facial seja o nervo do segundo arco faríngeo, seu ramo corda do tímpano supre as papilas gustativas nos dois terços anteriores da língua, exceto as papilas valadas. Como o segundo componente do arco, a **cópula** (parte estreita que conecta duas estruturas), é sobreposto pelo terceiro componente do arco, o nervo facial não supre qualquer parte da mucosa da língua, exceto as papilas gustativas na parte anterior da língua. As papilas valadas na língua anterior são inervadas pelo nervo glossofaríngeo (NC IX) do terceiro arco faríngeo (ver Figura 10.21 C). O terço posterior da língua é inervado principalmente pelo nervo glossofaríngeo (NC IX) do terceiro arco faríngeo. O ramo laríngeo superior do nervo vago (NC X) do quarto arco supre uma pequena área da língua anterior à epiglote (ver Figura 10.21 C). Todos os músculos da língua são supridos pelo nervo hipoglosso (NC XII), exceto o palatoglosso, que é suprido a partir do plexo faríngeo por fibras provenientes do nervo vago.

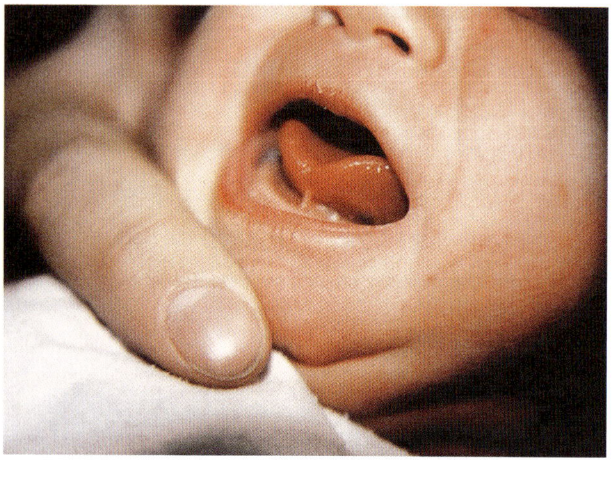

Figura 10.22 Bebê com anquiloglossia (língua presa). Observe o frênulo curto, que se estende até a ponta da língua. (Cortesia de Dra. Evelyn Jain, Lakeview Breastfeeding Clinic, Calgary, Alberta, Canadá.)

Desenvolvimento das glândulas salivares

Durante a sexta e a sétima semana, as glândulas salivares começam como brotos epiteliais sólidos da endoderme da cavidade oral primitiva (ver Figura 10.6 C). A morfogênese dos brotos inclui a ramificação e o crescimento dentro do mesênquima subjacente. O tecido conjuntivo das glândulas é derivado de células da crista neural. Todo o tecido parenquimatoso (secretor) surge a partir da proliferação do epitélio oral.

As **glândulas parótidas** são as primeiras a aparecer (no início da sexta semana) e se desenvolvem a partir de brotos que surgem do revestimento ectodérmico oral próximo aos ângulos do estomodeu. Os botões crescem em direção às orelhas, ramificando-se para formar cordões sólidos com extremidades arredondadas. Mais tarde, os cordões canalizam e se tornam ductos em 10 semanas aproximadamente. As extremidades arredondadas dos cordões se diferenciam em ácinos. As secreções começam em 18 semanas. A cápsula do tecido conjuntivo se desenvolve a partir do mesênquima circundante.

As **glândulas submandibulares** aparecem no final da sexta semana. Elas se desenvolvem a partir de brotos endodérmicos no assoalho do estomodeu. Processos celulares sólidos crescem posteriormente, lateralmente à língua em desenvolvimento. Mais tarde, ramificam-se e se diferenciam. Os ácinos começam a se formar em 12 semanas e a atividade secretora começa em 16 semanas. O crescimento das glândulas submandibulares continua após o nascimento, com a formação de ácinos mucosos. Lateralmente à língua em desenvolvimento, forma-se um sulco linear que logo se fecha para formar o ducto submandibular.

As **glândulas sublinguais** aparecem na oitava semana, aproximadamente 2 semanas após as outras glândulas salivares (ver Figura 10.6 C). Desenvolvem-se a partir de vários brotos epiteliais endodérmicos no **sulco paralingual**. Esses brotos se ramificam e canalizam para formar de 10 a 12 ductos que se abrem independentemente no assoalho da boca.

8

Desenvolvimento do rosto

Os primórdios faciais aparecem ao redor do **estomodeu** no início da quarta semana (Figura 10.23 A). O desenvolvimento facial depende da influência indutiva de três áreas de organização:

- Prosencéfalo (que estabelece um gradiente do fator SHH)
- Ectoderme frontonasal
- Olho em desenvolvimento.

Os **cinco primórdios faciais** que aparecem como proeminências ao redor do *estomodeu* (ver Figura 10.23 A) são:

- Uma proeminência frontonasal
- Proeminências maxilares emparelhadas
- Proeminências mandibulares pareadas.

As proeminências maxilar e mandibular são derivadas do primeiro par de arcos faríngeos. As proeminências são produzidas pelo mesênquima derivado de células da crista neural negativas para HOX que migram para os arcos durante a quarta semana do desenvolvimento. Essas células são a principal fonte de componentes do tecido conjuntivo, incluindo cartilagem, ossos e ligamentos das regiões facial e oral.

A **proeminência frontonasal** (PFN) circunda a parte ventrolateral do prosencéfalo, que dá origem às vesículas ópticas que formam os olhos (ver Figuras 10.23 A e 10.24). A parte frontal da PFN forma a testa; a parte nasal da proeminência frontonasal forma o limite rostral do estomodeu e do nariz. As **proeminências maxilares** formam os limites laterais do estomodeu e as **proeminências mandibulares** constituem o limite caudal do estomodeu (ver Figuras 10.23 A e 10.24). A mandíbula e o lábio inferior são as primeiras partes do rosto a se formar e resultam da fusão das extremidades mediais das proeminências mandibulares. A "covinha no queixo" resulta da fusão incompleta dessas proeminências.

No final da quarta semana, espessamentos ovais bilaterais da ectoderme superficial – **placoides nasais** – se desenvolveram nas partes inferolaterais da proeminência frontonasal (ver Figuras 10.24 e 10.25 A e B). Inicialmente, esses placoides são convexos, mas, posteriormente, são alongados para produzir uma depressão plana em cada placoide. O mesênquima das margens dos placoides prolifera, produzindo elevações em forma de ferradura – as **proeminências nasais** medial e lateral (ver Figuras 10.23 B e 10.25 D e E). Como resultado, os placoides nasais ficam localizados em depressões – **fossetas nasais** (ver Figuras 10.23 B e 10.25 C e D). Essas fossetas são os primórdios das narinas anteriores (narinas) e das cavidades nasais (ver Figura 10.25 E).

A proliferação do mesênquima das proeminências maxilares faz com que elas aumentem e cresçam medialmente em direção umas às outras e às proeminências nasais (ver Figuras 10.23 B e C e 10.24). A migração medial das proeminências maxilares move as proeminências nasais mediais em direção ao plano mediano e umas às outras. *Esse processo é regulado pela sinalização do fator de transcrição PDGFRα.* Cada proeminência nasal lateral é separada da proeminência maxilar por uma fenda chamada de **sulco nasolacrimal** (ver Figura 10.23 B).

No final da quinta semana, **seis protuberâncias auriculares** – *primórdios das aurículas* (protuberâncias mesenquimais) – se formam ao redor do primeiro sulco faríngeo (três de cada lado), o primórdio do meato acústico externo (canal auditivo). Inicialmente, as orelhas externas estão posicionadas na região do pescoço; no entanto, à medida que a mandíbula se desenvolve, elas sobem para o lado da cabeça, no nível dos olhos (ver Figura 10.23 B e C).

Ao final da sexta semana, cada proeminência maxilar começou a se fusionar com a proeminência nasal lateral ao longo da linha do sulco nasolacrimal (Figura 10.26 A e B). Isso estabelece a continuidade entre a lateral do nariz, formada pela proeminência nasal lateral, e a região da bochecha, formada pela proeminência maxilar.

O **ducto nasolacrimal** se desenvolve a partir de um espessamento em forma de bastão da ectoderme no assoalho do *sulco nasolacrimal.* Esse espessamento dá origem a um cordão epitelial sólido que se separa da ectoderme e afunda dentro do mesênquima. Posteriormente, como resultado de **apoptose**, esse cordão canaliza para formar o ducto nasolacrimal. A extremidade cranial desse ducto se expande para formar o *saco lacrimal.* No final do período fetal, o ducto nasolacrimal drena para o meato inferior na parede lateral da cavidade nasal. O ducto geralmente se torna completamente patente (aberto) após o nascimento.

Entre as semanas 7 e 10, as **proeminências nasais mediais** se fusionam umas às outras e às proeminências nasais maxilares e laterais (ver Figura 10.23 C), resultando na desintegração de seus epitélios superficiais de contato. Isso causa o entrelaçamento do mesênquima subjacente. A fusão das proeminências nasais e maxilares mediais resulta na continuidade da mandíbula superior e do lábio e na separação das fossetas nasais do estomodeu. À medida que as proeminências nasais mediais se fusionam, formam um **segmento intermaxilar** (ver Figura 10.26 C a F). O segmento dá origem a:

- Parte mediana (filtro) do lábio superior
- Parte pré-maxilar da maxila e sua gengiva associada
- Palato primário.

As partes laterais do lábio superior, a maior parte da maxila e o palato secundário se formam a partir das **proeminências maxilares** (ver Figura 10.23 D). Essas proeminências se fusionam lateralmente com as proeminências mandibulares. Estudos recentes indicam que a parte inferior das proeminências nasais mediais parece ficar profundamente posicionada e coberta por extensões mediais das proeminências maxilares para formar o **filtro**.

Os lábios e as bochechas primordiais são invadidos por mioblastos provenientes do segundo par de arcos faríngeos, que se diferenciam nos **músculos faciais** (ver Figura 10.5 e Tabela 10.1). Os mioblastos provenientes do primeiro par de arcos se diferenciam nos músculos da mastigação. A pequenez do rosto pré-natal resulta do seguinte:

- Mandíbulas superiores e inferiores rudimentares
- Ausência de dentes decíduos irrompidos
- Pequeno tamanho das cavidades nasais e dos seios maxilares.

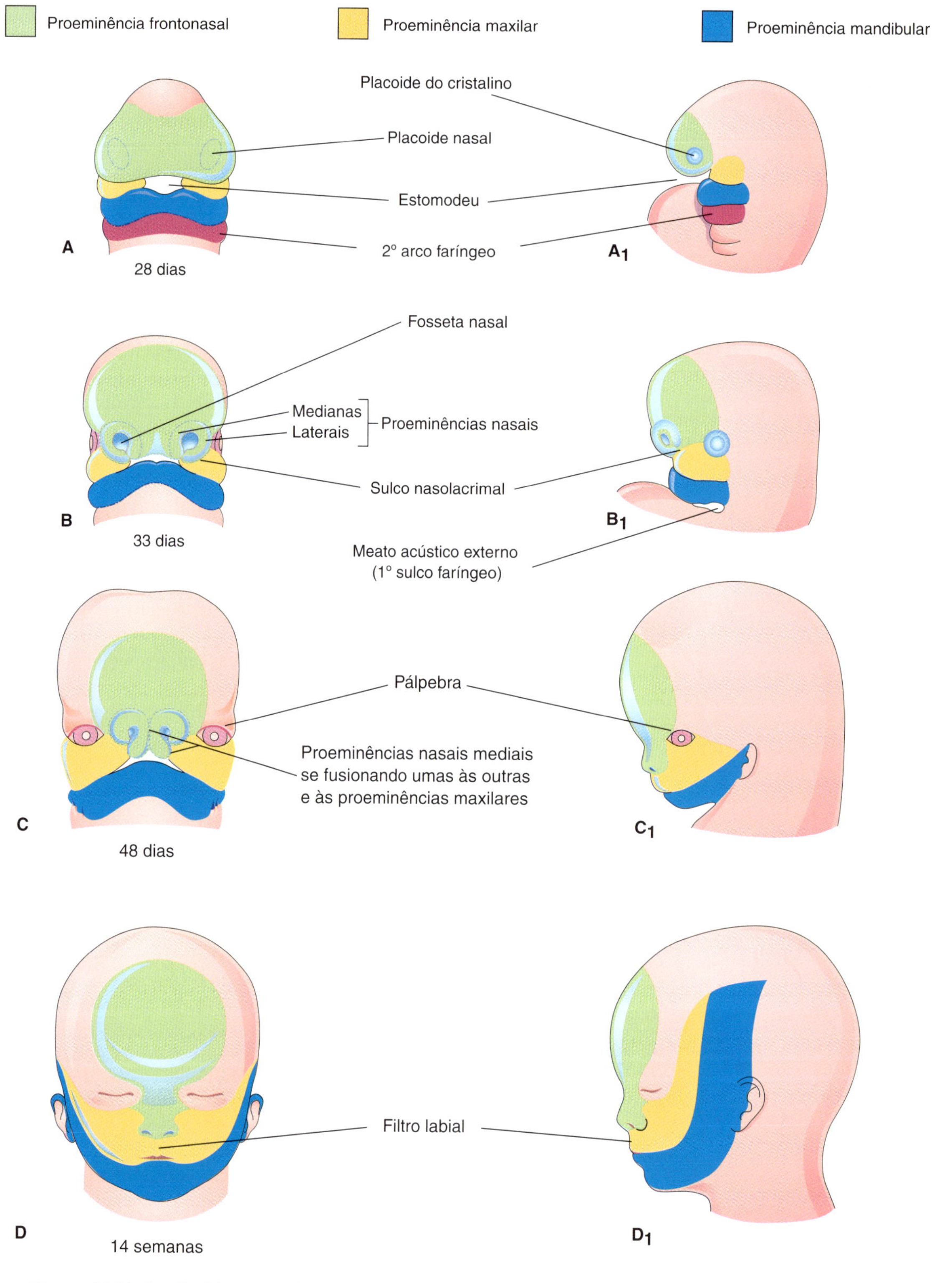

Figura 10.23 A a D_1. Diagramas ilustrando os estágios progressivos do desenvolvimento do rosto humano.

Desenvolvimento das cavidades nasais

À medida que a face se desenvolve, os **placoides nasais** se tornam deprimidos, formando as **fossetas nasais** (ver Figuras 10.24 e 10.25). A proliferação do mesênquima circundante forma as **proeminências nasais** mediais e laterais e resulta no aprofundamento das fossetas nasais e na formação dos **sacos nasais** primordiais. Cada saco cresce dorsalmente, ventralmente ao prosencéfalo em desenvolvimento (Figura 10.27 A). Primeiramente, os sacos nasais são separados da cavidade oral pela **membrana oronasal**. Essa membrana se rompe no final da sexta semana, colocando as cavidades nasal e oral em comunicação (ver Figura 10.27 B e C). As células epiteliais em proliferação (tampão epitelial) preenchem o lúmen anterior

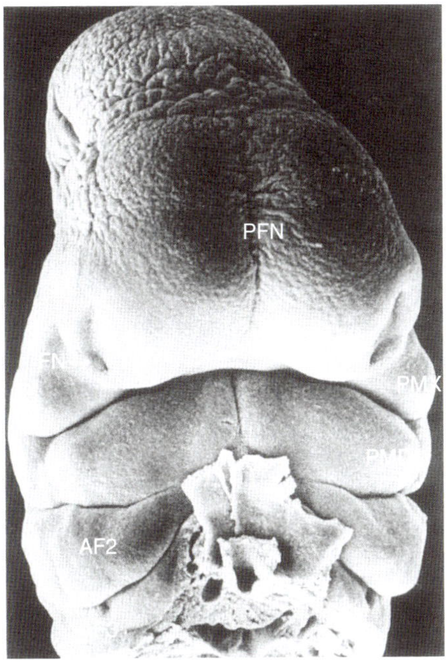

Figura 10.24 Micrografia eletrônica de varredura de uma vista ventral de um embrião humano aos 33 dias aproximadamente (estágio Carnegie 15; comprimento coroa-nádega, 8 mm). Observe a proeminência frontonasal *(PFN)* ao redor do telencéfalo (prosencéfalo). Observe também as fossetas nasais *(FN)* localizadas nas regiões ventrolaterais da proeminência frontonasal. As proeminências nasais mediais e laterais circundam essas fossetas. As proeminências maxilares *(PMX)* em forma de cunha formam os limites laterais do estomodeu. As proeminências mandibulares em fusão *(PMD)* estão localizadas caudalmente ao estomodeu. O segundo arco faríngeo *(AF2)* é claramente visível e mostra margens salientes. O terceiro arco faríngeo *(AF3)* também é claramente visível. (De Hinrichsen K: The early development of morphology and patterns of the face in the human embryo, *Adv Anat Embryol Cell Biol* 98:1, 1985.)

da cavidade nasal entre as semanas 7 e 8. Esse tampão epitelial sofre apoptose e, na 17ª semana, as passagens nasais são reabertas, tornando-se o vestíbulo nasal.

As regiões de continuidade entre as cavidades nasal e oral são as **coanas primordiais** (aberturas direita ou esquerda da cavidade nasal para a faringe nasal), que se encontram posteriormente ao palato primário. Após o desenvolvimento do ***palato secundário***, as coanas ficam localizadas na junção da cavidade nasal com a faringe (ver Figura 10.27 D). Enquanto essas alterações ocorrem, as **conchas nasais** superior, média e inferior se desenvolvem como elevações das paredes laterais das cavidades nasais (ver Figura 10.29 E e G). Concomitantemente, o epitélio ectodérmico no teto de cada cavidade nasal se torna especializado para formar o **epitélio olfatório**. Algumas células epiteliais se diferenciam em células receptoras olfatórias. Os axônios dessas células constituem os **nervos olfatórios**, que se transformam nos bulbos olfatórios do cérebro (ver Figura 10.27 C e D).

Seios paranasais

Alguns seios paranasais, como os **seios maxilares**, começam a se desenvolver durante o final da vida fetal; o restante deles se desenvolve após o nascimento. Eles se formam a partir de protuberâncias (divertículos) das

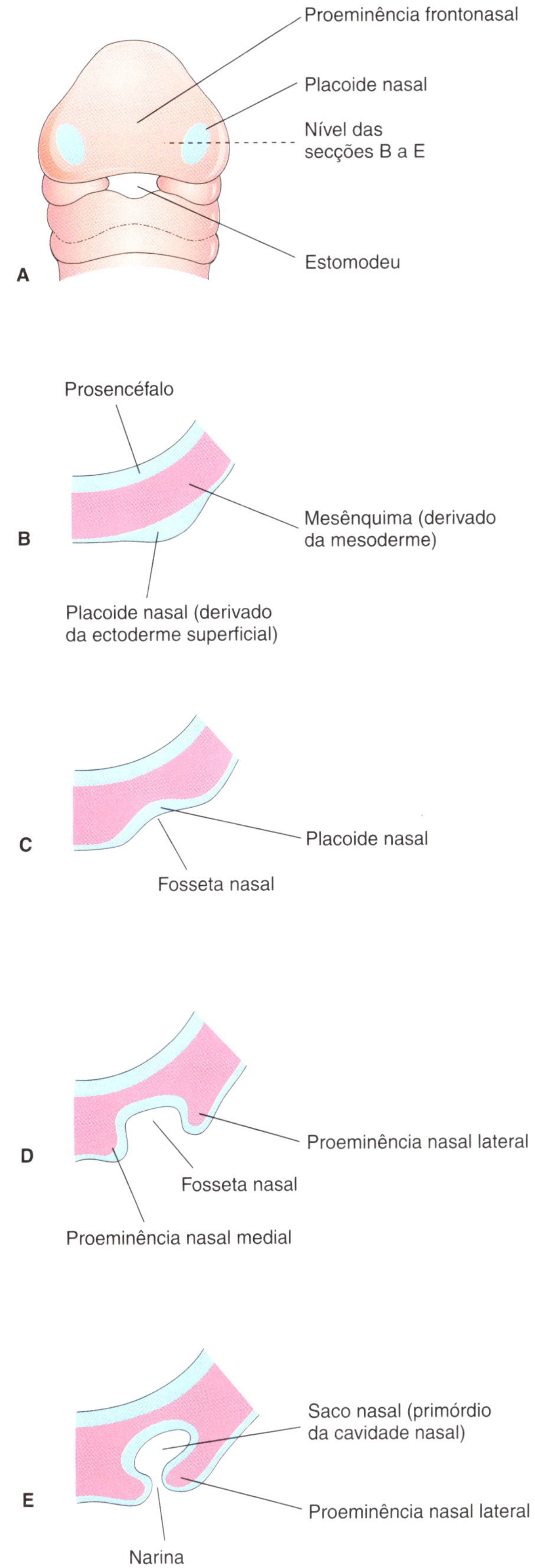

Figura 10.25 Estágios progressivos do desenvolvimento de um saco nasal humano (cavidade nasal primitiva). **A.** Vista ventral de um embrião aos 28 dias aproximadamente. **B** a **E.** Secções transversais através lado esquerdo do saco nasal em desenvolvimento.

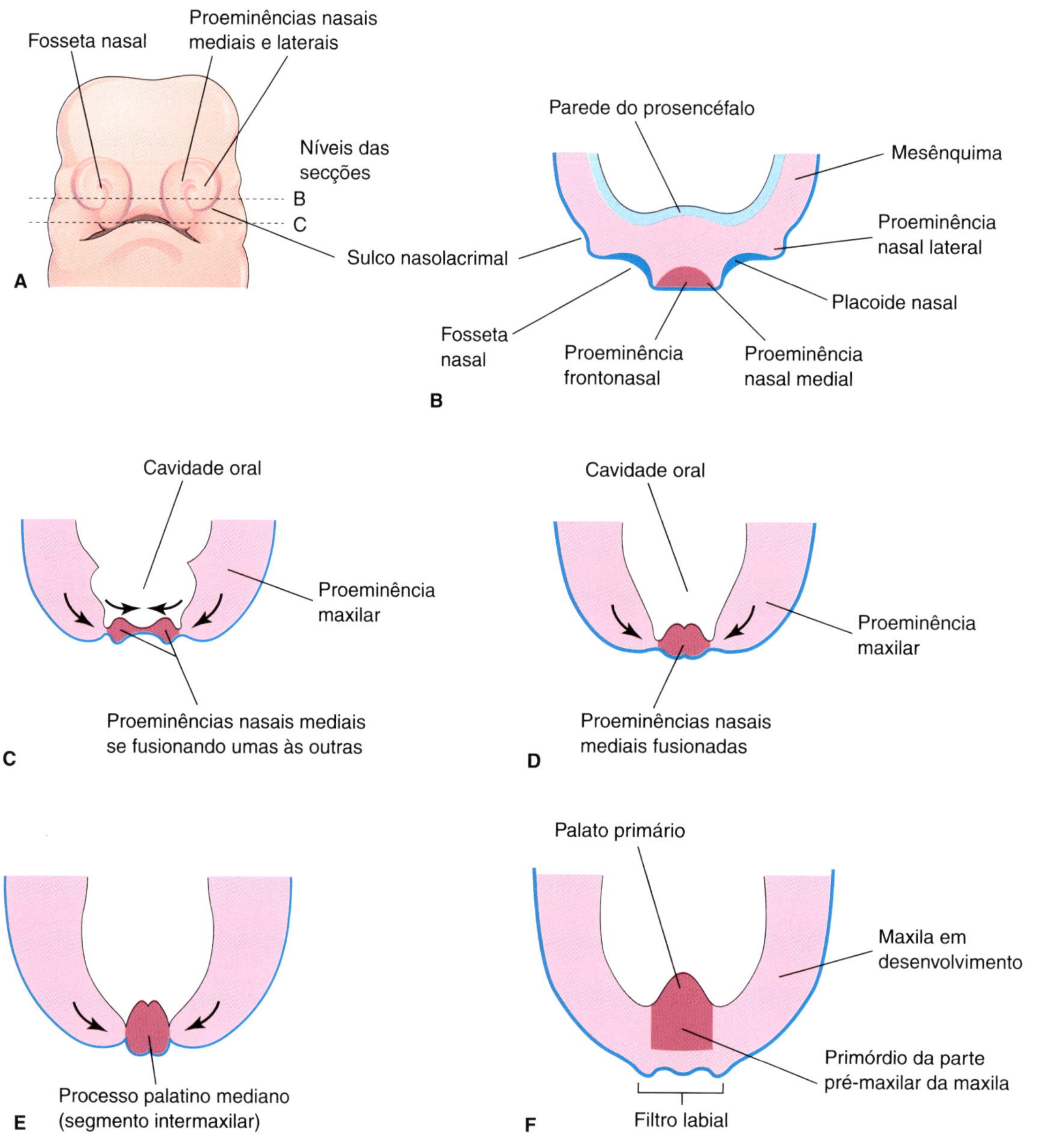

Figura 10.26 Ilustrações do desenvolvimento inicial da maxila, do palato e do lábio superior. **A.** Vista facial de um embrião de 5 semanas. **B** e **C.** Esquemas de secções horizontais nos níveis mostrados em **A.** As *setas* em **C** indicam o crescimento subsequente das proeminências nasais maxilares e mediais em direção ao plano mediano e a fusão das proeminências umas às outras. **D** a **F.** Secções semelhantes de embriões mais velhos ilustrando a fusão das proeminências nasais mediais umas às outras e às proeminências maxilares para formar o lábio superior. Estudos recentes sugerem que o lábio superior é formado inteiramente a partir das proeminências maxilares.

paredes das cavidades nasais, tornando-se extensões pneumáticas (preenchidas de ar) das cavidades nasais nos ossos adjacentes. As aberturas originais dos divertículos persistem como os orifícios dos seios nos adultos.

Desenvolvimento pós-natal dos seios paranasais

A maioria dos seios paranasais é rudimentar ou ausente nos neonatos. Os ***seios maxilares*** são pequenos ao nascimento; crescem lentamente até a puberdade e não estão totalmente desenvolvidos até que todos os dentes permanentes tenham irrompido no início da idade adulta.

Os **seios frontais** ou **esfenoidais** não estão presentes ao nascimento. As **células etmoidais** (seios) são pequenas antes dos 2 anos e não começam a crescer rapidamente antes dos 6 a 8 anos. Aproximadamente aos 2 anos, as duas células etmoidais anteriores crescem dentro do osso frontal, formando um seio frontal de cada lado. Normalmente, os seios frontais são visíveis nas radiografias aos 7 anos. As duas células etmoidais mais posteriores crescem dentro do osso esfenoidal aproximadamente aos 2 anos de idade, formando dois seios esfenoidais. O crescimento dos seios paranasais é importante para a alteração do tamanho e do formato da face durante a infância para a adição de ressonância à voz durante a adolescência.

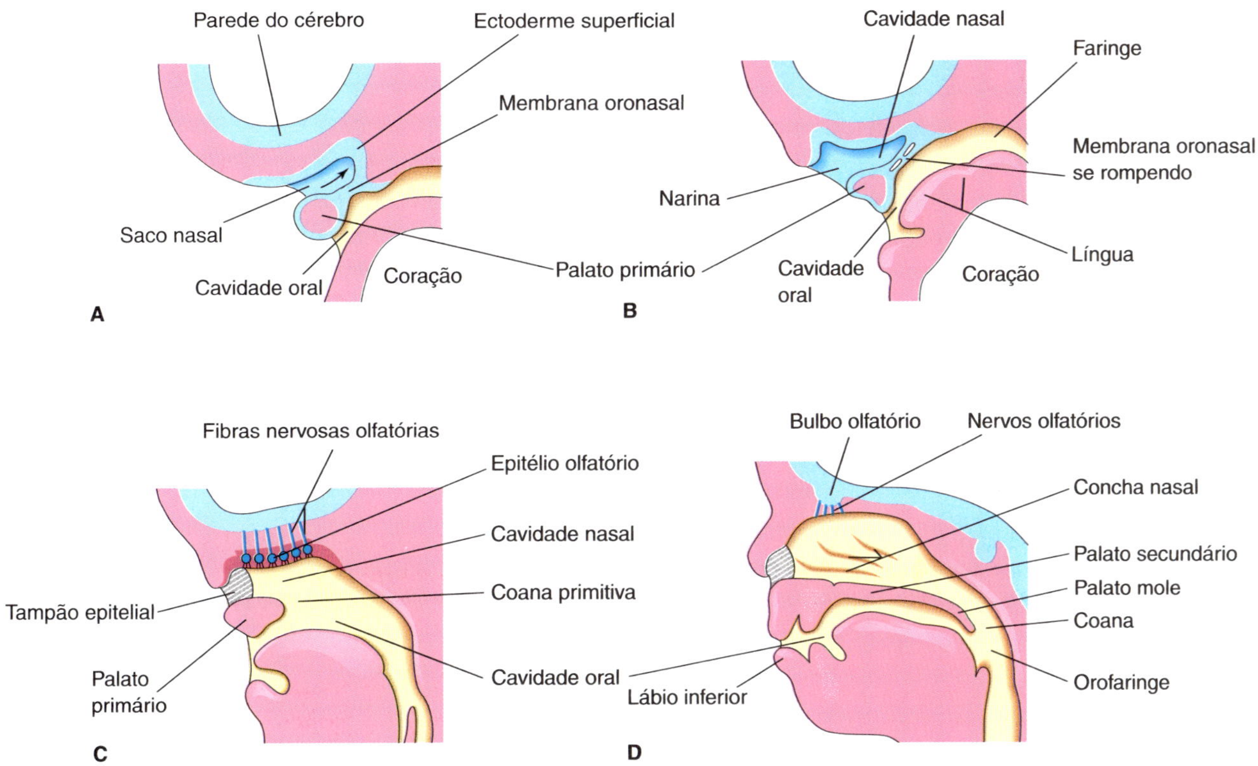

Figura 10.27 Secções sagitais da cabeça mostrando o desenvolvimento das cavidades nasais. O septo nasal foi removido. **A.** 5 semanas. **B.** 6 semanas, mostrando a ruptura da membrana oronasal. **C.** 7 semanas, mostrando a comunicação da cavidade nasal com a cavidade oral e o desenvolvimento do epitélio olfatório. **D.** 12 semanas, mostrando que o palato e a parede lateral da cavidade nasal são evidentes.

8

Desenvolvimento do palato

O palato se desenvolve a partir de dois primórdios: o palato primário e o palato secundário. A **palatogênese** (um processo morfogenético regulado) começa na sexta semana, mas não é concluída até a 12ª semana. *Várias vias moleculares, incluindo a* Wnt *e a* PRICKLE1, *estão envolvidas.* O período crítico da palatogênese ocorre do final da sexta semana até o início da nona semana.

Palato primário

No início da sexta semana, o palato primário **(processo palatino mediano)** começa a se desenvolver a partir da parte profunda do segmento intermaxilar da maxila (ver Figuras 10.26 F e 10.27). Inicialmente, esse segmento é uma massa de mesênquima em forma de cunha entre as superfícies internas das proeminências maxilares das maxilas em desenvolvimento. O palato primário forma a **parte pré-maxilar da maxila** (Figura 10.28 B). Ele representa apenas uma pequena parte do palato duro adulto (a parte anterior à fossa incisiva).

Palato secundário

O palato secundário (palato definitivo) é o primórdio das partes duras e moles do palato (ver Figuras 10.27 D e 10.28 A e B). Ele começa a se desenvolver no início da sexta semana a partir de duas projeções mesenquimais que se estendem a partir dos aspectos internos das proeminências maxilares. Inicialmente, essas estruturas – **processos palatinos laterais** (prateleiras palatinas) – se projetam inferomedialmente de cada lado da língua (Figura 10.29 A a C). À medida que as mandíbulas se desenvolvem, elas puxam a língua para longe de sua raiz e, como resultado, o palato é trazido mais para baixo na boca.

Durante a sétima e a oitava semana, os processos palatinos laterais se alongam e sobem para uma posição horizontal superior à língua. A liberação de ácido hialurônico no mesênquima do processo palatino auxilia nessa elevação. Gradualmente, os processos se aproximam uns dos outros e se fusionam no plano médio (ver Figura 10.29 D a H), além de se fusionarem com o septo nasal e a parte posterior do palato primário. Acredita-se que a elevação dos processos palatinos para a posição horizontal seja causada por uma força intrínseca gerada pela hidratação do ácido hialurônico nas células mesenquimais dentro dos processos palatinos. A costura epitelial medial nas bordas das prateleiras palatinas se rompe, permitindo a fusão das prateleiras palatinas.

O **septo nasal** se desenvolve em um padrão de crescimento descendente a partir das partes internas das proeminências nasais mediais fusionadas (ver Figura 10.29 C, E e G). A fusão entre o septo nasal e os processos palatinos começa anteriormente, durante a nona semana, e é concluída posteriormente, na 12ª semana, superiormente ao primórdio do palato duro (ver Figura 10.29 D e F). O osso se desenvolve gradualmente por ossificação intramembranosa (ver Capítulo 15, *Sistema Musculoesquelético*) no palato

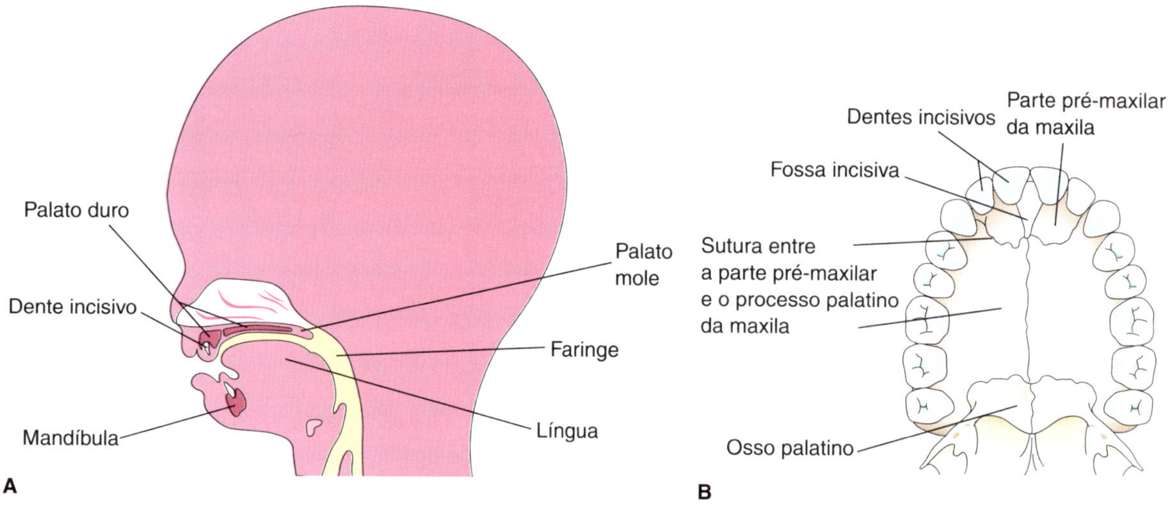

Figura 10.28 A. Secção sagital da cabeça de um feto de 20 semanas ilustrando a localização do palato. **B.** O palato ósseo e o arco alveolar de um jovem adulto. A sutura entre a parte pré-maxilar da maxila e os processos palatinos fusionados do maxilar é geralmente visível nos crânios de pessoas jovens. A sutura não é visível no palato duro da maioria dos crânios secos porque geralmente são de adultos idosos.

primário, formando a parte pré-maxilar da maxila, que aloja os dentes incisivos (ver Figura 10.28 B). Concomitantemente, o osso se estende desde os ossos maxilares e palatinos até os processos palatinos laterais para formar o **palato duro** (ver Figura 10.29 E e G). As partes posteriores desses processos não se tornam ossificadas; estendem-se posteriormente além do septo nasal e se fusionam para formar o **palato mole**, incluindo sua projeção cônica, a **úvula** (ver Figura 10.29 D, F e H). A **rafe palatina mediana** indica a linha de fusão dos processos palatinos laterais. Um pequeno **canal nasopalatino** persiste no plano mediano do palato, entre a parte pré-maxilar da maxila e os processos palatinos dos maxilares. Esse canal é representado no palato duro adulto pela **fossa incisiva** (ver Figura 10.28 B). Uma sutura irregular vai da fossa incisiva até o processo alveolar da maxila, entre os dentes incisivos laterais e os caninos de cada lado, indicando onde os palatos embrionários primário e secundário se fusionaram.

Fenda labial e fenda palatina

As fendas do lábio superior e do palato são comuns. Os defeitos são geralmente classificados de acordo com critérios de desenvolvimento, com a fossa incisiva e a papila utilizadas como pontos de referência (ver Figuras 10.28 B e 10.33 A). A fenda labial e a fenda palatina são especialmente conspícuas porque resultam em uma aparência facial anormal e em fala deficiente (Figura 10.30). Dois grupos principais de fenda labial e fenda palatina são reconhecidos (Figuras 10.31 a 10.33):

- Os defeitos da **fenda anterior** incluem fenda labial, com ou sem fenda da parte alveolar da maxila. Uma fenda anômala completa é aquela que se estende através do lábio e da parte alveolar da maxila até a fossa incisiva, separando as partes anterior e posterior do palato (ver Figura 10.33 E e F). As anomalias da fenda anterior resultam de uma deficiência do mesênquima nas proeminências maxilares e no processo palatino mediano (ver Figura 10.26 D e E)
- Os defeitos da **fenda posterior** incluem fendas do palato secundário ou posterior que se estendem através das regiões moles e duras do palato até a fossa incisiva, separando as partes anterior e posterior do palato (ver Figura 10.33 G e H). Os defeitos da fenda posterior são causados pelo desenvolvimento defeituoso do palato secundário e resultam de distorções de crescimento dos processos palatinos laterais que, por sua vez, impedem a migração medial e a fusão desses processos.

Fendas que envolvem o lábio superior, com ou sem fenda palatina, ocorrem em aproximadamente 1 em 1.000 nascimentos; no entanto, sua frequência varia amplamente e de 60 a 80% dos afetados são do sexo masculino. As fendas variam em gravidade, desde pequenos entalhes na borda vermelha do lábio (ver Figura 10.32 G) até fendas maiores que se estendem até o assoalho da narina e através da parte alveolar da maxila (ver Figuras 10.31 A e 10.33 E). *A fenda labial pode ser unilateral ou bilateral.*

A **fenda labial unilateral** (ver Figura 10.31 A) resulta da falha na união da proeminência maxilar no lado afetado com as proeminências nasais mediais fusionadas (ver Figura 10.32 A a H), o que causa um sulco labial persistente. Os tecidos do assoalho do sulco persistente se rompem. Como resultado, o lábio é dividido nas partes medial e lateral. Algumas vezes, uma ponte de tecido, *banda de Simonart*, une as partes da fenda labial incompleta.

A **fenda labial bilateral** (ver Figuras 10.31 B e 10.33 F) resulta da falha no encontro e na união entre massas mesenquimais nas proeminências maxilares e as proeminências nasais mediais fusionadas. Quando há uma fenda bilateral completa do lábio e da parte alveolar da maxila, o segmento intermaxilar fica pendurado livremente e se projeta anteriormente. Esses defeitos são especialmente deformantes devido à perda de continuidade do **músculo orbicular da boca**, que a fecha e franze os lábios.

A **fenda labial mediana** é um defeito extremamente raro. Resulta da falha parcial ou completa das proeminências nasais mediais em se fusionar e formar o segmento intermaxilar. A fenda mediana do lábio inferior também é muito rara e é causada pela falha na fusão completa das proeminências mandibulares (ver Figura 10.23). O ponto de

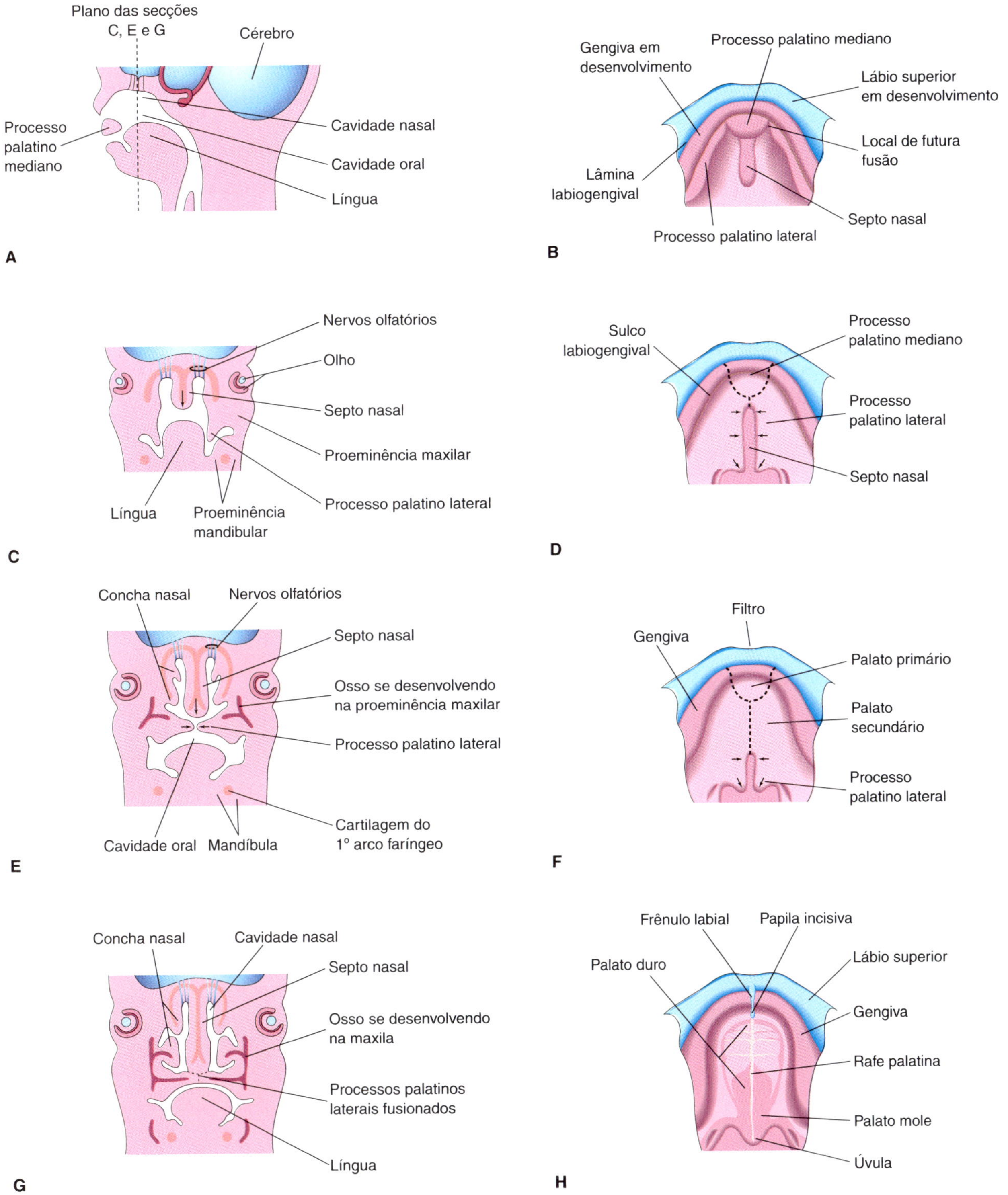

Figura 10.29 A. Secção sagital da cabeça embrionária no final da sexta semana mostrando o processo palatino mediano. **B**, **D**, **F** e **H.** Teto da boca da 6ª à 12ª semana, ilustrando o desenvolvimento do palato. As *linhas pontilhadas* em **D** e **F** indicam os locais de fusão dos processos palatinos. As *setas* indicam o crescimento medial e posterior dos processos palatinos laterais. **C**, **E** e **G.** Secções frontais da cabeça, ilustrando a fusão dos processos palatinos laterais uns aos outros e ao septo nasal e a separação das cavidades nasal e oral.

referência para distinguir as anomalias da fenda anterior das da posterior é a **fossa incisiva** (ver Figura 10.28 B). Os defeitos da fenda anterior e posterior são embriologicamente distintos.

A **fenda palatina**, com ou sem fenda labial, ocorre em aproximadamente 1 em 2.500 nascimentos e é mais comum no sexo feminino. Pode envolver apenas a úvula – fenda da úvula –, conferindo uma aparência de cauda de peixe (ver Figura 10.33 B) ou se estender através das regiões moles e duras do palato (ver Figura 10.33 C e D). Em casos graves associados à fenda labial, a fenda no palato se estende através da parte alveolar da maxila e dos lábios em ambos os lados (ver Figura 10.33 G e H).

As fendas unilaterais e bilaterais no palato são classificadas em três grupos:

- As *fendas do palato anterior* resultam da falha dos processos palatinos laterais em se encontrar e se fundir com o palato primário (ver Figura 10.33 F)
- As *fendas do palato posterior* resultam da falha dos processos palatinos laterais em se encontrar e se fusionar uns aos outros e ao septo nasal (ver Figura 10.29 E)
- As *fendas das partes anterior e posterior do palato* resultam da falha dos processos palatinos laterais em se encontrar e se fusionar ao palato primário, entre si e ao septo nasal.

A maioria das fendas labiais e palatinas resulta de múltiplos fatores (*herança multifatorial*; ver Capítulo 19, *Defeitos Congênitos em Seres Humanos*). Algumas fendas do lábio, do palato ou de ambos aparecem como parte de síndromes determinadas por genes mutantes únicos. Outras fendas são características de síndromes cromossômicas, especialmente a **trissomia do 13** (ver Capítulo 19, *Defeitos Congênitos em Seres Humanos*, Figura 19.6). Alguns casos de fenda labial ou fenda palatina parecem ser causados por agentes teratogênicos (p. ex., drogas anticonvulsivantes). Um irmão de uma criança com fenda palatina apresenta um risco elevado de fenda palatina, mas sem risco aumentado de fenda labial. Uma fenda do lábio e o processo alveolar da maxila que continua através do palato são geralmente transmitidos por um gene masculino ligado ao sexo.

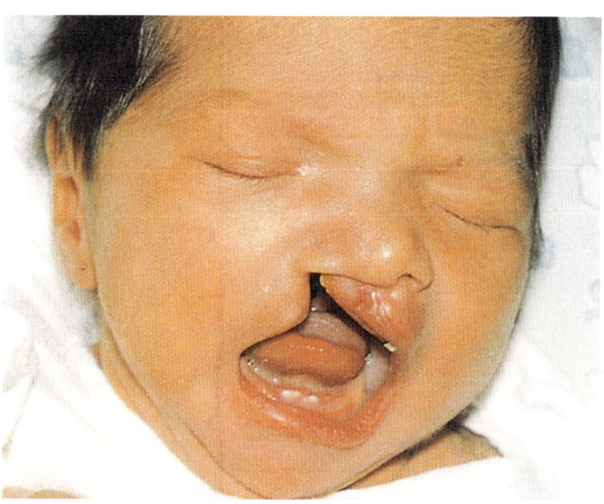

Figura 10.30 Bebê com fenda labial e palatina unilateral. As fendas do lábio, com ou sem fenda palatina, ocorrem em aproximadamente 1 em 1.000 nascimentos; a maioria dos indivíduos afetados são do sexo masculino. (Cortesia de A.E. Chudley, MD, Professor de Pediatria e Saúde Infantil, Children's Hospital and University of Manitoba, Winnipeg, Manitoba, Canada.)

Fendas faciais

Vários tipos de fenda facial ocorrem, mas são extremamente raros. As fendas graves geralmente estão associadas a anomalias macroscópicas da cabeça. As ***fendas faciais oblíquas*** (fissuras orbitofaciais) são geralmente bilaterais e se estendem desde o lábio superior até a margem medial da órbita. Quando isso ocorre, os ductos nasolacrimais são sulcos abertos (sulcos nasolacrimais persistentes). As fendas faciais oblíquas associadas à fenda labial resultam da falha na fusão das proeminências maxilares às proeminências nasais laterais e mediais. As fendas faciais laterais ou transversais se estendem da boca em direção à orelha. As fendas bilaterais resultam em uma boca muito grande – ***macrostomia***. Em casos graves, as fendas das bochechas se estendem quase até as orelhas.

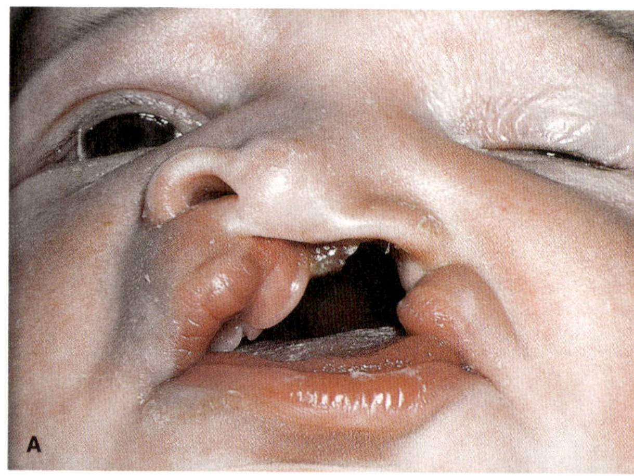

A

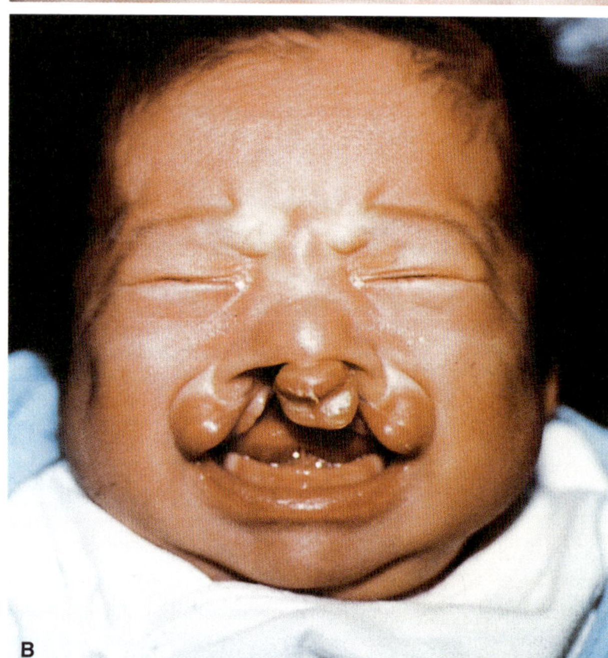

B

Figura 10.31 Defeitos congênitos do lábio e do palato. **A.** Bebê com fenda labial e palatina unilateral esquerda. **B.** Bebê com fenda labial e palatina bilateral. (Cortesia de Dr. Barry H. Grayson e de Dr. Bruno L. Vendittelli, Institute of Reconstructive Plastic Surgery, New York University Medical Center, Nova York, NY.)

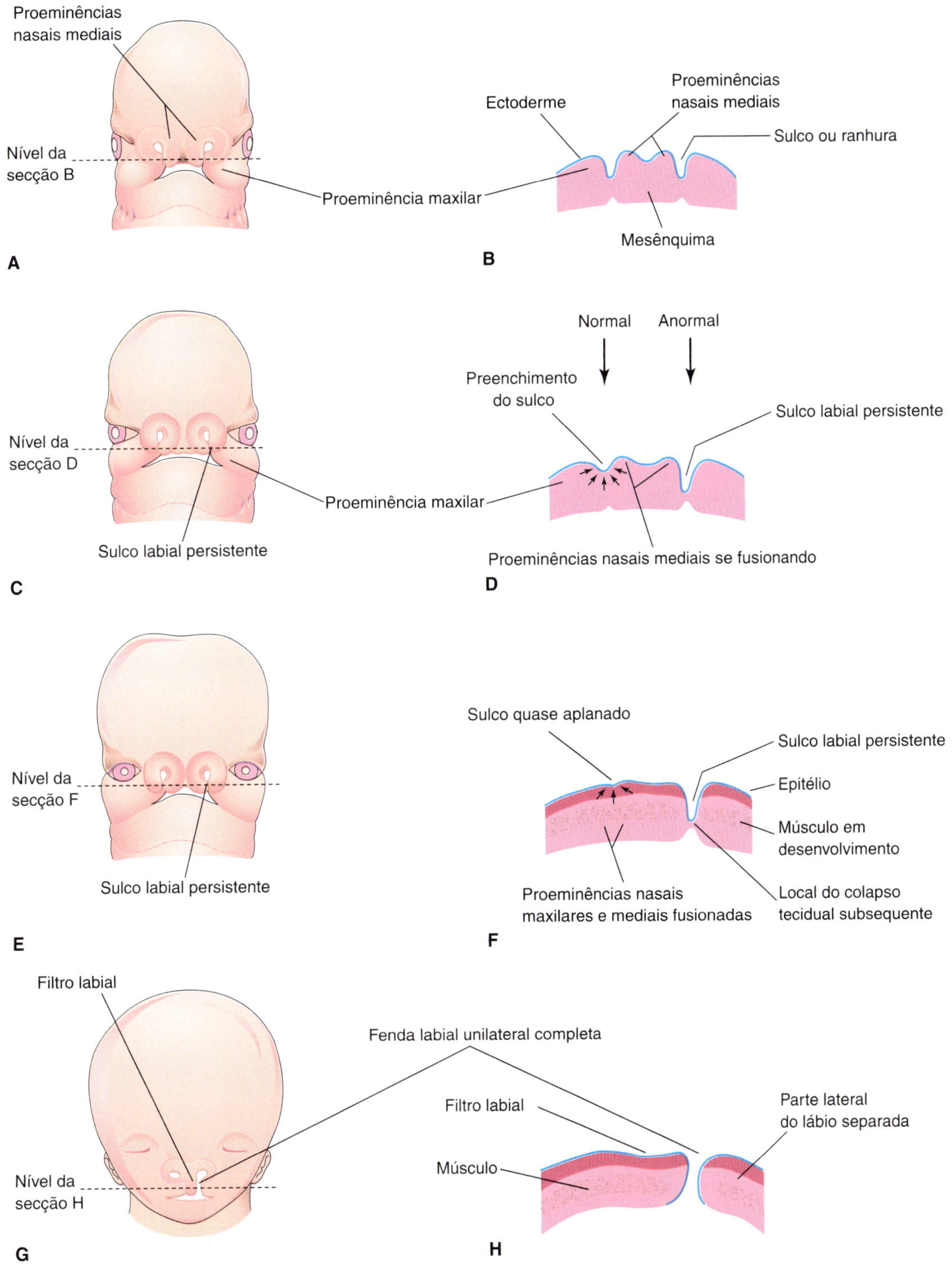

Figura 10.32 Desenhos ilustrando a base embriológica de uma fenda labial unilateral completa. **A.** Embrião de 5 semanas. **B.** Secção horizontal através da cabeça ilustrando os sulcos entre as proeminências maxilares e as proeminências nasais mediais fusionadas. **C.** Embrião de 6 semanas mostrando sulco labial persistente no lado esquerdo. **D.** Secção horizontal através da cabeça mostrando o sulco sendo gradualmente preenchido no lado direito após a proliferação do mesênquima (*setas*). **E.** Embrião de 7 semanas. **F.** Secção horizontal através da cabeça mostrando que o epitélio à direita quase foi empurrado para fora do sulco entre as proeminências nasais maxilares e mediais. **G.** Feto de 10 semanas com fenda labial unilateral completa. **H.** Secção horizontal através da cabeça após estiramento do epitélio e rompimento dos tecidos do assoalho do sulco labial persistente do lado esquerdo, formando fenda labial unilateral completa.

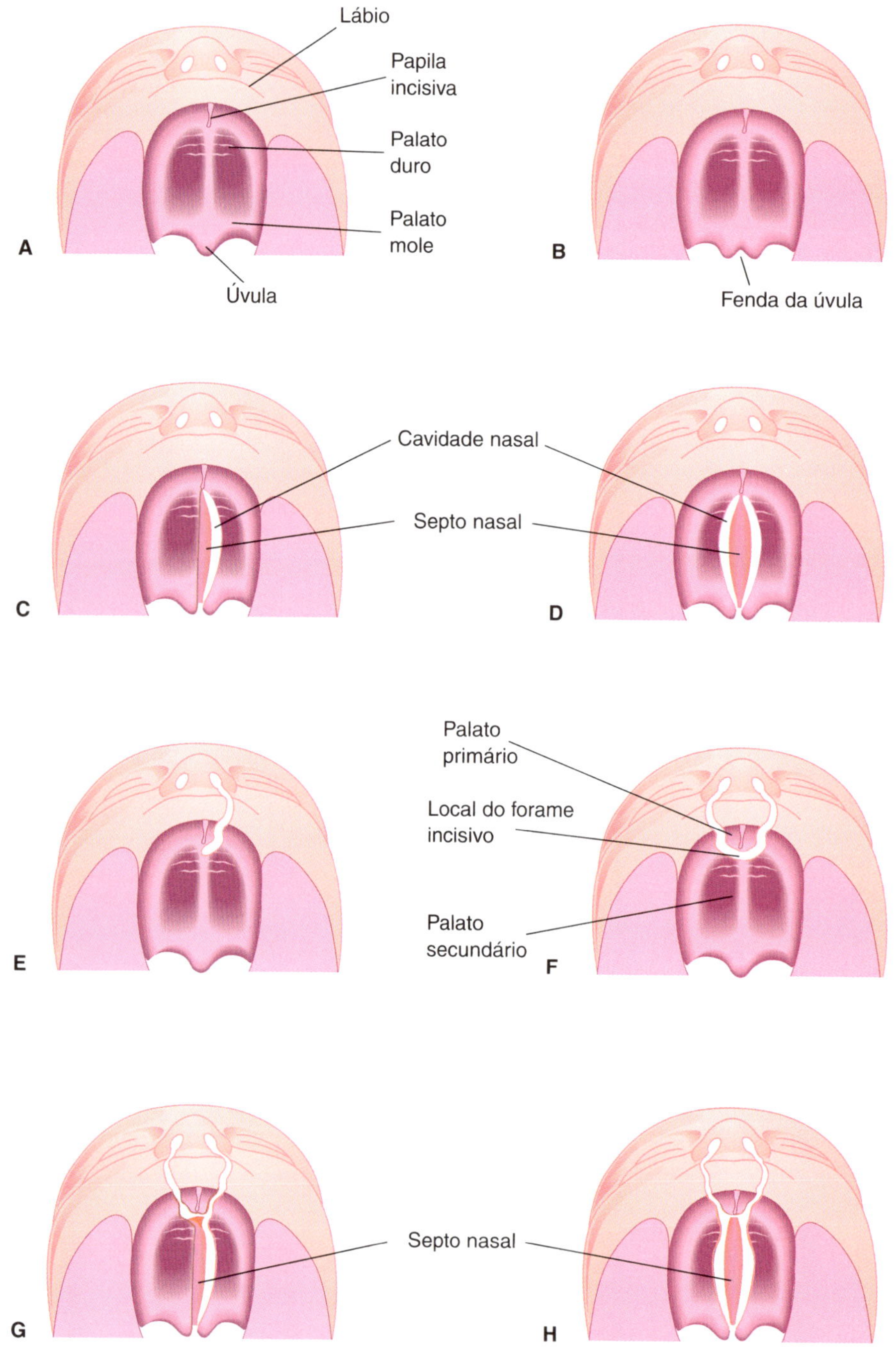

Figura 10.33 Vários tipos de fenda labial e fenda palatina. **A.** Lábio e palato normais. **B.** Fenda da úvula. **C.** Fenda unilateral do palato posterior (secundário). **D.** Fenda bilateral do palato posterior. **E.** Fenda unilateral completa do lábio e do processo alveolar da maxila com fenda unilateral do palato anterior (primário). **F.** Fenda bilateral completa do lábio e dos processos alveolares da maxila com fenda bilateral do palato anterior. **G.** Fenda bilateral completa do lábio e dos processos alveolares da maxila com fenda bilateral do palato anterior e fenda unilateral do palato posterior. **H.** Fenda bilateral completa do lábio e dos processos alveolares da maxila com fenda bilateral completa do palato anterior e posterior.

QUESTÕES DE ORIENTAÇÃO CLÍNICA

1. Embriões apresentam lábio leporino? Esse defeito facial comum representa a persistência dessa condição embrionária?
2. Nem Clare nem seu marido Jack apresentam fenda labial ou palatina e ninguém de suas famílias apresenta ou apresentou essas anomalias. Quais são as chances de terem um filho com fenda labial, com ou sem fenda palatina?
3. O filho de Mary apresenta lábio leporino e fenda palatina. Seu irmão apresenta um defeito semelhante envolvendo o lábio e o palato. Um amigo diz que a genética da família de Mary é inteiramente culpada pelos defeitos congênitos de seu filho. O defeito provavelmente foi herdado apenas do lado da família de Mary?
4. O filho de um paciente apresenta pequenas anomalias envolvendo as orelhas externas, mas não apresenta problemas de audição ou malformação facial. As anomalias da orelha seriam consideradas defeitos do arco faríngeo (branquial)?

As respostas a essas questões estão no fim deste livro.

Sistema Respiratório

11

Os **órgãos respiratórios inferiores** (laringe, traqueia, brônquios e pulmões) começam a se formar durante a quarta semana do desenvolvimento. O sistema respiratório começa como uma protuberância mediana – o **sulco laringotraqueal** – que surge no assoalho da extremidade caudal da faringe primordial (Figura 11.1 A e B). Esse primórdio da **árvore traqueobrônquica** se desenvolve caudalmente ao quarto par de bolsas faríngeas. O revestimento endodérmico do **sulco laringotraqueal** dá origem ao epitélio pulmonar e às glândulas da laringe, da traqueia e dos brônquios. O tecido conjuntivo, a cartilagem e o músculo liso dessas estruturas se desenvolvem a partir da mesoderme esplâncnica ao redor do intestino anterior (ver Figura 11.4 A). *As vias de sinalização de* BMP, Wnt *e* FGF *controlam o padrão de expressão de* Sox2 *e* Nkx2.1 *no intestino anterior inicial para a diferenciação da traqueia a partir do esôfago. Nas áreas ventrais,* Nkx2.1 *é ativado, enquanto* Sox2 *é suprimido.*

No final da quarta semana, o sulco laringotraqueal evaginou (se projetou) para formar um **divertículo laringotraqueal** em forma de bolsa (broto pulmonar), que está localizado ventralmente à parte caudal do intestino anterior (ver Figuras 11.1 A e 11.2 A).

À medida que o divertículo se alonga, sua extremidade distal cresce para formar um **broto respiratório** globular (Figura 11.2 B). O divertículo laringotraqueal logo se separa da **faringe primordial**, mas mantém a comunicação

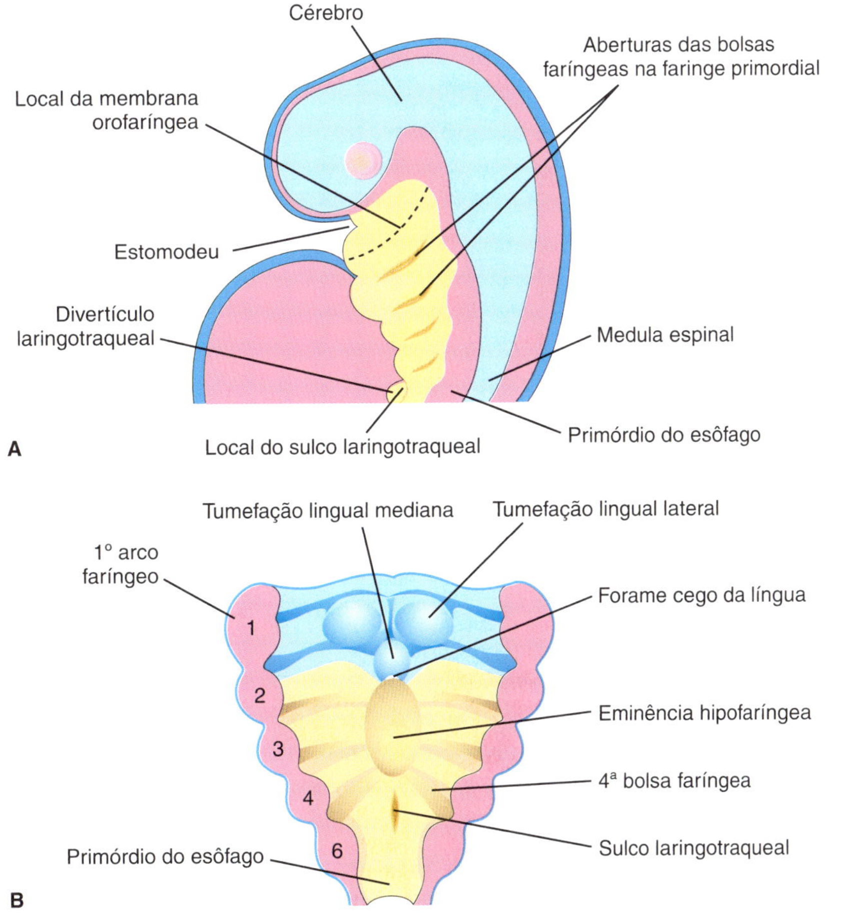

Figura 11.1 A. Secção sagital da metade craniana de um embrião de 4 semanas. **B.** Secção horizontal do embrião ilustrando o assoalho da faringe primordial e a localização do sulco laringotraqueal.

com ela por meio da **abertura da laringe primordial** (Figura 11.2 A e C). Conforme o divertículo se alonga, é envolvido pela mesoderme esplâncnica (Figura 11.2 B). As **pregas traqueoesofágicas** longitudinais se desenvolvem no divertículo laringotraqueal, aproximam-se umas das outras e se fusionam para formar uma partição – o **septo traqueoesofágico** (Figura 11.2 D e E).

Esse septo divide a parte cranial do intestino anterior em uma *parte ventral*, o **tubo laringotraqueal** (primórdio da laringe, da traqueia, dos brônquios e dos pulmões) e uma *parte dorsal* (primórdio da orofaringe e do esôfago) (ver Figura 11.2 F).

9

Desenvolvimento da laringe

O revestimento epitelial da laringe se desenvolve a partir da endoderme da extremidade cranial do tubo laringotraqueal. As cartilagens laríngeas se desenvolvem a partir do quarto e do sexto pares de arcos faríngeos (ver Capítulo 10, *Aparato Faríngeo, Face e Pescoço*). O mesênquima na extremidade cranial do tubo laringotraqueal prolifera rapidamente, produzindo **tumefações aritenoides** pareadas (Figura 11.3 B). Essas tumefações crescem em direção à língua, convertendo a **glote primordial** em uma **abertura da laringe** em forma de T (Figura 11.3 C e D). A abertura do tubo laringotraqueal dentro da faringe se torna a **saída da laringe primordial** (ver Figuras 11.2 F e 11.3 C). O epitélio da laringe prolifera rapidamente, resultando na *oclusão temporária do lúmen da laringe*. A recanalização da laringe ocorre na 10ª semana. Os ventrículos da laringe se formam durante esse processo de recanalização. Esses recessos são delimitados por pregas de membrana mucosa que evoluem para as *pregas* (cordas) *vocais* e as *pregas vestibulares*.

A **epiglote** se desenvolve a partir da parte caudal da *eminência hipofaríngea*, uma proeminência produzida pela proliferação do mesênquima nas extremidades ventrais do terceiro e do quarto arcos faríngeos (ver Capítulo 10, *Aparato Faríngeo, Face e Pescoço* e Figura 10.21; e Figura 11.3 B a D). A parte rostral dessa eminência forma o terço posterior ou a parte faríngea da língua (ver Capítulo 10, *Aparato Faríngeo, Face e Pescoço*, Figura 10.21). Os **músculos da laringe** se desenvolvem a partir de mioblastos no quarto e no sexto pares de arcos faríngeos e são, portanto, inervados pelos ramos laríngeos dos nervos vagos (NC X) que suprem esses arcos (ver Tabela 10.1). O crescimento da laringe e da epiglote é rápido durante os 3 primeiros anos após o nascimento, momento em que a epiglote alcança sua forma e posição adultas.

Atresia de laringe

A **atresia** (obstrução) **de laringe** é um defeito congênito raro que resulta na obstrução das vias respiratórias superiores fetais – **síndrome congênita da obstrução das vias respiratórias superiores**. Distalmente à atresia ou estenose (estreitamento), as vias respiratórias se tornam dilatadas, os pulmões são hiperplásicos (causando compressão do coração e dos grandes vasos), o diafragma é achatado ou invertido e **hidropisia fetal** (acúmulo de líquido em dois ou mais compartimentos) e/ou ascite (fluido abdominal) está presente. A ultrassonografia pré-natal permite o diagnóstico dessa anomalia. A atresia de laringe é tipicamente uma condição fatal, mas, em alguns casos, a traqueotomia ao nascimento pode levar à sobrevivência.

Desenvolvimento da traqueia

9

O revestimento endodérmico do tubo laringotraqueal distal à laringe se diferencia no epitélio, bem como nas glândulas da traqueia e no epitélio pulmonar. A cartilagem, o tecido conjuntivo e os músculos da traqueia são derivados da mesoderme esplâncnica que envolve o tubo laringotraqueal (Figura 11.4). *O receptor de carga Evi/Wls está envolvido no padrão dorsal-ventral do revestimento endodérmico do tubo laringotraqueal. A proliferação do mesênquima circundante e a formação da cartilagem e dos músculos são reguladas pelas vias de sinalização de Wnt/β-catenina.*

Fístula traqueoesofágica

Uma **fístula traqueoesofágica (FTE)** é uma passagem anormal entre a traqueia e o esôfago (ver Figuras 11.5 e 11.6 A). Esse defeito congênito ocorre em uma taxa de aproximadamente 1 em 3.000 a 1 em 4.500 nascidos vivos e afeta predominantemente homens. Na maioria dos casos, a fístula está associada à **atresia esofágica**. A FTE resulta da divisão incompleta da parte cranial do intestino anterior nas partes respiratórias e esofágicas durante a quarta semana. A fusão incompleta das pregas traqueoesofágicas resulta em um **septo traqueoesofágico defeituoso** e na comunicação entre a traqueia e o esôfago.

A FTE é a anomalia mais comum do trato respiratório inferior. Quatro variedades principais de FTE podem se desenvolver (ver Figura 11.5). A anomalia usual é uma terminação em fundo cego da parte superior do esôfago **(atresia esofágica)** e uma junção da parte inferior à traqueia próximo à sua bifurcação (ver Figuras 11.5 A e 11.6 B). Crianças com esse tipo de FTE e atresia esofágica tossem e engasgam ao engolir devido ao acúmulo de quantidades excessivas de líquido na boca e no trato respiratório superior. Quando a criança tenta engolir leite, enche rapidamente a bolsa esofágica e o líquido é regurgitado. O conteúdo gástrico também pode refluir do estômago através da fístula para a traqueia e os pulmões, o que pode resultar em **pneumonia** ou **pneumonite** (inflamação dos pulmões). Outras variedades de FTE são mostradas na Figura 11.5 B a D. O **polidrâmnio** (ver Capítulo 8, *Placenta e Membranas Fetais*) é frequentemente associado à atresia esofágica. O excesso de líquido amniótico se acumula porque o líquido não pode passar para o estômago e os intestinos para absorção e subsequente transferência através da placenta para o sangue materno a fim de que seja eliminado.

Estenose e atresia traqueais

O estreitamento (estenose) e a obstrução (atresia) da traqueia são defeitos congênitos incomuns geralmente associados a uma das variedades de FTE. As estenoses e atresias provavelmente resultam da divisão desigual do intestino anterior em esôfago e traqueia (ver Figura 11.5). Em alguns casos, uma rede de tecido obstrui o fluxo de ar *(atresia traqueal incompleta)*.

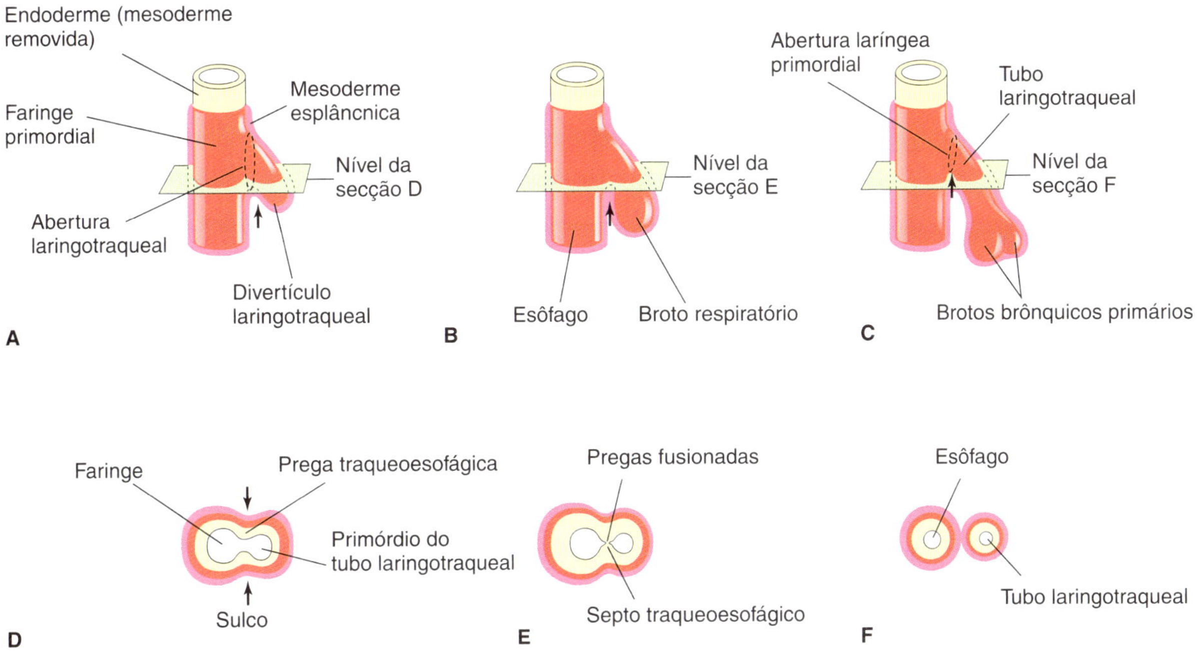

Figura 11.2 Estágios sucessivos do desenvolvimento do septo traqueoesofágico durante a quarta e a quinta semana do desenvolvimento. **A** a **C.** Vistas laterais da região caudal da faringe primordial mostrando o divertículo laringotraqueal e a divisão do intestino anterior em esôfago e tubo laringotraqueal. **D** a **F.** Secções transversais ilustrando a formação do septo traqueoesofágico e como ele separa o intestino anterior em tubo laringotraqueal e esôfago. As *setas* representam as alterações celulares resultantes do crescimento.

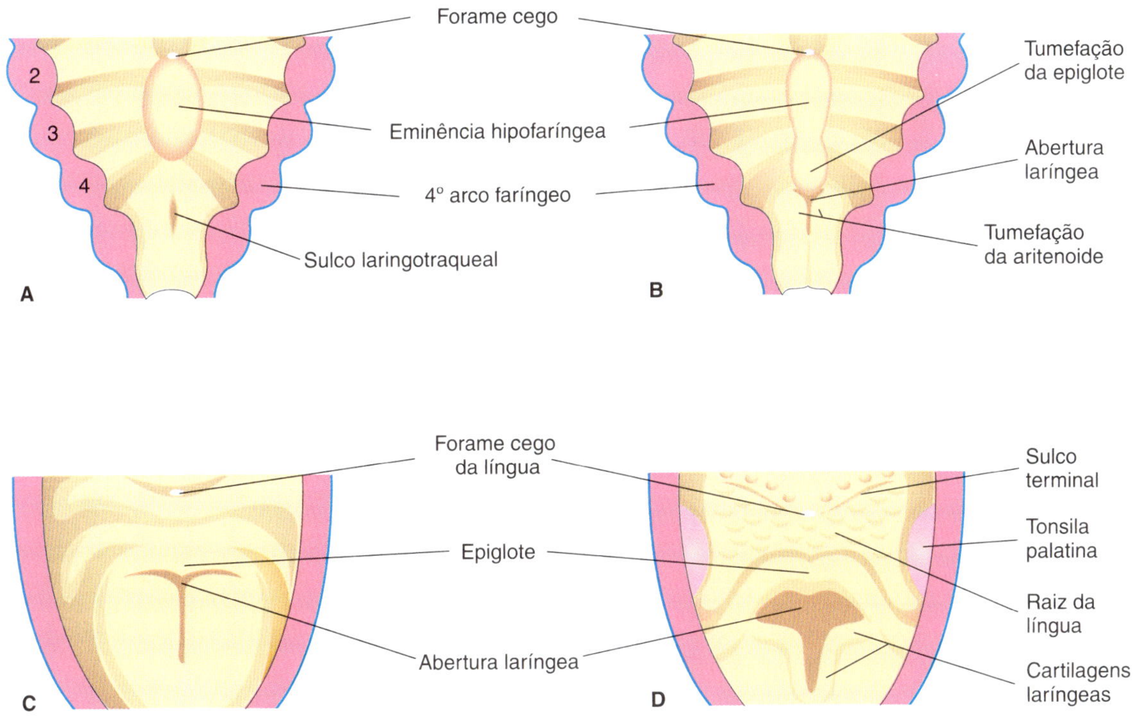

Figura 11.3 Estágios sucessivos do desenvolvimento da laringe. **A.** Quatro semanas. **B.** Cinco semanas. **C.** Seis semanas. **D.** Dez semanas. O epitélio que reveste a laringe é de origem endodérmica. As cartilagens e os músculos da laringe se originam do mesênquima no quarto e no sexto par de arcos faríngeos. Observe que a abertura da laringe muda de forma, de uma abertura em forma de fenda para uma em forma de T à medida que o mesênquima que envolve a laringe em desenvolvimento prolifera.

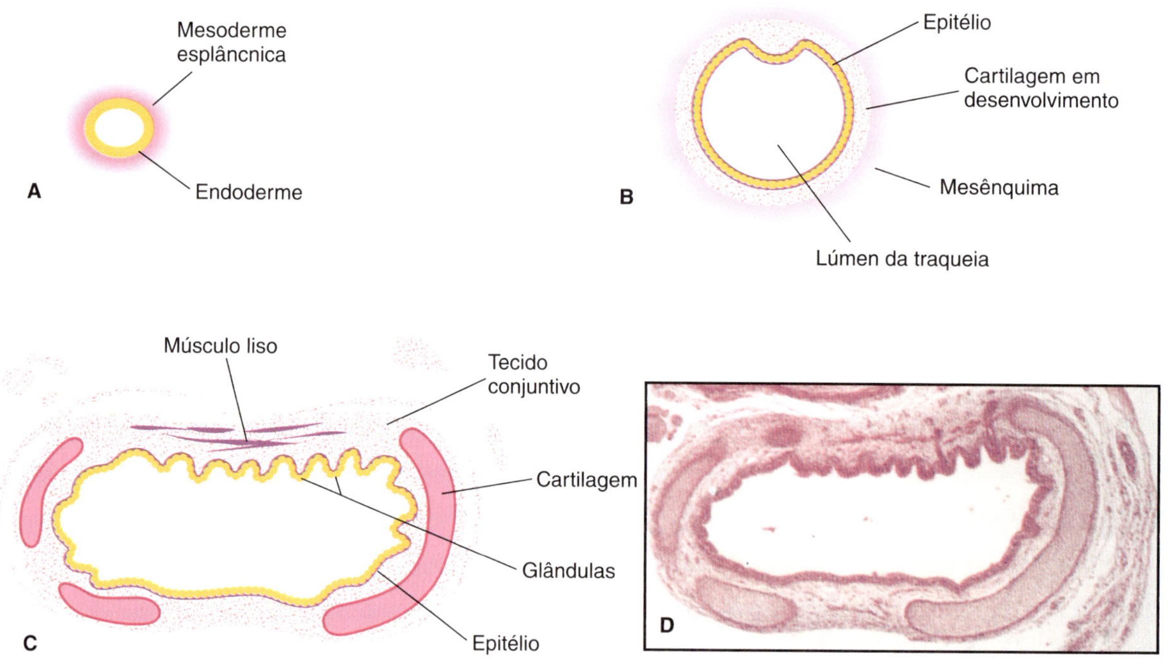

Figura 11.4 Secções transversais do tubo laringotraqueal ilustrando os estágios progressivos do desenvolvimento da traqueia. **A.** Quatro semanas. **B.** Dez semanas. **C.** Onze semanas (desenho da micrografia em **D**). Observe que a endoderme do tubo dá origem ao epitélio e às glândulas da traqueia e que o mesênquima que envolve o tubo forma o tecido conjuntivo, o músculo e a cartilagem. **D.** Fotomicrografia de uma secção transversal da traqueia em desenvolvimento em 12 semanas. (De Moore KL, Persaud TVN, Shiota K: *Color atlas of clinical embryology*, ed 2, Philadelphia, 2000, Saunders.)

Desenvolvimento dos brônquios e dos pulmões

O **broto respiratório** (broto pulmonar) se desenvolve na extremidade caudal do divertículo laringotraqueal durante a quarta semana (ver Figura 11.2 B) e logo se divide em duas evaginações – **brotos brônquicos primários** (ver Figura 11.2 C). Mais tarde, os **brotos brônquicos secundários e terciários** se formam e crescem lateralmente dentro dos ***canais pericardioperitoneais*** (Figura 11.7 A).

Junto com a mesoderme esplâncnica circundante, os brotos brônquicos se diferenciam nos **brônquios** e em suas ramificações nos pulmões (ver Figura 11.7 B). No início da quinta semana, a conexão de cada broto brônquico com a traqueia aumenta para formar o primórdio dos **brônquios principais** (Figura 11.8). O brônquio embrionário principal direito é discretamente maior que o esquerdo e é mais verticalmente orientado. Essa relação embrionária persiste nos adultos; consequentemente, um corpo estranho tem maior probabilidade de entrar no brônquio principal direito do que no esquerdo.

Os brônquios principais se subdividem em **brônquios secundários que formam os ramos lobares segmentares e intrassegmentares** (ver Figura 11.8). À direita, o brônquio secundário superior supre o lobo superior do pulmão, enquanto o brônquio secundário inferior se subdivide em dois brônquios, um que se conecta ao lobo médio do pulmão direito e outro que se conecta ao lobo inferior. À esquerda, os dois brônquios secundários suprem os lobos superior e inferior do pulmão. Cada brônquio secundário sofre ramificação progressiva.

Os **brônquios segmentares**, 10 no pulmão direito e 8 ou 9 no pulmão esquerdo, começam a se formar na sétima semana. À medida que isso ocorre, o mesênquima circundante também se divide. Cada brônquio segmentar, com sua massa de mesênquima circundante, é o primórdio de um **segmento broncopulmonar**. Em 24 semanas, aproximadamente 17 ordens de ramificação ocorreram e os **bronquíolos respiratórios** se desenvolveram (Figura 11.9 B). Sete ordens adicionais de vias respiratórias se desenvolvem após o nascimento.

À medida que os brônquios se desenvolvem, placas cartilaginosas são formadas a partir do mesênquima esplâncnico circundante. O músculo liso e o tecido conjuntivo brônquicos e o tecido conjuntivo e os capilares pulmonares também são derivados desse mesênquima. À medida que os pulmões se desenvolvem, adquirem uma camada de **pleura visceral** derivada da mesoderme esplâncnica (ver Figura 11.7). Com a expansão, os pulmões e as cavidades pleurais crescem caudalmente dentro do mesênquima da parede corporal e logo se localizam próximos ao coração. A parede corporal torácica se torna revestida por uma camada de **pleura parietal** derivada da mesoderme somática (ver Figura 11.7 B). O espaço entre a pleura visceral e a parietal é a **cavidade pleural**.

Maturação dos pulmões

A maturação dos pulmões é dividida em quatro estágios histológicos sobrepostos: pseudoglandular, canalicular, saco terminal (sacular) e alveolar.

Período pseudoglandular (5 a 17 semanas)

Os pulmões em desenvolvimento se assemelham, histologicamente, a uma glândula exócrina durante a fase

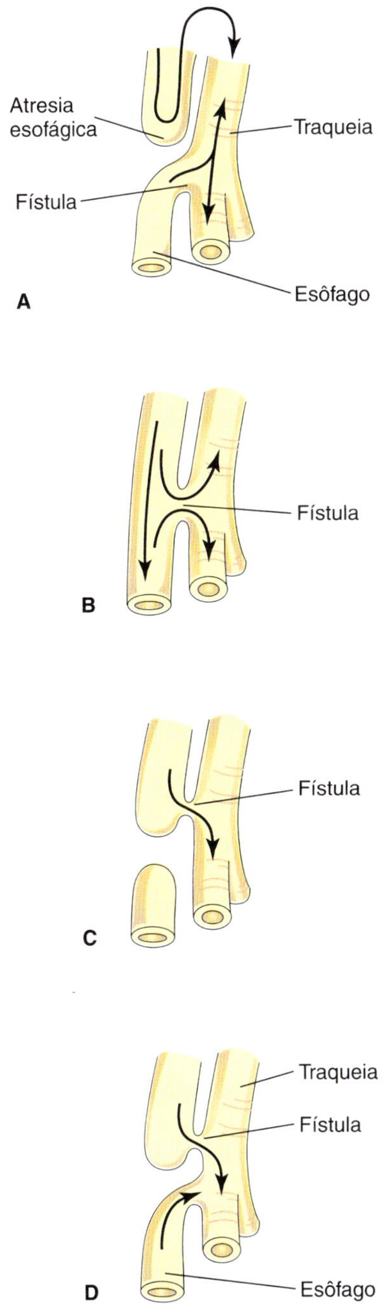

Figura 11.5 As quatro principais variedades de fístula traqueoesofágica (FTE) são mostradas em ordem de frequência. As possíveis direções do fluxo do conteúdo são indicadas por *setas*. **A.** A atresia esofágica está associada à FTE em mais de 85% dos casos. **B.** Fístula entre a traqueia e o esôfago; esse tipo de defeito congênito é responsável por aproximadamente 4% dos casos. **C.** Atresia do esôfago proximal terminando em uma fístula traqueoesofágica com o esôfago distal se apresentando como uma bolsa em fundo cego. O ar não pode entrar no esôfago distal nem no estômago. **D.** Atresia do segmento proximal do esôfago com fístulas entre a traqueia e os segmentos proximal e distal do esôfago. O ar pode entrar no esôfago distal e no estômago. Todos os neonatos nascidos com FTE apresentam distúrbios de motilidade esofágica e a maioria apresenta refluxo (regurgitação do conteúdo do estômago).

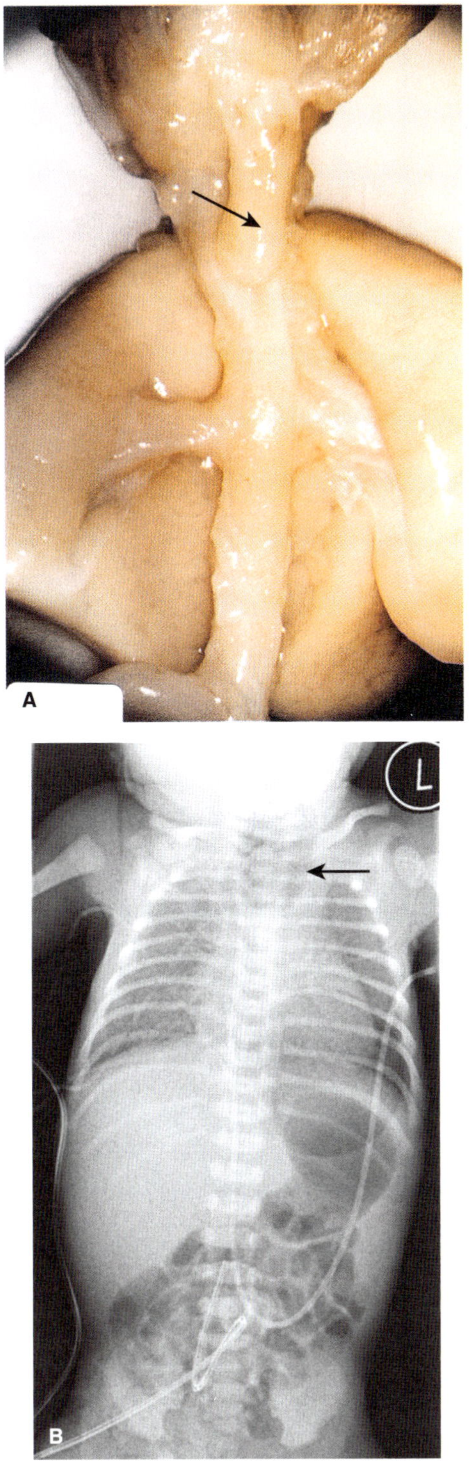

Figura 11.6 A. Fístula traqueoesofágica em um feto de 17 semanas. O segmento esofágico superior termina em fundo cego (*seta*). **B.** Radiografia de uma criança com atresia esofágica. O ar no trato gastrintestinal distal indica a presença de uma fístula traqueoesofágica (*seta*, saco esofágico proximal em fundo cego). (**A**, de Kalousek DK, Fitch N, Paradice BA: *Pathology of the human embryo and previable fetus*, New York, 1990, Springer Verlag. **B**, cortesia de Dr. J. Been, Dr. M. Shuurman e Dr. S. Robben, Maastricht University Medical Centre, Maastricht, Netherlands.)

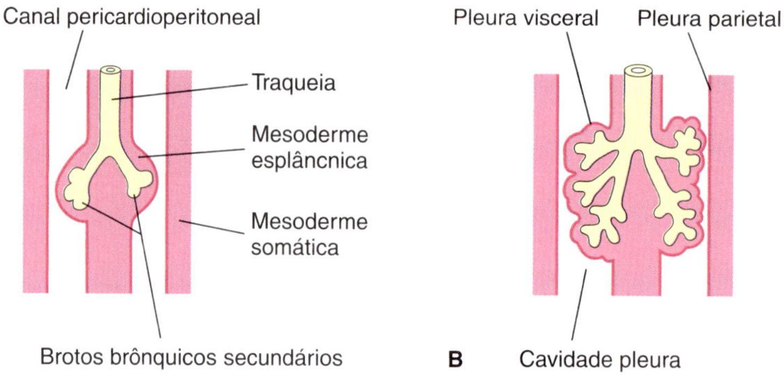

Figura 11.7 Ilustrações do crescimento dos pulmões em desenvolvimento dentro da mesoderme esplâncnica adjacente às paredes mediais dos canais pericardioperitoneais (cavidades pleurais primordiais). O desenvolvimento das camadas da pleura também é mostrado. **A.** Cinco semanas. **B.** Seis semanas.

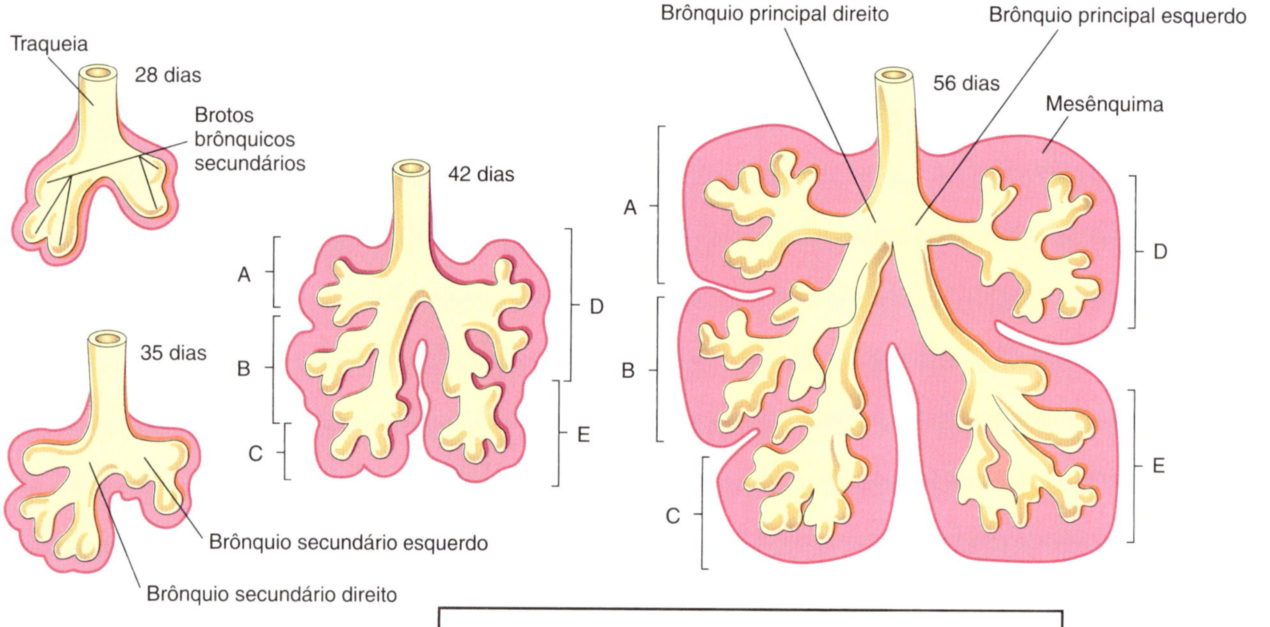

A. Lobo superior direito	D. Lobo superior esquerdo
B. Lobo médio direito	E. Lobo inferior esquerdo
C. Lobo inferior direito	

Figura 11.8 Estágios sucessivos do desenvolvimento dos brotos brônquicos, dos brônquios e dos pulmões.

inicial desse período (ver Figura 11.9 A). Em 16 semanas, todos os principais elementos do pulmão se formaram, exceto os envolvidos nas trocas gasosas. A respiração não é possível; portanto, *os fetos nascidos durante esse período são incapazes de sobreviver.*

Período canalicular (16 a 25 semanas)

Este período se sobrepõe ao período pseudoglandular porque os segmentos craniais dos pulmões amadurecem mais rápido do que os segmentos caudais. Durante o período canalicular, os lúmens dos brônquios e dos **bronquíolos terminais** se tornam maiores e o tecido pulmonar se torna altamente vascularizado (ver Figura 11.9 B). Em 24 semanas, cada bronquíolo terminal deu origem a dois ou mais **bronquíolos respiratórios**; cada um dos quais então se divide em três a seis passagens tubulares – **ductos alveolares primordiais**.

A respiração é possível até o fim do estágio canalicular porque alguns **sacos terminais** de paredes finas (alvéolos primordiais) se desenvolveram nas extremidades dos bronquíolos respiratórios e *o tecido pulmonar está bem vascularizado (devido à formação de novos vasos)*. Embora um feto nascido entre 24 e 26 semanas possa sobreviver se receber cuidados intensivos, geralmente vai a óbito porque seu sistema respiratório e outros sistemas estão relativamente imaturos.

Período de saco terminal (sacular) (24 semanas até o final do período fetal)

Durante este período, muitos mais sacos terminais se desenvolvem e seu *epitélio se torna muito fino.* Os capilares começam a se projetar dentro desses sacos (ver Figura 11.9 C). O contato íntimo entre as células epiteliais e endoteliais estabelece a **barreira sangue-ar**, que permite a troca gasosa adequada para a sobrevivência.

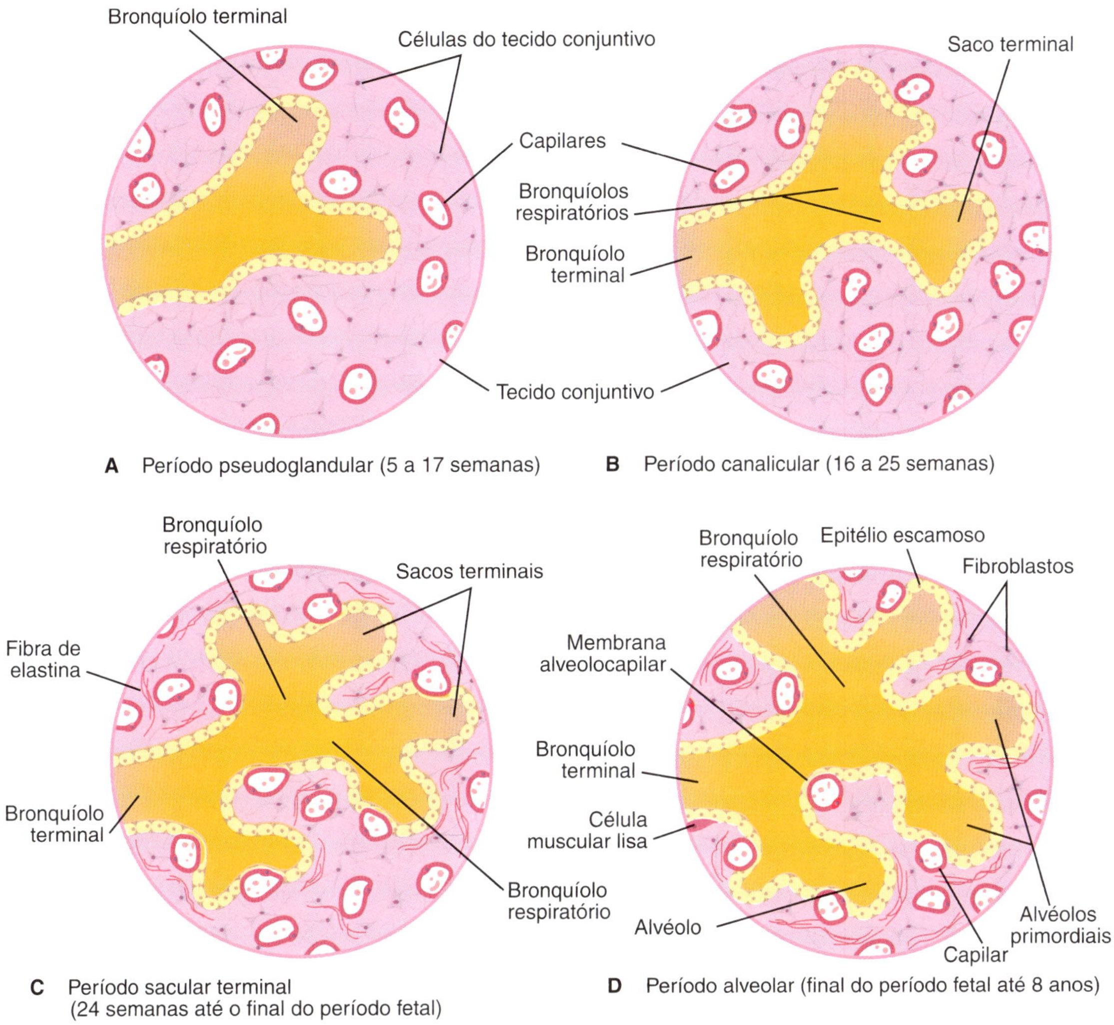

Figura 11.9 Diagrama de secções histológicas mostrando estágios progressivos do desenvolvimento pulmonar. **A** e **B.** Estágios iniciais do desenvolvimento pulmonar. Em **C** e **D**, observe que a membrana alveolocapilar é fina e que alguns capilares se projetam para dentro dos sáculos terminais.

Em 26 semanas, os sacos terminais são revestidos principalmente por células epiteliais escamosas de origem endodérmica – **pneumócitos tipo I** – por meio das quais ocorre a troca gasosa. A rede capilar prolifera rapidamente no mesênquima ao redor dos alvéolos em desenvolvimento e há o desenvolvimento ativo concomitante de capilares linfáticos. Espalhadas entre as células epiteliais escamosas, estão as células epiteliais secretoras arredondadas – **pneumócitos tipo II**, *que secretam* ***surfactante pulmonar***, uma mistura complexa de fosfolipídios e proteínas (pneumócitos tipo I e tipo II se originam de uma célula progenitora comum).

O **surfactante** se forma como um filme monomolecular sobre as paredes internas dos sacos alveolares e neutraliza as forças de tensão superficial na interface ar-alvéolo. Isso facilita a expansão dos sacos terminais.

A maturação das células alveolares do tipo II e a produção de surfactante variam amplamente em fetos de diferentes idades. *A produção de surfactante começa no período de 20 a 22 semanas*, mas o surfactante está presente apenas em pequenas quantidades em prematuros, não alcançando níveis adequados até o final do período fetal. Tanto a produção de surfactante aumentada, induzida por corticosteroides pré-natais, como a **terapia de reposição de surfactante** pós-natal aumentaram as taxas de sobrevivência dessas crianças.

Período alveolar (final do período fetal até os 8 anos)

O momento exato quando o período sacular terminal termina e o período alveolar começa depende da definição do termo ***alvéolo*** (ver Figura 11.9 D). No início do período alveolar, cada bronquíolo respiratório termina em um agrupamento de sacos terminais de paredes finas separados uns dos outros por tecido conjuntivo frouxo. Esses sacos terminais representam os futuros **ductos alveolares**. A **membrana alveolocapilar** (barreira de difusão pulmonar ou membrana respiratória) é suficientemente fina para permitir a troca gasosa. A transição da dependência da placenta para a troca gasosa autônoma após o nascimento requer as seguintes alterações adaptativas nos pulmões:

- Produção de surfactante nos sacos alveolares
- Transformação dos pulmões em órgãos de troca gasosa
- Estabelecimento em paralelo das circulações pulmonares e sistêmicas.

Aproximadamente 95% dos **alvéolos maduros** se desenvolvem no período pós-natal. Antes do nascimento, os alvéolos primordiais aparecem como pequenas protuberâncias nas paredes dos bronquíolos respiratórios e dos sacos alveolares (ver Figura 11.9 D). Após o nascimento, os alvéolos primordiais crescem à medida que os pulmões se expandem; entretanto, a maior parte do aumento do tamanho dos pulmões resulta de um aumento contínuo do número de bronquíolos respiratórios e alvéolos primordiais, e não de um aumento do tamanho dos alvéolos. O desenvolvimento alveolar está amplamente completo aos 3 anos de idade, mas novos alvéolos podem ser adicionados até aproximadamente os 8 anos de idade. Ao contrário dos alvéolos maduros, *os alvéolos imaturos têm o potencial de formar alvéolos primordiais adicionais.*

Aproximadamente 150 milhões de alvéolos primordiais, metade do número nos adultos, estão presentes nos pulmões de neonatos a termo. Nas radiografias de tórax, portanto, os pulmões dos neonatos parecem mais densos do que os dos adultos. Entre o terceiro e o oitavo ano, o complemento adulto de 300 milhões de alvéolos é alcançado.

Três fatores que são essenciais para o desenvolvimento normal do pulmão são:

- Espaço torácico adequado para o crescimento pulmonar
- Volume de líquido amniótico adequado
- Movimentos de respiração fetal.

O mecanismo que modula a morfogênese pulmonar e a formação dos vasos sanguíneos nos pulmões envolve a sinalização dos fatores de transcrição Sox17 e Wnt.

Os movimentos respiratórios fetais ocorrem antes do nascimento, exercendo força suficiente para levar à aspiração de algum líquido amniótico para os pulmões. Esses movimentos respiratórios fetais ocorrem aproximadamente 50% do tempo e apenas durante o sono de movimento rápido dos olhos. Esses movimentos estimulam o desenvolvimento pulmonar, possivelmente pela criação de um gradiente de pressão entre os pulmões e o líquido amniótico. Ao nascimento, o feto tem a vantagem de vários meses de exercício respiratório. Os movimentos respiratórios fetais aumentam com a aproximação do momento do parto.

Ao nascimento, os pulmões estão cheios aproximadamente até a metade com líquido derivado da cavidade amniótica, dos pulmões e das glândulas traqueais. A aeração dos pulmões ao nascimento ocorre não tanto pela insuflação dos órgãos vazios em colapso, mas, sim, pela rápida substituição do líquido intra-alveolar por ar. Ao nascimento, o líquido nos pulmões é eliminado por três vias:

- Pela boca e pelo nariz, por pressão no tórax durante o parto vaginal
- Dentro dos capilares pulmonares e das artérias e veias pulmonares
- Dentro dos vasos linfáticos.

Oligoidrâmnio e desenvolvimento pulmonar

Quando o **oligoidrâmnio** (quantidade insuficiente de líquido amniótico) é grave e crônico, o desenvolvimento pulmonar é retardado. Considera-se que a pressão hidráulica reduzida nos pulmões e seus consequentes efeitos na regulação do cálcio pulmonar podem resultar em **hipoplasia pulmonar**, que pode ser grave.

Síndrome do desconforto respiratório neonatal

A síndrome do desconforto respiratório (SDR) afeta aproximadamente 2% dos recém-nascidos vivos e os nascidos prematuramente são os mais suscetíveis. A SDR também é conhecida como ***doença da membrana hialina***. *A deficiência de surfactante é uma das principais causas da SDR.* A *asfixia intrauterina prolongada* pode produzir alterações irreversíveis nas células alveolares do tipo II, tornando-as incapazes de produzir surfactante. Os *corticosteroides* são estimuladores potentes da produção de surfactante fetal e podem ser administrados à mãe se houver risco de parto prematuro. Os neonatos com SDR apresentam respiração rápida e difícil logo após o nascimento. Estima-se que 30% de todas as doenças neonatais resultem da SDR ou de suas complicações. Os pulmões estão subinsuflados e os alvéolos contêm materiais amorfos (*membrana hialina*) provenientes de substâncias da circulação e do epitélio pulmonar lesionado. O tratamento inclui oxigênio suplementar e surfactante artificial – mais de 90% dos neonatos com SDR sobrevivem.

Pulmões dos neonatos

Os pulmões novos e saudáveis sempre contêm algum ar; consequentemente, as amostras de tecido pulmonar flutuam na água. Em contraste, um pulmão doente parcialmente preenchido com líquido pode não flutuar. É de significância médico-legal o fato de que os pulmões de um neonato *natimorto* são firmes e afundam quando colocados na água porque contêm líquido, e não ar.

Hipoplasia pulmonar

Em crianças com **hérnia diafragmática congênita** (ver Capítulo 9, *Cavidades Corporais, Mesentérios e Diafragma*), os pulmões podem não se desenvolver normalmente. Essa hipoplasia pode ser causada por alterações nos fatores de crescimento que existem antes que as vísceras abdominais se tornem anormalmente posicionadas. A **hipoplasia pulmonar** é caracterizada pelo volume pulmonar acentuadamente reduzido. Muitas crianças com hérnia diafragmática congênita vão a óbito por insuficiência pulmonar, apesar dos cuidados pós-natais ideais, porque seus pulmões são hipoplásicos demais para suportar a vida extrauterina.

Discinesia ciliar primária (DCP)

A DCP é uma doença rara dos cílios móveis e apresenta uma incidência de 1:10-20.000 nascimentos. É herdada como um distúrbio autossômico recessivo. A característica mais comum de DCP é o desconforto respiratório neonatal. Além do desconforto respiratório grave, 50% dos indivíduos com DCP também apresentam anormalidades de *situs* (síndrome de Kartagener). Noventa por cento dos homens com DCP são inférteis devido à dismotilidade do esperma.

QUESTÕES DE ORIENTAÇÃO CLÍNICA

1. O que estimula o recém-nascido a começar a respirar ao nascimento? É necessário "dar uma palmada nas nádegas"?
2. Um neonato foi a óbito aproximadamente 72 horas após o nascimento devido aos efeitos da síndrome do desconforto respiratório. O que é a síndrome do desconforto respiratório? Por qual outro nome essa condição é conhecida? Sua causa é genética ou ambiental?
3. Um neonato nascido 22 semanas após a fertilização pode sobreviver? O que pode ser feito para reduzir a gravidade da síndrome do desconforto respiratório?

As respostas a essas questões estão no fim deste livro.

Sistema Digestório 12

O **sistema digestório** se estende da boca ao ânus com todas as suas glândulas e órgãos associados. O **intestino primordial (ou primitivo, estágio mais inicial do desenvolvimento)** se forma durante a quarta semana à medida que a cabeça, a eminência caudal (cauda) e as dobras laterais incorporam a porção dorsal da **vesícula umbilical** (saco vitelino) (ver Capítulo 6, *Quarta à Oitava Semana do Desenvolvimento Humano*, Figura 6.1). O intestino primordial é inicialmente fechado em sua extremidade cranial pela **membrana orofaríngea** (ver Capítulo 10, *Aparato Faríngeo, Rosto e Pescoço*, Figura 10.1 B) e, em sua extremidade caudal, pela **membrana cloacal** (Figura 12.1). A endoderme do intestino primordial dá origem à maior parte do intestino: epitélio e glândulas. O epitélio das extremidades cranial e caudal do tubo digestivo é derivado da ectoderme do **estomodeu** e da **fossa anal** (proctodeu), respectivamente (ver Figura 12.1).

O tecido muscular e conjuntivo e outras camadas da parede do **tubo digestivo** são derivados do mesênquima esplâncnico que envolve o **intestino primordial**. Para fins descritivos, o intestino é dividido em três partes: o intestino anterior, o intestino médio e o intestino posterior. *A diferenciação regional do intestino primordial é estabelecida pelos genes sonic e Indian hedgehog* (SHH *e* IHH), *que são expressos na endoderme e na mesoderme circundante.* A sinalização endodérmica fornece informações temporais e posicionais para o desenvolvimento do intestino.

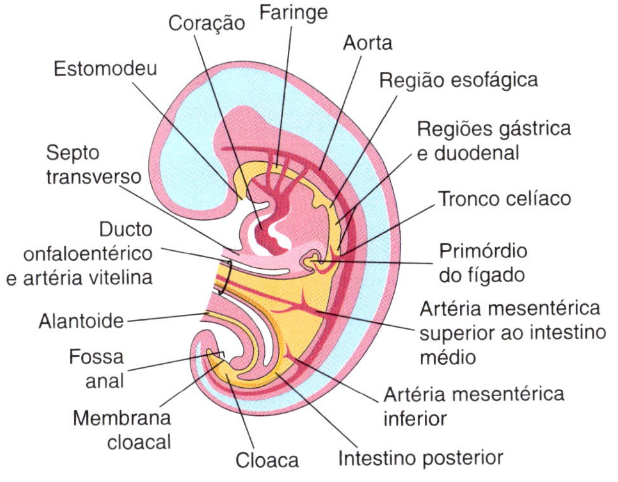

Figura 12.1 Desenho da secção mediana de um embrião de 4 semanas mostrando o sistema digestório inicial e seu suprimento de sangue.

Intestino anterior

Os derivados do intestino anterior são:

- Faringe primordial e seus derivados
- Sistema respiratório inferior
- Esôfago e estômago
- Duodeno, imediatamente proximal à abertura do ducto biliar
- Fígado, aparelho biliar (ductos hepáticos, vesícula biliar e ducto biliar) e pâncreas.

Esses derivados do intestino anterior, exceto a faringe, o trato respiratório inferior e a maior parte do esôfago, são supridos pelo **tronco celíaco**, a artéria do intestino anterior (ver Figuras 12.1 e 12.2 A).

Desenvolvimento do esôfago

10

O esôfago se desenvolve a partir do intestino anterior imediatamente caudal à faringe (ver Figura 12.1). Inicialmente, o esôfago é curto, mas se alonga rapidamente e alcança seu comprimento relativo final na sétima semana. Seu epitélio e suas glândulas são derivados da endoderme. O epitélio prolifera e, parcialmente ou completamente, oblitera o lúmen esofágico; entretanto, a recanalização normalmente ocorre ao final da oitava semana. O músculo estriado do esôfago é derivado do mesênquima do quarto e do sexto arcos faríngeos (ver Capítulo 10, *Aparato Faríngeo, Rosto e Pescoço*, Figuras 10.1 e 10.5 B). O músculo liso, principalmente no terço inferior do esôfago, desenvolve-se a partir do mesênquima esplâncnico circundante.

Atresia esofágica

O bloqueio (atresia) do lúmen esofágico ocorre em aproximadamente 1 em 3.000 a 1 em 4.500 neonatos. Aproximadamente um terço dos afetados nasce prematuramente. A **atresia esofágica** está frequentemente associada à **fístula traqueoesofágica** (ver Capítulo 11, *Sistema Respiratório,* Figuras 11.5 e 11.6). A atresia resulta do desvio do *septo traqueoesofágico* para uma direção posterior (ver Capítulo 11, *Sistema Respiratório*, Figuras 11.2 e 11.6); como resultado, a separação do esôfago do tubo laringotraqueal é incompleta. Em alguns casos, a atresia resulta da *falha da recanalização esofágica* durante a oitava semana do desenvolvimento. Um feto com atresia esofágica é incapaz de engolir líquido amniótico, o que resulta em **polidrâmnio**, o acúmulo de líquido amniótico excessivo.

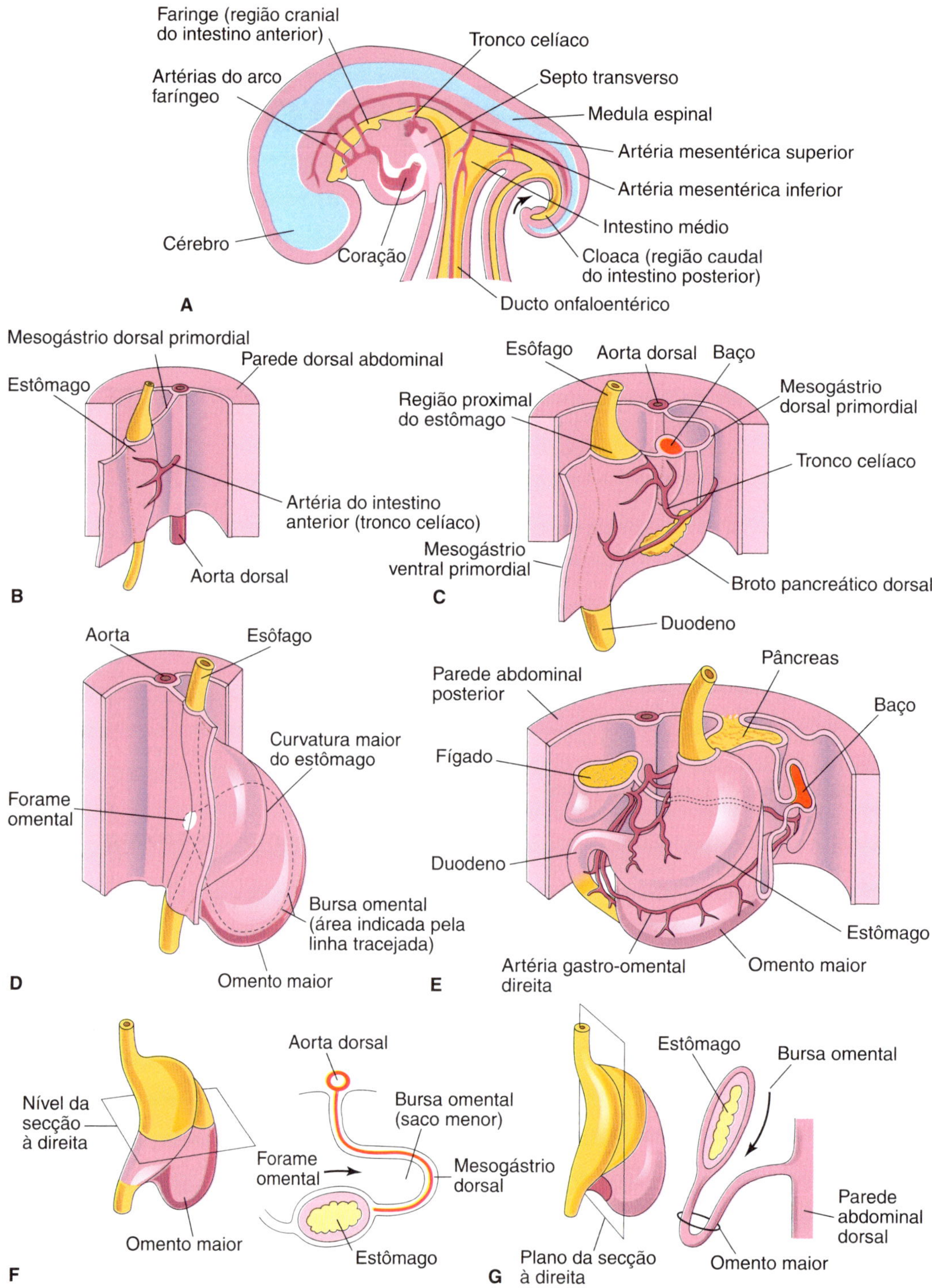

Figura 12.2 Ilustrações do desenvolvimento e da rotação do estômago e formação da bursa omental e do omento maior. **A.** Secção mediana do abdome de um embrião de 28 dias. **B.** Vista anterolateral do embrião mostrado em **A**. **C.** Embrião de aproximadamente 35 dias. **D.** Embrião de aproximadamente 40 dias. **E.** Embrião de aproximadamente 48 dias. **F.** Vista lateral do estômago e do omento maior de um embrião de aproximadamente 52 dias. **G.** Secção sagital mostrando a bursa omental e o omento maior. As *setas* em **F** e **G** indicam o local do forame omental.

Estenose esofágica

O estreitamento do lúmen do esôfago (estenose) pode ocorrer em qualquer lugar ao longo do esôfago, mas geralmente ocorre no terço distal, como uma rede ou como um longo segmento do esôfago com um lúmen filiforme. A estenose geralmente resulta da recanalização incompleta do esôfago durante a oitava semana.

Desenvolvimento do estômago

Durante a quarta semana, uma discreta dilatação do intestino anterior tubular indica a localização do estômago primordial. Ele aparece pela primeira vez como um aumento fusiforme da região caudal do intestino anterior que é orientado no plano mediano (Figura 12.2 B). O estômago primordial cresce e se alarga ventrodorsalmente. Sua borda dorsal cresce mais rapidamente do que sua borda ventral. Esse local de crescimento rápido demarca a **curvatura maior do estômago** (Figura 12.2 D).

Rotação do estômago

À medida que o estômago cresce, gira 90° no sentido horário em torno de seu eixo longitudinal. Os efeitos da rotação no estômago são os seguintes (ver Figuras 12.2 e 12.3):

- A borda ventral (curvatura menor) se move para a direita e a borda dorsal (curvatura maior) se move para a esquerda (ver Figura 12.2 C a F)

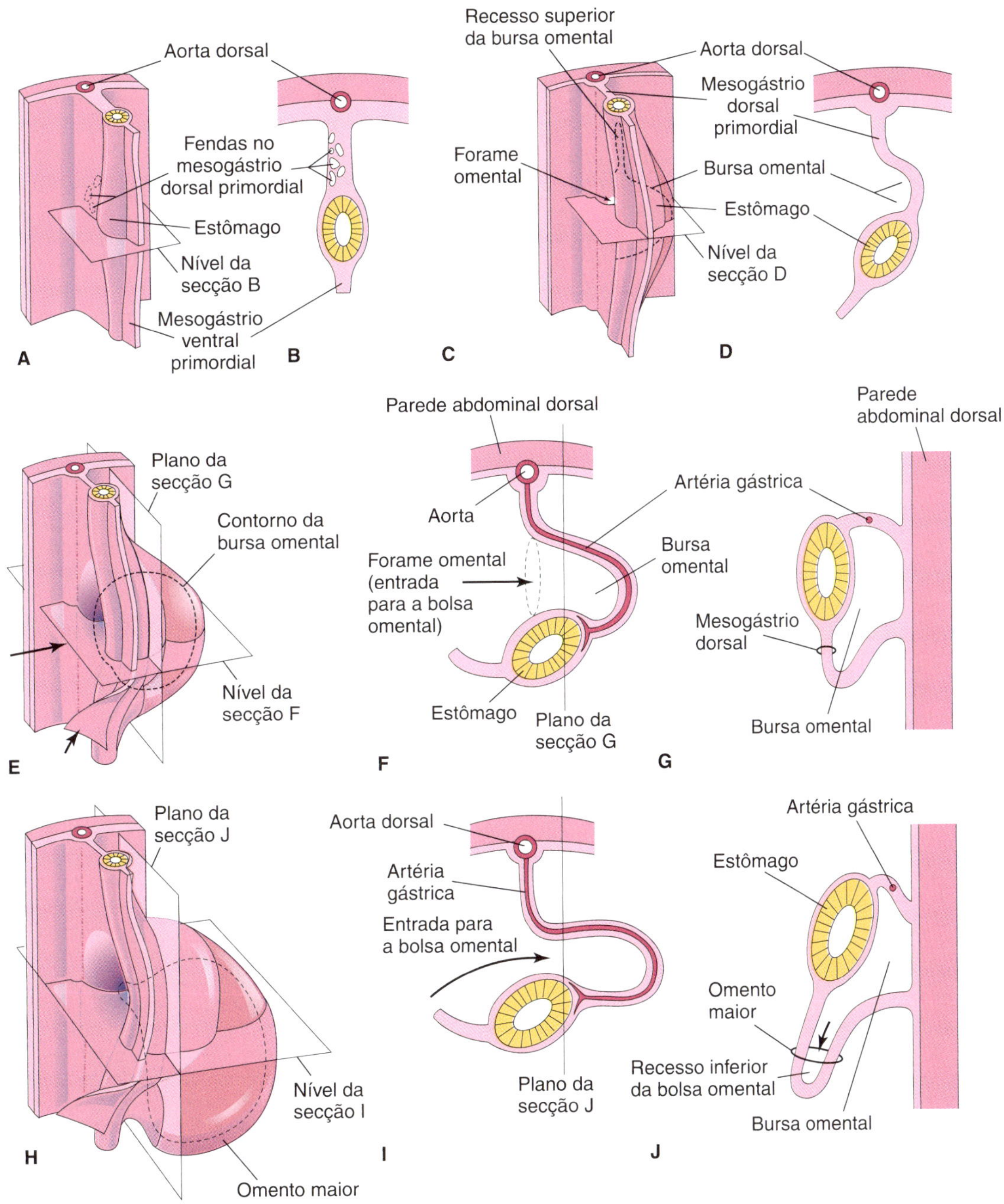

Figura 12.3 Desenvolvimento do estômago e dos mesentérios e formação da bursa omental. **A.** Embrião de 5 semanas. **B.** Secção transversal mostrando fendas no mesogástrio dorsal. **C.** Estágio posterior após a coalescência das fendas para formar a bursa omental. **D.** Secção transversal mostrando a aparência inicial da bursa omental. **E.** O mesentério dorsal se alongou e a bolsa omental cresceu. **F** e **G.** Secções transversal e sagital, respectivamente, mostrando o alongamento do mesogástrio dorsal e a expansão da bursa omental. **H.** Embrião de 6 semanas mostrando o omento maior e a expansão da bursa omental. **I** e **J.** Secções transversal e sagital, respectivamente, mostrando o recesso inferior da bursa omental e o forame omental. As *setas* em **E**, **F** e **I** indicam o local do forame omental. Em **J**, a *seta* indica o recesso da bursa omental.

- Antes da rotação, as extremidades cranial e caudal do estômago estão no plano mediano (ver Figura 12.2 B)
- Durante a rotação e o crescimento do estômago, sua região cranial se move para a esquerda e levemente inferior e sua região caudal se move para a direita e superiormente (ver Figura 12.2 C a E)
- Após a rotação, o estômago assume sua posição final, com seu longo eixo quase transversal ao eixo longo do corpo (ver Figura 12.2 E). Essa rotação e esse crescimento explicam por que o **nervo vago esquerdo** supre a parede anterior do estômago adulto e o **nervo vago direito** inerva sua parede posterior.

Estenose pilórica hipertrófica

Defeitos congênitos do estômago são incomuns, exceto a estenose pilórica hipertrófica, que afeta 1 em 150 homens e 1 em 750 mulheres. Crianças com esse defeito congênito apresentam **espessamento muscular acentuado do piloro** do estômago, a **região esfincteriana** distal do estômago. Os músculos da região pilórica são hipertrofiados, o que resulta em ***estenose (estreitamento) grave** do canal pilórico* e obstrução da passagem de alimentos. Como resultado, o estômago se torna acentuadamente distendido e seu conteúdo é expelido com considerável força **(vômito em projétil)**. O alívio cirúrgico da obstrução é o tratamento usual.

Mesentérios do estômago

O estômago está suspenso a partir da **parede dorsal** da cavidade abdominal pelo **mesogástrio dorsal primordial** (ver Figuras 12.2 B e C e 12.3 A a E). Esse mesentério, originalmente localizado no plano mediano, é levado para a esquerda durante a rotação do estômago e a formação da bursa omental. O **mesogástrio ventral primordial** se liga ao estômago, ao duodeno, ao fígado e à parede abdominal ventral (ver Figuras 12.2 C e 12.3 A e B).

Bursa omental

10 Fendas isoladas se desenvolvem no mesênquima que forma o mesogástrio dorsal (ver Figura 12.3 A e B). As fendas logo coalescem para formar uma cavidade única – a **bursa omental** (*saco peritoneal menor*) –, um grande recesso da cavidade peritoneal (ver Figuras 12.2 F e G e 12.3 C e D). A rotação do estômago puxa o mesogástrio dorsal para a esquerda, aumentando a bursa, que, devido a sua forma de bolsa, facilita os movimentos do estômago.

A bursa omental se localiza entre o estômago e a parede abdominal posterior. À medida que o estômago cresce, a bursa se expande e fica suspensa sobre os intestinos em desenvolvimento (ver Figura 12.3 J). Essa parte da bursa é o **omento maior** (ver Figuras 12.3 G a J e 12.13 A). As duas camadas do omento maior finalmente se fusionam (ver Figura 12.13 F). A **bursa omental** se comunica com a parte principal da cavidade peritoneal através de uma pequena abertura – o **forame omental** (ver Figuras 12.2 D e F e 12.3 C e F).

Desenvolvimento do duodeno

No início da quarta semana, o duodeno começa a se 10
desenvolver a partir da região caudal do intestino anterior e da região cranial do intestino médio (Figura 12.4 A). O duodeno em desenvolvimento se alonga, formando uma alça em forma de C que se projeta ventralmente (ver Figura 12.4 B a D). À medida que o estômago gira, a alça duodenal gira para a direita e se localiza em posição **retroperitoneal** (externa ao peritônio). Por causa de sua derivação a partir do intestino anterior e do intestino médio, o duodeno é suprido pelos ramos das artérias celíaca e mesentérica superior (ver Figura 12.1).

Entre a quinta e a sexta semana, o lúmen do duodeno é temporariamente obliterado devido à proliferação de suas células epiteliais; normalmente, o lúmen é recanalizado no final do período embrionário (8 semanas).

Estenose duodenal

A oclusão parcial do lúmen duodenal – **estenose duodenal** – geralmente é causada pela recanalização incompleta do duodeno resultante de vacuolização defeituosa. A maioria das estenoses envolve as regiões horizontal (terceira) e/ou ascendente (quarta) do duodeno. Devido à estenose, o conteúdo do estômago (geralmente contendo bile) é frequentemente vomitado.

Atresia duodenal

A oclusão completa do duodeno – **atresia duodenal** – não é comum. Durante o desenvolvimento inicial, o lúmen duodenal está completamente ocluído pelas células epiteliais. Se não ocorrer a recanalização completa do lúmen, um curto segmento do duodeno fica ocluído (Figura 12.5 B). A maioria das atresias envolve as regiões descendente e horizontal do duodeno e estão localizadas distalmente à abertura do ducto biliar. Em neonatos com atresia duodenal, os vômitos começam algumas horas após o nascimento e quase sempre contêm bile. O **polidrâmnio** (excesso de líquido amniótico) também ocorre porque a atresia duodenal impede a absorção normal de líquido amniótico pelos intestinos. Um diagnóstico de atresia duodenal é sugerido pela presença de um "sinal de bolha dupla" em radiografias simples ou ultrassonografias (ver Figura 12.5 B). Esse sinal é causado por duodeno proximal e estômago dilatado preenchido por gás. Entre 20 e 30% dos recém-nascidos afetados apresentam síndrome de Down e outros 20% adicionais são neonatos prematuros.

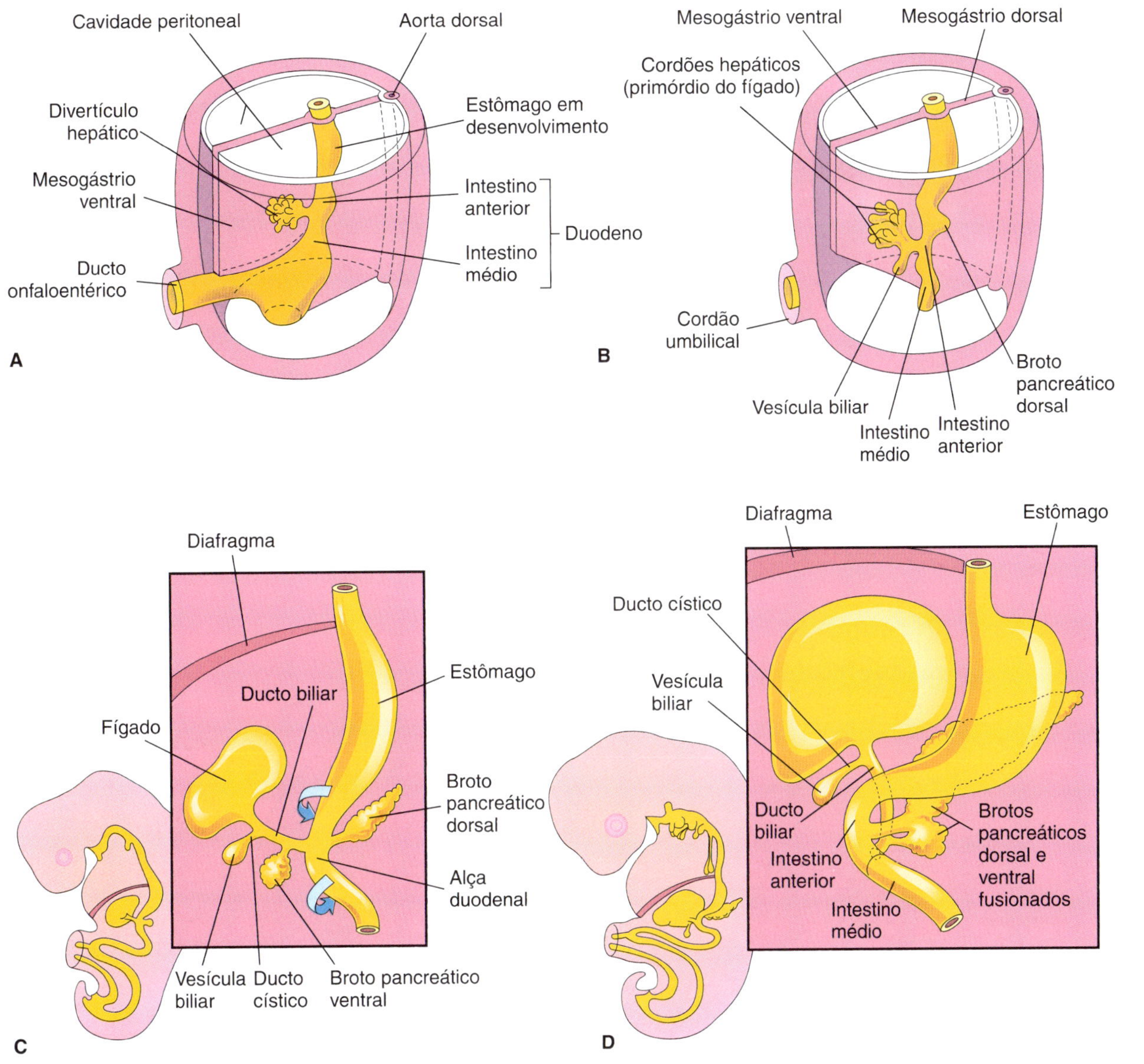

Figura 12.4 Estágios progressivos do desenvolvimento do duodeno, fígado, pâncreas e aparelho biliar extra-hepático. **A.** Embrião de 4 semanas. **B.** Embrião no início da semana 5. **C.** Embrião no final da semana 5. **D.** Embrião de 6 semanas. O pâncreas se desenvolve a partir dos brotos pancreáticos dorsal e ventral que se fusionam para formar o órgão. Observe que a entrada do ducto biliar no duodeno muda gradualmente de sua posição inicial para a posterior. Isso explica por que o ducto biliar em adultos passa posteriormente ao duodeno e à cabeça do pâncreas.

10 Desenvolvimento do fígado e do aparelho biliar

O fígado, a vesícula biliar e o sistema de ductos biliares surgem como uma protuberância endodérmica ventral – **divertículo hepático** – a partir da região caudal do intestino anterior no início da quarta semana (ver Figuras 12.4 A e 12.6 A). *A sinalização da Wnt/β-catenina está envolvida na indução do divertículo hepático.*

O divertículo se estende para o **septo transverso** (ver Figura 12.6 B), uma massa de mesoderme esplâncnica entre o coração e o intestino médio em desenvolvimento. O divertículo se divide em duas partes à medida que cresce entre as camadas do **mesogástrio ventral** (ver Figura 12.4 A).

A região cranial maior do divertículo é o **primórdio do fígado**; a porção caudal menor se torna a **vesícula biliar**. As células endodérmicas proliferam e dão origem aos cordões entrelaçados dos **hepatócitos** (células parenquimatosas hepáticas) e aos colangiócitos, que formam o revestimento epitelial da parte intra-hepática do aparelho biliar. Os **cordões hepáticos** se anastomosam ao redor dos espaços revestidos por endotélio, os primórdios dos sinusoides hepáticos. O tecido fibroso e o hematopoético do fígado são derivados do mesênquima no septo transverso, enquanto as células de Kupffer se originam a partir de precursores na vesícula umbilical. O fígado cresce rapidamente da quinta à décima semana e preenche grande parte da cavidade abdominal superior (ver Figuras 12.4 e 12.6 C e D).

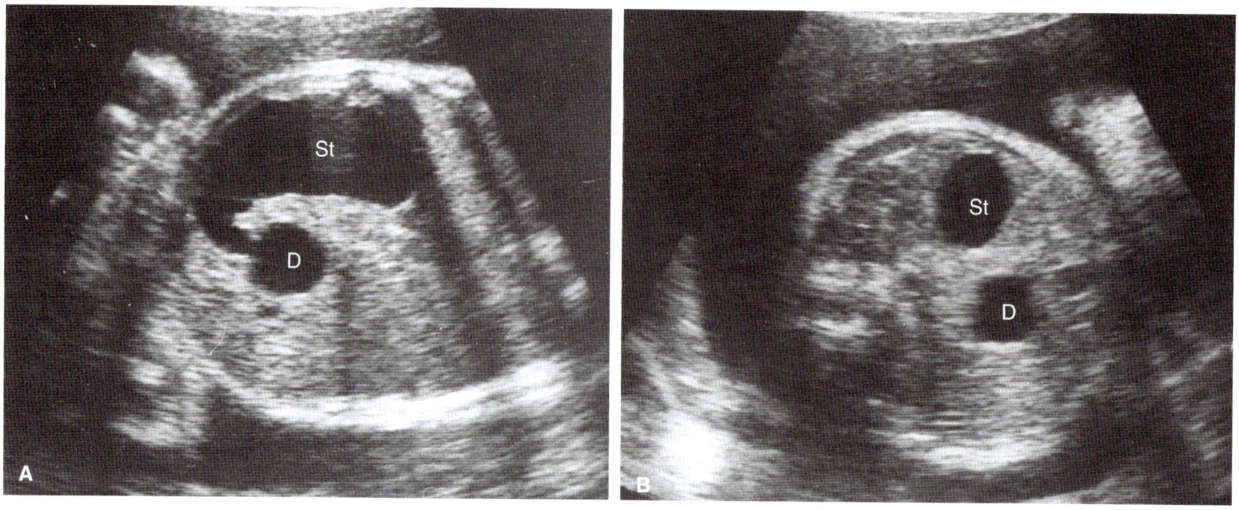

Figura 12.5 Ultrassonografias de um feto com 33 semanas de gestação (31 semanas após a fertilização) mostrando atresia duodenal. **A.** Uma varredura oblíqua mostra o estômago dilatado e preenchido por líquido (*St*) entrando no duodeno proximal (*D*), que também está aumentado por causa da atresia (bloqueio) distal a ele. **B.** Ultrassonografia transversal mostrando a aparência de "bolha dupla" característica do estômago e do duodeno quando há atresia duodenal. (Cortesia de Dr. Lyndon M. Hill, Magee-Women's Hospital, Pittsburgh, PA.)

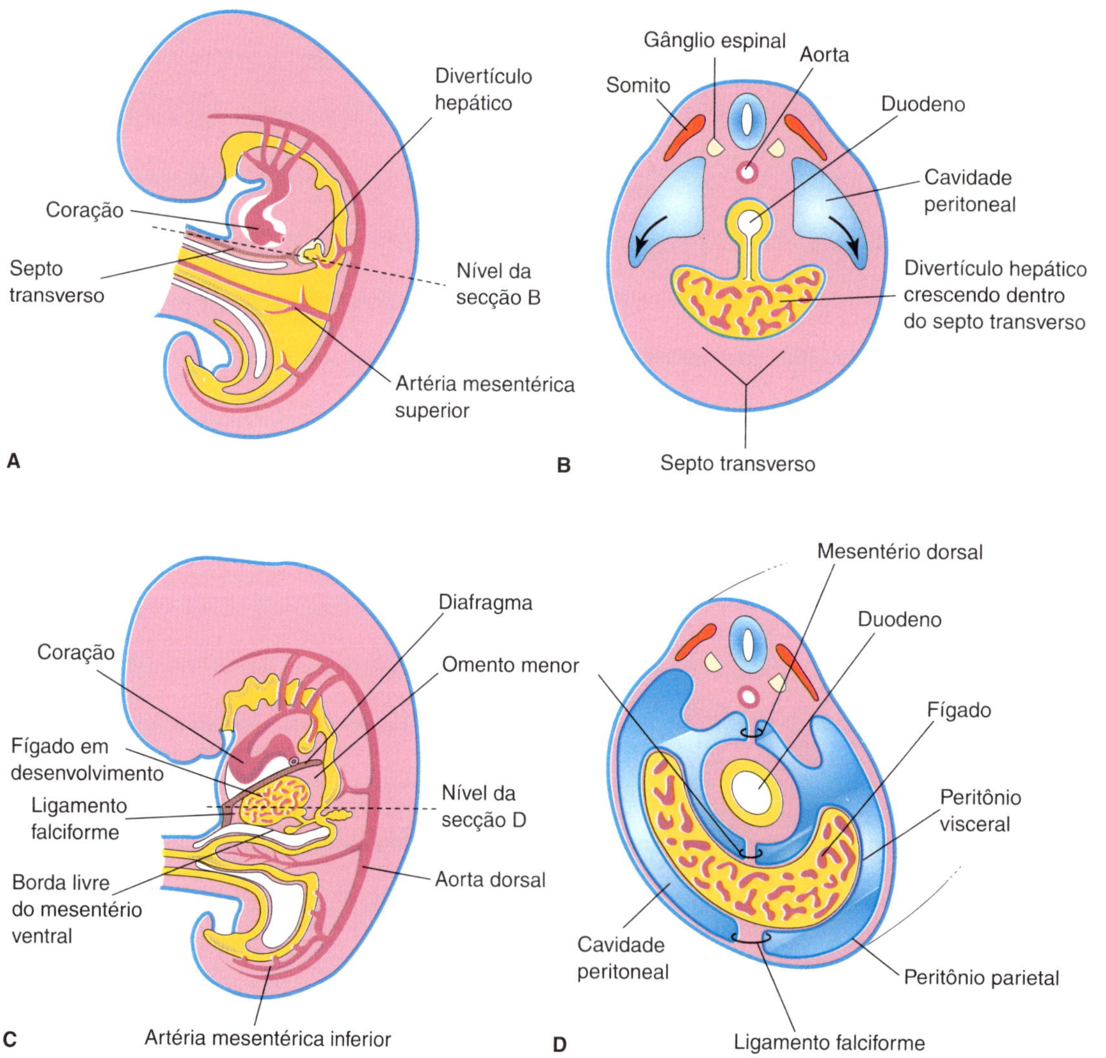

Figura 12.6 **A.** Secção mediana de um embrião de 4 semanas. **B.** Secção transversal do embrião mostrando a expansão da cavidade peritoneal (*setas*). **C.** Secção sagital de um embrião de 5 semanas. **D.** Secção transversal do embrião após a formação dos mesentérios dorsal e ventral.

A **hematopoese** (formação e desenvolvimento de vários tipos de células sanguíneas) começa no fígado durante a sexta semana, quando as células-tronco hematopoéticas migram para o fígado a partir da aorta dorsal. Na nona semana, o fígado é responsável por aproximadamente 10% do peso total do feto. A **formação da bile** pelas células hepáticas começa durante a 12ª semana.

A pequena região caudal do divertículo hepático se torna a **vesícula biliar** e o pedúnculo forma o **ducto cístico** (ver Figura 12.4 B e C). Inicialmente, o *aparelho biliar extra-hepático* é ocluído por células epiteliais. Os colangiócitos extra-hepáticos também são derivados da endoderme. O pedúnculo que conecta os ductos hepático e cístico ao duodeno se torna o **ducto biliar**, o qual se liga ao aspecto ventral da alça duodenal. À medida que o duodeno cresce e gira, a entrada do ducto biliar é levada para o aspecto dorsal do duodeno (ver Figura 12.4 C e D). A bile que entra no duodeno através do ducto biliar após a 13ª semana dá ao mecônio (primeiras secreções intestinais do neonato) uma cor verde-escura.

Defeitos congênitos do fígado

Pequenas variações na lobulação hepática são comuns; no entanto, os defeitos congênitos são raros. Variações nos ductos hepáticos, no ducto biliar e no ducto cístico são comuns e clinicamente significativas. Os **ductos hepáticos acessórios** estão presentes em aproximadamente 5% da população e o conhecimento de sua possível presença é importante na cirurgia (p. ex., no transplante de fígado).

Atresia biliar extra-hepática

Esse é o defeito congênito mais grave que envolve o **sistema biliar extra-hepático** e ocorre em 1 em 5.000 a 20.000 nascidos vivos. Esses neonatos apresentam perda ou ausência de todo ou de uma parte significativa do sistema biliar extra-hepático. A causa não é clara, mas pode incluir infecção viral ou defeitos na circulação. Tipicamente, ocorre **icterícia** entre 2 e 6 semanas após o parto, e a correção cirúrgica para aumentar o fluxo biliar, embora não seja curativa, pode fornecer uma solução paliativa. A terapia definitiva requer transplante de fígado.

Mesentério ventral

A fina membrana *ventral de camada dupla* (ver Figuras 12.6 C e D e Figura 12.7) dá origem a:

- O **omento menor**, que passa do fígado para a curvatura menor do estômago (**ligamento hepatogástrico**) e do fígado para o duodeno (**ligamento hepatoduodenal**)
- O **ligamento falciforme**, que se estende do fígado até a parede abdominal ventral.

A **veia umbilical** passa na borda livre do ligamento falciforme em seu caminho do cordão umbilical para o fígado. O mesentério ventral, derivado do mesogástrio, também forma o **peritônio visceral do fígado**.

Desenvolvimento do pâncreas

O pâncreas se desenvolve entre as camadas dos mesentérios a partir dos **brotos pancreáticos** dorsal e ventral, que se originam na região caudal do intestino anterior 10

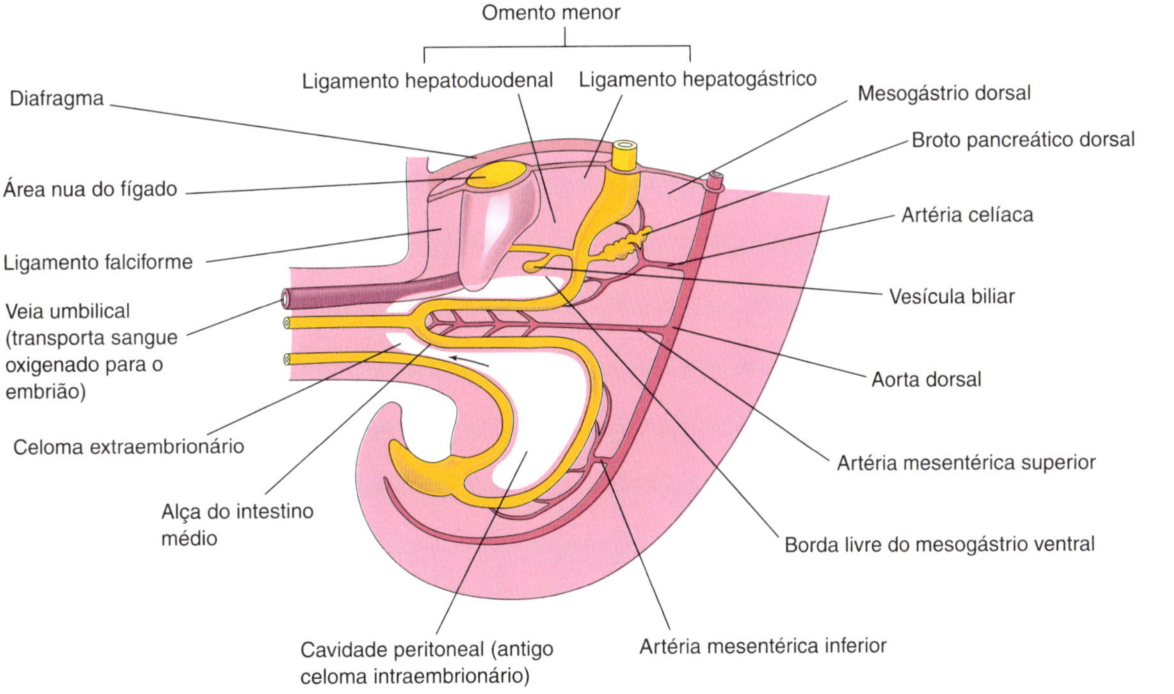

Figura 12.7 Secção mediana da metade caudal de um embrião no final da quinta semana mostrando o fígado e seus ligamentos associados. A *seta* indica a comunicação da cavidade peritoneal com o celoma extraembrionário.

(Figura 12.8 A). A maior parte do pâncreas é derivada do **broto pancreático dorsal** maior, que surge primeiro.

A formação do broto pancreático dorsal depende de sinais provenientes da notocorda (ativina e fator de crescimento de fibroblasto 2) que bloqueiam a expressão de SHH na endoderme. A expressão de fatores homeobox pancreáticos e duodenais (PDX-1 e MafA) é crítica para o desenvolvimento do pâncreas.

O **broto pancreático ventral** menor se desenvolve próximo à entrada do ducto biliar no duodeno (ver Figura 12.8 A e B). À medida que o duodeno gira para a direita e adquire a forma de C, o broto é levado dorsalmente com o ducto biliar (ver Figura 12.8 C a F) e logo fica localizado posteriormente ao broto pancreático dorsal, fusionando-se com ele mais tarde (ver Figura 12.8 G). À medida que os brotos pancreáticos se fusionam, seus ductos se anastomosam (se ligam). O broto pancreático ventral forma o **processo uncinado** e parte da **cabeça do pâncreas**. Conforme o estômago, o duodeno e o mesentério ventral giram, o pâncreas passa a se localizar ao longo da parede abdominal dorsal (retroperitoneal) (ver Figura 12.8 D e G).

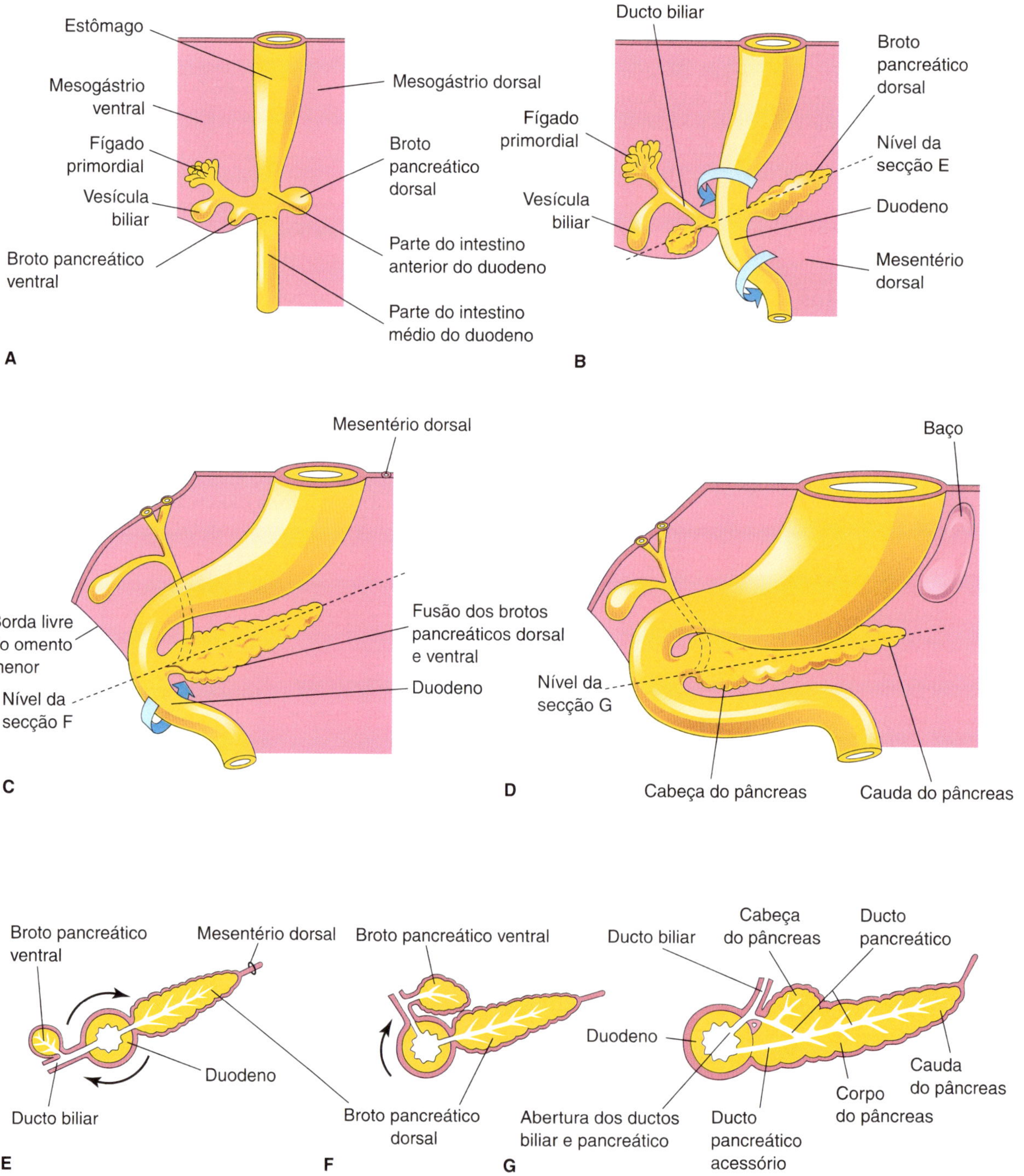

Figura 12.8 A a **D.** Estágios sucessivos do desenvolvimento do pâncreas da quinta à oitava semana. **E** a **G.** Secções transversais através do duodeno e do pâncreas em desenvolvimento. O crescimento e a rotação (*setas*) do duodeno trazem o broto pancreático ventral em direção ao broto dorsal, onde os dois brotos se fusionam subsequentemente.

O **ducto pancreático** se forma a partir do ducto do broto ventral e da porção distal do ducto do broto dorsal (ver Figura 12.8 G). Em aproximadamente 9% das pessoas, a região proximal do ducto do broto dorsal persiste como um **ducto pancreático acessório** que se abre na *papila duodenal menor*.

A cápsula de tecido conjuntivo e os septos interlobulares do pâncreas se desenvolvem a partir do mesênquima esplâncnico circundante. A **secreção de insulina** começa, aproximadamente, na 10ª semana. As células que contêm glucagon e somatostatina se desenvolvem antes que a diferenciação das células secretoras de insulina ocorra. Com o aumento da idade fetal, o conteúdo de insulina pancreática total e glucagon também aumenta.

Pâncreas anular

O pâncreas anular é um defeito congênito incomum, mas merece atenção porque pode causar obstrução duodenal (Figura 12.9 C). Esse defeito provavelmente resulta do crescimento de um broto pancreático ventral bífido ao redor do duodeno (ver Figura 12.9 A a C). As partes do broto ventral bífido então se fusionam com o broto dorsal, formando um anel pancreático. A região do pâncreas em forma de anel consiste em uma banda fina e plana de tecido pancreático que envolve a região descendente ou a segunda parte do duodeno. Um pâncreas anular pode causar obstrução do duodeno logo após o nascimento, mas muitos casos não são diagnosticados até a idade adulta. As mulheres são mais frequentemente afetadas.

10 Desenvolvimento do baço

O baço é derivado de uma massa de células mesenquimais localizadas entre as camadas do mesogástrio dorsal (Figura 12.10 A e B). O baço, um órgão linfático vascular, começa a se desenvolver durante a quinta semana, mas não adquire sua forma característica até o início do período fetal. O baço de um feto é lobulado, mas os lóbulos normalmente desaparecem antes do nascimento. Os entalhes na borda superior do baço adulto são remanescentes dos sulcos que separavam os lóbulos fetais.

Baços acessórios

Uma ou mais massas esplênicas (cerca de 1 cm de diâmetro) de tecido esplênico totalmente funcional podem existir em uma das pregas peritoneais, geralmente próximo ao hilo do baço ou à cauda do pâncreas. Esses baços acessórios **(poliesplenia)** ocorrem em aproximadamente 10% das pessoas.

Intestino médio

Os derivados do intestino médio são:

- O intestino delgado, incluindo o duodeno distal à abertura do ducto biliar
- O ceco, o apêndice, o cólon ascendente e a metade direita a dois terços do cólon transverso.

Cada um desses derivados é suprido pela **artéria mesentérica superior** (ver Figuras 12.1 e 12.7). A **alça do intestino médio** está suspensa a partir da parede abdominal dorsal por um **mesentério** alongado (peritônio que suspende os intestinos). O intestino médio se alonga e forma uma alça em forma de U ventral que se projeta dentro da região proximal do **cordão umbilical** (Figura 12.11 A). A alça do intestino, uma **herniação umbilical fisiológica**, ocorre no início da sexta semana (ver Figuras 12.11 C e 12.12). A alça se comunica com a **vesícula umbilical** através do estreito **ducto onfaloentérico** até a 10ª semana (ver Figura 12.11 A e C). A herniação ocorre porque não há espaço suficiente na cavidade abdominal para o intestino médio em rápido crescimento. A falta de espaço é causada principalmente pelo fígado e pelos rins, relativamente maciços. A região cranial cresce rapidamente e forma **alças no intestino** delgado (ver Figura 12.11 C). A região caudal sofre pouquíssimas alterações, exceto pelo desenvolvimento do **broto cecal**, do primórdio do ceco e do apêndice (ver Figura 12.11 C a E).

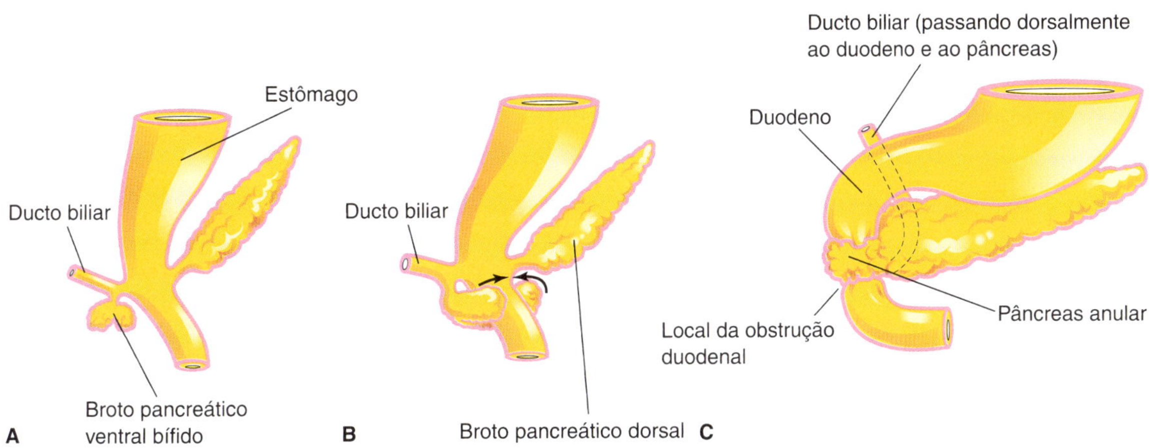

Figura 12.9 A e **B.** A provável base de um pâncreas anular. **C.** Um pâncreas anular circundando o duodeno. Esse defeito congênito produz a obstrução completa (atresia) ou parcial (estenose) do duodeno.

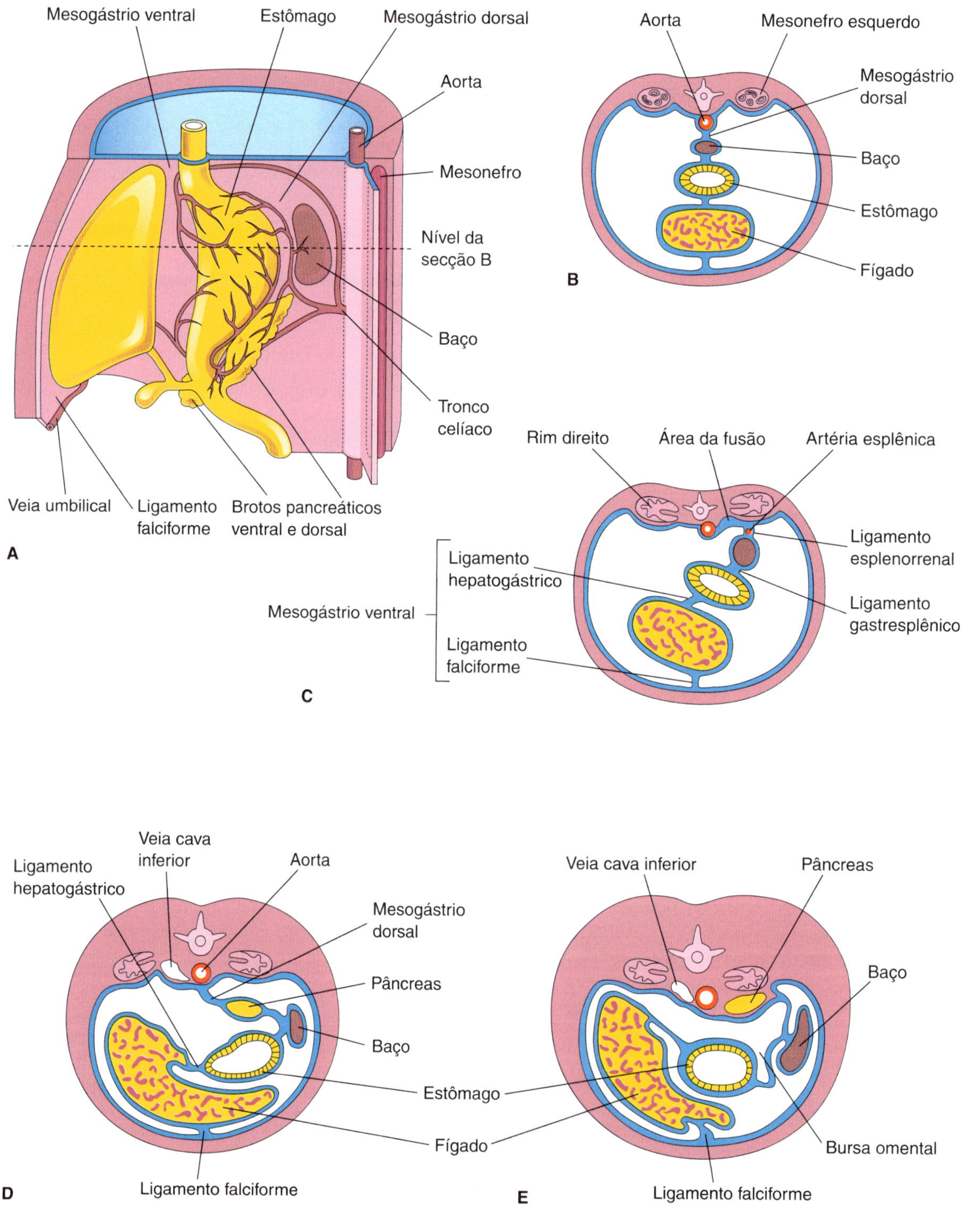

Figura 12.10 **A.** Lado esquerdo do estômago e estruturas associadas no final da quinta semana. Observe que o pâncreas, o baço e o tronco celíaco estão entre as camadas do mesogástrio dorsal. **B.** Secção transversal do fígado, do estômago e do baço no nível mostrado em **A**, ilustrando sua relação com os mesentérios dorsal e ventral. **C.** Secção transversal de um feto mostrando a fusão do mesogástrio dorsal com o peritônio na parede abdominal posterior. **D** e **E.** Seções semelhantes mostrando o movimento do fígado para a direita e a rotação do estômago. Observe a fusão do mesogástrio dorsal com a parede abdominal dorsal. Como resultado, o pâncreas se torna retroperitoneal.

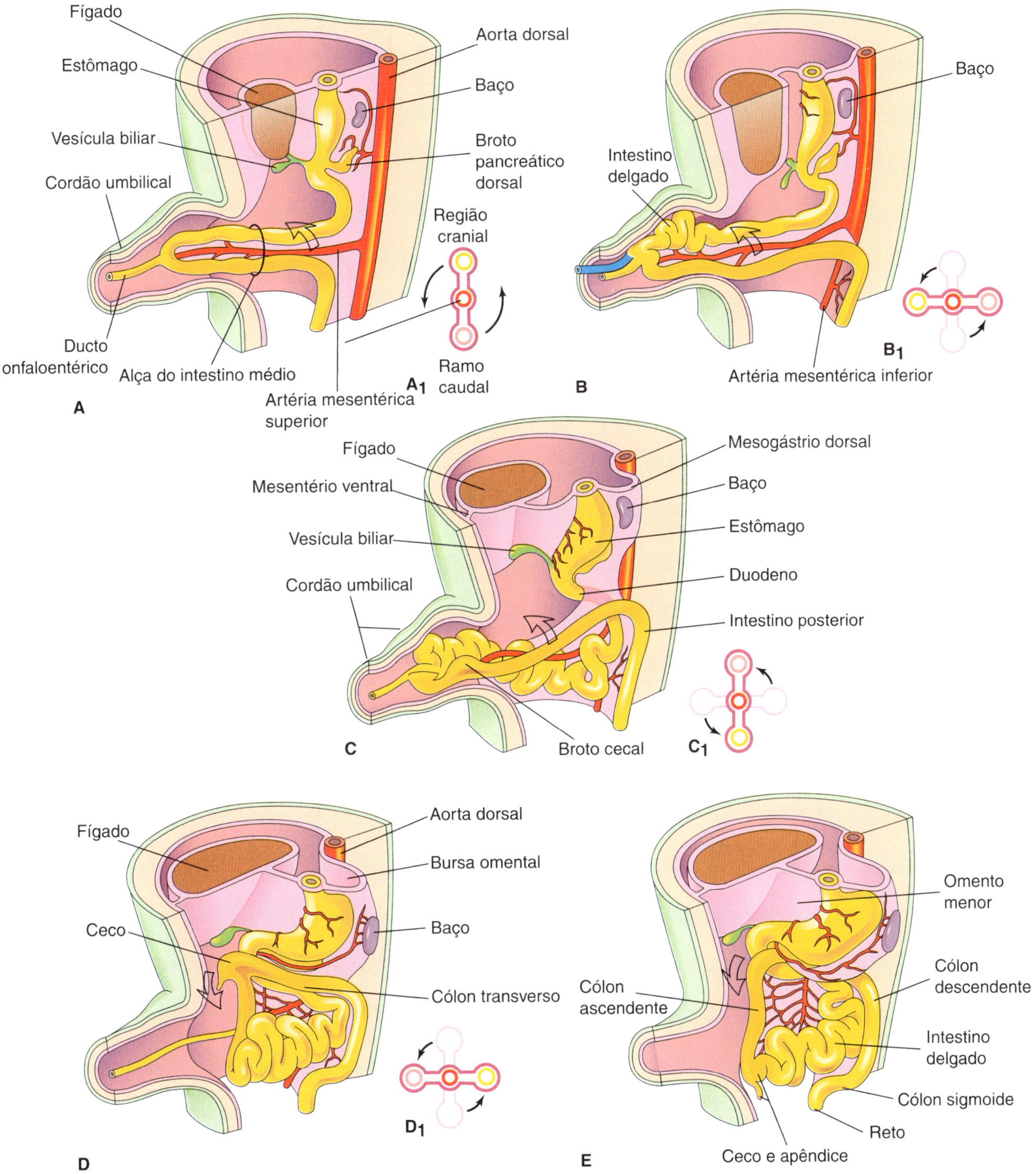

Figura 12.11 Desenhos ilustrando a herniação e a rotação da alça do intestino médio. **A.** No início da sexta semana. **A₁.** Secção transversal através da alça do intestino médio ilustrando a relação inicial entre a alça do intestino médio e a artéria mesentérica superior. Observe que a alça do intestino médio está na região proximal do cordão umbilical. **B.** Estágio posterior mostrando o início da rotação do intestino médio. **B₁.** Ilustração da rotação de 90° no sentido anti-horário que leva a porção cranial do intestino médio para a direita. **C.** Em aproximadamente 10 semanas, mostrando o intestino retornando ao abdome. **C₁.** Ilustração de uma rotação de 90° adicional. **D.** Em aproximadamente 11 semanas, mostrando a localização das vísceras (órgãos internos) após a contração dos intestinos. **D₁.** Ilustrações de uma rotação adicional de 90° das vísceras perfazendo uma rotação de 270°. **E.** Posteriormente no período fetal, mostrando o ceco girando para sua posição normal no quadrante inferior direito do abdome.

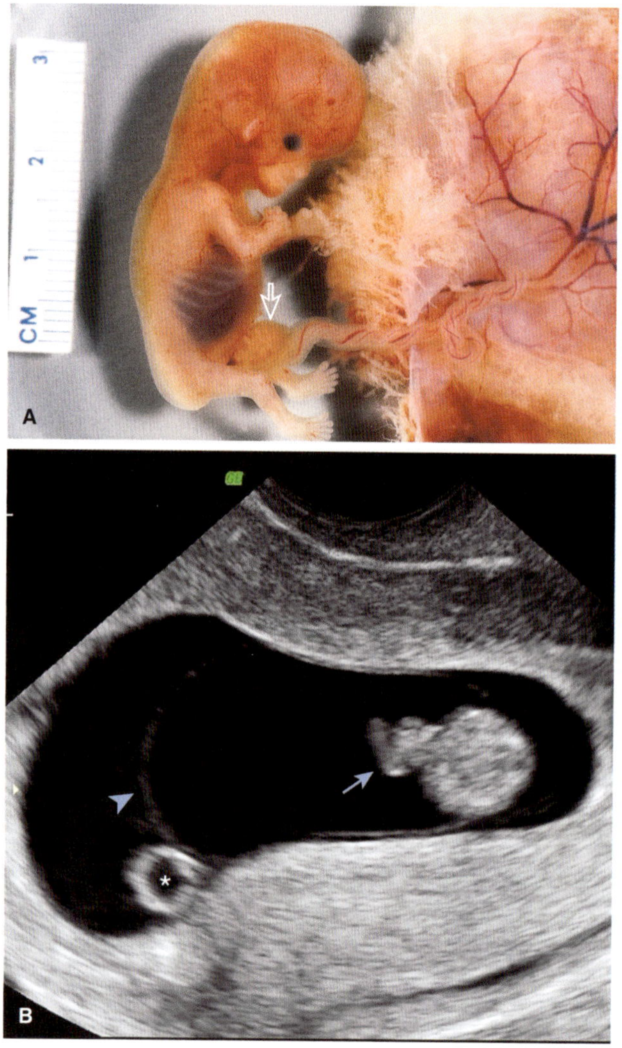

Figura 12.12 A. Hérnia fisiológica em um feto de aproximadamente 58 dias preso à sua placenta. Observe o intestino herniado na região proximal do cordão umbilical (*seta*). **B.** Secção transversal através do abdome de um feto de 9 semanas e 5 dias de idade mostra as alças intestinais (intestino) irregulares fora da parede abdominal anterior (*seta fina*). Nessa idade gestacional, essa é a aparência normal da herniação fisiológica do intestino médio. Em contrapartida, a herniação do conteúdo abdominal além de 12 semanas de gestação sugere a presença de um defeito patológico da parede anterior, como a gastrosquise ou a onfalocele. Observe também a localização normal da vesícula umbilical (saco vitelino) (*asterisco*) nessa idade gestacional, fora do saco amniótico de parede fina (*cabeça de seta*). (**A**, cortesia de Dr. D. K. Kalousek, Department of Pathology, University of British Columbia, Children's Hospital, Vancouver, British Columbia, Canada. **B**, cortesia de Dra. Alexandra Stanislavsky, Radiopaedia.org.)

Rotação da alça do intestino médio

10

Enquanto se encontra no cordão umbilical, a alça do intestino médio gira 90° no sentido anti-horário em torno do eixo da **artéria mesentérica superior** (ver Figura 12.11 B). Essa rotação traz a região cranial (intestino delgado) da alça do intestino médio para a direita e a região caudal (intestino grosso) para a esquerda. Durante a rotação, a região cranial se alonga e forma as **alças intestinais** (p. ex., os primórdios do jejuno e do íleo). Parece que a rotação é resultado do crescimento diferencial das porções do intestino.

Retração das alças intestinais

Durante a 10ª semana, os intestinos retornam ao abdome *(redução da hérnia do intestino médio)* (ver Figura 12.11 C e D). O intestino delgado (formado a partir da região cranial) retorna primeiro, passando posteriormente à artéria mesentérica superior, e ocupa a parte central do abdome. À medida que o intestino grosso retorna, sofre uma rotação de 180° no sentido anti-horário adicional (ver Figura 12.11 C_1 e D_1). Posteriormente, passa a ocupar o lado direito do abdome. O **cólon ascendente** se torna reconhecível com o alongamento da parede abdominal posterior (ver Figura 12.11 E).

Fixação dos intestinos

A rotação do estômago e do duodeno faz com que o duodeno e o pâncreas caiam para a direita. O cólon aumentado pressiona o duodeno e o pâncreas contra a parede abdominal posterior. As camadas adjacentes do peritônio se fusionam e subsequentemente desaparecem (Figura 12.13 C e F); consequentemente, a maior parte do duodeno e da cabeça do pâncreas se torna retroperitoneal (posterior ao peritônio). O mesentério do cólon ascendente se fusiona com o peritônio parietal na parede abdominal posterior. O mesentério do cólon ascendente se torna

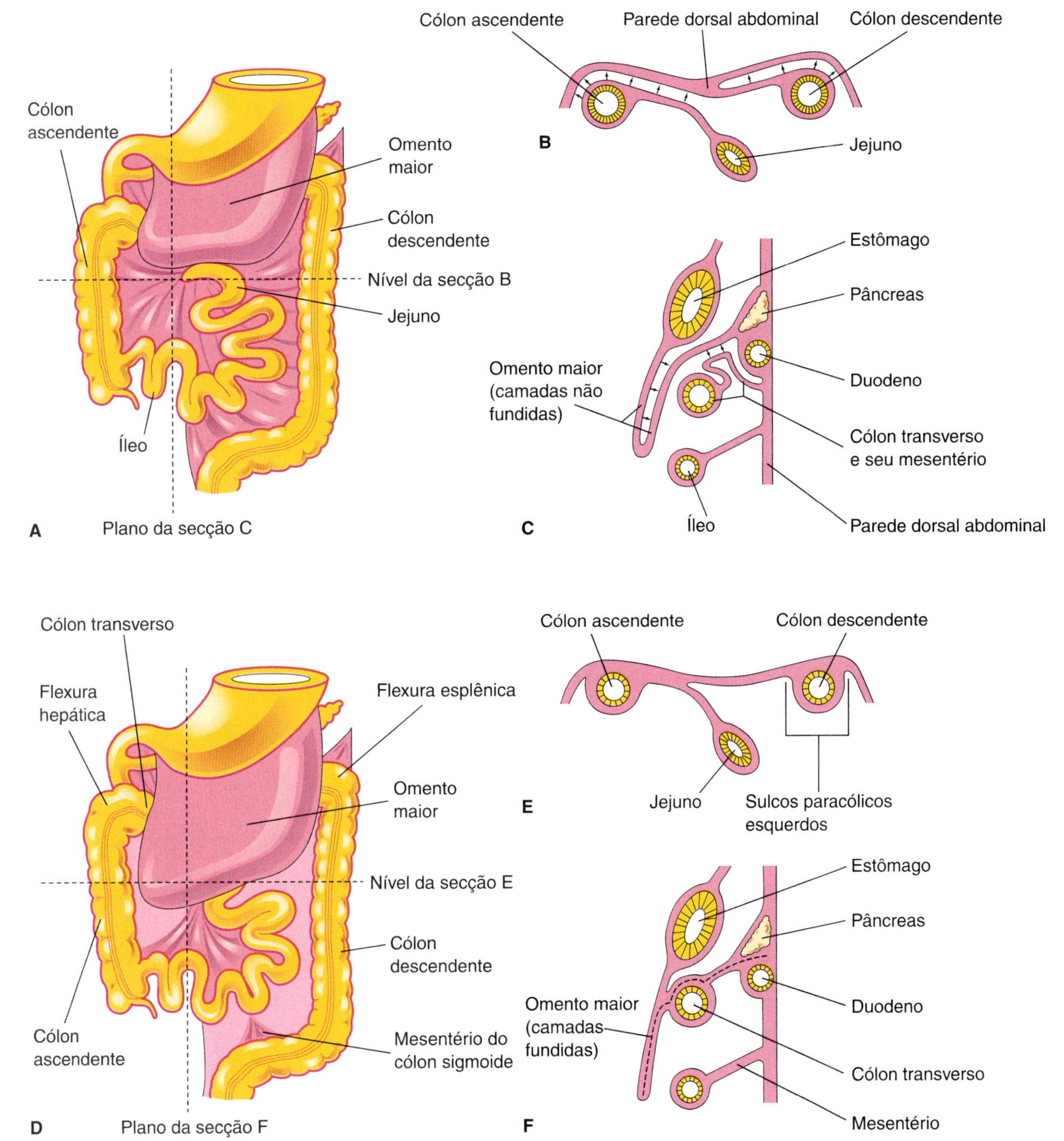

Figura 12.13 Ilustração mostrando os mesentérios e a fixação dos intestinos. **A.** Vista ventral dos intestinos antes de sua fixação. **B.** Secção transversal no nível mostrado em **A**. As *setas* indicam áreas de fusão subsequente. **C.** Secção sagital no plano mostrado em **A** ilustrando o omento maior pendente no cólon transverso. As *setas* indicam áreas de fusão subsequente. **D.** Vista ventral dos intestinos após sua fixação. **E.** Secção transversal no nível mostrado em **D** após o desaparecimento do mesentério do cólon ascendente e descendente. **F.** Secção sagital no plano mostrado em **D** ilustrando a fusão do omento maior com o mesentério do cólon transverso e a fusão das camadas do omento maior.

retroperitoneal (ver Figura 12.13 B e E). Os outros derivados da alça do intestino médio mantêm seus mesentérios.

Formação das vilosidades

As células luminais achatadas sofrem morfogênese para formar vilosidades epiteliais em forma de dedo. A formação das vilosidades resulta em um enorme aumento da área da superfície do intestino, o que fornece os meios para a absorção. As vilosidades começam a se formar no intestino de 51 a 54 dias, aproximadamente. A proliferação e a diferenciação das células epiteliais intestinais continuam resultando na formação de outras células especializadas no intestino, incluindo as células de Paneth.

Ceco e apêndice 10

O *primórdio do ceco e do apêndice* – o broto cecal (divertículo) – surge na sexta semana como uma protuberância na borda antimesentérica da região caudal da alça do intestino médio (ver Figuras 12.11 C a E e 12.14 A). Inicialmente, o apêndice é um pequeno divertículo (bolsa) do ceco. Subsequentemente, aumenta de comprimento rapidamente, de modo que, ao nascimento, é um tubo relativamente longo que se origina da extremidade distal do **ceco** (ver Figura 12.14 D). Após o nascimento, o crescimento desigual das paredes do ceco faz com que o apêndice entre em seu lado medial (ver Figura 12.14 E). *O apêndice está sujeito a variações consideráveis de posição.* À medida que o cólon ascendente se alonga, o apêndice pode passar posteriormente ao ceco *(apêndice retrocecal)* ou ao cólon *(apêndice retrocólico).*

Onfalocele congênita

Esse defeito congênito resulta na persistência da **herniação do conteúdo abdominal** dentro da região proximal do cordão umbilical (Figuras 12.15 e 12.16), que é causada pela falha na fusão das paredes corporais no anel umbilical devido ao crescimento defeituoso do mesênquima. A herniação dos intestinos ocorre em aproximadamente 1 em 5.000 nascimentos. A herniação do fígado e dos intestinos ocorre menos frequentemente (1 em 10.000 nascimentos). O tamanho da hérnia depende do seu conteúdo. A cavidade abdominal é proporcionalmente pequena quando uma onfalocele (herniação das vísceras) está presente porque o estímulo para que ela cresça está ausente.

Hérnia umbilical

Quando os intestinos herniam através de um umbigo imperfeitamente fechado, uma hérnia umbilical se forma. Esse tipo comum de hérnia difere de uma onfalocele. Nas hérnias umbilicais, a massa protuberante (que geralmente consiste em parte do omento maior e do intestino delgado) é coberta por tecido subcutâneo e pele. A hérnia se projeta durante o choro, o esforço ou a tosse.

Gastrosquise

A gastrosquise é um defeito congênito relativamente comum, que ocorre uma vez a cada 2.000 nascidos vivos. Resulta de um defeito próximo ao plano mediano da parede abdominal (Figura 12.17). As vísceras se projetam para dentro da cavidade amniótica e são banhadas por líquido amniótico. O termo *gastrosquise*, que literalmente significa "estômago dividido", é um nome impróprio porque é a parede abdominal anterior, e não o estômago, que está dividida. O defeito geralmente ocorre no lado direito, lateral ao plano mediano, e é mais comum em homens. Esse defeito congênito resulta do fechamento incompleto das pregas laterais durante a quarta semana do desenvolvimento (ver Capítulo 6, *Quarta à Oitava Semana do Desenvolvimento Humano*, Figura 6.1).

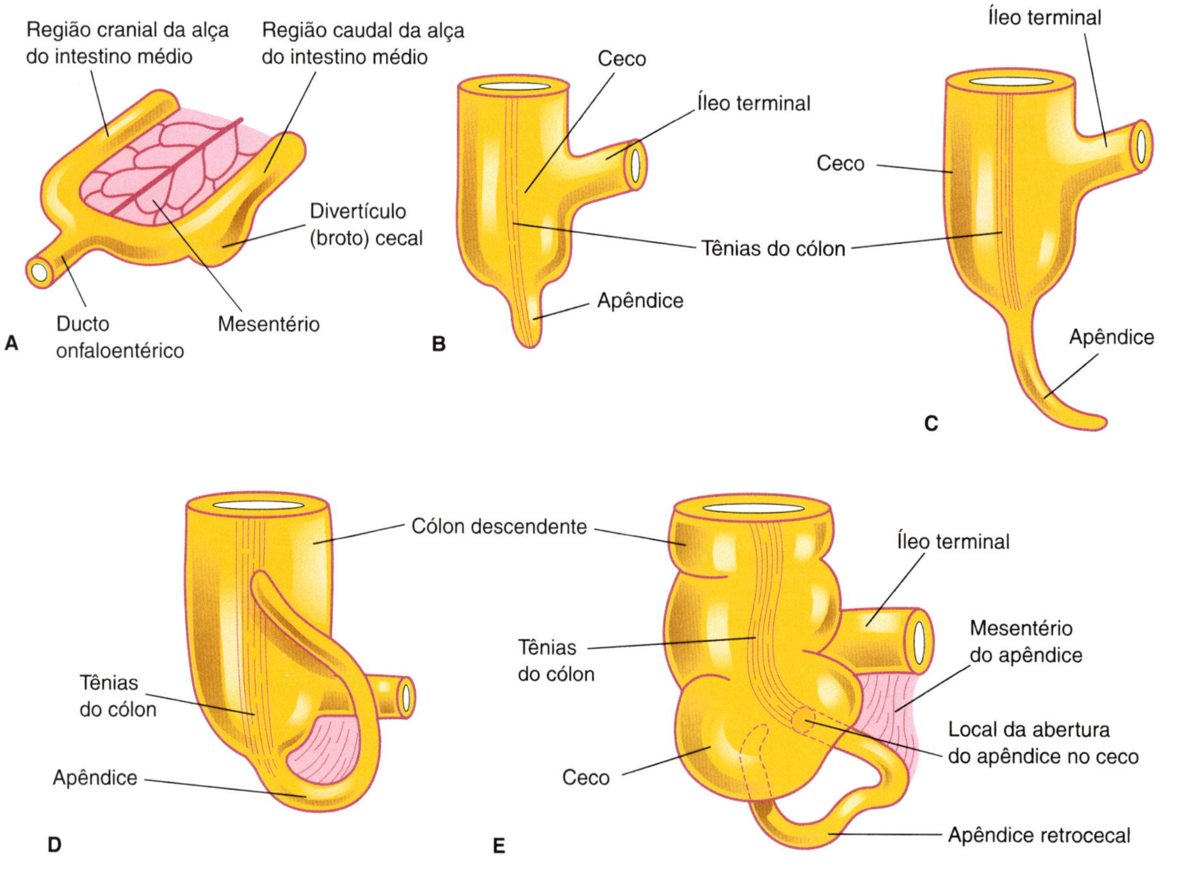

Figura 12.14 Estágios sucessivos do desenvolvimento do ceco e do apêndice. **A.** Embrião de 6 semanas. **B.** Embrião de 8 semanas. **C.** Feto de 12 semanas. **D.** Neonato. Observe que o apêndice é relativamente longo e contínuo com o ápice do ceco. **E.** Criança. Observe que o apêndice é agora relativamente curto e sua abertura está localizada posteriormente ao ceco. Em aproximadamente 64% das pessoas, o apêndice está localizado posteriormente ao ceco (retrocecal).

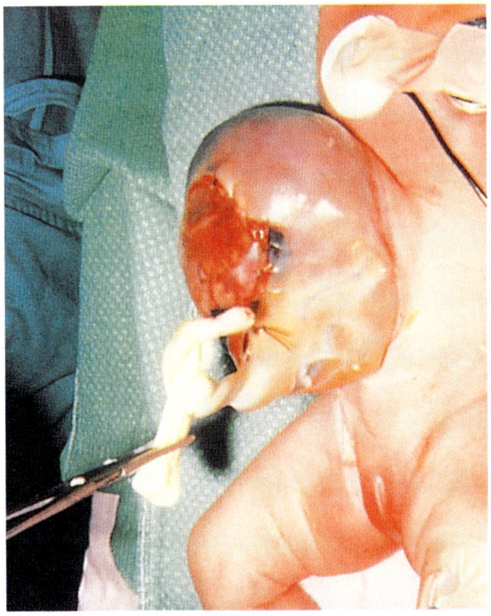

Figura 12.15 Neonato com uma grande onfalocele. O defeito resultou na herniação das estruturas intra-abdominais (fígado e intestino) dentro da extremidade proximal do cordão umbilical. A onfalocele é recoberta por uma membrana composta de peritônio e âmnio. (Cortesia de Dr. N. E. Wiseman, Department of Surgery, Children's Hospital, Winnipeg, Manitoba, Canada.)

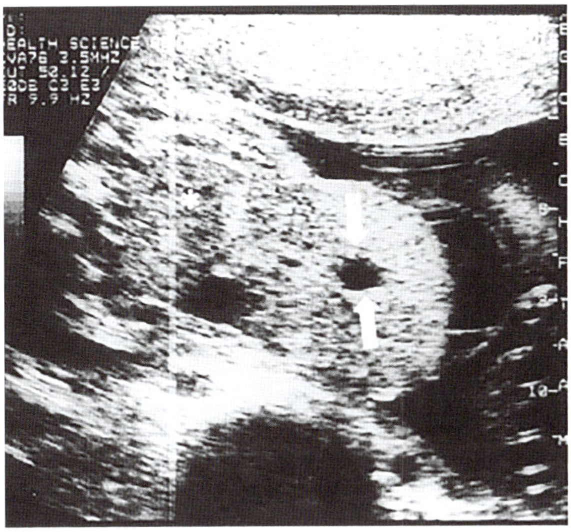

Figura 12.16 Ultrassonografia (sonografia) do abdome de um feto (28 semanas de gestação) mostrando uma grande onfalocele (herniação das vísceras dentro da base do cordão umbilical), com grande parte do fígado se projetando (herniando) a partir da parede abdominal (*). A massa também contém um pequeno saco coberto por membrana (*setas*). O cordão umbilical estava totalmente envolvido no defeito congênito. (Cortesia de Dr. C. R. Harman, Department of Obstetrics, Gynecology and Reproductive Sciences, Women's Hospital and University of Maryland, Baltimore, MD.)

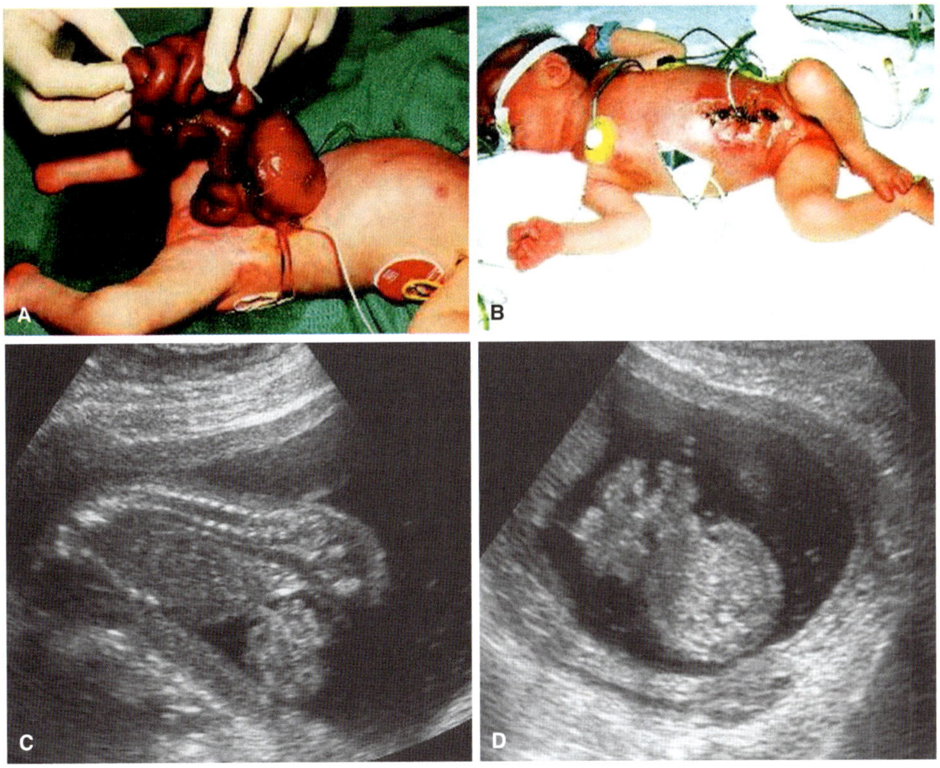

Figura 12.17 A. Fotografia de um neonato com um defeito congênito da parede abdominal anterior – gastrosquise (fissura congênita com protrusão de vísceras). O defeito era relativamente pequeno (2 a 4 cm de comprimento), envolvia todas as camadas da parede abdominal e estava localizado à direita do umbigo. **B.** Fotografia do mesmo neonato depois que as vísceras foram devolvidas ao abdome e que o defeito foi cirurgicamente fechado. **C** e **D.** Ultrassonografia (sonografia) de um feto de 18 semanas com gastrosquise. As alças do intestino podem ser observadas no líquido amniótico ventral ao feto na varredura sagital (**C**) e na varredura axial (**D**) do abdome fetal. (**A** e **B**, cortesia de AE Chudley, MD, Section of Genetics and Metabolism, Department of Pediatrics and Child Health, Children's Hospital, Winnipeg, Manitoba, Canada. **C** e **D**, cortesia de Dr. EA Lyons, Professor de Radiologia, Obstetrícia e Ginecologia e Anatomia, Health Sciences Centre, University of Manitoba, Winnipeg, Manitoba, Canada.)

Não rotação do intestino médio

Os defeitos congênitos dos intestinos são relativamente comuns; a maioria deles são defeitos de rotação (p. ex., **má rotação do intestino**). A não rotação do intestino médio *(cólon do lado esquerdo)* é um defeito relativamente comum (Figura 12.18 A e B), que resulta no retorno da região caudal da alça do intestino médio ao abdome primeiro. O intestino delgado se localiza então do lado direito do abdome e todo o intestino grosso se localiza do lado esquerdo. Embora os pacientes geralmente sejam assintomáticos, se ocorrer **vólvulo** (torção), a artéria mesentérica superior pode ser obstruída, resultando em infarto e gangrena do intestino associado.

Rotação mista e vólvulo

Com a rotação mista e o vólvulo, o ceco se localiza imediatamente inferior ao piloro do estômago e é fixado à parede abdominal posterior por bandas peritoneais que passam sobre o duodeno (ver Figura 12.18 B). Essas bandas e o vólvulo geralmente causam **obstrução duodenal**. Esse tipo de má rotação resulta da falha da alça do intestino médio em completar os 90° de rotação finais (ver Figura 12.11 D); consequentemente, a parte terminal do íleo retorna ao abdome primeiro.

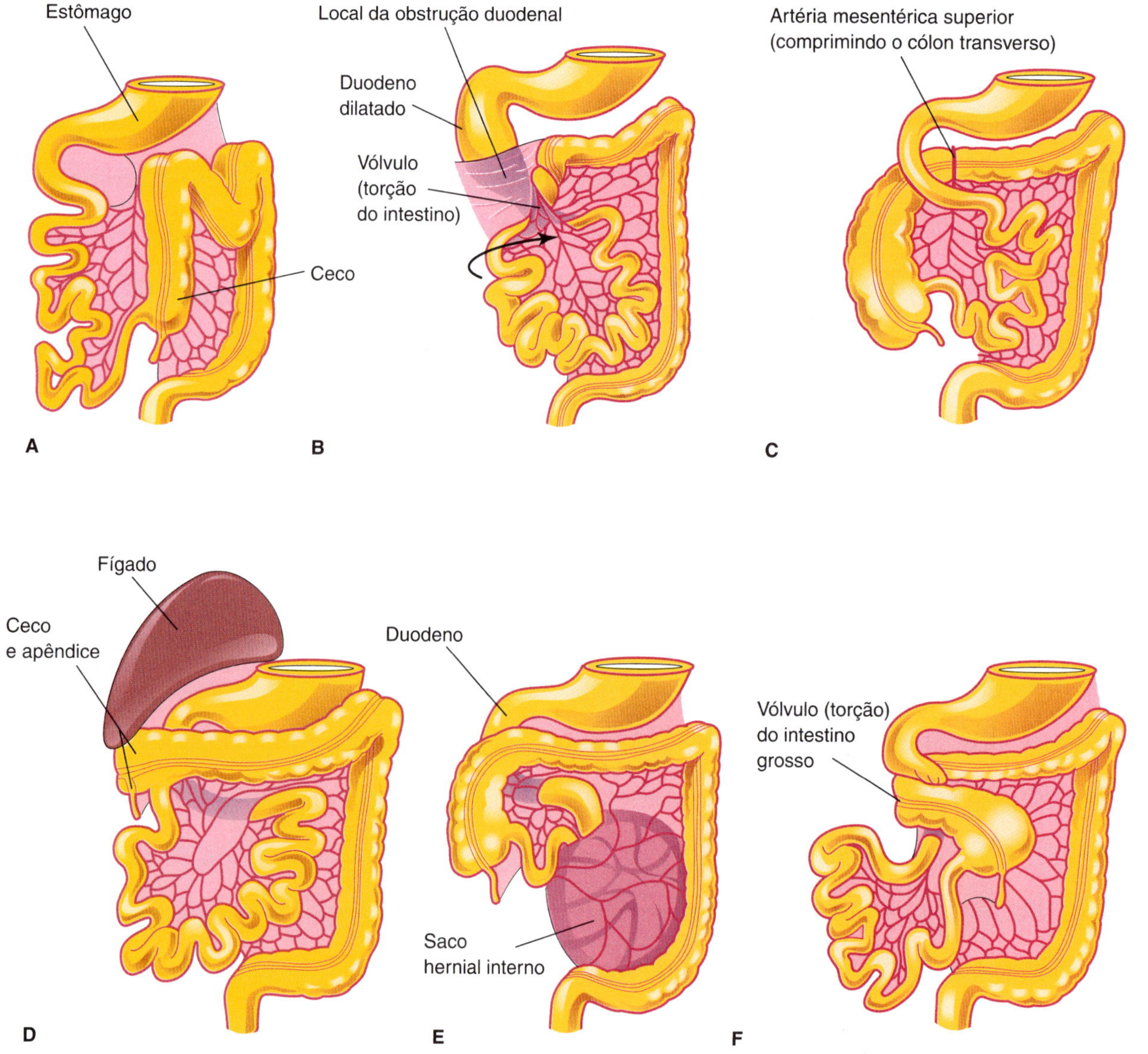

Figura 12.18 Defeitos congênitos da rotação do intestino médio. **A.** Não rotação. **B.** Rotação mista e vólvulo (torção do intestino). A *seta* indica a torção do intestino. **C.** Rotação reversa. **D.** Ceco e apêndice sub-hepáticos (abaixo do fígado). **E.** Hérnia interna. **F.** Vólvulo de intestino médio com obstrução duodenal.

Rotação invertida

Em casos muito incomuns, a alça do intestino médio gira no sentido horário, em vez de girar no sentido anti-horário (ver Figura 12.18 C). Como resultado, o duodeno se localiza anteriormente à artéria mesentérica superior em vez de posteriormente a ela, e o cólon transverso se localiza posteriormente à artéria mesentérica superior em vez de anteriormente a ela. Nessas crianças, o cólon transverso pode ser obstruído pela pressão da artéria mesentérica superior.

Ceco e apêndice sub-hepáticos

Se o ceco adere à superfície inferior do fígado ao retornar ao abdome (ver Figura 12.11 D), é puxado superiormente com o fígado. Como resultado, o ceco permanece em sua posição fetal (ver Figura 12.18 D). O ceco e o apêndice sub-hepáticos são mais comuns em homens. Esse defeito congênito não é comum, mas, quando ocorre, pode criar problemas nos procedimentos diagnósticos e na remoção cirúrgica do apêndice em adultos.

Hérnia interna

Neste raro defeito congênito, o intestino delgado passa dentro do mesentério da alça do intestino médio durante o retorno dos intestinos ao abdome (ver Figura 12.18 E). Como resultado, um saco semelhante a uma hérnia é formado. Essa condição muito incomum geralmente não produz sintomas e é detectada no exame *post-mortem*.

Vólvulo do intestino médio

O vólvulo do intestino médio é um defeito congênito no qual o intestino delgado não entra na cavidade abdominal normalmente e os mesentérios não sofrem fixação normal. Como resultado, ocorre o **vólvulo** (torção) dos intestinos (ver Figura 12.18 F). Apenas duas partes do intestino – o duodeno e o cólon proximal – ficam ligadas à parede abdominal posterior. O intestino delgado fica suspenso por um pedúnculo estreito que contém a artéria e a veia mesentéricas superiores. Esses vasos são geralmente torcidos nesse pedúnculo e se tornam obstruídos na ou próximo à **junção duodenojejunal**. A circulação para o intestino torcido é frequentemente restrita; se os vasos ficam completamente obstruídos, desenvolve-se a necrose.

Estenose e atresia do intestino

A oclusão parcial *(estenose)* e a oclusão completa *(atresia)* do lúmen intestinal (ver Figura 12.5) são responsáveis por aproximadamente um terço dos casos de obstrução intestinal em neonatos. A lesão obstrutiva ocorre mais frequentemente no íleo (50%) e no duodeno (25%). *A estenose resulta da falha de recanalização do intestino.* A maioria das atresias do íleo é provavelmente causada por infarto do intestino fetal como resultado do comprometimento de seu suprimento de sangue secundário ao vólvulo. Esse comprometimento ocorre mais provavelmente durante a décima semana, quando os intestinos retornam ao abdome.

Divertículo ileal e outros remanescentes de ducto onfaloentérico

Um **divertículo ileal** congênito – divertículo de Meckel (Figura 12.19) – ocorre em 2 a 4% das crianças e é de três a cinco vezes mais prevalente em homens. Representa um remanescente da porção proximal do **ducto onfaloentérico**. Tipicamente aparece como uma bolsa em forma de dedo de aproximadamente 3 a 6 cm de comprimento que surge da *borda antimesentérica do íleo*, 40 a 50 cm da junção ileocecal. *Um divertículo ileal é de significância clínica porque algumas vezes fica inflamado e causa sintomas que simulam apendicite.* A parede do divertículo contém todas as camadas do íleo e pode conter pequenos pedaços de tecidos gástrico e pancreático. A mucosa gástrica frequentemente secreta ácido, produzindo ulceração e sangramento (Figura 12.20 A a C). Um divertículo ileal pode ser conectado ao umbigo por um cordão fibroso ou uma **fístula onfaloentérica** (ver Figura 12.20 B e C); outros possíveis remanescentes do ducto onfaloentérico são mostrados na Figura 12.20 D a F.

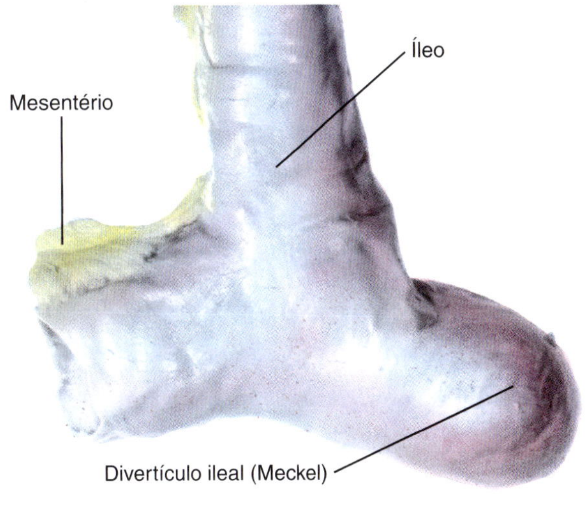

Figura 12.19 Divertículo ileal típico – divertículo de Meckel (espécime de cadáver). Apenas uma pequena porcentagem desses divertículos produz sintomas. Os divertículos ileais são um dos defeitos congênitos do tubo digestivo mais comuns. (De Moore KL, Persaud TVN, Shiota K: *Color atlas of clinical embryology*, ed 2, Philadelphia, 2000, Saunders.)

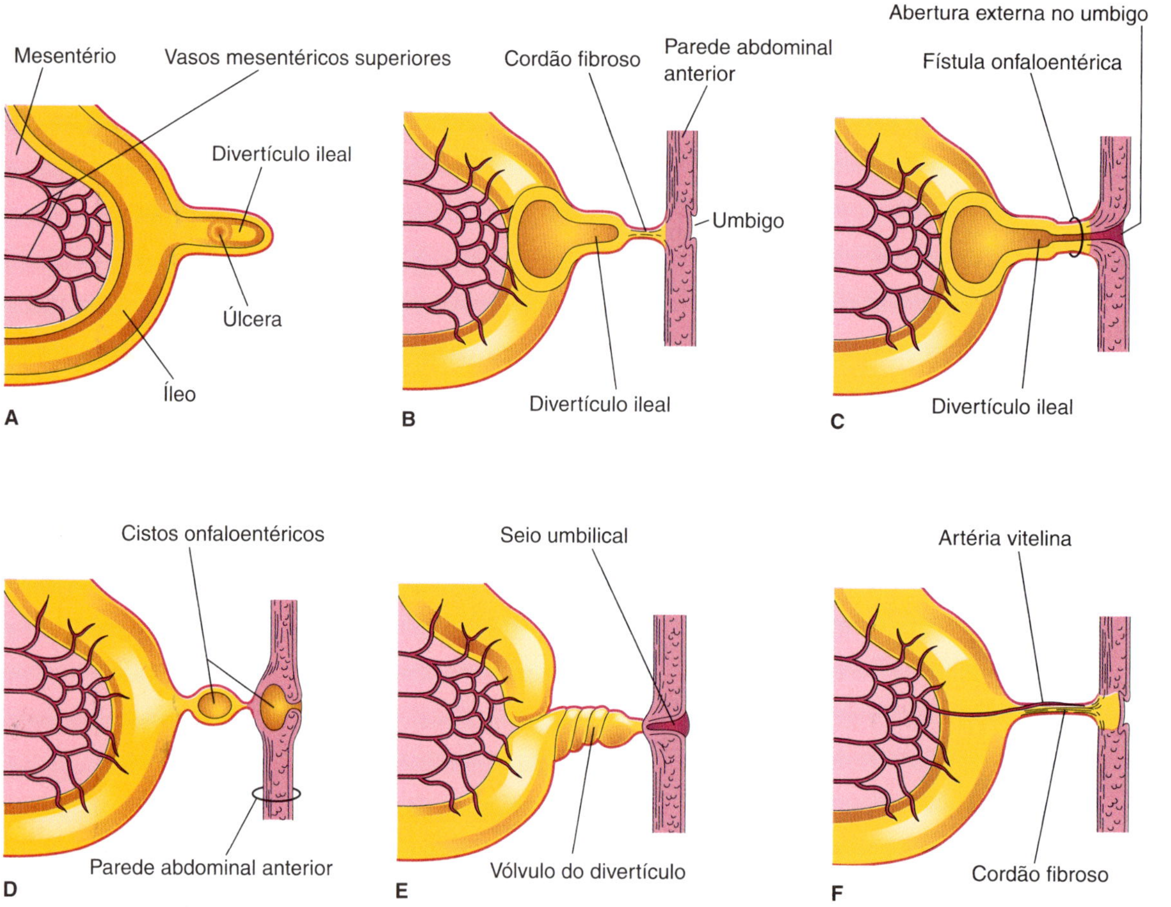

Figura 12.20 Divertículos ileais e remanescentes do ducto onfaloentérico. **A.** Secção do íleo e de um divertículo com uma úlcera. **B.** Um divertículo conectado ao umbigo por um remanescente fibroso do ducto onfaloentérico. **C.** Fístula onfaloentérica resultante da persistência da parte intra-abdominal do ducto onfaloentérico. **D.** Cistos onfaloentéricos no umbigo e em um remanescente fibroso do ducto onfaloentérico. **E.** Divertículo ileal em vólvulo (torcido) e um seio umbilical resultante da persistência do ducto onfaloentérico no umbigo. **F.** O ducto onfaloentérico persistiu como um cordão fibroso conectando o íleo ao umbigo. Uma artéria vitelina persistente se estende ao longo do cordão fibroso até o umbigo. Essa artéria transportava sangue para a vesícula umbilical a partir da parede anterior do embrião.

Intestino posterior

Os derivados do intestino posterior são:

- O terço esquerdo à metade do cólon transverso, o cólon descendente e o cólon sigmoide, o reto e a parte superior do canal anal
- O epitélio da bexiga urinária e a maior parte da uretra.

Todos os derivados do intestino posterior são supridos pela **artéria mesentérica inferior** (ver Figura 12.7). O cólon descendente se torna retroperitoneal à medida que seu mesentério se fusiona com o peritônio na parede abdominal posterior esquerda (ver Figura 12.13 B e E). O mesentério do cólon sigmoide é mantido (ver Figura 12.13 D).

Cloaca

11

A cloaca é a parte terminal expandida do intestino posterior antes da divisão em reto, bexiga e primórdio genital. A cloaca é uma câmara revestida por endoderme que está em contato com a ectoderme superficial na membrana cloacal (Figura 12.21 A e B). Essa membrana é composta pela endoderme da cloaca e pela ectoderme da fossa anal (ver Figura 12.21 C e D). A cloaca recebe ventralmente o alantoide, que é um divertículo semelhante a um dedo (ver Figura 12.21 A).

Divisão da cloaca

A cloaca é dividida nas partes dorsal e ventral pelo mesênquima – o **septo urorretal** –, que se desenvolve no ângulo entre o alantoide e o intestino posterior (ver Figura 12.21 C e D). *A sinalização da β-catenina endodérmica é necessária para a formação do septo urorretal.* À medida que o septo cresce em direção à membrana cloacal, ele desenvolve extensões em forma de garfo que produzem invaginações nas paredes laterais da cloaca (ver Figura 12.21 B_1). Essas pregas crescem uma em direção à outra e se fusionam, formando uma divisão em três partes da cloaca (ver Figura 12.21 D e E) – o **reto**, a região cranial do **canal anal** e o **seio urogenital**.

A cloaca desempenha um papel crucial no desenvolvimento anorretal. Novas informações indicam que o septo urorretal

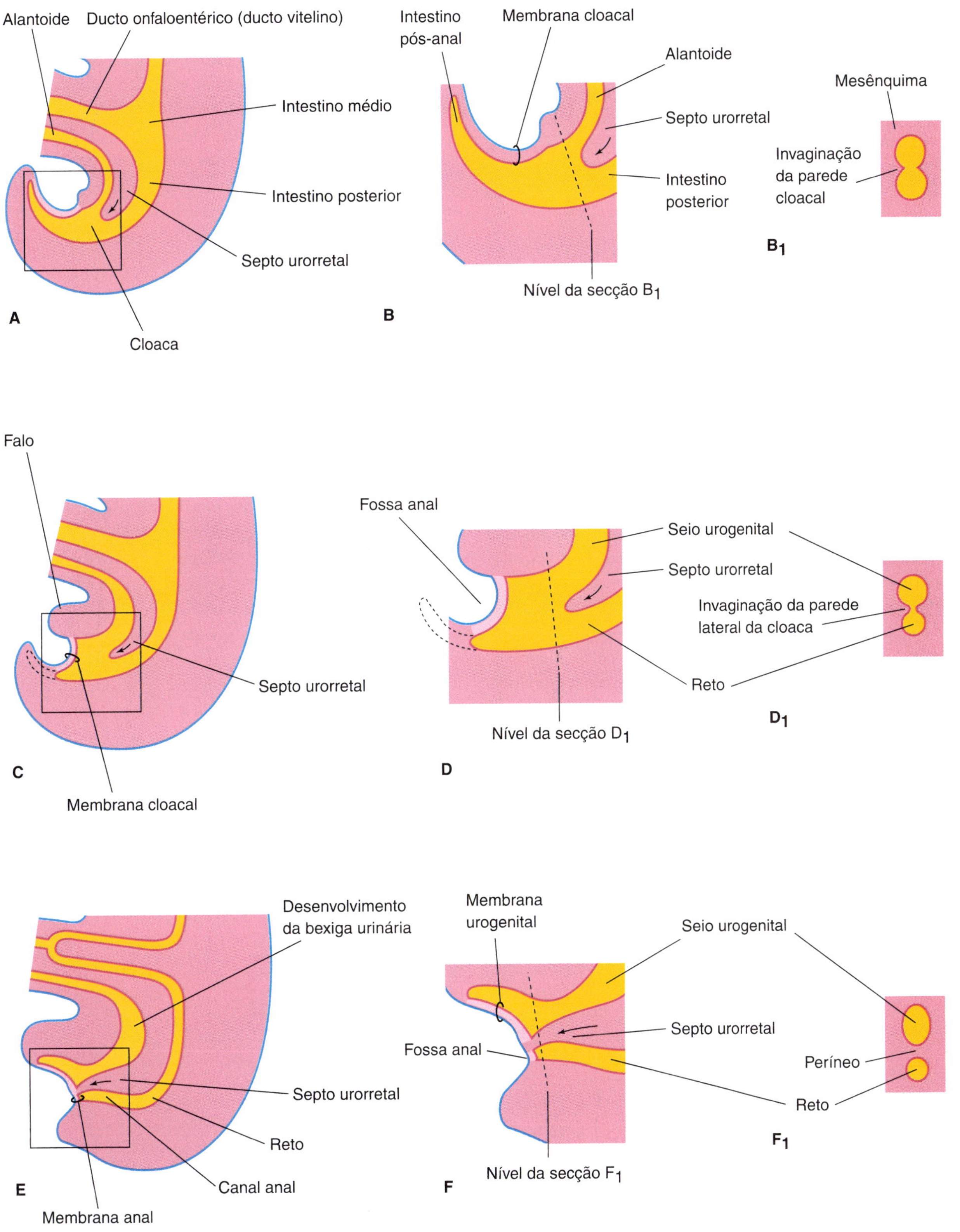

Figura 12.21 Estágios sucessivos da divisão da cloaca em reto e seio urogenital pelo septo urorretal. **A**, **C** e **E.** Vistas do lado esquerdo em 4, 6 e 7 semanas, respectivamente. **B**, **D** e **F.** Aumentos da região cloacal. **B**$_1$, **D**$_1$ e **F**$_1$. Secções transversais da cloaca nos níveis mostrados em **B**, **D** e **F**, respectivamente. Observe que a porção pós-anal (mostrada em **B**) degenera e desaparece à medida que o reto se forma. As *setas* em **A** a **E** indicam o crescimento do septo urorretal.

não se fusiona com a membrana cloacal; portanto, não existe uma membrana anal. Após a ruptura da membrana cloacal por **morte celular por apoptose**, o **lúmen anorretal** fica temporariamente fechado por um **tampão epitelial**, que pode ter sido interpretado como a membrana anal (ver Figura 12.21 E).

As proliferações mesenquimais produzem elevações na ectoderme superficial ao redor do tampão epitelial anal. A recanalização do canal anorretal ocorre pela morte celular por apoptose do tampão epitelial anal, que forma a **fossa anal** (ver Figura 12.21) na oitava semana do desenvolvimento.

Canal anal

10 Os dois terços superiores do canal anal adulto são derivados do **intestino posterior**; o terço inferior se desenvolve a partir da fossa anal (Figura 12.22). A junção do epitélio derivado da ectoderme da fossa anal e da endoderme do intestino posterior é indicada por uma **linha pectinada** irregular, localizada no limite inferior das **válvulas anais**. Aproximadamente 2 cm acima do ânus encontra-se a **linha anocutânea** ("linha branca"). É aproximadamente aqui que a composição do epitélio anal muda de células colunares para células escamosas estratificadas. No ânus, o epitélio é queratinizado e contínuo com a pele ao redor.

Por causa de sua origem no intestino posterior, os dois terços superiores do canal anal são supridos principalmente pela *artéria retal superior*, a continuação da *artéria mesentérica inferior* (artéria do intestino posterior). Seus nervos são provenientes do sistema nervoso autônomo.

Por causa de sua origem na fossa anal, o terço inferior do canal anal é suprido principalmente pelas *artérias retais inferiores*, ramos da artéria pudenda interna. A parte inferior do canal anal é inervada pelo nervo retal inferior e é sensível à dor, à temperatura, ao toque e à pressão.

As diferenças no suprimento de sangue, no suprimento nervoso e na drenagem venosa e linfática do canal anal são clinicamente importantes, como quando se considera a metástase (disseminação) de células de câncer. As características dos **carcinomas** (cânceres que surgem no tecido epitelial) que envolvem as duas partes diferem. Os tumores da parte superior são indolores e surgem do epitélio colunar, enquanto os da parte inferior são dolorosos e surgem do epitélio escamoso.

Sistema nervoso entérico

O sistema gastrintestinal tem inúmeras funções, incluindo transporte, secreção, digestão e proteção. Todas são controladas pelo sistema nervoso entérico (SNE), o sistema intrínseco do intestino que pode manter as funções de forma autônoma independentemente do cérebro ou da medula espinal. O SNE é altamente complexo. As células da crista neural migram para o intestino anterior durante seu desenvolvimento e, então, caminham ao longo do comprimento do intestino em desenvolvimento, povoando-o e se diferenciando em neurônios e outros tipos de células do SNE. O povoamento do intestino por essas células ocorre aproximadamente entre a semana 3 e a semana 7. *Parece que as vias de sinalização RET e EDNRB são críticas para o desenvolvimento do SNE.* Defeitos na formação dos gânglios associados podem levar à doença de Hirschsprung (Figura 12.23).

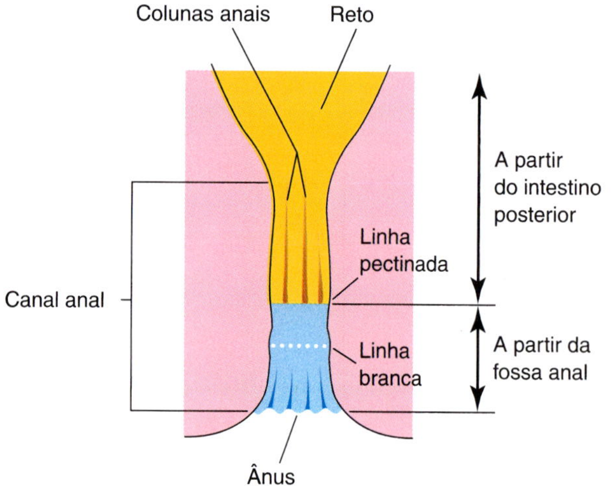

Figura 12.22 O reto e o canal anal, mostrando suas origens no desenvolvimento. Observe que os dois terços superiores do canal anal são derivados do intestino posterior, enquanto o terço inferior do canal anal é derivado da fossa anal. Devido às suas diferentes origens embriológicas, as partes superior e inferior do canal anal são supridas por diferentes artérias e nervos e têm drenagens venosa e linfática diferentes.

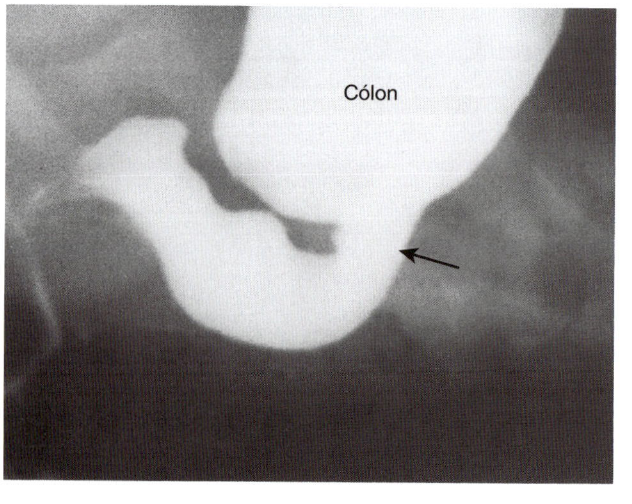

Figura 12.23 Radiografia do cólon após um enema de bário em um recém-nascido de 1 mês com megacólon (doença de Hirschsprung). O segmento aganglionar distal é estreito, com um cólon proximal dilatado cheio de material fecal. Observe a zona de transição (*seta*). (Cortesia de Dr. Martin H. Reed, Department of Radiology, University of Manitoba and Children's Hospital, Winnipeg, Manitoba, Canada.)

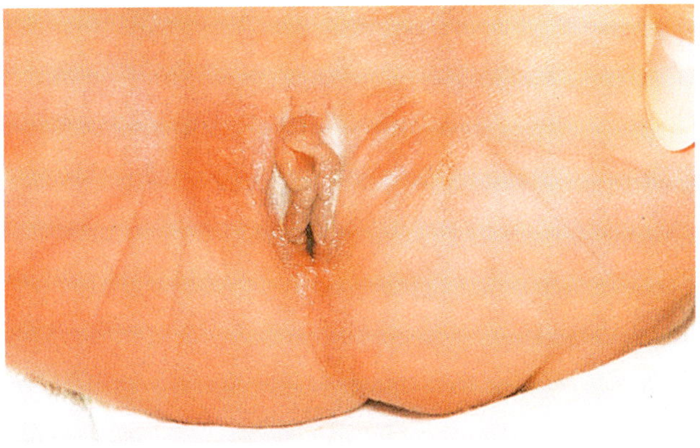

Figura 12.24 Neonato do sexo feminino com atresia anal membranosa (ânus imperfurado – sem uma abertura normal). Na maioria dos casos dessa atresia, uma fina camada de tecido separa o canal anal do exterior. Alguma das formas de ânus imperfurado ocorre aproximadamente uma vez a cada 5.000 neonatos; é mais comum em homens. (Cortesia de A. E. Chudley, MD, Section of Genetics and Metabolism, Department of Pediatrics and Child Health, Children's Hospital, Winnipeg, Winnipeg, Manitoba, Canada.)

Megacólon congênito

Em crianças com **megacólon congênito** ou **doença de Hirschsprung (HSCR)** (ver Figura 12.23), uma parte do cólon está dilatada devido à *ausência de células ganglionares autônomas* no **plexo mioentérico** distal ao segmento dilatado do cólon. O cólon aumentado tem o número normal de células ganglionares. Embora o cólon distal seja a área mais afetada, partes mais proximais e mais longas do intestino também podem estar envolvidas. A dilatação resulta da *falha do peristaltismo no segmento aganglionar*, o que impede a movimentação do conteúdo intestinal, resultando em dilatação.

Os homens são mais afetados do que as mulheres (4 para 1). A HSCR resulta da falha das células da crista neural em migrar para a parede do cólon no período da quinta à sétima semana do desenvolvimento. *Dos genes envolvidos na patogênese da HSCR, o proto-oncogene RET (produto do oncogene) é responsável pela maioria dos casos.* A HSCR é a causa mais comum de obstrução neonatal do cólon e é responsável por 33% de todas as obstruções neonatais; essa doença afeta 1 em 5.000 neonatos.

Defeitos anorretais congênitos

O **ânus imperfurado** ocorre em aproximadamente 1 em 5.000 neonatos e é mais comum em homens do que em mulheres (Figuras 12.24 e 12.25 C). *A maioria dos defeitos anorretais resulta do desenvolvimento anormal do septo urorretal*, ocasionando a separação incompleta da cloaca nas partes urogenital e anorretal (ver Figura 12.25 A). As lesões são classificadas como baixas ou altas, dependendo se o reto termina superior ou inferiormente ao músculo puborretal, que mantém a continência fetal e relaxa para permitir a defecação.

Defeitos anorretais baixos congênitos

Agenesia anal, com ou sem uma fístula

O canal anal pode terminar em fundo cego ou pode haver um **ânus ectópico** ou uma **fístula anoperineal (passagem anormal)** que se abre para o períneo (ver Figura 12.25 D e E). O canal anormal pode, no entanto, se abrir dentro da vagina em mulheres ou dentro da uretra em homens (ver Figura 12.25 F e G). A maioria dos defeitos anorretais baixos está associada a uma fístula externa. A **agenesia anal com uma fístula** resulta da separação incompleta da cloaca pelo septo urorretal. *Essas anomalias foram associadas à interrupção da sinalização da β-catenina.*

Estenose anal

Na estenose anal, o ânus encontra-se em uma posição normal, mas é estreito, assim como o canal anal (ver Figura 12.25 B). Esse defeito é provavelmente causado por um discreto desvio dorsal do **septo urorretal** à medida que cresce caudalmente (ver Figura 12.21 D).

Atresia membranosa do ânus

Nesse defeito congênito, o ânus encontra-se na posição normal, mas uma fina camada de tecido separa o canal anal do exterior (ver Figuras 12.24 e 12.25 C). O remanescente do tampão epitelial é fino o suficiente para inchar ao esforço e parece azul pela presença de **mecônio (fezes dos neonatos) superior a ele**. Esse defeito resulta da falha na perfuração do tampão epitelial no final da oitava semana.

Defeitos anorretais altos congênitos

Agenesia anorretal, com ou sem uma fístula

Em defeitos altos da região anorretal, o reto termina superiormente ao músculo puborretal quando há agenesia anorretal. *Esse é o tipo mais comum de defeito anorretal* e é responsável por aproximadamente dois terços dos defeitos anorretais. Embora o reto termine em fundo cego, geralmente há uma fístula para a bexiga **(fístula retovesical)** ou para a uretra **(fístula retouretral)** em homens, ou para a vagina **(fístula retovaginal)** ou para o vestíbulo da vagina **(fístula retovestibular)** em mulheres (ver Figura 12.25 F e G). A agenesia anorretal com uma fístula é o resultado da separação incompleta da cloaca do seio urogenital pelo septo urorretal (ver Figura 12.21 C a E).

Atresia retal

Nessa atresia, o canal anal e o reto estão presentes, mas separados (ver Figura 12.25 H e I). Às vezes, os dois segmentos do intestino são conectados por um cordão fibroso, o remanescente da porção atrésica do reto. A causa da atresia retal pode ser a recanalização anormal do cólon ou, mais provavelmente, um suprimento de sangue defeituoso.

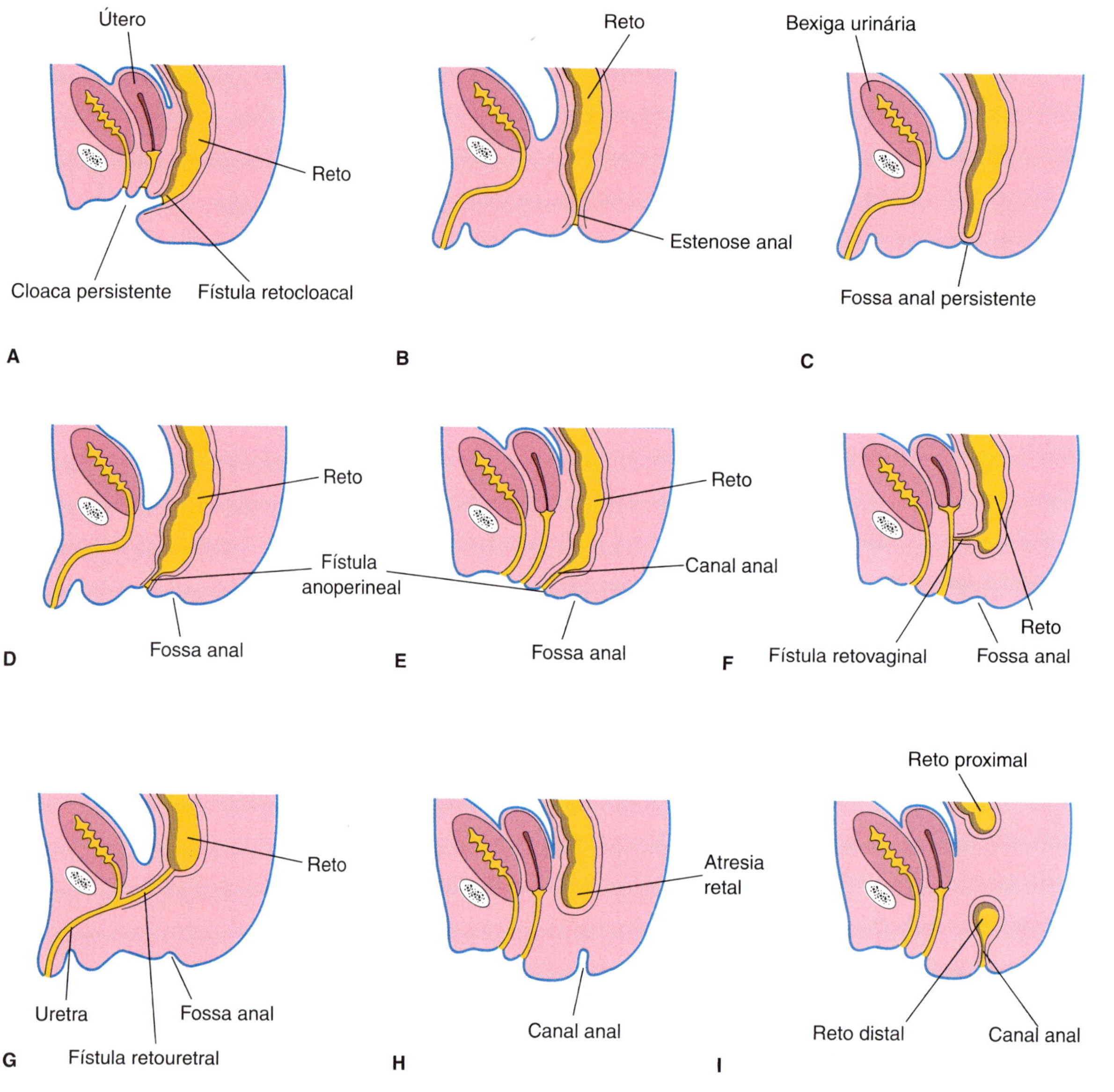

Figura 12.25 Vários tipos de defeitos anorretais congênitos. **A.** Cloaca persistente. Observe a saída comum dos tratos intestinal, urinário e genital. **B.** Estenose anal. **C.** Atresia (ânus imperfurado). **D** e **E.** Agenesia anal com uma fístula perineal. **F.** Agenesia anorretal com uma fístula retovaginal. **G.** Agenesia anorretal com uma fístula retouretral. **H** e **I.** Atresia retal.

QUESTÕES DE ORIENTAÇÃO CLÍNICA

1. Cerca de 2 semanas após o nascimento, um neonato começou a vomitar logo após se alimentar. Cada vez, o vômito foi impulsionado em aproximadamente 60 cm. O médico disse à mãe que seu filho apresentava um crescimento benigno obstrutivo, que causa uma saída estreita do estômago. Existe uma base embriológica para esse defeito?
2. Crianças com síndrome de Down apresentam uma incidência aumentada de atresia duodenal? A condição pode ser corrigida?
3. Um homem afirmou que seu apêndice estava do lado esquerdo. Isso é possível e, em caso afirmativo, como isso pôde acontecer?
4. Uma paciente relatou que apresentava dois apêndices e realizou cirurgias separadas para removê-los. As pessoas costumam ter dois apêndices?
5. O que é a doença de Hirschsprung? Algumas fontes afirmam que é uma condição congênita resultante da obstrução do intestino grosso. Isso está correto? Em caso afirmativo, qual é a sua base embriológica?
6. Um enfermeiro observou o que pareciam ser fezes sendo expelidas pelo umbigo de uma criança. Como isso pôde acontecer? Em caso afirmativo, quais condições provavelmente estariam presentes?

As respostas a essas questões estão no fim deste livro.

Sistema Urogenital

13

O **sistema urogenital** está dividido funcionalmente em **sistema urinário** e **sistema genital**. Ambos estão intimamente associados, especialmente durante seus estágios iniciais de desenvolvimento.

O **sistema urogenital** desenvolve-se a partir do **mesênquima intermediário** (tecido conjuntivo embrionário na **mesoderme**) derivado da parede dorsal do embrião (Figura 13.1 A e B). Durante o dobramento do embrião no plano horizontal (ver Capítulo 6, *Quarta à Oitava Semana do Desenvolvimento Humano*), o mesênquima é deslocado ventralmente e perde sua conexão com os somitos (Figura 13.1 C e D). Uma elevação longitudinal do mesênquima – a **crista urogenital** – se forma em cada lado da aorta dorsal (Figura 13.1 D). A parte da crista urogenital que origina o sistema urinário é o **cordão nefrogênico** (Figura 13.1 C e D); a parte que dá origem ao sistema genital é a **crista gonadal** (ver Figura 13.18 C).

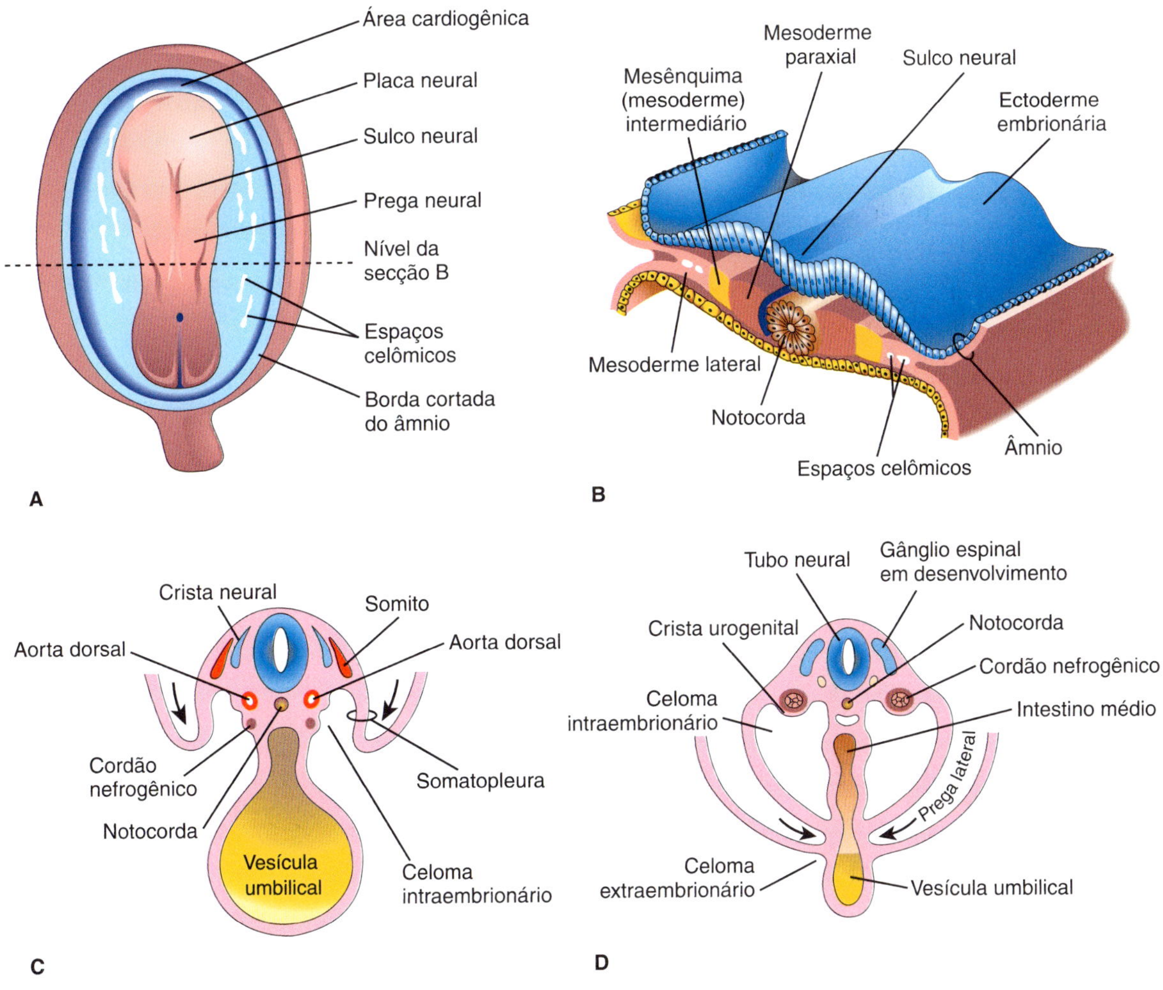

Figura 13.1 A. Vista dorsal de um embrião durante a terceira semana (aproximadamente 18 dias). **B.** Secção transversal de um embrião, mostrando a posição do mesênquima intermediário antes que o dobramento lateral aconteça. **C.** Secção transversal de um embrião após o início do dobramento, mostrando os cordões nefrogênicos. **D.** Secção transversal de um embrião, mostrando as pregas laterais se encontrando ventralmente.

11

Desenvolvimento do sistema urinário

O sistema urinário começa a se desenvolver antes do sistema genital e consiste nos rins, ureteres, bexiga urinária e uretra.

Desenvolvimento dos rins e ureteres

Três conjuntos sucessivos de rins se desenvolvem nos embriões humanos. O primeiro conjunto – o ***pronefro*** – é rudimentar e não funcional. O segundo – o ***mesonefro*** – é bem desenvolvido e funciona brevemente durante o período fetal. O terceiro conjunto – o ***metanefro*** – forma os rins permanentes.

Pronefro

Os pronefros transitórios bilaterais aparecem no início da quarta semana. São representados por pequenos agrupamentos celulares na região do pescoço (Figura 13.2 A). Os ductos pronéfricos dirigem-se caudalmente e se abrem na *cloaca* (Figura 13.2 B). O pronefro logo se degenera; entretanto, a maioria das partes dos **ductos pronéfricos** persiste e é utilizada pelo segundo conjunto de rins.

Mesonefro

Esses órgãos excretores grandes e alongados aparecem no final da quarta semana, caudalmente ao pronefro (ver Figura 13.2). Os rins mesonéfricos consistem em aproximadamente 40 **glomérulos** com **túbulos mesonéfricos** (Figura 13.3 C a F). Os túbulos se abrem nos **ductos mesonéfricos**, originalmente os ductos pronéfricos. Os ductos mesonéfricos se abrem na cloaca (ver Capítulo 12, *Sistema Digestório*, Figura 12.21 A). O mesonefro produz urina entre as semanas 6 e 10, até que os rins permanentes comecem a funcionar (ver Figura 13.3). O mesonefro se degenera no final do primeiro trimestre (3 meses); entretanto, seus túbulos tornam-se os **dúctulos eferentes dos testículos**. Os ductos mesonéfricos apresentam vários derivados adultos nos homens (Tabela 13.1).

Metanefro

O metanefro – **primórdio dos rins permanentes** – começa a se desenvolver no início da quinta semana (Figura 13.4) e se torna funcional aproximadamente 4 semanas mais tarde. A **produção da urina** continua durante toda a vida fetal. A urina é excretada na cavidade amniótica e forma uma parte do líquido amniótico.

Os rins permanentes se desenvolvem a partir de duas fontes (Figura 13.4 A):

- O broto uretérico (divertículo metanéfrico)
- O blastema metanefrogênico (massa metanéfrica do mesênquima).

O **broto uretérico** é um divertículo (evaginação) a partir do ducto mesonéfrico, próximo à sua entrada na cloaca. O broto uretérico é o primórdio do ureter, da pelve renal, do cálice (subdivisões da pelve renal) e dos túbulos coletores (ver Figura 13.4 B a E). O broto alongado penetra no **blastema metanefrogênico** – uma massa celular derivada do **cordão nefrogênico** –, que forma os néfrons (ver Figura 13.4 A). O **pedúnculo do broto uretérico** torna-se o **ureter**, e a parte cranial do divertículo sofre repetidas ramificações, as quais se diferenciam nos **túbulos coletores do metanefro** (Figura 13.5; ver Figura 13.4 C a E).

Os **túbulos coletores retos** sofrem repetidas ramificações, formando sucessivas gerações de túbulos coletores. As quatro primeiras gerações de túbulos aumentam e se aglutinam para formar os **cálices maiores** (ver Figura 13.4 C a E); as quatro gerações seguintes se unem para formar os **cálices menores**. A extremidade de cada **túbulo coletor arqueado** induz grupos de células mesenquimais no blastema metanefrogênico a formar pequenas **vesículas metanéfricas** (Figura 13.5 A). Essas vesículas se alongam e se tornam os *túbulos metanéfricos* (Figura 13.5 B e C). As extremidades proximais desses túbulos são invaginadas pelos **glomérulos**.

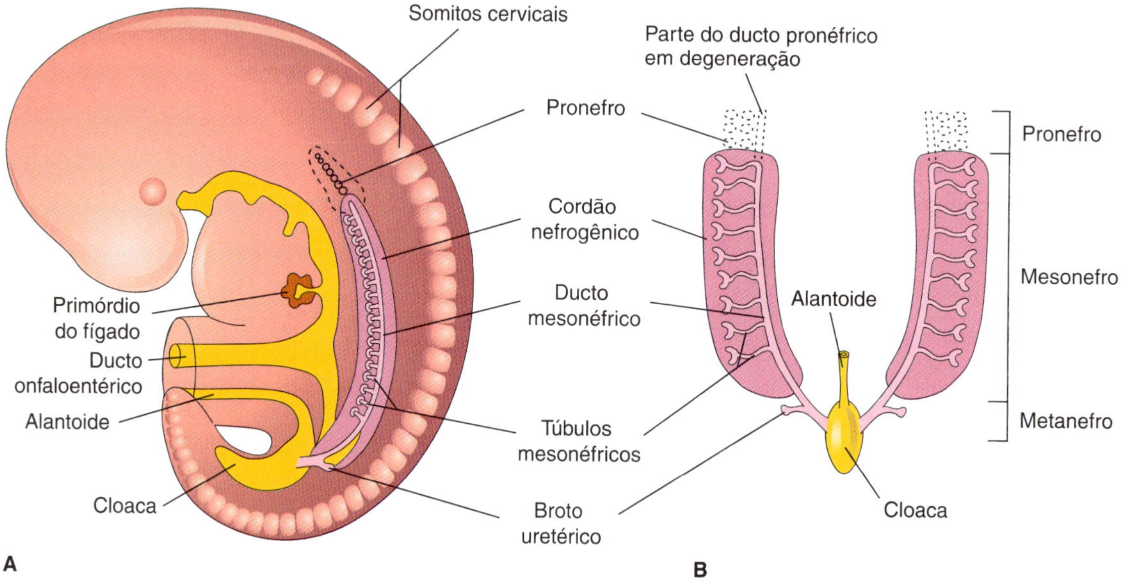

Figura 13.2 Esquema dos três conjuntos de sistemas néfricos em um embrião durante a quinta semana. **A.** Vista lateral. **B.** Vista ventral. Os túbulos mesonéfricos foram puxados lateralmente; seu posicionamento normal é mostrado em **A**.

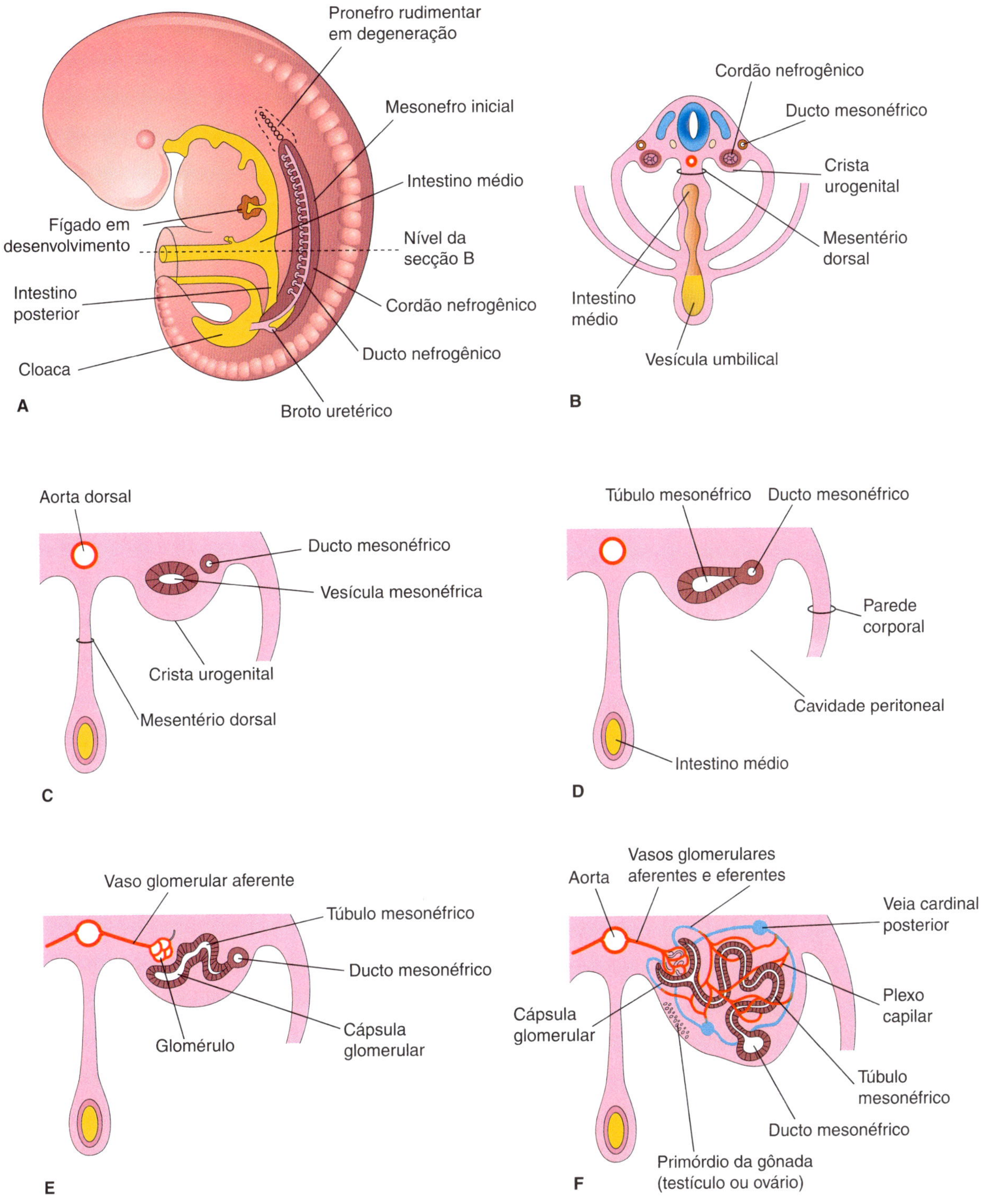

Figura 13.3 A. Vista lateral de um embrião de 5 semanas mostrando a extensão dos primeiros mesonefros e do broto uretérico, o primórdio do metanefro (primórdio do rim permanente). **B.** Secção transversal de um embrião mostrando os cordões nefrogênicos a partir dos quais os túbulos mesonéfricos se desenvolvem. **C** a **F.** Sucessivos estágios do desenvolvimento dos túbulos mesonéfricos entre a 5ª e a 11ª semana. A extremidade medial expandida do túbulo mesonéfrico é invaginada pelos vasos sanguíneos para formar a cápsula glomerular.

O corpúsculo renal (glomérulo e sua cápsula) e seu túbulo contorcido proximal, a **alça do néfron** (alça de Henle), e o túbulo contorcido distal formam um **néfron** (Figura 13.5 D). Cada túbulo contorcido distal entra em contato com um túbulo contorcido arqueado. Os túbulos coletores tornam-se confluentes, formando um **túbulo urinífero**.

A ramificação do divertículo metanéfrico depende de um sinal indutivo da mesoderme metanéfrica – a diferenciação dos néfrons depende da indução pelos túbulos coletores. Os **aspectos moleculares** das interações recíprocas entre o mesênquima metanéfrico e os túbulos coletores são mostrados na Figura 13.6.

Tabela 13.1 Derivados adultos e resquícios vestigiais das estruturas embrionárias urogenitais.*

Estrutura embrionária	Mulher	Homem
Gônada indiferenciada	*Ovários*	*Testículos*
Córtex	*Folículos ovarianos*	*Túbulos seminíferos*
Medula	*Rede ovariana*	*Rede testicular*
Gubernáculo	*Ligamento ovariano* *Ligamento redondo do útero*	Gubernáculo dos testículos
Túbulos mesonéfricos	Epoóforo Paroóforo	*Dúctulos eferentes dos testículos* *Paradídimo*
Ductos mesonéfricos	Apêndice vesicular Ducto do epoóforo Ducto longitudinal (ducto de Gartner)	Apêndice do epidídimo Ducto do epidídimo Ducto deferente Ducto ejaculatório e glândula seminal
Pedúnculo do broto uretérico	*Ureter, pelve, cálices e túbulos coletores*	*Ureter, pelve, cálices e túbulos coletores*
Ducto paramesonéfrico	Hidátide (de Morgagni) *Tuba uterina* *Útero, cérvice (colo)*	Apêndice do testículo
Seio urogenital	*Bexiga urinária* *Uretra* *Vagina* *Glândulas uretral e parauretral* *Glândulas vestibulares maiores*	*Bexiga urinária* *Uretra (exceto fossa navicular)* Utrículo prostático *Próstata* *Glândulas bulbouretrais*
Tubérculo do seio	Hímen	Colículo seminal
Falo primordial	*Clitóris* *Glande do clitóris* *Corpo cavernoso do clitóris* *Bulbo do vestíbulo*	*Pênis* *Glande do pênis* *Corpo cavernoso do pênis* *Corpo esponjoso do pênis*
Pregas urogenitais	*Pequenos lábios*	*Aspecto ventral do pênis*
Saliências labioescrotais	*Grandes lábios*	*Escroto*

*Os derivados funcionais estão em itálico.

Os rins fetais são subdivididos em lobos. A lobulação geralmente desaparece durante a infância à medida que os néfrons aumentam de tamanho. A formação do néfron está completa aproximadamente na semana 36 – cada rim **contém entre 200 mil e 2 milhões de néfrons**. A maturação funcional dos rins ocorre após o nascimento, mas nenhum néfron adicional é formado.

Mudanças posicionais dos rins

11 Os rins metanéfricos em desenvolvimento ficam próximos um do outro na pelve (Figura 13.7 A). Conforme o abdome e a pelve crescem, os rins gradualmente se realocam no abdome e se afastam um do outro (Figura 13.7 B e C). Eles atingem sua posição adulta em cada lado da coluna vertebral na nona semana (Figura 13.7 D). Essa "ascensão" resulta principalmente do crescimento relativo do corpo do embrião caudal aos rins. Conforme os rins mudam de posição, também giram medialmente, aproximadamente 90°. Por volta da nona semana, os rins entram em contato com as **glândulas suprarrenais** à medida que atingem sua posição adulta (ver Figura 13.7 D).

Mudanças no suprimento sanguíneo dos rins

Inicialmente, as **artérias renais** são ramos das **artérias ilíacas comuns** (ver Figura 13.7 A e B). Posteriormente, os rins recebem seu suprimento sanguíneo da extremidade distal da **aorta** (ver Figura 13.7 C). Os rins recebem seus ramos mais craniais, que se tornam as **artérias renais**, a partir da **aorta abdominal**. Normalmente, os ramos caudais primordiais sofrem involução e desaparecem (ver Figura 13.7 C e D).

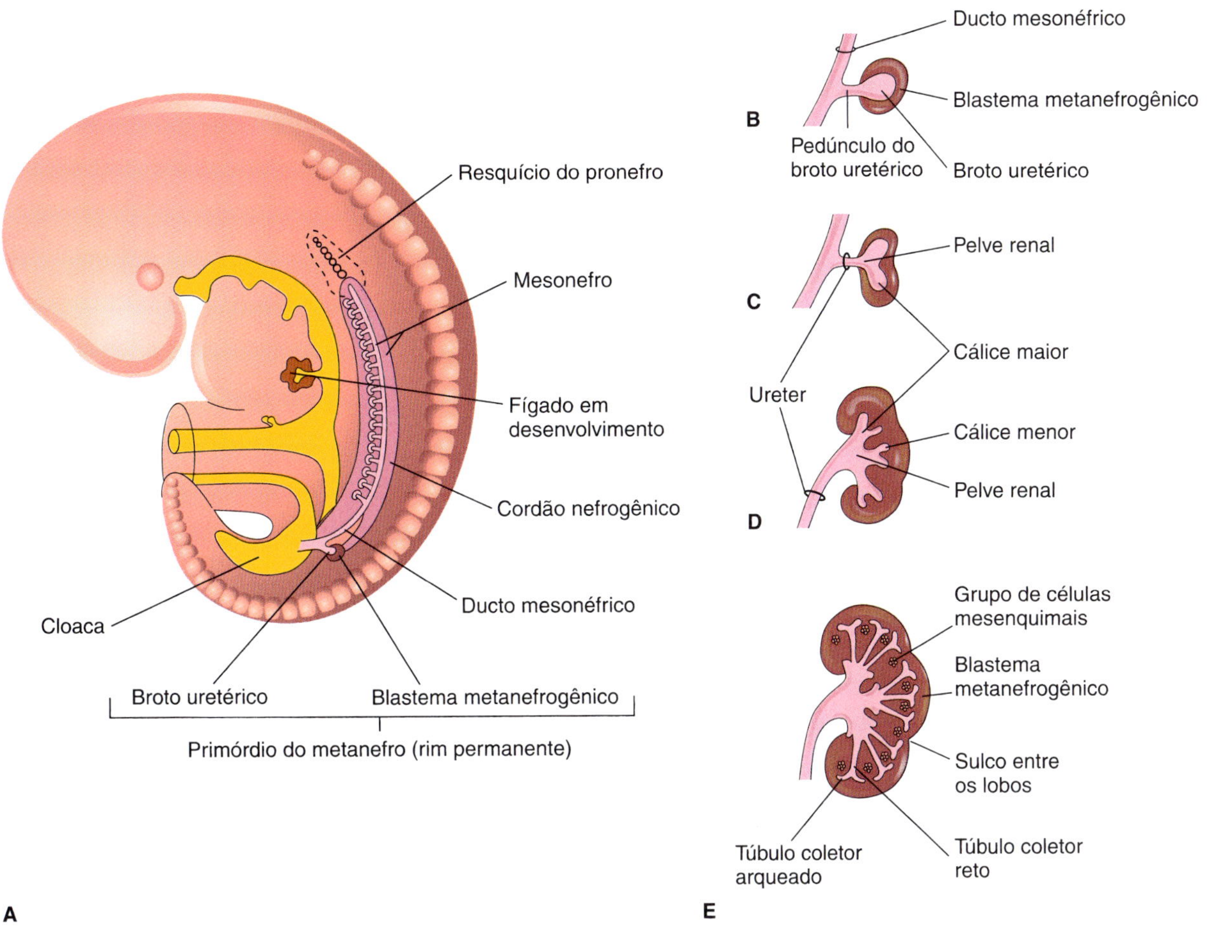

Figura 13.4 Desenvolvimento do rim permanente. **A.** Vista lateral de um embrião de 5 semanas mostrando o broto uretérico, o primórdio do metanefro. **B** a **E.** Estágios sucessivos do desenvolvimento do broto uretérico (5ª à 8ª semana). Observe o desenvolvimento do rim: ureter, pelve renal, cálices e túbulos coletores.

Artérias renais acessórias

As variações comuns no suprimento sanguíneo dos rins refletem a maneira com que o suprimento sanguíneo se modifica continuamente durante a vida embrionária e o início da vida fetal (ver Figura 13.7). Aproximadamente 25% dos rins adultos apresentam de duas a quatro artérias renais.

As **artérias renais acessórias (supernumerárias)** geralmente surgem a partir da aorta, superior ou inferiormente à artéria renal principal (Figura 13.8 A e B). Uma artéria acessória dirigida ao polo inferior (artéria renal polar) pode cruzar anteriormente o ureter e obstruí-lo, causando **hidronefrose** – distensão da pelve e cálices com urina (Figura 13.8 B). *As artérias renais acessórias são artérias terminais*, consequentemente, se uma artéria acessória é lesada ou ligada, a parte do rim irrigada por ela se tornará **isquêmica**. Artérias acessórias são aproximadamente duas vezes mais comuns que as veias acessórias.

Anomalias congênitas dos rins e ureteres

A **agenesia renal unilateral (ausência do rim)** ocorre em aproximadamente 1 em 1.000 neonatos (Figura 13.9 A). Os homens são frequentemente mais afetados que as mulheres, e geralmente o rim esquerdo é o ausente. O outro rim normalmente sofre **hipertrofia compensatória** e realiza a função do rim ausente.

A **agenesia renal bilateral** *está associada ao oligoidramnio* (pequena quantidade de líquido amniótico) devido a pouca ou nenhuma urina excretada na cavidade amniótica. Essa condição ocorre em aproximadamente 1 a 3.000 nascimentos e é incompatível com a vida pós-natal. Esse defeito é três vezes mais comum em homens. Essas crianças também apresentam **hipoplasia pulmonar (desenvolvimento incompleto dos pulmões)**. A incapacidade do broto uretérico em penetrar no blastema metanéfrico resulta na ausência do desenvolvimento renal, pois nenhum néfron é induzido pelos túbulos coletores a se desenvolver a partir do blastema.

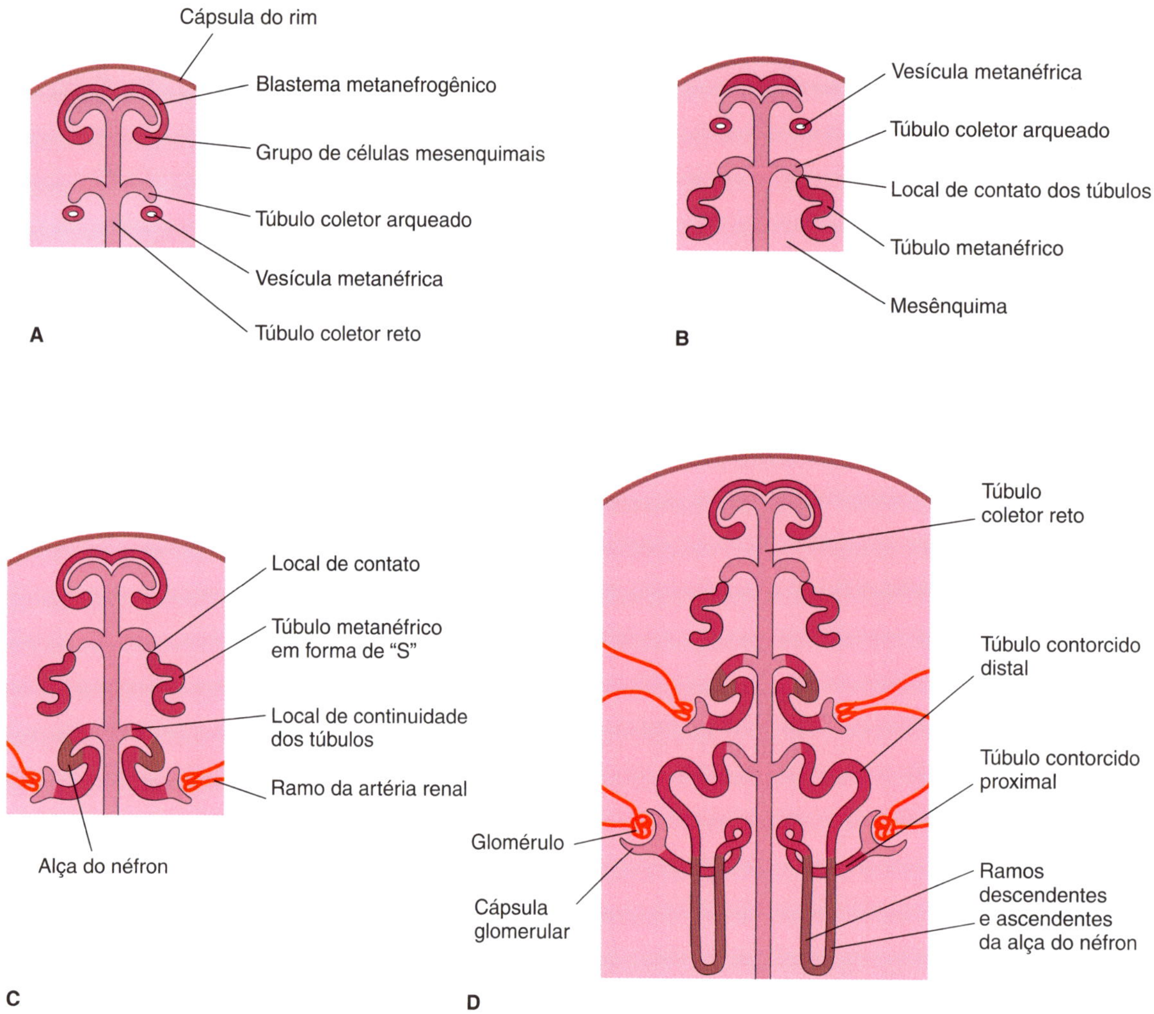

Figura 13.5 Desenvolvimento dos néfrons. **A.** A nefrogênese começa no início da oitava semana. **B** e **C.** Note que os túbulos metanéfricos, os primórdios dos néfrons, conectam-se com os túbulos coletores para formar os túbulos uriníferos. **D.** Observe que os néfrons são derivados do blastema metanéfrico e os túbulos coletores são derivados do broto uretérico.

Doença renal cística

A doença renal policística autossômica dominante (DRPAD) é a mais comum de todas as doenças renais císticas hereditárias (1:500). Mais comumente, mutações em PKD-1 e PKD-2 são as responsáveis; elas codificam para policistina 1 e 2, respectivamente. Essas duas moléculas são mecanorreceptores localizadas nos cílios primários dos rins – eles detectam o fluxo de urina nos túbulos.

Os principais achados clínicos em DRPAD são cistos envolvendo < 5% dos néfrons. Esses cistos podem aumentar e reduzir o funcionamento normal do rim.

Má rotação dos rins

Se os rins não sofrem rotação, o hilo fica posicionado anteriormente – posição embrionária – (ver Figura 13.9 C). Se o hilo fica posicionado posteriormente, a rotação foi excessiva; se ele se posiciona lateralmente, ocorreu uma rotação medial. A rotação anormal dos rins está associada aos rins ectópicos.

Rins ectópicos

Um ou ambos os rins podem estar em uma posição anormal (ver Figura 13.9 B e E). A maioria dos rins ectópicos está localizada na pelve, porém alguns ficam na parte inferior do abdome. Rins pélvicos e outras formas de ectopia resultam da deficiência dos rins em ascenderem.

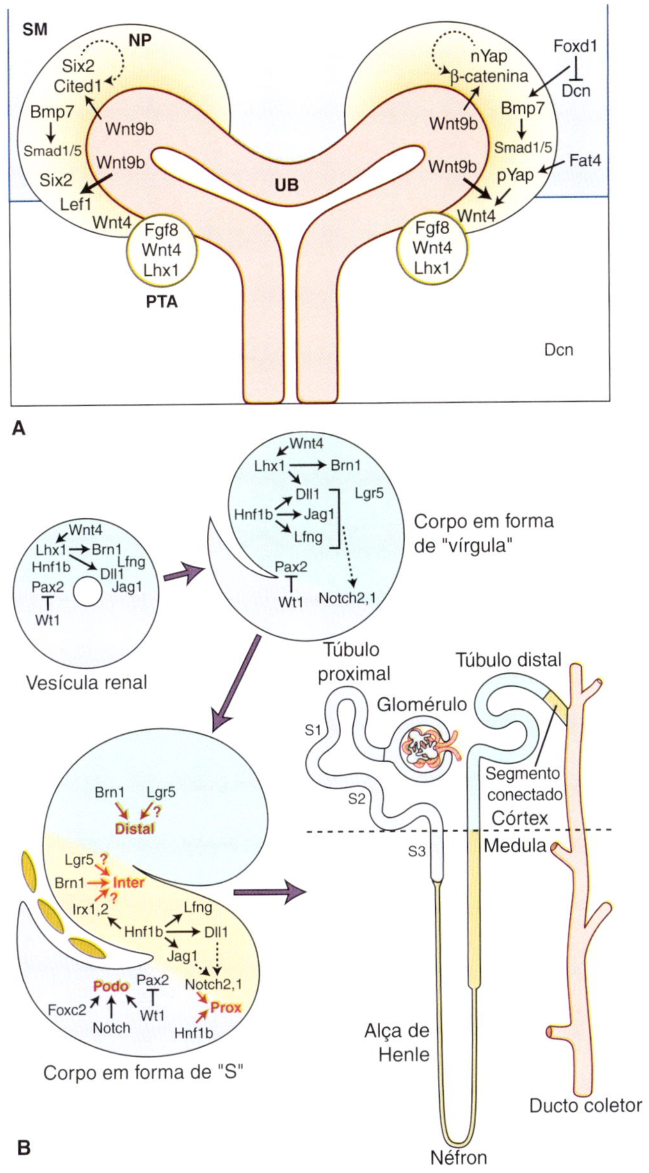

Figura 13.6 Controle molecular do desenvolvimento do rim. **A.** Regulação da indução do progenitor do néfron. Os progenitores autorrenováveis do néfron são demarcados pela expressão de Six2 e Cited1. Six2 promove a autorrenovação, além da sinalização via Wnt9b a partir do broto uretérico, que promove diretamente a expressão de genes progenitores, como Cited1. A sinalização nYap também pode cooperar com a β-catenina, induzida a partir de sinais de Wnt9b canônicos, para promover a autorrenovação do progenitor. A sinalização Bmp7-SMAD promove a conversão de progenitores de néfrons para um estado Six2 + Cited1, no qual podem ser induzidos por Wnt9b e ativar os marcadores de diferenciação Lef1 e Wnt4. Essas células formam o agregado pré-tubular caracterizado pela expressão de fatores críticos de diferenciação Fgf8, Wnt4 e Lhx1. As células estromais Foxd1+ promovem a sinalização de Bmp7-SMAD nos progenitores do néfron ao reprimir Dcn, um antagonista da atividade de Bmp7. Fat4 estromal regula o processo de indução, induzindo a exportação nuclear e a fosforilação de Yap, o que permite sinais indutivos de Wnt9b em promover a diferenciação dos progenitores do néfron. *NP*, progenitores de néfrons; *UB*, broto uretérico; *SM*, mesênquima estromal; *PTA*, agregado pré-tubular; a *seta pontilhada* representa a indução de autorrenovação. **B.** Regulação da padronização do néfron. A polaridade proximal/distal é estabelecida na vesícula renal e demarcada pela expressão de vários genes, incluindo três ligantes de Notch: Dll1, Lfng e Jag1. A via Notch estabelece uma polaridade proximal que é realizada pelos estágios corporais em forma de "vírgula" e "S" e que faz parte do desenvolvimento do túbulo proximal e do podócito. Wt1 também promove o destino proximal, especificamente o do podócito, antagonizando Pax2, e cooperando com os componentes da via Notch e Foxc2, para regular os genes necessários para o desenvolvimento do podócito. As células endoteliais são recrutadas pelos sinais dos podócitos em desenvolvimento do corpo em forma de "S". Hnf1b promove o destino proximal e intermediário/medial por meio da regulação da expressão do ligante Notch e outros fatores, como Irx1/2, que podem desempenhar um papel na diferenciação do segmento medial. Os destinos intermediário e distal são regulados por Brn1, que estabelece a polaridade distal a partir do estágio de vesícula renal. Lgr5 é expresso no segmento distal do corpo em forma de "vírgula" e nos segmentos distal e intermediário do corpo em forma de "S"; no entanto, um papel direto no estabelecimento ou na manutenção desses segmentos não foi demonstrado. A polaridade proximal estabelece o glomérulo e os segmentos S1-S3 do túbulo proximal. Segmentos intermediários dão origem à alça de Henle. Os segmentos distais estabelecem o túbulo distal, que se conecta ao ducto coletor por meio de um segmento de conexão. *Inter*, Intermediário; *Prox*, proximal; *Podo*, podócito; *?*, papel ainda não estabelecido, *seta tracejada*, envolvimento por meio de receptor-ligante. (De O' Brien LL, McMahon AP: Induction and patterning of the metanephric nephron, *Semin Cell Devel Biol* 36:31-8, 2014.)

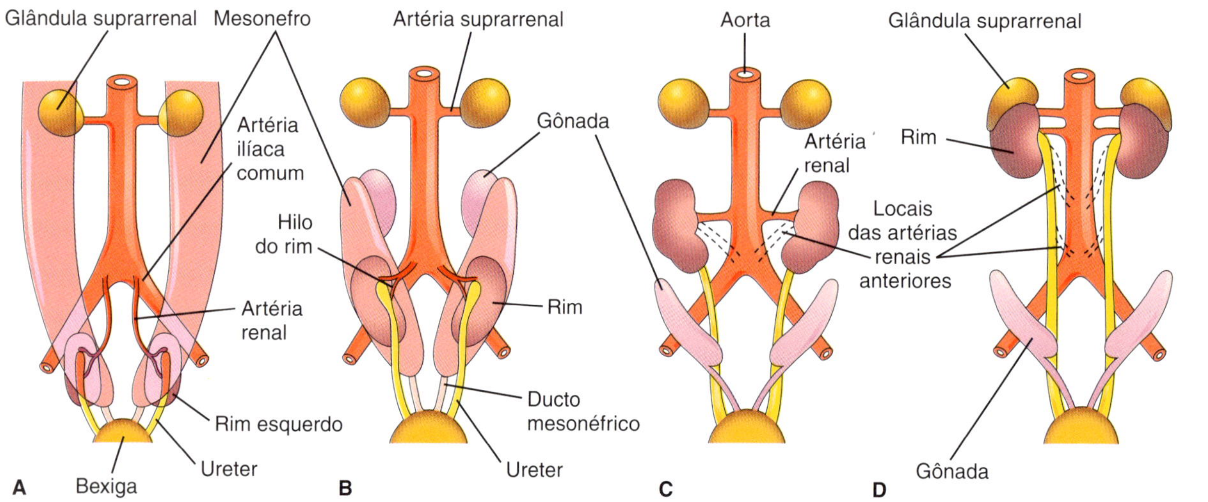

Figura 13.7 **A** a **D.** Vistas diagramáticas ventrais da região abdominopélvica de embriões e fetos (6ª à 9ª semana), mostrando a rotação medial e o deslocamento dos rins da pelve para o abdome. **C** e **D.** Note que, conforme os rins de deslocam (ascendem), são supridos pelas artérias em níveis sucessivamente maiores, e que os hilos dos rins (onde os vasos e nervos entram), são direcionados anteromedialmente.

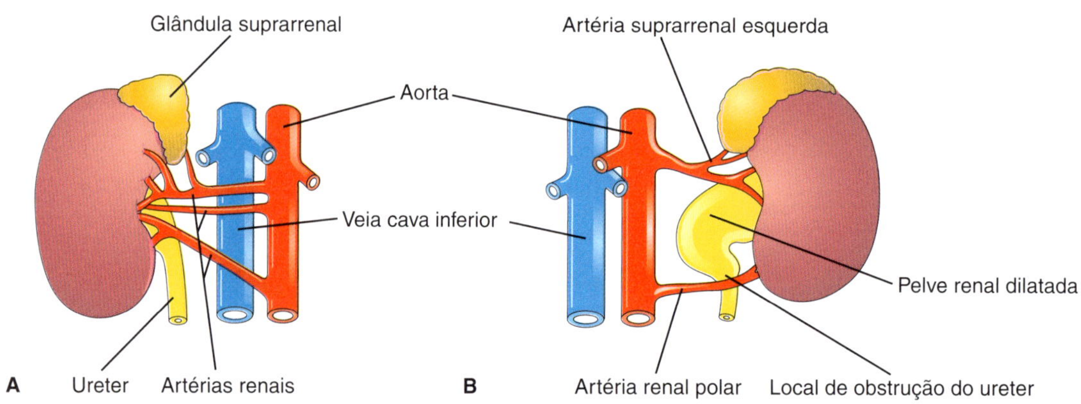

Figura 13.8 Variações comuns das artérias renais. **A** e **B.** Artérias renais múltiplas. A artéria renal polar mostrada em **B** obstruiu o ureter e produziu uma pelve renal dilatada.

Anomalias de fusão

Ectopia cruzada com fusão

Algumas vezes, um rim cruza para outro lado, resultando em ectopia renal cruzada, com ou sem fusão. Um defeito renal incomum é o **rim com fusão unilateral** (ver Figura 13.9 D). Em alguns casos, os rins em desenvolvimento se fusionam enquanto estão na pelve, e um rim se move para a sua posição normal, carregando o outro consigo.

Rim em ferradura

Rim em ferradura é a anomalia renal com fusão mais comum. Em 0,2% da população, os polos dos rins estão fusionados (geralmente os polos inferiores) (Figura 13.10). Um grande rim em forma de "U" (ferradura) é normalmente localizado na região pélvica, anteriormente às vértebras lombares inferiores. Em 60% dos casos, a ascensão normal dos rins fusionados não acontece, e eles são encontrados abaixo da **artéria mesentérica inferior**. A função desses rins é preservada, e cada um apresenta um ureter normal e suprimento sanguíneo. Um rim em ferradura pode não apresentar sintomas, mas é propenso ao aumento da ocorrência de cálculos renais e infecção. Aproximadamente 15% das pessoas com síndrome de Turner têm rim em ferradura (ver Capítulo 19, *Defeitos Congênitos em Seres Humanos*, Figura 19.3).

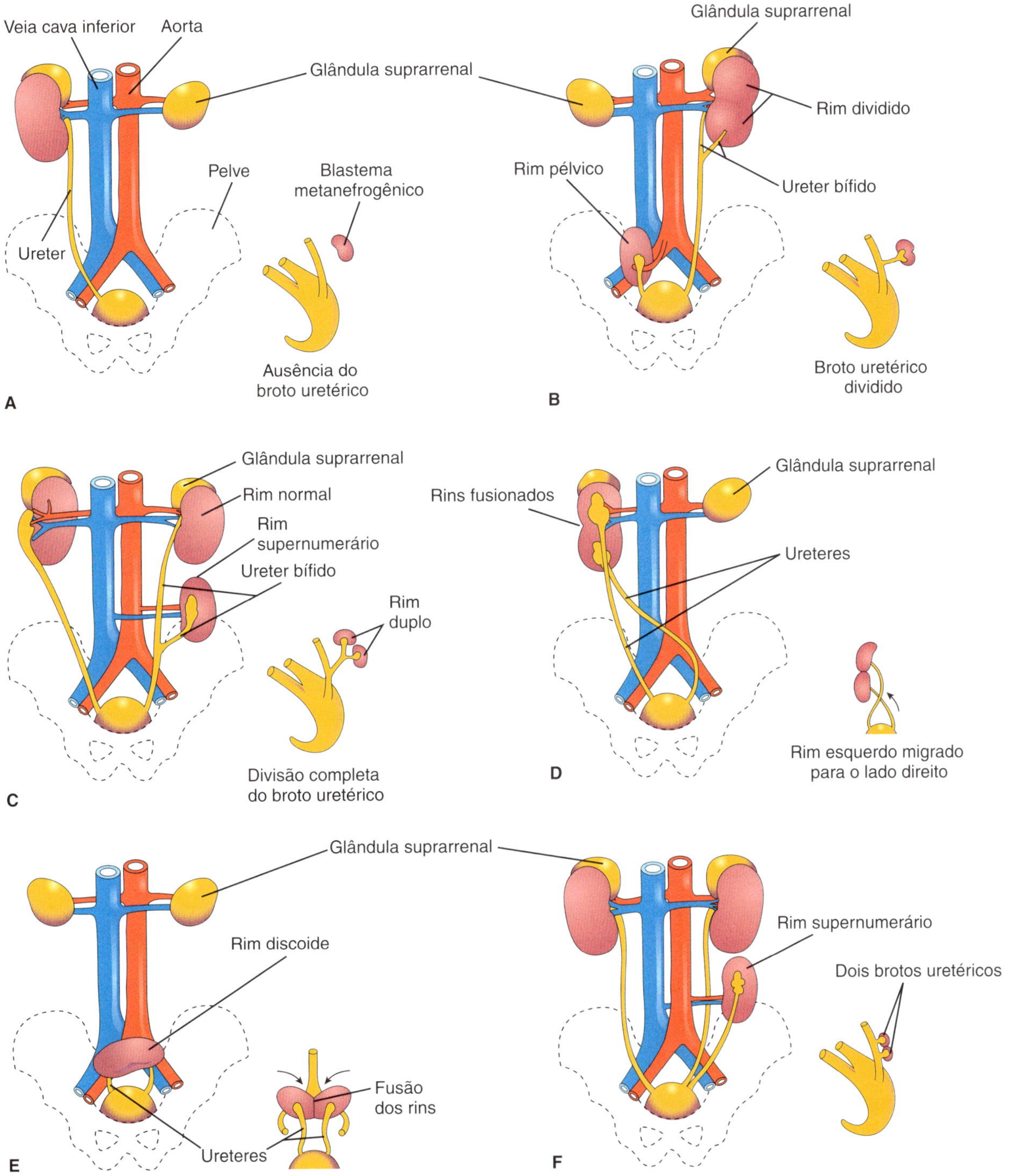

Figura 13.9 Várias anomalias congênitas do sistema urinário. O pequeno esquema no canto inferior direito de cada desenho ilustra a provável base embriológica da anomalia. **A.** Agenesia renal unilateral. **B.** Lado direito, rim pélvico; lado esquerdo, rim dividido com um ureter bífido. **C.** Lado direito, má rotação do rim; o hilo está voltado lateralmente. Lado esquerdo, ureter bífido e normal e um rim supernumérario. **D.** Ectopia renal cruzada. O rim esquerdo cruzou para a direita e se fusionou com o rim direito. **E.** Rim pélvico ou rim discoide, resultantes da fusão dos rins enquanto eles estavam na pelve. **F.** Rim esquerdo supernumerário resultante do desenvolvimento de dois brotos uretéricos.

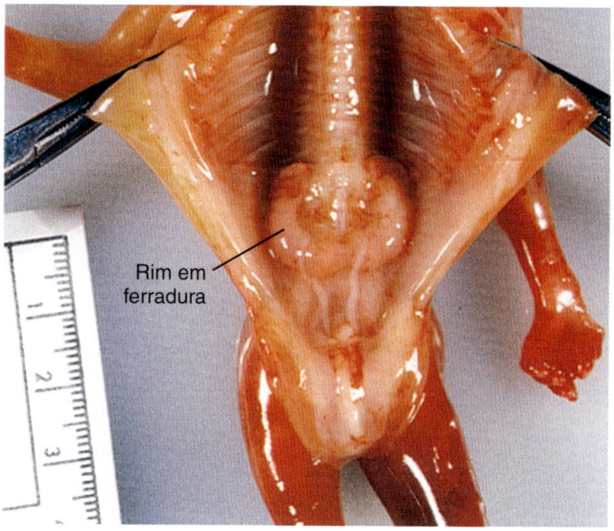

Figura 13.10 Rim em ferradura no abdome inferior de um feto feminino de 13 semanas. Essa anomalia resultou da fusão dos polos inferiores dos rins enquanto eles estavam na pelve. (Cortesia de Dr. D. K. Kalousek, Department of Pathology, University of British Columbia, Children's Hospital, Vancouver, British Columbia, Canada.)

Duplicações do trato urinário

Duplicações da parte abdominal do ureter e da pelve renal são comuns, porém um rim em excesso do número normal (**rim supernumerário**) é raro (ver Figura 13.9 C e F). Essas duplicações frequentemente resultam da divisão do broto uretérico. A divisão incompleta resulta de um rim dividido com um ureter bífido (ver Figura 13.9 B). A divisão completa resulta em um rim duplo com um ureter bífido ou com ureteres separados (ver Figura 13.9 C). Um rim supernumerário com seu ureter próprio provavelmente resulta da formação de dois brotos uretéricos (ver Figura 13.9 F).

Desenvolvimento da bexiga urinária

11 O seio urogenital é dividido em três partes (Figura 13.11 C):

- Uma *parte vesical*, que forma a maior parte da bexiga e é contínua com o alantoide
- Uma *parte pélvica*, que se torna a uretra no colo da bexiga, a parte prostática da uretra nos homens e a uretra inteira nas mulheres
- Uma *parte fálica*, que cresce em direção ao tubérculo genital – o primórdio do pênis ou do clítoris.

A bexiga se desenvolve principalmente da parte vesical do **seio urogenital** (ver Figura 13.11 C), porém o **trígono** (área triangular na base da bexiga entre as aberturas dos ureteres) é derivado da extremidade caudal dos ductos mesonéfricos (ver Figura 13.11 A e B). Inicialmente, a bexiga é contínua com o **alantoide** (ver Figura 13.11 C). O alantoide sofre constrição e se torna um cordão fibroso e espesso, o **úraco** (ver Figura 13.11 G e H). Em adultos, o úraco é representado pelo **ligamento umbilical mediano**.

Conforme a bexiga aumenta, partes distais dos ductos mesonéfricos são incorporadas dentro de sua parede dorsal (ver Figura 13.11 B a H). Esses ductos contribuem para a formação do tecido conjuntivo no *trígono da bexiga*. O epitélio de toda a bexiga é derivado da endoderme do seio urogenital. As outras camadas da parede da bexiga se desenvolvem a partir do mesênquima esplâncnico adjacente. Conforme os ductos mesonéfricos são absorvidos, os ureteres se abrem separadamente na bexiga urinária (ver Figura 13.11 C a H). Nos homens, os orifícios dos ductos mesonéfricos se movem juntos e entram na *parte prostática da uretra* (ver Figura 13.22 C), conforme as extremidades caudais desses ductos se tornam os *ductos ejaculatórios* (ver Figura 13.22 A). Nas mulheres, as extremidades distais dos ductos mesonéfricos degeneram.

Ureter ectópico

Um ureter ectópico não penetra na bexiga urinária. Nos homens, um ureter ectópico pode se abrir no colo da bexiga ou na parte prostática da uretra. Também pode penetrar no ducto deferente, no utrículo prostático ou na glândula seminal (ver Figura 13.22). Nas mulheres, um ureter ectópico pode penetrar no colo da bexiga, na uretra, na vagina ou no vestíbulo da vagina. Um ureter ectópico ocorre quando o ureter é carregado caudalmente com o ducto mesonéfrico e é incorporado com a porção caudal da parte vesical do seio urogenital. A **incontinência** pode acontecer e a urina pode gotejar da uretra nos homens e pela uretra e/ou vagina nas mulheres.

Anomalias do úraco

Um resquício do lúmen do úraco pode persistir, normalmente na parte inferior do **úraco**. Em aproximadamente 50% dos casos, o lúmen é contínuo com a cavidade da bexiga. Os resquícios do revestimento epitelial do úraco podem originar os **cistos do úraco** (Figura 13.12 A). A extremidade inferior evidente do úraco pode se dilatar formando um **seio do úraco** que se abre na bexiga. O lúmen na parte superior do úraco pode permanecer evidente e formar o seio do úraco que se abre no umbigo (ver Figura 13.12 B). Muito raramente, o úraco inteiro permanece evidente e forma uma **fístula do úraco**, que permite o escape da urina pelo orifício umbilical (Figura 13.12 C).

Extrofia da bexiga

Extrofia da bexiga é um defeito congênito grave que ocorre em aproximadamente 1 em cada 30.000 a 50.000 nascimentos, afetando predominantemente as mulheres (Figura 13.13). *A exposição e a protrusão da superfície da mucosa da parede posterior da bexiga caracterizam essa anomalia congênita.* O trígono da bexiga e os orifícios uretéricos ficam expostos e a urina goteja intermitentemente a partir da bexiga evertida.

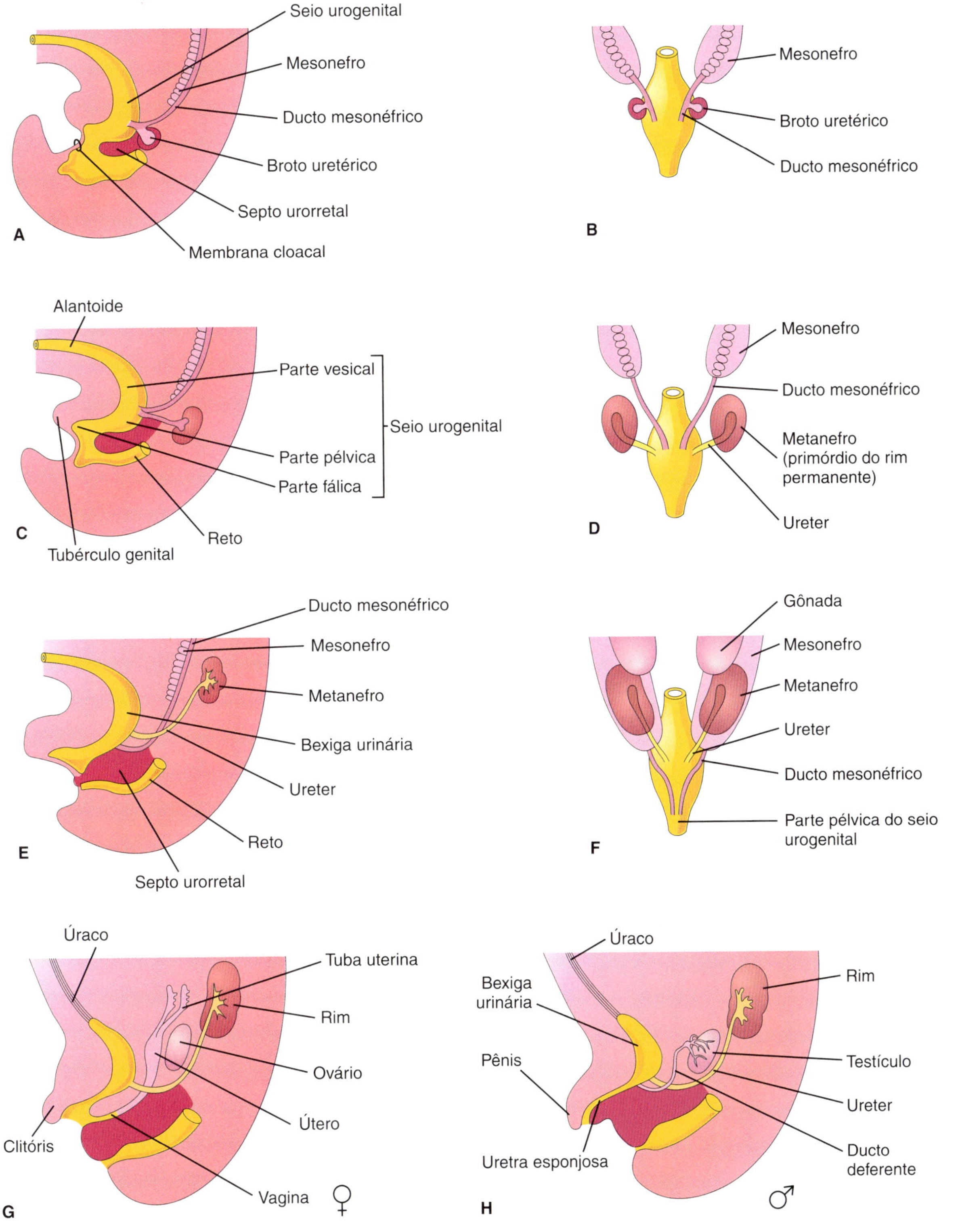

Figura 13.11 **A.** Vista lateral de um embrião de 5 semanas mostrando a divisão da cloaca pelo septo urorretal no seio urogenital e reto. **B**, **D** e **F.** Vistas dorsais mostrando o desenvolvimento dos rins e da bexiga e as mudanças na localização dos rins. **C**, **E**, **G** e **H.** Vistas laterais. Os estágios mostrados em **G** e **H** são alcançados na 12ª semana.

A **epispádia** é um defeito congênito no qual a uretra se abre no dorso do pênis. A epispádia e a ampla separação dos ossos púbicos estão associadas à extrofia completa da bexiga. Em alguns casos, o pênis é dividido em duas partes e o escroto é bífido (separado). Acredita-se que a **extrofia da bexiga** seja causada pela deficiência da migração das células mesenquimais entre a ectoderme e a endoderme da parede abdominal **(membrana cloacal)** durante a quarta semana (Figura 13.14 B e C). Como resultado, nenhum músculo ou tecido conjuntivo se forma na parede abdominal sobre a bexiga urinária. A **ruptura da membrana cloacal** resulta em uma ampla comunicação entre o exterior e a membrana mucosa da bexiga e, se ocorrer antes da divisão da cloaca pelo septo urorretal, leva à **extrofia da cloaca**, resultando na exposição da bexiga e do intestino superior.

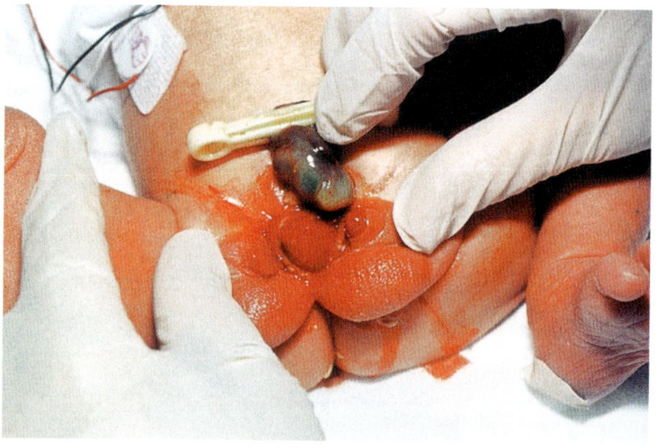

Figura 13.13 Recém-nascido do sexo masculino com extrofia da bexiga. Devido a um defeito no fechamento da parte inferior da parede abdominal anterior e da parede anterior da bexiga, a bexiga urinária aparece como uma massa protuberante evertida inferiormente ao umbigo. (Cortesia de A. E. Chudley, MD, Department of Pediatrics and Child Health, University of Manitoba, Children's Hospital, Winnipeg, Manitoba, Canada.)

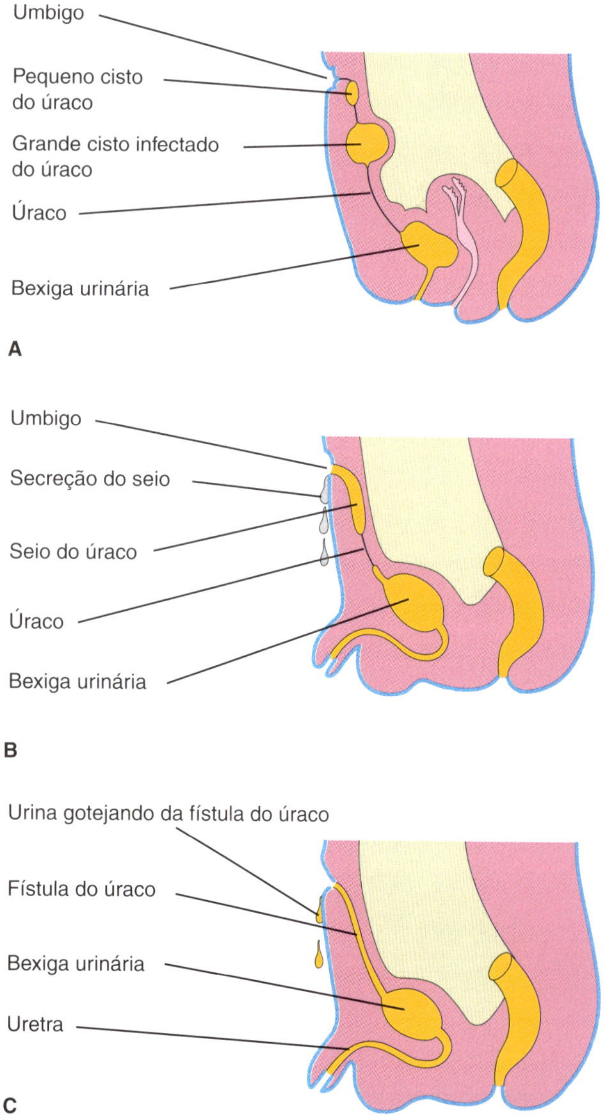

Figura 13.12 Anomalias do úraco. **A.** Cistos do úraco; o local mais comum para esses cistos é na extremidade superior do úraco, logo abaixo do umbigo. **B.** Dois tipos de seios do úraco são mostrados: um que se abre na bexiga e outro que se abre no umbigo. **C.** Uma fístula do úraco conecta a bexiga ao umbigo.

Desenvolvimento da uretra

O epitélio da maior parte da uretra masculina e de toda a uretra feminina é derivado da endoderme do **seio urogenital** (Figura 13.15; ver Figura 13.11 A e B). A parte distal da uretra na **glande do pênis** é derivada de um cordão sólido de células ectodérmicas que cresce da extremidade da glande e se une ao restante da uretra esponjosa (ver Capítulo 2, *Reprodução Humana*, Figura 2.1 B; e Figura 13.15 A a C). Consequentemente, o epitélio da parte terminal da uretra é derivado da ectoderme superficial. O tecido conjuntivo e o músculo liso da uretra em ambos os sexos são derivados do mesênquima esplâncnico.

Desenvolvimento das glândulas suprarrenais

O **córtex** e a **medula** das glândulas suprarrenais (glândulas adrenais) apresentam diferentes origens (Figura 13.16). O **córtex** se desenvolve a partir do mesênquima da crista urogenital e a **medula** se desenvolve das **células da crista neural** (ver Figura 13.16 A e B). Durante a sexta semana, o córtex começa uma agregação das células mesenquimais em cada lado do embrião entre a raiz do mesentério dorsal e a gônada em desenvolvimento (ver Figura 13.18 C). *DAX1, Sf1 e Pbx1 mostraram ser essenciais no desenvolvimento do córtex.* A diferenciação das características das zonas corticais suprarrenais começa durante o período fetal tardio (Figura 13.16 C a E). A ***zona glomerulosa*** e a ***zona fasciculada*** estão presentes ao nascimento, porém a ***zona reticulada*** não é reconhecível até o final do terceiro ano (Figura 13.16 H).

Com relação ao peso corporal, as **glândulas suprarrenais** fetais são de 10 a 20 vezes maiores que as glândulas dos adultos e são grandes em comparação aos rins, devido ao extenso tamanho do córtex suprarrenal fetal. A medula permanece pequena até após o nascimento (ver Figura 13.16 F). As glândulas suprarrenais rapidamente se tornam menores conforme o córtex regride durante o primeiro ano da infância (ver Figura 13.16 G).

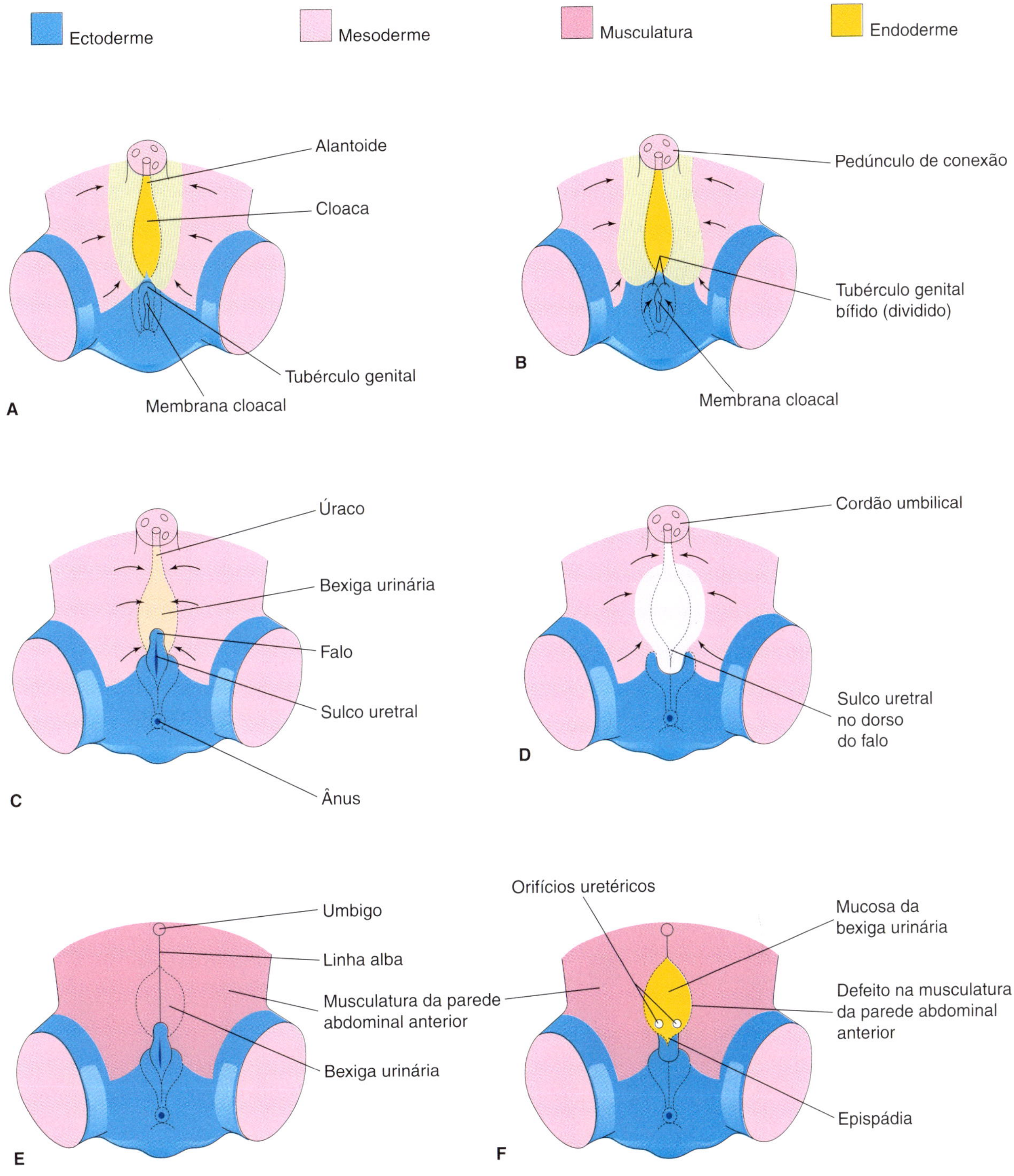

Figura 13.14 A, **C** e **E.** Estágios normais no desenvolvimento da parede abdominal infraumbilical e do pênis da quarta à oitava semana. **B**, **D** e **F.** Prováveis estágios no desenvolvimento de epispádia e extrofia da bexiga com epispádia. **B** e **D.** Note que a mesoderme não se estende para dentro da parede abdominal anterior à bexiga urinária. Note também que o tubérculo genital está localizado em uma posição mais caudal que a usual e que o sulco da uretra se formou na superfície dorsal do pênis. **F.** A ectoderme superficial e a parede anterior da bexiga se romperam, resultando na exposição da parede posterior da bexiga. Note que a musculatura da parede anterior abdominal está presente em cada lado do defeito. (Modificada de Patten BM, Barry A: The genesis of exstrophy of the bladder and epispadias, *Am J Anat* 90:35, 1952.)

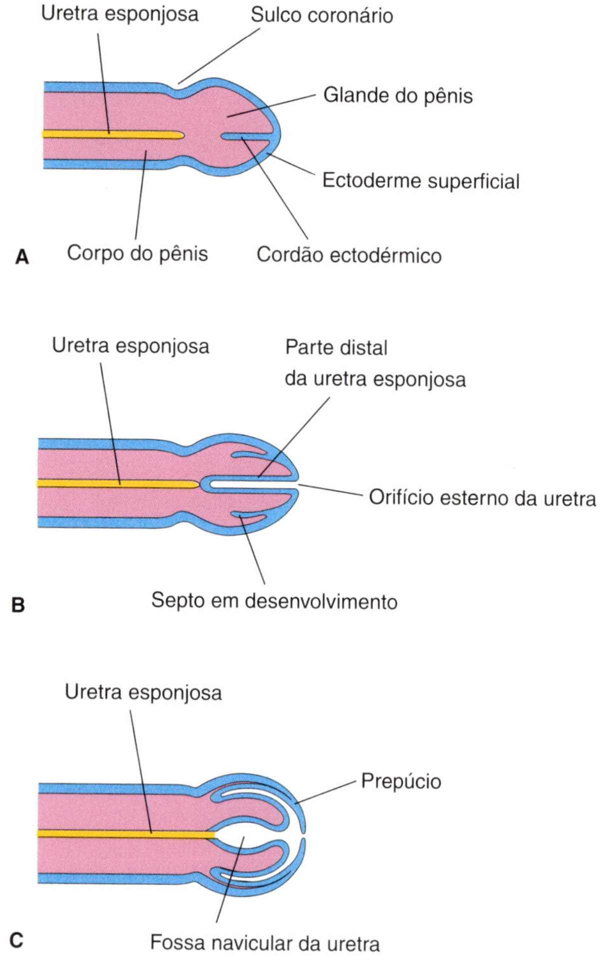

Figura 13.15 Secções longitudinais esquemáticas do pênis em desenvolvimento, ilustrando o crescimento do prepúcio e da parte distal da uretra esponjosa. **A.** Em 11 semanas. **B.** Em 12 semanas. **C.** Em 14 semanas. O epitélio da uretra esponjosa apresenta dupla origem; a maior parte é derivada da endoderme da parte fálica do seio urogenital, a parte distal da uretra que reveste a fossa navicular é derivada da ectoderme superficial.

Hiperplasia adrenal congênita

A **hiperplasia adrenal congênita** (HAC) representa um grupo de *distúrbios autossômicos recessivos* em que um aumento anormal nas células do córtex suprarrenal resulta na **produção excessiva de andrógenos** durante o período fetal. Nas mulheres, isso geralmente causa masculinização da genitália externa (Figura 13.17). As crianças afetadas do sexo masculino apresentam genitália externa normal e o distúrbio pode não ser detectado precocemente na infância. Mais tarde, ainda na infância em ambos os sexos, o excesso de andrógeno leva a um rápido crescimento e acelera a maturação esquelética.

A HAC é frequentemente causada por uma deficiência da 21-hidroxilase esteroidal devida à mutação gênica de *CYP21A2*, que resulta na deficiência de enzimas do córtex suprarrenal. Essas enzimas são necessárias na biossíntese de vários hormônios esteroides. A produção reduzida de hormônio resulta no aumento da liberação de hormônio adrenocorticotrófico pela hipófise anterior, que causa a HAC e a superprodução de andrógenos pelas glândulas suprarrenais hiperplásicas. Em alguns casos da HAC, a aldosterona também pode ser afetada, resultando na perda de sal.

Desenvolvimento do sistema genital

12

Os sistemas genitais iniciais nos dois sexos são semelhantes; desse modo, o período inicial do desenvolvimento genital é referido como um *estágio indiferenciado do desenvolvimento sexual.*

Desenvolvimento das gônadas

12

As gônadas, os testículos e os ovários são órgãos que produzem os espermatozoides e os ovócitos, respectivamente. As gônadas são derivadas de três fontes (Figura 13.18):

- O mesotélio (epitélio mesodérmico) que reveste a parede abdominal posterior

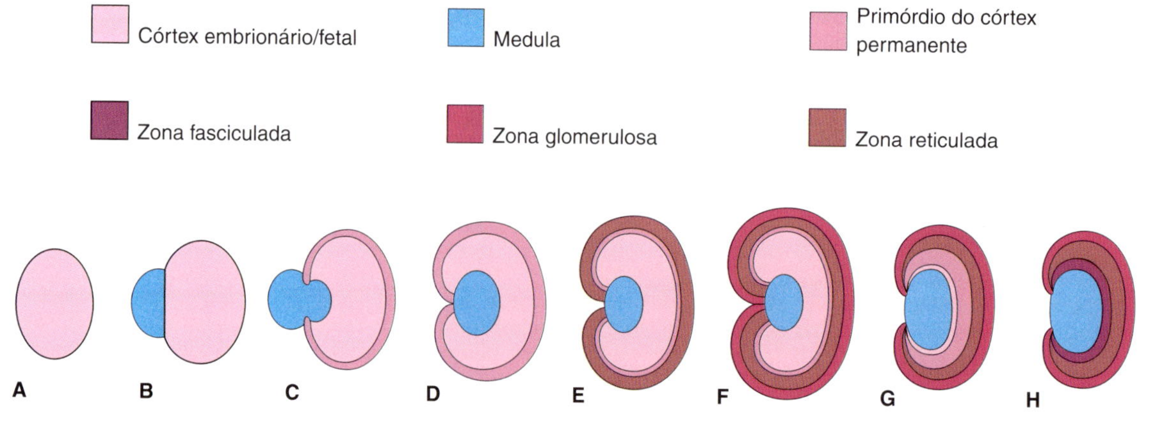

Figura 13.16 Desenhos esquemáticos ilustrando o desenvolvimento das glândulas suprarrenais. **A.** Em 6 semanas, mostrando o primórdio mesodérmico do córtex embrionário. **B.** Em 7 semanas, mostrando a adição das células da crista neural. **C.** Em 8 semanas, mostrando o córtex fetal e o córtex permanente inicial começando a encapsular a medula. **D** e **E.** Estágios tardios do encapsulamento da medula pelo córtex. **F.** Glândula de um neonato mostrando o córtex fetal e duas zonas do córtex permanente. **G.** Em 1 ano, o córtex fetal quase desapareceu. **H.** Em 4 anos, mostrando o padrão adulto das zonas corticais. Observe que o córtex fetal desapareceu e que a glândula é menor do que ao nascimento (**F**).

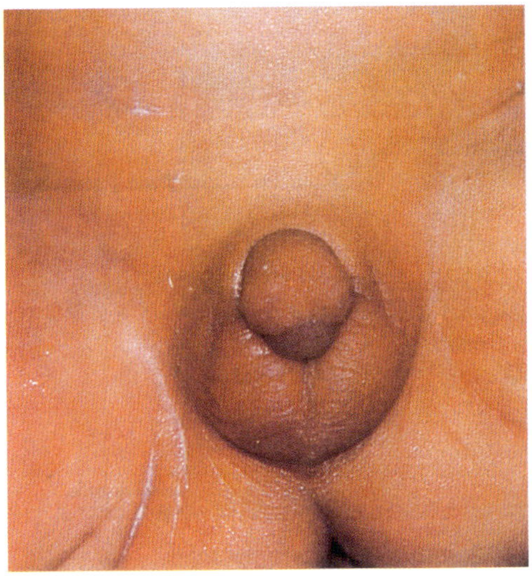

Figura 13.17 Genitália externa de uma recém-nascida com hiperplasia adrenal congênita. A virilização foi causada por excesso de andrógenos produzidos pelas glândulas suprarrenais durante o período fetal. Note o clitóris aumentado e a fusão dos grandes lábios, formando um escroto. (Cortesia de Dr. Heather Dean, Department of Pediatrics and Child Health, University of Manitoba, Winnipeg, Manitoba, Canada.)

- O mesênquima adjacente (tecido conjuntivo embrionário)
- As células germinativas primordiais (primeiras células sexuais indiferenciadas).

Gônadas indiferenciadas (bipotentes)

12 O desenvolvimento gonadal inicia durante a quinta semana, quando uma área espessada do mesotélio se desenvolve no lado medial do **mesonefro** (ver Figura 13.18 A a C). A proliferação desse epitélio e do mesênquima subjacente produz uma saliência no lado medial do mesonefro – a **crista gonadal** (ver Figura 13.18 A e C). Cordões epiteliais em forma de dedos – **cordões gonadais** – logo crescem para dentro do mesênquima subjacente (ver Figura 13.18 D). As **gônadas indiferenciadas** agora consistem em um córtex externo e uma medula interna (Figura 13.19). *Aparentemente, FOG2, WT1 e NR5A1 são necessários para formar a gônada bipotente.*

Nos embriões com um **complexo cromossômico sexual XX**, o córtex da gônada indiferenciada se diferencia em um ovário e a medula regride. Nos embriões com um **complexo cromossômico sexual XY**, a medula se diferencia no testículo e o córtex regride (ver Figura 13.18 D).

Células germinativas primordiais

As **células germinativas primordiais** se originam da parede da vesícula umbilical (a partir do epiblasto) e migram ao longo do mesentério dorsal do intestino posterior até as cristas gonadais (ver Figura 13.18 D). *A sinalização quimiotática inicial pelo fator de célula-tronco (do inglês SCF) e, mais tardiamente, a orientação do trato nervoso parecem auxiliar a migração das células para as cristas gonadais.* Durante a sexta semana, as células germinativas primordiais penetram no mesênquima subjacente e são incorporadas nos **cordões gonadais** (ver Figura 13.18 D). Elas, por fim, se diferenciam em ovócito ou espermatozoides.

Determinação do sexo

O sexo cromossômico e genético, estabelecido na fertilização, depende do fato de um espermatozoide portador de cromossomo X ou Y fertilizar um ovócito portador de cromossomo X. O tipo de gônada que se desenvolve é normalmente determinado pelo **complexo de cromossomos sexuais** do embrião (XX ou XY). Antes da sétima semana, as gônadas dos dois sexos são idênticas em aparência e são chamadas de **gônadas indiferenciadas** (ver Figura 13.19). O desenvolvimento de um fenótipo (características) masculino requer um cromossomo Y funcional. Dois cromossomos X são necessários para o desenvolvimento de um fenótipo feminino.

Complexos cromossômicos sexuais anormais

Em embriões com complexos cromossômicos sexuais anormais, como XXX ou XXY, o número de cromossomos X parece não ser importante na determinação do sexo. Se um cromossomo normal Y está presente, o embrião se desenvolve como um homem. Se o cromossomo Y não está presente ou se a região determinante do testículo do cromossomo Y for perdida, ocorre um desenvolvimento feminino. A perda de um cromossomo X parece não interferir na migração das células germinativas primordiais para as cristas gonadais, pois algumas células germinativas foram observadas em gônadas fetais de mulheres 45,XO com **síndrome de Turner** (Ver Capítulo 19, *Defeitos Congênitos em Seres Humanos*, Figura 19.3). No entanto, dois cromossomos X são necessários para que aconteça o desenvolvimento ovariano completo.

Desenvolvimento dos testículos

Uma sequência coordenada de genes induz o desenvolvimento dos testículos. O **gene SRY (região determinante do sexo no Y)** que codifica o fator determinante do testículo (FDT) age como uma chave que direciona o desenvolvimento das gônadas indiferenciadas em testículo. O FDT induz os cordões gonadais a se condensarem e a se estenderem dentro da medula da gônada indiferenciada, onde se ramificam e se anastomosam para formar a **rede testicular** (ver Figura 13.19). A conexão com os cordões gonadais proeminentes – os **cordões seminíferos** – com o epitélio superficial é perdida quando a **túnica albugínea** se desenvolve. Essa densa túnica, uma cápsula fibrosa e espessa, é uma característica típica do desenvolvimento testicular. Gradualmente, o testículo se separa do mesonefro em degeneração e se torna suspenso pelo seu próprio mesentério, o **mesórquio**. Os cordões seminíferos se desenvolvem em túbulos seminíferos, túbulos retos e rede testicular.

Os **túbulos seminíferos** são separados por um mesênquima que dá origem às **células intersticiais** (células de Leydig). Em torno da oitava semana, essas células secretam **hormônio androgênico**, *testosterona*, que induz a diferenciação masculina dos ductos mesonéfricos e da genitália externa. A produção de testosterona é estimulada pela **gonadotrofina coriônica humana**, que atinge valores de

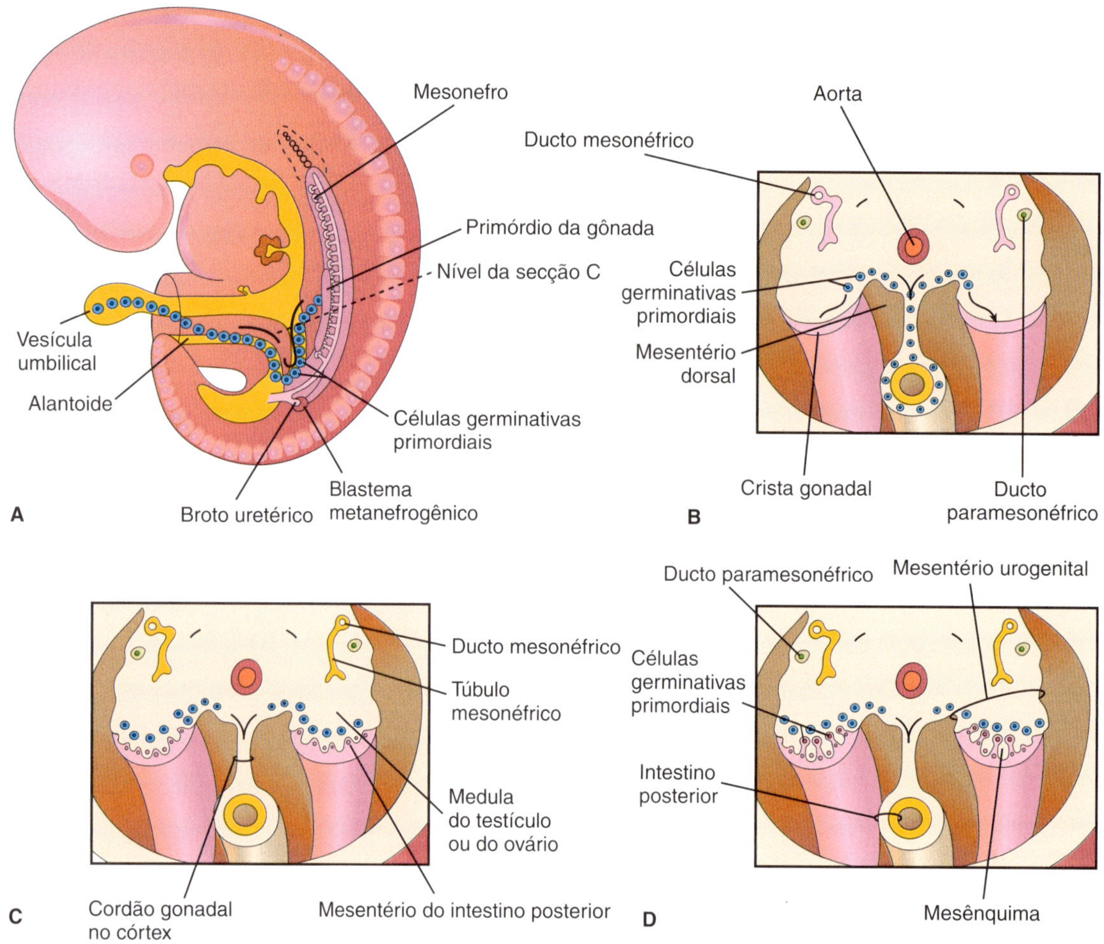

Figura 13.18 A. Esquema de um embrião de 5 semanas ilustrando a migração das células germinativas primordiais da vesícula umbilical para o embrião. **B.** Secção transversal mostrando as cristas gonadais e a migração das células germinativas primordiais para as gônadas em desenvolvimento. **C.** Secção transversal de um embrião de 6 semanas mostrando os cordões gonadais. **D.** Secção semelhante em um estágio posterior mostrando as gônadas indiferenciadas e os ductos paramesonéfricos.

pico da 8ª à 12ª semana. O testículo fetal também produz uma glicoproteína, **hormônio antimülleriano** (HAM) ou substância inibidora mülleriana (SIM, em inglês, MIS), começando na semana 8. O HAM é produzido pelas **células de sustentação (células de Sertoli)** continuamente até a puberdade, após a qual os níveis desse hormônio diminuem. *A expressão do fator de transcrição SOX9 é essencial para a diferenciação das células de Sertoli nos testículos. O HAM suprime o desenvolvimento dos ductos paramesonéfricos*, que formam o útero e as tubas uterinas. Os túbulos seminíferos permanecem obliterados até a puberdade, quando o lúmen começa a se desenvolver. Além das células de sustentação, as paredes dos **túbulos seminíferos** são compostas de (ver Figura 13.19):

- **Espermatogônias**, as células espermáticas primordiais derivadas das células germinativas primordiais
- **Células de Sertoli**, que constituem a maior parte do epitélio seminífero no testículo fetal (ver Figura 13.19).

A **rede testicular** se torna contínua com 15 a 20 túbulos mesonéfricos, que se tornam **dúctulos eferentes**. Esses dúctulos são conectados ao ducto mesonéfrico e se tornam o **ducto do epidídimo** (Figura 13.20 A; ver Figura 13.19).

Desenvolvimento dos ovários

O desenvolvimento ovariano acontece aproximadamente 3 semanas após (em torno da semana 10) o desenvolvimento testicular. Os cromossomos X têm genes (p. ex., *DAX-1*) que contribuem para o desenvolvimento ovariano; genes autossômicos também parecem desempenhar um papel na **organogênese ovariana**, assim como os fatores FOXL2, WNT e Iroquois-1. O ovário não é identificável histologicamente aproximadamente até a 10ª semana. Os **cordões gonadais** se estendem para a medula do ovário e formam uma ***rede ovariana*** rudimentar (ver Figuras 13.18 D e 13.19). Essa rede de canais e cordões gonadais normalmente degenera e desaparece. Os **cordões corticais** se estendem do epitélio superficial do ovário em desenvolvimento para dentro do mesênquima subjacente durante o início do período fetal. Conforme os cordões corticais crescem em tamanho, as **células germinativas primordiais** são incorporadas a eles. Com aproximadamente 16 semanas, esses cordões começam a se romper em grupos de células isoladas – **folículos primordiais** – cada um contendo uma **ovogônia** (derivada de uma célula germinativa primordial). Dessa maneira, os folículos são revestidos por uma camada de células foliculares derivadas do epitélio superficial (ver Figura 13.19). A intensa

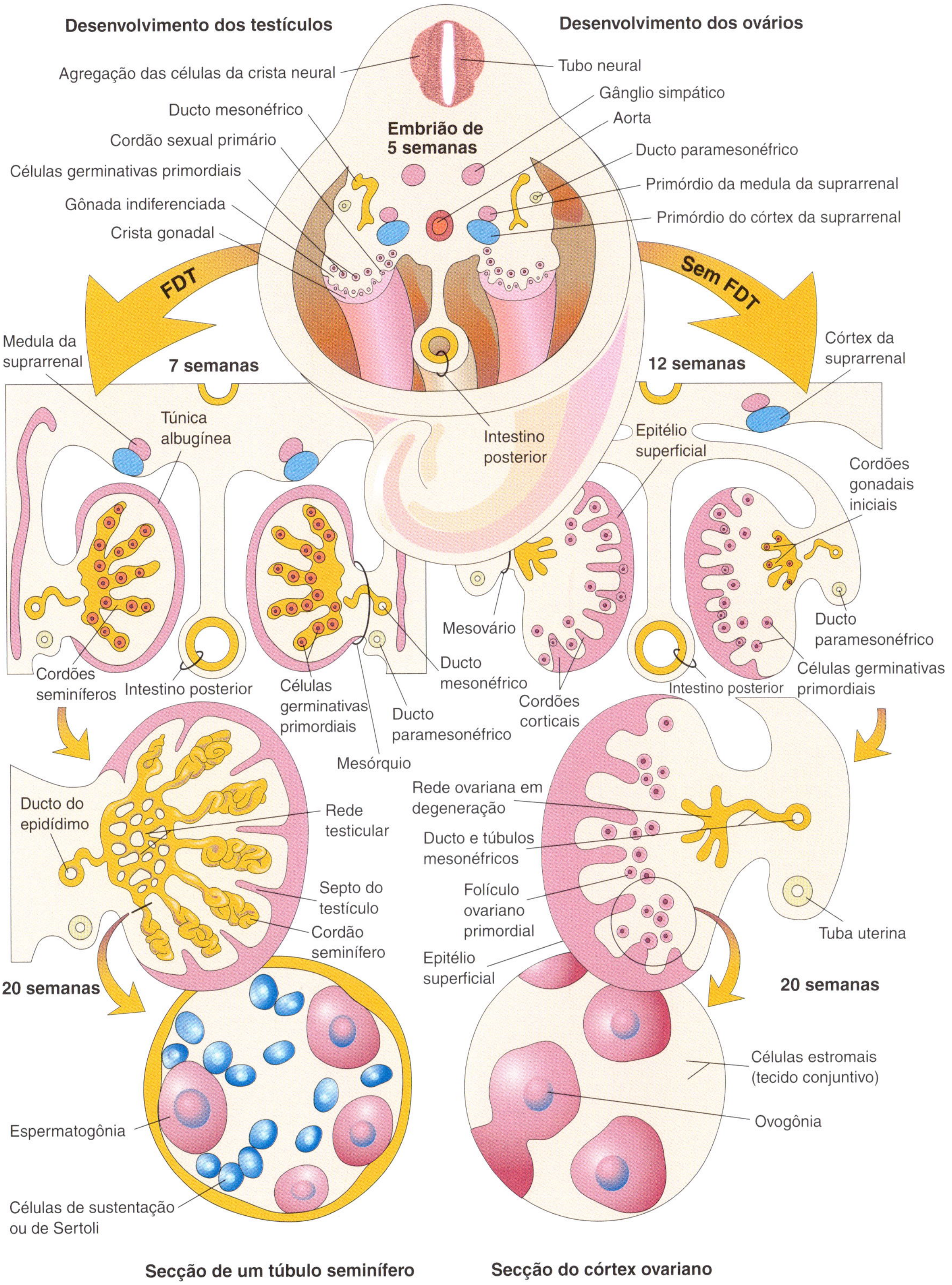

Figura 13.19 Ilustrações esquemáticas mostrando a diferenciação das gônadas indiferenciadas em um embrião de 5 semanas (topo), em ovários ou testículos. O ***lado esquerdo*** do desenho mostra o desenvolvimento dos testículos, resultante dos efeitos do fator determinante de testículo (FDT), localizado no cromossomo Y. Note que os cordões gonadais tornam-se cordões seminíferos, os primórdios dos túbulos seminíferos. As partes dos cordões gonadais que penetram na medula do testículo formam a rede testicular. Na secção do testículo, *na parte inferior esquerda*, observe que existem dois tipos de células: espermatogônias, derivadas das células germinativas primordiais; e as células de sustentação ou de Sertoli, derivadas do mesênquima. O ***lado direito*** mostra o desenvolvimento dos ovários na ausência do FDT. Os cordões corticais se estenderam a partir do epitélio superficial das gônadas, onde as células germinativas primordiais penetram. Elas são os primórdios das ovogônias. Células foliculares são derivadas do epitélio superficial dos ovários. As *setas* indicam as mudanças que ocorrem com o desenvolvimento das gônadas (testículos e ovários).

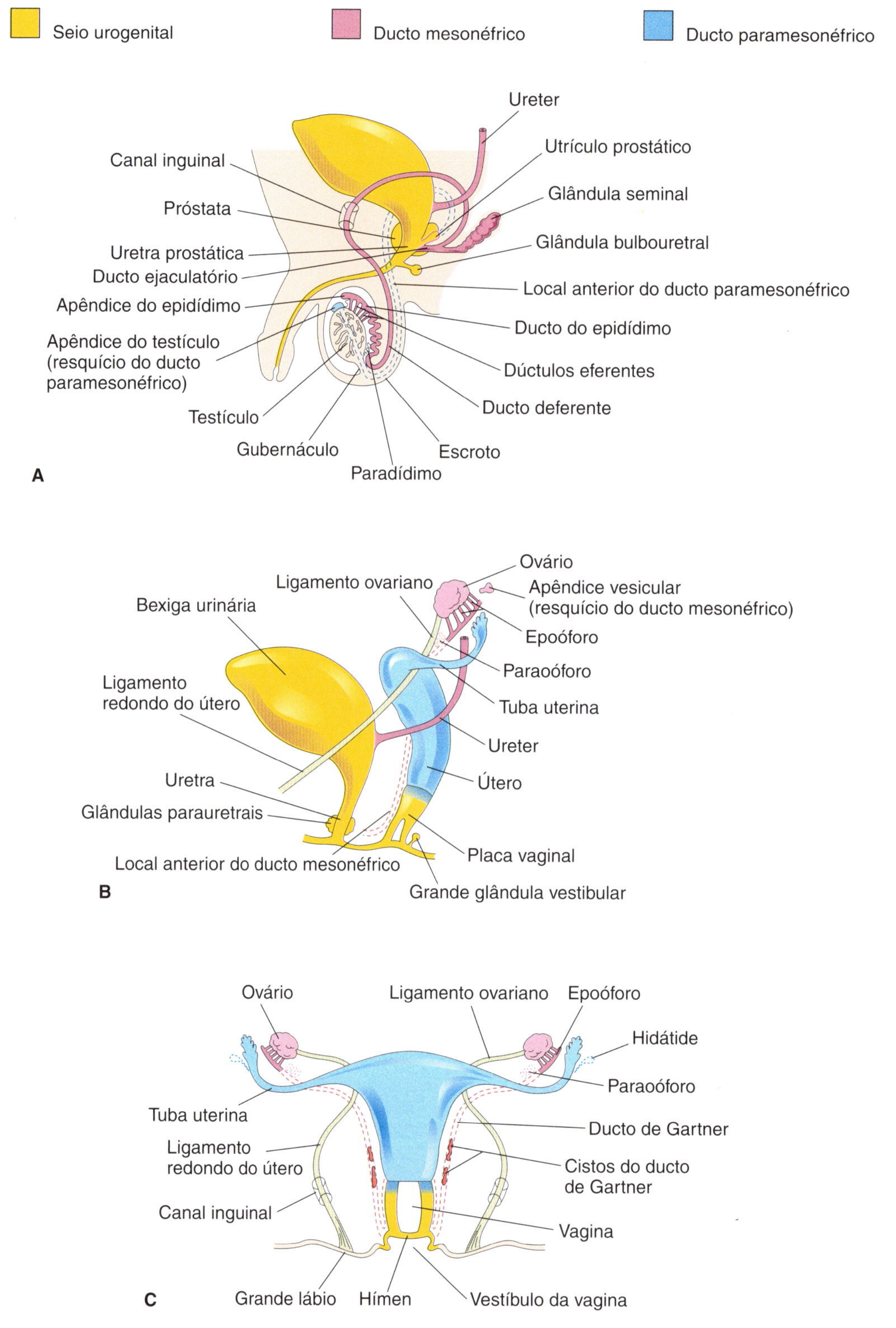

Figura 13.20 Desenhos esquemáticos ilustrando o desenvolvimento dos sistemas reprodutores masculino e feminino a partir dos ductos genitais e do seio urogenital. Estruturas vestigiais também são mostradas. **A.** Sistema reprodutor de um recém-nascido masculino. **B.** Sistema reprodutor de um feto feminino de 12 semanas. **C.** Sistema reprodutor de um recém-nascido feminino.

atividade mitótica produz muitas ovogônias durante a vida fetal.

Nenhuma ovogônia se forma após o nascimento. Embora muitas ovogônias degenerem antes do nascimento, 2 milhões ou mais se tornam **ovócitos primários** (ver Capítulo 2, *Reprodução Humana*, Figura 2.5) antes do nascimento. Após o nascimento, o epitélio superficial do ovário se achata a uma única camada de células que é contínua com o mesotélio do peritônio. O epitélio superficial se torna separado dos folículos no córtex por uma fina cápsula fibrosa, a **túnica albugínea**. Conforme o ovário se separa do mesonefro em regressão, este fica suspenso por seu mesentério, o **mesovário** (ver Figura 13.19).

Desenvolvimento dos ductos genitais

12 Tanto os embriões masculinos como os femininos apresentam dois pares de ductos genitais: os **ductos mesonéfricos** (ductos wolffianos) e os **ductos paramesonéfricos** – ductos müllerianos (Figura 13.21 A). Os ductos mesonéfricos desempenham um papel importante no desenvolvimento do sistema reprodutor masculino (ver Figura 13.20 A), e os ductos paramesonéfricos têm um papel essencial no desenvolvimento do sistema reprodutor feminino (ver Tabela 13.1 e Figura 13.20 B e C). Durante a conversão dos ductos mesonéfricos e paramesonéfricos em estruturas adultas, algumas partes permanecem como **estruturas vestigiais** (ver Figura 13.20 A a C). Esses vestígios são raramente visíveis, a menos que mudanças patológicas se desenvolvam neles (p. ex., cistos do ducto de Gartner, ver Figura 13.20 C).

Desenvolvimento de ductos e glândulas genitais masculinos

Os testículos fetais começam a produzir testosterona na oitava semana, atingindo um pico aproximadamente na semana 12 e **HAM** nas semanas 6 a 7. A **testosterona** estimula os ductos mesonéfricos a formar os ductos genitais masculinos, enquanto HAM causa o desaparecimento dos ductos paramesonéfricos mediante transformação epitelial-mesenquimal. Conforme o mesonefro se degenera, alguns túbulos mesonéfricos persistem e são transformados em **dúctulos eferentes** (ver Figura 13.20 A). Esses dúctulos se abrem no ducto mesonéfrico, que se transforma em **ducto do epidídimo** nessa região. Distalmente ao epidídimo, o ducto mesonéfrico adquire um revestimento espesso de músculo liso e se torna o **ducto deferente** (ver Figura 13.20 A).

Glândulas seminais. Protuberâncias laterais a partir da extremidade caudal de cada ducto mesonéfrico se tornam **glândulas seminais** (vesículas). As secreções desses pares de glândulas nutrem os espermatozoides. A parte do ducto mesonéfrico entre os ductos dessa glândula e a uretra se torna o **ducto ejaculatório** (ver Figura 13.20 A).

Próstata. Múltiplas protuberâncias endodérmicas surgem a partir da parte prostática da uretra e crescem para o interior do mesênquima adjacente (Figura 13.22). O epitélio glandular da próstata se diferencia a partir dessas células endodérmicas, e o mesênquima associado se diferencia em um denso estroma e no tecido muscular da próstata. As secreções originárias da próstata contribuem para o sêmen.

Glândulas bulbouretrais. As glândulas bulbouretrais são estruturas do tamanho de uma ervilha que se desenvolvem a partir de pares de protuberâncias derivadas da parte esponjosa da uretra (ver Figura 13.20 A). As fibras de músculo liso e o estroma se diferenciam a partir do mesênquima adjacente. As secreções dessas glândulas também contribuem para o sêmen.

Desenvolvimento de ductos e glândulas genitais femininos

Os **ductos mesonéfricos** dos embriões femininos regridem devido à falta de testosterona. Os **ductos paramesonéfricos** se desenvolvem devido à ausência de HAM. O desenvolvimento sexual feminino não depende da presença de ovários ou hormônios até a puberdade. Os **ductos paramesonéfricos** formam a maior parte do sistema genital feminino. As **tubas uterinas** desenvolvem-se a partir das partes craniais não fusionadas dos ductos paramesonéfricos (ver Figura 13.20 B e C). As partes caudais fusionadas desses ductos formam o **primórdio uterovaginal**, que origina o **útero** e a porção superior da **vagina** (ver Figura 13.21). *A expressão de genes Hox nos ductos paramesonéfricos regulam o desenvolvimento dos ductos genitais femininos.* O estroma endometrial e o miométrio são derivados do mesênquima esplâncnico. A fusão dos ductos paramesonéfricos também forma uma prega peritoneal que se torna o **ligamento largo** e dois compartimentos peritoneais – a **bolsa retrouterina** e a **bolsa vesicouterina** (Figura 13.23 B a D).

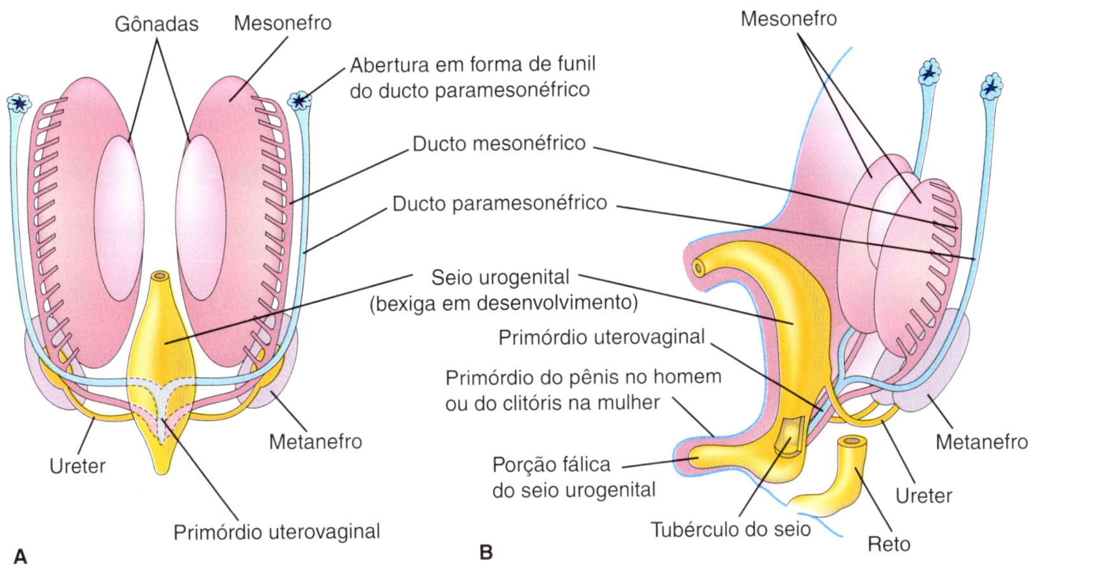

Figura 13.21 A. Esquema de uma vista ventral da parede posterior abdominal de um embrião de 7 semanas, mostrando os dois pares de ductos genitais existentes durante o estágio indiferenciado do desenvolvimento sexual. **B.** Vista lateral de um feto de 9 semanas, mostrando o tubérculo do seio na parede posterior do seio urogenital. Esse se torna o hímen nas mulheres (ver Figura 13.20 C) e o colículo seminal nos homens.

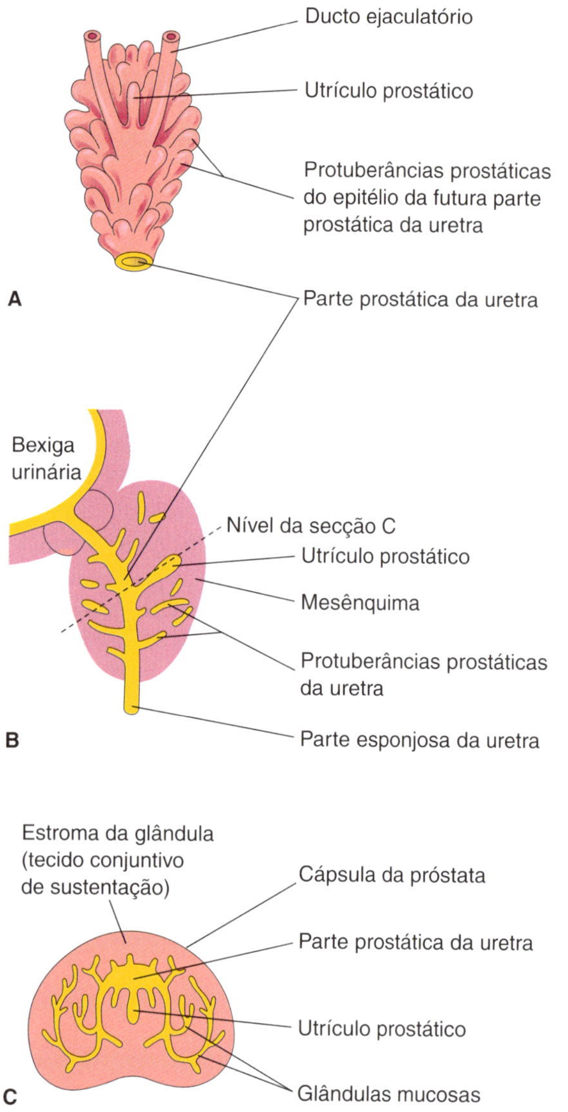

Figura 13.22 A. Vista dorsal da próstata em desenvolvimento em um feto de 11 semanas. **B.** Esquema de uma secção mediana da uretra e da próstata em desenvolvimento mostrando numerosas protuberâncias endodérmicas da uretra prostática. O utrículo prostático vestigial também é mostrado. **C.** Secção da próstata (16 semanas) no nível mostrado em **B**.

Desenvolvimento da vagina. O epitélio da vagina é derivado da endoderme do **seio urogenital**. A parede fibromuscular da vagina se desenvolve a partir do mesênquima adjacente. O contato do ***primórdio uterovaginal*** com o seio urogenital, formando o **tubérculo do seio** (ver Figura 13.21 B), induz a formação de um par de protuberâncias endodérmicas – **bulbos sinovaginais** (Figura 13.23 A). Elas se estendem do seio urogenital até a extremidade caudal do primórdio uterovaginal. Os bulbos sinovaginais se fusionam para formar a **placa vaginal** (ver Figura 13.20 B). As células centrais dessa placa se desintegram, formando o **lúmen da vagina**. As células periféricas da placa formam o epitélio vaginal ou de revestimento (ver Figura 13.20 C). Até o fim da vida fetal, o lúmen da vagina é separado da cavidade do seio urogenital por uma membrana – o **hímen** (Figura 13.24 H; ver Figura 13.20 C). O hímen é formado pela invaginação da parede posterior do seio urogenital e geralmente se rompe durante o período perinatal (primeiros 28 dias após o nascimento), permanecendo como uma delgada membrana mucosa apenas dentro do orifício vaginal.

Glândulas genitais auxiliares femininas. Protuberâncias da uretra penetram no mesênquima adjacente formando as glândulas uretrais bilaterais secretoras de muco e **glândulas parauretrais** (ver Figura 13.20 B). Protuberâncias do seio urogenital formam as **glândulas vestibulares maiores** no terço inferior dos **grandes lábios** (ver Figura 13.24 F). Essas glândulas tubuloalveolares também secretam muco e são homólogas às glândulas bulbouretrais masculinas (ver Tabela 13.1).

Desenvolvimento da genitália externa

12

Até a sétima semana, as genitálias externas são sexualmente indiferenciadas (ver Figura 13.24 A e B). As características sexuais distintas começam a aparecer durante a 9ª semana, porém as genitálias externas não são totalmente diferenciadas até a 12ª semana. No início da quarta semana, o mesênquima em proliferação produz um **tubérculo genital** (ver Figura 13.24 A) – **primórdio do pênis ou do clitóris** – em ambos os sexos na extremidade cranial da membrana cloacal. *FGF8 está envolvido nas vias de sinalização no desenvolvimento inicial da genitália externa.*

As **saliências labioescrotais** e as **pregas urogenitais** logo se desenvolvem em cada lado da membrana cloacal. O tubérculo genital logo se estende para formar um **falo primordial – pênis ou clitóris** (ver Figura 13.24 B). Nos fetos femininos, a uretra e a vagina se abrem em uma cavidade comum, o **vestíbulo da vagina** (ver Figura 13.24 B e H).

Desenvolvimento da genitália externa masculina

A masculinização da genitália externa indiferenciada é induzida pela di-hidrotestosterona que é produzida perifericamente pela conversão da 5α-redutase em testosterona pelas células testiculares de Leydig (ver Figura 13.24 C, E e G). O **falo primordial** cresce e se

> **Determinação do sexo fetal**
>
> A análise do sexo fetal por **ultrassom transabdominal** é importante para a tomada de decisão, especialmente em gestações de risco com graves defeitos congênitos ligados ao X. A análise é baseada na visualização direta da genitália externa. Por volta da 12ª semana de gestação, o falo primordial se diferencia para formar o pênis (ver Figura 13.24 G). Vários estudos indicam que a determinação do sexo é altamente precisa na maioria dos casos (99 a 100%) após 13 semanas de gestação, desde que a genitália externa não seja malformada.
>
> A precisão do diagnóstico aumenta com a idade gestacional e depende da experiência do ultrassonografista, do equipamento, da posição do feto e da quantidade de líquido amniótico. Avanços na genética molecular e nos testes de diagnóstico (*microarray* e sequenciamento de última geração) levaram à melhor compreensão dos distúrbios do desenvolvimento sexual.

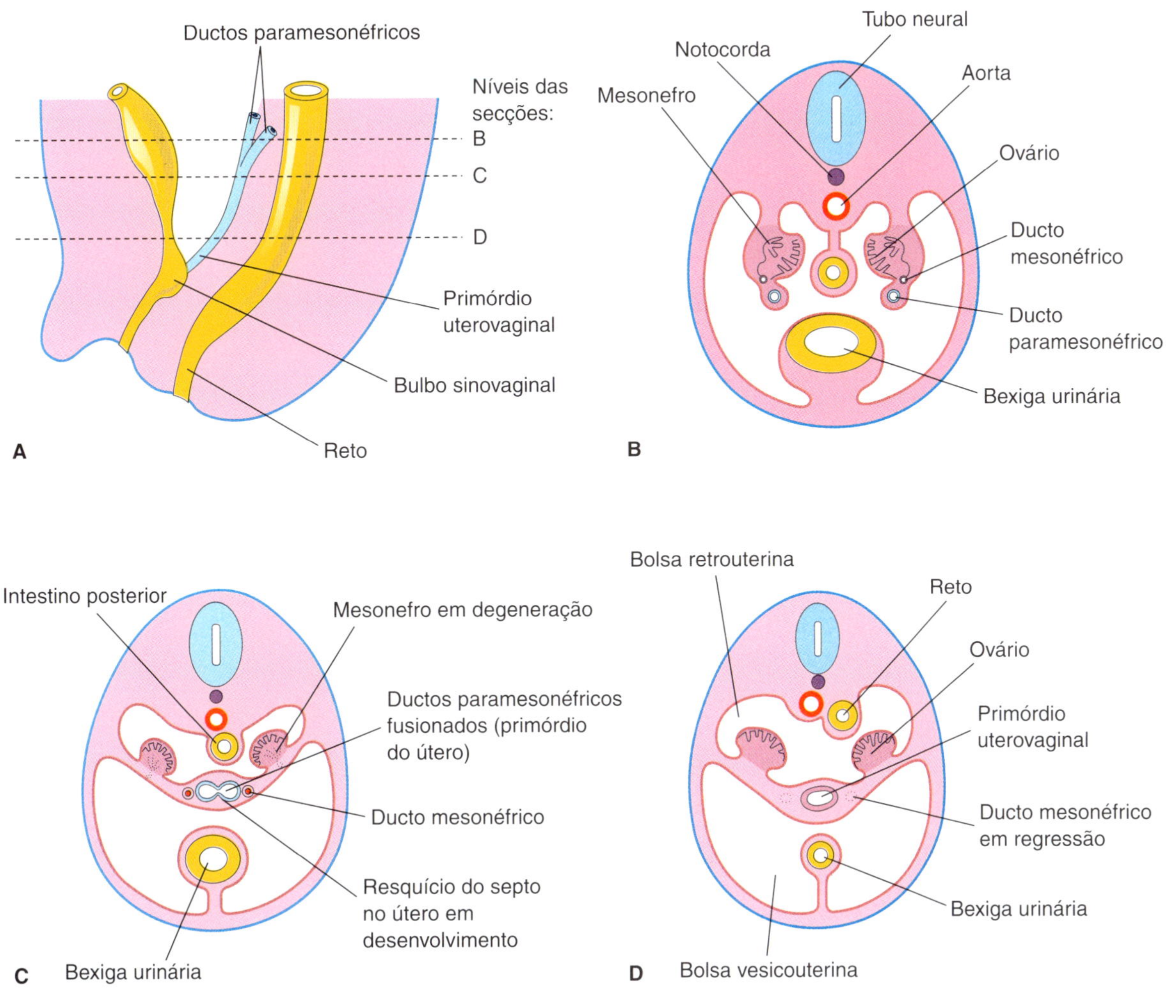

Figura 13.23 Desenvolvimento inicial dos ovários e útero. **A.** Desenho esquemático de uma secção sagital da região caudal de um embrião de 8 semanas. **B.** Secção transversal mostrando os ductos paramesonéfricos aproximando-se um do outro. **C.** Secção semelhante em um nível mais caudal, ilustrando a fusão dos ductos paramesonéfricos. Um resquício do septo que separa os ductos paramesonéfricos é mostrado. **D.** Secção semelhante mostrando o primórdio uterovaginal, o ligamento largo e as bolsas na cavidade pélvica. Note que os ductos mesonéfricos regrediram.

alonga para se tornar o pênis. A **placa uretral** forma a porção ventral do falo. A placa uretral canaliza e se abre para formar o **sulco uretral**. Esse sulco é delimitado pelas **pregas uretrais**, que formam as paredes laterais, e é revestido por uma proliferação de células endodérmicas da **placa uretral** (ver Figura 13.24 C), que se estende a partir da porção fálica do seio urogenital. Sob a influência de andrógenos, as **pregas uretrais** se fusionam entre si ao longo da superfície ventral do pênis, formando a **uretra esponjosa** (ver Figura 13.24 E). A superfície da ectoderme se fusiona no plano mediano do pênis, formando a **rafe peniana** e enclausurando a uretra esponjosa dentro do pênis. Na extremidade da **glande peniana**, uma invaginação ectodérmica forma um cordão celular ectodérmico, que se estende em direção à raiz do pênis para encontrar a uretra esponjosa (ver Figura 13.15 A). Esse cordão se canaliza e se une à uretra esponjosa previamente formada (ver Figura 13.15 B). Essa junção completa a parte terminal da uretra e move o **orifício uretral externo** para a extremidade da glande peniana (ver Figuras 13.15 C e 13.24 G). Durante a 12ª semana, uma invaginação circular de ectoderme forma-se na periferia da glande peniana (ver Figura 13.15 B). Quando essa invaginação se desintegra, forma o **prepúcio** (ver Figura 13.24 G). Os **corpos cavernosos** e **esponjosos** se desenvolvem a partir do mesênquima do falo. As **saliências labioescrotais** crescem uma em direção à outra e se fusionam para formar o **escroto** (ver Figura 13.24 E). A linha de fusão dessas pregas é claramente visível como a **rafe escrotal** (ver Figura 13.24 G).

Desenvolvimento da genitália externa feminina

O crescimento do falo primordial nos fetos femininos gradualmente diminui, e ele se torna o **clitóris** (ver Figura 13.24 D, F e H). O clitóris é ainda relativamente grande com 18 semanas (ver Figura 13.24 D) e se desenvolve de forma semelhante ao pênis, porém as pregas urogenitais não se fusionam, exceto posteriormente, quando se juntam para formar o **frênulo dos pequenos lábios**. As partes não fusionadas das pregas urogenitais formam os **pequenos lábios**. As pregas labioescrotais se fusionam posteriormente para formar a **comissura labial posterior** e anteriormente para formar a **comissura labial anterior** e o **monte pubiano**. A maior parte das **pregas labioescrotais** permanece não fusionada e forma duas grandes pregas de pele, os **grandes lábios** (ver Figura 13.24 H).

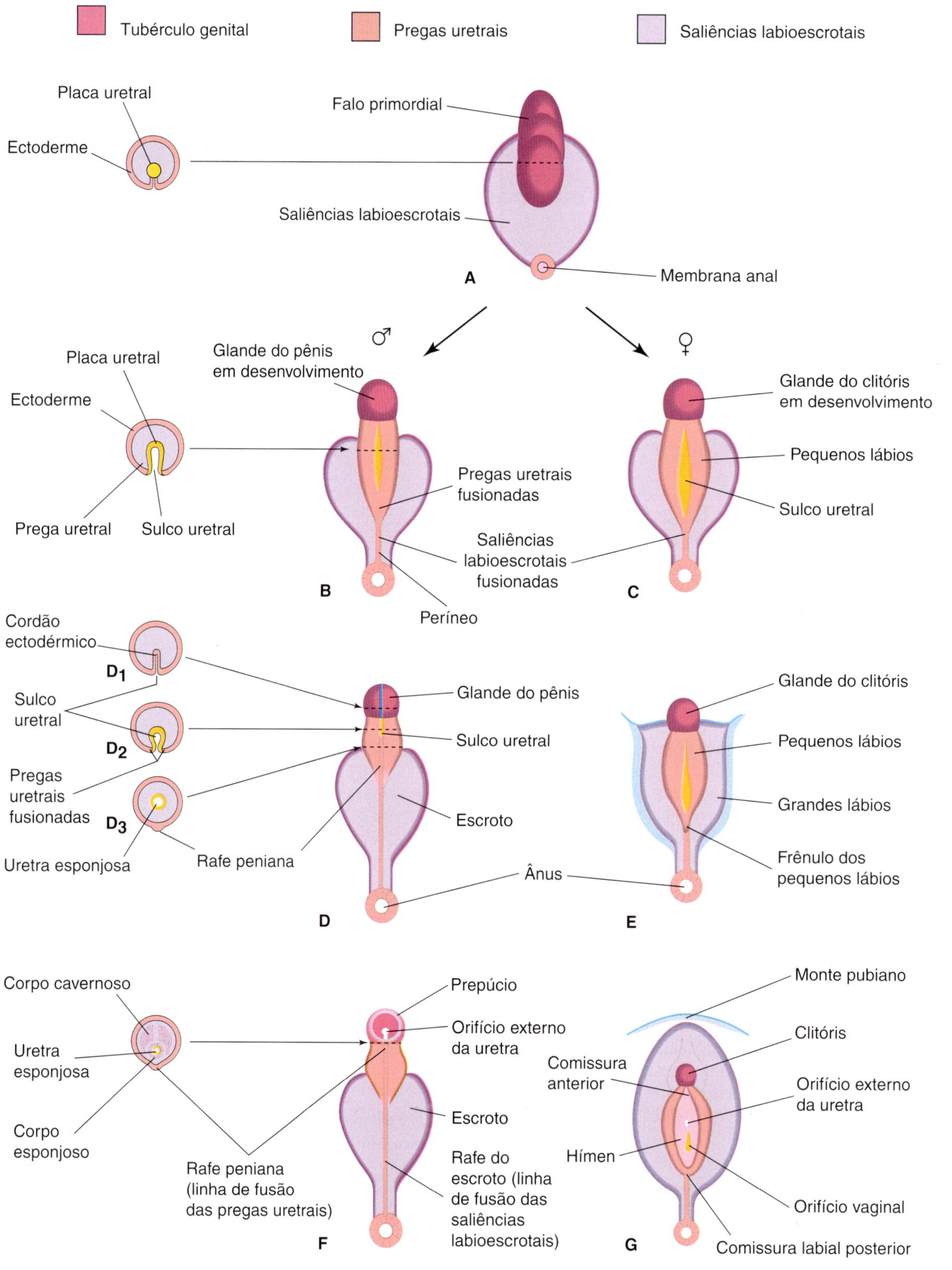

Figura 13.24 Desenvolvimento da genitália externa. **A.** Diagrama ilustrando a aparência da genitália durante o estágio indiferenciado (4ª à 7ª semana). **B**, **D** e **F.** Estágios no desenvolvimento da genitália externa masculina nas semanas 9, 11 e 12, respectivamente. À esquerda, são esquematizadas as secções transversais do pênis em desenvolvimento, ilustrando a formação da uretra esponjosa e do escroto. **C**, **E** e **G.** Estágios no desenvolvimento da genitália externa feminina nas semanas 9, 11 e 12, respectivamente. O monte pubiano é um coxim de tecido adiposo sobre a sínfise púbica.

Distúrbios no desenvolvimento sexual

A *visualização da genitália externa durante a ultrassonografia* é clinicamente importante por muitas razões, incluindo a identificação de fetos com risco de distúrbios graves ligados ao X. Um exame cuidadoso do períneo pode detectar a **genitália ambígua**. A confirmação por ultrassonografia dos testículos no escroto fornece a única determinação 100% do gênero, o que não é possível *in utero* até o período de 22 a 36 semanas. Erros na determinação e na diferenciação do sexo resultam em vários graus de sexos intermediários. Avanços na genética molecular levaram a uma melhor compreensão do desenvolvimento sexual anormal e da **genitália ambígua**.

Os **distúrbios do desenvolvimento sexual** (DDS) implicam uma discrepância entre a morfologia das gônadas (testículos e ovários) e a aparência da genitália externa. Uma DDS pode ser classificada em:

- **DDS do sexo cromossômico**, incluindo: síndrome de Turner e síndrome de Klinefelter
- **Disgenesia gonadal**, incluindo: DDS ovotesticular, DDS testicular XX e disgenesia gonadal XY
- **Hiperplasia suprarrenal congênita virilizante** (**HAC**)
- **Distúrbios de ação androgênica**.

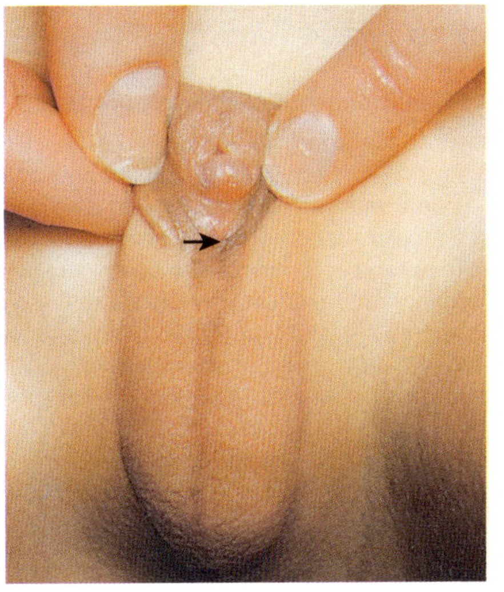

Figura 13.25 Genitália externa de uma menina de 6 anos de idade mostrando um clitóris aumentado e uma estrutura semelhante a um escroto formada pela fusão dos grandes lábios. A *seta* indica a abertura no seio urogenital (ver Figura 13.11 C). A masculinização extrema é o resultado da hiperplasia adrenal congênita. (Cortesia de Dr. Heather Dean, Department of Pediatrics and Child Health, University of Manitoba, Winnipeg, Manitoba, Canada.)

DDS do sexo cromossômico

Em embriões com **complexos cromossômicos sexuais anormais**, como XXX ou XXY (ver Capítulo 19, *Defeitos Congênitos em Seres Humanos*, Figura 19.7), o número de cromossomos X parece não ser importante na determinação do sexo. Se um cromossomo Y normal está presente, o embrião se desenvolve como homem. Se nenhum cromossomo Y está presente ou a região determinante do cromossomo Y está ausente, o desenvolvimento feminino ocorre. A perda de um cromossomo X não parece interferir na migração das células germinativas primordiais para as cristas gonadais, pois algumas células germinativas foram observadas nas gônadas fetais de mulheres 45,XO com **síndrome de Turner** XXY (ver Capítulo 19, *Defeitos Congênitos em Seres Humanos*, Figura 19.3). No entanto, dois cromossomos X são necessários para que ocorra um desenvolvimento ovariano normal.

HAC virilizante

A HAC refere-se a condições clínicas que resultam de defeitos autossômicos na síntese de esteroides adrenais. Em mais de 90% dos casos, esse defeito é devido a uma deficiência de 21-hidroxilase. Normalmente existe uma insuficiência adrenal. A hipófise reage a essa deficiência aumentando a produção de ACTH, causando produção excessiva de andrógenos pela glândula adrenal. Nas mulheres, isso geralmente causa masculinização da genitália externa (Figura 13.25). Comumente, há **hipertrofia do clitóris**, fusão parcial dos grandes lábios e um seio urogenital persistente. Os recém-nascidos homens afetados apresentam genitália externa normal, e a síndrome pode não ser detectada na primeira infância. Mais tarde na infância, em ambos os sexos, o excesso de andrógenos leva a um crescimento rápido e à maturação esquelética acelerada.

Disgenesias gonadais

DDS ovotesticular

Pessoas com **DDS ovotesticular**, uma rara condição intersexual, geralmente apresentam **núcleos positivos para a cromatina sexual**. Aproximadamente 70% dessas pessoas apresentam uma constituição cromossômica 46,XX; 20% apresentam **mosaicismo** 46,XX/46,XY (presença de duas ou mais linhagens celulares), e 10% apresentam uma constituição cromossômica 46,XY. As causas do DDS ovotesticular ainda não são bem conhecidas.

Pessoas com essa condição podem apresentar tecido testicular e ovariano dentro de uma gônada (**um ovotestículo**) ou em ambas. Esses tecidos geralmente não são funcionais. O DDS ovotesticular resulta de um erro na determinação do sexo. O fenótipo pode ser masculino ou feminino, porém as genitálias externas são sempre ambíguas.

DDS testicular XX

Pessoas com **DDS** testicular XX apresentam núcleos positivos para cromatina sexual e uma constituição cromossômica 46,XX. Essa anomalia ocorre quando o gene SRY é translocado para o cromossomo X, resultando em uma aparência masculina da genitália externa, embora alguns indivíduos possam apresentar genitálias de aparência ambígua.

Disgenesia gonadal XY

Pessoas com essa condição intersexual apresentam **núcleos negativos para a cromatina sexual** (sem cromatina sexual) e uma constituição cromossômica 46,XY. A genitália externa é variável em termos de desenvolvimento, assim como o desenvolvimento da genitália interna, devido aos vários graus de desenvolvimento dos ductos paramesonéfricos. Essas anomalias são causadas por uma produção inadequada de testosterona e HAM pelos testículos fetais.

Distúrbios de ação androgênica

Síndrome da insensibilidade androgênica

Pessoas com síndrome da insensibilidade androgênica, que ocorre em 1 em 20.000 nascimentos vivos, são **mulheres de aparência normal**, apesar da presença de testículos e de uma constituição cromossômica 46,XY. **A genitália externa é feminina**, entretanto, a vagina geralmente termina em uma bolsa de fundo cego e o útero e as tubas uterinas estão ausentes ou são rudimentares. Na puberdade, há o desenvolvimento normal das mamas e características femininas, entretanto, a menstruação não ocorre.

Os testículos geralmente estão no abdome ou nos canais inguinais, porém podem estar dentro dos grandes lábios. A deficiência de masculinização que ocorre nessas pessoas resulta de uma resistência à ação da testosterona em nível celular no tubérculo genital e nas pregas labioescrotais e uretrais.

Pessoas com a **síndrome de insensibilidade androgênica parcial** exibem alguma masculinização ao nascimento, como genitália externa ambígua, e podem apresentar um clitóris aumentado. A síndrome de insensibilidade androgênica segue a herança recessiva ligada ao X, e o gene que codifica o receptor de andrógeno já foi localizado.

Hipospadia

Existem quatro tipos de hipospadia: a hipospadia da glande (o tipo mais comum), peniana, penoescrotal e perineal. A **hipospadia é a anomalia mais frequente** que envolve o pênis e é encontrada em 1 em 125 crianças do sexo masculino. Na **hipospadia da glande**, o orifício uretral externo está na superfície ventral da glande do pênis. Na **hipospadia peniana**, o orifício uretral externo está na superfície ventral do corpo do pênis. A hipospadia da glande e peniana são os tipos mais comuns (Figura 13.26). Na **hipospadia penoescrotal**, o orifício uretral está na junção do pênis com o escroto. Na **hipospadia perineal**, o orifício uretral externo está localizado entre as metades não fusionadas do escroto. **A hipospadia resulta da produção inadequada de andrógenos pelos testículos fetais.** Acredita-se que fatores ambientais podem interromper a expressão gênica relacionada à testosterona.

Epispádia

Em 1 em cada 30.000 recém-nascido do sexo masculino, a uretra se abre na superfície dorsal do pênis. Embora a epispádia possa ocorrer como uma entidade separada, ela é *geralmente associada à extrofia da bexiga* (ver Figura 13.13). A epispádia pode resultar de interações ectodérmicas-mesenquimais inadequadas durante o desenvolvimento do tubérculo genital, que, consequentemente, se desenvolve mais dorsalmente do que em embriões normais. Assim, quando a membrana urogenital se rompe, o seio urogenital se abre na superfície dorsal do pênis. A urina é expelida na raiz do pênis malformado.

Anomalias congênitas do sistema genital feminino

Os vários tipos de duplicação uterina e anomalias vaginais resultam do controle no desenvolvimento do primórdio uterovaginal durante a oitava semana do desenvolvimento (Figura 13.27 B a G). Os principais defeitos no desenvolvimento são:

- Fusão incompleta dos ductos paramesonéfricos
- Desenvolvimento incompleto de um ou de ambos os ductos paramesonéfricos
- Insuficiência do desenvolvimento de partes de um ou de ambos os ductos paramesonéfricos
- Canalização incompleta da placa vaginal que forma a vagina.

Em alguns casos, o útero é dividido internamente por um septo (Figura 13.27 F). Se a duplicação envolve somente a parte superior do corpo do útero, a condição é chamada de **útero bicorno** (Figura 13.27 D e E). Se o crescimento de um ducto paramesonéfrico é retardado e este não se fusiona com o outro, um **útero bicorno com um corno rudimentar** se desenvolve (Figura 13.27 E). O corno pode não se comunicar com a cavidade uterina. Um **útero unicorno** se desenvolve quando um ducto paramesonéfrico não se forma, o que resulta em um útero com uma única tuba uterina (Figura 13.27 G). Em muitos desses casos, os indivíduos são férteis, porém podem apresentar uma incidência maior de partos prematuros. Um **útero duplo** (útero didelfo) resulta da deficiência na fusão das partes inferiores dos ductos paramesonéfricos. Isso pode estar associado a uma vagina dupla ou única (Figura 13.27 B e C).

A agenesia da vagina resulta da **deficiência dos bulbos sinovaginais em se desenvolverem** e formarem a placa vaginal (ver Figura 13.20 B). Quando a vagina está ausente, o útero também é normalmente ausente, pois o útero em desenvolvimento (primórdio uterovaginal) induz a formação dos bulbos sinovaginais, que se fusionam para formar a **placa vaginal** (ver Figura 13.24 C). A deficiência na canalização da placa vaginal resulta no bloqueio da vagina. A deficiência na perfuração na extremidade inferior da placa vaginal resulta em um **hímen imperfurado** (ver Figura 13.20 C).

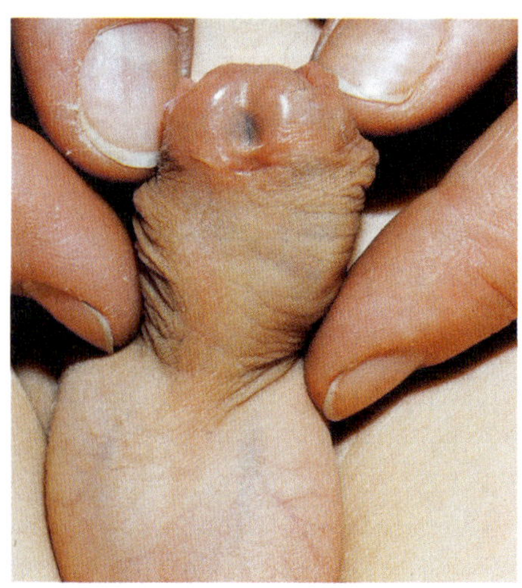

Figura 13.26 Hipospadia da glande em um menino. Há uma cavidade rasa na glande do pênis no local usual do orifício uretral. (Cortesia de A. E. Chudley, MD, Department of Pediatrics and Child Health, University of Manitoba, Children's Hospital, Winnipeg, Manitoba, Canada.)

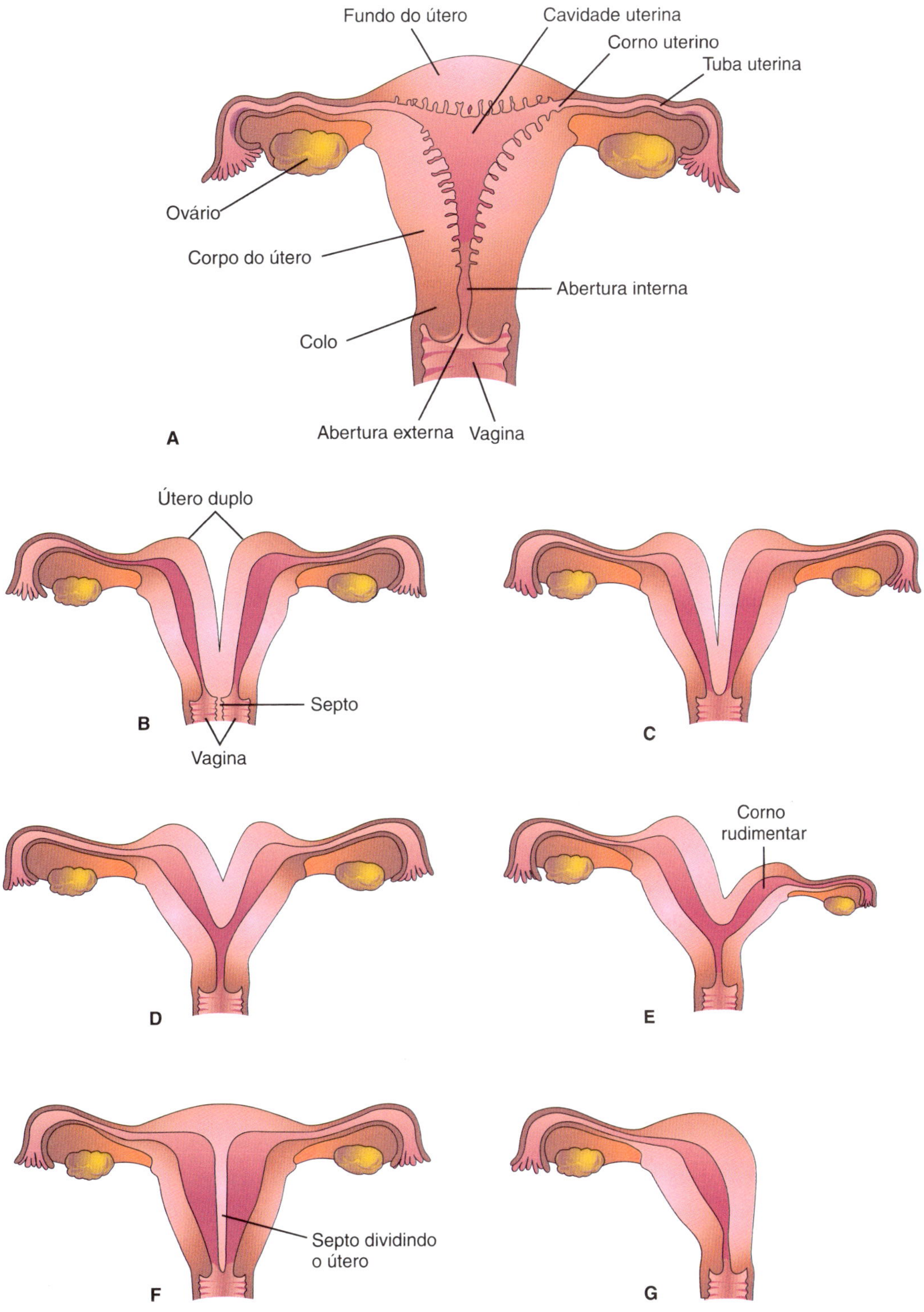

Figura 13.27 Vários tipos de anomalias congênitas uterinas. **A.** Útero e vagina normais. **B.** Útero duplo (útero didelfo) e vagina dupla. Note o septo dividindo a vagina. **C.** Útero duplo com vagina única. **D.** Útero bicorno (dois cornos uterinos). **E.** Útero bicorno com corno esquerdo rudimentar. **F.** Útero septado. Note o septo dividindo o útero. **G.** Útero unicorno. Observe que existe apenas metade do útero.

Desenvolvimento dos canais inguinais

Os canais inguinais formam as vias para a descida dos testículos a partir da parede abdominal dorsal, através da parede abdominal anterior dentro do escroto. *Os canais inguinais se desenvolvem em ambos os sexos* devido ao estágio morfologicamente indiferenciado do desenvolvimento sexual. Por meio de uma série de condensações do mesênquima, uma estrutura de tecido conjuntivo – o **gubernáculo** (cordão fibroso) – se desenvolve em cada lado do abdome a partir do polo inferior da gônada (Figura 13.28 A). O gubernáculo passa obliquamente através da parede abdominal em desenvolvimento, no local do futuro canal inguinal (Figura 13.28 B a D). O gubernáculo está associado cranialmente ao mesênquima do mesonefro.

O **processo vaginal**, uma invaginação do peritônio, se desenvolve ventralmente ao gubernáculo e forma uma hérnia através da parede abdominal, ao longo do trajeto formado pelo gubernáculo (ver Figura 13.28 B a E). O processo vaginal carrega, anteriormente a ele, extensões das camadas da parede abdominal, que formam as paredes do canal inguinal. Essas camadas também formam os revestimentos dos cordões espermáticos e do testículo (ver Figura 13.28 E e F). A abertura na fáscia transversal produzida pelo processo vaginal torna-se o **anel inguinal profundo**, e a abertura criada na aponeurose oblíqua externa forma o **anel inguinal superficial**.

12 Deslocamento dos testículos e ovários

Descida dos testículos

Em 26 semanas, os testículos desceram retroperitonealmente a partir da parede abdominal posterior para os anéis inguinais profundos (ver Figura 13.28 B e C). Essa mudança na posição ocorre conforme a pelve fetal aumenta e o tronco do embrião se alonga. O deslocamento transabdominal dos testículos é em grande parte um movimento relativo que resulta do crescimento da parte cranial do abdome a partir da futura região pélvica. Uma pressão abdominal aumentada pode também desempenhar algum papel.

A **descida dos testículos** através dos **canais inguinais** até o escroto é controlada por andrógenos (p. ex., testosterona) produzidos pelos testículos fetais. O **gubernáculo** guia os testículos durante a descida. O deslocamento dos testículos através dos canais inguinais e no escroto geralmente começa durante a 26ª semana e pode durar de 2 a 3 dias. Em 32 semanas, na maioria dos casos, ambos os testículos estão no escroto. Mais de 97% dos recém-nascidos a termo apresentam ambos os testículos no escroto. Durante os primeiros 3 meses após o nascimento, a maioria dos testículos que não desceu desce para o escroto. Quando os testículos descem, carregam os ductos deferentes e os vasos. Conforme os testículos e os **ductos deferentes** descem, são encobertos por extensões de fáscias da parede abdominal (ver Figura 13.28 F):

- A extensão da fáscia transversal torna-se a **fáscia espermática interna**
- As extensões do músculo oblíquo interno e fáscia tornam-se o **músculo** e a **fáscia do cremaster**
- A extensão do músculo oblíquo externo e aponeurose torna-se a **fáscia espermática externa**.

Dentro do escroto, o testículo se projeta para a extremidade distal do **processo vaginal**. Durante o período perinatal (primeiras 4 semanas), o pedúnculo de conexão desse processo normalmente se oblitera, formando uma membrana serosa – a **túnica vaginal** – que reveste a frente e os lados do testículo (ver Figura 13.28 F).

Criptorquidismo

O criptorquidismo (testículos escondidos ou não descidos) é o defeito congênito mais comum em recém-nascidos e ocorre em cerca de 30% dos meninos prematuros e em aproximadamente 3 a 4% dos meninos a termo. O criptorquidismo pode ser uni ou bilateral. Na maioria dos casos, os testículos descem para o escroto até o fim do primeiro ano. Se ambos os testículos permanecerem dentro ou apenas fora da cavidade abdominal, eles não amadurecem e a esterilidade é comum. Se não for corrigido, existe um risco significativamente maior para o desenvolvimento de **tumores de células germinativas**, especialmente no caso de *criptorquidismo abdominal*. Os **testículos criptorquídicos** podem estar na cavidade abdominal ou em qualquer lugar ao longo da via de descida usual do testículo, porém normalmente estão no canal inguinal (Figura 13.29 A). A causa da maioria dos casos de criptorquidismo é desconhecida, porém a deficiência na produção de andrógenos pelos testículos fetais é um fator importante.

Testículos ectópicos

Após atravessar o canal inguinal, o testículo pode desviar de sua via usual de descida e se alojar em várias localizações anormais (ver Figura 13.29 B):

- Intersticial (externamente à aponeurose do músculo oblíquo externo)
- Na parte proximal da coxa medial
- Dorsalmente ao pênis
- No lado oposto (**ectopia cruzada**).

Todos os tipos de testículo ectópico são raros, porém a **ectopia intersticial** ocorre mais frequentemente. O testículo ectópico ocorre quando uma parte do gubernáculo passa para uma localização anormal e o testículo o acompanha.

Descida dos ovários

Os ovários também descem da região lombar da parede abdominal posterior e se deslocam para a pelve, entretanto, *não passam da pelve e entram nos canais inguinais*. O **gubernáculo** está preso ao útero próximo à ligação da tuba uterina. A parte cranial do gubernáculo torna-se o **ligamento ovariano**, e a parte caudal forma o **ligamento redondo** do útero (ver Figura 13.20 C). Os ligamentos redondos passam pelos canais inguinais e terminam nos grandes lábios. O processo vaginal, relativamente pequeno nas mulheres, é normalmente obliterado e desaparece muito antes do nascimento. Um processo evidente em um feto é conhecido como **um processo vaginal do peritônio** (canal de Nuck).

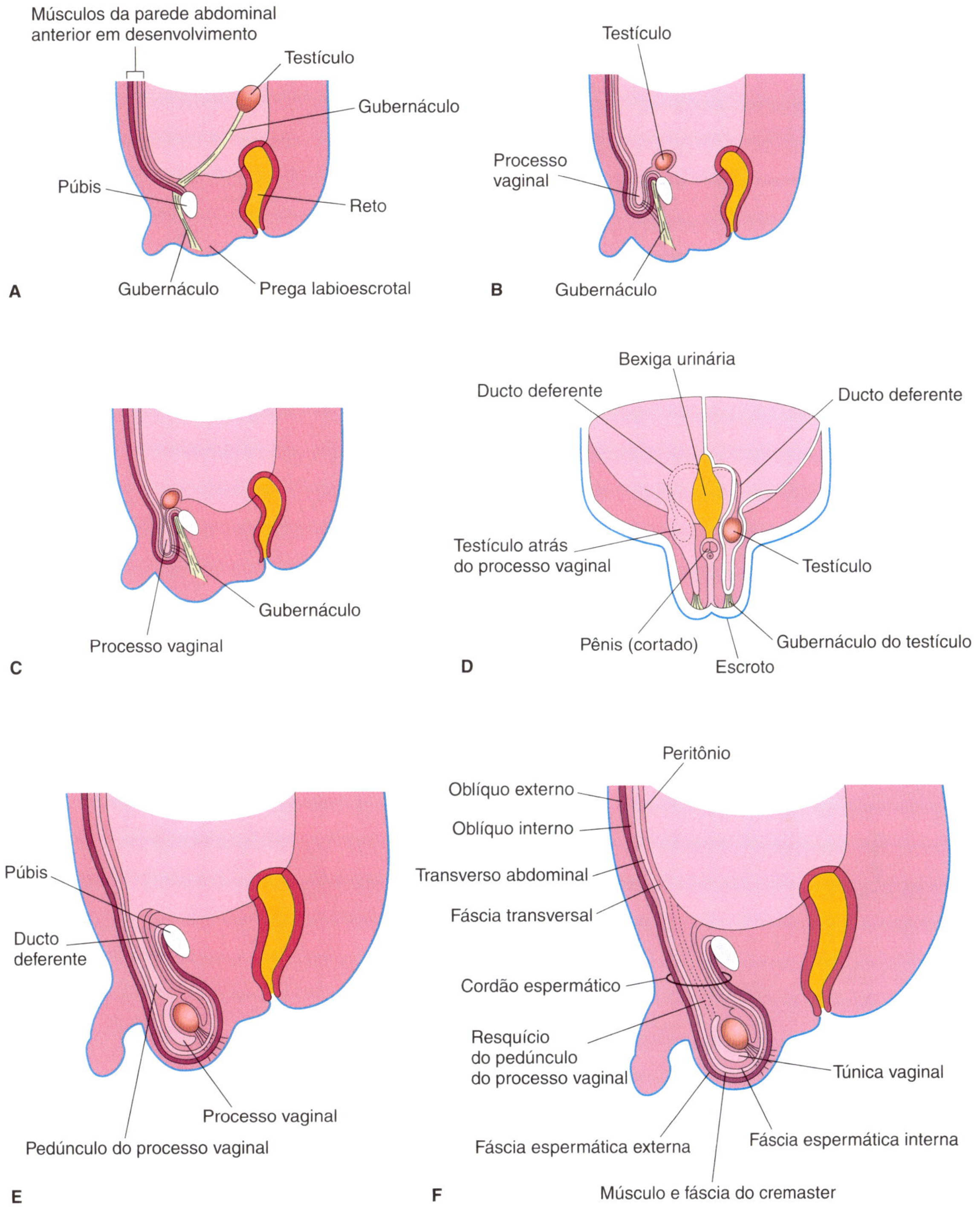

Figura 13.28 Formação dos canais inguinais e descida dos testículos. **A.** Secção sagital de um embrião de 7 semanas mostrando o testículo antes de sua descida da parede abdominal dorsal. **B** e **C.** Secções semelhantes, com aproximadamente 28 semanas, mostrando o processo vaginal e o testículo começando a passar através do canal inguinal. Note que o processo vaginal carrega as camadas da fáscia da parede abdominal anterior a ele. **D.** Secção frontal de um feto 3 dias mais tarde aproximadamente, mostrando a descida do testículo posteriormente ao processo vaginal. O processo foi cortado no *lado esquerdo* para mostrar o testículo e o ducto deferente. **E.** Secção sagital de um recém-nascido homem, mostrando o processo vaginal comunicando-se com a cavidade peritoneal por um pedúnculo estreito. **F.** Secção semelhante de um recém-nascido com 1 mês de idade após obliteração do pedúnculo do processo vaginal. Note que as camadas da fáscia estendidas da parede abdominal agora formam os revestimentos do cordão espermático.

Hérnia inguinal congênita

Se a comunicação entre a túnica vaginal e a cavidade peritoneal não se fecha, um **processo vaginal persistente** acontece. Uma alça do intestino pode herniar através dele para o escroto ou para os grandes lábios (Figura 13.30 A e B). Resquícios embrionários assemelhando-se a ductos deferentes ou ao epidídimo são frequentemente encontrados nos sacos de hérnias inguinais. A hérnia inguinal congênita é muito mais comum em homens, especialmente quando existem testículos não descidos. As hérnias também são comuns com testículos ectópicos e na **síndrome da insensibilidade androgênica** (ver Figura 13.25).

Hidrocele

Ocasionalmente, a extremidade abdominal do processo vaginal permanece aberta, porém é muito pequena para permitir uma herniação do intestino (ver Figura 13.30 D).

O líquido peritoneal passa pelo processo vaginal evidente e forma a **hidrocele escrotal**. Se somente a parte média do processo vaginal permanecer aberta, o líquido pode acumular e originar uma **hidrocele do cordão espermático** (ver Figura 13.30 C).

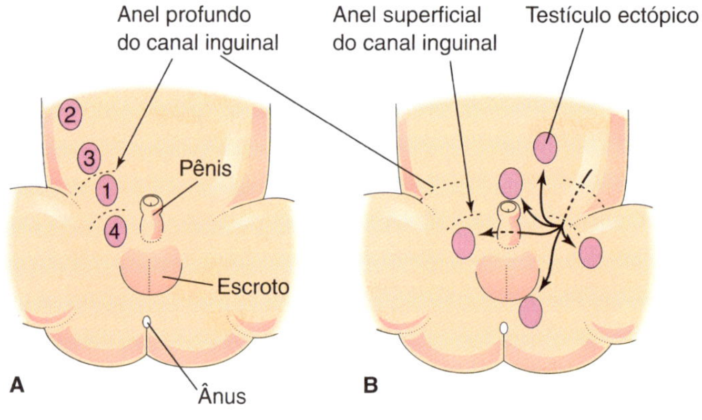

Figura 13.29 Possíveis locais de testículos criptorquídicos e ectópicos. **A.** Posições dos testículos criptorquídicos, numerados de 1 a 4 em ordem crescente de frequência. **B.** Locais usuais de testículos ectópicos.

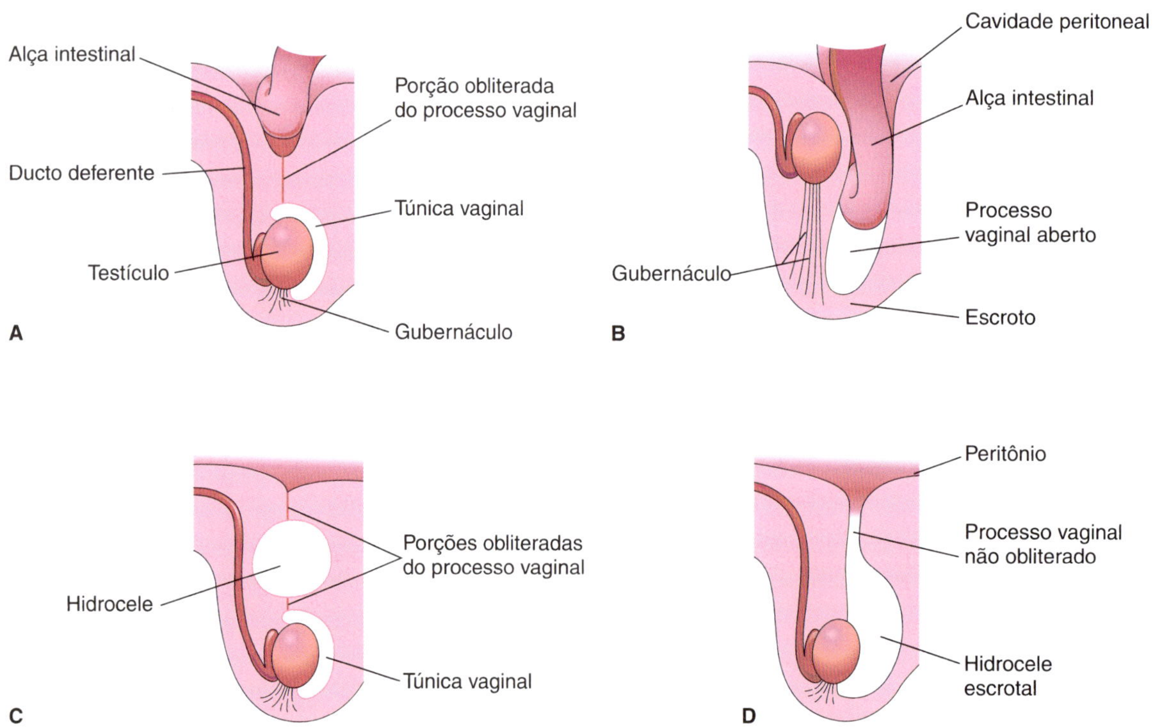

Figura 13.30 Diagramas de secções sagitais ilustrando as condições resultantes da deficiência do fechamento do processo vaginal. **A.** Hérnia inguinal congênita incompleta dentro do escroto resultante da persistência da parte proximal do processo vaginal. **B.** Hérnia inguinal congênita completa penetrando o processo não obliterado no escroto. O criptorquidismo, um defeito congênito comumente associado, também é mostrado. **C.** Grande hidrocele, que surgiu de uma porção não obliterada do processo vaginal. **D.** Hidrocele do testículo e cordão espermático resultante da passagem do líquido peritoneal por um processo vaginal aberto.

QUESTÕES DE ORIENTAÇÃO CLÍNICA

1. Um rim em ferradura geralmente funciona normalmente? Que problemas podem ocorrer com essa anomalia e como podem ser corrigidos?
2. Um médico disse a um homem que ele apresentava dois rins de um lado e nenhum do outro. Como esse defeito congênito provavelmente aconteceu? É provável que haja alguns problemas associados a essa condição?
3. Os indivíduos com DDS ovotesticular são férteis?
4. Quando um recém-nascido nasce com genitália externa ambígua, quanto tempo leva para o sexo apropriado ser definido? O que o médico diz aos pais? Como o sexo apropriado é determinado?
5. Qual é o tipo mais comum de anomalia que produz a genitália externa ambígua? Os hormônios masculinizantes ou androgênicos administrados durante o período de desenvolvimento fetal causam ambiguidade da genitália externa em fetos femininos?

As respostas a essas questões estão no fim deste livro.

Sistema Cardiovascular 14

O sistema cardiovascular é o primeiro sistema importante a funcionar no embrião. O coração primitivo e o sistema vascular aparecem no meio da terceira semana (Figura 14.1). *O coração começa a bater entre 22 e 23 dias* (Figura 14.2). Esse desenvolvimento precoce é necessário devido ao rápido crescimento do embrião, que não pode mais satisfazer suas necessidades nutricionais e de oxigênio apenas por difusão. O sistema cardiovascular é derivado da:

- *Mesoderme esplâncnica*, que forma o primórdio do coração (ver Figura 14.1 A e B)
- *Mesoderme paraxial e lateral* próximas aos placoides óticos – espessamentos semelhantes a placas – (ver Capítulo 17, *Desenvolvimento dos Olhos e das Orelhas*, Figura 17.9 A e B).

13 Desenvolvimento inicial do coração e dos vasos sanguíneos

14 As células progenitoras cardíacas multipotentes contribuem para a formação do coração e incluem populações mesodérmicas distintas – o campo cardíaco primário, ou anterior (RCP) e o campo cardíaco secundário (RCS) – e células da crista neural. As células mesodérmicas da linha primitiva migram para formar cordões pareados bilaterais (RCP), e da mesoderme faríngea, a RCS, localizada medialmente à RCP. Esses cordões se canalizam para formar dois **tubos** cardíacos delgados, que logo se fusionam em um único **tubo cardíaco** no final da terceira semana, como resultado do dobramento do embrião (Figura 14.5). Uma influência indutiva da endoderme anterior estimula a formação do coração. *A morfogênese cardíaca é controlada por uma cascata de genes reguladores e fatores de transcrição. O papel da via Wnt canônica, β-catenina, na cardiogênese está bem estabelecido.*

Desenvolvimento das veias associadas ao coração embrionário

Três veias pareadas drenam para o coração tubular do embrião de 4 semanas (ver Figura 14.2):

- As *veias vitelinas* retornam com o sangue pouco oxigenado da vesícula umbilical
- As *veias umbilicais* transportam o sangue rico em oxigênio do saco coriônico
- As *veias cardinais comuns* devolvem o sangue pouco oxigenado do corpo do embrião para o coração.

As **veias vitelinas** penetram na extremidade venosa do coração primitivo – o **seio venoso** (Figuras 14.3 e 14.4 A e B; ver Figura 14.2). À medida que o fígado primitivo cresce no septo transverso, os **cordões hepáticos** se anastomosam em torno dos espaços preexistentes revestidos por endotélio. Esses espaços, os primórdios dos sinusoides hepáticos, mais tarde, se conectam às veias vitelinas. As **veias hepáticas** se formam pelos resquícios da veia vitelina direita na região do fígado em desenvolvimento. A **veia porta** se desenvolve a partir de uma rede de veias vitelinas ao redor do duodeno (ver Figura 14.4 B). A transformação das veias umbilicais pode ser resumida como descrita a seguir (ver Figura 14.4 B):

- A veia umbilical direita e a porção cranial da veia umbilical esquerda entre o fígado e o seio venoso degeneram
- A porção caudal persistente da veia umbilical esquerda se transforma em veia umbilical, que transporta o sangue rico em oxigênio da placenta para o embrião
- Um grande desvio venoso – o ducto venoso – se desenvolve no interior do fígado e conecta a veia umbilical com a veia cava inferior (VCI).

As **veias cardinais** (ver Figuras 14.2 e 14.3 A) constituem o principal sistema de drenagem do embrião. As veias cardinais anterior e posterior drenam as porções cranial e caudal do embrião, respectivamente (ver Figura 14.3 A), as quais se unem para formar as **veias cardinais comuns**, que penetram no **seio venoso** (ver Figura 14.4 A). Durante a oitava semana, as **veias cardinais anteriores** estão conectadas por uma anastomose oblíqua (ver Figura 14.4 B), que desvia o sangue da veia cardinal anterior esquerda para a direita. Esse desvio anastomosado se torna a **veia braquiocefálica esquerda** quando a porção caudal da veia cardinal anterior esquerda degenera (ver Figuras 14.3 D e 14.4 C). A **veia cava superior** (VCS) se forma a partir da veia cardinal anterior direita e veia cardinal comum direita. Os únicos derivados adultos das **veias cardinais posteriores** são as raízes da **veia ázigo** e as **veias ilíacas comuns** (ver Figuras 14.3 D e 14.4 C). As veias subcardinais e supracardinais gradualmente substituem e suplementam as veias cardinais posteriores.

As **veias subcardinais** aparecem primeiro (ver Figura 14.3 A) e formam um tronco com a veia renal esquerda, as veias suprarrenais, as veias gonadais (testicular e ovariana) e um segmento da veia cava inferior (ver Figura 14.3 D). As **veias supracardinais** se tornam interrompidas na região dos rins (ver Figura 14.3 C). Cranialmente, elas se anastomosam e formam as **veias ázigo** e **hemiázigo** (ver Figuras 14.3 D e 14.4 C). Caudalmente aos rins, a veia supracardinal esquerda degenera, enquanto a veia supracardinal direita se torna a porção inferior da VCI (ver Figura 14.3 D). A **veia cava inferior** se forma quando o sangue que retorna da porção caudal do embrião é desviado do lado esquerdo para o direito do corpo.

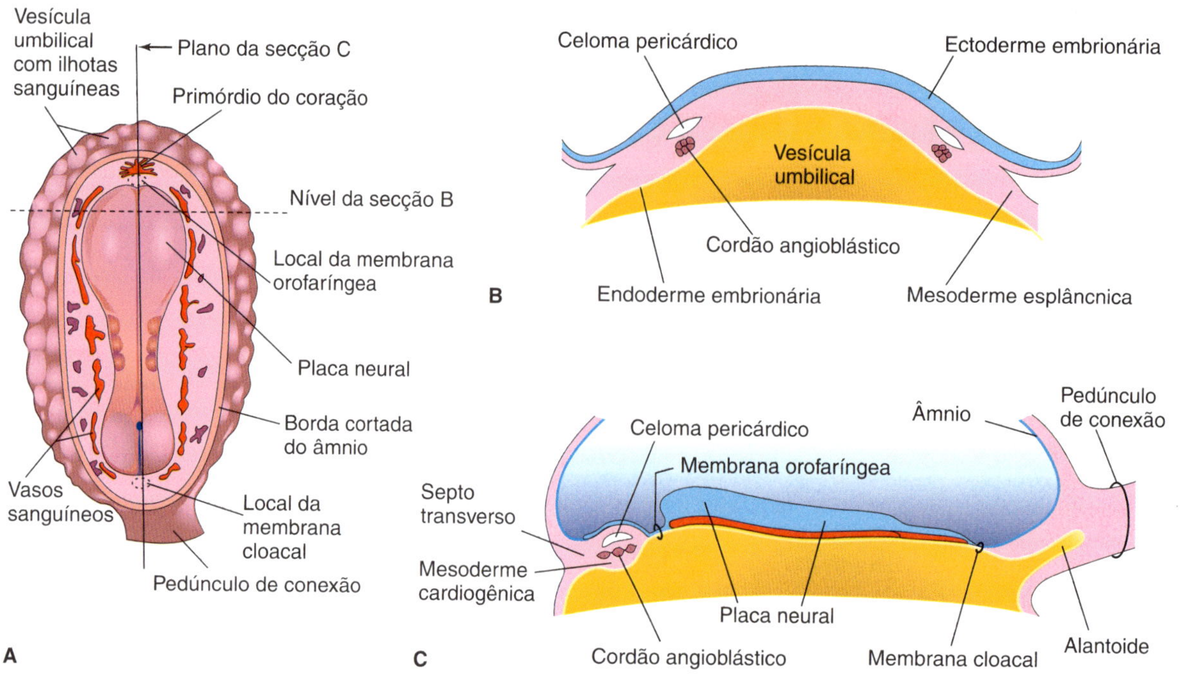

Figura 14.1 Desenvolvimento inicial do coração. **A.** Desenho da vista dorsal do embrião (aproximadamente 18 dias). **B.** Secção transversal do embrião mostrando os cordões angioblásticos na mesoderme cardiogênica e sua relação com o celoma pericárdico. **C.** Secção longitudinal do embrião mostrando a relação dos cordões angioblásticos com a membrana orofaríngea, o celoma pericárdico e o septo transverso.

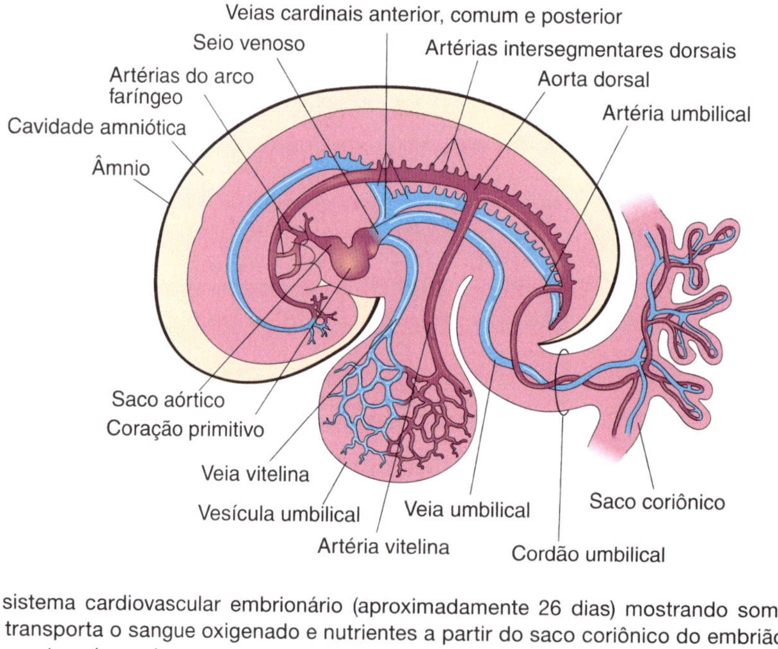

Figura 14.2 Desenho do sistema cardiovascular embrionário (aproximadamente 26 dias) mostrando somente os vasos do lado esquerdo. A veia umbilical transporta o sangue oxigenado e nutrientes a partir do saco coriônico do embrião. As artérias umbilicais transportam sangue pobremente oxigenado e restos metabólicos do embrião para o saco coriônico (membrana embrionária mais externa; ver Capítulo 8, *Placenta e Membranas Fetais,* Figura 8.1 A e B).

> **Anomalias da veia cava**
>
> A anomalia mais comum da veia cava é uma VCS persistente. A anomalia mais comum da VCI é a interrupção do seu curso abdominal; como resultado, o sangue drena dos membros inferiores, abdome e pelve para o coração através do sistema de veias ázigos (ver Figura 14.3).

Artérias dos arcos faríngeos e outros ramos da aorta dorsal

Conforme os *arcos faríngeos* se formam durante a quarta e a quinta semana, são supridos pelas **artérias dos arcos faríngeos** que surgem a partir do **saco aórtico** e terminam na **aorta dorsal** (ver Figura 14.2). As células da crista neural delaminam a partir do tubo neural e

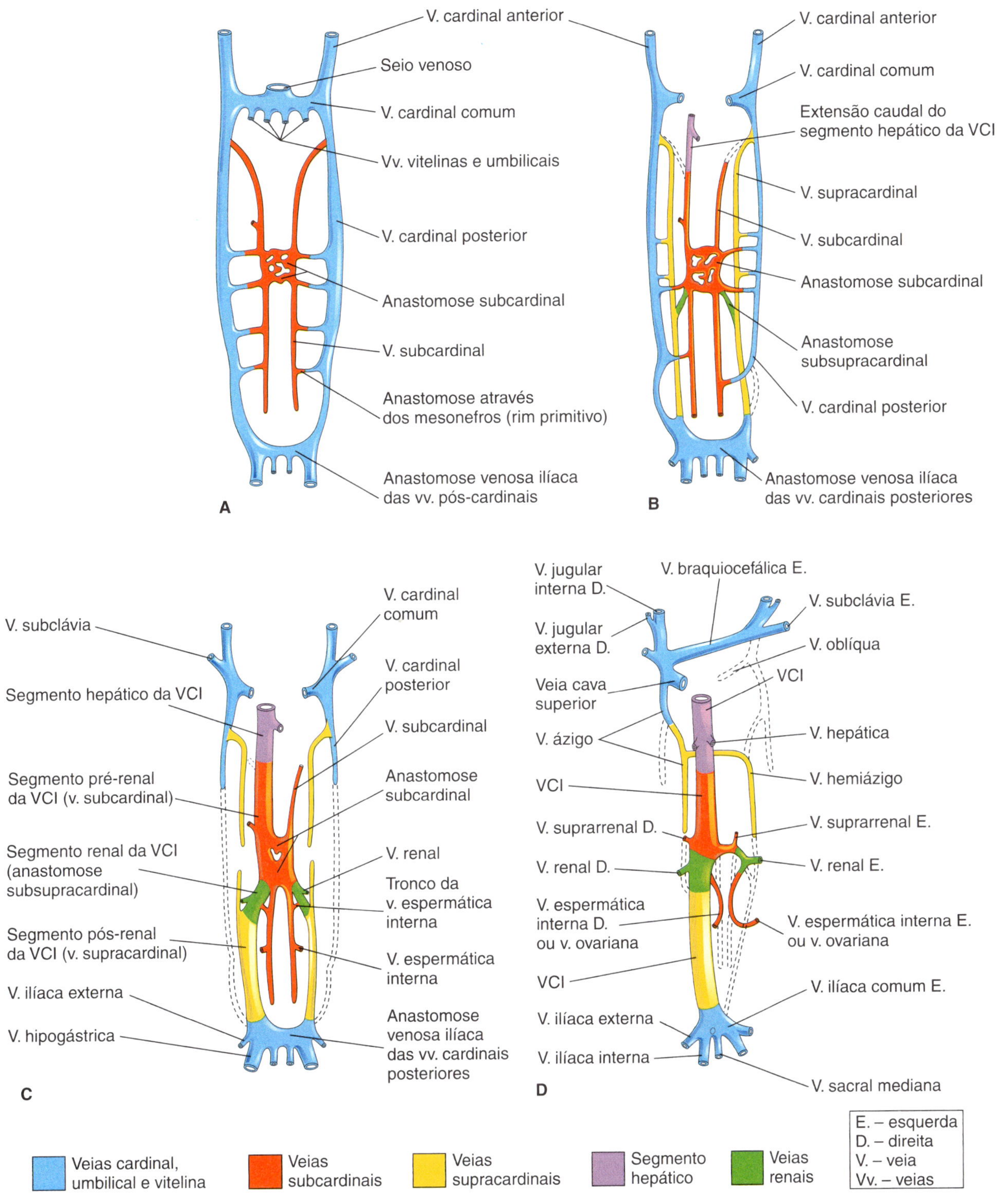

Figura 14.3 Ilustrações das veias primordiais do tronco de um embrião (vistas ventrais). Inicialmente, três sistemas de veias estão presentes: as veias umbilicais do saco coriônico, as veias vitelinas da vesícula umbilical e as veias cardinais do corpo do embrião. Em seguida, as veias subcardinais aparecem e finalmente as veias supracardinais se desenvolvem. **A.** Com 6 semanas. **B.** Com 7 semanas. **C.** Com 8 semanas. **D.** Desenhos ilustrando as transformações que produzem o padrão venoso adulto. *VCI*, veia cava inferior. (Modificada de Arey LB: *Developmental anatomy*, ed 7, Philadelphia, 1974, Saunders.)

contribuem para a formação do trato de saída do fluxo cardíaco e dos arcos faríngeos. Inicialmente, a aorta dorsal pareada corre por todo o comprimento do embrião. Posteriormente, as porções caudais da aorta dorsal pareada se fusionam para formar uma única aorta torácica/abdominal inferior. Da aorta dorsal pareada remanescente, a direita regride e a esquerda se torna a aorta primitiva.

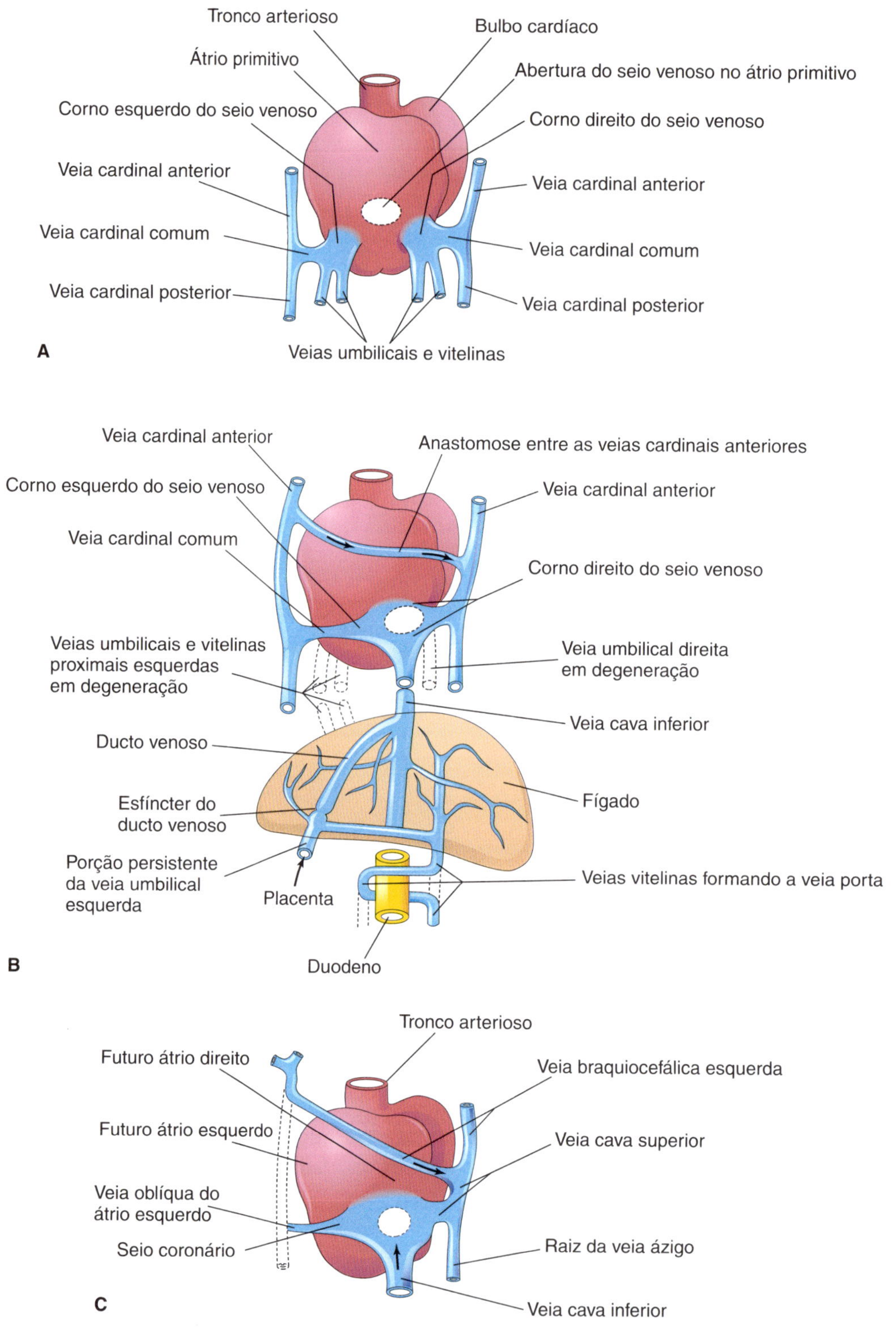

Figura 14.4 Visões dorsais do coração em desenvolvimento. **A.** Durante a quarta semana (aproximadamente 24 dias), mostrando o átrio primitivo, o seio venoso e as veias drenando para dentro deles. **B.** Com 7 semanas, mostrando o corno direito do seio aumentado e a circulação venosa através do fígado. Os órgãos não estão desenhados em escala. **C.** Com 8 semanas, indicando os derivados adultos das veias cardinais mostradas em **A** e **B**. As *setas* indicam o fluxo sanguíneo.

Artérias intersegmentares

Trinta ou mais ramos da aorta dorsal, as **artérias intersegmentares**, passam entre os somitos (massas celulares) e transportam sangue para eles e seus derivados (ver Figura 14.2). As artérias intersegmentares do pescoço se unem para formar as **artérias vertebrais**. A maioria das conexões originais das artérias intersegmentares para a aorta dorsal desaparecem.

No tórax, as artérias intersegmentares persistem como **artérias intercostais**. A maioria das artérias intersegmentares no abdome torna-se **artérias lombares**; entretanto, o quinto par de artérias intersegmentares lombares

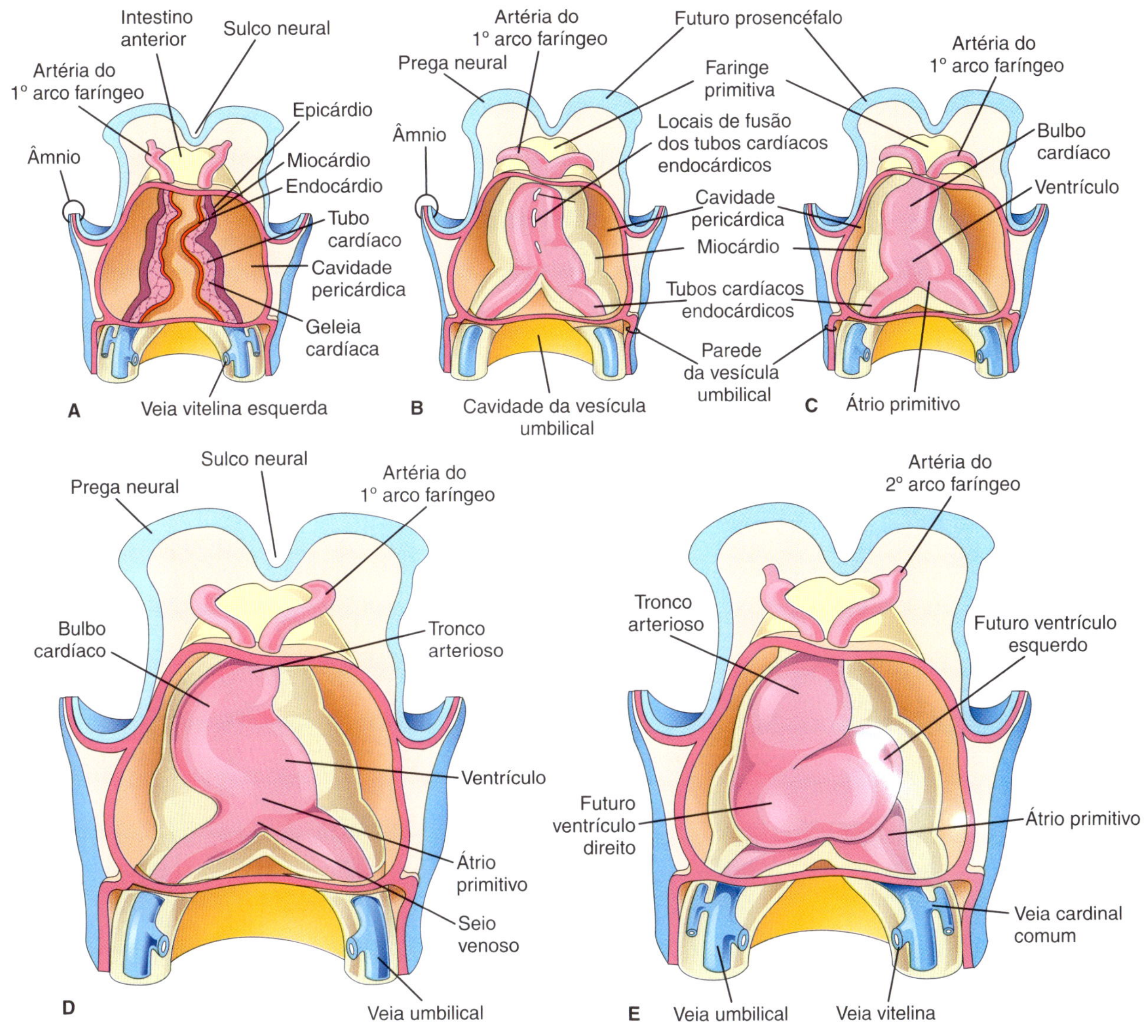

Figura 14.5 Desenhos mostrando a fusão dos tubos cardíacos e o dobramento do coração tubular. **A** a **C.** Vistas ventrais do coração e região pericárdica em desenvolvimento (22 a 35 dias). A parede pericárdica ventral foi removida para mostrar o miocárdio em desenvolvimento e a fusão dos dois tubos cardíacos para formar um coração tubular. O endotélio do tubo cardíaco forma o endocárdio do coração. **D** e **E.** À medida que o coração tubular reto se alonga, ele se dobra e sofre uma volta, formando uma alça em "D", que produz um coração em formato de "S".

permanece como **artérias ilíacas comuns**. Na região sacral, as artérias intersegmentares formam as **artérias sacrais laterais**.

Destino das artérias vitelinas e umbilicais

Os ramos ventrais não pareados da aorta dorsal suprem a vesícula umbilical, alantoide, e o cório (ver Figura 14.2). As **artérias vitelinas** suprem a vesícula umbilical e, posteriormente, o intestino primitivo, que se forma a partir da porção incorporada da vesícula umbilical. Apenas três derivados permanecem: o *tronco arterial celíaco* para o intestino anterior, a *artéria mesentérica superior* para o intestino médio e a *artéria mesentérica inferior* para o intestino posterior.

As **artérias umbilicais** pareadas passam através do pedúnculo de conexão (cordão umbilical primitivo) e se unem aos vasos do cório. As artérias umbilicais transportam o sangue fetal pobremente oxigenado para a placenta (ver Figura 14.2). As porções proximais dessas artérias se tornam as **artérias ilíacas internas** e **artérias vesicais superiores**, enquanto as porções distais são obliteradas após o nascimento e se tornam o **ligamento umbilical mediano**.

Desenvolvimento final do coração

A camada externa do tubo cardíaco embrionário – o **miocárdio primitivo** (precursor cardíaco da região cardíaca primária) – é formado pela mesoderme esplâncnica que circunda a **cavidade pericárdica** (Figura 14.6 B e C; ver Figura 14.5). Nesse estágio, o coração em desenvolvimento é formado por um tubo delgado, separado do espesso miocárdio primitivo por uma matriz gelatinosa de tecido conjuntivo – a **geleia cardíaca** (Figura 14.6 C e D).

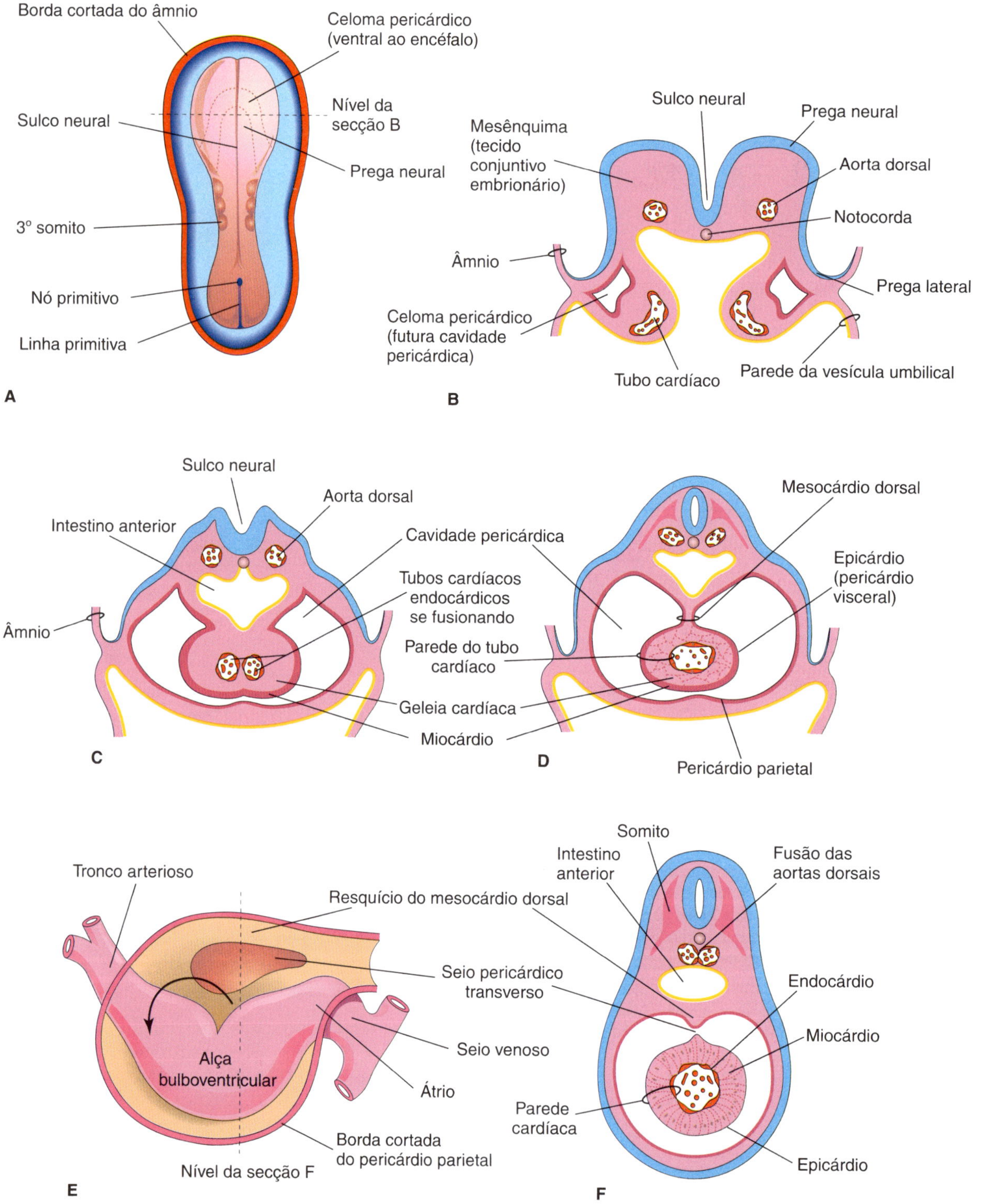

Figura 14.6 **A.** Visão dorsal de um embrião (aproximadamente 20 dias). **B.** Secção transversal esquemática da região cardíaca do embrião ilustrado em **A**, mostrando os dois tubos endocárdicos e as pregas laterais do corpo. **C.** Secção transversal de um embrião ligeiramente mais velho, mostrando a formação da cavidade pericárdica e a fusão dos tubos cardíacos. **D.** Secção semelhante (aproximadamente 22 dias) mostrando o coração tubular suspenso pelo mesocárdio dorsal. **E.** Desenho esquemático do coração (aproximadamente 28 dias) mostrando a degeneração da porção central do mesocárdio dorsal e a formação do seio pericárdico transverso. A *seta* mostra o dobramento do coração primitivo. O coração tubular agora tem uma alça em formato de "D". **F.** Secção transversal do embrião no nível indicado em **E**, mostrando as camadas da parede cardíaca.

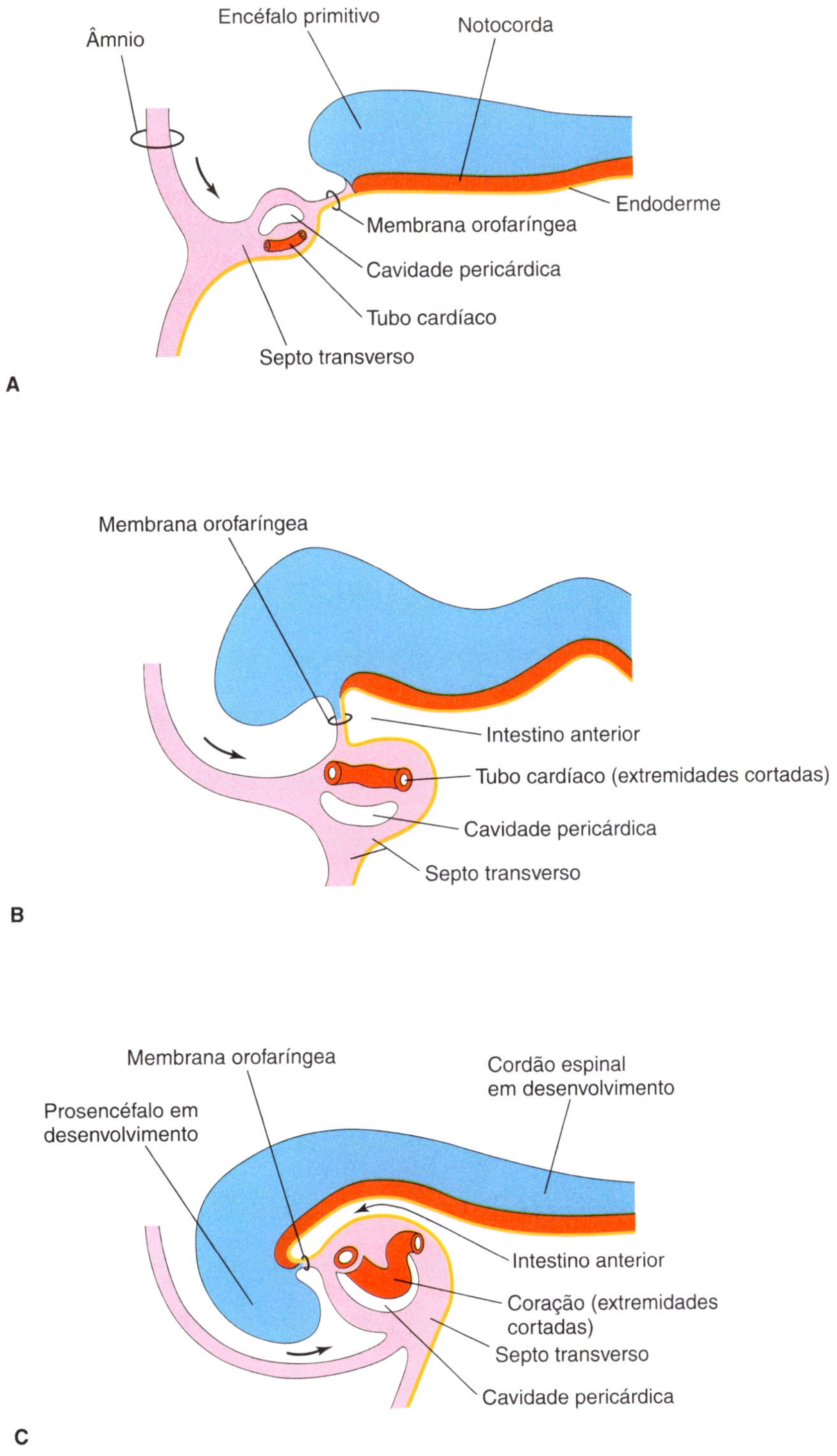

Figura 14.7 Ilustrações das secções longitudinais através da metade cranial de embriões durante a quarta semana, mostrando o efeito da prega cefálica (*setas*) na posição do coração e outras estruturas. **A** e **B.** À medida que a prega cefálica se desenvolve, o coração tubular e a cavidade pericárdica se movem ventralmente ao intestino anterior e caudalmente à membrana orofaríngea. **C.** Note que as posições da cavidade pericárdica e do septo transverso se inverteram em relação um ao outro. O septo transverso agora se posiciona posteriormente à cavidade pericárdica, onde formará o centro tendíneo do diafragma.

O **tubo endotelial** se torna o revestimento endotelial interno do coração – **endocárdio** – e o miocárdio primitivo se torna a parede muscular do coração, o **miocárdio**. O **epicárdio** é derivado da RCS e das células mesoteliais que surgem da superfície externa do seio venoso e se espalham sobre o miocárdio (ver Figura 14.6 F).

Conforme acontece o dobramento da região cardíaca, o coração e a cavidade pericárdica aparecem ventralmente ao intestino anterior e caudalmente à **membrana orofaríngea** (Figura 14.7 A a C). Simultaneamente, o coração tubular se alonga e desenvolve dilatações e constrições alternadas (ver Figura 14.5 C a E): o **bulbo cardíaco** (composto pelo **tronco arterioso, cone arterioso** e **cone cardíaco**), o ventrículo, o átrio e o seio venoso. O crescimento do tubo cardíaco resulta da adição de células (cardiomiócitos) que se diferenciam da mesoderme da parede dorsal do pericárdio.

O **tronco arterioso** tubular é contínuo cranialmente com o saco aórtico (Figura 14.8 A), do qual surgem as artérias do arco faríngeo. Células progenitoras da RCS contribuem para a formação das extremidades arteriais e venosas do coração em desenvolvimento. O **seio venoso** recebe as veias umbilicais, vitelinas e cardinais comuns do cório, da vesícula umbilical e do embrião, respectivamente (ver Figura 14.4 A). As extremidades arteriais e venosas do coração são fixadas no local pelos arcos faríngeos e pelo septo transverso, respectivamente. Devido ao crescimento mais rápido do **bulbo cardíaco** e do ventrículo em comparação ao das outras regiões, o coração se dobra sobre si mesmo, formando uma **alça bulboventricular** em forma de "U" (ver Figura 14.6 E). *As vias de sinalização complexas envolvendo BMP, Notch, Wnt e SHH são reguladores essenciais no remodelamento do tubo cardíaco. Nodal (pertencente à superfamília do fator de crescimento transformante-beta – TGF-β) está envolvido no dobramento do tubo cardíaco.*

Conforme o coração primitivo se dobra, o átrio e o seio venoso se posicionam dorsalmente ao tronco arterioso, ao bulbo cardíaco e ao ventrículo (ver Figura 14.8 A e B). Nesse estágio, o seio venoso desenvolveu expansões laterais, os **cornos** direito e esquerdo **do seio venoso**.

À medida que o coração se desenvolve, gradualmente se invagina para a **cavidade pericárdica** (ver Figuras 14.6 C e D e 14.7 C). O coração é inicialmente suspenso na parede dorsal por um **mesentério** (dupla camada de peritônio), o **mesocárdio dorsal**. Entretanto, a parte central desse mesentério degenera, formando uma comunicação – o **seio pericárdico transverso** – entre os lados direito e esquerdo da cavidade pericárdica (ver Figura 14.6 E e F). Nesse estágio, o coração está aderido somente nas suas extremidades cranial e caudal.

Circulação através do coração primitivo

O sangue entra no seio venoso (ver Figuras 14.8 A e 14.4 A) a partir do(a):

- Embrião, através das veias cardinais comuns
- Placenta em desenvolvimento, através das veias umbilicais
- Vesícula umbilical, através das veias vitelinas.

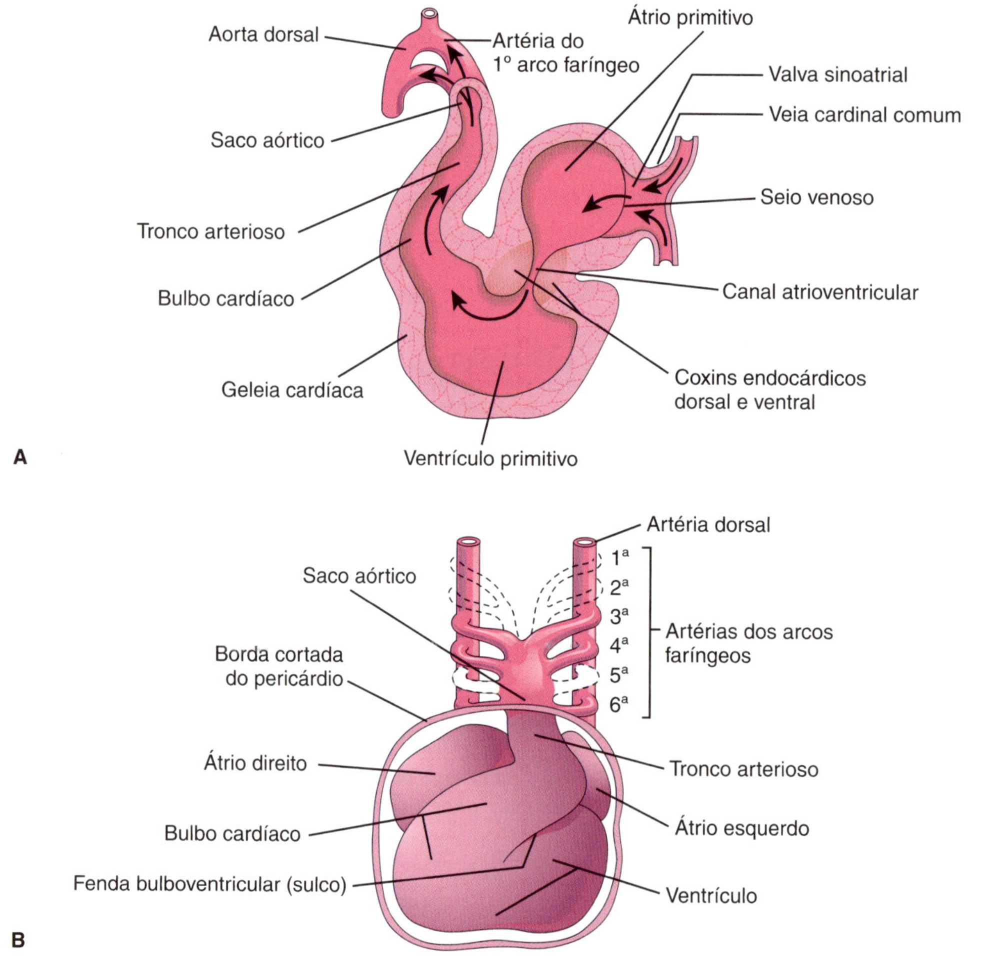

Figura 14.8 A. Secção sagital do coração primitivo com aproximadamente 24 dias, mostrando o fluxo sanguíneo através dele (*setas*). **B.** Visão ventral do coração e das artérias dos arcos faríngeos com aproximadamente 35 dias. A parede ventral do saco pericárdico foi removida para mostrar o coração na cavidade pericárdica.

O sangue do **seio venoso** entra no **átrio primitivo**; seu fluxo é controlado pelas **valvas sinoatriais (SA)** (ver Figura 14.8 A). O sangue, então, passa através do canal **atrioventricular (AV)** para o **ventrículo primitivo**. Quando o ventrículo se contrai, o sangue é bombeado através do **bulbo cardíaco** e do **tronco arterioso** para o **saco aórtico**, a partir do qual é distribuído para as artérias do arco faríngeo (ver Figura 14.8 B). O sangue então passa para a aorta dorsal para ser distribuído ao embrião, à vesícula umbilical e à placenta (ver Figura 14.2).

Septação do coração primitivo

13 A septação do canal AV, do átrio primitivo, do ventrículo e do trato de saída começa no meio da quarta semana e está essencialmente completa no final da oitava semana.

Ao final da quarta semana, os **coxins endocárdicos atrioventriculares** se formam nas paredes dorsal e ventral do canal AV (ver Figura 14.8 A). Esses coxins aproximam-se um do outro e se fusionam, dividindo o canal AV em canais AV direito e esquerdo (Figura 14.9 B). Esses canais separam parcialmente o átrio primitivo do ventrículo e os coxins funcionam como valvas AV. Os coxins endocárdicos se desenvolvem a partir de uma **matriz** extracelular especializada relacionada com o miocárdio e as células da crista neural. *Sua formação está associada à expressão do fator de crescimento transformante-beta-2 (TGF-β_2) e proteínas morfogenéticas ósseas 2A e 4.*

Septação do átrio primitivo

O átrio primitivo é dividido em átrios direito e esquerdo pela formação e subsequentes modificação e fusão de dois septos, o septo primum e o septo secundum (Figura14.10; ver Figura 14.9 A a E). O **septo primum** cresce em direção aos coxins endocárdicos que estão se fusionando, a partir do teto do átrio primitivo, dividindo parcialmente o átrio em metades direita e esquerda. Conforme esse septo muscular semelhante a uma cortina se desenvolve, uma grande abertura – o **forame primum** – se forma entre sua borda livre e os **coxins endocárdicos** (Figura 14.10 A a C; ver Figura 14.9 C). Esse forame permite o desvio do sangue oxigenado do átrio direito para o esquerdo. O forame se torna progressivamente menor e desaparece à medida que o tampão mesenquimal do septo primum se fusiona com os coxins endocárdicos fusionados para formar o **septo AV primitivo** (Figura 14.10 D e D_1). *Estudos de biologia molecular revelaram que uma população distinta de células progenitoras extracardíacas, a partir da RCS, migram através do mesocárdio dorsal para completar o septo atrial. A sinalização de SHH desempenha um papel importante nesse processo.*

Antes que o forame primum desapareça, perfurações produzidas por **apoptose (morte celular programada)** aparecem na parte central do septo primum. Conforme o septo se fusiona com os coxins endocárdicos, obliterando o forame primum (ver Figuras 14.9 D e 14.10 D), as perfurações coalescem para formar outra abertura no septo primum – o **forame secundum** (ver Figura 14.10 C). O forame garante o desvio contínuo de sangue oxigenado do átrio direito para o esquerdo.

O **septo secundum** cresce a partir da parede muscular ventrocranial do átrio, imediatamente à direita do **septo primum** (ver Figura 14.10 D_1). Conforme esse septo espesso cresce durante a quinta e a sexta semana, gradativamente recobre o **forame secundum** no septo primum (ver Figura 14.10 E e F). O septo secundum forma uma septação incompleta entre os átrios: o resultado é o **forame oval** (forame ovale). A porção cranial do septo primum desaparece gradativamente (ver Figura 14.10 G_1). A porção remanescente do septo, aderida aos coxins endocárdicos, forma a **valva do forame oval**.

Antes do nascimento, o forame oval possibilita que a maioria do sangue oxigenado que entra no átrio direito a partir da VCI passe para o átrio esquerdo (ver Figura 14.10 H_1). Isso também previne a passagem do sangue na direção oposta porque o septo primum se fecha contra o septo secundum relativamente rígido (ver Figura 14.10 G_1).

Após o nascimento, o forame oval se fecha funcionalmente devido à pressão mais alta no átrio esquerdo que no átrio direito. Em aproximadamente 3 meses, a valva do forame oval se fusiona com o septo secundum, formando a **fossa oval** (fossa ovalis). Como resultado, o septo interatrial se torna uma septação completa entre os átrios (ver Figura 14.10 G).

Alterações no seio venoso

Inicialmente, o seio venoso se abre no centro da parede posterior do átrio primitivo. No final da quarta semana, o corno sinusal direito se torna maior do que o corno sinusal esquerdo (Figura 14.11 A e B). À medida que isso ocorre, o **orifício sinoatrial** se move para a direita e se abre na porção do átrio primitivo que se tornará o átrio direito adulto (Figura 14.11 C). Conforme o corno sinusal direito aumenta, ele recebe todo o sangue vindo da cabeça e do pescoço através da VCS, da placenta e das regiões caudais do corpo através da VCI.

O **corno esquerdo do seio venoso** torna-se o **seio coronário**, e o **corno esquerdo do seio venoso** é incorporado na parede do átrio direito (ver Figura 14.11 B e C) e se torna a parte lisa da parede interna do átrio direito – o **seio venarum** (ver Figura 14.11 B e C). O restante da superfície interna anterior da parede do átrio direito e o da **aurícula direita** têm uma aparência rugosa e trabeculada (ver Figura 14.11 C). Essas duas últimas partes são derivadas do átrio primitivo. A parte lisa e a parte rugosa são demarcadas internamente no átrio direito por uma crista vertical – a **crista terminalis**, ou crista terminal (ver Figura 14.11 C) – e, externamente, por um sulco raso – o **sulco terminalis**, ou sulco terminal (ver Figura 14.11 B).

A crista terminal representa a parte cranial da **valva sinoatrial direita** (ver Figura 14.11 C); a parte caudal dessa valva forma as válvulas da VCI e o seio coronário. A **valva sinoatrial esquerda** se fusiona com o septo secundum e é incorporada com ele ao septo interatrial.

Veia pulmonar primitiva e formação do átrio esquerdo

A maior parte da parede do átrio esquerdo é lisa, pois é formada pela incorporação da **veia pulmonar primitiva** (Figura 14.12 A). Essa veia se desenvolve como uma extensão da parede atrial dorsal, logo à esquerda do septo primum. À medida que o átrio se expande, a veia pulmonar primitiva e seus ramos principais são gradualmente incorporados à parede do átrio esquerdo (Figura 14.12 B).

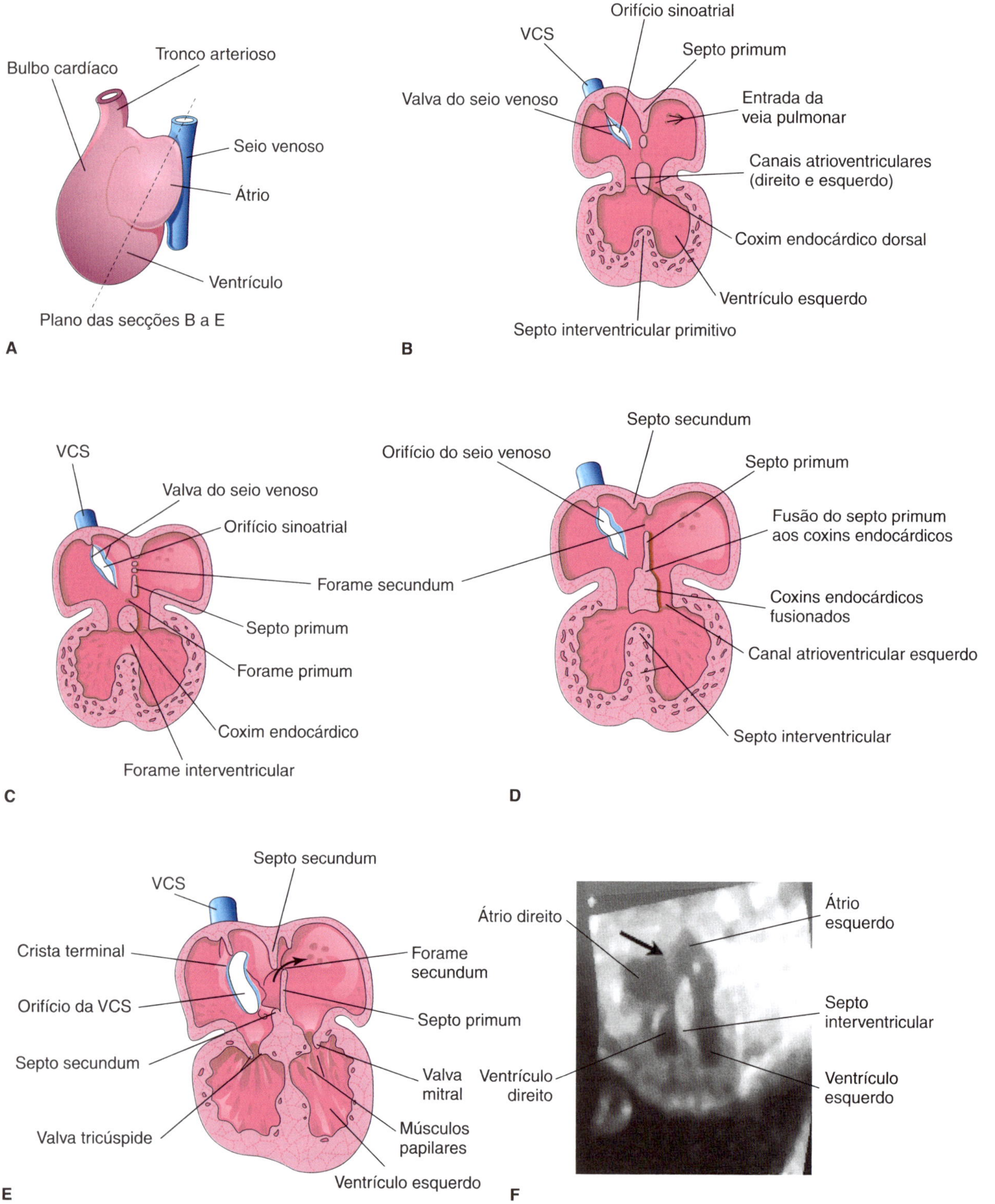

Figura 14.9 Desenhos do coração mostrando a septação do canal atrioventricular (AV), átrio primitivo e ventrículos. **A.** Desenho mostrando os planos de secção **B** a **E**. **B.** Secção frontal do coração durante a quarta semana (aproximadamente 28 dias), mostrando a aparência inicial do septo primum, septo interventricular e coxim endocárdico dorsal. **C.** Secção frontal do coração (aproximadamente 32 dias) mostrando perfurações na porção dorsal do septo primum. **D.** Secção frontal do coração (aproximadamente 35 dias), mostrando o forame secundum. **E.** Em aproximadamente 8 semanas, o coração é dividido em quatro câmaras. A *seta* indica o fluxo de sangue oxigenado do átrio direito para o esquerdo. **F.** Ultrassonografia de um feto no segundo semestre mostrando as quatro câmaras cardíacas. Note o septo secundum (*seta*). *VCS*, veia cava superior. (Cortesia de Dr. G. J. Reid, Department of Obstetrics, Gynecology and Reproductive Sciences, University of Manitoba, Women's Hospital, Winnipeg, Manitoba, Canada.)

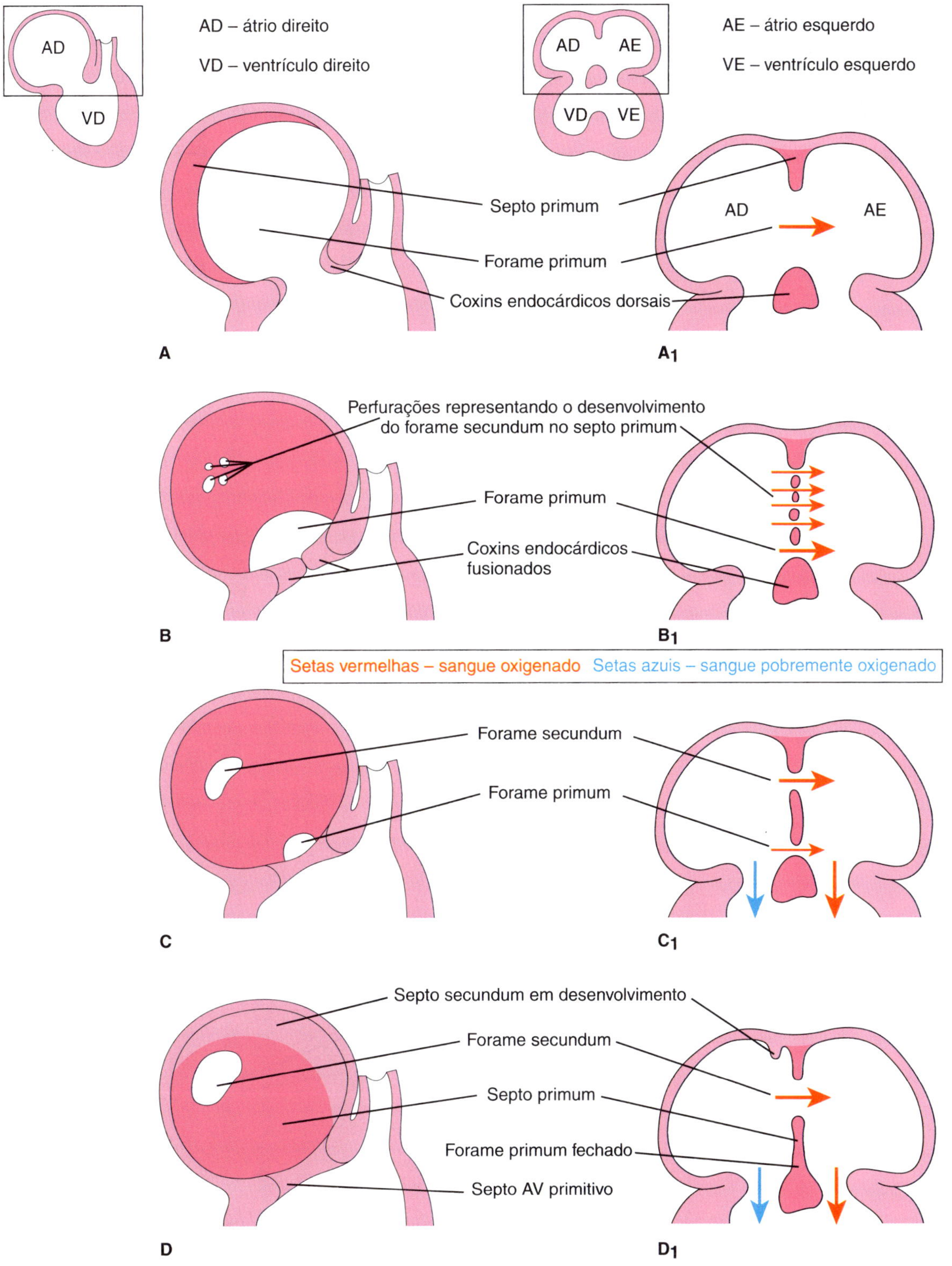

Figura 14.10 Desenhos ilustrando os estágios progressivos da septação do átrio primitivo. **A** a **H.** O desenvolvimento do septo interatrial, visto pelo lado direito. $\mathbf{A_1}$ a $\mathbf{H_1}$. Secções coronais do septo interatrial em desenvolvimento. Conforme o septo secundum cresce, note que ele se sobrepõe à abertura do septo primum, o forame secundum. Observe a valva do forame oval em $\mathbf{G_1}$ e $\mathbf{H_1}$. Quando a pressão é igual ou maior no átrio esquerdo, a valva fecha o forame oval ($\mathbf{G_1}$). (*continua*)

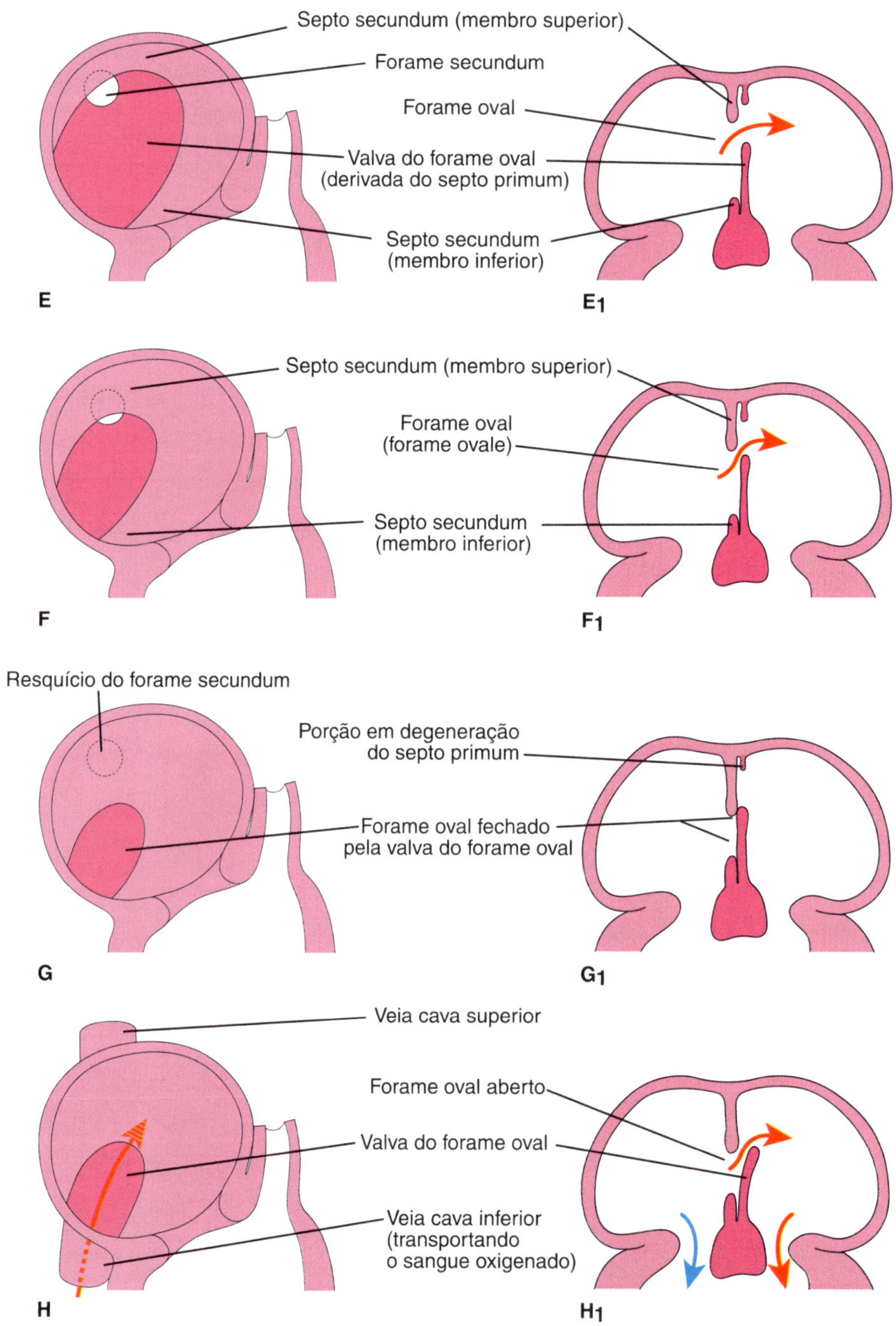

Figura 14.10 *Continuação.*

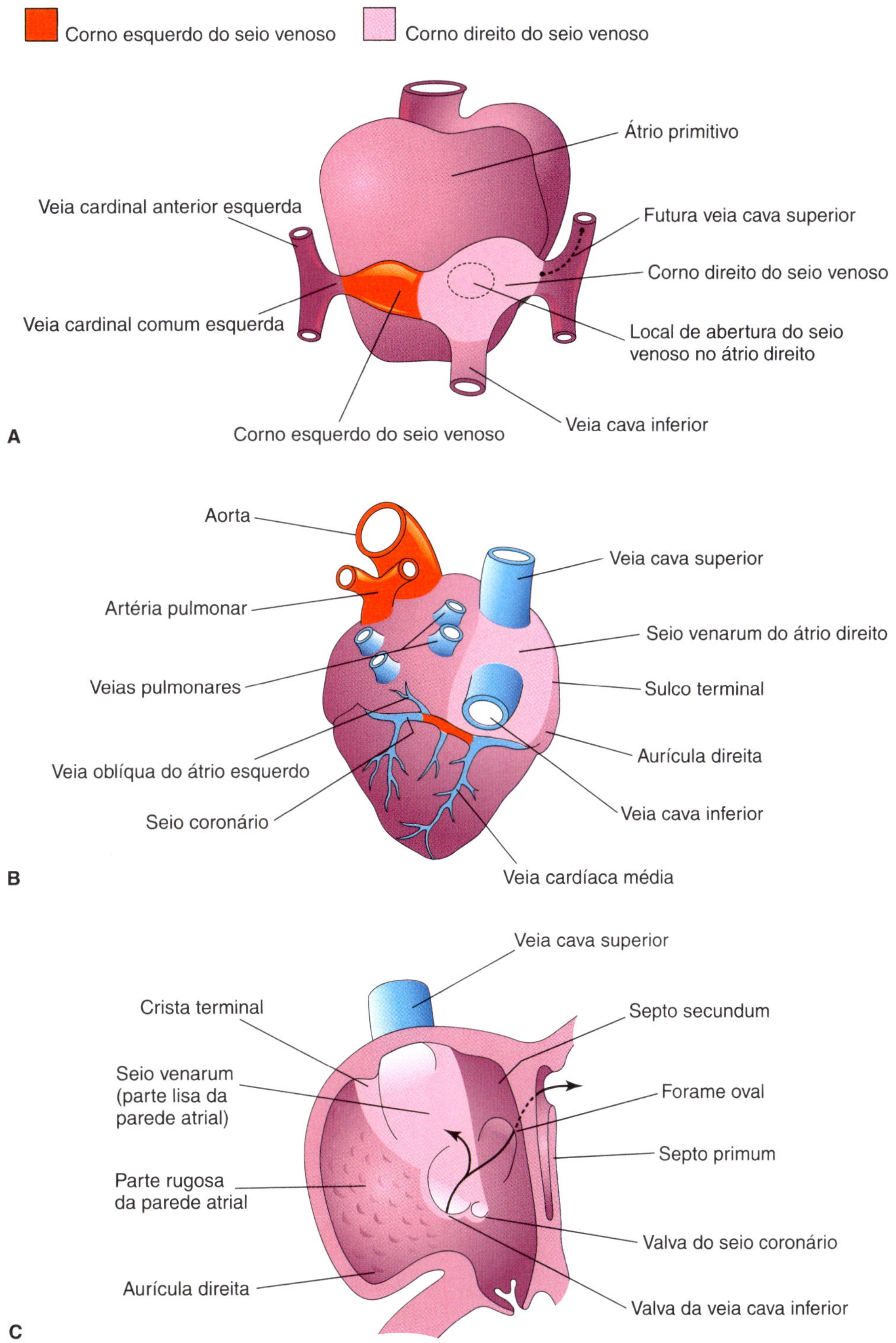

Figura 14.11 Desenhos ilustrando o destino do seio venoso. **A.** Vista dorsal do coração (aproximadamente 26 dias) mostrando o átrio primitivo e o seio venoso. **B.** Vista dorsal em 8 semanas após a incorporação do corno do seio venoso no átrio direito. O corno esquerdo se tornou o seio coronário. **C.** Visão interna do átrio direito fetal, mostrando: (1) a parte lisa da parede do átrio direito (seio venarum), derivado do corno direito do seio venoso; e (2) a crista terminal e valvas da veia cava inferior e seio coronário, derivados da valva sinoatrial direita. O átrio direito primitivo se torna a aurícula direita, uma bolsa muscular cônica. As *setas* indicam o fluxo sanguíneo.

Como resultado, as quatro veias pulmonares são formadas (Figura 14.12 C e D). A pequena aurícula esquerda é derivada do átrio primitivo; sua superfície interna tem uma aparência rugosa e trabeculada (Figura 14.12 D).

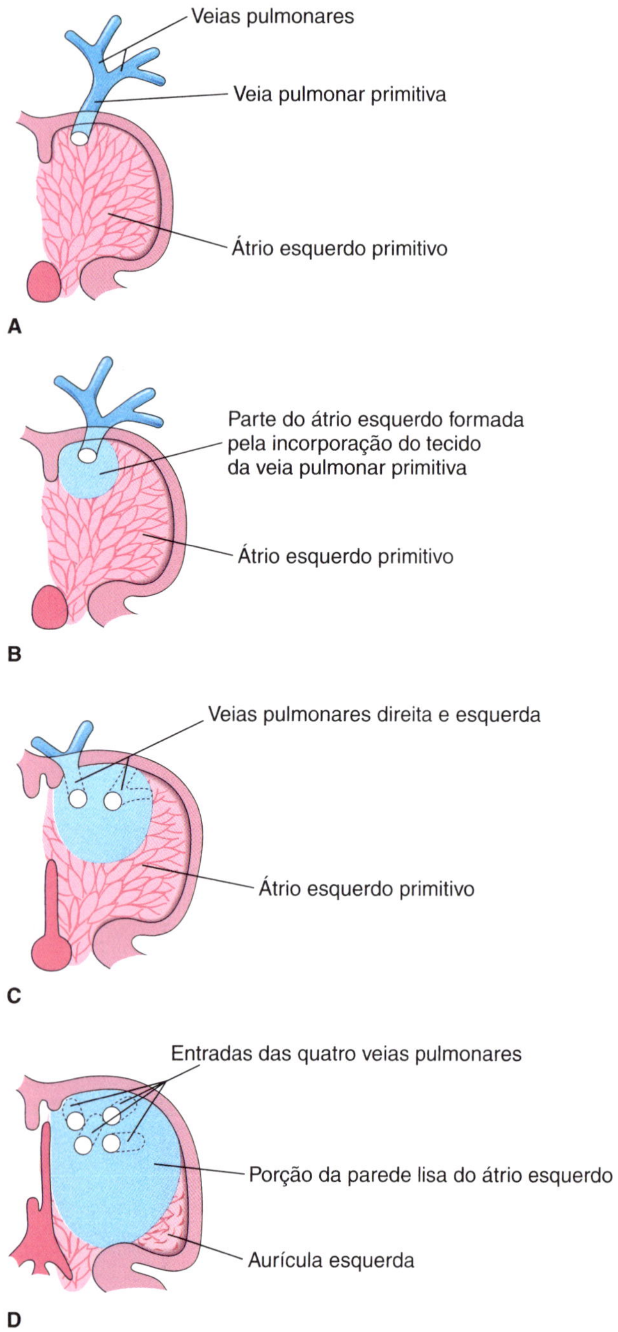

Figura 14.12 Desenhos diagramáticos ilustrando a absorção da veia pulmonar no átrio esquerdo. **A.** Em 5 semanas, mostrando a veia pulmonar primitiva se abrindo no átrio esquerdo primitivo. **B.** Estágio mais tardio mostrando a incorporação parcial da veia pulmonar primitiva. **C.** Em 6 semanas, mostrando as aberturas de duas veias pulmonares no átrio esquerdo, resultantes da incorporação da veia pulmonar primitiva. **D.** Em 8 semanas, mostrando quatro veias pulmonares com orifícios atriais separados. O átrio esquerdo primitivo se torna a aurícula esquerda, uma bolsa tubular do átrio. A maior parte do átrio esquerdo é formada pela incorporação da veia pulmonar primitiva e por seus ramos.

Septação do ventrículo primitivo

A divisão do ventrículo primitivo em dois ventrículos é primeiramente indicada por uma crista mediana – o **septo interventricular (IV) muscular** – no assoalho do ventrículo próximo ao seu vértice (ver Figura 14.19 B). Essa dobra tem uma borda livre superior côncava (Figura 14.13 A). Inicialmente, a maior parte de seu aumento em altura resulta da dilatação dos ventrículos em cada lado do septo IV muscular (Figura 14.13 B). Os miócitos (células musculares) de ambos os ventrículos primitivos direito e esquerdo contribuem para a formação da ***parte muscular do septo IV***.

Até a sétima semana, existe uma abertura com formato de lua crescente (**forame IV**) entre a borda livre do septo IV e os **coxins endocárdicos** fusionados. O forame IV permite a comunicação entre os ventrículos direito e esquerdo (ver Figuras 14.13 B e 14.4 B). O forame IV geralmente se fecha no final da sétima semana conforme as **cristas bulbares** se fusionam com os coxins endocárdicos (Figura 14.14 C a E).

O **fechamento do forame IV** e a formação das partes membranosas do septo IV resultam da fusão de tecidos oriundos da: crista bulbar direita, crista bulbar esquerda e coxim endocárdico. A **parte membranosa do septo IV** é derivada de uma extensão de tecido do lado direito do coxim endocárdico até a porção muscular do septo IV. Esse tecido se une com o **septo aórtico-pulmonar** e a espessa região muscular do septo IV (Figura 14.15 A e B). O fechamento do forame IV e a formação das partes membranosas do septo IV resultam na comunicação do tronco pulmonar com o ventrículo direito (e na aorta que se comunica com o ventrículo esquerdo) (Figura 14.14 E). A cavitação das paredes ventriculares forma uma massa semelhante a uma esponja de feixes musculares – as **trabéculas cárneas**. Outros feixes tornam-se os **músculos papilares** e os **cordões tendíneos** (*chordae tendinae*). Os cordões tendíneos seguem a partir dos músculos papilares até as valvas AV (Figura 14.15 B).

Septação do bulbo cardíaco e tronco arterioso 6

Durante a quinta semana, a intensa proliferação das células mesenquimais nas paredes dos **bulbos cardíacos** resulta 13
na formação das **cristas bulbares** (Figura 14.16 B e C; ver Figura 14.14 C e D). Cristas semelhantes são formadas no tronco arterioso; essas cristas são contínuas com as cristas bulbares. As **cristas bulbares** e **troncais** são derivadas principalmente do mesênquima da crista neural.

A proteína morfogenética óssea e outros sistemas de sinalização na RCS, como Wnt e o fator de crescimento fibroblástico, foram implicados na indução e migração das células neurais através da faringe primitiva e dos arcos faríngeos.

Ao mesmo tempo, as cristas bulbares e troncais sofrem uma rotação de 180° em espiral. A orientação em espiral das cristas bulbares e troncais, possivelmente causada em parte pelo fluxo do sangue dos ventrículos, resulta na formação de um **septo aórtico-pulmonar** em espiral quando as cristas se fusionam (Figura 14.16 D a G). Esse septo divide o bulbo cardíaco e o tronco arterioso em dois canais arteriais, a **aorta** e o **tronco pulmonar**. Devido à espiralização do septo aórtico-pulmonar, o tronco pulmonar gira em torno da aorta ascendente (Figura 14.16 H).

O **bulbo cardíaco** é incorporado às paredes dos ventrículos definitivos de várias maneiras (ver Figura 14.14 A e B):

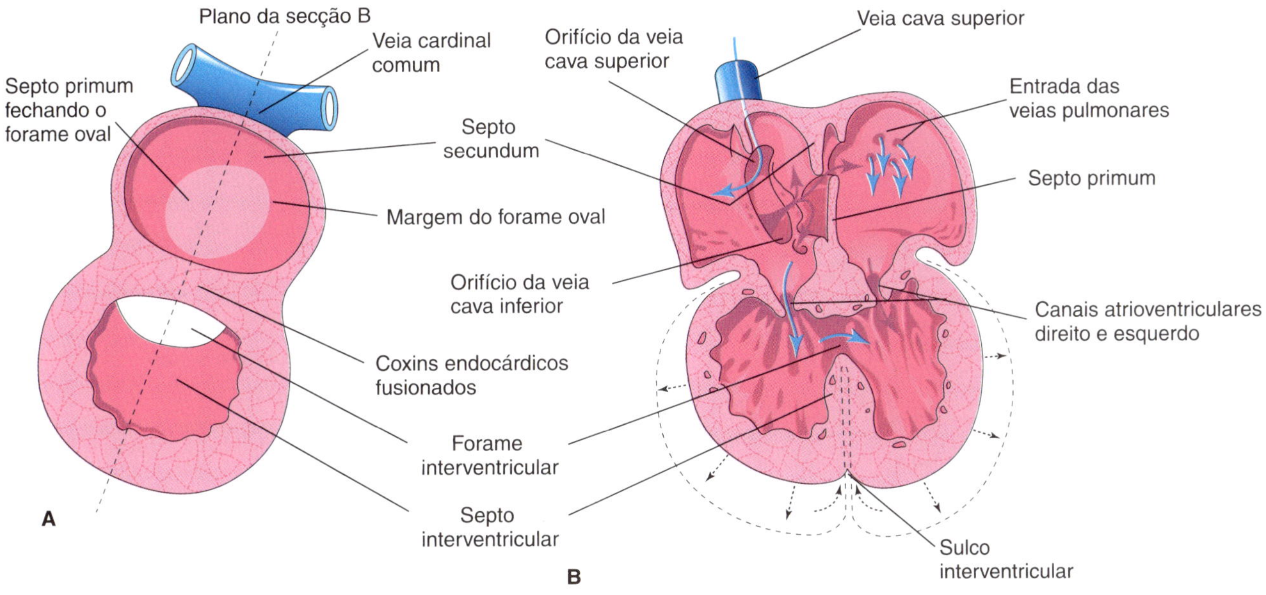

Figura 14.13 Ilustrações da septação do coração primitivo. **A.** Secção sagital no final da quinta semana, mostrando o septo cardíaco e o forame. **B.** Secção frontal em um estágio ligeiramente mais tardio, mostrando as direções de fluxo sanguíneo através do coração (*setas azuis*) e a expansão dos ventrículos (*setas pretas*).

- No ventrículo direito, o bulbo cardíaco está representado pelo **cone arterioso** (infundíbulo), que dá origem ao tronco pulmonar
- No ventrículo esquerdo, o bulbo cardíaco forma as paredes do **vestíbulo aórtico**, a parte da cavidade ventricular logo abaixo da valva aórtica.

Ultrassonografia cardíaca fetal

A ecocardiografia e a ultrassonografia com Doppler tornaram possível aos ultrassonografistas reconhecer a anatomia cardíaca fetal normal e anormal. Muitos estudos são realizados pela primeira vez com 18 a 22 semanas de gestação, quando o coração está grande o suficiente para ser facilmente examinado; entretanto, imagens de ultrassom em tempo real do coração fetal podem ser obtidas com 16 semanas.

Desenvolvimento das valvas cardíacas

As valvas semilunares se desenvolvem a partir de três saliências do tecido subendocárdico ao redor dos orifícios da aorta e do tronco pulmonar (Figura 14.17 B a F). Os precursores cardíacos, oriundos das células da crista neural, também contribuem para essa formação. Essas saliências estão escavadas e remodeladas para formar três cúspides de parede delgada. As **valvas atrioventriculares** (valvas tricúspide e mitral) se desenvolvem similarmente a partir da proliferação do tecido ao redor dos canais AV.

Sistema de condução do coração

Inicialmente, as camadas musculares do átrio e do ventrículo são contínuas. Conforme as câmaras se formam, seus miocárdios conduzem a onda de despolarização mais rapidamente do que o restante do miocárdio. Ao longo do desenvolvimento, o impulso se move do polo cardíaco venoso para o arterial. O *átrio atua como um marca-passo do coração*, porém o seio venoso logo assume essa função. O **nó sinoatrial** se desenvolve durante a quinta semana. Esse nó está localizado no átrio direito, próximo à entrada da VCS (ver Figura 14.15 B). Após a incorporação do seio venoso, as células da sua parede esquerda são encontradas na base do septo interatrial, próximo à abertura do seio coronário. Juntamente com as células da região AV, elas formam o **nó** e **feixes AV**, localizados logo acima aos coxins endocárdicos (ver Figura 14.15 B). As câmaras atrial e ventricular tornam-se isoladas eletricamente umas das outras por um tecido fibroso, de modo que apenas o nó AV e o feixe são capazes de conduzir os impulsos. As fibras provenientes do feixe AV passam do átrio para o ventrículo e se dividem nos **ramos** direito e esquerdo, que são distribuídos para todo o miocárdio ventricular (ver Figura 14.15 B). O nó SA, o nó AV e o feixe AV são ricamente supridos por nervos, entretanto, o sistema de condução está bem desenvolvido antes que esses nervos penetrem no coração. A inervação parassimpática do coração ocorre pela contribuição das células da crista neural.

Defeitos congênitos do coração e dos grandes vasos

Os **defeitos congênitos do coração** (**DCCs**, em inglês: CHDs) ocorrem com uma frequência de 6 a 8 casos por 1.000 nascimentos e são uma das principais causas de morbidade neonatal. Alguns DDCs são causados por um único gene ou por mecanismos cromossômicos; outros resultam da exposição a teratógenos, como o *vírus da rubéola* (ver Capítulo 19, *Defeitos Congênitos em Seres Humanos*). A maioria dos DCCs parece ser causada por fatores múltiplos, tanto genéticos como ambientais (p. ex., herança multifatorial). A *ecocardiografia* tridimensional em tempo real permitiu a detecção de DCCs fetais já na 16ª semana.

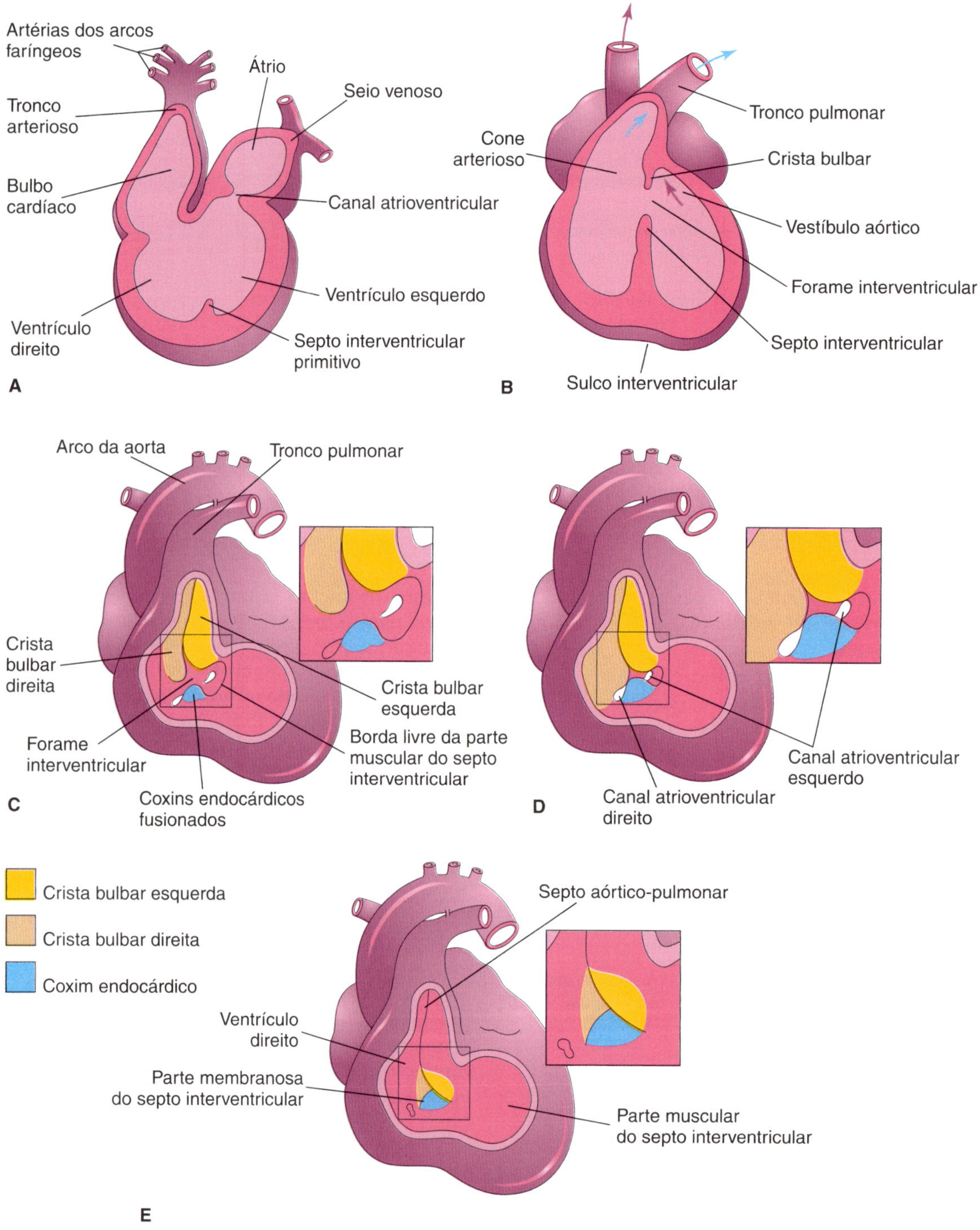

Figura 14.14 Desenhos ilustrando a incorporação do bulbo cardíaco aos ventrículos e a septação do bulbo cardíaco e do tronco arterioso na aorta e no tronco pulmonar. **A.** Secção sagital em 5 semanas mostrando o bulbo cardíaco como uma das câmaras do coração primitivo. **B.** Esquema de uma secção coronal em 6 semanas, após o bulbo cardíaco ter sido incorporado aos ventrículos para se tomar o cone arterioso do ventrículo direito, que origina o tronco pulmonar e o vestíbulo da aorta do ventrículo esquerdo. As *setas* indicam o fluxo sanguíneo. **C** a **E.** Desenhos esquemáticos ilustrando o fechamento do forame interventricular (IV) e a formação da parte membranosa do septo IV. As paredes do tronco arterioso, do bulbo cardíaco e do ventrículo direito foram removidas. **C.** Em 5 semanas, mostrando as cristas bulbares e os coxins endocárdicos fusionados. **D.** Em 6 semanas, mostrando como a proliferação do tecido subendocárdico diminui o forame IV. **E.** Em 7 semanas, mostrando as cristas bulbares fusionadas, a parte membranosa do septo IV formada por extensões de tecido do lado direito dos coxins endocárdicos e o fechamento do forame IV.

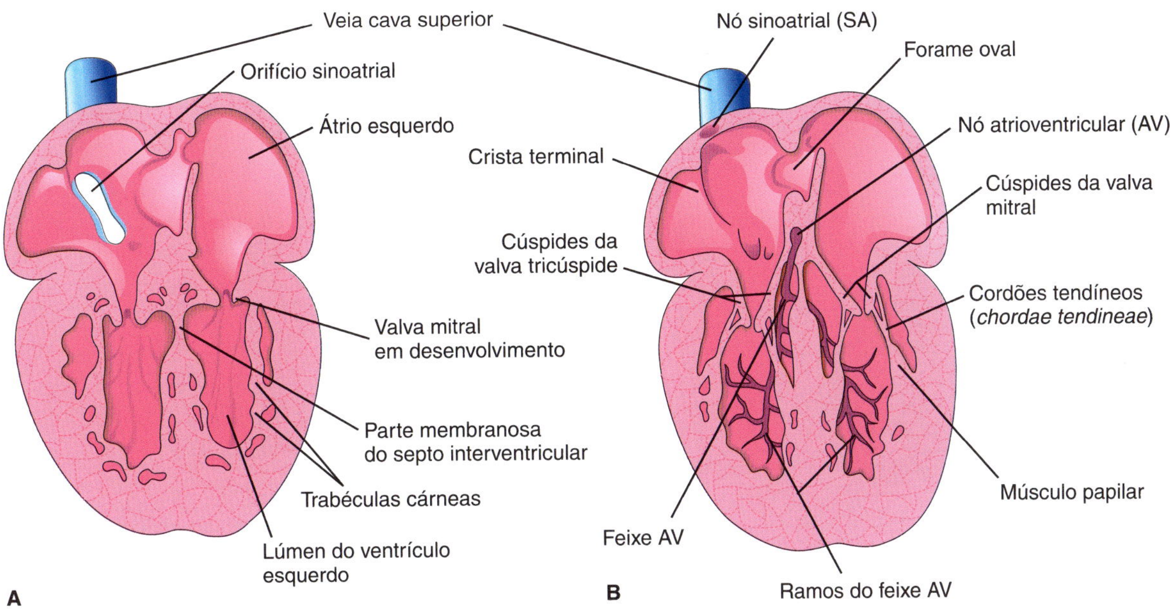

Figura 14.15 Secções esquemáticas do coração ilustrando estágios sucessivos no desenvolvimento das valvas atrioventriculares, cordões tendíneos (*chordae tendineae*) e músculos papilares. **A.** Em 7 semanas. **B.** Em 20 semanas, mostrando o sistema de condução do coração.

Dextrocardia

Se o tubo cardíaco embrionário se dobra para a esquerda em vez de para a direita, o coração é deslocado para a direita (ver Figura 14.18) e ocorre transposição, na qual o coração e seus vasos estão invertidos, da esquerda para a direita, como em uma imagem espelhada. A **dextrocardia** é o defeito posicional mais frequente do coração. Na **dextrocardia com *situs inversus*** (transposição das vísceras abdominais), como na discinesia ciliar primária (ver Capítulos 11, *Sistema Respiratório*, e 20, *Base Celular e Molecular do Desenvolvimento*), a incidência de defeitos cardíacos associados é baixa. Na **dextrocardia isolada**, a posição anormal do coração não está associada ao deslocamento de outras vísceras, mas está normalmente acompanhada por defeitos cardíacos graves (p. ex., ventrículo único e transposição dos grandes vasos).

Ectopia cardíaca

Na ectopia cardíaca (ver Figura 14.19), uma rara condição, o coração está em uma localização anormal. Na **forma torácica da ectopia cardíaca**, o coração está parcial ou completamente exposto na superfície do tórax. A morte ocorre na maioria dos casos durante o período neonatal precoce, geralmente por infecção, insuficiência cardíaca ou **hipoxemia**.

A forma torácica da ectopia cardíaca mais comum resulta do desenvolvimento defeituoso do esterno e do pericárdio secundário, que não completa a fusão das pregas laterais na formação da parede torácica durante a quarta semana. Se nenhum defeito cardíaco grave estiver presente, a terapia cirúrgica geralmente consiste em cobrir o coração com pele.

Defeitos no septo atrial

Os **defeitos no septo atrial (DSAs)** ocorrem mais frequentemente nas mulheres. A forma mais comum de DSA é o **forame oval patente** (ver Figuras 14.20 A e 14.21 A a D). Um forame patente pequeno e isolado não tem significância hemodinâmica. Muitos DSAs isolados se fecham dentro do primeiro ano de vida. Entretanto, se outros defeitos estão presentes (p. ex., atresia pulmonar), o sangue é desviado através do forame oval para o átrio esquerdo, causando **cianose**.

Um **forame oval patente** está presente em até 25% das pessoas. Nessa circunstância, uma sonda pode ser passada de um átrio a outro através da parte superior do assoalho da fossa oval (ver Figura 14.20 B). Esse defeito não é clinicamente significante, porém pode ser forçado a abrir devido a outros defeitos cardíacos. Um forame oval patente resulta de uma adesão incompleta entre a valva do forame oval patente semelhante a uma aba e o septo secundum após o nascimento.

Há quatro tipos clinicamente significativos de DSA (ver Figura 14.21), dos quais os dois primeiros são relativamente comuns:

- Defeito no óstio secundum
- Defeito no coxim endocárdico com um defeito no forame primum
- Defeito no seio venoso
- Átrio comum.

Os **DSAs do óstio secundum** (ver Figura 14.21 A a D) ocorrem na área da fossa oval e incluem defeitos nos septos primum e secundum. Mulheres com DSA ultrapassam os homens em 3 para 1 caso. Esse DSA é um dos mais comuns, embora menos grave, entre os tipos de DCC. O forame oval patente geralmente resulta da reabsorção anormal do septo primum durante a formação do forame secundum. Se a reabsorção acontece em um local anormal, o septo primum

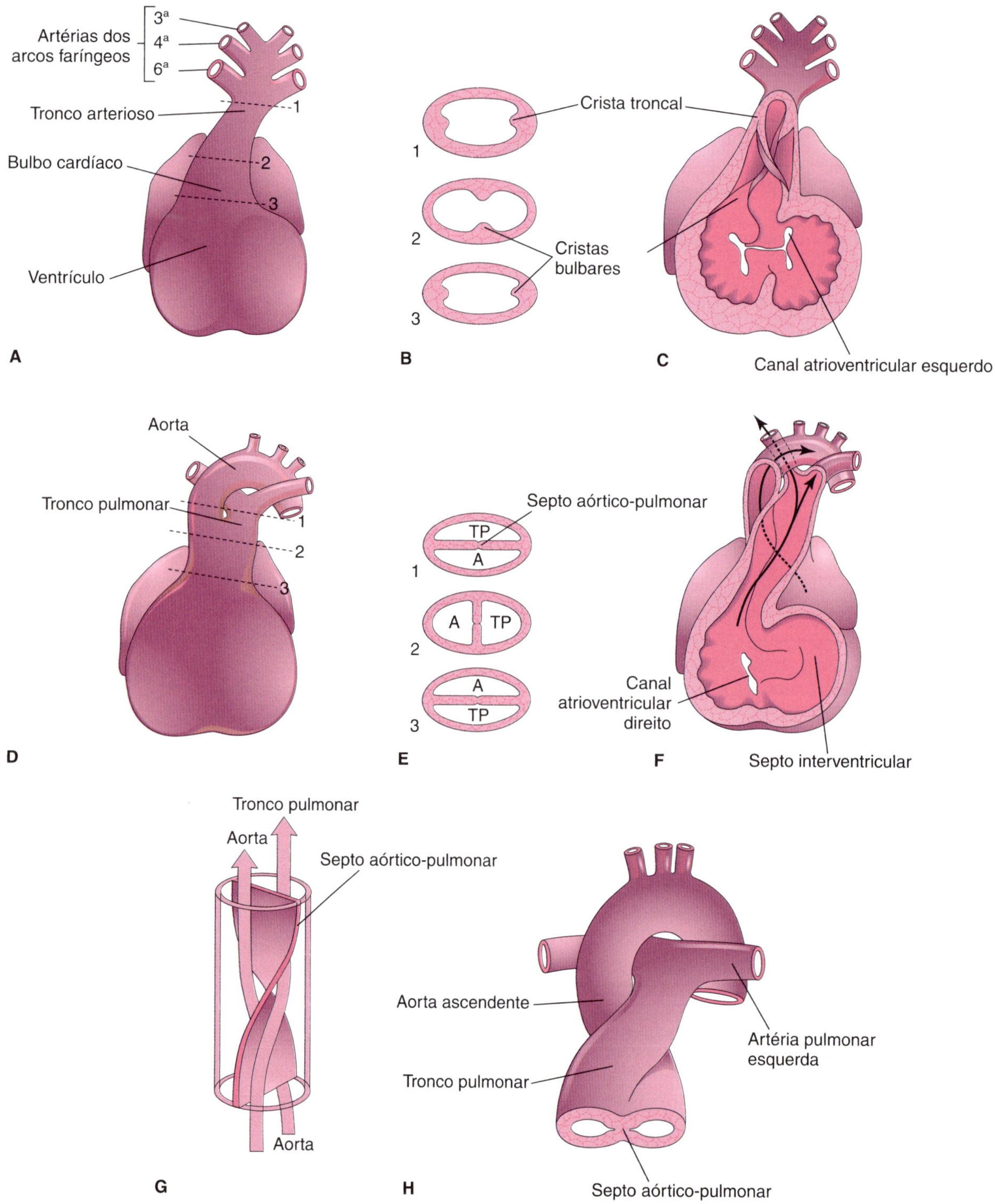

Figura 14.16 Septação do bulbo cardíaco e tronco arterioso. **A.** Aspecto ventral do coração em 5 semanas. As *linhas tracejadas* indicam os níveis de secção mostrados em **B**. **B.** Secções transversais do tronco arterioso e do bulbo cardíaco, ilustrando as cristas troncais e bulbares. **C.** As paredes ventrais do coração e do tronco arterioso foram removidas para demonstrar essas cristas. **D.** Aspecto ventral do coração após a septação do tronco arterioso. As *linhas tracejadas* indicam os níveis de secções mostradas em **E**. **E.** Secções através dos recém-formados aorta (*A*) e tronco pulmonar (*TP*), mostrando o septo aórtico-pulmonar. **F.** Aspecto ventral do coração em 6 semanas. A parede ventral do coração e o tronco pulmonar foram removidos para mostrar o septo aórtico-pulmonar. **G.** Diagrama ilustrando a forma espiral do septo aórtico-pulmonar. **H.** Desenho mostrando as grandes artérias (parte ascendente da aorta e tronco pulmonar) se torcendo ao redor um do outro à medida que deixam o coração.

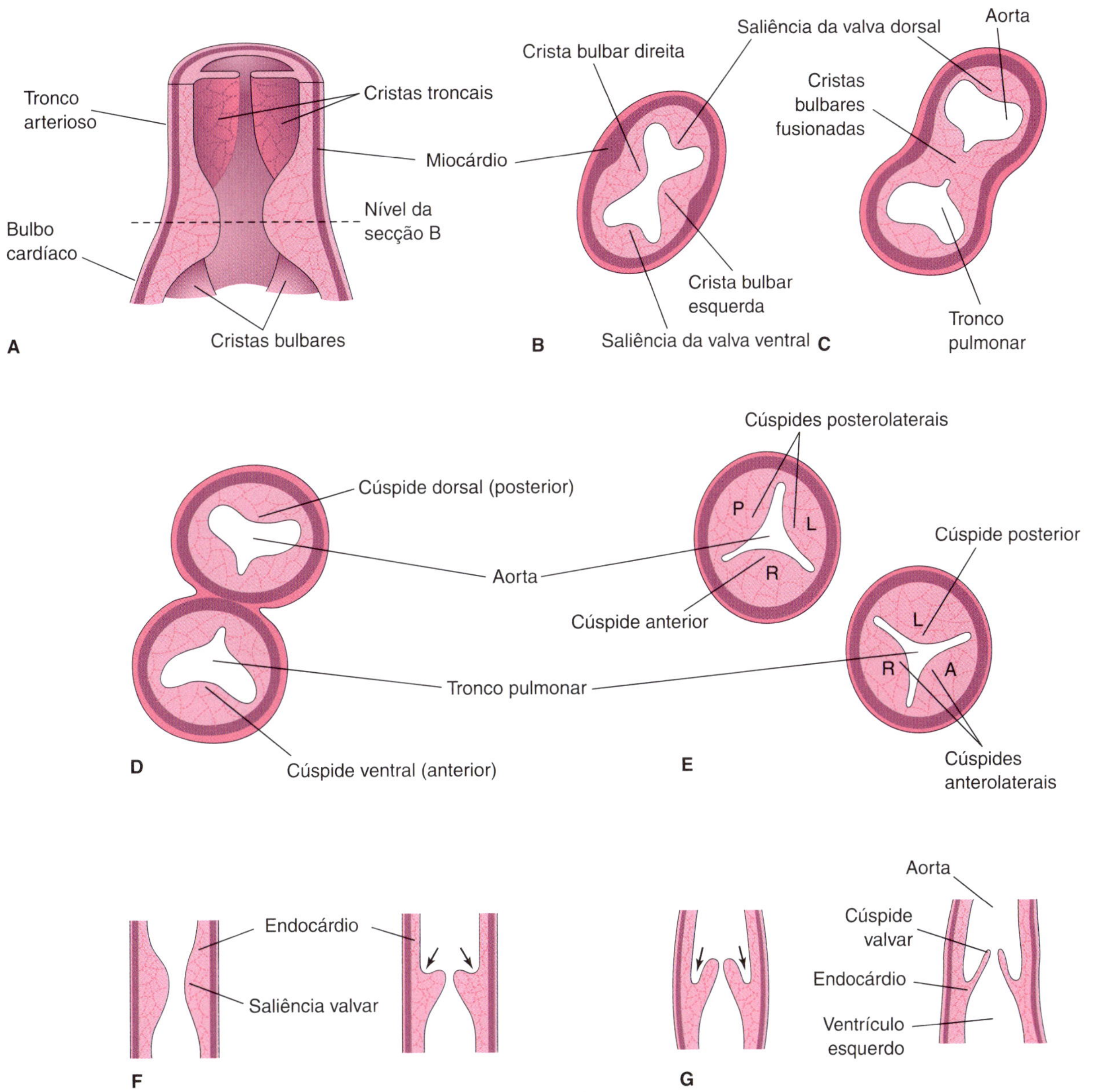

Figura 14.17 Desenvolvimento das valvas semilunares da aorta e do tronco pulmonar. **A.** Desenho de uma secção do tronco arterioso e do bulbo cardíaco mostrando as saliências das valvas. **B.** Secção transversa do bulbo cardíaco. **C.** Secção semelhante após a fusão das cristas bulbares. **D.** Formação das paredes e valvas da aorta e do tronco pulmonar. **E.** A rotação dos vasos estabeleceu as posições adultas das valvas em relação umas às outras. **F** e **G.** Secções longitudinais da junção aórtico-ventricular ilustrando estágios sucessivos no escavamento (*setas*) e adelgaçamento das saliências das valvas para formar as cúspides das valvas. *A*, anterior; *E*, esquerda; *P*, posterior; *D*, direita.

fica fenestrado ou semelhante a uma rede (ver Figura 14.21 A). Se ocorre uma reabsorção excessiva do septo primum, o septo primum curto resultante não fecha o forame oval (ver Figura 14.21 B). Se um forame oval anormalmente grande se desenvolve, como resultado de um desenvolvimento defeituoso do septo secundum, um septo primum normal não fecha o forame oval anormal ao nascimento (ver Figura 14.21 D). Os DSAs de óstio secundum grande podem também ocorrer devido a uma combinação da reabsorção excessiva do septo primum e de um forame oval grande.

Os **defeitos do coxim endocárdico com um forame primum** são as formas menos comuns de DSA (ver Figura 14.21 E). O septo primum não se fusiona com o coxim endocárdico, resultando em um forame primum patente. Geralmente também existe uma fenda na cúspide anterior da valva mitral.

Os **DSAs do seio venoso** estão localizados na parte superior do septo interatrial, próximo à entrada do VCS (ver Figura 14.21 F). Esses defeitos resultam da incorporação incompleta do seio venoso no átrio direito, do desenvolvimento anormal do septo secundum ou de ambos.

O **átrio comum** acontece em pacientes com todos os três tipos de defeitos simultaneamente: óstio secundum, óstio primum e seio venoso.

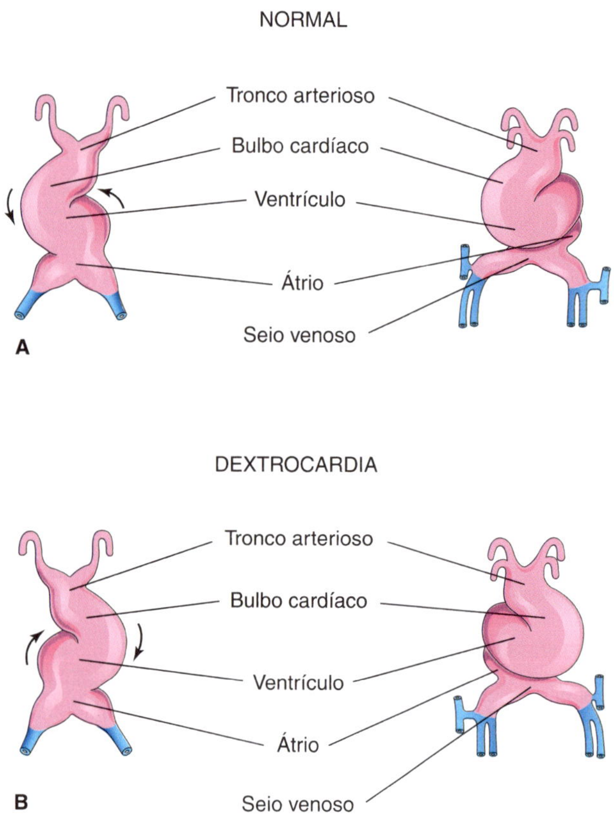

Figura 14.18 O tubo cardíaco embrionário durante a quarta semana. **A.** Dobramento normal do coração tubular para a direita (*setas*). **B.** Dobramento anormal para a esquerda.

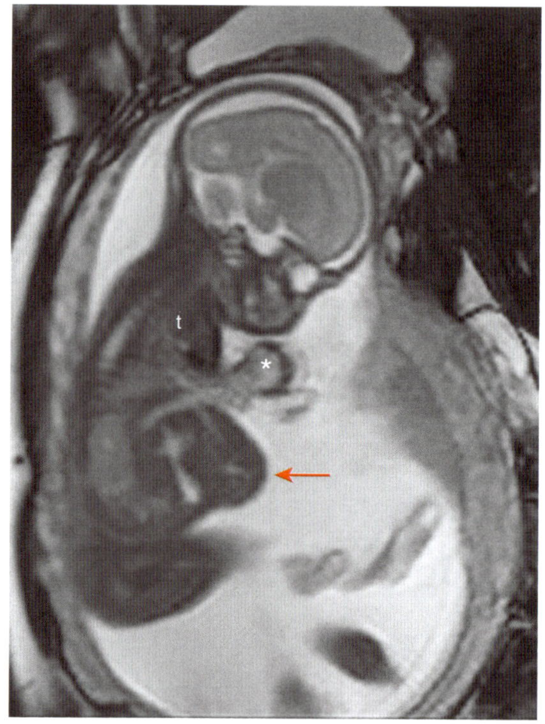

Figura 14.19 Imagem de ressonância magnética de um feto demonstrando a exteriorização do coração (*) da sua posição normal dentro do tórax (*t*). Uma onfalocele (ver Capítulo 12, *Sistema Digestório*) também pode ser vista (*seta*). (De Leyder M, van Berkel K, Done E, Cannie M, Van Hecke W, Voeselmans A: Ultrasound meets magnetic resonance imaging in the diagnosis of pentalogy of Cantrell with complete ectopy of the heart, *Gynecol Obstet [Sunnyvale]* 4:200, 2014.)

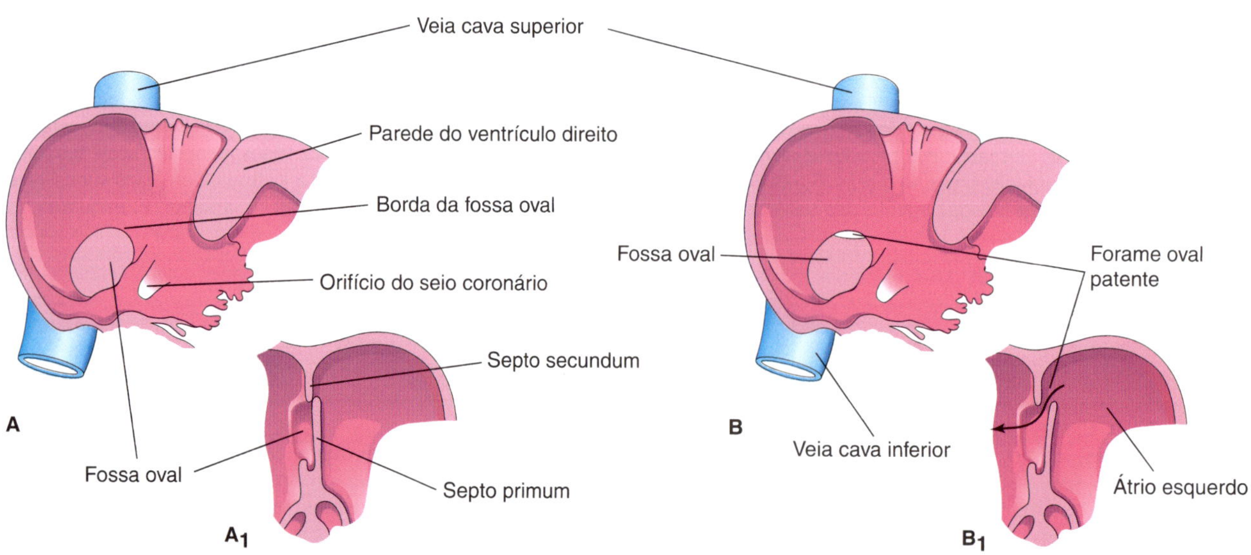

Figura 14.20 A. Aparência pós-natal normal do lado direito do septo interatrial após a adesão do septo primum ao septo secundum. **A_1.** Desenho de uma secção do septo interatrial ilustrando a formação da fossa oval no átrio direito. Note que o assoalho da fossa oval é formado pelo septo primum. **B** e **B_1.** Vistas semelhantes de um forame oval patente resultante da adesão incompleta do septo primum ao septo secundum. Um pouco de sangue oxigenado pode entrar no átrio direito através do forame oval patente; entretanto, se a abertura é pequena, geralmente não tem significância hemodinâmica.

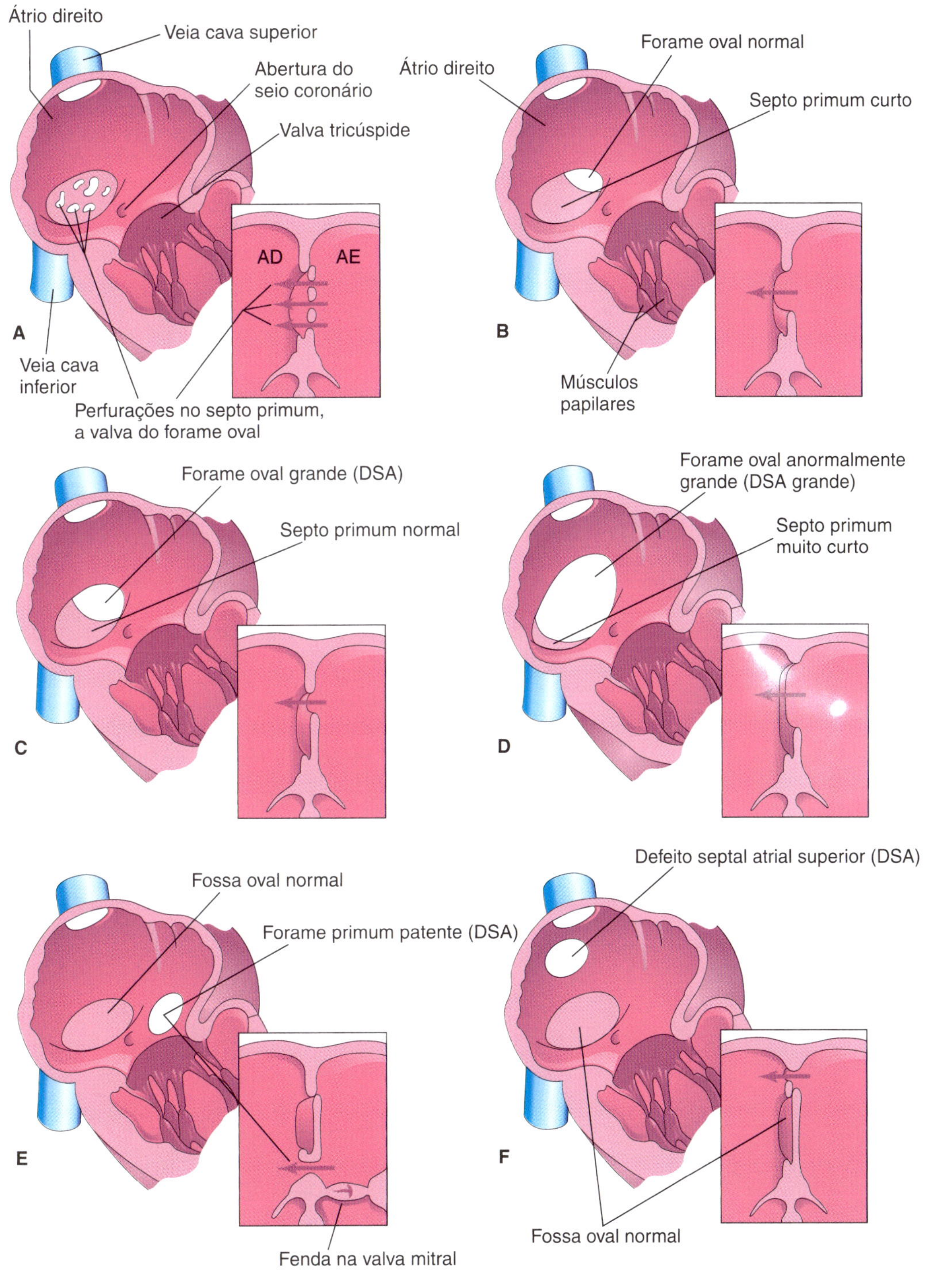

Figura 14.21 Desenhos da face direita do septo interatrial. Os desenhos adjacentes às secções do septo ilustram vários tipos de defeitos no septo atrial (*DSA*). **A.** Forame oval patente resultante da reabsorção do septo primum em regiões anormais. **B.** Forame oval patente causado pela reabsorção excessiva do septo primum ("defeito de aba curta"). **C.** Forame oval patente resultante de um forame oval anormalmente grande. **D.** Forame oval patente resultante de um grande forame oval anormal e reabsorção excessiva do septo primum. **E.** Defeito no coxim endocárdico com DSA tipo primum. As secções adjacentes mostram a fenda na cúspide anterior da valva mitral. **F.** DSA do seio venoso. O defeito do septo superior resulta da incorporação anormal do seio venoso ao átrio direito. Em **E** e **F**, note que a fossa oval se formou normalmente. As *setas* indicam a direção do fluxo sanguíneo. *AE*, átrio esquerdo; *AD*, átrio direito.

Defeitos no septo ventricular

Os *defeitos no septo ventricular (DSVs) são os tipos mais comuns de DCC*, ocorrendo em aproximadamente 25% dos casos. Os DSVs ocorrem mais frequentemente em homens. *A maioria envolve a parte membranosa do septo IV* (ver Figura 14.22 B). Muitos DSVs menores fecham de maneira espontânea, geralmente durante o primeiro ano. Muitos indivíduos com um grande DSV apresentam um grande desvio de sangue da esquerda para direita. O **DSV muscular** é o tipo menos comum de defeito que pode aparecer em qualquer local na parte muscular do septo IV. A **transposição das grandes artérias** (ver Figura 14.23) e uma câmara de saída rudimentar estão presentes na maioria das crianças com esse tipo grave de DCC.

Transposição das grandes artérias

A *transposição das grandes artérias (TGA)* é a causa mais comum de **doença cardíaca cianótica** em neonatos (ver Figura 14.23). Nos casos típicos, a aorta se localiza anteriormente e à direita do tronco pulmonar e se origina anteriormente a partir do ventrículo direito morfológico, enquanto o tronco pulmonar se origina a partir do ventrículo esquerdo morfológico. Existe também um DSA, com ou sem uma associação de ducto arterioso patente (DAP) e DSV. Acredita-se que esse defeito resulte de uma *falha do cone arterial em se desenvolver normalmente* durante a incorporação do bulbo cardíaco nos ventrículos. A migração defeituosa das células da crista neural também pode estar envolvida.

Tronco arterioso persistente

O *tronco arterioso (TA) persistente* resulta da falha das cristas troncais e do septo aórtico-pulmonar em se desenvolverem normalmente e dividirem o TA em aorta e tronco pulmonar (ver Figura 14.22). O tipo mais comum de TA persistente é o **tronco arterial único**, que se ramifica para formar o tronco pulmonar e a aorta ascendente (ver Figura 14.22 A e B), suprimindo as circulações sistêmica, pulmonar e coronária. Um DSV está sempre presente com um defeito no TA; o TA se sobrepõe pelo DSV (ver Figura 14.22 B).

Divisão desigual do tronco arterioso

Uma *divisão desigual do tronco arterioso* (ver Figuras 14.22 e 14.24) ocorre quando a septação do TA superior às valvas é desigual, produzindo uma artéria muito grande e uma muito pequena. Como consequência, o septo aórtico-pulmonar não está alinhado com o septo IV, resultando em um DSV. O grande vaso (aorta ou tronco pulmonar) geralmente se sobrepõe ao DSV (ver Figura 14.24).

Na **estenose da valva pulmonar**, as cúspides da valva pulmonar estão fusionadas para formar uma cúpula com uma abertura central estreita. Na **estenose infundibular**, o cone arterioso do ventrículo direito está subdesenvolvido. Os dois tipos de estenose pulmonar podem ser simultâneos. Dependendo do grau de obstrução do fluxo sanguíneo, existe um grau variável de hipertrofia do ventrículo direito (ver Figura 14.24 B).

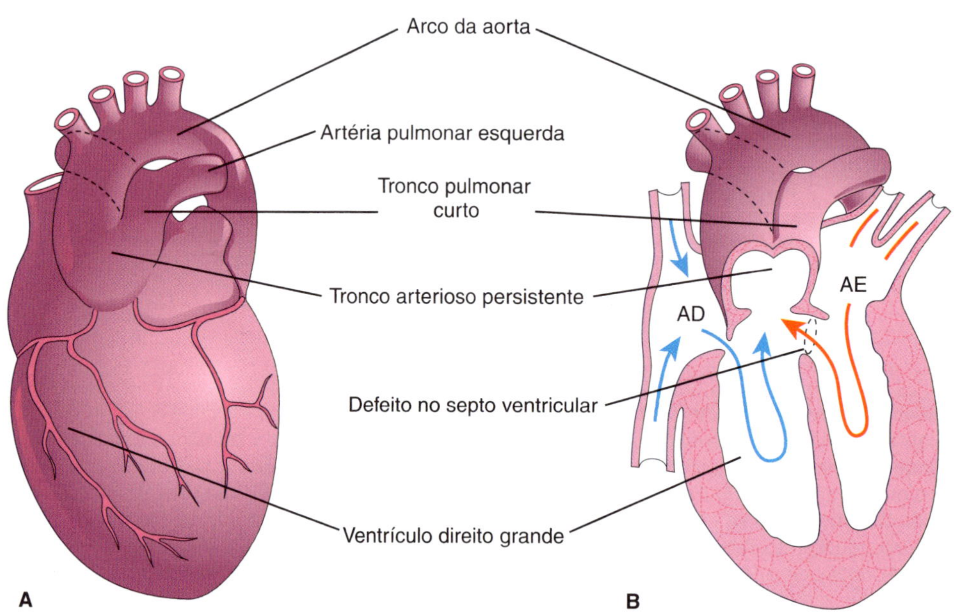

Figura 14.22 Ilustrações do tipo mais comum de tronco arterioso persistente (TAP). **A.** O tronco comum se divide em aorta e em tronco pulmonar curto. **B.** Secção coronal do coração mostrado em **A**. Observe a circulação sanguínea nesse coração (*setas*) e o defeito do septo ventricular. *AE*, átrio esquerdo; *AD*, átrio direito.

Tetralogia de Fallot

O grupo clássico dos quatro defeitos cardíacos – ***tetralogia de Fallot*** – consiste no seguinte (ver Figura 14.24 A e B):

- Estenose pulmonar (obstrução da saída de fluxo do ventrículo direito)
- Defeito de septo ventricular
- Dextroposição da aorta (se sobrepondo a ambos os ventrículos)
- Hipertrofia ventricular direita.

Nesses defeitos cardíacos, o tronco pulmonar é geralmente pequeno e podem existir também vários graus de **estenose da artéria pulmonar**.

Estenose aórtica e atresia aórtica

Na **estenose da valva aórtica**, as bordas da valva estão geralmente fusionadas com uma abertura estreita. Esse defeito pode estar presente ao nascimento ou se desenvolver depois (adquirido). A estenose valvular causa trabalho adicional para o coração e resulta em **hipertrofia (expansão)** do ventrículo esquerdo e sons cardíacos anormais (**sopros cardíacos**).

Na ***estenose subaórtica***, frequentemente há uma faixa de tecido fibroso logo abaixo da valva aórtica. O estreitamento da aorta resulta da permanência do tecido, que degenera normalmente conforme a valva se forma. A **atresia aórtica** está presente quando ocorre obstrução completa da aorta ou de sua valva.

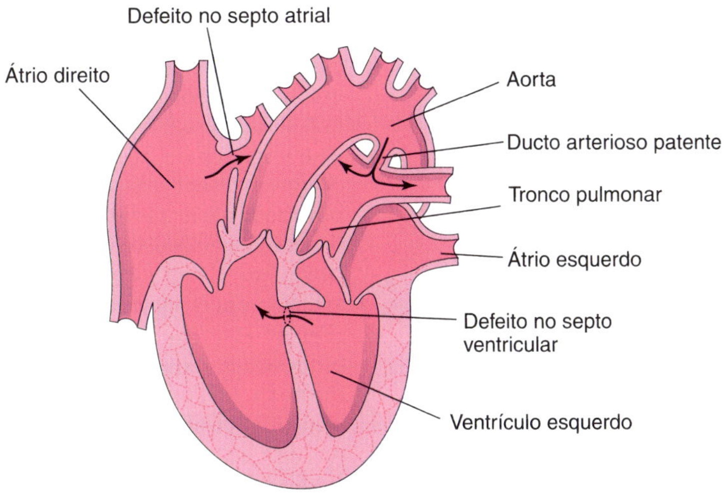

Figura 14.23 Desenho de um coração ilustrando a transposição das grandes artérias (TGA). Os defeitos dos septos ventricular (DSV) e atrial (DSA) possibilitam a mistura do sangue arterial e venoso. A TGA é a causa única mais comum de **doença cardíaca cianótica** em neonatos. Esse defeito congênito é frequentemente associado a outros defeitos cardíacos, como mostrado (DSV e DSA). As *setas* indicam o fluxo sanguíneo. Na TGA, quando existe um DSA, o sangue flui do átrio direito para o átrio esquerdo.

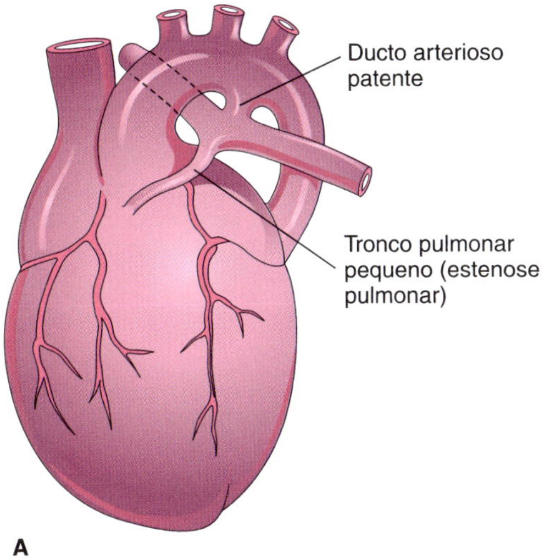

A

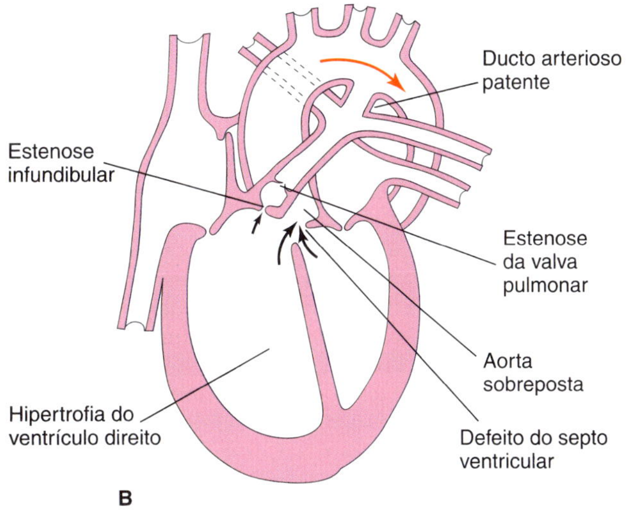

B

Figura 14.24 Desenhos ilustrando a tetralogia de Fallot. **A.** Desenho do coração de uma criança mostrando um tronco pulmonar pequeno **(estenose pulmonar)** e uma grande aorta resultantes da septação desigual do tronco arterioso. Também há hipertrofia do ventrículo direito e um ducto arterioso patente **B.** Secção frontal desse coração, ilustrando a tetralogia de Fallot. Observe os quatro defeitos cardíacos dessa tetralogia: estenose da valva pulmonar, defeito no septo ventricular (DSV), sobreposição da aorta e hipertrofia do ventrículo direito. Nesse caso, a estenose infundibular também é mostrada. As *setas* indicam o fluxo de sangue dentro dos grandes vasos (aorta e tronco pulmonar).

13 Derivados das artérias dos arcos faríngeos

14 Conforme os arcos faríngeos se desenvolvem durante a quarta semana, são supridos pelas **artérias dos arcos faríngeos** originadas do saco aórtico (Figura 14.25 B). Essas artérias terminam no lado ipsilateral (mesmo) da aorta dorsal. Embora seis pares de arcos aórticos se desenvolvam, eles não estão presentes ao mesmo tempo (Figura 14.25 B e C).

Derivados do primeiro par de artérias do arco faríngeo

O primeiro par de artérias basicamente desaparece, porém resquícios delas formam parte das **artérias maxilares**, que suprem as orelhas, os dentes e os músculos dos olhos e da face. Também podem contribuir para a formação das artérias carótidas externas (ver Figura 14.25 B).

Derivados do segundo par de artérias do arco faríngeo

As porções dorsais dessas artérias persistem e formam os troncos das **artérias estapédicas** pequenas; esses pequenos vasos correm através do anel dos **estribos**, um pequeno osso na orelha média (ver Capítulo 17, *Desenvolvimento dos Olhos e das Orelhas*, Figura 17.11 C).

Derivados do terceiro par de artérias do arco faríngeo

As porções proximais dessas artérias formam as **artérias carótidas comuns**, que suprem estruturas da cabeça (Figura 14.26 D). As porções distais dessas artérias se unem com a aorta dorsal e formam as **artérias carótidas internas**, que irrigam as orelhas médias, as órbitas, o encéfalo e suas meninges e a hipófise.

Derivados do quarto par de artérias do arco faríngeo

A *quarta artéria esquerda* forma parte do **arco da aorta** (ver Figura 14.26 C e D). A porção proximal da artéria desse arco se desenvolve a partir do **saco aórtico**, e a porção distal é derivada da **aorta dorsal esquerda**. A *quarta artéria direita* se torna a porção proximal da **artéria subclávia direita**. A porção distal da artéria subclávia direita forma a **aorta dorsal esquerda** e a **sétima artéria intersegmentar direita**. A artéria subclávia esquerda não é derivada de uma artéria do arco faríngeo; forma-se a partir da **sétima artéria intersegmentar esquerda** (ver Figura 14.26 A). À medida que o desenvolvimento prossegue, o crescimento diferencial muda cefalicamente a origem da artéria subclávia esquerda. Consequentemente, ela se posiciona próximo à origem da *artéria carótida comum esquerda* (ver Figura 14.26 D).

Destinos do quinto par de artérias do arco faríngeo

Em aproximadamente 50% das vezes, o quinto par de artérias do arco faríngeo consiste em vasos rudimentares que logo degeneram, levando a nenhum derivado vascular. Em outros embriões, esses arcos não se desenvolvem.

Derivados do sexto par de artérias do arco faríngeo

A **sexta artéria esquerda** se desenvolve da seguinte forma (ver Figura 14.26 B e C):

- A porção proximal da artéria persiste como a parte proximal da artéria pulmonar esquerda
- A porção distal da artéria passa da artéria pulmonar esquerda para a aorta dorsal e forma um desvio pré-natal, o ducto arterioso.

A **sexta artéria direita** se desenvolve como a seguir:

- A porção proximal da artéria persiste como a parte proximal da artéria pulmonar direita
- A parte distal da artéria degenera.

A transformação do sexto par das artérias explica por que o curso dos **nervos laríngeos recorrentes** difere nos dois lados. Esses nervos inervam o sexto par de artérias e se engancham ao redor dele no seu caminho para o desenvolvimento da laringe (Figura 14.27 A). ***À direita***, porque a parte distal da sexta artéria direita degenera, o nervo laríngeo recorrente direito se direciona superiormente e engancha ao redor da porção proximal da artéria subclávia direita, o derivado da quarta artéria (Figura 14.27 B). ***À esquerda***, o nervo laríngeo recorrente esquerdo se engancha ao redor do **ducto arterioso (DA)** formado pela porção distal da sexta artéria. Quando esse desvio arterial regride após o nascimento, o nervo permanece ao redor do **ligamento arterioso** (resquício do DA) e do arco da aorta (Figura 14.27 C).

Coarctação da aorta

A *coarctação da aorta* (constrição) ocorre em aproximadamente 10% das crianças com DCC. É caracterizada por uma **constrição aórtica** de comprimento variável (Figura 14.28). A maioria das constrições ocorre distalmente à origem da artéria subclávia esquerda, na entrada do DA (**coarctação justaductal**).

Um sistema de classificação das coarctações pré e pós-ductal é comumente utilizado; entretanto, em 90% dos casos, a coarctação está diretamente oposta ao DA. A **coarctação** é duas vezes mais frequente em homens do que em mulheres e está associada à **valva aórtica mitral (bicúspide)** em 70% dos casos (ver Figura 14.15 B).

Dupla artéria do arco faríngeo

Esta rara anomalia é caracterizada por um *anel vascular ao redor da traqueia e do esôfago* (Figura 14.29). O anel resulta da falha no desaparecimento da porção distal da aorta dorsal direita (Figura 14.29 A); como resultado, formam-se os arcos direito e esquerdo. Geralmente, o arco direito da aorta é o maior e passa posteriormente à traqueia e ao esôfago (Figura 14.29 A). Se a compressão é significativa, causa respirações ofegantes, que são agravadas pelo choro, pela alimentação e pela flexão do pescoço.

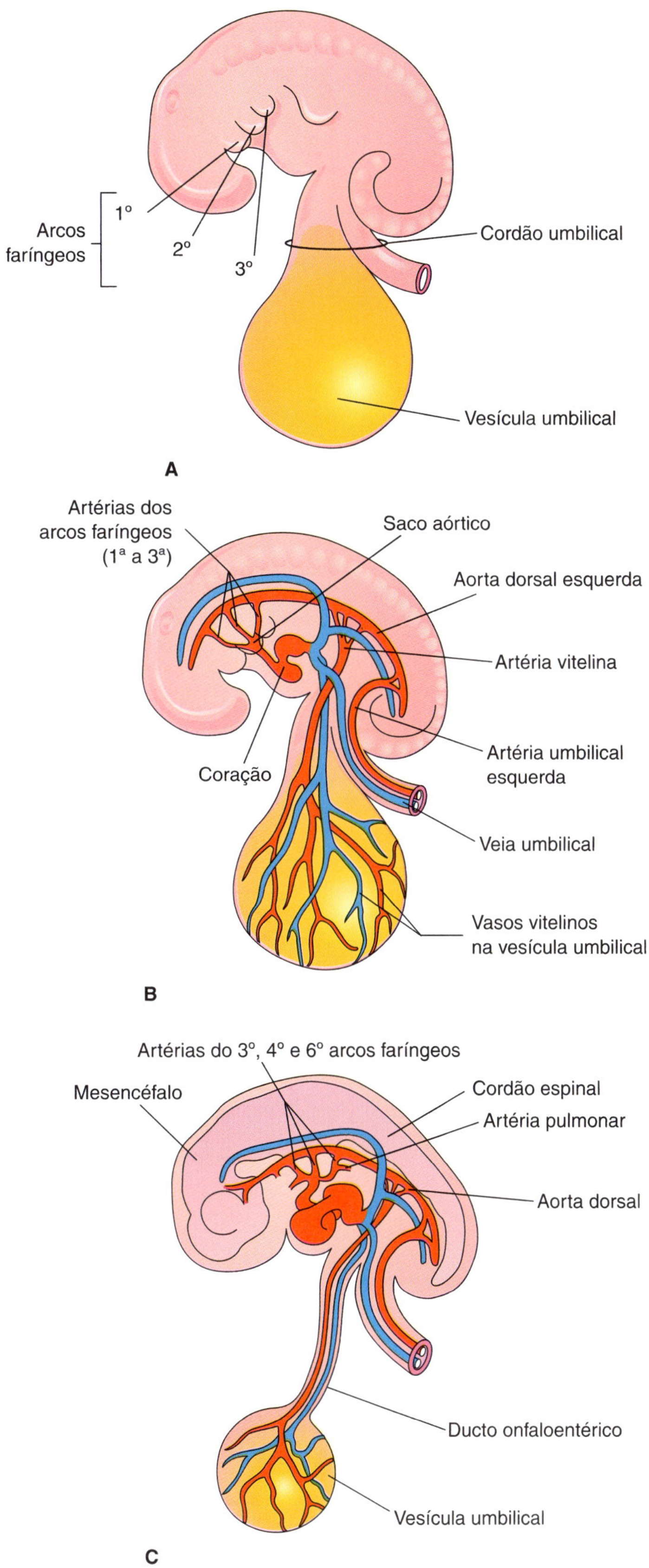

Figura 14.25 Arcos faríngeos e artérias dos arcos faríngeos. **A.** Lado esquerdo de um embrião (aproximadamente 26 dias). **B.** Desenho esquemático desse embrião mostrando as artérias esquerdas dos arcos faríngeos surgindo a partir do saco aórtico, passando através dos arcos faríngeos e terminando na aorta dorsal esquerda. **C.** Embrião (de aproximadamente 37 dias) mostrando aorta dorsal única e que a maioria dos dois primeiros pares de artérias dos arcos faríngeos degenerou.

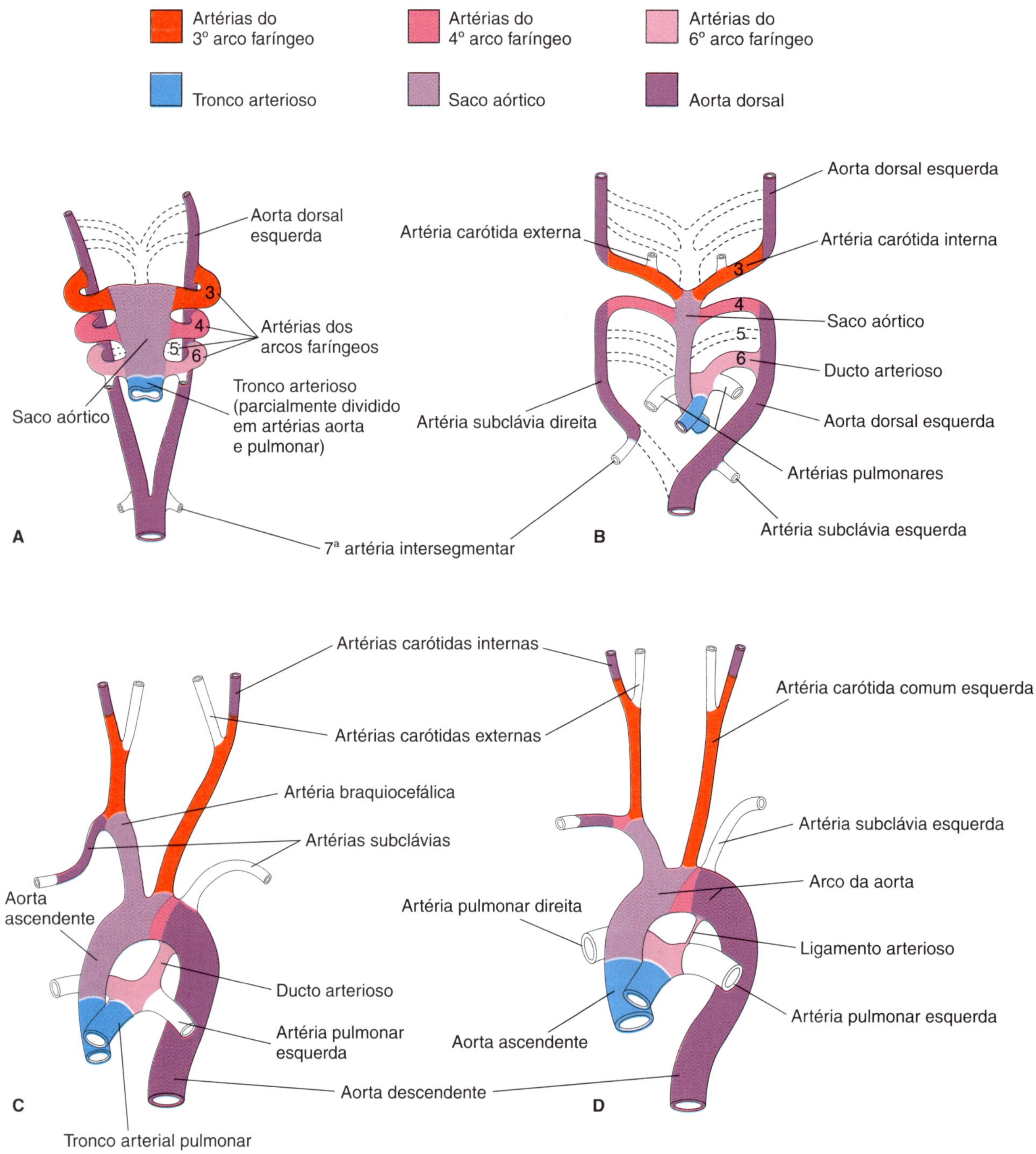

Figura 14.26 Desenhos esquemáticos ilustrando as mudanças arteriais resultantes da transformação do tronco arterioso, do saco aórtico, das artérias dos arcos faríngeos e da aorta dorsal no padrão arterial adulto. Os vasos que não estão coloridos não são derivados dessas estruturas. **A.** Artérias dos arcos faríngeos com 6 semanas; nesse estágio, os primeiros dois pares de artérias basicamente desapareceram. **B.** Artérias dos arcos faríngeos com 7 semanas; as porções da aorta dorsal e das artérias dos arcos faríngeos que normalmente desaparecem estão indicadas com *linhas tracejadas*. **C.** Disposição arterial com 8 semanas. **D.** Desenho dos vasos arteriais em um recém-nascido de 6 meses de idade. Note que a parte ascendente da aorta e as artérias pulmonares são consideravelmente menores em **C** quando comparadas com **D.** Isso representa o fluxo relativo através desses vasos em diferentes estágios do desenvolvimento. Observe o grande tamanho do ducto arterioso (DA) em **C** e que ele é essencialmente uma continuação direta do tronco pulmonar. O DA normalmente se torna fechado dentro dos primeiros dias após o nascimento. Finalmente, o DA se torna o ligamento arterioso, como mostrado em **D**.

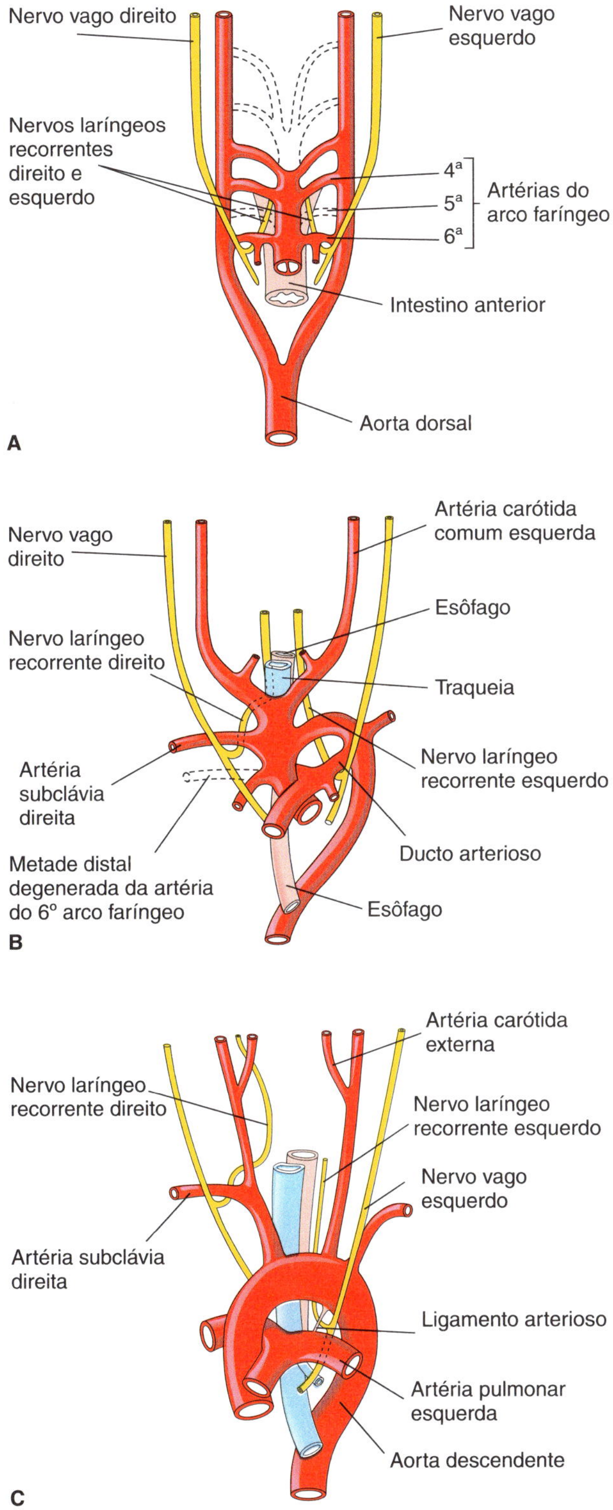

Figura 14.27 A relação dos nervos laríngeos recorrentes com as artérias dos arcos faríngeos. **A.** Em 6 semanas, mostrando que os nervos laríngeos recorrentes estão enganchados ao redor do sexto par de artérias do arco faríngeo. **B.** Em 8 semanas, mostrando que o nervo laríngeo recorrente direito está enganchado ao redor da artéria subclávia direita e o nervo laríngeo recorrente esquerdo está enganchado ao redor do ducto arterioso e do arco da aorta. **C.** Após o nascimento, mostrando o nervo laríngeo recorrente esquerdo enganchado ao redor do ligamento arterioso e do arco da aorta.

Arco direito da aorta

Quando toda a aorta dorsal direita persiste (Figura 14.30 A) e a porção distal da aorta dorsal esquerda regride, ocorre um arco direito da aorta como resultado. Existem dois tipos principais:

- *Arco direito da aorta sem um componente retroesofágico* (Figura 14.30 B). O **ducto arterioso** (ligamento arterioso) passa da artéria pulmonar direita para o arco direito da aorta
- *Arco direito da aorta com um componente retroesofágico* (Figura 14.30 C). Originalmente, um pequeno arco esquerdo da aorta provavelmente regrediu, deixando o arco direito da aorta posterior ao esôfago. O DA adere à porção distal do arco da aorta e forma um anel que pode comprimir o esôfago e a traqueia.

Artéria subclávia direita anômala

A artéria subclávia direita normalmente surge da porção distal do arco da aorta e passa posteriormente à traqueia e ao esôfago para irrigar o membro superior direito (Figura 14.31). Uma **artéria subclávia direita retroesofágica** ocorre quando a quarta artéria direita do arco faríngeo e a aorta dorsal direita desaparecem cranialmente à sétima artéria intersegmentar. Como resultado, a artéria subclávia direita se forma a partir da sétima artéria direita intersegmentar e da porção distal da aorta dorsal direita. Conforme o desenvolvimento prossegue, o crescimento diferencial muda cefalicamente à origem da artéria subclávia direita, até que ela venha a se posicionar próxima à origem da artéria subclávia esquerda.

Apesar de a artéria subclávia direita anômala ser relativamente comum e sempre formar um anel vascular (Figura 14.31 C), é raro que seja clinicamente significativa, pois o anel, em geral, não é apertado o suficiente para comprimir muito o esôfago e a traqueia.

Defeitos congênitos das artérias dos arcos faríngeos

Devido às muitas alterações envolvidas na transformação do sistema de artérias dos arcos faríngeos embrionários em um padrão arterial adulto, é compressível que muitos defeitos possam acontecer. A maioria desses defeitos resulta da persistência de porções das artérias dos arcos faríngeos que geralmente desapareceriam ou do desaparecimento de porções que normalmente persistiriam.

Circulação fetal e neonatal 13

O sistema cardiovascular fetal é preparado para suprir as necessidades pré-natais (Figura 14.32). As modificações
ao nascimento estabelecem o padrão neonatal (Figura 14.33). 14
Uma boa respiração no período neonatal (1 a 28 dias) depende de alterações na circulação normal que acontecem ao nascimento e resultam na oxigenação de sangue nos pulmões quando cessa o fluxo sanguíneo fetal através da

placenta. Antes do nascimento, os pulmões não realizam trocas gasosas e os vasos pulmonares estão em contrição. As três estruturas vasculares mais importantes na circulação transitória são os ductos venosos, forame oval e ducto arterioso (Figura 14.33).

Circulação fetal

O sangue altamente oxigenado e rico em nutrientes retorna sob alta pressão da placenta pela **veia umbilical** (ver Figura 14.32). Ao se aproximar do fígado, cerca de metade do sangue passa diretamente pelo **ducto venoso**, um vaso fetal conectando a veia umbilical à VCI; consequentemente, o sangue é desviado do fígado. A outra metade do sangue na veia umbilical flui para os sinusoides do fígado e entram na VCI através das **veias hepáticas**. O fluxo sanguíneo através do ducto venoso é regulado pelo mecanismo de esfíncter próximo à veia umbilical. Após um curto trajeto na VCI, todo o sangue entra no átrio direito do coração. A maior parte do sangue da VCI é direcionada pelas **cristas dividens**, através do **forame oval** para o átrio esquerdo. Ali, ele se mistura com uma quantidade relativamente pequena de sangue pobremente oxigenado que está retornando dos pulmões através das veias pulmonares. Os pulmões fetais usam o oxigênio do sangue, em vez de repô-lo. A partir do átrio esquerdo, o sangue então passa para o ventrículo esquerdo e o deixa através da aorta ascendente. As artérias do coração, do pescoço, da cabeça e dos membros superiores recebem o sangue altamente oxigenado da aorta ascendente. *O fígado também recebe o sangue altamente oxigenado a partir da veia umbilical.*

A pequena quantidade de sangue altamente oxigenado a partir da VCI no átrio direito se mistura com o sangue pobre em oxigênio da VCS e do seio coronário e passa para o ventrículo direito. Esse sangue, com um conteúdo mediano de oxigênio, deixa o coração através do tronco pulmonar. Devido à alta resistência vascular pulmonar na vida fetal, o fluxo de sangue pulmonar é baixo. Aproximadamente 10% desse fluxo sanguíneo vão para os pulmões; a maioria do sangue passa através do DA na aorta para o corpo fetal. Então, retorna à placenta através das artérias umbilicais (ver Figura 14.32). Aproximadamente 10% do sangue oriundo da aorta ascendente entram na aorta descendente para irrigar as vísceras e a parte inferior do corpo. A maior parte do sangue na aorta descendente passa para as artérias umbilicais e retorna para a placenta para reoxigenação.

Circulação neonatal transitória

Ajustes circulatórios importantes acontecem ao nascimento, quando cessa a circulação sanguínea fetal através da placenta e os pulmões da criança se expandem e começam a funcionar (ver Figura 14.33). *Assim que a criança nasce, o forame oval, DA, o ducto venoso e as veias umbilicais não são mais necessários.* O esfíncter no ducto venoso se contrai e todo o sangue que entrou no fígado passa pelos sinusoides hepáticos. Isso, associado à oclusão da circulação placentária, causa um imediato declínio na pressão sanguínea na VCI e no átrio direito.

Devido ao aumento do fluxo sanguíneo pulmonar, a pressão no átrio esquerdo é maior que no átrio direito. **O aumento da pressão atrial esquerda fecha o forame oval** pela compressão da valva do forame contra o septo secundum (ver Figura 14.33). O sangue do ventrículo direito então flui inteiramente para a circulação pulmonar. Devido ao fato de a resistência vascular pulmonar ser menor que a resistência vascular sistêmica, o fluxo no DA inverte, passando da aorta para o tronco pulmonar.

O DA começa a constringir ao nascimento, porém, por poucos dias, é frequente a presença de um pequeno desvio de sangue da aorta para o tronco pulmonar em neonatos saudáveis a termo. Em recém-nascidos prematuros e naqueles com hipoxia persistente (baixa oxigenação), o DA pode permanecer aberto por mais tempo. Em recém-nascidos a termo, o oxigênio é o fator mais importante no controle do fechamento do DA e parece ser mediado *pela **bradicinina** (uma substância liberada pelos pulmões) e pelas **prostaglandinas que atuam na musculatura lisa da parede do DA**.*

As **artérias umbilicais se contraem ao nascimento**, prevenindo a perda do sangue neonatal. O cordão umbilical não está completamente fechado por um minuto ou mais; consequentemente, o fluxo sanguíneo através da veia umbilical continua transferindo o sangue fetal da placenta para o neonato.

A mudança da circulação fetal para o padrão adulto não ocorre subitamente. Algumas alterações acontecem com a primeira respiração; outras, após horas ou dias. O fechamento dos vasos fetais e o forame oval são, inicialmente, uma mudança funcional. Mais tarde, o fechamento anatômico ocorre por meio da proliferação dos tecidos endotelial e fibroso.

Derivados dos vasos e estruturas fetais

Devido às alterações no sistema cardiovascular ao nascimento, alguns vasos e estruturas não são mais necessários. Durante um período de meses, esses vasos fetais formam ligamentos não funcionais.

Veia umbilical e ligamento redondo do fígado

A parte intra-abdominal da *veia umbilical* se torna o *ligamento redondo do fígado (ligamentum teres)* (ver Figura 14.33). A veia umbilical permanece patente por um período considerável e pode ser usada para transfusão de sangue ou administração de medicamentos durante o início do período neonatal. Essas transfusões são frequentemente realizadas para prevenir o dano cerebral e a morte em neonatos com anemia devido à eritroblastose fetal.

Ducto venoso e ligamento venoso

O ducto venoso se torna o *ligamento venoso*; entretanto, seu fechamento é mais prolongado do que o do DA. O ligamento venoso passa através do fígado a partir do ramo esquerdo da veia porta para a VCI, à qual está ligado (ver Figura 14.33).

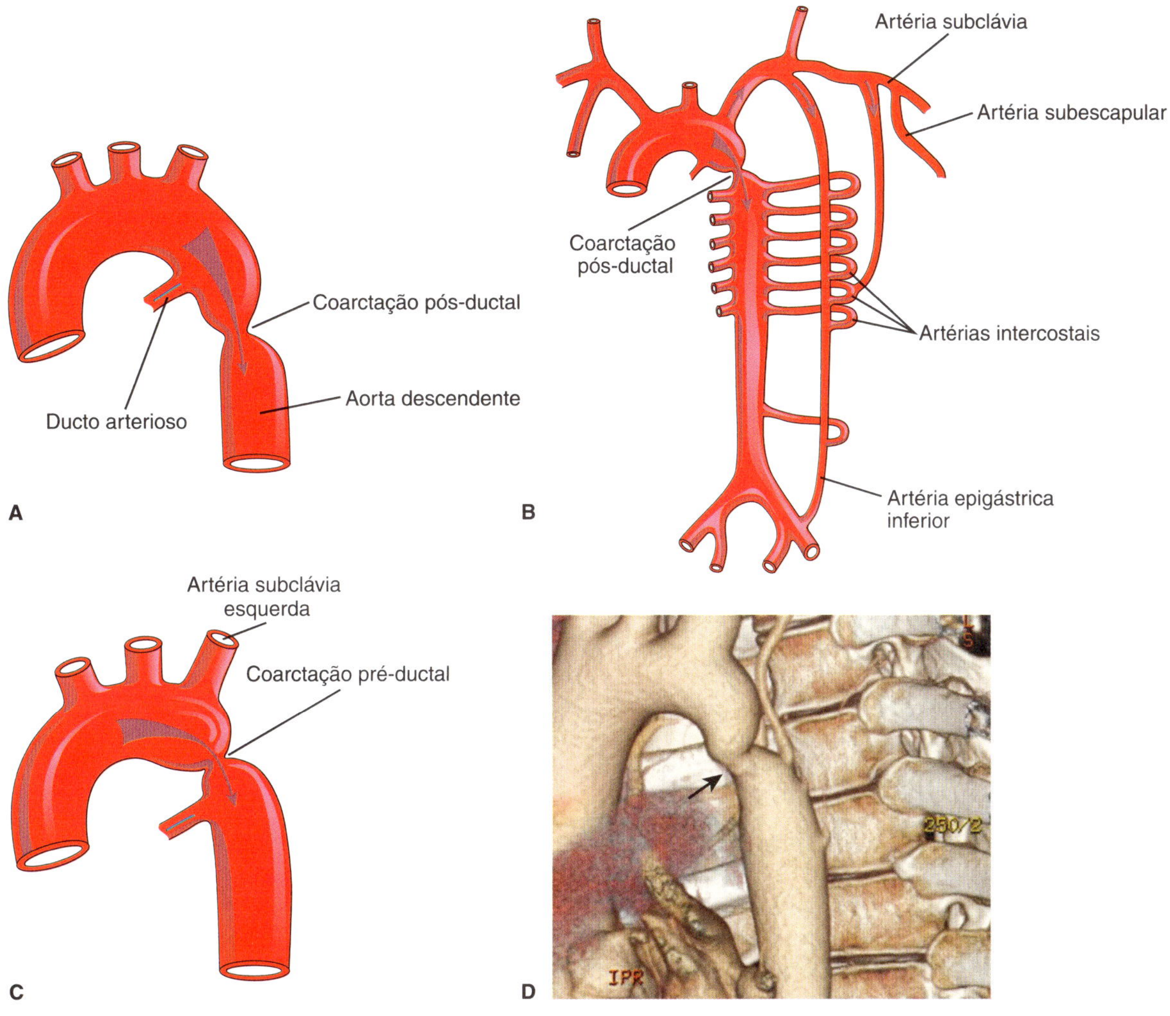

Figura 14.28 A. Coarctação pós-ductal da aorta. **B.** Rotas comuns da circulação colateral que se desenvolve em associação com a coarctação pós-ductal da aorta. **C.** Coarctação pré-ductal. As *setas* indicam o fluxo sanguíneo. **D.** Imagem da reconstrução de uma TC 3D de uma coarctação pré-ductal (*seta*) na aorta de um adulto. (**D**, cortesia de Dr. James Koenig, Department of Radiology, Health Sciences Centre, Winnipeg, Manitoba, Canada.)

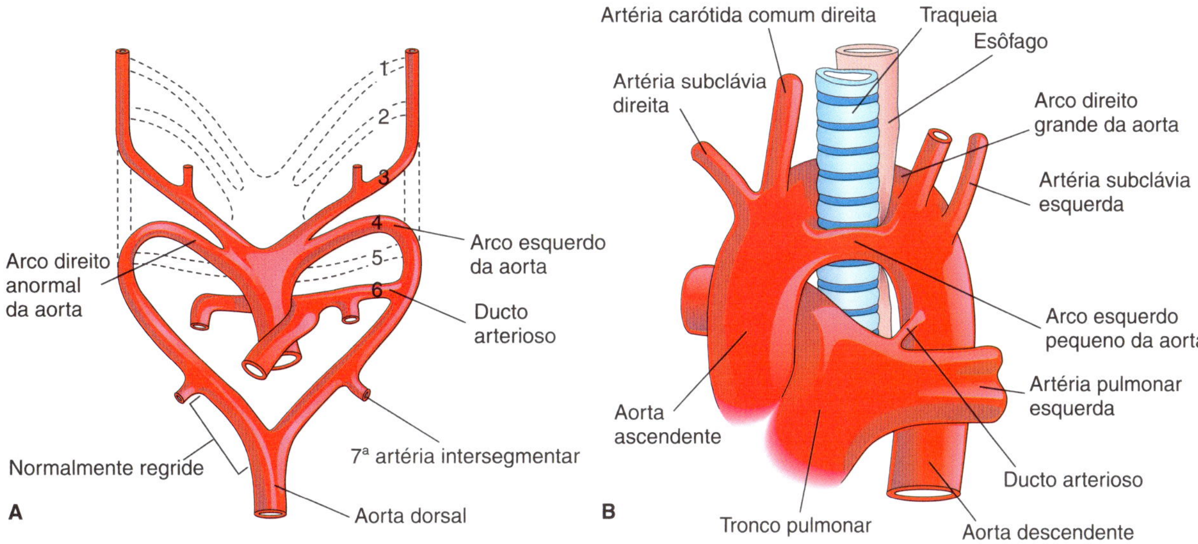

Figura 14.29 A. Desenho das artérias embrionárias dos arcos faríngeos ilustrando a base embriológica da aorta (duplo arco aórtico). **B.** Um grande arco direito da aorta e um pequeno arco esquerdo da aorta surgem da parte ascendente da aorta e formam um anel vascular ao redor da traqueia e do esôfago. Observe que há compressão do esôfago e da traqueia. As artérias carótida comum direita e subclávia surgem separadamente a partir do grande arco direito da aorta.

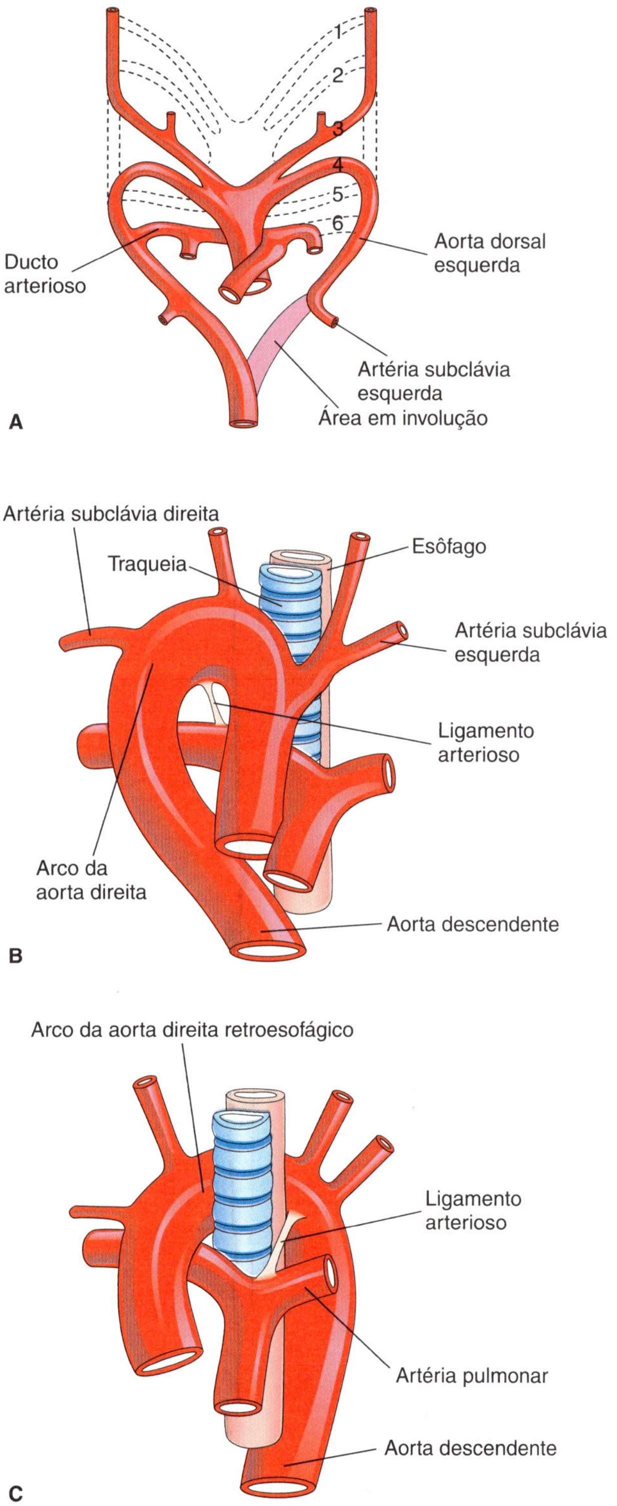

Figura 14.30 A. Desenho das artérias dos arcos faríngeos mostrando a regressão normal da porção distal da aorta dorsal esquerda. Também há uma persistência de toda a aorta dorsal direita e da porção distal da artéria do sexto arco faríngeo direito. **B.** Artéria do arco faríngeo direito sem um componente retroesofágico. **C.** Arco direito da aorta com um componente retroesofágico. O arco direito anormal da aorta e o ligamento arterioso (remanescente pós-natal do ducto arterioso) formam um anel vascular que comprime o esôfago e a traqueia.

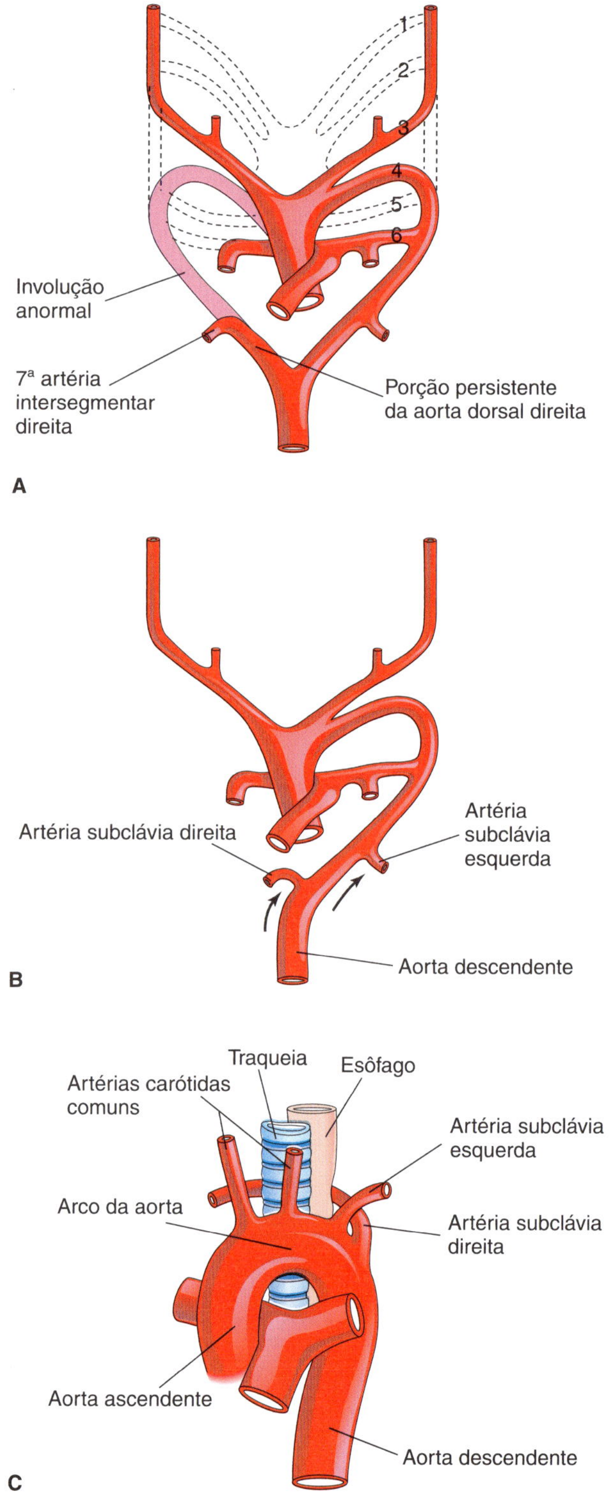

Figura 14.31 Desenhos ilustrando a possível base embriológica da origem anormal da artéria subclávia direita. **A.** A artéria do quarto arco faríngeo direito e a porção cranial da aorta dorsal direita regrediram. Como resultado, a artéria subclávia direita se forma a partir da sétima artéria intersegmentar direita e do segmento distal da aorta dorsal direita. **B.** À medida que o arco da aorta se forma, a artéria subclávia direita é movida cranialmente (*setas*) com a artéria subclávia esquerda. **C.** A artéria subclávia direita anormal surge da aorta e passa posteriormente à traqueia e ao esôfago.

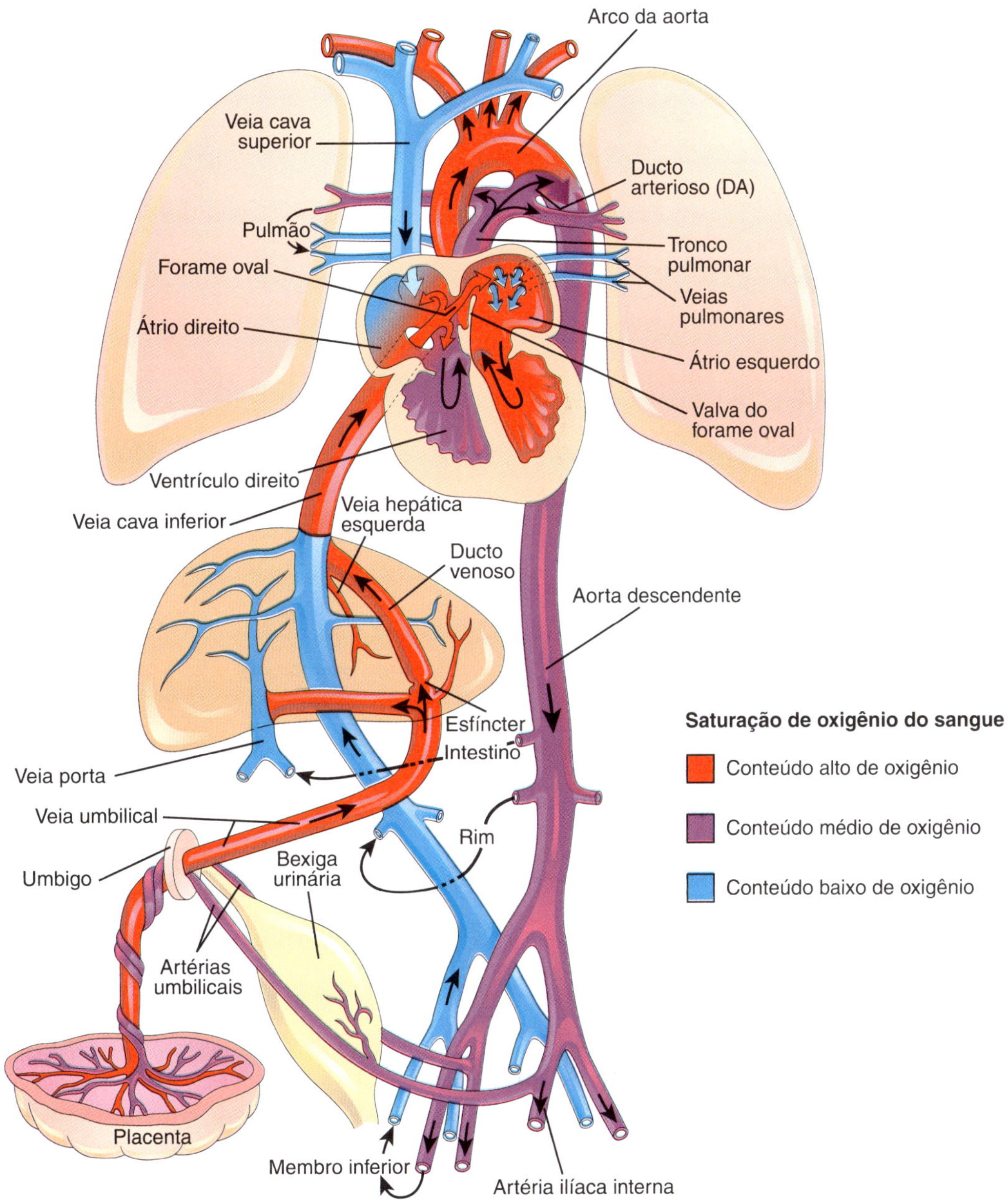

Figura 14.32 Circulação fetal. As cores indicam a saturação de oxigênio do sangue e as *setas* mostram o curso do sangue da placenta para o coração. Os órgãos não estão desenhados em escala. Uma pequena quantidade de sangue altamente oxigenado oriundo da veia cava inferior permanece no átrio direito e se mistura ao sangue pobremente oxigenado oriundo da veia cava superior. O sangue medianamente oxigenado passa então para o ventrículo direito. Observe que três desvios permitem que a maior parte do sangue seja desviada do fígado e dos pulmões: (1) ducto venoso, (2) forame oval e (3) ducto arterioso. O sangue pobremente oxigenado retorna à placenta para oxigenação e obtenção de nutrientes através das artérias umbilicais.

Ducto arterioso patente

O ducto arterioso patente (DAP) é um defeito congênito comum, de 2 a 3 vezes mais frequente em mulheres do que em homens (Figura 14.34 B). O fechamento funcional do DAP geralmente ocorre logo após o nascimento; entretanto, se permanecer patente (aberto), o sangue da aorta será desviado para o tronco pulmonar. *O DAP é o defeito congênito mais comum associado à infecção materna por rubéola durante o início da gestação.* Crianças prematuras e aquelas que nasceram em grandes altitudes podem ter DAP; essa abertura é o resultado de **hipoxia** (diminuição de oxigênio) e imaturidade. A base embriológica do DAP é a falha na involução do DA após o nascimento e na formação do ligamento arterioso.

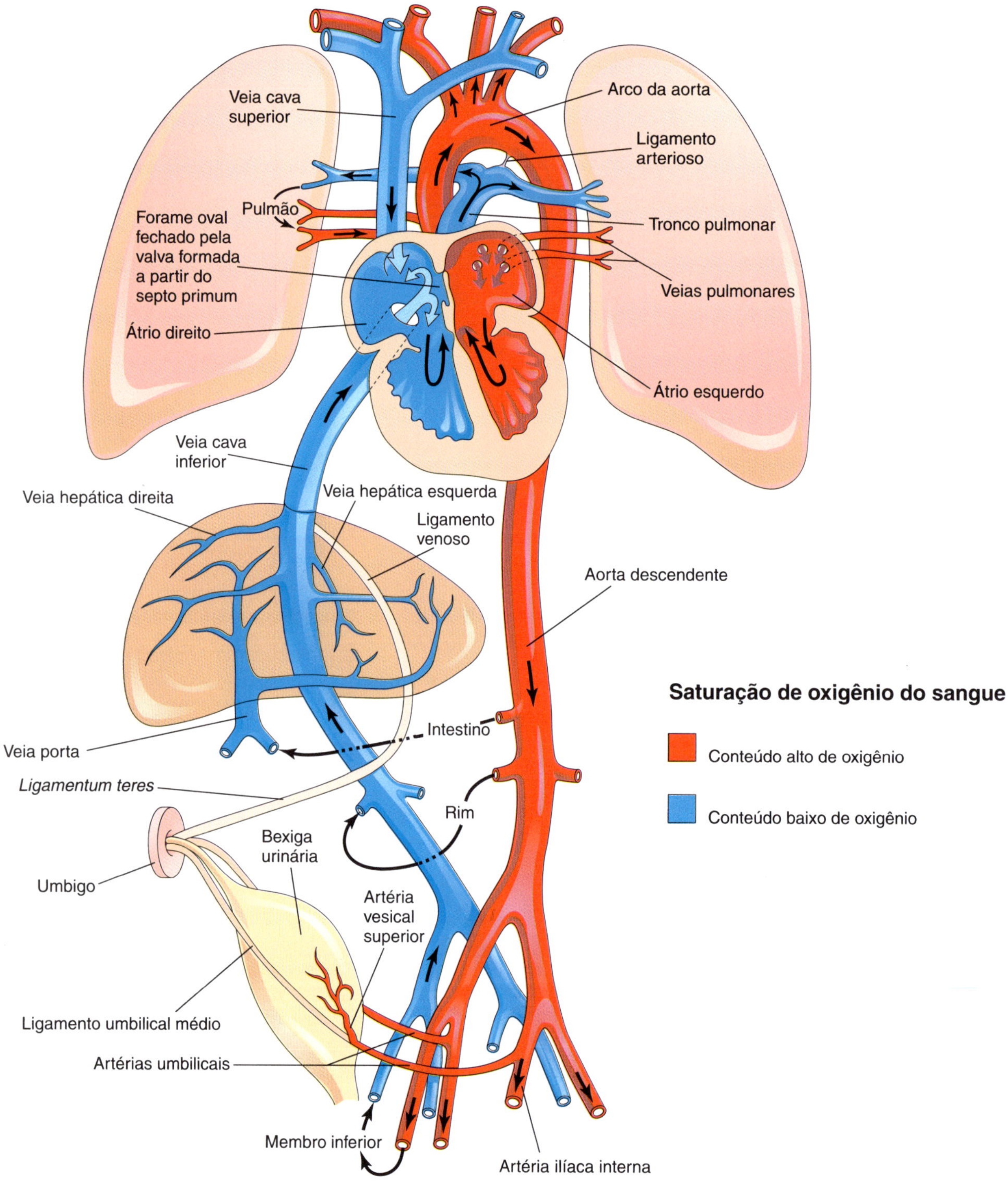

Figura 14.33 Circulação neonatal. Os derivados, no adulto, dos vasos e das estruturas fetais que se tornam não funcionais ao nascimento são mostrados. As *setas* indicam o curso do sangue na criança. Os órgãos não estão desenhados em escala. Após o nascimento, os três desvios fetais param de funcionar e as circulações pulmonar e sistêmica se tornam separadas.

Artérias umbilicais e ligamentos abdominais

A maioria das porções intra-abdominais das artérias umbilicais se tornam os **ligamentos umbilicais mediais** (ver Figura 14.33); as porções proximais desses vasos persistem como **as artérias vesicais superiores**, que irrigam a bexiga urinária.

Forame oval e fossa oval

Em geral, o forame oval se fecha funcionalmente ao nascimento (ver Figura 14.33). O fechamento anatômico ocorre no terceiro mês e resulta da proliferação tecidual e da adesão do septo primum à margem esquerda do septo secundum. O septo primum forma o assoalho da

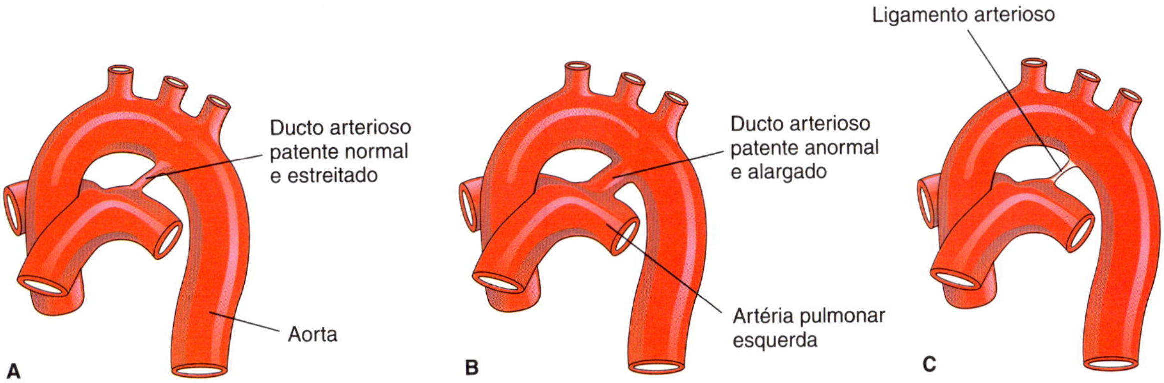

Figura 14.34 Fechamento do ducto arterioso (DA). **A.** DA em um recém-nascido. **B.** DA patente anormal em um lactente com 6 meses de idade. **C.** Ligamento arterioso em um lactente com 6 meses de idade.

fossa oval. A borda inferior do septo secundum forma uma prega arredondada, que margeia a fossa oval e marca o antigo contorno do forame oval (ver Figura 14.20).

Ducto arterioso e ligamento arterioso

Em geral, o fechamento funcional do DA se completa de 10 a 15 horas após o nascimento. O fechamento anatômico do DA e a formação do ligamento arterioso geralmente ocorrem na 12ª semana pós-natal.

Desenvolvimento do sistema linfático

O sistema linfático começa a se desenvolver no final da sexta semana. Estudos demonstraram que as células endoteliais precursoras linfáticas são derivadas das veias cardinais. Os vasos linfáticos se desenvolvem de uma maneira semelhante àquela descrita para os vasos sanguíneos. Os capilares linfáticos iniciais se unem uns aos outros para formar uma rede de linfáticos. Existem **seis sacos linfáticos primários** presentes ao final do período embrionário (Figura 14.35 A):

- Dois *sacos linfáticos jugulares* próximos à junção das veias subclávias com as veias cardinais anteriores (futuras veias jugulares internas)
- Dois *sacos linfáticos ilíacos* próximos à junção das veias ilíacas com as veias cardinais posteriores
- Um *saco linfático retroperitoneal* na raiz do mesentério na parede abdominal posterior
- Uma *cisterna do quilo (chyle cistern)* localizada dorsalmente ao saco linfático retroperitoneal.

Os vasos linfáticos logo se conectam aos sacos linfáticos e caminham ao longo das principais veias: para a cabeça, o pescoço e os membros superiores a partir dos **sacos linfáticos jugulares**; para o tronco inferior e os membros inferiores a partir dos **sacos linfáticos ilíacos**; para o intestino primitivo a partir do **saco linfático retroperitoneal** e da **cisterna do quilo**. Dois grandes canais (ductos torácicos direito e esquerdo) conectam o saco linfático jugular com essa cisterna. Logo, uma grande anastomose se forma entre esses canais (ver Figura 14.35 B).

O **ducto torácico** se desenvolve a partir da:

- Porção caudal do ducto torácico direito
- Anastomose entre os ductos torácicos e a parte cranial do ducto torácico esquerdo.

O **ducto linfático direito** é derivado da parte cranial do ducto torácico direito (ver Figura 14.35 C). O **ducto torácico** e o ducto linfático direito se conectam com o sistema venoso no **ângulo venoso** entre a jugular interna e as veias subclávias (ver Figura 14.35 B).

Desenvolvimento dos linfonodos

Com exceção da parte superior da **cisterna do quilo**, os sacos linfáticos são transformados em grupos de linfonodos durante o período fetal inicial. Células mesenquimais invadem cada saco linfático e formam uma rede de canais linfáticos, o primórdio dos ***seios linfáticos***. Outras células mesenquimais dão origem às cápsulas e ao tecido conjuntivo dos linfonodos.

Os **linfócitos** são derivados originalmente das **células-tronco primordiais** no mesênquima da vesícula umbilical e, posteriormente, do **fígado** e do **baço**. Os linfócitos iniciais finalmente entram na **medula óssea**, onde se dividem em ***linfoblastos***. Os linfócitos que aparecem nos linfonodos antes do nascimento são derivados do timo, um derivado do terceiro par de bolsas faríngeas (ver Capítulo 10, *Aparato Faríngeo, Face e Pescoço*). Pequenos linfócitos deixam o *timo* e circulam para outros órgãos linfoides. Mais tarde, algumas células mesenquimais nos linfonodos também se diferenciam em linfócitos.

Placas de Peyer, tecido linfoide encontrado no intestino delgado, começam a se desenvolver na 19ª semana.

Defeitos congênitos do sistema linfático

Os defeitos congênitos do sistema linfático são incomuns. Pode haver edema difuso de uma parte do corpo, denominado **linfedema congênito**. Essa condição pode ocorrer devido à dilatação dos canais linfáticos primordiais ou devido à **hipoplasia congênita (subdesenvolvimento)** dos vasos linfáticos. No **higroma cístico**, grandes edemas geralmente aparecem na parte infralateral do pescoço, e consiste em grandes cavidades únicas ou multiloculares preenchidas por líquido. Os **higromas** podem estar presentes ao nascimento, mas frequentemente aumentam e se tornam evidentes durante a primeira infância. Acredita-se que os higromas se originem de porções do saco linfático jugular que são eliminadas ou a partir de espaços linfáticos que não estabeleceram conexões com os principais canais linfáticos.

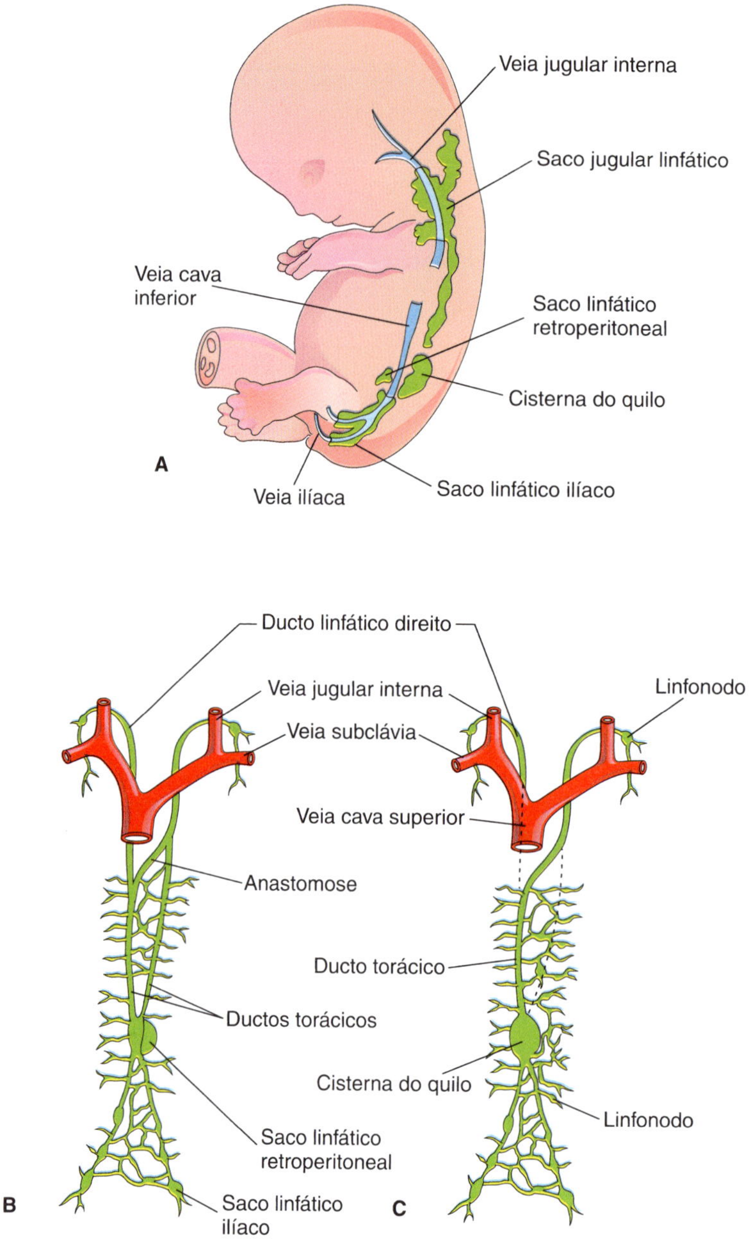

Figura 14.35 Desenvolvimento do sistema linfático. **A.** Lado esquerdo de um embrião com 7,5 semanas, mostrando o saco linfático primário. **B.** Visão ventral do sistema linfático com 9 semanas, mostrando os ductos torácicos pareados. **C.** Mais tarde, no período fetal, mostrando a formação do ducto torácico e do ducto linfático direito.

Desenvolvimento do baço e das tonsilas

O **baço** se desenvolve a partir da agregação de células mesenquimais no mesogástrio dorsal (ver Capítulo 12, *Sistema Digestório*). As **tonsilas palatinas** se desenvolvem da endoderme do segundo par de bolsas faríngeas e do mesênquima adjacente (ver Capítulo 10, *Aparato Faríngeo, Face e Pescoço,* Figura 10.7). As **tonsilas tubárias** se desenvolvem a partir de agregações de nódulos linfáticos ao redor das aberturas faríngeas dos tubos faringotimpânicos. As **tonsilas faríngeas** (adenoide) se desenvolvem a partir da agregação de nódulos linfáticos na parede da nasofaringe. As **tonsilas linguais** se desenvolvem da agregação dos nódulos linfáticos na raiz da língua. Os nódulos linfáticos também se desenvolvem na mucosa dos sistemas respiratório e digestório.

QUESTÕES DE ORIENTAÇÃO CLÍNICA

1. Um pediatra diagnosticou sopro cardíaco em um recém-nascido. O que isso significa? O que causa essa condição e o que ela indica?

2. Os defeitos congênitos do coração são comuns? Qual é o defeito congênito cardíaco mais comum em neonatos?

3. Quais são as causas dos defeitos congênitos do sistema cardiovascular? Os medicamentos ingeridos pela mãe durante a gravidez podem causar defeitos cardíacos? O uso abusivo de álcool pela mãe poderia causar uma anomalia cardíaca no recém-nascido?

4. As infecções virais podem causar doenças cardíacas? Se uma mãe tem sarampo durante a gravidez, o recém-nascido pode ter defeito no sistema cardiovascular? Uma gestante pode ser vacinada para proteger o filho não nascido contra certos vírus?

5. Em um recém-nascido, a aorta surgiu do ventrículo direito e a artéria pulmonar, do ventrículo esquerdo. O recém-nascido faleceu durante o período neonatal inicial. Como é chamado esse defeito e quão comum é essa anomalia? Essa condição pode ser corrigida cirurgicamente? Em caso afirmativo, como é realizada?

6. Durante um exame de rotina de irmãs gêmeas idênticas de 40 anos de idade, foi descoberto que uma apresentava coração invertido. Essa é uma anomalia cardíaca séria? Quão comum é essa condição entre gêmeos idênticos e o que causa o desenvolvimento dela?

As respostas a essas questões estão no fim deste livro.

15

Sistema Musculoesquelético

Sistema esquelético

À medida que a notocorda e o tubo neural se formam durante a terceira semana, a ***mesoderme intraembrionária*** lateral a essas estruturas se espessa para formar duas colunas longitudinais de **mesoderme paraxial** (Figura 15.1 A e B). Ao final da terceira semana, essas colunas, localizadas no tronco, tornam-se compactadas e segmentadas em blocos de mesoderme – **somitos** (Figura 15.1 C). Externamente, os somitos surgem como elevações semelhantes a contas de rosário ao longo da superfície dorsolateral do embrião. Cada somito se diferencia em duas partes (Figura 15.1 D e E):

- A parte ventromedial é o **esclerótomo**; suas células formam as vértebras e costelas
- A parte dorsolateral é o **dermomiótomo**; as células provenientes da *região do miótomo* formam os **mioblastos** (células musculares primordiais) e aquelas provenientes da região do *dermátomo* formam a **derme** (fibroblastos).

Os ossos e o tecido conjuntivo das estruturas craniofaciais são formados a partir do mesênquima na região da cabeça, que é derivado das **células da crista neural** cranial.

Desenvolvimento da cartilagem e do osso

Histogênese da cartilagem

A cartilagem se desenvolve a partir do mesênquima durante a quinta semana. Em áreas onde a cartilagem deve se desenvolver, o mesênquima se condensa para formar os **centros de condrificação**. As células mesenquimais se diferenciam em **condroblastos**, que secretam fibrilas de colágeno e **matriz extracelular**. Em uma etapa subsequente, fibras de colágeno e/ou elásticas se depositam nessa **matriz extracelular**.

Três tipos de cartilagem são distinguíveis de acordo com o tipo de matriz que é formada:

- ***Cartilagem hialina***, o tipo mais amplamente distribuído (p. ex., em articulações sinoviais)
- ***Fibrocartilagem*** (p. ex., nos discos intervertebrais)
- ***Cartilagem elástica*** (p. ex., na orelha externa).

Histogênese do osso

Os ossos se desenvolvem, primariamente, a partir de dois tipos de tecido conjuntivo, mesênquima e cartilagem, porém também podem se desenvolver em outros tecidos conjuntivos (p. ex., a patela se desenvolve em um tendão). A maioria dos **ossos chatos** se desenvolve no mesênquima dentro de bainhas membranosas preexistentes; esse tipo de osteogênese é a **ossificação intramembranosa**. Os modelos mesenquimais da maioria dos **ossos dos membros** são transformados em moldes ósseos cartilaginosos, que posteriormente se tornam ossificados por **ossificação endocondral**. Assim como a cartilagem, os ossos são constituídos por células e uma substância intercelular orgânica, **matriz óssea**, que compreende fibrilas de colágeno embebidas em um componente amorfo.

Estudos de eventos celulares e moleculares que acontecem durante a formação óssea embrionária sugerem que a osteogênese e a condrogênese são programadas no início do desenvolvimento e são processos independentes sob a influência de eventos vasculares.

Os genes Hox, *as proteínas morfogenéticas ósseas 5 e 7, o fator de crescimento e diferenciação 5 – membros da superfamília do fator de crescimento transformante-β –, o fator de crescimento endotelial vascular (VEGF) e outras moléculas de sinalização são implicados como reguladores endógenos da condrogênese e do desenvolvimento esquelético. O comprometimento da linhagem de células precursoras esqueléticas em condrócitos e osteoblastos é determinado pelos níveis de β-catenina.*

Ossificação intramembranosa

O mesênquima se condensa e se torna altamente vascularizado; algumas células se diferenciam em **osteoblastos** (células formadoras de osso) e começam a depositar uma matriz não mineralizada – o **osteoide** (Figura 15.2), com uma alta concentração de colágeno do tipo I. *A sinalização de Wnt é um fator essencial na diferenciação dos osteoblastos.* O **fosfato de cálcio** é então depositado no **tecido osteoide à medida que o osso se forma**. Os osteoblastos ficam aprisionados na matriz e se tornam os **osteócitos**. As espículas ósseas logo se tornam organizadas e coalescem em **lamelas** (camadas).

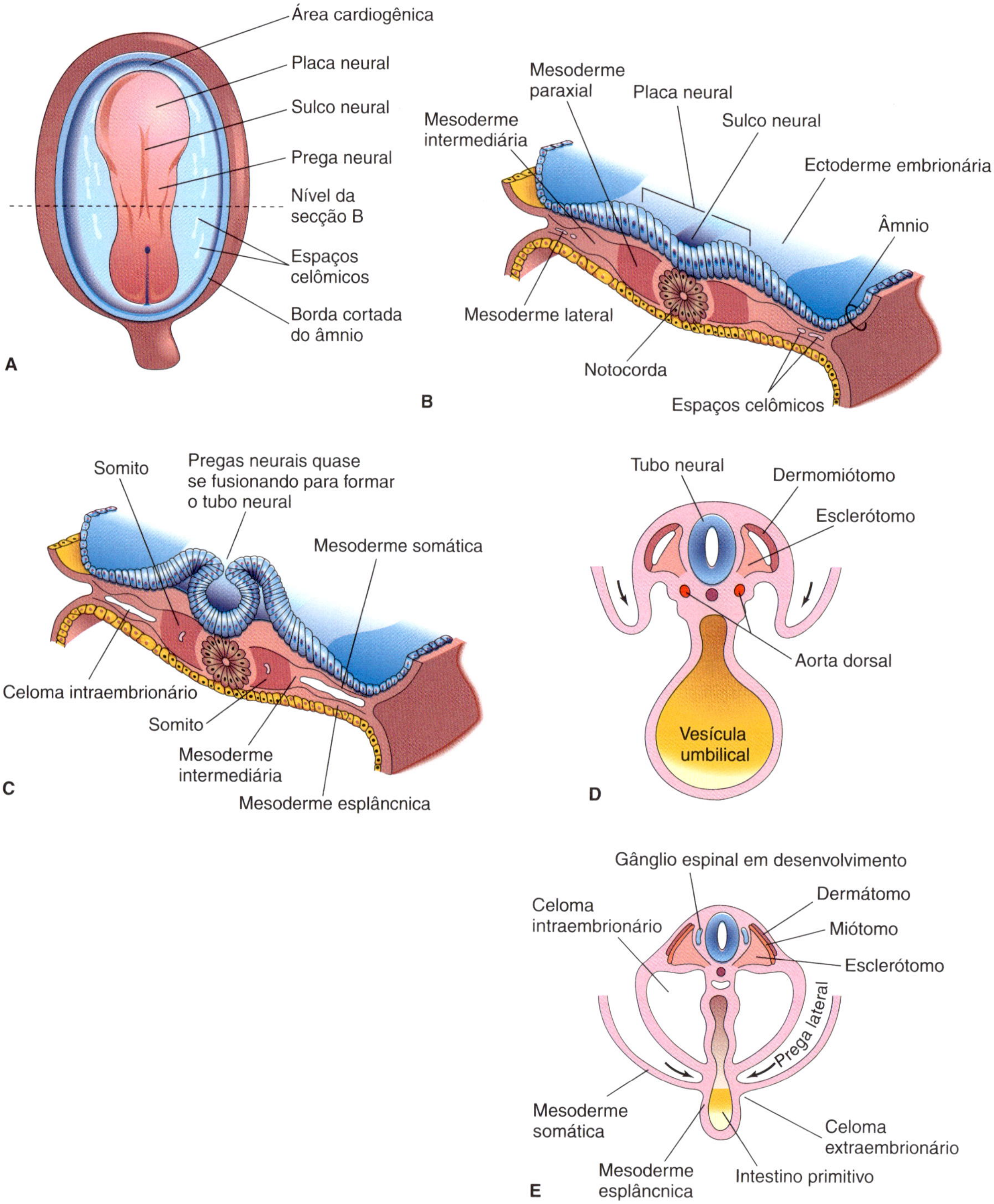

Figura 15.1 Ilustrações da formação e diferenciação inicial dos somitos. **A.** Vista dorsal de um embrião de aproximadamente 18 dias. **B.** Secção transversal do embrião mostrado em **A**, ilustrando a mesoderme paraxial a partir da qual os somitos são derivados. **C.** Secção transversal de um embrião de aproximadamente 22 dias, mostrando a aparência dos somitos iniciais. Note que as pregas neurais estão quase fusionadas para formar o tubo neural. **D.** Secção transversal de um embrião de aproximadamente 24 dias mostrando o dobramento do embrião no plano horizontal (*setas*). A região do dermomiótomo do somito origina o dermátomo e o miótomo. **E.** Secção transversal de um embrião de aproximadamente 26 dias, mostrando as regiões do dermátomo, miótomo e esclerótomo dos somitos. As *setas* em **D** e **E** indicam o movimento das pregas laterais do corpo.

Lamelas concêntricas se desenvolvem ao redor dos vasos sanguíneos formando os **ósteons** (sistema haversiano). Alguns osteoblastos permanecem na periferia do osso e continuam a depositar lamelas, formando lâminas de osso compacto nas superfícies. O osso intermediário interposto entre as **lâminas superficiais** permanece espiculado ou esponjoso. Essa área esponjosa cresce pela ação dos **osteoclastos**, que reabsorvem o osso. No interstício do osso esponjoso, o mesênquima se diferencia em **medula óssea**. Durante a vida fetal e pós-natal, o remodelamento contínuo acontece pela ação coordenada de *osteoclastos* e *osteoblastos*.

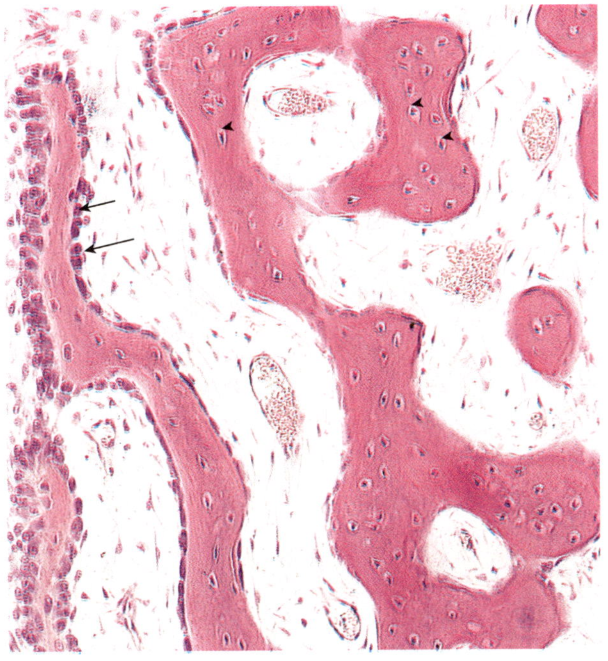

Figura 15.2 Micrografia óptica da ossificação intramembranosa (132×). As trabéculas ósseas estão sendo formadas pelos osteoblastos que estão revestindo sua superfície (*setas*). Observe que os osteócitos estão aprisionados nas lacunas (*cabeças de setas*) e que os óstios primitivos estão começando a se formar. Os ósteons (canais) contêm os capilares sanguíneos. (De Gartner LP, Hiatt JL: *Color textbook of histology*, ed 2, Philadelphia, 2001, Saunders.)

Ossificação endocondral

A ossificação endocondral (formação óssea cartilaginosa) é um tipo de formação óssea que acontece em moldes cartilaginosos preexistentes (Figura 15.3 A a E). Nos ossos longos, o **centro de ossificação primária** surge na **diáfise**, que forma o **corpo do osso** (p. ex., o úmero). Nesse local, as células cartilaginosas aumentam de tamanho (hipertrofia), sintetizam uma matriz extracelular rica em colágeno do tipo X; a matriz então se torna calcificada e as células morrem (Figura 15.3 B). Concomitantemente, uma fina camada de osso é depositada sob o **pericôndrio** ao redor da diáfise; assim, o pericôndrio se torna o **periósteo** (ver Figura 15.3 A e B). A invasão de um tecido conjuntivo vascularizado ao redor do periósteo decompõe a cartilagem. Algumas células progenitoras invadem e se diferenciam em **células hematopoéticas** (células sanguíneas da medula óssea). Esse processo continua em direção às **epífises** (extremidades dos ossos). As espículas ósseas são remodeladas pela ação dos osteoclastos e osteoblastos.

O crescimento longitudinal dos ossos longos ocorre na junção diáfise-epifisária. O crescimento em comprimento do osso depende das **placas de cartilagem epifisárias** (placas de crescimento), cujos condrócitos proliferam e participam da formação óssea endocondral (ver Figura 15.3 D e E). Na **diáfise**, as células cartilaginosas aumentam de tamanho e a matriz se torna calcificada. As espículas ósseas estão isoladas umas das outras pelo tecido conjuntivo vascularizado da medula ou **cavidade medular dos ossos longos** (ver Figura 15.3 E). O osso é depositado nessas espículas pelos osteoblastos, e sua reabsorção mantém a massa de osso esponjoso relativamente constante em seu comprimento, aumentando a cavidade medular.

A ossificação dos ossos dos membros começa no final do período embrionário (56 dias após a fertilização). Depois, necessita do fornecimento materno de cálcio e fósforo, que começa em aproximadamente 8 semanas. Ao nascimento, a diáfise está basicamente calcificada, porém a maioria das epífises ainda é cartilaginosa. Os **centros de ossificação secundários** surgem nas epífises durante os primeiros anos após o nascimento. As células da cartilagem epifisária hipertrofiam e há uma invasão de tecido conjuntivo vascularizado. A ossificação se espalha radialmente, e somente a cartilagem articular e a **placa de cartilagem epifisária** permanecem cartilaginosas (ver Figura 15.3 E). Quando o crescimento se completa, a placa cartilaginosa é substituída por osso esponjoso; as epífises e diáfises estão unidas; e nenhum crescimento longitudinal do osso acontece.

Na maioria dos ossos, as epífises estão fusionadas com as diáfises aos 20 anos de idade. O crescimento em diâmetro de um osso resulta da deposição óssea no **periósteo** (ver Figura 15.3 B) e da reabsorção da superfície medular interna. A taxa de deposição e reabsorção é equilibrada para regular a espessura do osso compacto e o tamanho da cavidade medular (ver Figura 15.3 E). A reorganização interna do osso continua ao longo da vida.

Raquitismo

O raquitismo é uma doença que, em crianças, é atribuída à **deficiência de vitamina D**. Essa vitamina é necessária para a absorção de cálcio pelo intestino. A deficiência de cálcio resulta em distúrbios na ossificação das placas de cartilagem epifisária (p. ex., não são adequadamente mineralizadas) e perda da orientação das células na **metáfise – a parte dilatada da diáfise próxima a epífise** (ver Figura 15.3 D). Os membros são curtos e deformados, com grave curvatura dos ossos. O raquitismo pode também retardar o fechamento das **fontanelas** (membranas fibrosas) dos ossos do crânio nas crianças (ver Figura 15.8).

Desenvolvimento das articulações

As articulações começam a se desenvolver com o aparecimento da **interzona** dentro do modelo ósseo cartilaginoso. As células da interzona começam a se achatar e formar uma separação no local da articulação. *Os fatores Wnt14 e Noggin parecem ser os primeiros envolvidos na formação da interzona.* Durante a sexta semana (Figura 15.4 A) e no fim da oitava, as articulações se assemelham às articulações encontradas nos adultos (Figura 15.4 B).

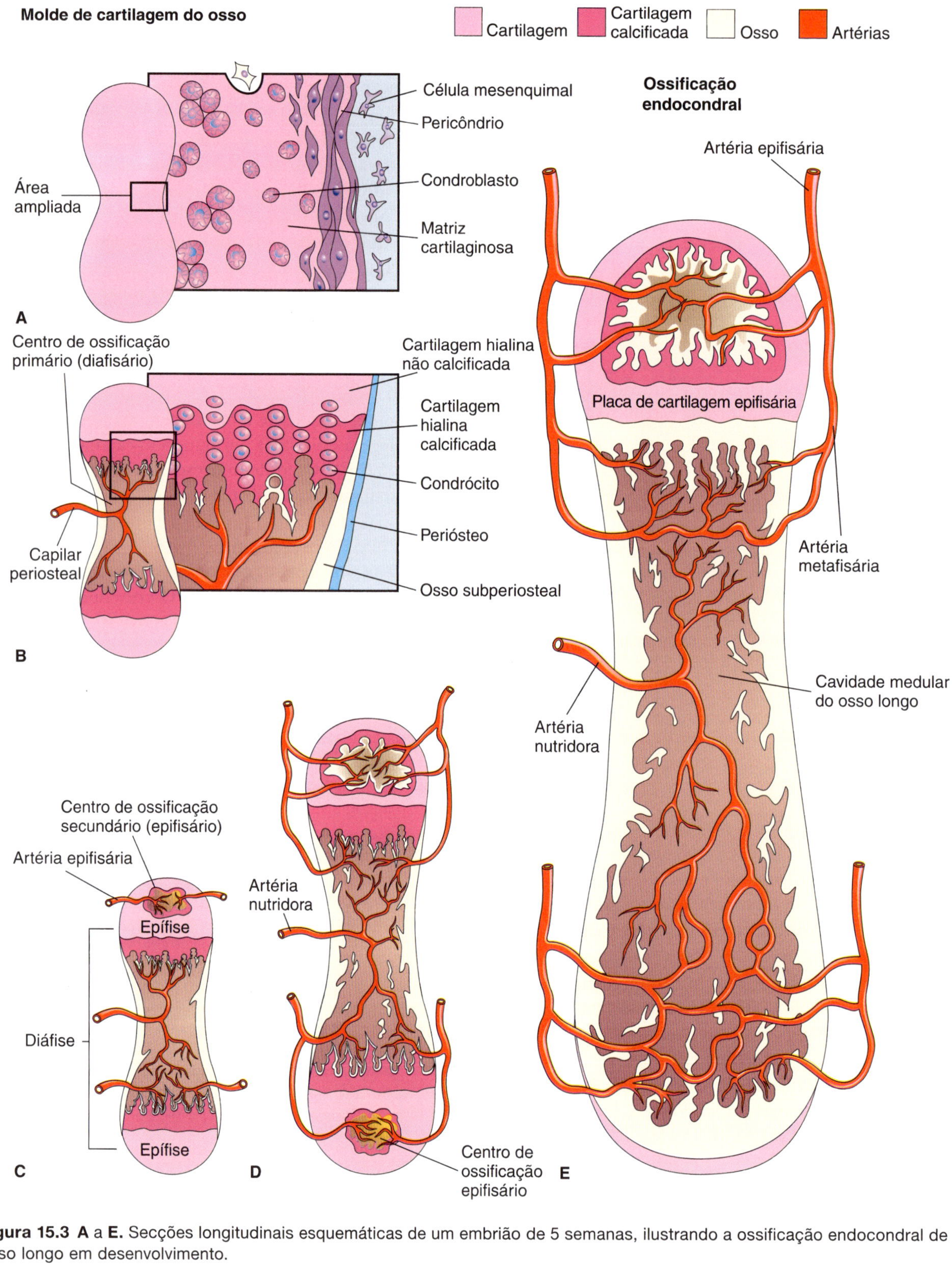

Figura 15.3 A a **E.** Secções longitudinais esquemáticas de um embrião de 5 semanas, ilustrando a ossificação endocondral de um osso longo em desenvolvimento.

Articulações fibrosas

Durante o desenvolvimento das articulações fibrosas, o **mesênquima interzonal** entre os ossos em desenvolvimento se diferencia em tecido fibroso denso (ver Figura 15.4 D). As suturas do crânio são um exemplo de articulação fibrosa (ver Figura 15.8).

Articulações cartilaginosas

Durante o desenvolvimento das articulações cartilaginosas, o mesênquima interzonal entre os ossos em desenvolvimento se diferencia em **cartilagem hialina** (p. ex., articulações costocondrais) ou **fibrocartilagem** (p. ex., sínfise púbica) (ver Figura 15.4 C).

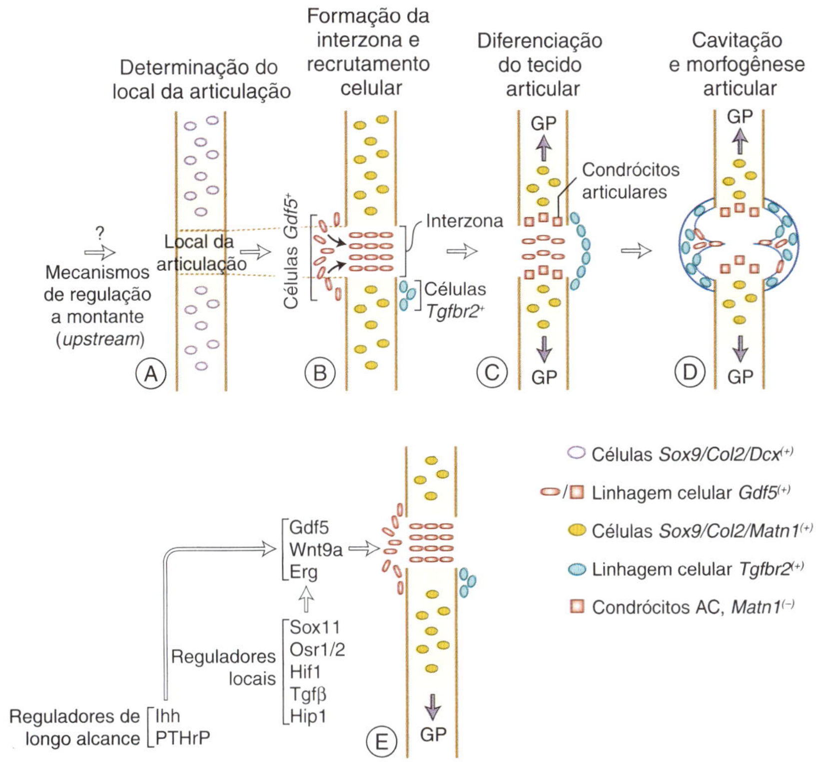

Figura 15.4 Exemplo de formação e morfogênese da articulação dos membros. **A.** Nos estágios iniciais do desenvolvimento, os mecanismos a montante *(upstream)* de determinação ainda desconhecidos identificariam e prescreveriam a localização das articulações ao longo dos primórdios que expressam *Sox9/Col2/Dcx*. **B.** Em seguida, a expressão de *Gdf5* seria ativada junto a outros genes específicos da interzona (ver **E**) que definiriam a população mesenquimal inicial da interzona dentro dos primórdios cartilaginosos positivos *Sox9/Col2/Matn1*. Isso seria acompanhado pela migração celular a partir do flanco; as células localizadas dorsal e ventralmente ativariam a expressão de *Tgfbr2*. **C.** As células *Gdf5* positivas adjacentes a seus respectivos primórdios cartilaginosos – com suas expressões prévias de *Sox9/Col2*, porém com expressão negativa para matrilina-1 – se diferenciariam em condrócitos articulares. **D.** Processos e mecanismos adicionais de diferenciação, como movimento muscular, ocasionariam cavitação e gênese de outros tecidos articulares, como ligamentos e outros meniscos, envolvendo descendentes celulares positivos e negativos para *Gdf5* e *Tgfbr2*. Observe que as etapas espaço-temporais distintas mencionadas – apresentadas aqui como distintas para fins de ilustração – podem realmente ocorrer quase que simultaneamente, envolvendo, assim, eventos sobrepostos. Além disso, o modelo pode não se aplicar inteiramente a outras articulações, incluindo as articulações intervertebral e temporomandibular, que envolvem mecanismos adicionais e/ou diferenciados. **E.** Esquema resumindo reguladores locais e de longo alcance que convergem para regularizar a expressão gênica da interzona nos estágios iniciais da formação da articulação. Note que esta lista não é completa. (De Decker RS, Koyama E, Pacifici M: Genesis and morphogenesis of limb synovial joints and articular cartilage, *Matrix Biology* 39:5, 2014.)

Articulações sinoviais

Durante o desenvolvimento das articulações sinoviais (p. ex., articulação do joelho), o mesênquima interzonal entre os ossos em desenvolvimento se diferencia da seguinte forma(ver Figura 15.4 B):

- Perifericamente, o mesênquima interzonal forma o **ligamento capsular articular** e outros ligamentos
- Centralmente, o mesênquima sofre cavitação no fim do desenvolvimento e na vida pós-natal. O espaço resultante torna-se a **cavidade articular** ou sinovial
- Onde o mesênquima reveste a cápsula articular e as superfícies articulares, ele forma a **membrana sinovial**, que secreta fluido sinovial.

Desenvolvimento do esqueleto axial

O esqueleto axial é constituído pelo crânio (caixa craniana), pela coluna vertebral, pelas costelas e pelo esterno. Durante a quarta semana, as células do **esclerótomo** circundam o tubo neural (primórdio da medula espinal) e a notocorda, a estrutura em torno da qual os **primórdios das vértebras** se desenvolvem. Essa mudança posicional das células do esclerótomo é afetada pelo crescimento diferencial das estruturas adjacentes, e não pela migração das células do esclerótomo. *Os genes* TBX6, Hox *e* Pax *regulam o desenvolvimento padrão e regional das vértebras ao longo do eixo anteroposterior.*

Desenvolvimento da coluna vertebral

Durante o estágio pré-cartilaginoso ou mesenquimal, as células mesenquimais dos **esclerótomos** são encontradas em três áreas principais (Figura 15.5 A): ao redor da notocorda, revestindo o tubo neural e na parede corporal. Em uma secção frontal de um embrião de 4 semanas, os **esclerótomos** surgem como pares condensados de células mesenquimais ao redor da notocorda (Figura 15.5 B). Cada esclerótomo consiste em células frouxamente arranjadas cranialmente e em células densamente agrupadas caudalmente.

Algumas células densamente agrupadas se movem cranialmente, em posição contrária ao centro do miótomo, formando o **disco intervertebral (IV)** (ver Figura 15.5 C e D). As células densamente agrupadas restantes se fusionam com as células frouxamente arranjadas do esclerótomo imediatamente caudal para formar o **corpo (centrum)** mesenquimal, o primórdio do corpo da vértebra. Assim, cada corpo se desenvolve a partir de dois esclerótomos adjacentes e se torna uma estrutura intersegmentar.

Os nervos espinais agora encontram-se próximos aos discos IV, e as artérias intersegmentares encontram-se uma de cada lado dos corpos vertebrais. No tórax, as **artérias intersegmentares** dorsais tornam-se as **artérias intercostais**. *Estudos indicam que o desenvolvimento regional da coluna vertebral é regulado ao longo do eixo anteroposterior pelos genes homeobox* (HOX) *e paired box* (PAX).

No local onde é circundada pelos corpos das vértebras em desenvolvimento, a notocorda se degenera e desaparece. Entre as vertebras, a notocorda se expande para formar o centro gelatinoso do disco IV – o **núcleo pulposo** (ver Figura 15.5 D). Esse núcleo, mais tarde, será envolvido por fibras arranjadas circularmente, que formam o **anel fibroso**. Juntos, o núcleo pulposo e o anel fibroso constituem o **disco IV**. As células mesenquimais que circundam o tubo neural formam o **arco neural**, o primórdio do **arco vertebral** (Figuras 15.5 C e 15.6 D). As células mesenquimais na parede corporal formam os **processos costais**, que, por sua vez, formam as costelas na região torácica.

Cordoma

Remanescentes da notocorda podem persistir e formar um **cordoma, uma rara neoplasia (tumor)**. Aproximadamente um terço desses tumores malignos, de crescimento lento, ocorre na base do crânio e se estende até a nasofaringe (a parte da faringe que se encontra acima do palato mole).

Os **cordomas se infiltram nos ossos** e são difíceis de remover. Também se desenvolvem na região lombossacral. A ressecção cirúrgica tem proporcionado uma sobrevivência a longo prazo livre da doença para muitas pessoas.

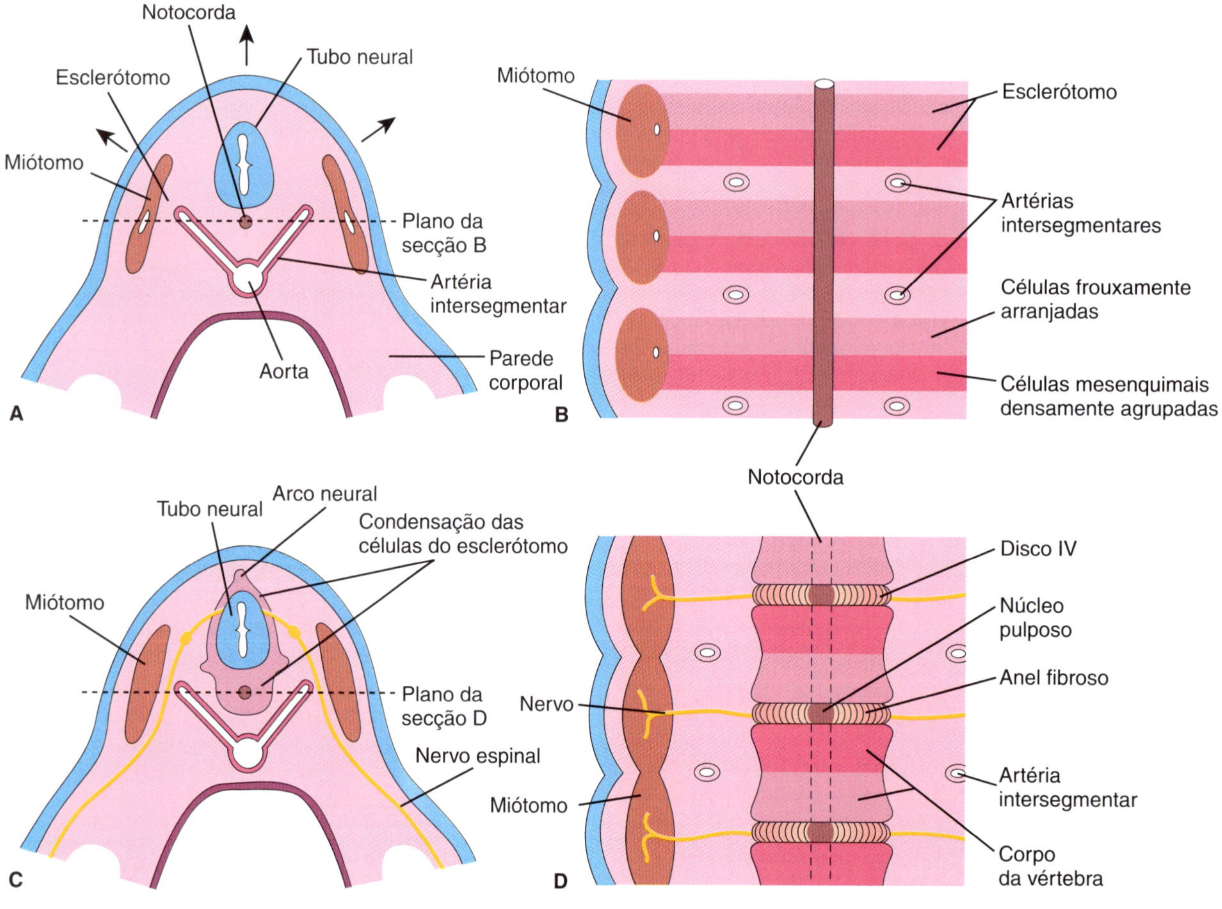

Figura 15.5 A. Secção transversal de um embrião de 4 semanas. As *setas* indicam o crescimento dorsal do tubo neural e o movimento dorsolateral simultâneo do somito remanescente, deixando para trás um rastro de células do esclerótomo. **B.** Diagrama da secção frontal do mesmo embrião mostrando que a condensação das células do esclerótomo ao redor da notocorda consiste em uma área cranial de células frouxamente agrupadas e uma área caudal de células densamente agrupadas. **C.** Secção transversal de um embrião de 5 semanas mostrando a condensação das células do esclerótomo ao redor da notocorda e do tubo neural, que forma uma vértebra mesenquimal. **D.** Diagrama da secção frontal ilustrando a formação de um corpo vertebral a partir das metades cranial e caudal de duas sucessivas massas de esclerótomo. As artérias intersegmentares agora cruzam os corpos vertebrais, e os nervos espinais encontram-se entre as vértebras. A notocorda está degenerada, exceto na região dos discos intervertebrais, onde forma o núcleo pulposo.

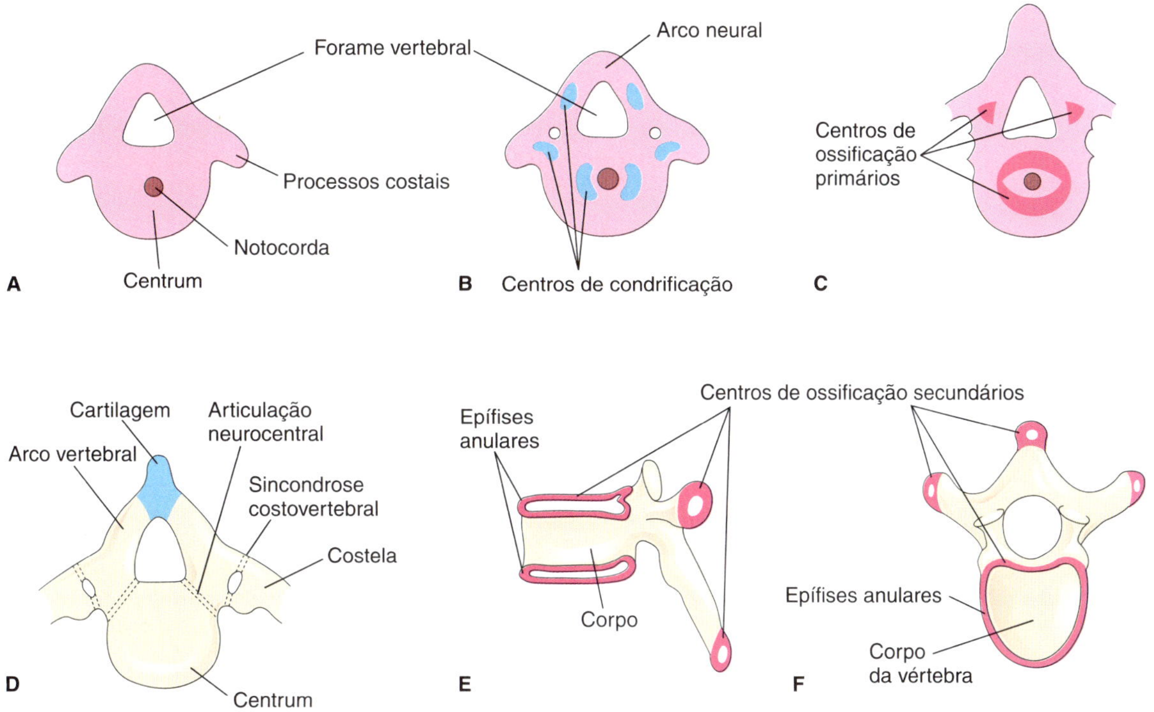

Figura 15.6 Estágios do desenvolvimento vertebral. **A.** Vértebra mesenquimal de 5 semanas. **B.** Centros de condrificação em uma vértebra mesenquimal de 6 semanas. O arco neural é o primórdio do arco vertebral de uma vértebra. **C.** Centros de ossificação primários em uma vértebra cartilaginosa de 7 semanas. **D.** Vértebra torácica ao nascimento consistindo em três partes ósseas: arco vertebral, corpo da vértebra e processos transversos. Note a cartilagem entre as metades do arco vertebral e entre o arco e o centrum (articulação neurocentral). **E** e **F.** Duas visualizações de uma vértebra torácica típica durante a puberdade, mostrando a localização dos centros secundários de ossificação.

Estágio cartilaginoso do desenvolvimento vertebral

Durante a sexta semana, os **centros de condrificação** surgem um em cada vértebra mesenquimal (ver Figura 15.6 A e B). Ao fim do período embrionário, os dois centros de cada **centrum (ou corpo)** se fusionam para formar um corpo cartilaginoso. Concomitantemente, os centros dos arcos neurais se fusionam uns com os outros e ao centrum. Os processos espinhoso e transverso se desenvolvem a partir de extensões de centros de condrificação do arco neural. A condrificação se propaga até que a coluna vertebral cartilaginosa seja formada.

Estágio ósseo do desenvolvimento vertebral

A ossificação de uma vértebra típica inicia durante o período embrionário e geralmente termina aos 25 anos. Existem dois **centros de ossificação primária** no centrum – ventral e dorsal (ver Figura 15.6 C), que logo se fusionam para formar um centro. Três centros primários estão presentes na oitava semana: um no centrum e um em cada metade do arco neural.

A ossificação se torna evidente nos **arcos neurais** durante a oitava semana. Ao nascimento, cada vértebra consiste em três partes ósseas conectadas por cartilagem (ver Figura 15.6 D). As metades ósseas do **arco vertebral** geralmente se fusionam durante os 3 a 5 primeiros anos. Os arcos se unem, primeiro, na região lombar e a união progride cranialmente. Os arcos vertebrais se articulam com o **centrum** nas **articulações neurocentrais** cartilaginosas, que permitem o crescimento dos arcos vertebrais à medida que a medula espinal aumenta. Essas articulações desaparecem quando os arcos vertebrais se fusionam com o centrum durante o terceiro e o sexto anos.

Cinco **centros secundários de ossificação** surgem nas vértebras após a puberdade (ver Figura 15.6 E e F):

- Um para a extremidade do processo espinhoso
- Um para a extremidade de cada processo transverso
- Duas *epífises anulares*, uma na margem superior e outra na margem inferior do corpo vertebral.

O **corpo vertebral** é composto pelas epífises anulares e pela massa óssea entre elas. Todos os centros secundários se unem com o restante das vértebras até, aproximadamente, os 25 anos de idade. Variações na ossificação das vértebras ocorrem nas vértebras C1 (atlas), C2 (axis) e C7, assim como nas vértebras lombares, no sacro e no cóccix.

Variação no número de vértebras

A maioria das pessoas tem 7 vértebras cervicais, 12 torácicas, 5 lombares e 5 sacrais. Poucas apresentam uma ou duas vértebras adicionais ou uma a menos. Uma vértebra adicional (ou ausente) em um segmento da coluna pode ser compensada por uma vértebra ausente (ou adicional) no segmento adjacente.

Síndrome de Klippel-Feil (Brevicollis)

As principais características dessa síndrome são encurtamento do pescoço, baixa linha de implantação do cabelo, movimentos restritos do pescoço, fusão dos corpos das vértebras cervicais e alterações do tronco cerebral e cerebelo. Na maioria dos casos, o número de corpos das vértebras cervicais é menor que o normal devido à fusão das vértebras antes do nascimento. O número de raízes dos nervos cervicais pode ser normal, porém eles são pequenos, assim como os forames intervertebrais. Indivíduos com essa síndrome podem apresentar outros defeitos congênitos, incluindo **escoliose** (curvaturas lateral e rotacional da coluna vertebral anormais) e distúrbios do sistema urinário.

Desenvolvimento das costelas

As costelas se desenvolvem a partir dos **processos costais** mesenquimais das vértebras torácicas (ver Figura 15.6 A). Elas se tornam cartilaginosas durante o período embrionário e se ossificam durante o período fetal. O local original de união dos processos costais com as vértebras é substituído pelas **articulações sinoviais costovertebrais** (ver Figura 15.6 D). Sete pares de costelas (1 a 7) – **costelas verdadeiras** – se conectam por meio de suas próprias cartilagens ao esterno. Cinco pares de costelas (8 a 12) – **costelas falsas** – se conectam ao esterno pela cartilagem de outra costela ou outras costelas. Os últimos dois pares de costelas (11 a 12) – **costelas flutuantes** – não se conectam ao esterno.

Desenvolvimento do esterno

Um par de bandas verticais mesenquimais – **barras esternais** – se desenvolve na região ventrolateral da parede corporal. A **condrificação (conversão em cartilagem)** dessas barras ocorre à medida que elas se movem medialmente. *Elas se fusionam no plano mediano* para formar os moldes cartilaginosos do manúbrio, das esternébras (segmentos do corpo esternal) e do processo xifoide. Os centros de ossificação surgem craniocaudalmente no esterno antes do nascimento, exceto o centro de ossificação do processo xifoide, que surge durante a infância. O xifoide pode nunca ossificar completamente.

Desenvolvimento do crânio

O crânio (caixa craniana) se desenvolve a partir do mesênquima ao redor do encéfalo em desenvolvimento e consiste em:

- ***Neurocrânio***, os ossos do crânio que envolvem o encéfalo (caixa craniana)
- ***Viscerocrânio***, os ossos do esqueleto facial derivados dos arcos faríngeos.

Neurocrânio cartilaginoso

A ossificação endocondral do neurocrânio forma os ossos da base do crânio. O padrão de ossificação desses ossos tem uma sequência definida, começando com o osso occipital, o corpo do esfenoide e o osso etmoide. A **cartilagem paracordal**, ou placa basal, se forma ao redor da extremidade cranial da notocorda (Figura 15.7 A) e se fusiona com as cartilagens derivadas das regiões do esclerótomo dos somitos occipitais. Essa massa cartilaginosa contribui para a **base do osso occipital**; posteriormente, extensões crescem em torno da extremidade cranial da medula espinal e formam os contornos do **forame magno** – uma grande abertura na região basal do osso occipital – (Figura 15.7 C).

A **cartilagem hipofisária** se forma ao redor da glândula hipófise em desenvolvimento e se fusiona para formar o corpo do osso esfenoide (ver Figura 15.7 B). As *trabeculae cranii* (também chamadas de cartilagens precordais ou cartilagens trabeculares) se fusionam para formar o corpo do etmoide, e a ala orbitalis forma a asa menor do osso esfenoide. As cápsulas óticas se desenvolvem ao redor das vesículas óticas, os primórdios das orelhas internas (ver Capítulo 17, *Desenvolvimento dos Olhos e das Orelhas*), e formam a parte petrosa e mastóidea do osso temporal. As cápsulas nasais se desenvolvem ao redor dos sacos nasais (ver Capítulo 10, *Aparato Faríngeo, Face e Pescoço*) e contribuem para a formação do osso etmoide.

Neurocrânio membranoso

A ossificação membranosa ocorre no **mesênquima da cabeça** nos lados e na parte superior do encéfalo, formando a **calvária** (calota craniana). Durante a vida fetal, os ossos chatos da **calvária** são separados por membranas de tecido conjuntivo denso que formam as articulações fibrosas – as **suturas da calvária** (Figura 15.8). Seis grandes áreas fibrosas – as **fontanelas** – estão presentes onde várias suturas se encontram. A maleabilidade dos ossos e suas conexões frouxas nas suturas possibilitam que a calvária sofra modificações em sua forma durante o parto (**modelagem do crânio fetal**). Os ossos frontais tornam-se chatos, o osso occipital torna-se proeminente e um osso parietal se sobrepõe ligeiramente sobre o outro. Poucos dias após o nascimento, o formato da calvária retorna ao normal.

Viscerocrânio cartilaginoso

O viscerocrânio cartilaginoso é derivado do esqueleto cartilaginoso dos primeiros dois pares dos **arcos faríngeos** (ver Capítulo 10, *Aparato Faríngeo, Face e Pescoço*). *A maioria do esqueleto craniofacial é derivado das células da crista neural. As células da crista neural migram para os arcos faríngeos com informações de posicionamento e padronização.*

- A extremidade dorsal da cartilagem do primeiro arco faríngeo forma o martelo e a bigorna da orelha média
- A extremidade dorsal da cartilagem do segundo arco faríngeo forma uma parte do estribo da orelha média e o processo estiloide do osso temporal. Sua extremidade ventral se ossifica para formar o **corno menor** do osso hioide
- As cartilagens do terceiro, quarto e sexto arcos faríngeos formam somente as partes ventrais dos arcos. As cartilagens do terceiro arco dão origem ao corno maior do osso hioide e ao corno superior da cartilagem tireoide
- As cartilagens do quarto e sexto arcos faríngeos se fusionam para formar as cartilagens laríngeas, exceto a epiglote (ver Capítulo 10, *Aparato Faríngeo, Face e Pescoço*).

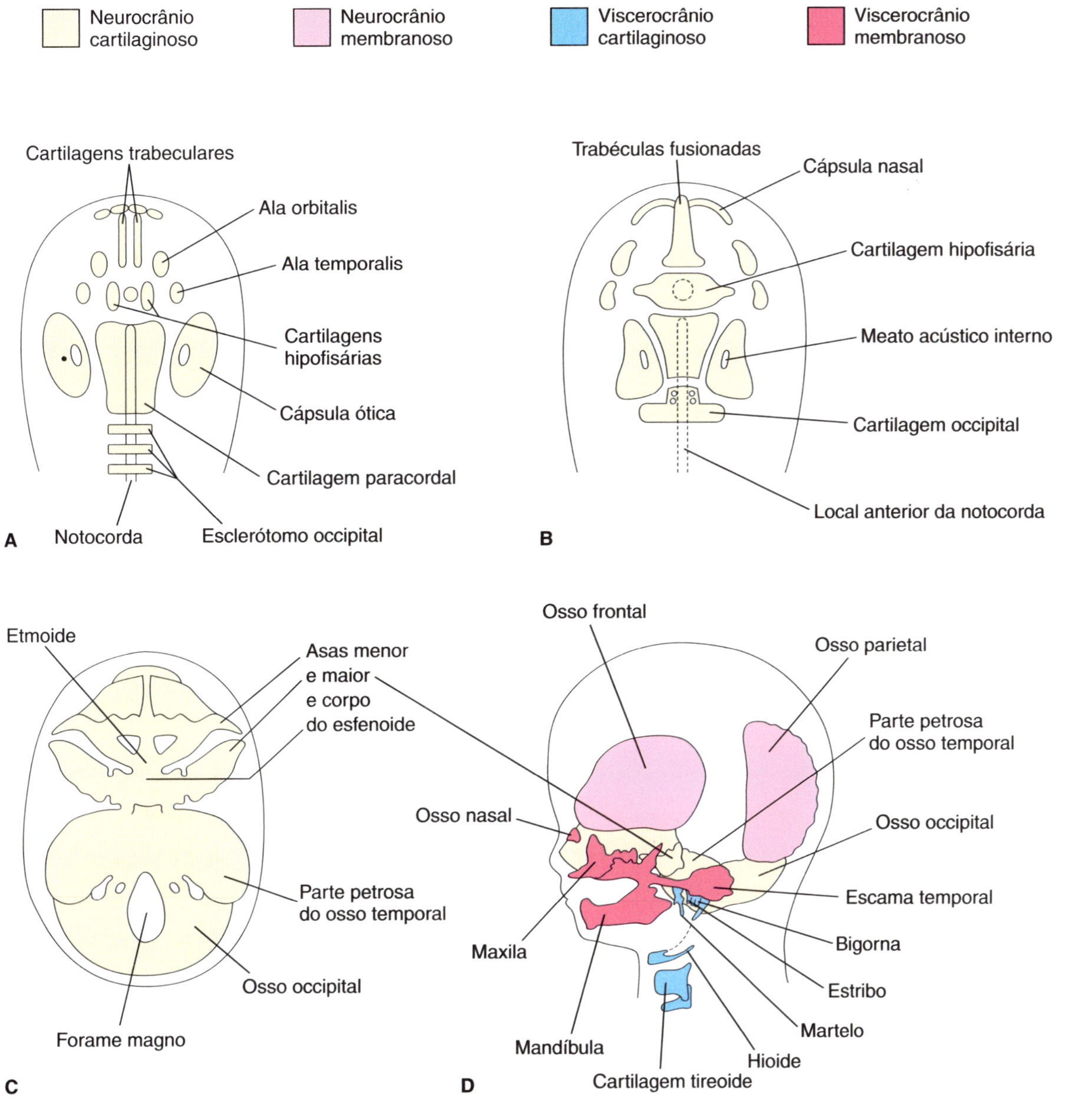

Figura 15.7 Estágios do desenvolvimento do crânio. A base do desenvolvimento do crânio está visualizada superiormente (**A** a **C**) e lateralmente (**D**). **A.** Em 6 semanas, mostrando várias cartilagens que se fusionaram para formar o condrocrânio. **B.** Em 7 semanas, após a fusão de alguns pares de cartilagens. **C.** Em 12 semanas, mostrando a base cartilaginosa do crânio formada pela fusão de várias cartilagens. **D.** Em 20 semanas, indicando a derivação dos ossos no crânio fetal.

Viscerocrânio membranoso

A ossificação membranosa ocorre na proeminência maxilar do primeiro arco faríngeo (ver Capítulo 10, *Aparato Faríngeo, Face e Pescoço*) e, subsequentemente, forma os ossos temporal, maxilar e zigomático. O **osso temporal escamoso** torna-se parte do neurocrânio. A **proeminência mandibular** forma a mandíbula. Algumas ossificações endocondrais ocorrem no plano mediano do mento e no côndilo mandibular.

Crânio do recém-nascido

O crânio de um recém-nascido é grande em proporção ao restante do esqueleto, e a face é relativamente pequena comparada com a calvária (teto do crânio). A região facial pequena do crânio resulta do tamanho reduzido da maxila, dos seios paranasais (aéreos) praticamente ausentes e do subdesenvolvimento dos ossos faciais.

Crescimento pós-natal do crânio

Após se recuperar do modelamento, o crânio do recém-nascido é bastante redondo e seus ossos são delgados. As suturas fibrosas possibilitam que o encéfalo e a calvária cresçam durante a primeira e a segunda infância. O aumento do tamanho é maior durante os primeiros 2 anos, o período pós-natal de crescimento mais rápido do encéfalo. A calvária continua a se expandir para se adaptar ao crescimento do encéfalo até aproximadamente 16 anos; depois, seu tamanho geralmente aumenta pouco, por 3 a 4 anos, devido ao espessamento dos ossos.

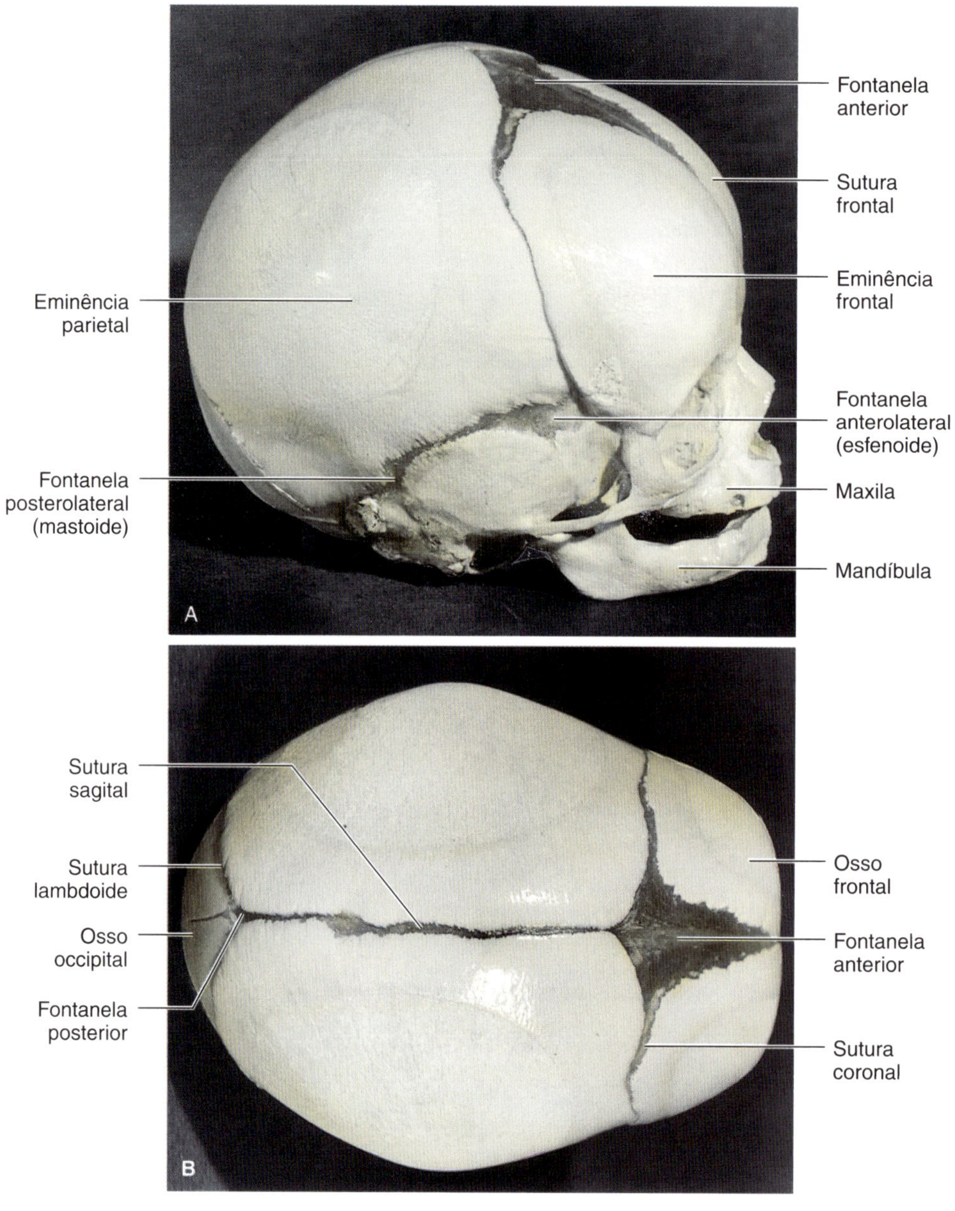

Figura 15.8 Crânio (caixa craniana) fetal mostrando ossos, fontanelas e suturas. **A.** Vista lateral. **B.** Vista superior. As fontanelas posterior e anterolateral desaparecem dentro de 2 a 3 meses, devido ao crescimento dos ossos adjacentes, porém permanecem como suturas por muitos anos. As fontanelas posterolaterais desaparecem de forma semelhante ao fim do primeiro ano e a fontanela anterior, ao fim do segundo ano. As metades do osso frontal normalmente começam a se fusionar durante o segundo ano, e a sutura frontal é geralmente obliterada no oitavo ano.

Há também um rápido crescimento da face e da maxila, o que coincide com a erupção dos dentes primários (decíduos). Essas modificações faciais são mais marcantes após a erupção dos dentes secundários (permanentes) (ver Capítulo 18, *Sistema Tegumentar*). Há um alargamento concomitante das regiões frontal e facial, associado ao aumento no tamanho dos seios paranasais (p. ex., seios maxilares). O crescimento desses seios é importante na adição de ressonância à voz.

Desenvolvimento do esqueleto apendicular

O esqueleto apendicular é composto pelas cinturas peitoral e pélvica e pelos ossos dos membros. Durante a sexta semana, os **moldes mesenquimais dos ossos nos membros** sofrem condrificação para formar os **moldes de cartilagem hialina dos ossos** (Figura 15.12). A **clavícula**, inicialmente, se desenvolve por ossificação intramembranosa e, posteriormente, forma cartilagens de crescimento em ambas as extremidades. Os modelos da cintura peitoral e dos ossos dos membros superiores surgem um pouco antes que os da cintura pélvica e dos membros inferiores. Os moldes ósseos surgem em uma sequência próximo-distal. *Os mecanismos moleculares da morfogênese dos membros são regulados por centros de sinalização especializados ao longo de três eixos de desenvolvimento (proximal/distal, ventral/dorsal e ântero/posterior). A padronização no desenvolvimento dos membros é controlada por* Hox *e outras vias de sinalização complexas* (ver Capítulo 20, *Base Celular e Molecular do Desenvolvimento*).

Costelas acessórias

Os processos costais geralmente se formam somente na região torácica. O desenvolvimento ectópico dos processos costais a partir das vértebras cervicais ou lombares resultam em **costelas acessórias** (ver Figura 15.6 A). O tipo mais comum de costela acessória é a **costela lombar** (1%), porém é clinicamente insignificante. Uma **costela cervical** ocorre em 0,5 a 1% dos indivíduos (Figura 15.9 A) e está frequentemente fusionada com a primeira costela; é geralmente conectada ao manúbrio do esterno ou à sétima vértebra cervical. As costelas acessórias podem ser uni ou bilaterais. *A pressão da costela cervical nos nervos do plexo braquial, parcialmente localizado no pescoço e na axila*, ou na artéria subclávia frequentemente produz sintomas neurovasculares (p. ex., paralisia ou anestesia dos membros superiores).

Hemivértebra

Os corpos vertebrais em desenvolvimento geralmente têm dois centros de condrificação que logo se unem. Uma hemivértebra resulta da falha no aparecimento de um dos centros de condrificação e da posterior falha na formação de metade da vértebra, sendo a causa mais comum da **escoliose congênita** (curvatura rotacional e lateral) da coluna vertebral (ver Figura 15.9 B).

Raquisquise

A *raquisquise* (fenda da coluna vertebral) se refere a alterações vertebrais em um grupo complexo de anomalias (**disrafismo espinal**) que afetam, principalmente, estruturas axiais (Figura 15.10). Em recém-nascidos afetados, as pregas neurais não se fusionam, devido tanto à falta de indução pela notocorda subjacente como à ação de agentes teratogênicos.

Acrania

Na acrania, o neurocrânio está ausente e existem defeitos congênitos graves da coluna vertebral que são incompatíveis com a vida (ver Figura 15.10). A acrania está associada à **meroencefalia** (ausência parcial do encéfalo) e à **raquisquise** (fendas extensas nos arcos vertebrais da coluna vertebral). A meroencefalia ocorre em aproximadamente 1 em 1.000 nascimentos. A meroencefalia ocorre quando a extremidade cranial do tubo neural não se fecha durante a quarta semana do desenvolvimento, resultando na falha subsequente da formação da calvária.

Craniossinostose

Muitos defeitos congênitos resultam da fusão pré-natal das suturas craniais (Figura 15.11). A causa da craniossinostose é indefinida, porém fatores genéticos parecem ser importantes. *As mutações nos genes homeobox (*MSX2 e ALX4*) vêm sendo implicadas nos casos da craniossinostose e de outros defeitos cranianos.* Esses defeitos congênitos são muito mais comuns no sexo masculino do que no sexo feminino e estão frequentemente associados a outras anomalias esqueléticas.

O tipo de deformação craniana produzida depende de quais suturas se fecharam prematuramente. A sutura fechada previne o crescimento perpendicular ósseo, resultando em crescimento ósseo paralelo na região da sutura. Se a sutura sagital se fecha precocemente, o crânio torna-se alongado e cuneiforme – **escafocefalia** (ver Figura 15.11 A e C). Esse tipo de deformação craniana constitui aproximadamente metade das causas de craniossinostose. Outros 30% dos casos envolvem o fechamento prematuro da sutura coronal, que resulta em um crânio alto, semelhante a uma torre – **braquicefalia** (ver Figura 15.11 B). Se a sutura coronal se fecha prematuramente em apenas um lado, o crânio é retorcido e assimétrico, resultando em **plagiocefalia**. O fechamento prematuro da **sutura frontal (metópica)** (ver Figura 15.8) resulta na deformidade do osso frontal e em outras anomalias – **trigonocefalia**.

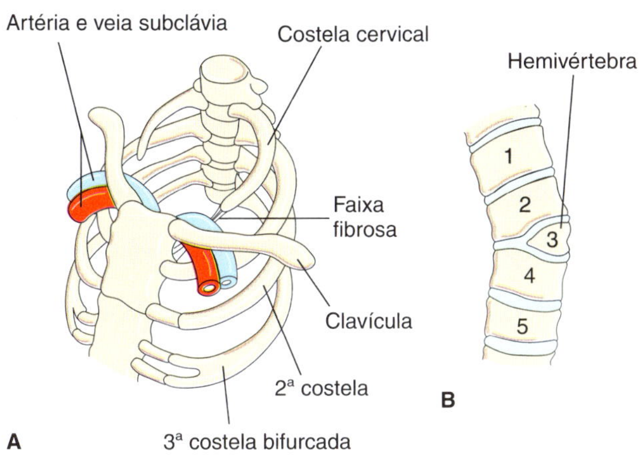

Figura 15.9 Anomalias das vértebras e das costelas. **A.** Costelas cervical e bifurcada. Observe que a costela cervical esquerda tem uma faixa fibrosa que passa posteriormente aos vasos subclávios e se conecta ao esterno. **B.** Vista anterior da coluna vertebral mostrando uma hemivértebra. A metade direita da terceira vértebra torácica está ausente. Observe a curvatura lateral associada (escoliose) da coluna vertebral.

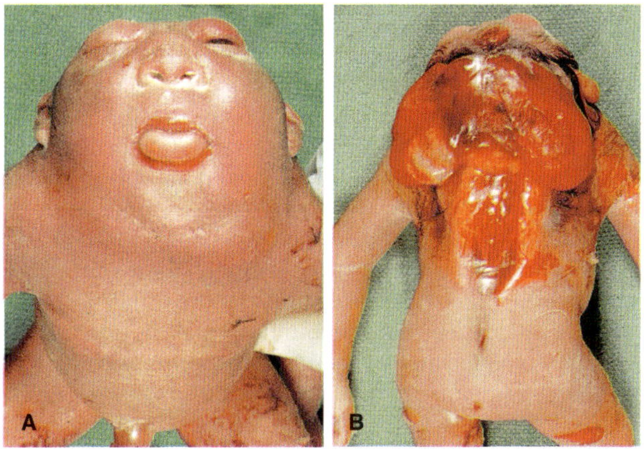

Figura 15.10 Vistas anterior (**A**) e posterior (**B**) de um feto com 20 semanas com defeitos graves, incluindo acrania (ausência da calvária), raquisquise cervical (fendas extensas nos arcos vertebrais), regressão cerebral (meroencefalia) e iniencefalia (defeito no occipital – parte posterior do crânio). (Cortesia de Dr. Marc Del Bigio, Department of Pathology [Neuropathology], University of Manitoba, Winnipeg, Manitoba, Canada.)

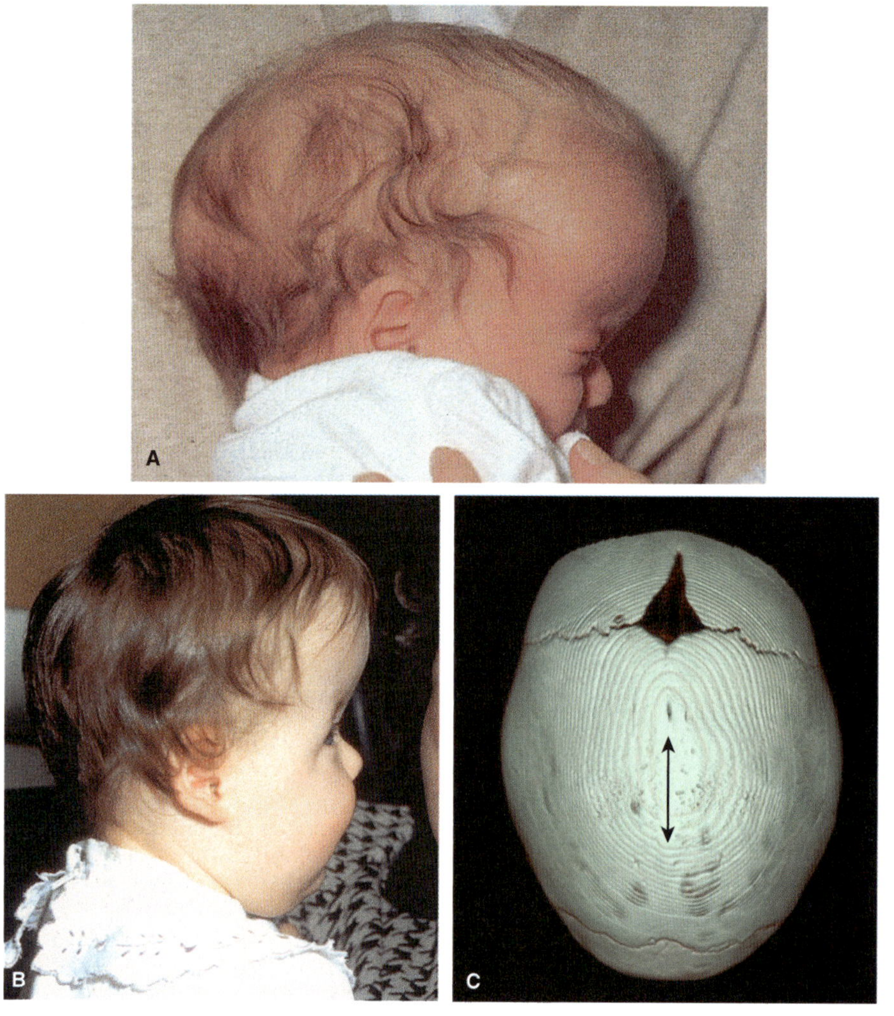

Figura 15.11 Craniossinostose. **A.** Criança com escafocefalia (cabeça longa e estreita) resultante do fechamento prematuro da sutura sagital. **B.** Criança com fechamento prematuro da sutura coronal – braquicefalia – resultando em uma testa protuberante, em forma de torre. **C.** Crânio de uma criança com 9 anos de idade com escafocefalia resultante do fechamento prematuro da sutura sagital (sinostose sagital, *seta dupla*). Imagem reconstruída por tomografia computadorizada. (**A** e **B**, cortesia de Dr. John A. Jane, Sr., Department of Neurological Surgery, University of Virginia Health System, Charlottesville, VA. **C**, cortesia de Dr. Gerald S. Smyser, Altru Health System, Grand Forks, North Dakota.)

A ossificação inicia-se nos ossos longos na oitava semana (ver Figura 15.3 B e C). Em 12 semanas, os **centros de ossificação primários** surgem próximos a todos os ossos dos membros (Figura 15.13). As clavículas começam a se ossificar antes de qualquer outro osso do corpo, seguidas pelos fêmures. Praticamente todos os centros primários de ossificação (diafisários) estão presentes ao nascimento.

Os centros secundários de ossificação da extremidade distal do fêmur e da extremidade proximal da tíbia geralmente surgem durante o último mês de vida intrauterina (34 a 38 semanas). Os centros dos outros ossos surgem após o nascimento. A parte do osso ossificada a partir do centro secundário é a **epífise**. O osso formado a partir do centro primário na diáfise não se fusiona na **placa de cartilagem epifisária** com aquele formado a partir dos centros secundários nas epífises até que cresça até o seu comprimento adulto (ver Figura 15.3 E). Esse atraso permite que o crescimento em comprimento do osso continue até que seu tamanho final seja alcançado.

Idade óssea

A idade óssea é um bom índice do amadurecimento em geral. Um radiologista pode determinar a idade óssea por meio da avaliação dos centros de ossificação usando dois critérios:

- O momento do aparecimento do material calcificado na diáfise, na epífise ou em ambas é específico para cada diáfise e epífise, e para cada osso e sexo
- O desaparecimento da linha escura no raios X que representa a placa de cartilagem epifisária indica que a epífise se fusionou com a diáfise.

A fusão dos centros diáfise-epifisários, que acontecem em momentos específicos para cada epífise, ocorre de 1 a 2 anos mais cedo em indivíduos do sexo feminino. No feto, a ultrassonografia é utilizada para avaliação e mensuração de ossos.

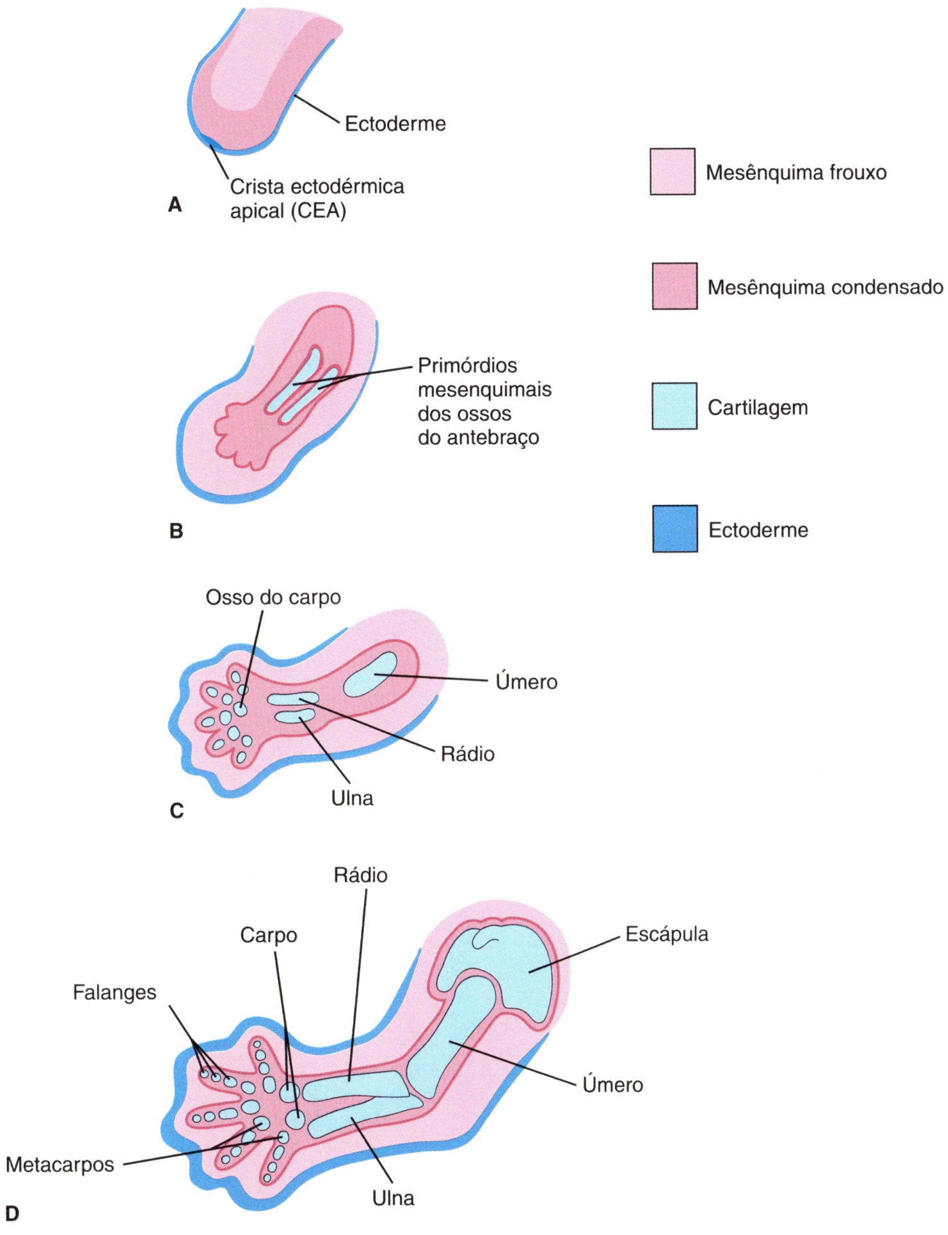

Figura 15.12 Secções longitudinais através de um broto do membro superior de um embrião mostrando o desenvolvimento dos ossos cartilaginosos. **A.** Aos 28 dias. **B.** Aos 44 dias. **C.** Aos 48 dias. **D.** Aos 56 dias.

Malformações esqueléticas generalizadas

A **acondroplasia** é a causa mais comum do **nanismo** – **baixa estatura** (ver Capítulo 19, *Defeitos Congênitos em Seres Humanos*, Figura 19.9). Ela ocorre em aproximadamente 1 em 15.000 nascimentos. Os membros tornam-se curvados e curtos devido a distúrbios na ossificação endocondral nas placas de cartilagem epifisária, particularmente dos ossos longos, durante a vida fetal (Figura 15.14). O tronco é geralmente curto e a cabeça é grande, com uma testa protuberante e um nariz "escavado" (osso nasal achatado).

A acondroplasia é uma **doença dominante autossômica**, e aproximadamente 80% dos casos surgem a partir de novas mutações; a porcentagem aumenta com a idade paterna. *A maioria dos casos é devida a uma mutação pontual no gene do receptor 3 do fator de crescimento de fibroblastos* (FGFR3), que tem como consequência o aumento dos efeitos inibitórios normais da ossificação endocondral, principalmente nas zonas de proliferação de condrócitos. Isso resulta em ossos encurtados, porém não afeta o crescimento ósseo em relação à espessura (crescimento periosteal). A **displasia tanatofórica**, uma síndrome de nanismo com membros curtos, está associada a uma mutação no gene *FGFR3*. A maioria das crianças nessa condição morre no período perinatal devido à falência respiratória.

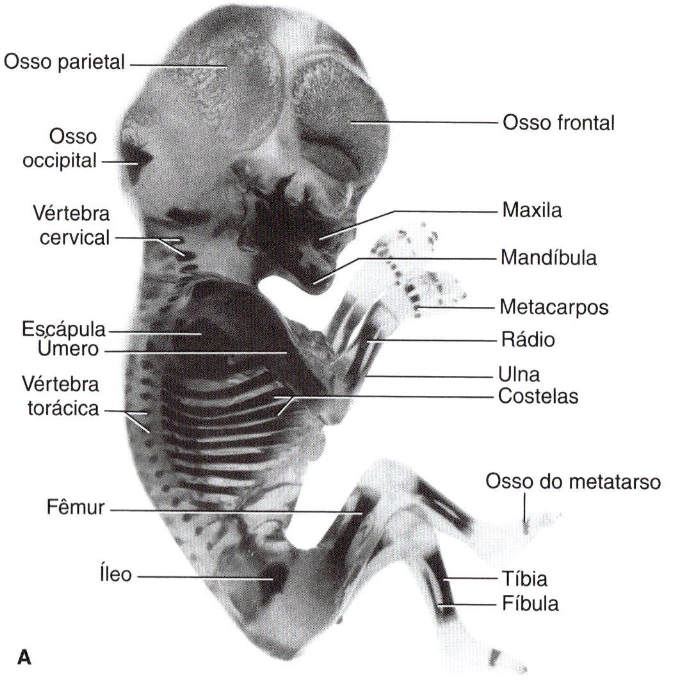

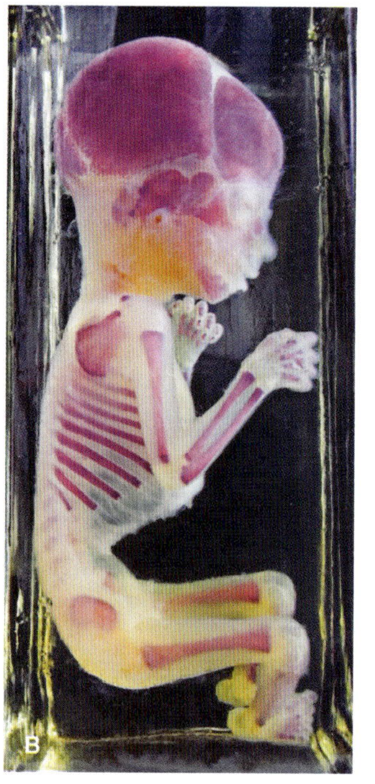

Figura 15.13 A. Feto de 12 semanas corado com alizarina. **B.** Feto de 20 semanas corado com alizarina. Observe o grau de progressão da ossificação dos centros de ossificação primários, que são endocondrais nas regiões apendiculares e axial do esqueleto, exceto pela maioria dos ossos do crânio. Note que o carpo e o tarso estão completamente cartilaginosos nesse estágio, assim como as epífises de todos os ossos longos. (**A**, cortesia de Dr. David Bolender, Department of Cell Biology, Neurobiology, and Anatomy, Medical College of Wisconsin, Milwaukee, Wisconsin. **B**, cortesia de Dr. Gary Geddes, Lake Oswego, Oregon.)

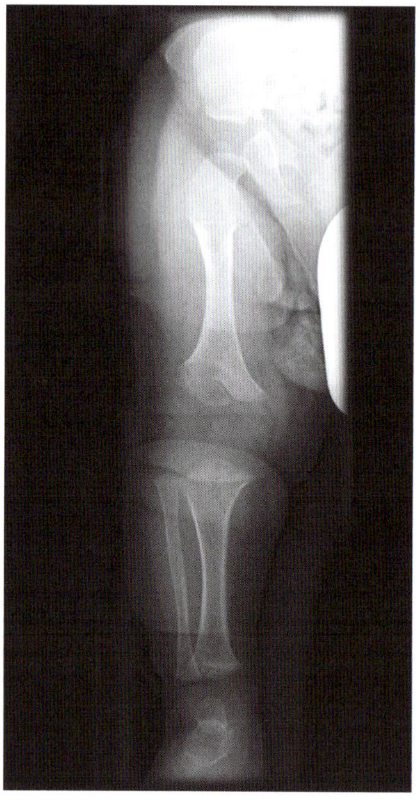

Figura 15.14 Radiografia do sistema esquelético de uma criança de 2 anos de idade com acondroplasia, mostrando o encurtamento do fêmur com alargamento metafisário. (Cortesia de Dr. Prem S. Sahni, formerly of the Department of Radiology, Children's Hospital, Winnipeg, Manitoba, Canada.)

Hiperpituitarismo

O **hiperpituitarismo infantil congênito**, que causa crescimento rápido anormal na infância, é raro. Essa condição pode resultar no **gigantismo** (altura e proporções corporais excessivas). Nos adultos, o hiperpituitarismo resulta na **acromegalia** (aumento dos tecidos moles, órgãos viscerais e ossos da face, mãos e pés). Na acromegalia, os centros epifisários e diafisários e dos ossos longos se fusionam, evitando, assim, o alongamento dos ossos. *Ambos, gigantismo e acromegalia, resultam de uma secreção excessiva do hormônio do crescimento.*

Sistema muscular

O sistema muscular desenvolve-se a partir da **mesoderme**, com exceção dos músculos da íris, que se desenvolvem a partir da **neuroectoderme**. Os mioblastos – células musculares embrionárias – são derivados do **mesênquima**.

Desenvolvimento do músculo esquelético

Os mioblastos que formam os músculos esqueléticos do tronco são derivados do mesênquima nas regiões de miótomo dos somitos. Os músculos dos membros se desenvolvem a partir de **células precursoras miogênicas** presentes nos brotos dos membros. Estudos mostram que essas células se originam do **dermomiótomo ventral dos somitos**, em resposta a sinais moleculares dos tecidos vizinhos (Figura 15.15). As células precursoras miogênicas migram para os brotos dos membros, onde sofrem transformação epiteliomesenquimal. O primeiro indício da **miogênese** (formação do músculo) é o alongamento dos núcleos e dos corpos celulares das células mesenquimais ao se diferenciarem em mioblastos.

Os mioblastos logo se fusionam para formar estruturas alongadas, multinucleadas e cilíndricas – os **miotubos**. *Em nível molecular, esses eventos são precedidos pela ativação genética e expressão de fatores de transcrição músculo-específicos hélice-alça-hélice básicos da família* MyoD *(MyoD, miogenina, Myf-5 e MRF4) nas células precursoras miogênicas. Sugere-se que as moléculas de sinalização do tubo neural ventral* (SHH), *da notocorda* (SHH), *do tubo neural dorsal (Wnt, BMP-4) e da ectoderme sobrejacente (Wnt, BMP-4) regulam o início da miogênese e a indução do miótomo.*

O crescimento muscular resulta da fusão contínua dos mioblastos e miotubos. Os **miofilamentos** se desenvolvem no citoplasma dos miotubos durante ou após a fusão dos mioblastos. Logo depois, as **miofibrilas** e outras organelas características das células musculares estriadas se desenvolvem. Devido ao fato de as células musculares serem longas e estreitas, são denominadas **fibras musculares**. Conforme os miotubos se diferenciam, tornam-se revestidos por uma lâmina externa que os separa do tecido conjuntivo adjacente. Os **fibroblastos** produzem as camadas de perimísio e endomísio da bainha fibrosa; o endomísio é formado por uma lâmina externa, derivada da fibra muscular, e por fibras reticulares.

A maioria dos músculos esqueléticos se desenvolve antes do nascimento, e quase todos os músculos remanescentes são formados ao fim do primeiro ano de vida. O aumento do tamanho dos músculos após o primeiro ano é resultante do aumento do diâmetro das fibras devido à formação de mais miofilamentos. A musculatura aumenta em comprimento e em espessura para crescer com o esqueleto.

Miótomos

Cada parte do miótomo de um somito se ramifica em uma **divisão epaxial** dorsal e uma **divisão hipoaxial** ventral (Figura 15.16). Cada **nervo espinal** em desenvolvimento também se ramifica e envia um ramo a cada divisão, com o **ramo dorsal primário** suprindo a divisão epaxial e o **ramo ventral primário** suprindo a divisão hipoaxial. Alguns músculos, como os músculos intercostais, permanecem segmentados, arranjados como os somitos, porém a maioria dos mioblastos migra para longe do miótomo e forma músculos não segmentados.

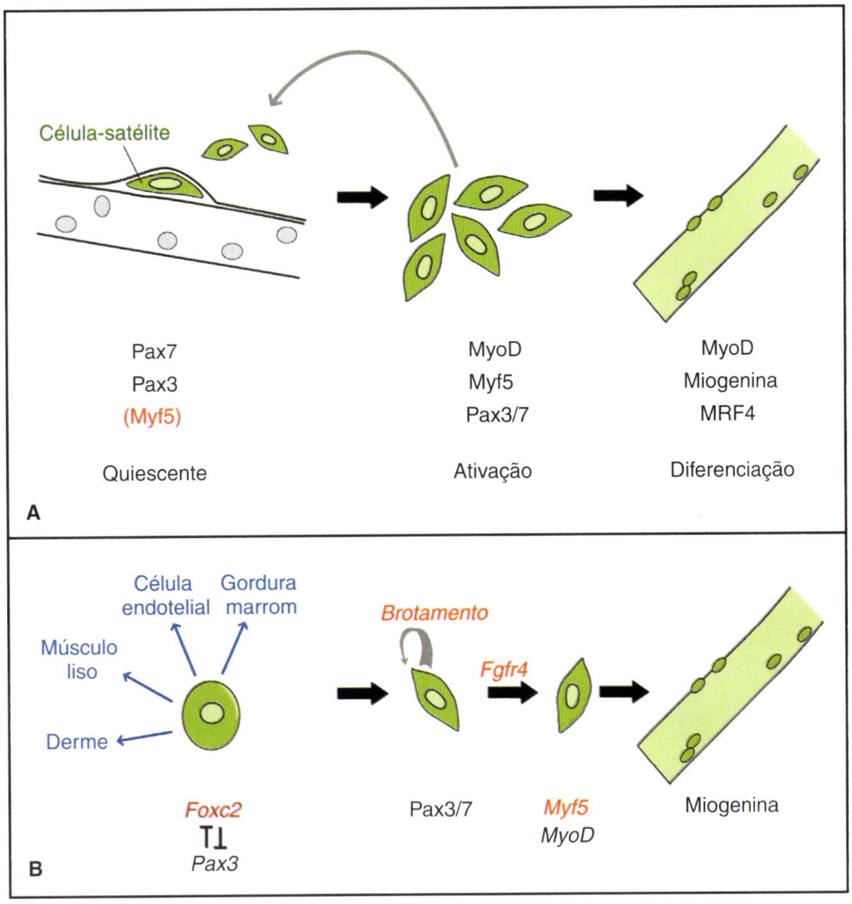

Figura 15.15 A evolução das células progenitoras musculares em direção à formação de músculo esquelético diferenciado. **A.** A evolução das células-satélite do músculo adulto em direção à formação de nova fibra muscular. Myf5 é mostrado em vermelho no estado quiescente para indicar que os transcritos estão presentes, porém não a proteína. **B.** A evolução das células somáticas em direção à miogênese, mostrando como o Pax3 ativa genes-alvo que regulam diferentes estágios desse processo. Os genes-alvo Pax3 são mostrados em vermelho. (De Buckingham M, Rigby PWJ: Gene regulatory networks and transcriptional mechanisms that control myogenesis, *Dev Cell* 28:225, 2014.)

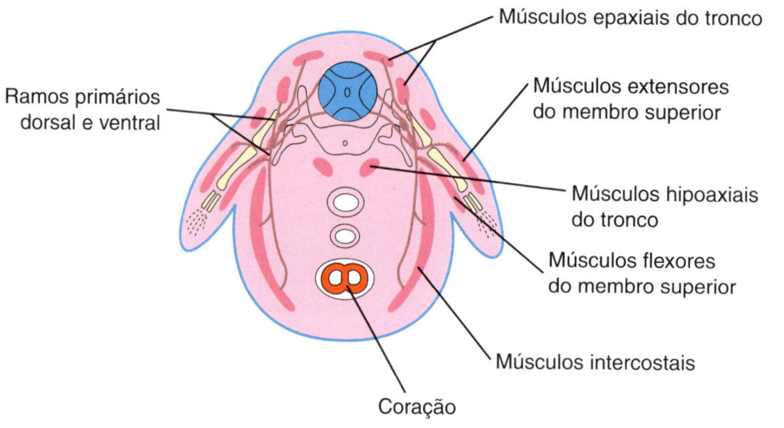

Figura 15.16 Secção transversal de um embrião ilustrando os derivados epaxial e hipoaxial de um miótomo.

Derivados das divisões epaxiais dos miótomos

Os mioblastos das divisões epaxiais dos miótomos formam os músculos segmentares do eixo corporal principal e os músculos extensores do pescoço e da coluna vertebral (Figura 15.17). Os músculos extensores embrionários derivados dos miótomos sacrais e coccígeos se degeneram; seus derivados adultos são aos ligamentos sacrococcígeos dorsais.

Derivados das divisões hipoaxiais dos miótomos

Os mioblastos das divisões hipoaxiais dos miótomos cervicais formam os músculos escaleno, pré-vertebral, gênio-hióideo e infra-hióideos (ver Figura 15.17 A). Aqueles derivados dos miótomos torácicos formam os músculos flexores lateral e anterior da coluna vertebral, enquanto os miótomos lombares formam o músculo quadrado lombar. Os músculos dos membros, os músculos intercostais e os músculos abdominais também são derivados da divisão hipoaxial dos miótomos. Os miótomos sacrococcígeos formam os músculos do diafragma pélvico e provavelmente os músculos estriados do ânus e dos órgãos sexuais.

Músculos dos arcos faríngeos

Os mioblastos derivados dos arcos faríngeos formam os músculos da mastigação e da expressão facial, assim como os da faringe e da laringe (ver Capítulo 10, *Aparato Faríngeo, Face e Pescoço*). Esses músculos são inervados pelos nervos dos arcos faríngeos.

Músculos oculares

Acredita-se que a mesoderme na placa pré-cordal dê origem a três *miótomos pré-ópticos*, dos quais os mioblastos se diferenciam (ver Figura 15.17 B). Os grupos de mioblastos, cada qual suprido por seus próprios nervos cranianos (NC III, NC IV ou NC VI), formam os músculos extrínsecos dos olhos.

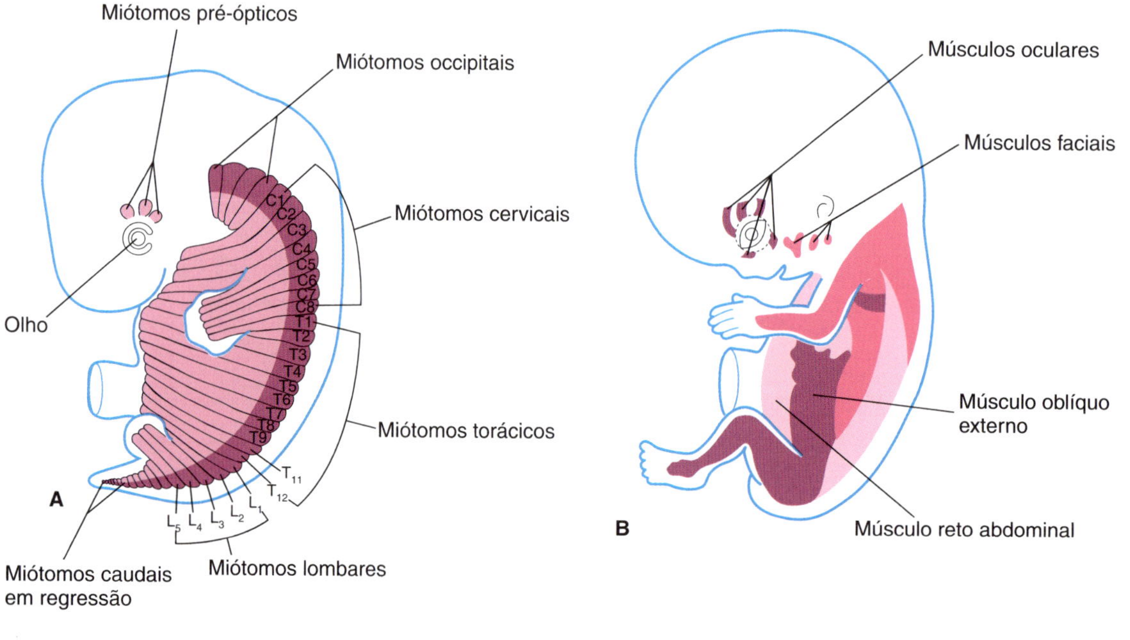

Figura 15.17 Ilustrações do desenvolvimento do sistema muscular. **A.** Embrião de 6 semanas mostrando as regiões dos miótomos dos somitos que originam a maioria dos músculos esqueléticos. **B.** Embrião de 8 semanas mostrando o desenvolvimento do tronco e da musculatura dos membros.

Músculos da língua

Os mioblastos derivados dos *miótomos occipitais (pós-ópticos)* formam os músculos da língua, que são inervados pelo nervo hipoglosso (NC XII).

Músculos dos membros

A musculatura dos membros se desenvolve a partir dos mioblastos que estão ao redor dos ossos em desenvolvimento (ver Figura 15.16). As **células precursoras miogênicas** localizadas nos brotos dos membros se originam a partir dos somitos. Essas células estão inicialmente localizadas na região ventral do dermomiótomo e são epiteliais (ver Figura 15.1 D). Após a **transformação epiteliomesenquimal**, as células migram para os primórdios dos membros.

Desenvolvimento do músculo liso

Algumas fibras musculares lisas se diferenciam a partir do **mesênquima esplâncnico** que envolve a endoderme do intestino primitivo e de seus derivados (ver Figura 15.1 E). A musculatura lisa das paredes de muitos vasos sanguíneos e linfáticos surge a partir da mesoderme somática. Os músculos da íris (esfíncter e dilatador da pupila) e as células **mioepiteliais** presentes nas glândulas mamárias e sudoríparas são derivados de células mesenquimais que se originaram a partir da ectoderme.

O primeiro sinal da diferenciação do músculo liso é o desenvolvimento de núcleos alongados e mioblastos em forma de fuso. Durante o desenvolvimento inicial, novos mioblastos continuam a se diferenciar a partir de células mesenquimais, porém não se fusionam; permanecem mononucleados. Durante o desenvolvimento tardio, a divisão dos mioblastos existentes gradualmente substitui a diferenciação de novos mioblastos na produção do novo tecido muscular liso. Elementos contráteis filamentosos, porém não sarcoméricos, desenvolvem-se em seu citoplasma, e a superfície externa de cada célula diferenciada adquire uma lâmina externa ao seu redor. Conforme as fibras musculares lisas se desenvolvem em camadas ou feixes, recebem inervação autônoma; fibroblastos e células musculares sintetizam e depositam fibras colágenas, elásticas e reticulares.

Desenvolvimento do músculo cardíaco

A mesoderme esplâncnica lateral origina o mesênquima ao redor do tubo cardíaco em desenvolvimento (ver Capítulo 14, *Sistema Cardiovascular*). Os **mioblastos cardíacos** são derivados desse mesênquima pela diferenciação e pelo crescimento de células individuais, ao contrário das fibras musculares estriadas esqueléticas, que se desenvolvem por meio da fusão das células. Os mioblastos aderem uns aos outros como no desenvolvimento do músculo esquelético, porém as membranas celulares contíguas não se desintegram; nessas áreas de adesão surgem os **discos intercalares**. O crescimento das fibras musculares cardíacas resulta da formação de novos **miofilamentos**. Ao fim do período embrionário, desenvolvem-se feixes especiais de células musculares, que têm, relativamente, poucas miofibrilas e diâmetro relativamente maior do que as fibras musculares cardíacas típicas. Essas células se desenvolvem do miocárdio trabecular original, apresentam junções gap de condução rápida e formam o sistema de condução do coração (fibras de Purkinje) (ver Capítulo 14, *Sistema Cardiovascular*).

Anomalia dos músculos

Qualquer músculo do corpo pode estar ausente ocasionalmente; exemplos comuns são a cabeça esternocostal do peitoral maior, o palmar longo, o trapézio, o serrátil anterior e o quadrado femoral. A ausência do peitoral maior, frequentemente em sua parte esternal, está geralmente associada à *sindactilia* (fusão dos dedos). Esse defeito é parte da **síndrome de Poland**, que também inclui aplasia ou hipoplasia das mamas e dos mamilos, alterações nos pelos axilares e na gordura subcutânea e o encurtamento dos braços e dedos.

O músculo esternocleidomastóideo é, às vezes, lesionado ao parto, resultando em **torcicolo congênito**. Nesses casos, ocorre uma rotação fixa e a inclinação da cabeça devido à fibrose muscular concomitante e ao encurtamento do músculo esternocleidomastóideo de um lado (Figura 15.18). Apesar de o trauma ao nascimento ser comumente considerado uma causa de torcicolo congênito, ele também pode resultar de um mau posicionamento no útero.

Músculos acessórios

Os músculos acessórios eventualmente se desenvolvem. Por exemplo, um *músculo sóleo acessório* está presente em aproximadamente 3% da população. Acredita-se que o primórdio do músculo sóleo pode sofrer uma divisão precoce e, assim, formar um músculo sóleo acessório.

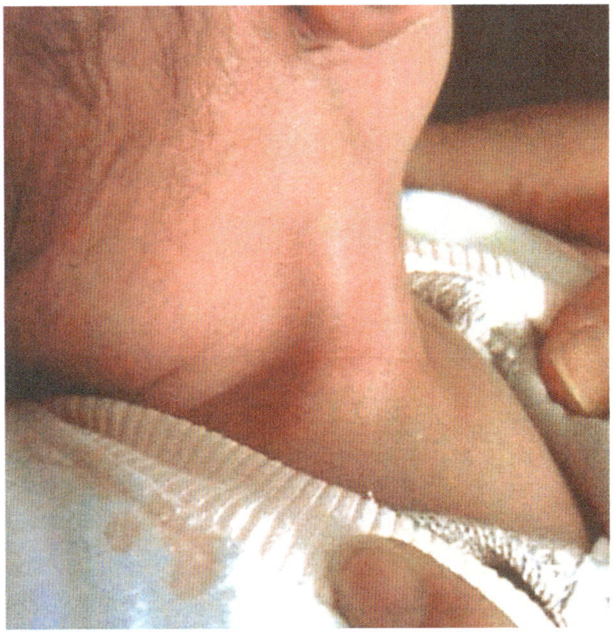

Figura 15.18 Torcicolo muscular congênito (pescoço torto) mostrando o profundo envolvimento do músculo esternocleidomastóideo em uma criança de 2 meses. (Cortesia de Professor Jack C. Y. Cheng, Department of Orthopaedics & Traumatology, The Chinese University of Hong Kong, Hong Kong, China.)

15

Desenvolvimento dos membros

Estágios iniciais do desenvolvimento dos membros

Os **brotos dos membros** surgem pela primeira vez ao fim da quarta semana, como pequenas protuberâncias da parede ventrolateral do corpo (Figura 15.19, semana 5). O desenvolvimento dos membros começa com a ativação de um grupo de células mesenquimais na mesoderme lateral. *Os brotos dos membros superiores são visíveis por volta do dia 26 ou 27*, enquanto os brotos dos membros inferiores surgem após 1 ou 2 dias. Cada broto consiste em uma massa de mesênquima coberto por ectoderme (ver Figura 15.12 A e B). O mesênquima é derivado da camada somática da mesoderme lateral.

Os brotos dos membros alongam-se pela proliferação do mesênquima. Embora os estágios iniciais do desenvolvimento dos membros sejam semelhantes para os membros superiores e inferiores (ver Capítulo 6, *Quarta à Oitava Semana do Desenvolvimento Humano*, Figura 6.11), existem diferenças distintas devido a sua forma e função. Os **brotos dos membros superiores** se desenvolvem do lado oposto aos segmentos cervicais-caudais, enquanto os **brotos dos membros inferiores** se formam opostos aos segmentos lombares e sacrais superiores.

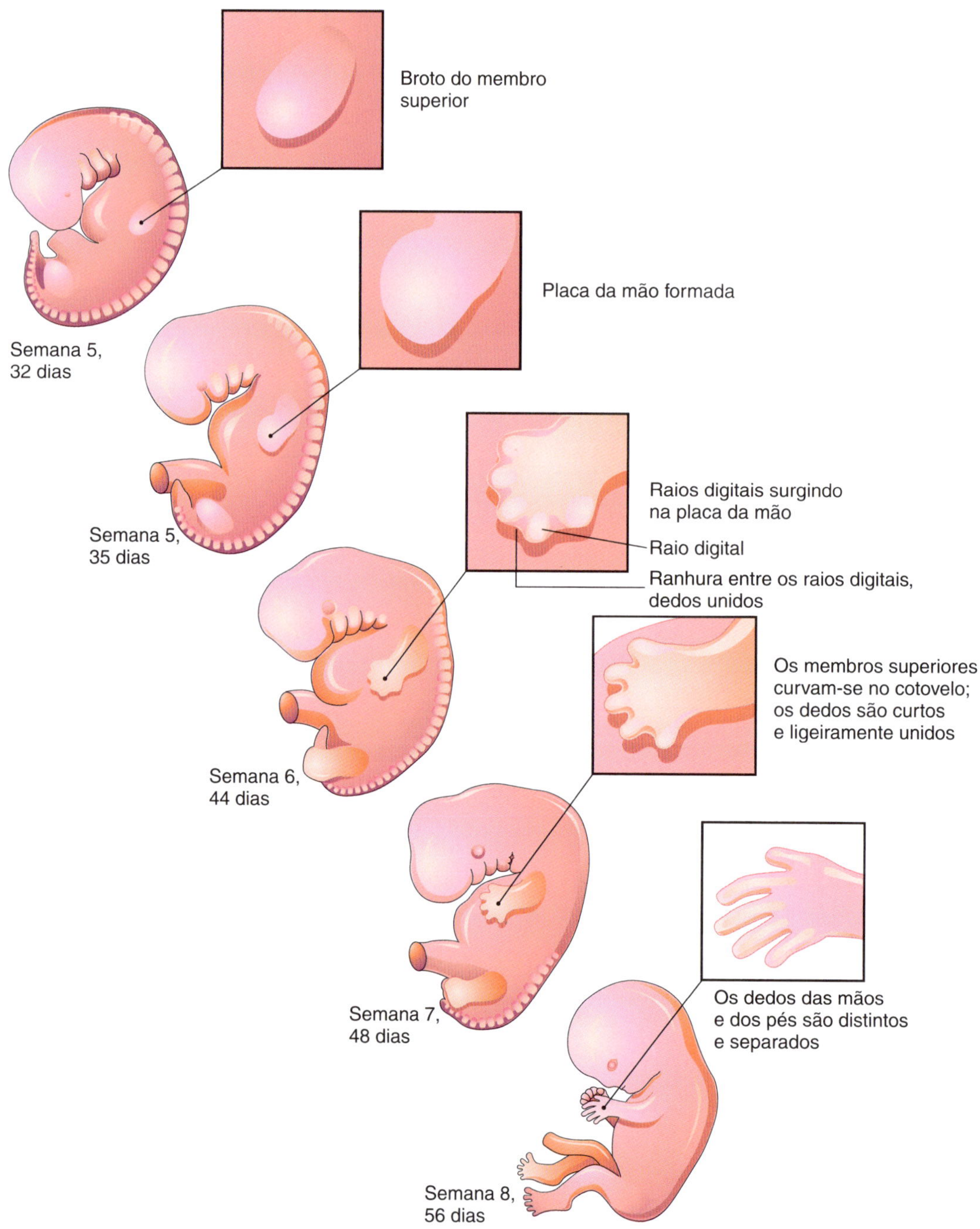

Figura 15.19 Desenvolvimento dos membros dos fetos (32 a 56 dias). Note que o desenvolvimento dos membros superiores precede o dos membros inferiores.

No ápice de cada broto de membro, a ectoderme se espessa para formar a **crista ectodérmica apical** (CEA) (ver Figura 15.12 A). A CEA é uma estrutura epitelial estratificada especializada que interage com o mesênquima no broto do membro, promovendo o seu crescimento, *no qual a BMP é essencial. O ácido retinoico estimula a formação do broto dos membros por meio da inibição da sinalização do fator de crescimento de fibroblastos 8 (FGF8)*. A CEA exerce uma influência indutora sobre o mesênquima dos membros, que inicia seu crescimento e desenvolvimento no eixo proximal-distal. As células mesenquimais se agregam na margem posterior do broto do membro para formar a **zona de atividade polarizadora**. *Os fatores de crescimento dos fibroblastos provenientes da CEA ativam a zona de atividade polarizadora, causando a expressão de sonic hedgehog* (SHH), *que controlam a padronização dos membros ao longo do eixo anteroposterior.*

A expressão de Wnt7 pela epiderme dorsal do broto do membro e de engrailed-1 (En-1) pela face ventral está envolvida na especificação do eixo dorsoventral. Curiosamente, a própria CEA é mantida por sinais indutores a partir de SHH *e Wnt7*. O mesênquima adjacente à CEA é formado por células indiferenciadas de rápida proliferação, enquanto as células mesenquimais proximais a ele se diferenciam em vasos sanguíneos e em moldes cartilaginosos dos ossos. *Para a formação de cartilagem, a sinalização do fator de crescimento transformante-β (TGF-β) desempenha um papel importante.* As extremidades distais dos brotos dos membros por fim se achatam, formando as placas das mãos e dos pés (ver Figura 15.19).

Ao fim da sexta semana do desenvolvimento, o tecido mesenquimal presente nas **placas das mãos** se condensa para formar os *brotos dos dedos* – **raios digitais** – (Figura 15.20 A a C; ver Figura 15.19), que definem o padrão dos dedos. Durante a sétima semana, condensações semelhantes do mesênquima nas placas dos pés formam os *brotos dos pés* – raios digitais (Figura 15.20 G a I). Na extremidade de cada raio digital, uma parte da CEA induz o desenvolvimento do mesênquima nos primórdios mesenquimais dos ossos (falanges) dos dedos. Os intervalos entre os raios digitais são ocupados por mesênquima frouxo. Logo, as regiões intermediárias do mesênquima sofrem **apoptose**, *formando ranhuras entre os raios digitais* (Figura 15.20 D a J; ver Figura 15.19). À medida que a desintegração desse tecido progride, são formados dedos separados ao fim da oitava semana do desenvolvimento (ver Figura 15.19). Estudos moleculares mostram que o antagonismo entre o ácido retinoico e TGF-β controla a apoptose das células interdigitais. O bloqueio desses eventos celulares e moleculares durante esse processo pode ser responsável pela criação de uma membrana, ou pela fusão, dos dedos das mãos ou dos pés, uma condição conhecida como **sindactilia** (ver Figura 15.25 C e D).

Estágios finais do desenvolvimento dos membros

O mesênquima do broto dos membros origina os ossos, ligamentos e vasos sanguíneos (ver Figura 15.12). À medida que os brotos dos membros se alongam, durante o início da quinta semana, os modelos mesenquimais dos ossos são formados por agregados celulares (ver Figura 15.12 A e B). Os **centros de condrificação** aparecem mais tarde na quinta semana. Ao fim da sexta semana, todo o esqueleto dos membros é cartilaginoso (ver Figura 15.12 C e D).

A **osteogênese dos ossos longos** começa na sétima semana a partir dos centros primários de ossificação localizados nas diáfises dos ossos longos. Os **centros de ossificação** estão presentes em todos os *ossos longos* por volta da 12ª semana. A ossificação primária dos ossos carpais (punho) começa durante o primeiro ano após o nascimento.

A partir das **regiões dos dermomiótomos dos somitos**, as células precursoras miogênicas também migram para o interior dos brotos dos membros e, mais tarde, diferenciam-se em **mioblastos**, os precursores das células musculares. À medida que os ossos longos se formam, os

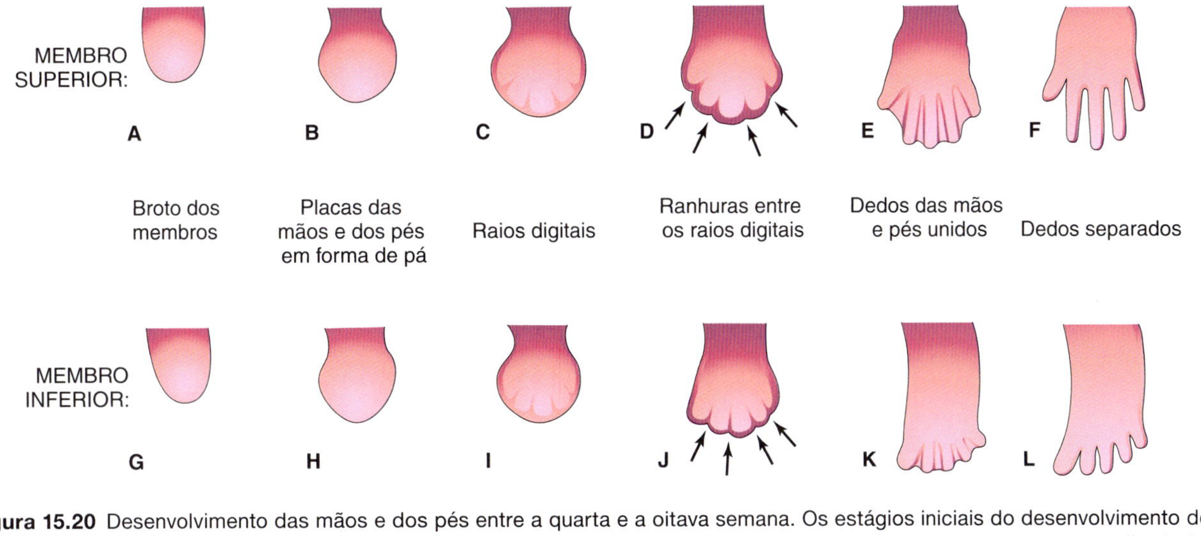

Figura 15.20 Desenvolvimento das mãos e dos pés entre a quarta e a oitava semana. Os estágios iniciais do desenvolvimento dos membros são semelhantes, exceto pelo fato de o desenvolvimento das mãos preceder o dos pés em aproximadamente 1 dia. **A.** Aos 27 dias. **B.** Aos 32 dias. **C.** Aos 41 dias. **D.** Aos 46 dias. **E.** Aos 50 dias. **F.** Aos 52 dias. **G.** Aos 28 dias. **H.** Aos 36 dias. **I.** Aos 46 dias. **J.** Aos 49 dias. **K.** Aos 52 dias. **L.** Aos 56 dias. As *setas* em **D** e **J** indicam o processo de desintegração do tecido que separa os dedos das mãos e os dos pés.

mioblastos se agregam e formam uma grande massa muscular em cada broto do membro (ver Figura 15.16). Em geral, essa massa muscular se divide nos componentes dorsal (extensor) e ventral (flexor).

No início da sétima semana, os membros se prolongam ventralmente e as bordas pré-axiais e pós-axiais são craniais e caudais, respectivamente (ver Figura 15.22 A e D). Os *membros superiores giram lateralmente* até 90° sobre seus eixos longitudinais; assim, os futuros cotovelos apontam para a região dorsal e os músculos extensores encontram-se nas faces lateral e posterior dos membros. Os *membros inferiores giram medialmente* até quase 90°; dessa forma, os futuros joelhos voltam-se para a região ventral e os músculos extensores encontram-se na face anterior dos membros inferiores (Figura 15.21 A a D).

O rádio e a tíbia são ossos homólogos, bem como a ulna e a fíbula; e também como o polegar e o hálux são dedos homólogos. As **articulações sinoviais** surgem no início do período fetal, coincidindo com a diferenciação funcional dos músculos dos membros e de sua inervação.

Inervação cutânea dos membros

Os **axônios motores** que se originam a partir da medula espinal penetram nos brotos dos membros durante a quinta semana e crescem em direção às massas musculares

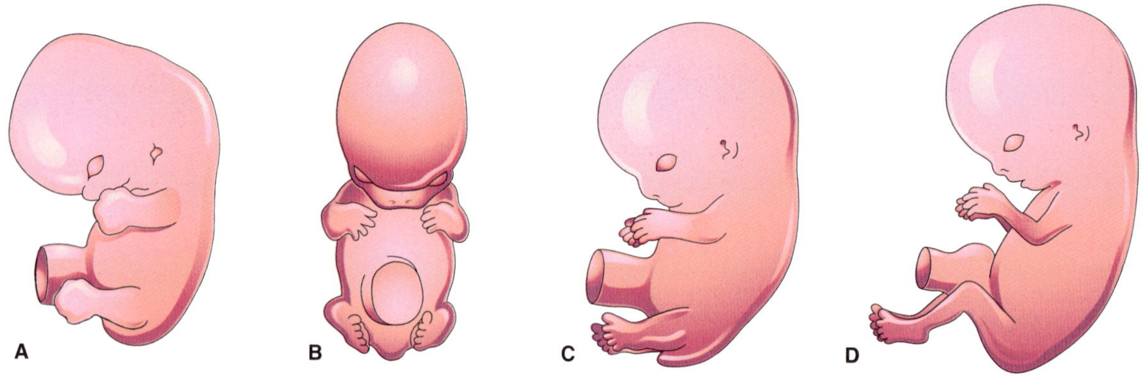

Figura 15.21 Mudanças de posição dos membros dos embriões em desenvolvimento. **A.** Em aproximadamente 48 dias, mostrando os membros estendendo-se ventralmente e as placas das mãos e dos pés voltadas uma para a outra. **B.** Em aproximadamente 51 dias, mostrando os membros superiores dobrados nos cotovelos e as mãos curvadas sobre o tórax. **C.** Em aproximadamente 54 dias, mostrando as solas dos pés voltadas medialmente. **D.** Em aproximadamente 56 dias. Observe que os cotovelos agora apontam caudalmente e os joelhos, cranialmente.

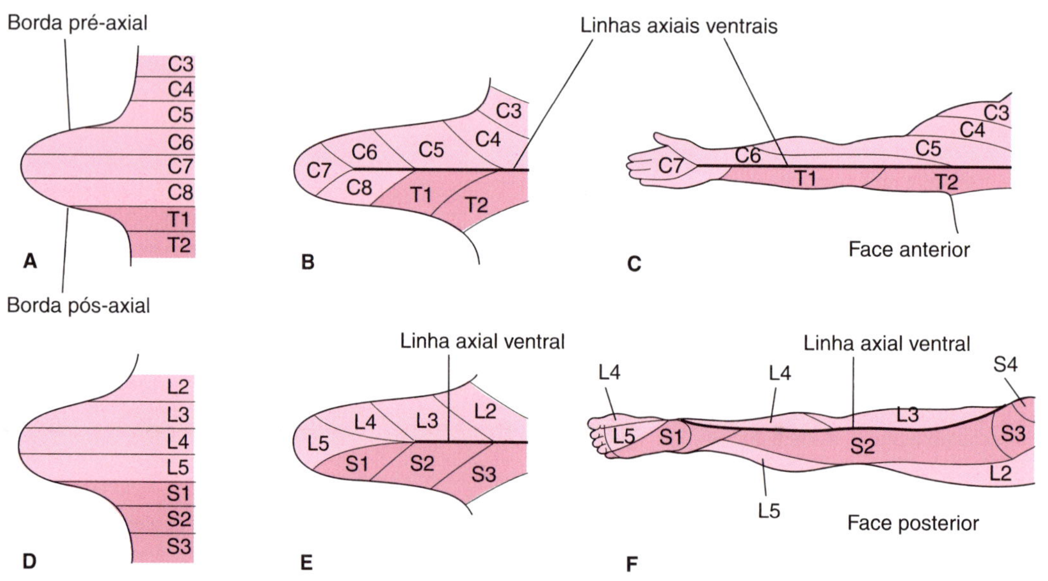

Figura 15.22 Desenhos do desenvolvimento do padrão dos dermátomos dos membros. As linhas axiais indicam onde não há sobreposição sensitiva. **A** e **D.** Face ventral dos brotos dos membros no início da quinta semana. Nesse estágio, os padrões de dermátomos exibem o arranjo segmentar primitivo. **B** e **E.** Vistas semelhantes na quinta semana, mostrando a disposição modificada dos dermátomos. **C** e **F.** O padrão dos dermátomos dos membros superiores e inferiores do adulto. O padrão primitivo dos dermátomos desapareceu, mas ainda é possível reconhecer uma sequência ordenada de dermátomos. Em **F**, note que a maior parte da superfície ventral original do membro inferior encontra-se na parte posterior do membro do adulto. Isso resulta da rotação medial do membro inferior, que ocorre perto do fim do período embrionário. No membro superior, a linha axial ventral se estende ao longo da superfície anterior do braço e antebraço. No membro inferior, a linha axial ventral se estende pelo lado medial da coxa e do joelho para a face posteromedial da perna até o calcanhar.

dorsais e ventrais. Os **axônios sensitivos** penetram nos brotos dos membros após os axônios motores e os usam como guias. As **células da crista neural**, as precursoras das células de Schwann, circundam as fibras nervosas motoras e sensitivas dos membros e *formam o neurolema e as bainhas de mielina* (ver Capítulo 16, *Sistema Nervoso*).

Um **dermátomo** é a área da pele inervada por um único nervo espinal e seu gânglio espinal. Durante a quinta semana, nervos periféricos crescem a partir dos **plexos dos membros** (braquial e lombossacral) em desenvolvimento e penetram no mesênquima dos brotos dos membros (Figura 15.22 A e B). Os nervos espinais são distribuídos em faixas segmentares, inervando ambas as superfícies dorsal e ventral dos brotos dos membros. Conforme os membros se alongam, a distribuição cutânea dos nervos espinais migra ao longo dos membros e deixa de alcançar a superfície da parte distal dos membros. Embora o **padrão do dermátomo** original se altere durante o crescimento dos membros, uma sequência ordenada de distribuição pode ser reconhecida no adulto (Figura 15.22 C e F). No membro superior, as áreas inervadas por C5 e C6 são adjacentes às áreas inervadas por T2, T1 e C8, porém a sobreposição entre elas é mínima na orientação axial ventral.

Como há sobreposição de **dermátomos**, uma área particular da pele não é exclusivamente inervada por um único nervo segmentar. Os dermátomos dos membros podem ser rastreados progressivamente descendo pela face lateral do membro superior e subindo de volta pela face medial. Uma distribuição similar dos dermátomos acontece nos membros inferiores e pode ser rastreada descendo pela face ventral e, em seguida, subindo pela face dorsal dos membros inferiores. Quando os membros se estendem e giram, carregam seus nervos junto; isso explica a trajetória oblíqua dos nervos que se originam a partir dos plexos braquial e lombossacral.

Suprimento sanguíneo dos membros

Os brotos dos membros são irrigados pelos ramos das **artérias intersegmentares** (Figura 15.23 A), que se originam a partir da aorta dorsal e formam uma delicada rede capilar por todo o mesênquima. O padrão vascular primitivo é formado por uma **artéria axial primária** e seus ramos (Figura 15.23 B e C), que drenam para um seio marginal periférico. O sangue dos seios drena para uma veia periférica.

Os padrões vasculares se alteram à medida que os membros se desenvolvem, principalmente como resultado do brotamento de novos vasos a partir de vasos existentes (**angiogênese**). Os novos vasos se unem a outros brotos para formar vasos largos. A artéria axial primária torna-se a **artéria braquial** do braço e as **artérias ulnar e radial** no antebraço, seus ramos terminais da artéria braquial (ver Figura 15.23 B). Conforme os dedos se formam, o seio marginal se fragmenta e o padrão venoso final, representado pelas veias basílica e cefálica e seus afluentes, se desenvolve. Na coxa, a artéria axial primária está representada pela **artéria profunda da coxa** (artéria femoral profunda). Na perna, a artéria axial primária está representada pelas **artérias tibiais** anterior e posterior (ver Figura 15.23 C).

Mão e pé em fenda

Nas anomalias raras *mão em fenda* e *pé em fenda*, um ou mais dedos centrais estão ausentes – **ectrodactilia** –, o que resulta da falha no desenvolvimento de um ou mais raios digitais (Figura 15.24 A e B). A mão ou o pé estão divididos em duas partes que se opõem. Os dedos remanescentes são parcial ou completamente fusionados (**sindactilia**).

Ausência congênita do rádio

Em alguns indivíduos, o rádio está parcial ou totalmente ausente. A mão se desvia lateralmente (radialmente) e a ulna curva-se com a concavidade voltada para a lateral do antebraço. Esse defeito resulta da falha na formação do primórdio mesenquimal do rádio durante a quinta semana. A ausência do rádio normalmente é causada por fatores genéticos.

Polidactilia

Os **dedos supranumerários** são comuns (Figura 15.25 A e B). Frequentemente, o dedo adicional está incompletamente formado e não dispõe de desenvolvimento muscular apropriado, o que o torna inútil. Se a mão for afetada, o dedo extra é mais comumente medial ou lateral do que central. No pé, o dedo extra geralmente é lateral. *A polidactilia é herdada como um traço dominante.*

Sindactilia

Esse defeito congênito ocorre em aproximadamente 1 em 2.200 nascimentos. A **sindactilia cutânea** (fusão simples dos dedos) é o defeito dos membros mais comum (ver Figura 15.25 C). Ocorre mais frequentemente no pé do que na mão (ver Figura 15.25 C e D). A sindactilia é mais frequentemente observada entre o terceiro e quarto dedos da mão e entre o segundo e o terceiro dedos do pé (ver Figura 15.25 D). É herdada como um traço dominante simples ou recessivo simples. A sindactilia cutânea resulta de uma falha no processo de degeneração das fusões entre dois ou mais dedos. Em alguns casos, existe a **sinostose** (fusão dos ossos). A **sindactilia óssea** ocorre quando as ranhuras entre os raios digitais não se desenvolvem durante a sétima semana; como resultado, a separação dos dedos não acontece.

Artrogripose

A **artrogripose múltipla congênita** se refere a um grupo heterogêneo de distúrbios musculoesqueléticos caracterizado por múltiplas contraturas e imobilidade de duas ou mais articulações ao nascimento. A incidência dessa anomalia é de 1 a 3.000 nascidos vivos; o sexo masculino é o mais afetado em casos ligados ao sexo. As causas podem ser tanto neurológicas (dano nos sistemas nervosos central e periférico) como não neurológicas (danos cartilaginosos e movimentação restrita *in utero*).

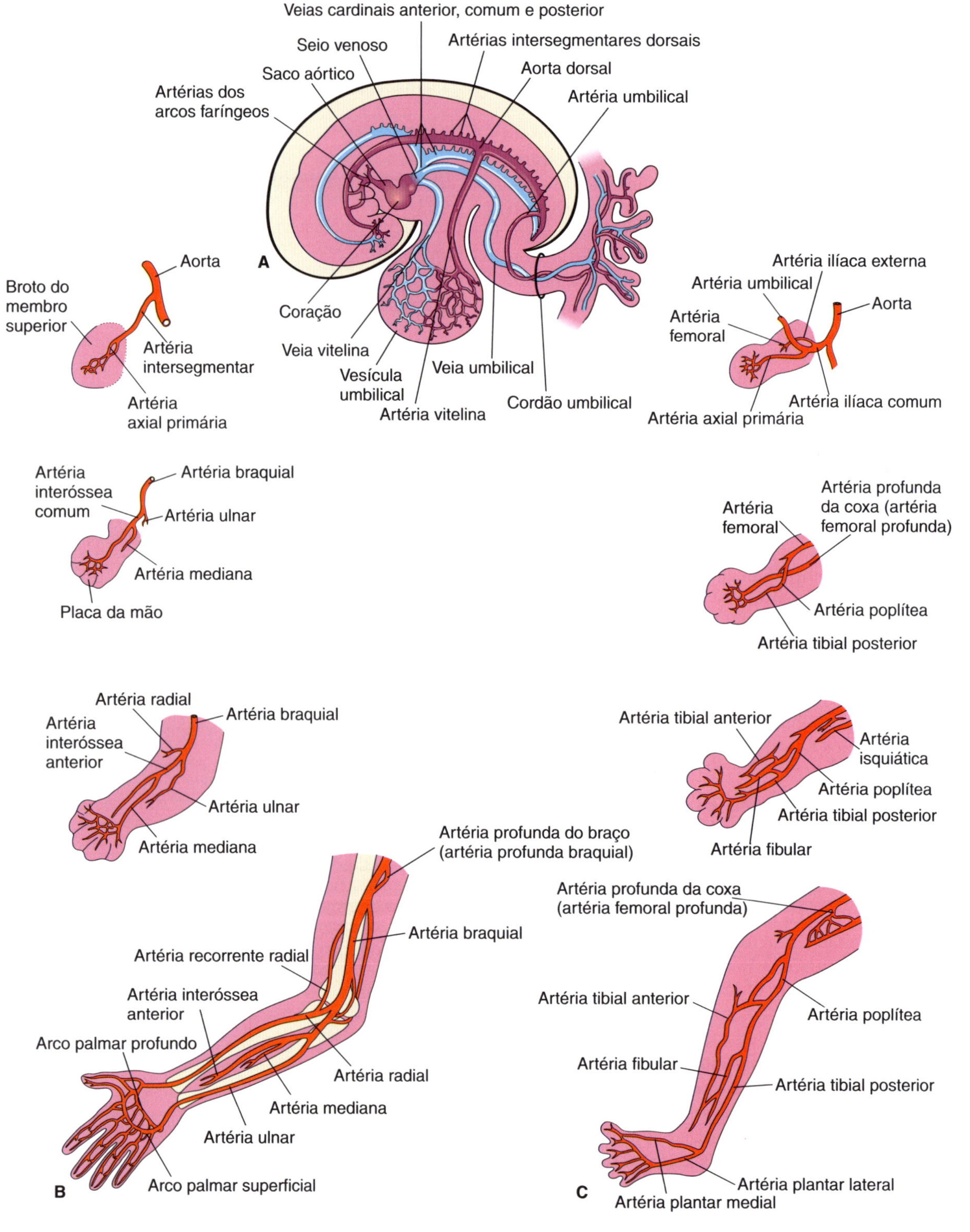

Figura 15.23 Desenvolvimento das artérias dos membros. **A** e **B.** Desenvolvimento das artérias do membro superior. **C.** Desenvolvimento das artérias do membro inferior.

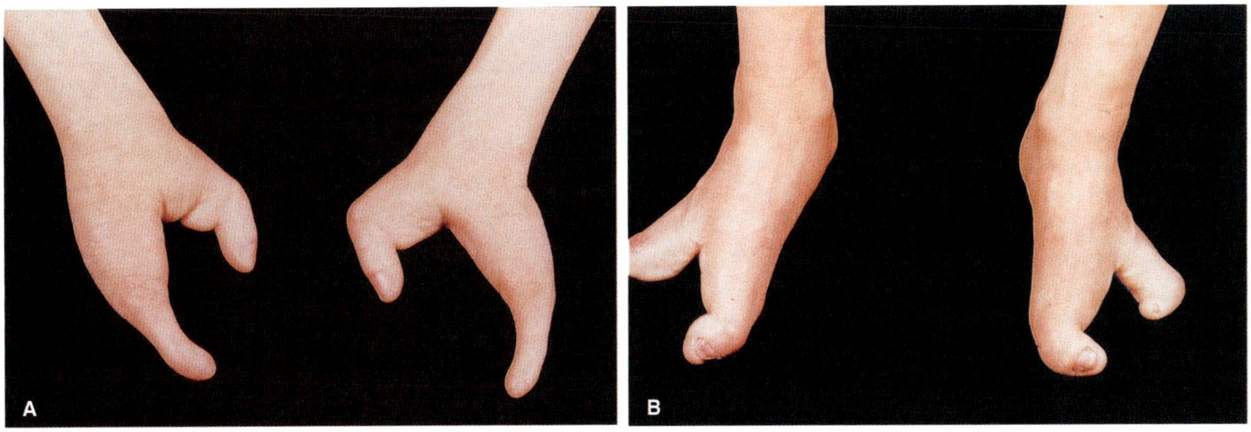

Figura 15.24 Defeitos congênitos das mãos e dos pés. **A.** Ectrodactilia em uma criança. Note a ausência dos dedos centrais das mãos, resultando em mãos divididas. **B.** Tipo similar de defeito envolvendo o pé. Esses defeitos dos membros podem ser hereditários em um padrão autossômico dominante. (Cortesia de A. E. Chudley, MD, Section of Genetics and Metabolism, Department of Pediatrics and Child Health, University of Manitoba, Children's Hospital, Winnipeg, Manitoba, Canada.)

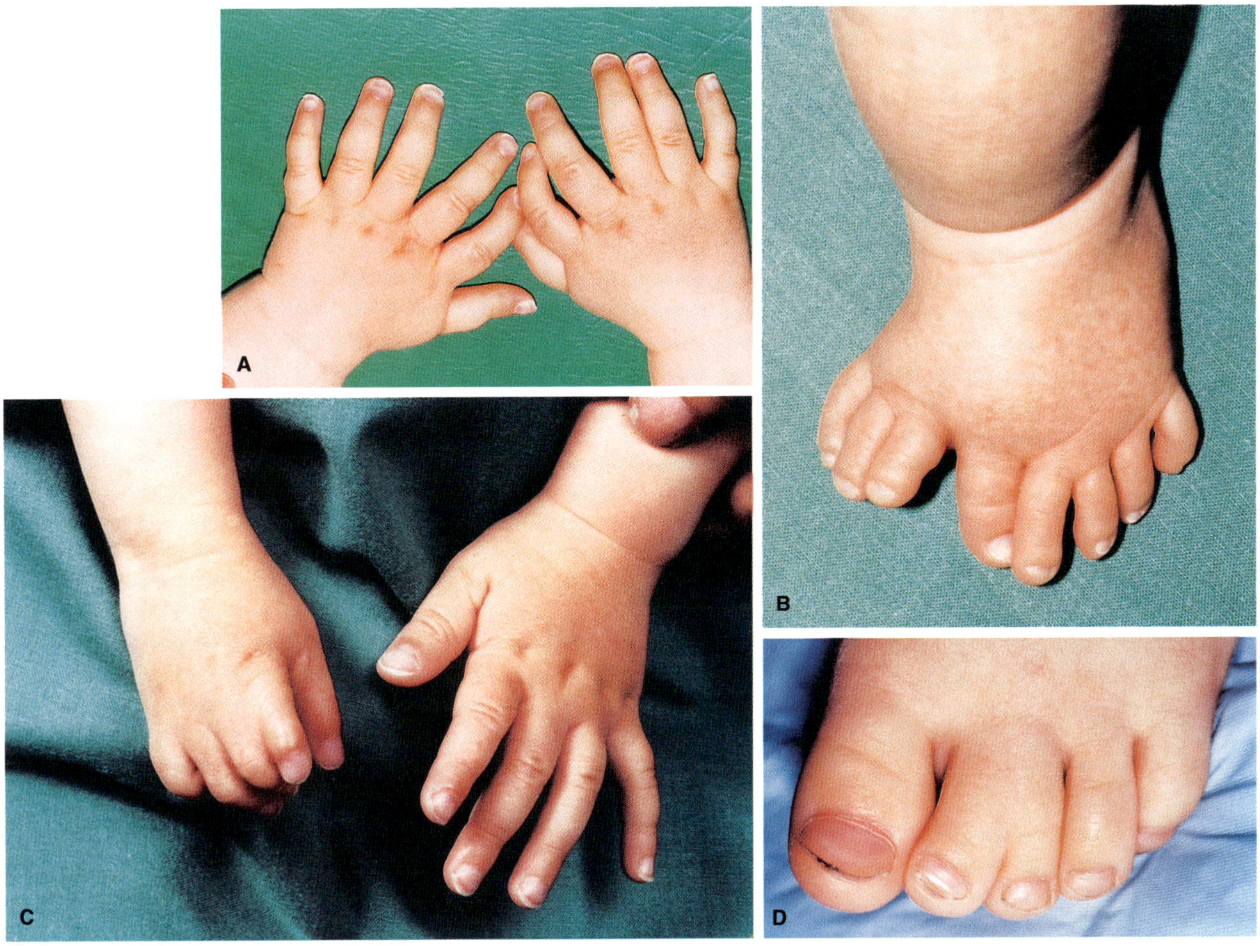

Figura 15.25 Tipos de defeitos congênitos dos dedos. **A.** Polidactilia das mãos. **B.** Polidactilia do pé. Essa condição resulta da formação de um ou mais raios digitais extras durante o período embrionário. **C** e **D.** Várias formas de sindactilia envolvendo os dedos das mãos e dos pés. A sindactilia cutânea (**C**) é provavelmente causada pela apoptose incompleta (morte celular programada) nos tecidos entre os raios digitais durante a vida embrionária. **D.** Sindactilia do segundo e terceiro dedos dos pés. Na sindactilia óssea, os raios digitais se fusionam como resultado da falta de apoptose, causando a fusão dos ossos. (Cortesia A. E. Chudley, MD, Section of Genetics and Metabolism, Department of Pediatrics and Child Health, University of Manitoba, Children's Hospital, Winnipeg, Manitoba, Canada.)

Pé-torto congênito

O pé torto congênito (*talipes*) ocorre a uma taxa de aproximadamente 1 em 1.000 nascimentos. O **pé torto equinovaro**, o tipo mais comum, ocorre duas vezes mais frequente nos homens do que nas mulheres. A sola do pé é voltada medialmente e o pé é invertido (Figura 15.26). Há muita incerteza sobre a causa do pé torto congênito. Fatores hereditários estão envolvidos em alguns casos, e parece que fatores ambientais estão envolvidos em muitos casos. O pé torto parece seguir um **padrão de herança multifatorial**; consequentemente, qualquer posição intrauterina que resulte em um posicionamento anormal do pé pode causar pé torto se o feto for geneticamente predisposto a essa deformidade.

Existem dois tipos principais de defeitos dos membros:

- **Amelia** – ausência completa de um membro
- **Meromelia** – como a **hemimelia**, ausência parcial de um membro (p. ex., ausência da fíbula em uma perna) e a **focomelia**, em que mãos e pés estão unidos próximos ao corpo.

As anomalias dos membros se originam em estágios diferentes do desenvolvimento. A interrupção do desenvolvimento dos brotos dos membros durante a fase inicial da quarta semana resulta na **amelia** (Figura 15.27 A). A parada ou perturbação na diferenciação ou no crescimento dos membros durante a quinta semana resulta em **meromelia** (Figura 15.27 B e C). Alguns defeitos dos membros são causados por:

- **Fatores genéticos**, como as anomalias cromossômicas associadas à trissomia do 18 (ver Capítulo 19, *Defeitos Congênitos em Seres Humanos*)
- **Genes mutantes**, como nas displasias esqueléticas (acondroplasia), braquidactilia (encurtamento dos dedos) ou osteogênese imperfeita (distúrbios do tecido conjuntivo). *Estudos moleculares têm implicado mutações gênicas (*HOX, BMP, SHH, WNT7, EN1, FGFR3 *e outros) em alguns casos de anomalias dos membros*
- **Fatores ambientais**, como teratógenos (p. ex., talidomina)
- **Combinação de fatores genéticos e ambientais** (*herança multifatorial*), como na luxação congênita do quadril
- **Interrupção vascular e isquemia (diminuição do aporte sanguíneo)**, como encontrado nos defeitos de redução dos membros.

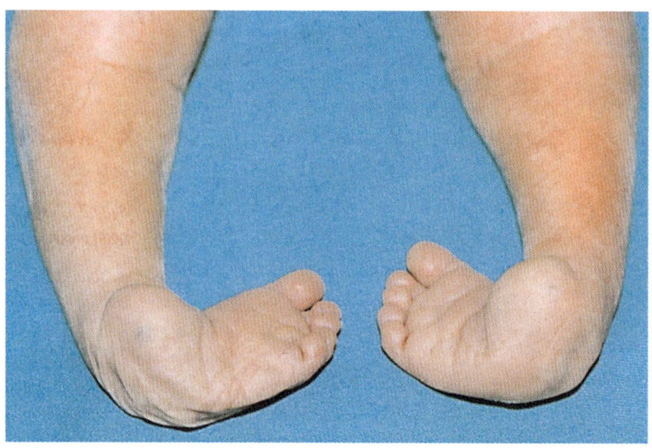

Figura 15.26 Recém-nascido com a deformidade talipes (pé torto) equinovaro bilateral, ilustrando o tipo clássico desse defeito congênito, caracterizado pela inversão e rotação medial da planta dos pés. (Cortesia de A. E. Chudley, MD, Section of Genetics and Metabolism, Department of Pediatrics and Child Health, University of Manitoba, Children's Hospital, Winnipeg, Manitoba, Canada.)

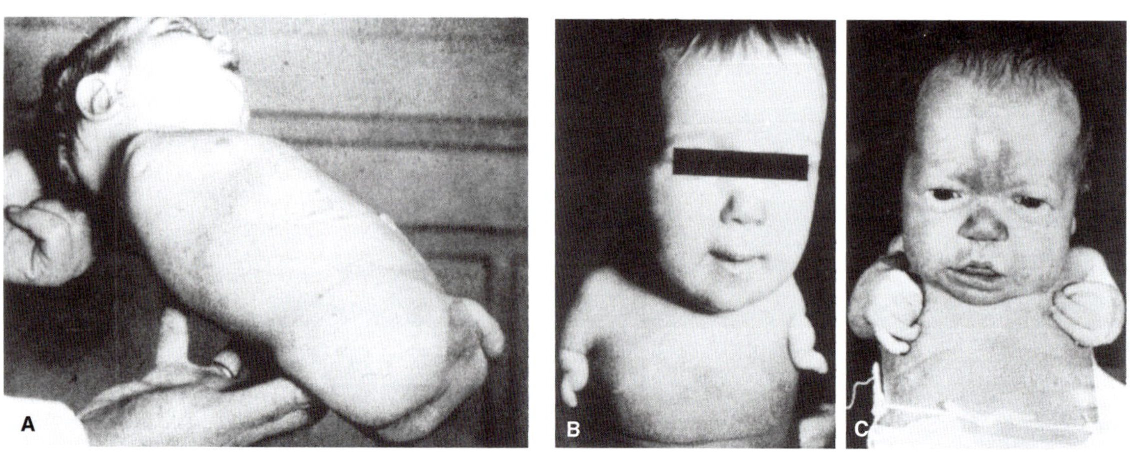

Figura 15.27 Defeitos congênitos causados pela ingestão materna de talidomida. **A.** Amelia quádrupla (ausência dos membros superiores e inferiores). **B.** Meromelia (ausência parcial) dos membros superiores; os membros são representados por cotos rudimentares. **C.** Meromelia com membros superiores rudimentares presos diretamente ao tronco. (De Lenz W, Knapp K: Foetal malformations due to thalidomide, *Ger Med Mon* 7:253, 1962.)

QUESTÕES DE ORIENTAÇÃO CLÍNICA

1. Ocasionalmente, as costelas acessórias estão associadas à sétima vértebra cervical e à primeira vértebra lombar. Essas costelas acessórias têm importância clínica?
2. Qual defeito vertebral pode produzir escoliose? Defina essa condição. Qual é a base embriológica de um defeito vertebral?
3. O que significa o termo *craniossinostose*? Quais os resultados dessa anormalidade no desenvolvimento? Dê um exemplo comum e descreva-o.
4. Uma criança apresentou características da síndrome de Klippel-Feil. Quais são as principais características dessa condição? Que defeitos vertebrais geralmente estão presentes?
5. Uma criança nasceu com a síndrome de Prune-belly. O que você acha que poderia causar esse defeito congênito? Que defeito urinário resulta do desenvolvimento anormal da parede abdominal anterior?
6. Um menino se apresenta com um mamilo muito mais baixo que o outro. Como você explicaria aos pais a posição anormalmente baixa do mamilo?
7. Uma menina de 8 anos perguntou ao médico por que o músculo de um lado do pescoço dela era tão proeminente. O que você diria a ela? O que aconteceria se isso não fosse tratado?
8. Após exercícios extenuantes, um jovem atleta queixou-se de dor na face posteromedial do tornozelo. Disseram-lhe que tinha um músculo acessório da panturrilha. Isso é possível? Em caso afirmativo, qual é a base embriológica desse defeito?
9. Uma criança apresentava membros curtos. Seu tronco era normal, proporcionalmente, porém sua cabeça era um pouco maior do que o normal. Ambos os pais tinham membros normais e esse problema nunca tinha ocorrido em nenhum de seus familiares. A ingestão de medicamentos pela mãe durante a gravidez poderia ter causado essas anormalidades? Se não, qual seria a causa provável desses distúrbios esqueléticos? Poderiam ocorrer novamente se o casal tivesse mais filhos?
10. Um homem tem dedos muito curtos (braquidactilia). Ele diz que dois de seus parentes têm dedos curtos, mas nenhum de seus irmãos ou irmãs os tem. Quais são as chances de os filhos dele terem braquidactilia se sua esposa tiver dedos normais?
11. Uma mulher deu à luz uma criança sem a mão direita. Ela havia tomado um medicamento que continha doxilamina e diciclomina para aliviar a náuseas durante a 10ª semana de gravidez (8 semanas após a fertilização). A mulher está entrando com uma ação judicial contra a empresa que fabrica o medicamento. Esses medicamentos causam defeitos nos membros? Se sim, poderiam ter causado falha no desenvolvimento da mão da criança?
12. Um recém-nascido tem sindactilia da mão esquerda e ausência da cabeça esternal esquerda do músculo peitoral maior. O recém-nascido era normal, exceto pelo mamilo do lado esquerdo que estava aproximadamente 5 centímetros mais baixo que o outro. Qual é a causa desses defeitos? Eles podem ser corrigidos?
13. Qual é o tipo mais comum de pé torto? Quão comum é essa doença? Qual é a aparência dos pés das crianças que nascem com esse defeito?

As respostas a essas questões estão no fim deste livro.

Sistema Nervoso 16

O sistema nervoso é constituído de três regiões principais:

- O **sistema nervoso central** (SNC), que inclui o encéfalo e a medula espinal e é protegido pelo crânio e pela coluna vertebral
- O **sistema nervoso periférico** (SNP), que inclui os neurônios fora do SNC; os nervos cranianos e gânglios e os nervos espinais e gânglios, que conectam o encéfalo e a medula espinal às estruturas periféricas
- O **sistema nervoso autônomo** (SNA), que tem partes tanto no SNC como no SNP, é constituído de neurônios que inervam o músculo liso, o músculo cardíaco, o epitélio glandular ou a combinação desses tecidos.

16 Desenvolvimento do sistema nervoso

Os primeiros indícios do desenvolvimento do sistema nervoso surgem durante a terceira semana conforme a **placa neural** e o **sulco neural** se desenvolvem na região posterior do embrião trilaminar (Figura 16.1 A). O sistema nervoso se desenvolve a partir da **placa neural**, uma área espessada da ectoderme embrionária (ver Figura 16.1 A e B). A notocorda e a mesoderme paraxial induzem a ectoderme adjacente a se diferenciar em placa neural. A formação das pregas neurais, da crista neural e do tubo neural é ilustrada na Figura 16.1 B a F. O **tubo neural** se diferencia em SNC, constituído pelo encéfalo e pela medula espinal. As **cristas neurais** originam as células que formam a maioria do SNP e do SNA.

A **neurulação** – formação da placa neural e do tubo neural – se inicia na quarta semana (22 a 23 dias) na região do quarto ao sexto par de somitos (Figura 16.1 C). A **fusão das pregas neurais** ocorre em várias áreas até que apenas pequenas porções do tubo neural permaneçam abertas em ambas as extremidades (Figura 16.2 A e B). Nesses locais abertos, o lúmen do tubo neural – o **canal neural** – se comunica livremente com a cavidade amniótica (Figura 16.2 C). A abertura cranial – o ***neuróporo rostral*** – se fecha aproximadamente no 25º dia, e o ***neuróporo caudal*** se fecha 2 dias depois (Figura 16.2 D).

O **fechamento dos neuróporos** coincide com o estabelecimento da circulação vascular do tubo neural. *Estudos moleculares mostram que o syndecan4 e o Vangl2 estão envolvidos nesse processo.* As células neuroprogenitoras das paredes do tudo neural proliferam para formar o cérebro e a medula espinal (Figura 16.3). O canal neural forma o sistema ventricular do encéfalo e o canal central da medula espinal. *A padronização dorsoventral do tubo neural parece envolver os genes sonic hedgehog* (SHH) *e* Pax, *as proteínas morfogenéticas ósseas e dorsalina e o fator de crescimento transformante (TGF-β).*

Desenvolvimento da medula espinal

A medula espinal primitiva se desenvolve a partir da porção caudal da placa neural e da eminência caudal. O tubo neural caudal ao quarto par de somitos se desenvolve em medula espinal (ver Figura 16.3). As paredes laterais do tubo neural se espessam e gradualmente reduzem o tamanho do canal neural até um minúsculo **canal central** (Figura 16.4 A a C). Inicialmente, a parede do tubo neural é composta de um **neuroepitélio** colunar pseudoestratificado espesso (Figura 16.4 D).

Essas células neuroepiteliais constituem a **zona ventricular** (camada ependimária), que origina todos os neurônios e células macrogliais (macróglia) na medula espinal (Figura 16.5). A **zona marginal** composta pelas regiões mais externas das células neuroepiteliais também se torna reconhecível (ver Figura 16.4 E). Essa zona gradualmente se transforma na **substância branca da medula espinal**, conforme os axônios crescem nela, provenientes dos corpos celulares dos neurônios da medula espinal, do gânglio espinal e do encéfalo.

Algumas células neuroepiteliais em divisão na zona ventricular se diferenciam em neurônios primitivos – os **neuroblastos**. Essas células embrionárias formam a **zona intermediária** (camada do manto) entre as zonas ventricular e marginal. Os *neuroblastos se tornam neurônios* conforme desenvolvem seus processos citoplasmáticos (ver Figura 16.5).

As células de sustentação do SNC – os **glioblastos** (espongioblastos) – se diferenciam a partir das células progenitoras neuroepiteliais, principalmente depois de a formação dos neuroblastos ter cessado. Os glioblastos (células progenitoras dos oligodendrócitos) migram da zona ventricular para as zonas intermediária e marginal. Alguns glioblastos se tornam **astroblastos** e, posteriormente, **astrócitos**, enquanto outros se tornam oligodendroblastos e, finalmente, **oligodendrócitos** (ver Figura 16.5). Quando as células neuroepiteliais cessam a produção de neuroblastos e glioblastos, elas se diferenciam em células ependimárias, que formam o **epêndima** (epitélio ependimário) que reveste o canal central da medula espinal.

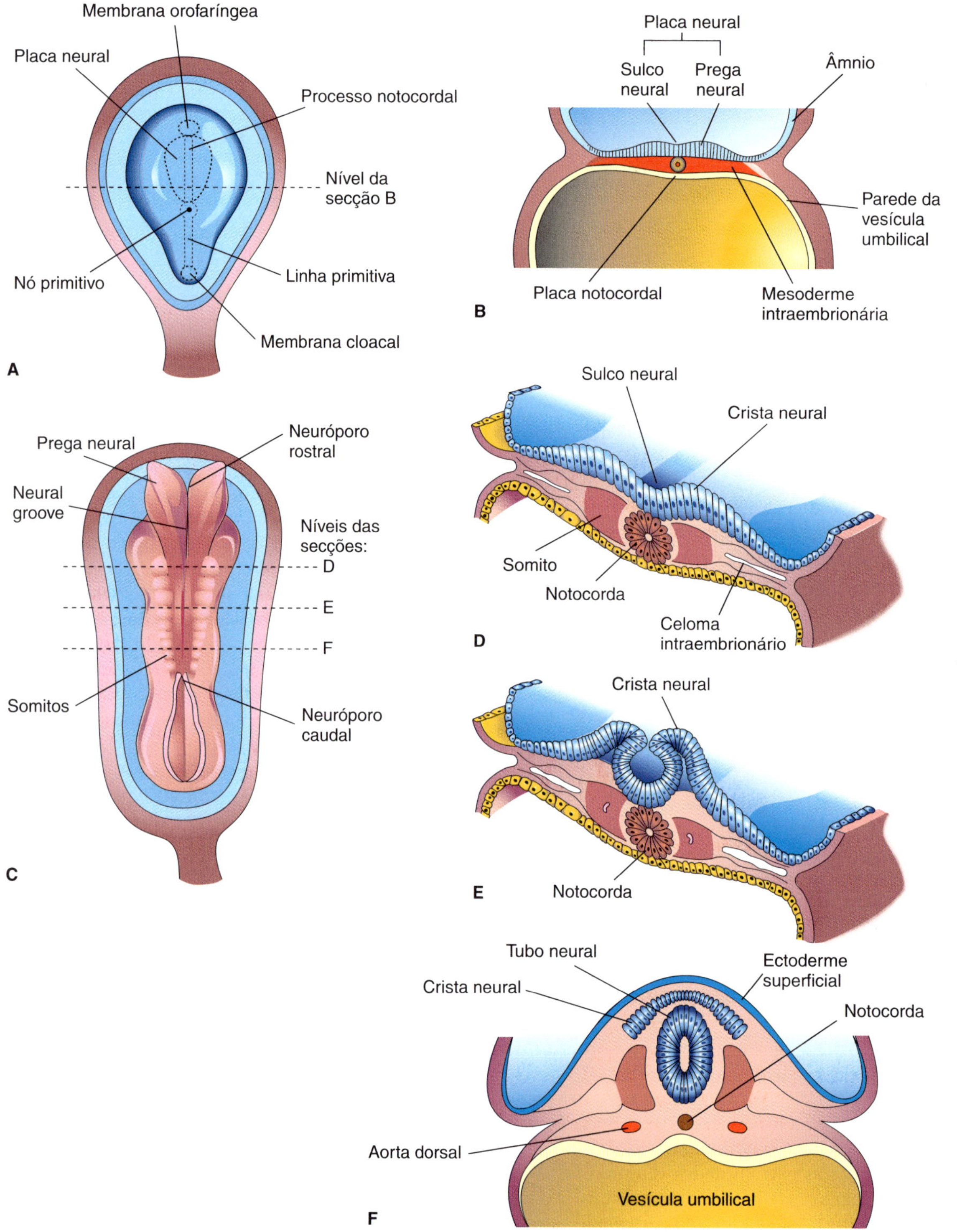

Figura 16.1 Ilustrações da placa neural e de seu dobramento para formar o tubo neural. **A.** Vista dorsal de um embrião com aproximadamente 17 dias, exposto pela remoção do âmnio. **B.** Secção transversal do embrião mostrando a placa neural e o desenvolvimento inicial do sulco neural e das pregas neurais. **C.** Vista dorsal de um embrião de aproximadamente 22 dias. As pregas neurais se fusionaram do lado oposto do quarto ao sexto somitos, mas estão abertas em ambas as extremidades. **D** a **F.** Secções transversais deste embrião nos níveis mostrados em **C**, ilustrando a formação do tubo neural e seu descolamento da ectoderme superficial. Note que algumas células neuroectodérmicas não estão incluídas no tubo neural, mas permanecem entre ele e a superfície da ectoderme como células da crista neural.

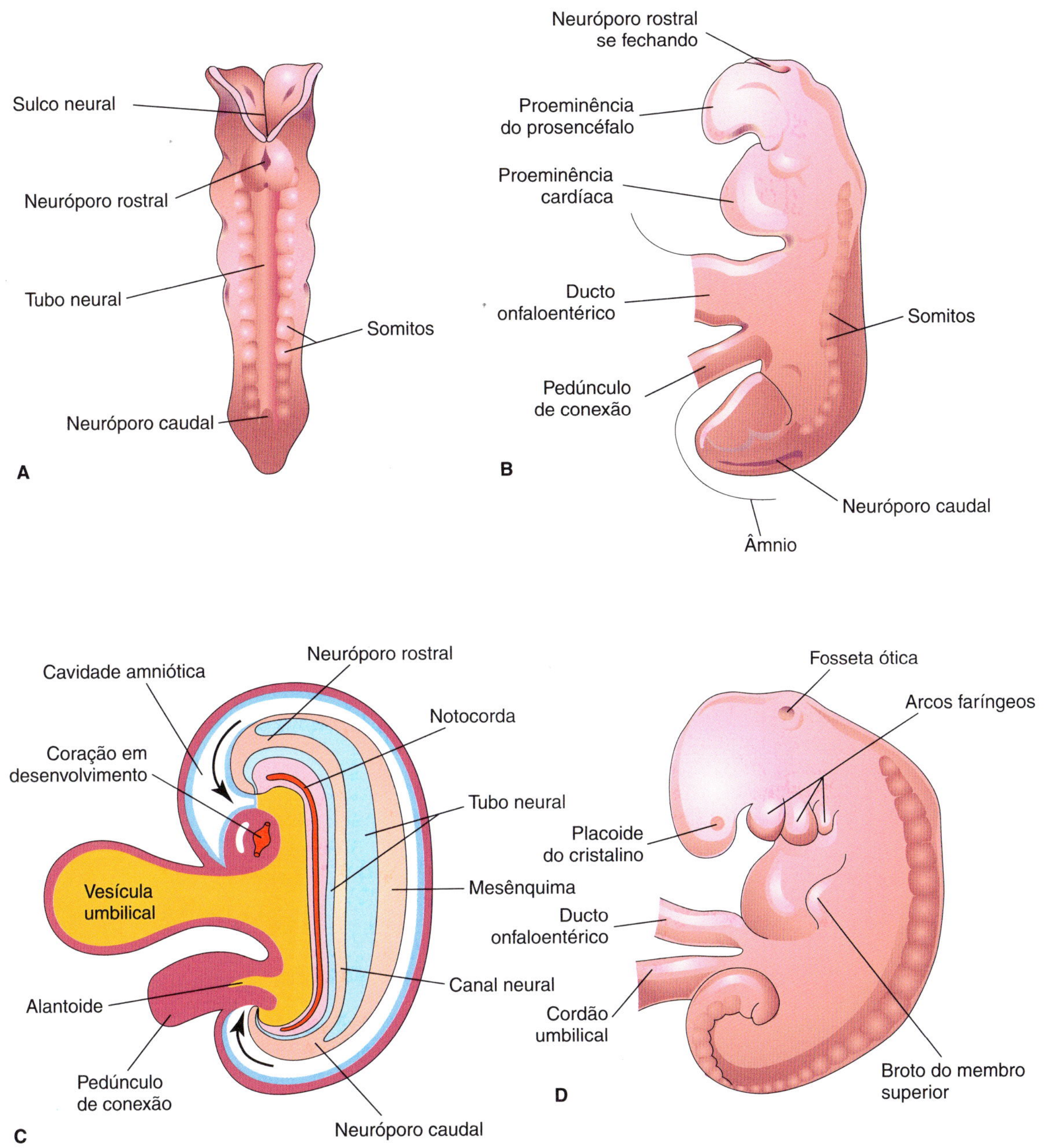

Figura 16.2 A. Vista dorsal de um embrião de aproximadamente 23 dias mostrando a fusão das pregas neurais, que formam o tubo neural. **B.** Vista lateral de um embrião de aproximadamente 24 dias, mostrando a proeminência do prosencéfalo e o fechamento do neuróporo rostral. **C.** Diagrama de uma secção sagital de um embrião mostrando a comunicação transitória do canal neural com a cavidade amniótica (*setas*). **D.** Vista lateral de um embrião de aproximadamente 27 dias. Note que os neuróporos mostrados em **B** estão fechados.

A **micróglia** (**células microgliais**), que está distribuída por toda a substância cinzenta e branca da medula espinal, consiste em células pequenas derivadas das **células mesenquimais** (ver Figura 16.5). As células microgliais invadem o SNC mais tardiamente, no período fetal, após ele ter sido penetrado pelos vasos sanguíneos. A micróglia se origina na medula óssea e faz parte da população de células mononucleares fagocitárias.

A proliferação e a diferenciação das células neuroepiteliais na medula espinal em desenvolvimento levam à formação de paredes espessas e de delgadas placas do teto e do assoalho (ver Figura 16.4 B). O espessamento diferencial das paredes laterais da medula espinal logo produz um sulco longitudinal raso de cada lado – o **sulco limitante** (Figura 16.6; ver Figura 16.4 B). Esse sulco separa a parte dorsal, a **placa alar**, da parte ventral, a **placa basal**. As placas alar e basal produzem saliências longitudinais que se estendem por quase todo o comprimento da medula espinal em desenvolvimento. *Essa separação regional é de fundamental importância*, pois as placas alar e basal são posteriormente associadas às funções aferentes e eferentes, respectivamente.

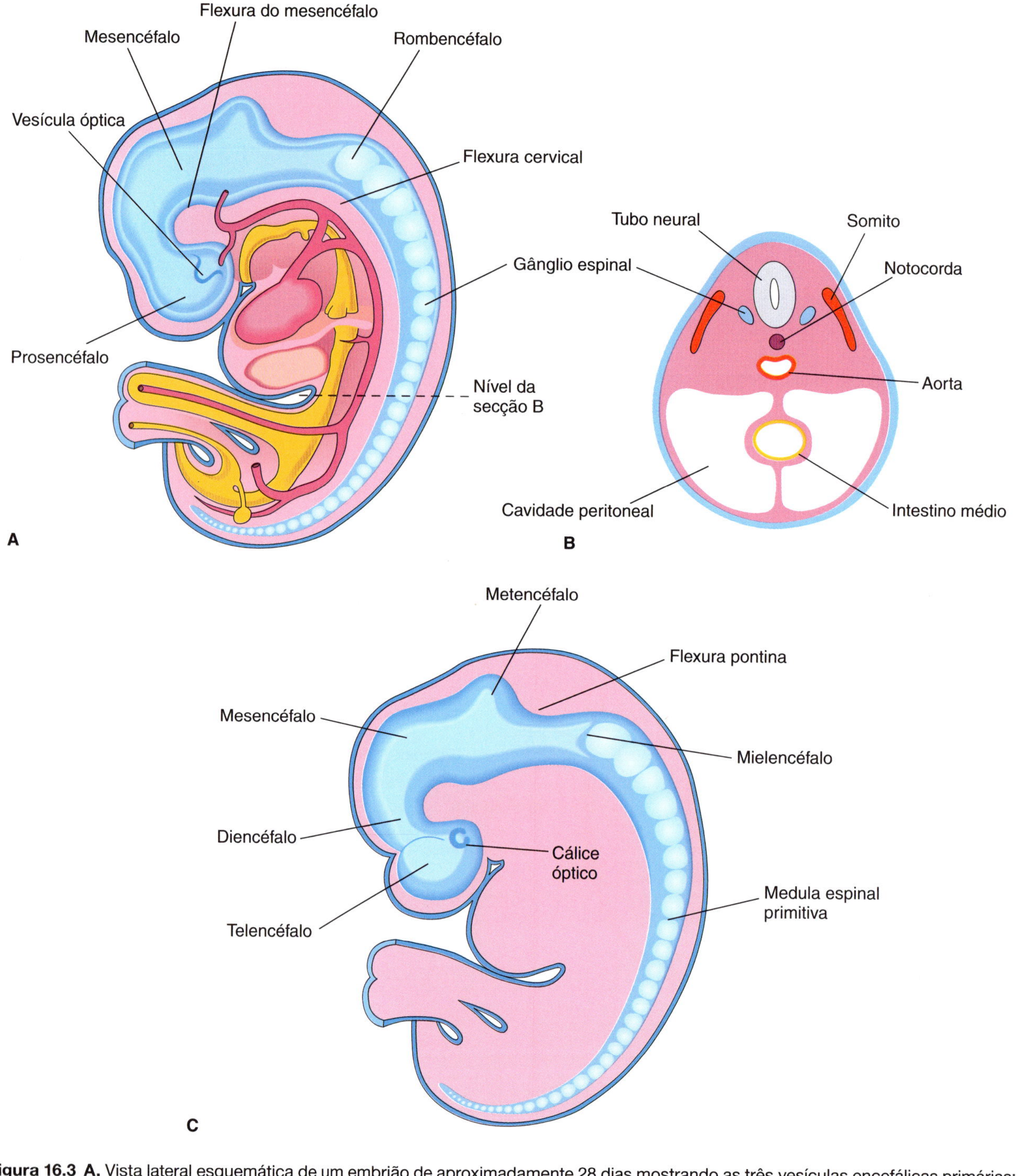

Figura 16.3 A. Vista lateral esquemática de um embrião de aproximadamente 28 dias mostrando as três vesículas encefálicas primárias: prosencéfalo, mesencéfalo e rombencéfalo. Duas flexuras delimitam as divisões primárias do encéfalo. **B.** Secção transversal do embrião mostrando o tubo neural que irá se desenvolver em medula espinal nesta região. Os gânglios espinais derivados da crista neural também são mostrados. **C.** Vista lateral esquemática do sistema nervoso central de um embrião de 6 semanas mostrando as vesículas encefálicas secundárias e a flexura pontina, que ocorrem conforme o encéfalo cresce rapidamente.

Os corpos celulares na placa alar formam as **colunas cinzentas dorsais**, que se estendem ao longo do comprimento da medula espinal. Em secções transversais, essas colunas representam o **corno cinzento dorsal** (Figura 16.7). Os neurônios nessa coluna constituem os núcleos aferentes, que formam as raízes posteriores dos nervos espinais. Conforme as placas alares aumentam, forma-se o **septo mediano dorsal**. Os corpos celulares na placa basal formam as colunas cinzentas ventral e lateral.

Nas seções transversais da medula espinal, essas colunas são os **cornos cinzentos ventral** e **lateral**, respectivamente. Os axônios das células do corno ventral crescem para fora da medula espinal e formam as **raízes ventrais dos nervos espinais** (ver Figura 16.7). Conforme as placas basais aumentam, dilatam anteriormente em cada lado

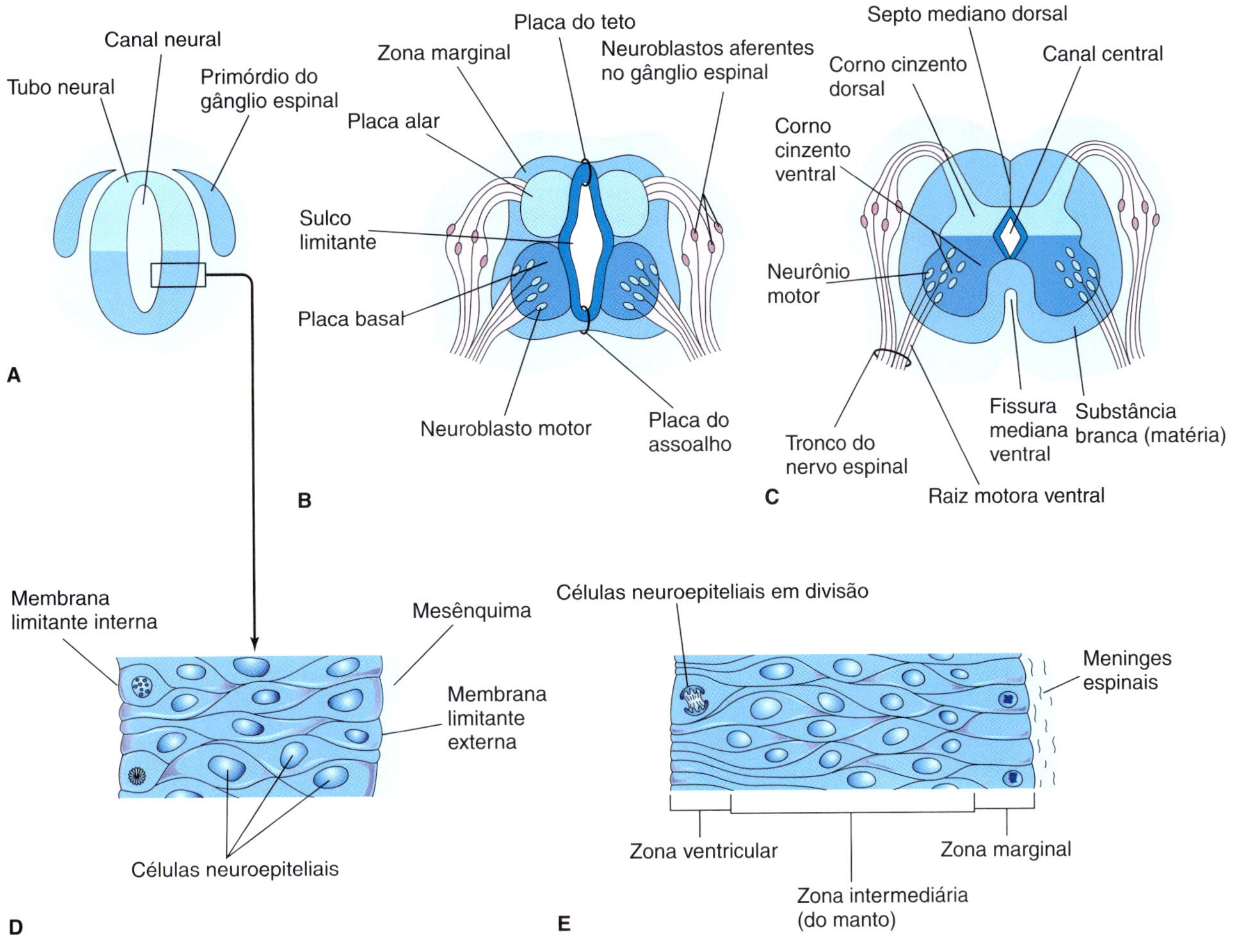

Figura 16.4 Ilustrações do desenvolvimento da medula espinal. **A.** Secção transversal do tubo neural de um embrião de aproximadamente 23 dias. **B** e **C.** Secções semelhantes em 6 e 9 semanas, respectivamente. **D.** Secção da parede do tubo neural mostrado em **A**. **E.** Secção da parede da medula espinal em desenvolvimento mostrando suas três zonas. Em **A** a **C**, note que o canal neural do tubo neural está convertido no canal central da medula espinal.

da placa mediana. À medida que isso ocorre, o ***septo mediano ventral*** forma um sulco profundo longitudinal – a **fissura mediana ventral** – que se desenvolve na superfície ventral da medula (ver Figura 16.4 C).

Desenvolvimento dos gânglios espinais

Os neurônios unipolares dos **gânglios espinais** (gânglio da raiz posterior) são derivados das **células da crista neural** (ver Figura 16.7). Os processos periféricos das **células ganglionares espinais** passam pelos nervos espinais para as terminações sensitivas nas estruturas somáticas ou viscerais (ver Figura 16.7). Os processos centrais entram na medula espinal, constituindo as **raízes dorsais dos nervos espinais**.

Desenvolvimento das meninges

As meninges (revestimento membranoso do encéfalo e da medula espinal) se desenvolvem a partir das células do mesênquima e da crista neural do dia 20 ao dia 35. Essas células migram para circundar o tubo neural (primórdio do encéfalo e da medula espinal) e formar as meninges primitivas (Figura 16.8 A e B). A camada externa dessas membranas se espessa para formar a **dura-máter** (ver Figura 16.8 A). A camada interna – a **pia-máter** e **aracnoide-máter (leptomeninges)** – é derivada das células da crista neural. Espaços cheios de líquido aparecem nas leptomeninges, que logo se unem para formar o **espaço subaracnóideo** (Figura 16.9 A). O **líquido cefalorraquidiano (LCR)** começa a se formar durante a quinta semana.

Alterações do posicionamento da medula espinal

A medula espinal se estende por todo o comprimento do canal vertebral em 8 semanas (ver Figura 16.8 A). Os nervos espinais passam pelos forames intervertebrais do lado oposto aos seus níveis de origem. Como a coluna vertebral e a dura-máter crescem mais rapidamente do que a medula espinal, essa relação posicional dos nervos espinais não persiste. A extremidade caudal da medula espinal do feto passa a se situar gradualmente em níveis relativamente mais elevados. Em um feto com 24 semanas de idade, a medula espinal está posicionada na altura da primeira vértebra sacral (ver Figura 16.8 B).

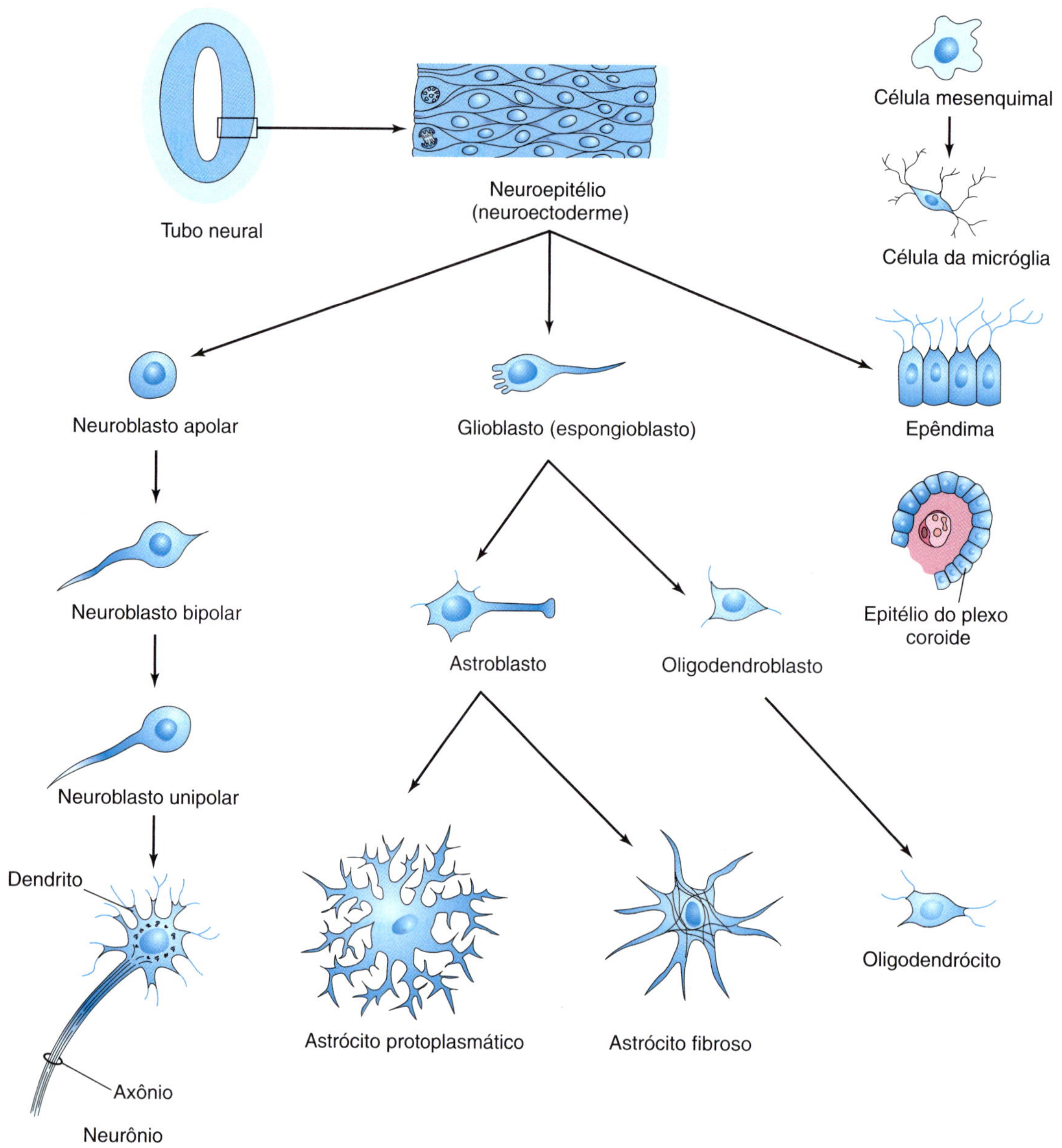

Figura 16.5 Histogênese das células no sistema nervoso central. Após seu desenvolvimento, o neuroblasto multipolar *(embaixo, à esquerda)* se torna uma célula nervosa ou neurônio. As células neuroepiteliais originam todos os neurônios e células macrogliais. As células da micróglia são derivadas das células mesenquimais que invadem o sistema nervoso em desenvolvimento juntamente com os vasos sanguíneos.

A **medula espinal do recém-nascido** termina ao nível da segunda ou terceira vértebra lombar (ver Figura 16.8 C). Em um adulto, a **medula espinal** geralmente termina na borda inferior da primeira vértebra lombar (ver Figura 16.8 D). Como resultado, as raízes dos nervos espinais, especialmente aquelas pertencentes aos segmentos lombar e sacral, caminham obliquamente a partir da medula espinal até o nível correspondente da coluna vertebral. As raízes nervosas inferiores da extremidade da medula – o **cone medular** (*conus medullaris*) – formam um feixe de raízes nervosas – a **cauda equina** – que surge a partir de um espessamento lombossacral (saliência) e do cone medular da medula espinal (ver Figura 16.8 C e D).

Apesar de, nos adultos, a dura-máter e a aracnoide-máter geralmente terminarem na vértebra S2, a pia-máter não termina. Distal à extremidade caudal da medula espinal, a pia-máter forma um segmento longo e fibroso, o **filamento terminal** (*terminal filum*), que indica o nível original da extremidade caudal da medula espinal embrionária (ver Figura 16.8 C e D). Esse filamento se estende a partir do cone medular até ao periósteo da primeira vértebra coccígea (ver Figura 16.8 D).

Mielinização das fibras nervosas

A **bainha de mielina**, ao redor das fibras nervosas dentro da medula espinal, começa a se formar durante o final do período fetal e continua a ser formada durante o primeiro ano pós-natal. Em geral, os tratos fibrosos se tornam mielinizados aproximadamente no momento em que se tornam funcionais. As raízes motoras são mielinizadas antes das raízes sensitivas. A **bainha de mielina** é formada por **oligodendrócitos**. As bainhas de mielina ao redor dos axônios das fibras nervosas periféricas são formadas pelas

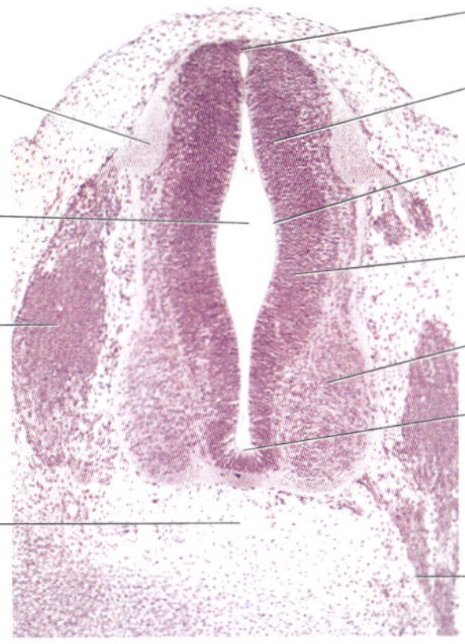

Figura 16.6 Secção transversal de um embrião (100×) no estágio 16 de Carnegie, com aproximadamente 40 dias. A raiz ventral do nervo espinal é composta de fibras nervosas que surgem a partir dos neuroblastos na placa basal (desenvolvimento do corno ventral da medula espinal), enquanto a raiz dorsal é formada por processos nervosos que surgem a partir dos neuroblastos do gânglio espinal. (De Moore KL, Persaud TVN, Shiota K: *Color atlas of clinical embryology*, ed 2, Philadelphia, 2000, Saunders.)

membranas plasmáticas do neurolema (bainha de células de Schwann). *A mielinização das fibras nervosas é regulada por integrinas β1 e profilina 1 (Pfn1), uma proteína que desempenha um papel essencial na polimerização dos microfilamentos.* As células do neurolema são derivadas das **células da crista neural** que migram perifericamente e se enrolam ao redor dos axônios dos neurônios motores somáticos e neurônios motores autônomos pré-ganglionares conforme saem do SNC (ver Figura 16.7). Essas células também se enrolam ao redor dos processos centrais e periféricos dos neurônios sensoriais somáticos e viscerais e ao redor de axônios dos neurônios motores autônomos pós-sinápticos.

Defeitos congênitos da medula espinal

A maioria dos defeitos resulta da falha na fusão de um ou mais arcos neurais das vértebras em desenvolvimento durante a quarta semana (ver Figura 16.9 A). Os **defeitos do tubo neural** (**DTNs**) afetam os tecidos adjacentes à medula espinal: meninges, arcos vertebrais, músculos e pele (ver Figura 16.9 B a D). Os defeitos congênitos que envolvem os **arcos neurais** são denominados **espinha bífida**. O termo *espinha bífida* denota a não fusão das metades dos arcos neurais embrionários.

Espinha bífida oculta

Este DTN é resultado da falha das metades embrionárias do arco neural em crescerem normalmente e se fusionarem no plano mediano (ver Figura 16.9 A). A espinha bífida oculta ocorre na vértebra L5 ou S1 em aproximadamente 10% dos indivíduos normais. Na sua forma mais branda, a única evidência de sua presença pode ser uma pequena ondulação com um tufo de pelos surgindo a partir dela (ver Figura 16.10). A causa da hipertricose localizada é desconhecida. A espinha bífida oculta geralmente não produz sintomas clínicos.

Espinha bífida cística

Os tipos graves de espinha bífida envolvem a protrusão da medula espinal e/ou meninges através dos defeitos resultantes da falha na fusão de um ou mais arcos neurais das vértebras em desenvolvimento durante a quarta semana (ver Figura 16.9 A a D). Esses graves DTNs são denominados coletivamente como **espinha bífida cística** devido a uma bolsa semelhante a um cisto que está associada a esses defeitos congênitos (ver Figuras 16.9 B a D e 16.11). A espinha bífida cística ocorre em aproximadamente 1 em 1.000 nascimentos. Quando a bolsa contém meninges e LCR, esse defeito é denominado **espinha bífida com meningocele** (ver Figura 16.9 B). A medula espinal e as raízes espinais estão em suas posições normais, porém defeitos na medula espinal podem estar presentes. Se a medula espinal, as raízes nervosas ou ambas estão presentes no interior da bolsa, o defeito é denominado **espinha bífida com meningomielocele** (ver Figuras 16.9 C e 16.11). A espinha bífida com meningomielocele envolvendo diversas vértebras está frequentemente associada à ausência parcial do encéfalo – **meroanencefalia** (ver Figura 16.12).

Etiologia dos defeitos no tubo neural

Fatores genéticos, nutricionais e ambientais desempenham um papel na produção dos DTNs. As interações gene-gene e gene-ambiente estão provavelmente envolvidas na maioria dos casos. Estudos epidemiológicos mostraram que a suplementação com ácido fólico (400 μg diariamente) ingerido pelo menos 1 mês antes da concepção e continuada durante o primeiro trimestre reduz a incidência de DTNs. Determinados medicamentos aumentam o risco de DTN. O ácido valproico, por exemplo, um anticonvulsivante, causa DTN em 1 a 2% das gestações se ingerido durante a quarta semana do desenvolvimento, quando as pregas neurais estão se fusionando.

Desenvolvimento do encéfalo

16

O encéfalo começa a se desenvolver na terceira semana, quando a placa e o tubo neural estão se desenvolvendo a partir da neuroectoderme (ver Figura 16.1). O **tubo neural**, cranial ao quarto par de somitos, desenvolve-se no encéfalo. As células progenitoras neurais proliferam, migram e se diferenciam para formar áreas específicas do encéfalo. Mesmo antes de as pregas neurais estarem completamente fusionadas, três vesículas encefálicas primárias distintas são reconhecidas na extremidade rostral do tubo neural em desenvolvimento (Figura 16.13). De rostral para caudal, essas **vesículas encefálicas primárias** formam o ***encéfalo anterior*** (prosencéfalo), o ***encéfalo médio*** (mesencéfalo) e o ***encéfalo posterior*** (rombencéfalo).

Durante a quinta semana, o prosencéfalo se divide parcialmente em duas **vesículas encefálicas secundárias** – o *telencéfalo* e o *diencéfalo* –; o mesencéfalo não se divide. O rombencéfalo se divide parcialmente em duas vesículas, o *metencéfalo* e o *mielencéfalo*. Consequentemente, existem cinco vesículas encefálicas secundárias.

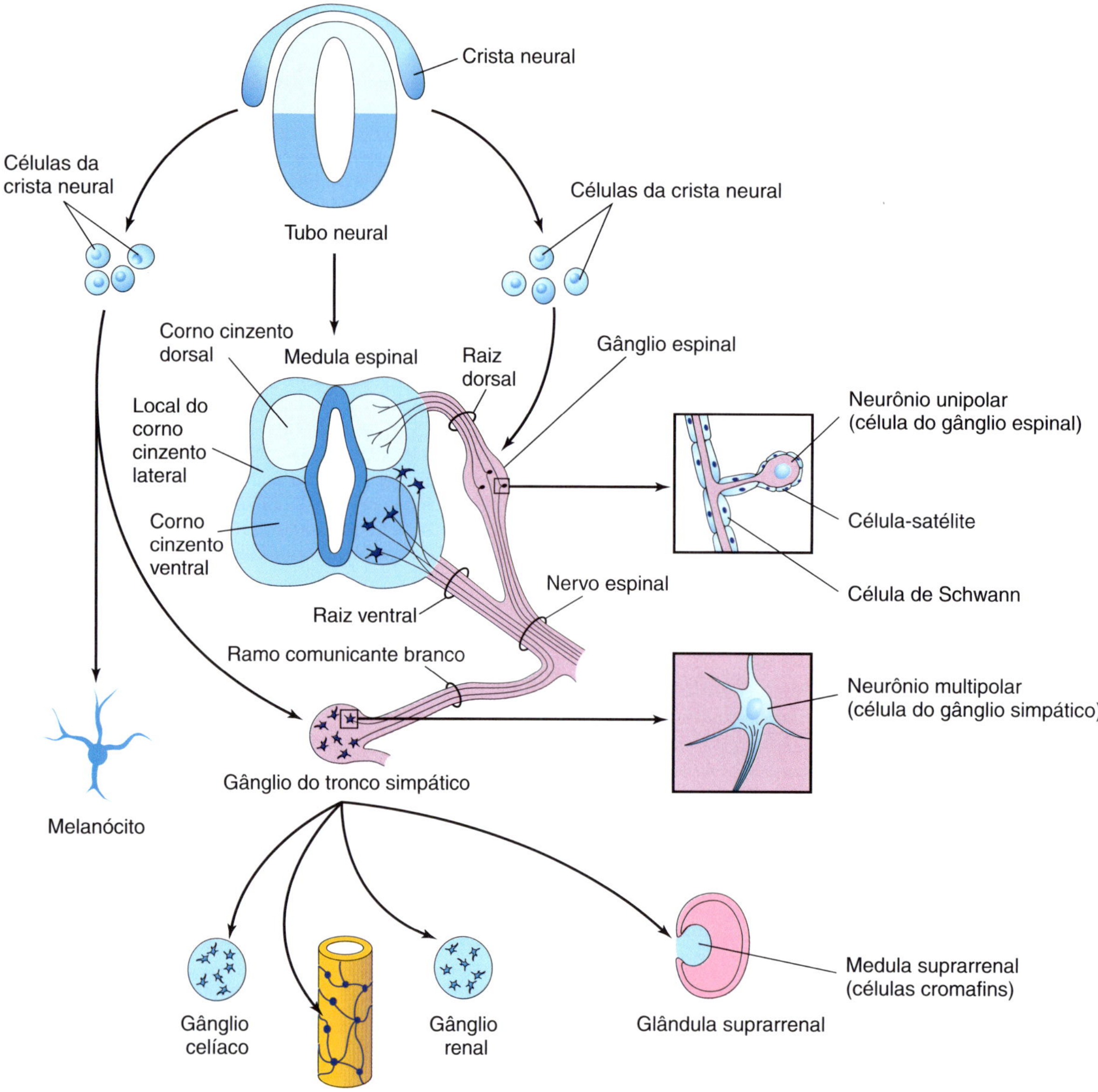

Figura 16.7 Diagramas mostrando alguns derivados da crista neural. As células da crista neural também se diferenciam nas células dos gânglios aferentes dos nervos cranianos e em várias outras estruturas. A formação do nervo espinal também é mostrada.

Flexuras encefálicas

16

O encéfalo embrionário cresce rapidamente durante a quarta semana e se dobra ventralmente com a prega cefálica. O dobramento produz a **flexura mesencefálica** na região do mesencéfalo e a **flexura cervical** na junção do rombencéfalo com a medula espinal (Figura 16.14 A). *Um organizador ístmico de constrição é formado entre o mesencéfalo e o rombencéfalo, funcionando como um centro de sinalização. A expressão de Wnt e a sinalização de Fgl nessa região foram implicadas na padronização da união do mesencéfalo e do rombencéfalo.* Mais tarde, o crescimento desigual dessas flexuras produz a **flexura pontina** na direção oposta. Essa flexura resulta no adelgaçamento do teto do rombencéfalo (Figura 16.14 C). O **sulco limitante** se estende cranialmente até a junção do mesencéfalo com o prosencéfalo; as placas alar e basal são reconhecíveis apenas no mesencéfalo e no rombencéfalo (Figura 16.14 C).

Rombencéfalo

A ***flexura cervical*** demarca o rombencéfalo a partir da medula espinal (ver Figura 16.14 A). A ***flexura pontina*** divide o rombencéfalo em regiões caudal (mielencéfalo) e rostral (metencéfalo). O ***mielencéfalo*** se torna o **bulbo**, enquanto o ***metencéfalo*** se torna a **ponte** e o **cerebelo**. A cavidade do rombencéfalo se torna o **quarto ventrículo** e o **canal central** do bulbo (ver Figura 16.14 B e C).

Mielencéfalo

Os **neuroblastos** das placas alares no mielencéfalo migram para a zona marginal e formam áreas isoladas de substância cinzenta: os **núcleos gráceis** medialmente e os **núcleos cuneiformes** lateralmente (ver Figura 16.14 B). Esses núcleos estão associados às vias nervosas com nomes correspondentes que entram no bulbo a partir da medula

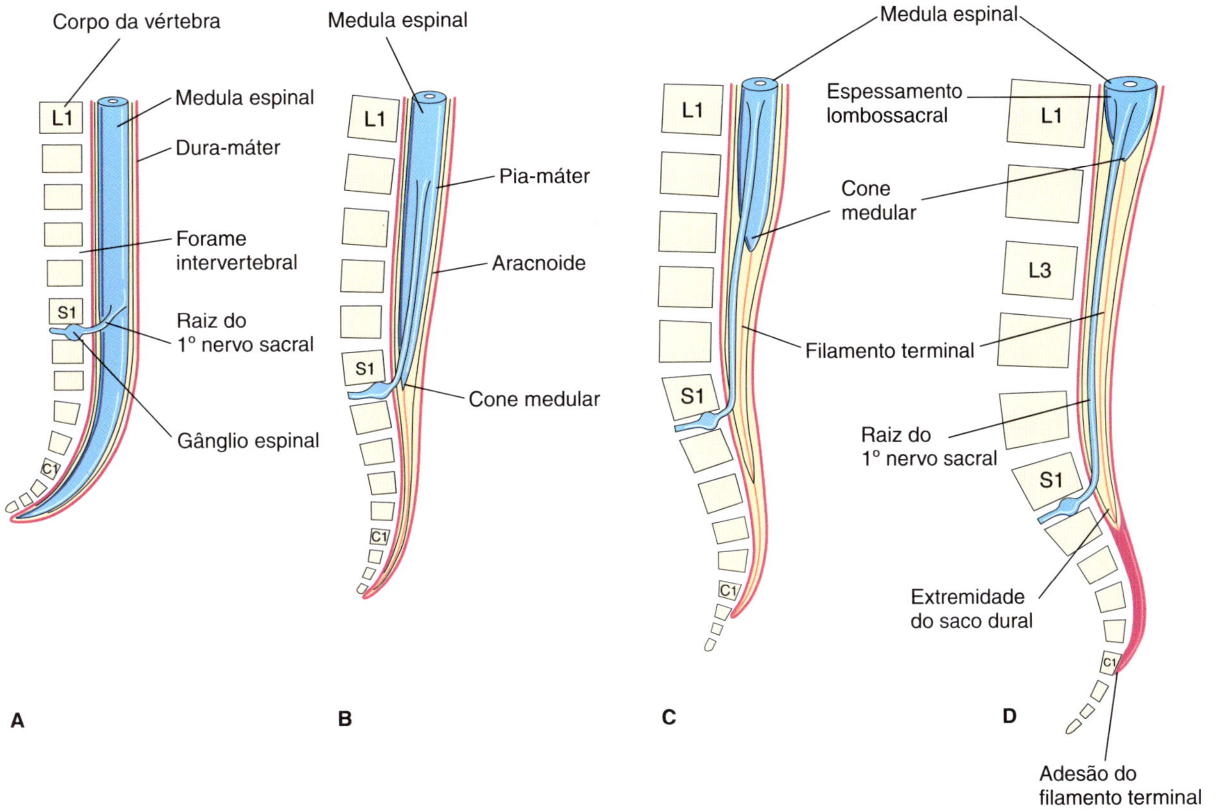

Figura 16.8 Diagramas mostrando a posição da extremidade caudal da medula espinal em relação à coluna vertebral e às meninges em diferentes estágios do desenvolvimento. A inclinação progressiva da raiz do primeiro nervo sacral também está ilustrada. **A.** Em 8 semanas. **B.** Em 24 semanas. **C.** Neonato. **D.** Adulto.

espinal. A área anterior do bulbo contém um par de feixes de fibras – as **pirâmides** – que consistem em fibras corticospinais descendentes a partir do córtex cerebral em desenvolvimento (ver Figura 16.14 B).

A região rostral do **mielencéfalo** é larga e bastante plana, especialmente oposta à flexura pontina (ver Figura 16.14 C e D). Conforme a flexura pontina se forma, as paredes do bulbo se movem lateralmente e as placas alares passam a se localizar lateralmente às placas basais (ver Figura 16.14 C). À medida que a posição das placas se altera, os núcleos motores geralmente se desenvolvem medialmente aos núcleos sensitivos.

Os **neuroblastos na placa basal do bulbo**, assim como aqueles da medula espinal, originam os neurônios motores. Os neuroblastos formam núcleos (grupos de células nervosas) e se organizam em três colunas de células de cada lado (ver Figura 16.14 D). A partir da região medial para a lateral, são elas:

- A *eferente somática geral*, representada pelos neurônios do nervo hipoglosso
- A *eferente visceral especial*, representada pelos neurônios que inervam os músculos derivados dos arcos faríngeos (ver Capítulo 10, *Aparato Faríngeo, Face e Pescoço*)
- A *eferente visceral geral*, representada por alguns neurônios dos nervos vago e glossofaríngeo.

Os **neuroblastos na placa alar do bulbo** formam neurônios que estão dispostos em quatro colunas de cada lado (ver Figura 16.14 D). A partir da região medial para a lateral, as colunas são:

- A *aferente visceral geral*, que recebe impulsos das vísceras
- A *aferente visceral especial*, que recebe as fibras gustativas
- A *aferente somática geral*, que recebe impulsos da superfície da cabeça
- A *aferente somática especial*, que recebe impulsos da orelha.

Alguns neuroblastos das placas alares migram ventralmente e formam os neurônios dos **núcleos olivares** (ver Figura 16.14 C e D).

Metencéfalo

As paredes do metencéfalo formam a **ponte** e o **cerebelo**, e a cavidade do metencéfalo forma a *parte superior do quarto ventrículo* (Figura 16.15 A). Assim como na região rostral do mielencéfalo, a **flexura pontina** causa divergência das paredes laterais da ponte, o que espalha a substância cinzenta no assoalho do quarto ventrículo (Figura 16.15 B).

O **cerebelo** se desenvolve a partir das regiões dorsais das placas alares (ver Figura 16.15 A e B). Inicialmente, **saliências cerebelares** se projetam em direção ao quarto ventrículo (ver Figura 16.15 B). À medida que essas regiões aumentam e se fusionam no plano mediano, avançam sobre a metade rostral do quarto ventrículo e se sobrepõem à ponte e ao bulbo (ver Figura 16.15 D). Alguns neuroblastos na zona intermediária das placas alares migram para a zona marginal e se diferenciam em neurônios do **córtex cerebelar**. Outros neuroblastos dessas placas dão origem aos **núcleos centrais**, sendo o maior deles o **núcleo dentado** (ver Figura 16.15 D). As células das placas alares

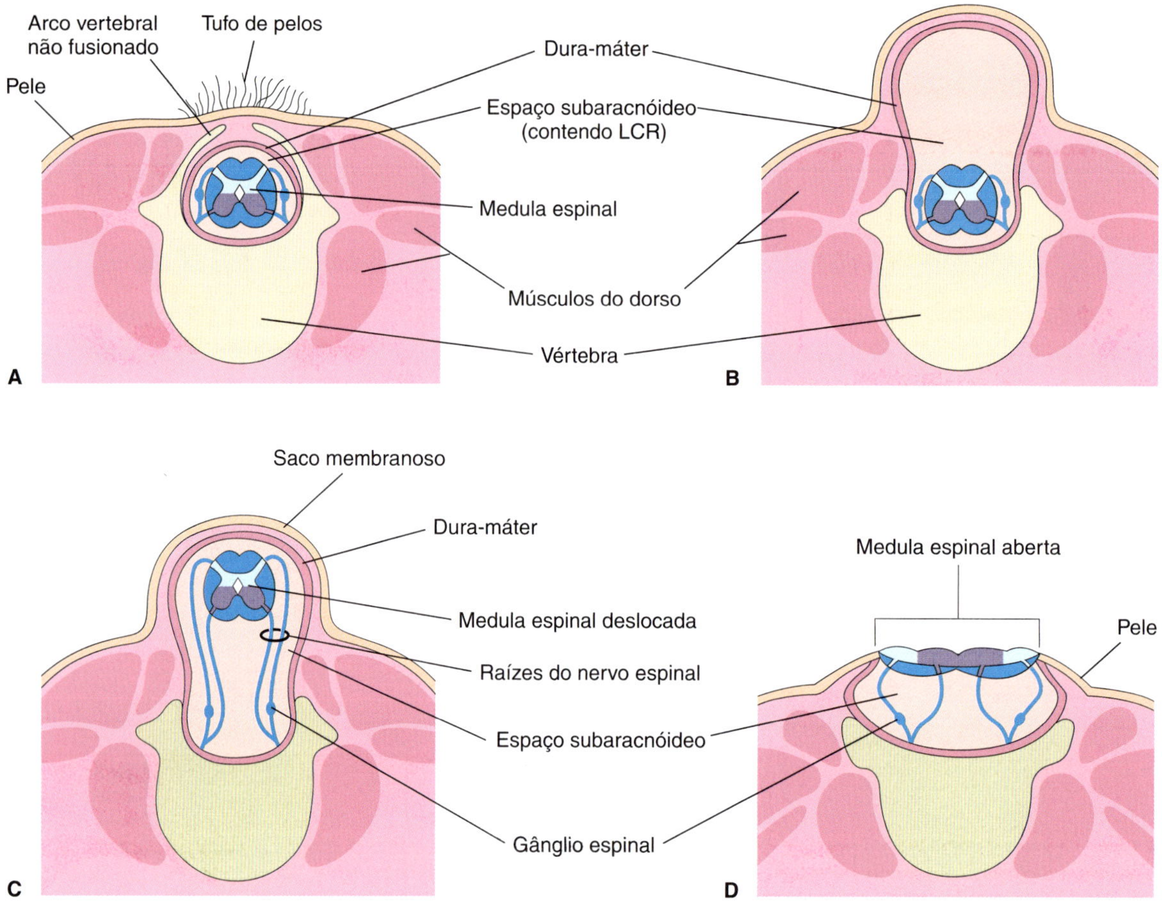

Figura 16.9 Esquemas ilustrando vários tipos de espinha bífida e os defeitos associados dos arcos vertebrais. **A.** Espinha bífida oculta. Observe o arco vertebral não fusionado. **B.** Espinha bífida com meningocele. **C.** Espinha bífida com meningomielocele. **D.** Espinha bífida com mielosquise. Os tipos mostrados em **B** a **D** são denominados, coletivamente, *espinha bífida cística* devido à bolsa semelhante a um cisto que está associada a esses defeitos. *LCR*, líquido cefalorraquidiano.

também originam os **núcleos pontinos**, os núcleos cocleares e vestibulares e os núcleos sensitivos do nervo trigêmeo. *O fator de transcrição paired-box Pax6 desempenha um papel importante no desenvolvimento do cerebelo.*

As fibras nervosas que conectam o córtex cerebral e o córtex cerebelar com a medula espinal passam através da camada marginal da região ventral do metencéfalo. Essa região do tronco encefálico é a ponte, formada por uma espessa faixa de fibras nervosas que cruzam o plano mediano (ver Figura 16.15 C e D).

Plexos coroides e líquido cefalorraquidiano

16

O delgado teto ependimário do quarto ventrículo está coberto externamente pela ***pia-máter***. Essa membrana vascular, juntamente com o teto ependimário, forma a **tela coroide** do quarto ventrículo (ver Figura 16.15 C e D). Devido à proliferação ativa da pia-máter, a tela coroide evagina em direção ao quarto ventrículo, onde se diferencia no **plexo coroide**, dobramentos das artérias coroides da pia-máter (ver Figuras 16.14 C e 16.15 C e D). Plexos coroides similares se desenvolvem no teto do terceiro ventrículo a nas paredes mediais dos ventrículos laterais.

Os plexos coroides secretam líquido ventricular, o qual se torna o **líquido cefalorraquidiano**. Vários morfógenos sinalizadores presentes no LCR e no plexo coroide são necessários para o desenvolvimento do cérebro. O teto delgado do quarto ventrículo evagina em três locais. Essas evaginações se rompem para formar aberturas, as **aberturas medial e lateral**, as quais permitem que o LCR entre no **espaço subaracnóideo** pelo quarto ventrículo. Estudos mostraram que moléculas neurogênicas específicas, como o ácido retinoico, controlam a proliferação e a diferenciação das células neuroprogenitoras. Assim, o epitélio que reveste o plexo coroide é derivado do neuroepitélio (ver Figura 16.5), porém o estroma se desenvolve a partir de células mesenquimais.

Mesencéfalo

O encéfalo médio (mesencéfalo) sofre menos alterações do que qualquer outra parte do encéfalo em desenvolvimento. O canal neural se estreita e forma o **aqueduto cerebral** (ver Figura 16.15 D), um canal que conecta os terceiro e quarto ventrículos. Os **neuroblastos** migram das placas alares do mesencéfalo em direção ao **teto**, onde se agregam para formar quatro grandes grupos de neurônios – os **colículos pareados superior e inferior**

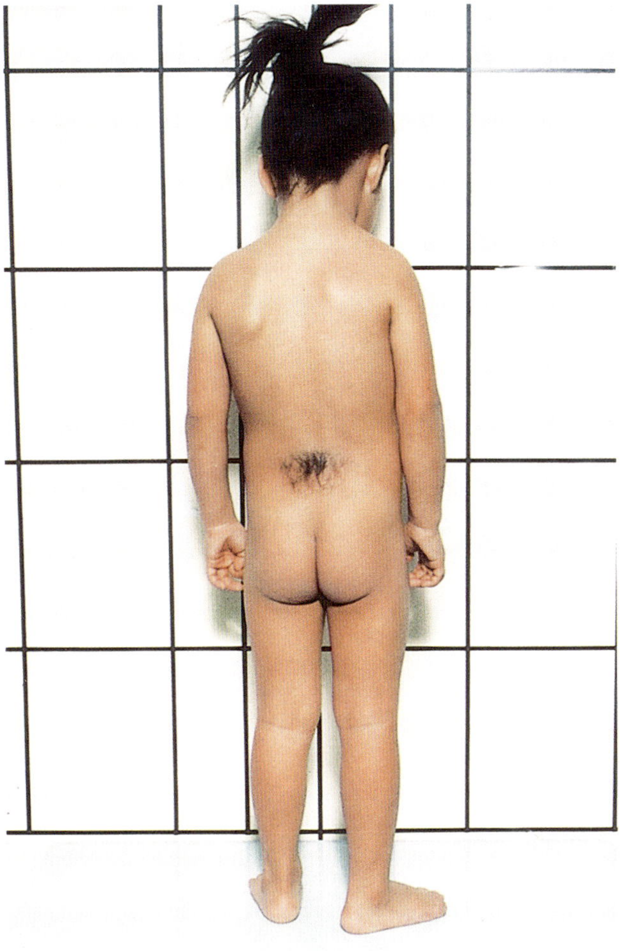

Figura 16.10 Uma criança do sexo feminino com um tufo de pelos cobrindo uma pequena ondulação (defeito espinal) na região lombossacral, indicando o local de uma espinha bífida oculta. (Cortesia de A. E. Chudley, MD, Section of Genetics and Metabolism, Department of Pediatrics and Child Health, Children's Hospital and University of Manitoba, Winnipeg, Manitoba, Canada.)

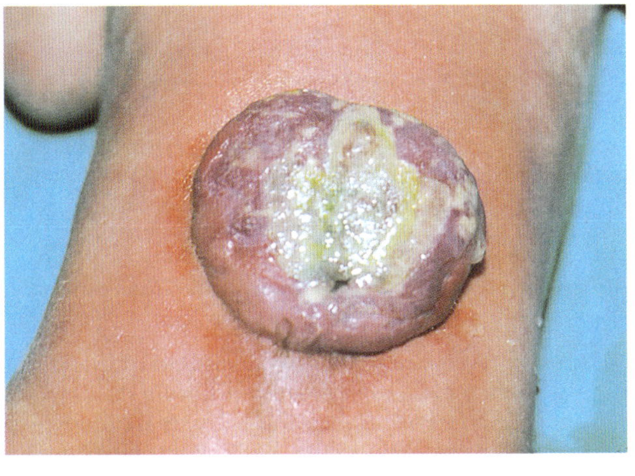

Figura 16.11 Dorso de um recém-nascido com uma grande meningomielocele lombar. O defeito do tubo neural está coberto com uma fina membrana. (Cortesia de A. E. Chudley, MD, Section of Genetics and Metabolism, Department of Pediatrics and Child Health, Children's Hospital and University of Manitoba, Winnipeg, Manitoba, Canada.)

(Figura 16.16 B), que estão relacionados aos reflexos visuais e auditivos, respectivamente. Os neuroblastos das placas basais aparecem para dar origem a grupos de neurônios no **tegumento do mesencéfalo** (núcleos rubros, núcleos dos terceiro e quarto nervos cranianos, e núcleos reticulares). A **substância negra, ou nigra**, uma vasta camada de substância cinzenta adjacente ao pedúnculo cerebral (Figura 16.16 D e E), parece se diferenciar a partir da placa basal, embora alguns especialistas acreditem que seja derivada das células da placa alar que migram ventralmente.

Fibras que crescem a partir do cérebro (parte principal do encéfalo, incluindo o diencéfalo e os hemisférios cerebrais) formam anteriormente os **pedúnculos cerebrais** (ver Figura 16.16 B). Esses pedúnculos tornam-se progressivamente mais proeminentes conforme grupos adicionais de fibras descendentes (corticopontina, corticobulbar e corticospinal) passam através do mesencéfalo em desenvolvimento em seu caminho para o tronco encefálico e a medula espinal.

Prosencéfalo

Conforme o fechamento do neuróporo rostral acontece, duas evaginações laterais – as **vesículas ópticas** – aparecem (ver Figura 16.3 A), uma em cada lado do prosencéfalo. As vesículas ópticas são o primórdio da retina e dos nervos ópticos (ver Capítulo 17, *Desenvolvimento dos Olhos e das Orelhas*). Um segundo par de divertículos logo aparece mais dorsal e rostralmente, representando as **vesículas telencefálicas** (ver Figura 16.16 C). Elas são o primórdio dos hemisférios cerebrais, e suas cavidades se tornam os **ventrículos laterais** (ver Figura 16.19 B).

A região rostral (anterior) do prosencéfalo, incluindo o primórdio dos **hemisférios cerebrais,** é o *telencéfalo*; a região caudal (posterior) do prosencéfalo é o **diencéfalo**. As cavidades do telencéfalo e do diencéfalo contribuem para a formação do **terceiro ventrículo** (Figura 16.17 D e E).

Diencéfalo

Três saliências se desenvolvem nas paredes laterais do terceiro ventrículo. Mais tarde, essas saliências se tornarão o *tálamo*, o *hipotálamo* e o *epitálamo* (ver Figura 16.17 C a E). O **tálamo** se desenvolve rapidamente em cada lado e se projeta dentro da cavidade do terceiro ventrículo, reduzindo-o a uma fenda estreita. O **hipotálamo** surge pela proliferação dos neuroblastos na zona intermediária das paredes diencefálicas. Um par de núcleos, os **corpos mamilares**, formam saliências do tamanho de uma ervilha na superfície ventral do hipotálamo (ver Figura 16.17 C).

O **epitálamo** se desenvolve a partir do teto e da região dorsal da parede lateral do diencéfalo. Inicialmente, as saliências epitalâmicas são grandes, porém, mais tarde, tornam-se relativamente pequenas (ver Figura 16.17 C a E).

A **glândula pineal** (corpo pineal) se desenvolve como um divertículo mediano da parte caudal do teto do diencéfalo (ver Figura 16.17 D). A proliferação de células em suas paredes logo a converte em uma glândula sólida em formato de cone.

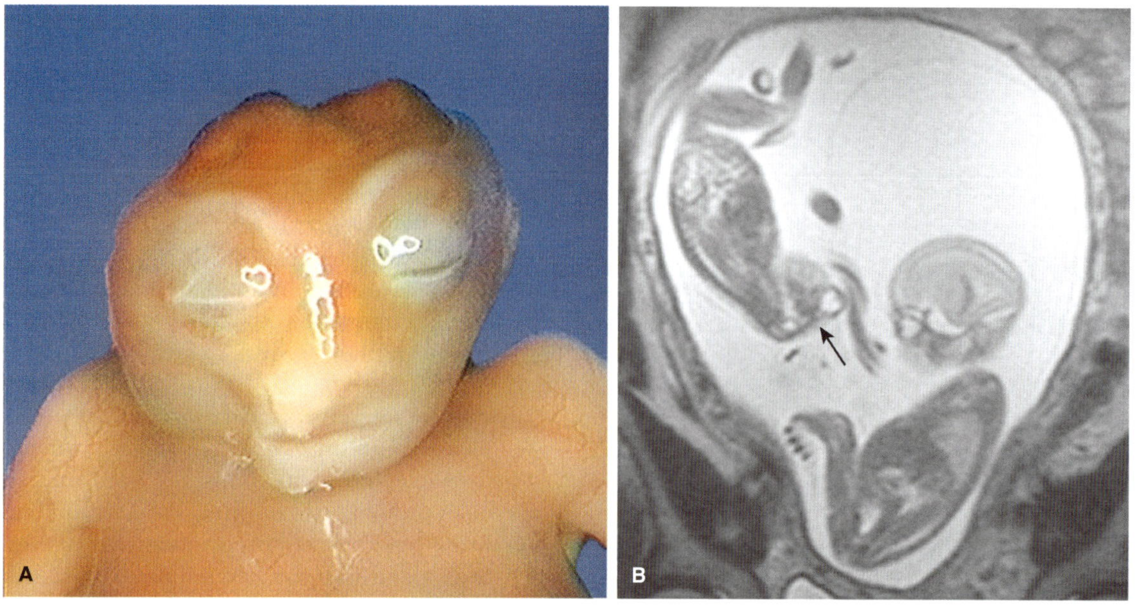

Figura 16.12 A. Um feto com meroanencefalia. **B.** Imagem de ressonância magnética de gêmeos diamnióticos-monocoriônicos, um com meroanencefalia. Note a ausência de calvária do gêmeo anormal (*seta*) e o âmnio do gêmeo normal. (**A**, cortesia de Wesley Lee, MD, Division of Fetal Imaging, Department of Obstetrics and Gynecology, William Beaumont Hospital, Royal Oak, Michigan. **B**, cortesia de Deborah Levine, MD, Director of Obstetric and Gynecologic Ultrasound, Beth Israel Deaconess Medical Center, Boston, Massachusetts.)

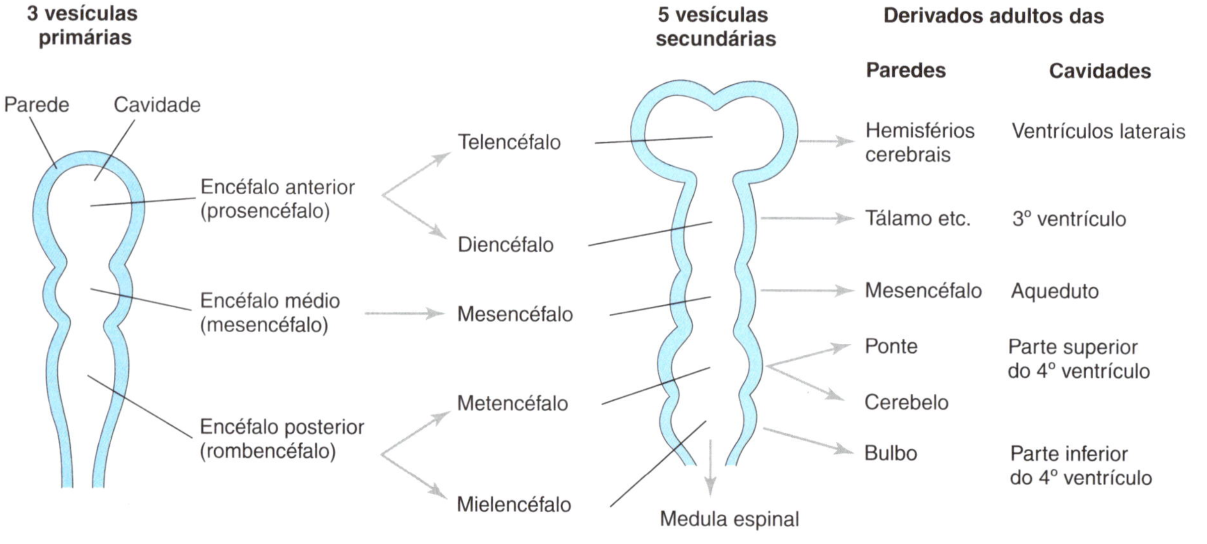

Figura 16.13 Esquemas das vesículas encefálicas indicando os derivados de suas paredes e cavidades no indivíduo adulto. A porção rostral do terceiro ventrículo se forma a partir da cavidade do telencéfalo; a maior parte desse ventrículo é derivada da cavidade do diencéfalo.

A **glândula pituitária** (***hipófise***) é de origem ectodérmica (Figura 16.18 e Tabela 16.1) e se desenvolve a partir de duas fontes:

- Uma evaginação a partir do teto ectodérmico do estomodeu – o **divertículo hipofisário** (**bolsa de Rathke**)
- Uma invaginação a partir da neuroectoderme do diencéfalo – o **divertículo neuro-hipofisário**.

Essa dupla origem embrionária da hipófise explica por que ela é formada por dois tipos diferentes de tecidos:

- A **adeno-hipófise** (parte glandular), ou lobo anterior, que surge a partir da ectoderme oral
- A **neuro-hipófise** (parte neural), ou lobo posterior, que surge a partir da neuroectoderme.

Durante a terceira semana, o **divertículo hipofisário** se projeta do teto do estomodeu (primórdio da cavidade oral) e permanece adjacente ao assoalho (parede ventral) do diencéfalo (ver Figura 16.18 A e B). Por volta da quinta semana, esse divertículo se alongou e sofreu constrição em sua junção ao epitélio oral, ganhando uma aparência semelhante a um mamilo (ver Figura 16.18 C). Nesse estágio, ele entra em contato com o **infundíbulo** (derivado do divertículo neuro-hipofisário), uma invaginação ventral do diencéfalo (ver Figuras 16.17 C e D e 16.18). O pedículo

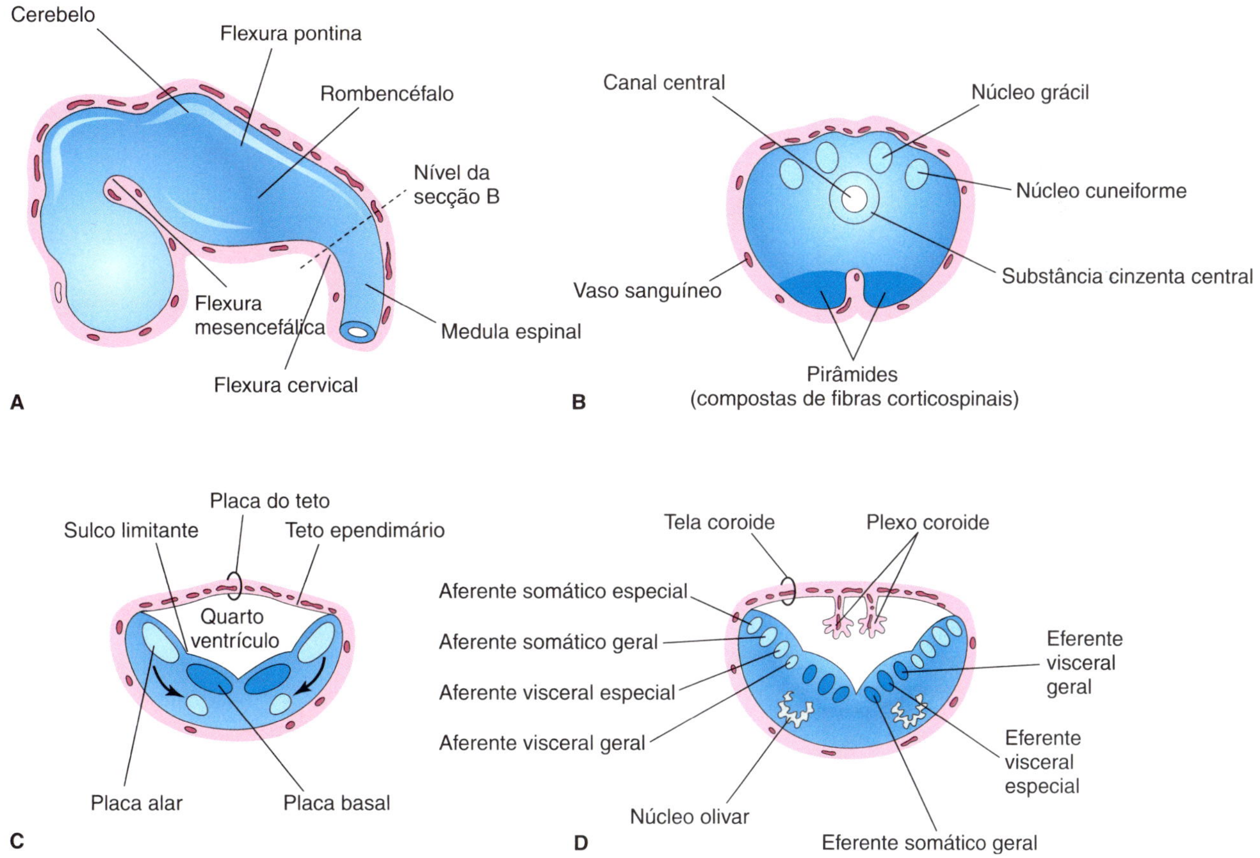

Figura 16.14 A. Esquema do encéfalo em desenvolvimento no final da quinta semana, mostrando as três divisões primárias do encéfalo e as flexuras encefálicas. **B.** Secção transversal da porção caudal do mielencéfalo (porção fechada do bulbo em desenvolvimento). **C** e **D.** Secções semelhantes da porção rostral do mielencéfalo (porção aberta do bulbo em desenvolvimento) mostrando a posição e os estágios sucessivos de diferenciação das placas alar e basal. As *setas* em **C** mostram o caminho tomado pelos neuroblastos da placa alar para formar os núcleos olivares.

do divertículo hipofisário regride gradualmente (ver Figura 16.18 C a E). As partes da hipófise que se desenvolvem a partir da ectoderme do estomodeu – partes anterior, intermédia e tuberal – formam a **adeno-hipófise** (ver Tabela 16.1).

Células na parede anterior do divertículo hipofisário proliferam e dão origem à **parte anterior da hipófise (*pars distalis*)**. Posteriormente, uma extensão, a **parte tuberal (*pars tuberalis*)**, cresce ao redor do ***tronco do infundíbulo*** (ver Figura 16.18 F). A extensa proliferação da parede anterior do divertículo hipofisário reduz seu lúmen a uma fenda estreita (ver Figura 16.18 E). As células na parede posterior do divertículo hipofisário não proliferam; dão origem à **parte intermédia (*pars intermedia*)** delgada e mal definida (ver Figura 16.18 F). A parte da hipófise que se desenvolve a partir da neuroectoderme do encéfalo (infundíbulo) é a **neuro-hipófise** (ver Figura 16.18 B a F e Tabela 16.1). O infundíbulo origina a **eminência mediana**, o **tronco do infundíbulo**, e a **parte nervosa**.

A efrina-β2 e outras moléculas de sinalização (p. ex., FGF8, BMP4 e WNT5A) da área do diencéfalo desempenham um papel essencial na formação dos lobos anterior e intermediário da glândula hipófise. O gene homeobox LIM – LHX2 *parece controlar o desenvolvimento do lobo posterior.*

Telencéfalo

O telencéfalo é constituído de uma parte mediana e dois divertículos laterais, as **vesículas cerebrais** (ver Figuras 16.16 C e 16.18 A). Essas vesículas são o primórdio dos **hemisférios cerebrais**, que são identificados em 7 semanas (Figura 16.19 A). A cavidade da porção mediana do telencéfalo forma a porção extrema anterior do terceiro ventrículo. A princípio, os hemisférios cerebrais estão em ampla comunicação com a cavidade do terceiro ventrículo através do **forame interventricular** (Figura 16.19 B). À medida que se expandem, recobrem sucessivamente o diencéfalo, o mesencéfalo e o rombencéfalo. Os hemisférios finalmente se encontram na linha mediana, achatando suas superfícies mediais.

O **corpo estriado** aparece durante a sexta semana como uma saliência proeminente no assoalho de cada hemisfério cerebral (Figura 16.20 B), que se expande mais lentamente do que suas delgadas paredes corticais, pois contém o grande corpo estriado; consequentemente, os hemisférios cerebrais adquirem o formato de C (Figura 16.21).

O crescimento e a curvatura dos hemisférios também afetam o formato dos ventrículos laterais, que se tornam cavidades rudimentares em formato de C preenchidas com LCR. A extremidade caudal de cada hemisfério cerebral gira ventralmente e depois rostralmente,

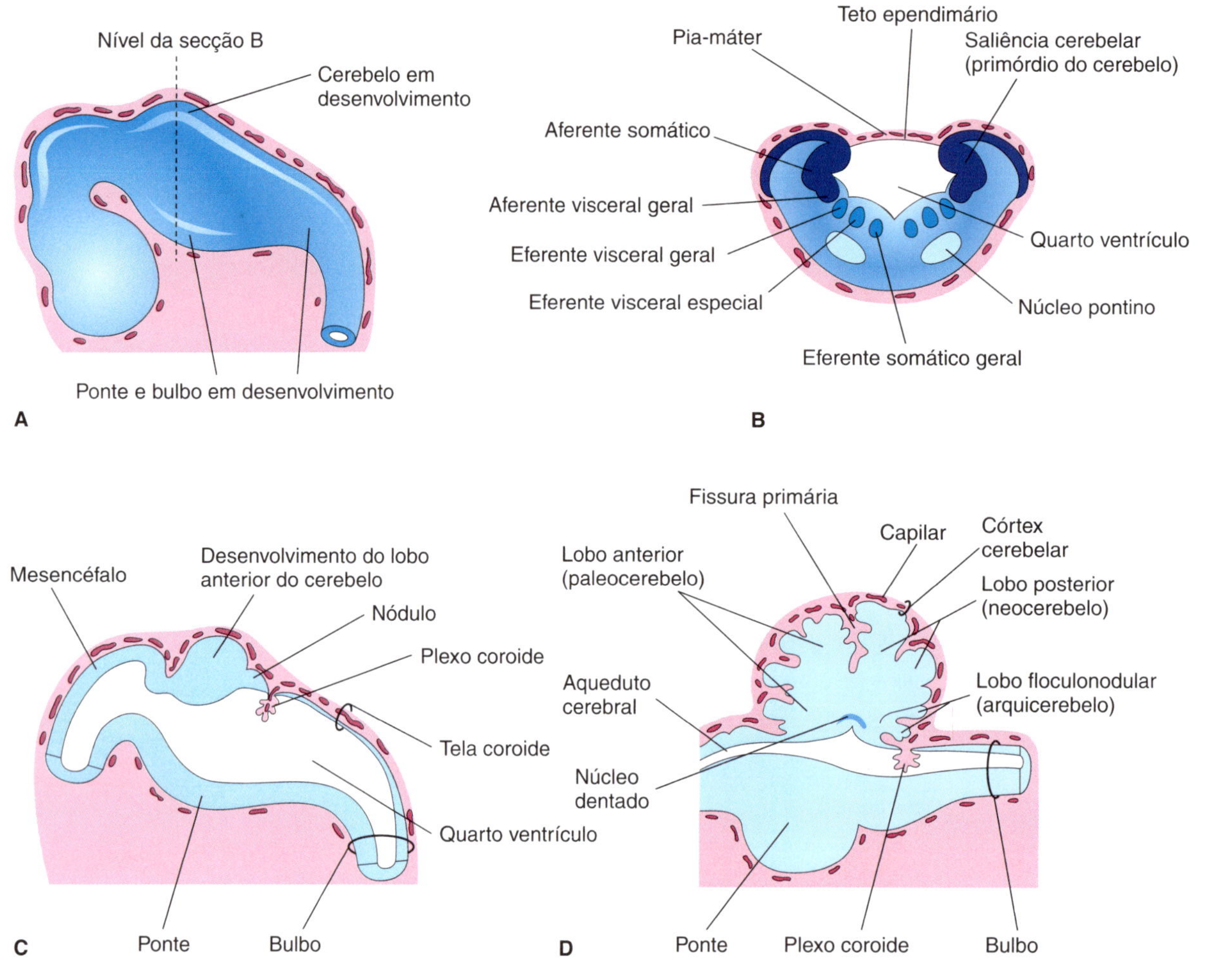

Figura 16.15 A. Esquema do encéfalo em desenvolvimento no final da quinta semana. **B.** Secção transversal do metencéfalo (ponte e cerebelo em desenvolvimento) mostrando os derivados das placas alar e basal. **C** e **D.** Secções sagitais do rombencéfalo nas semanas 6 e 17, respectivamente, mostrando estágios sucessivos do desenvolvimento da ponte e do cerebelo.

formando o **lobo temporal**; ao fazer isso, carrega consigo o ventrículo (formando o **corno temporal**) e a fissura coroide (ver Figura 16.21). Nesse local, a delgada parede medial do hemisfério está invaginada ao longo da **fissura coroide** pela pia-máter vascular para formar o *plexo coroide do corno temporal do ventrículo lateral* (ver Figuras 16.20 B e 16.21 B).

Conforme o córtex cerebral se diferencia, as fibras que entram e saem dele passam através do **corpo estriado** e o dividem em *núcleos caudado e lentiforme*. Essa via de fibras – a **cápsula interna** (ver Figura 16.20 C) – adquire um formato de C conforme os hemisférios assumem essa forma. O **núcleo caudado** torna-se alongado e em formato de C, em conformidade com o contorno do ventrículo lateral (ver Figura 16.21 A a C). Sua cabeça em formato de pera e seu corpo alongado encontram-se no assoalho do corno frontal e no corpo do ventrículo lateral; sua cauda gira em formato de "U" para alcançar o teto do corno temporal.

Comissuras cerebrais

À medida que o córtex cerebral se desenvolve, grupos de fibras nervosas – **comissuras** – conectam as áreas correspondentes dos hemisférios cerebrais entre si (ver Figura 16.20 A). As comissuras mais importantes cruzam na **lâmina terminal**, a extremidade rostral (anterior) do prosencéfalo. Essa lâmina se estende da placa do teto do diencéfalo ao **quiasma óptico** (interseção ou cruzamento de fibras do nervo óptico).

A **comissura anterior** conecta o bulbo olfatório e as áreas encefálicas relacionadas de um hemisfério àquelas do lado oposto. A **comissura hipocampal** conecta as formações hipocampais. O **corpo caloso**, a maior comissura cerebral, conecta as áreas neocorticais (ver Figura 16.20 A). O restante da **lâmina terminal** se estende para formar o **septo pelúcido**, uma delgada placa de tecido encefálico.

Ao nascimento, o corpo caloso se estende sobre o teto do diencéfalo. O **quiasma óptico**, que se desenvolve na parte ventral da lâmina terminal (ver Figura 16.20 A), é constituído por fibras das metades medianas da retina, que se cruzam para se unir ao trato óptico do lado oposto.

Inicialmente, a superfície do hemisfério é lisa (Figura 16.22); entretanto, conforme o crescimento continua, **sulcos** (fendas entre os giros) e **giros** (convoluções tortuosas) se desenvolvem (ver Figura 16.22). Os sulcos e giros possibilitam um aumento considerável na área

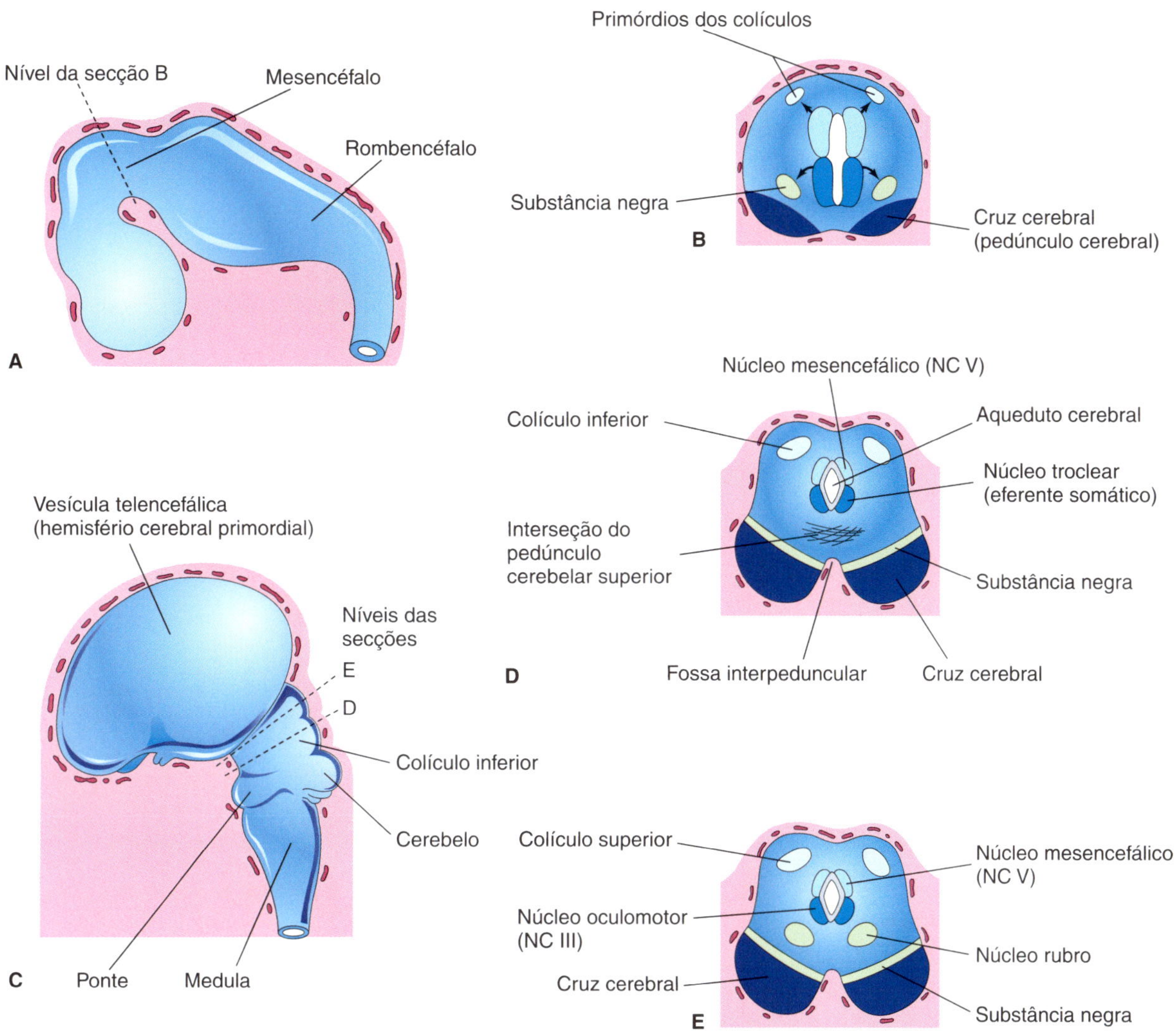

Figura 16.16 A. Esquema do encéfalo em desenvolvimento ao final da quinta semana. **B.** Secção transversal do mesencéfalo em desenvolvimento mostrando a migração inicial das células das placas basal e alar. **C.** Esquema do encéfalo em desenvolvimento em 11 semanas. **D** e **E.** Secções transversais do mesencéfalo em desenvolvimento ao nível dos colículos inferior e superior, respectivamente. *NC*, nervo craniano.

de superfície do córtex cerebral sem a necessidade de um aumento extensivo do tamanho do crânio. Em seus picos, a neurogênese adiciona aproximadamente 1 milhão de células por minuto com novas conexões sinápticas, ocorrendo a aproximadamente 40 mil por minuto. Conforme cada hemisfério cerebral cresce, o córtex que recobre a superfície externa do corpo estriado aumenta de maneira relativamente lenta e logo fica encoberto. Esse córtex encoberto, escondido nas profundezas do **sulco** (fissura) **lateral** do hemisfério cerebral, é chamado de **ínsula** (ilha).

Defeitos congênitos do encéfalo

Os defeitos do encéfalo são comuns – aproximadamente 3 a cada 1.000 nascimentos. A maioria dos principais defeitos congênitos, como a **meroanencefalia** e a **meningoencefalocele**, resulta de *defeitos no fechamento do neuróporo rostral* (***defeitos no tubo neural [DTNs]***) durante a quarta semana do desenvolvimento (Figura 16.23 A) e envolve os tecidos adjacentes (meninges e calvária). A imagem por ressonância magnética (IRM) é frequentemente utilizada para a avaliação do encéfalo fetal em gestações de risco por defeitos fetais (Figura 16.24). Os fatores que causam os DTNs são de natureza genética, nutricional e/ou ambiental.

Hipófise faríngea e craniofaringioma

Um resquício do pedículo do divertículo hipofisário pode persistir e formar uma **hipófise faríngea** no teto da orofaringe (ver Figura 16.18 E e F). Ocasionalmente, tumores benignos raros – **craniofaringiomas**, formados por resquícios do pedículo – se desenvolvem na faringe ou na basiesfenoide (região posterior do osso esfenoide), porém, mais frequentemente, formam-se dentro ou superiormente à sela túrcica do crânio (ver Figura 16.24).

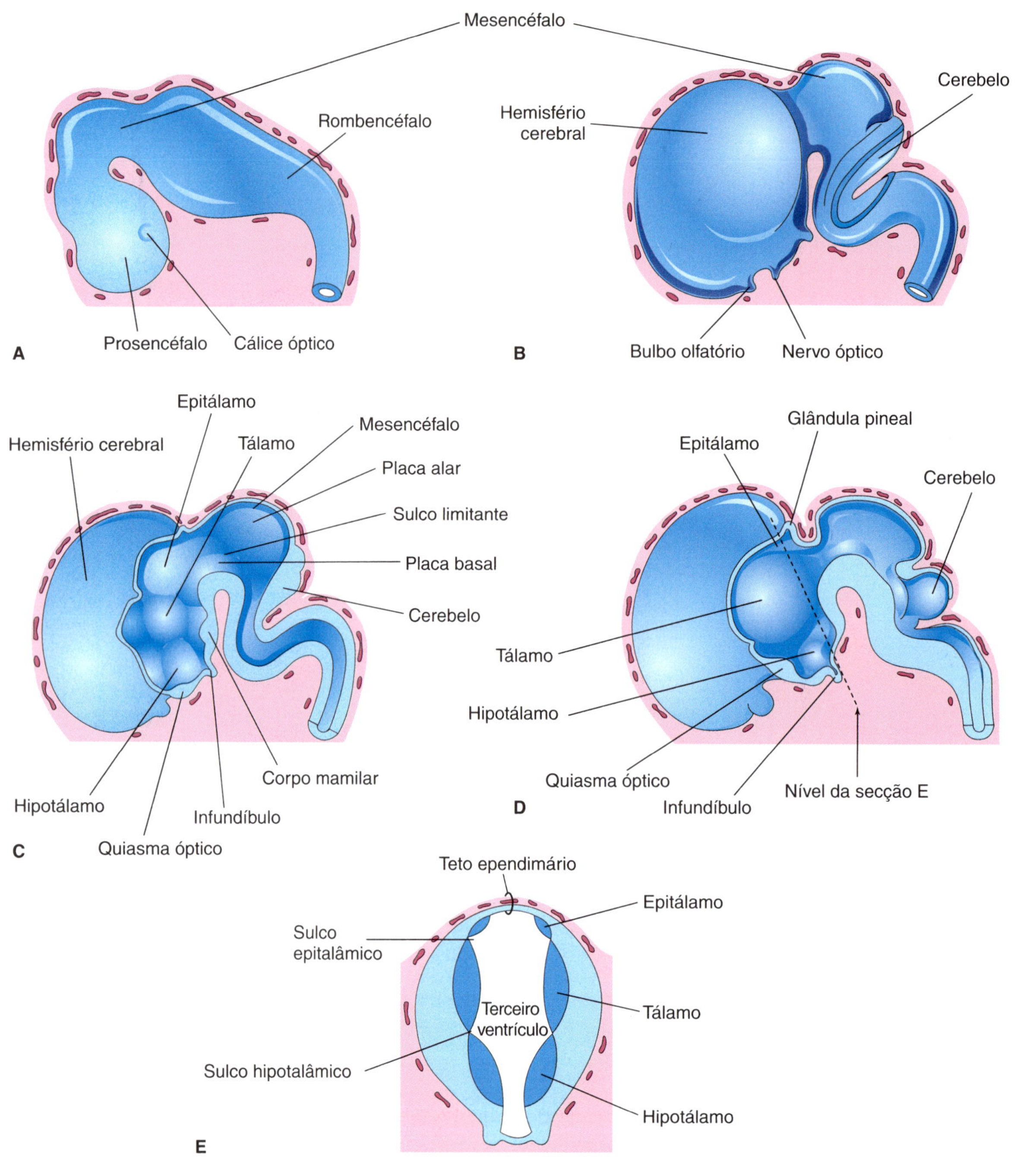

Figura 16.17 **A.** Visão externa do encéfalo no final da quinta semana. **B.** Vista semelhante em 7 semanas. **C.** Secção mediana desse encéfalo mostrando a superfície medial do prosencéfalo e mesencéfalo. **D.** Secção semelhante em 8 semanas. **E.** Secção transversal do diencéfalo mostrando o epitálamo posteriormente, o tálamo lateralmente e o hipotálamo anteriormente.

Tabela 16.1 Derivação e terminologia da hipófise.

Ectoderme oral				
(Divertículo hipofisário a partir do teto do estomodeu)	→	Adeno-hipófise (porção glandular)	Parte anterior Parte tuberal Parte intermédia	Lobo anterior
Neuroectoderme				
(Divertículo neuro-hipofisário do assoalho do diencéfalo)	→	Neuro-hipófise (porção nervosa)	Parte nervosa Tronco do infundíbulo Eminência mediana	Lobo posterior

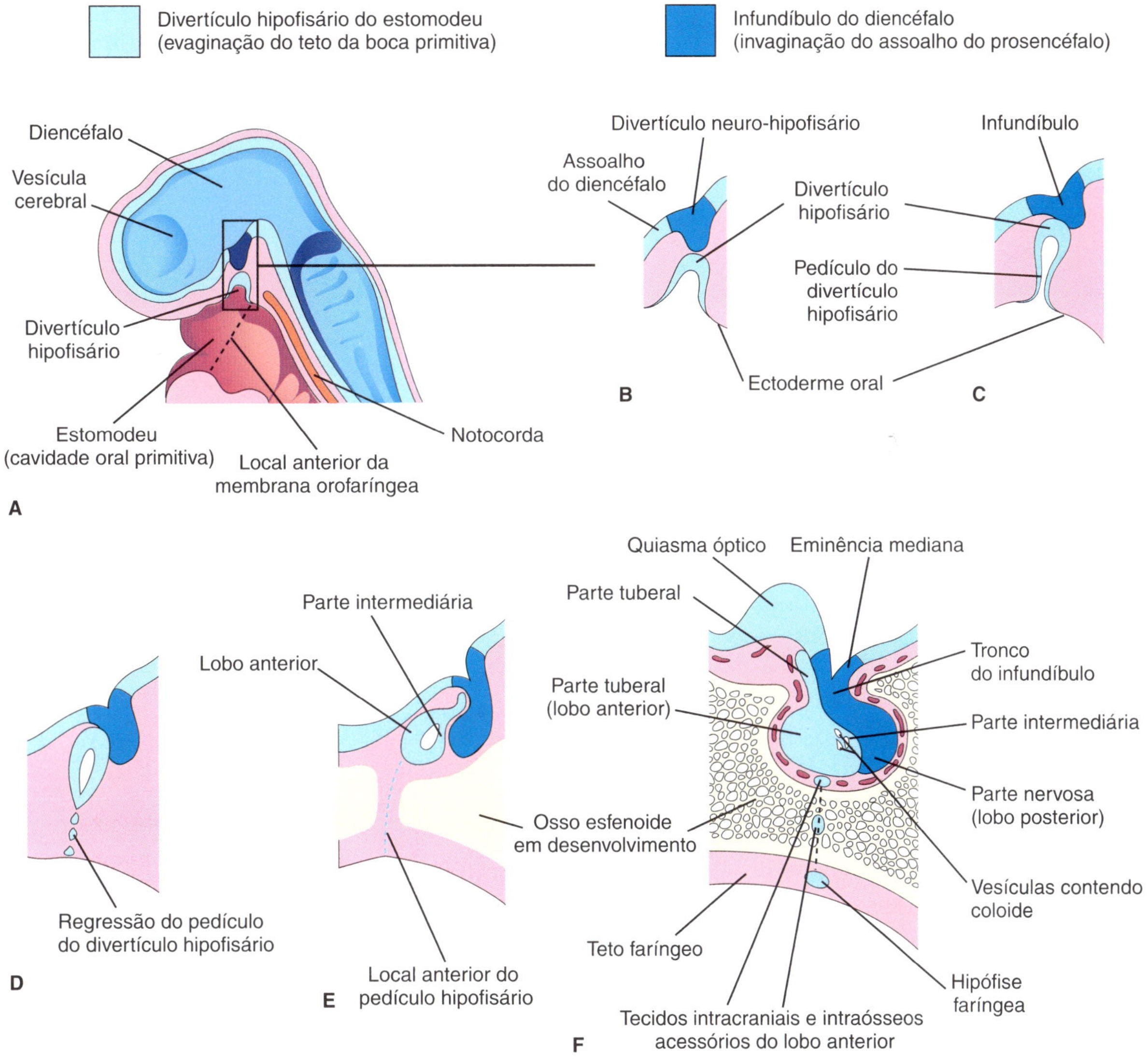

Figura 16.18 Esquemas ilustrando o desenvolvimento da hipófise. **A.** Secção sagital da extremidade cranial do embrião de aproximadamente 36 dias mostrando o divertículo hipofisário, uma evaginação a partir do estomodeu, e o divertículo neuro-hipofisário, uma invaginação do prosencéfalo. **B** a **D.** Estágios sucessivos da hipófise em desenvolvimento. Na oitava semana, o divertículo perde sua conexão com a cavidade oral e está em contato íntimo com o infundíbulo e o lobo posterior (neuro-hipófise) da hipófise. **E** e **F.** Estágios mais tardios mostrando a proliferação da parede anterior do divertículo hipofisário para formar o lobo anterior (adeno-hipófise) da hipófise.

Crânio bífido

Defeitos na formação do crânio (caixa craniana) – **crânio bífido** – são frequentemente associados a defeitos congênitos do encéfalo, das meninges ou de ambos. Os defeitos do crânio geralmente envolvem o plano mediano da calvária. O defeito está frequentemente na parte escamosa do osso occipital e pode incluir a parte posterior do forame magno. Quando é pequeno, geralmente somente as meninges herniam e o defeito é chamado de ***meningocele craniana***. O crânio bífido, associado à herniação do encéfalo, das meninges ou de ambos, ocorre aproximadamente em 1 a cada 2.000 nascimentos. Quando o defeito craniano é grande, as meninges e parte do encéfalo herniam, formando a ***meningoencefalocele*** (ver Figura 16.23 A e B). Se o encéfalo que sofreu protrusão contém o sistema ventricular, o defeito é chamado de ***meningoidroencefalocele*** (ver Figura 16.23 C).

Meroanencefalia

A meroanencefalia é uma anomalia grave na calvária que resulta da falha no fechamento do neuróporo rostral durante a quarta semana (ver Figura 16.12). Como resultado, o prosencéfalo, o mesencéfalo, a maior parte do rombencéfalo e a calvária estão ausentes.

A **meroanencefalia** é um defeito letal comum, ocorrendo em pelo menos 1 em cada 1.000 nascimentos. É de 2 a 4 vezes mais comum no sexo feminino quando comparada ao sexo masculino. A meroanencefalia está geralmente associada a um padrão multifatorial de hereditariedade.

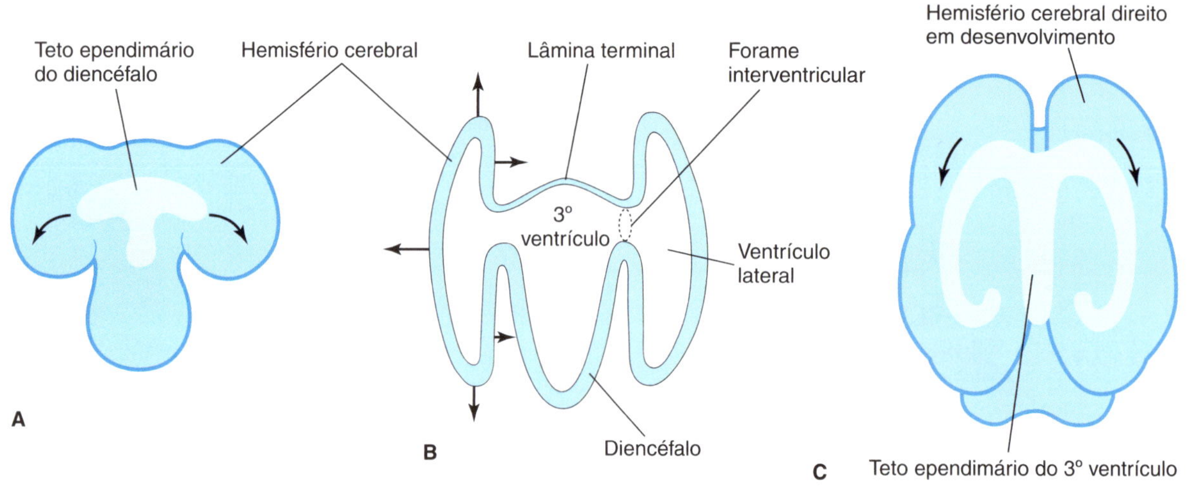

Figura 16.19 A. Esquema da superfície dorsal do prosencéfalo indicando como o teto ependimário do diencéfalo é deslocado para a superfície dorsomedial dos hemisférios cerebrais. **B.** Secção diagramática do prosencéfalo mostrando como os hemisférios cerebrais em desenvolvimento crescem a partir das paredes laterais do prosencéfalo e se expandem por todas as direções até que eles cubram o diencéfalo. A parede rostral do prosencéfalo, a lâmina terminal, é muito delgada. **C.** Esquema do prosencéfalo mostrando como o teto ependimário é finalmente deslocado para os lobos temporais como resultado do padrão de crescimento em formato de C dos hemisférios cerebrais. As *setas* indicam algumas direções nas quais os hemisférios se expandem.

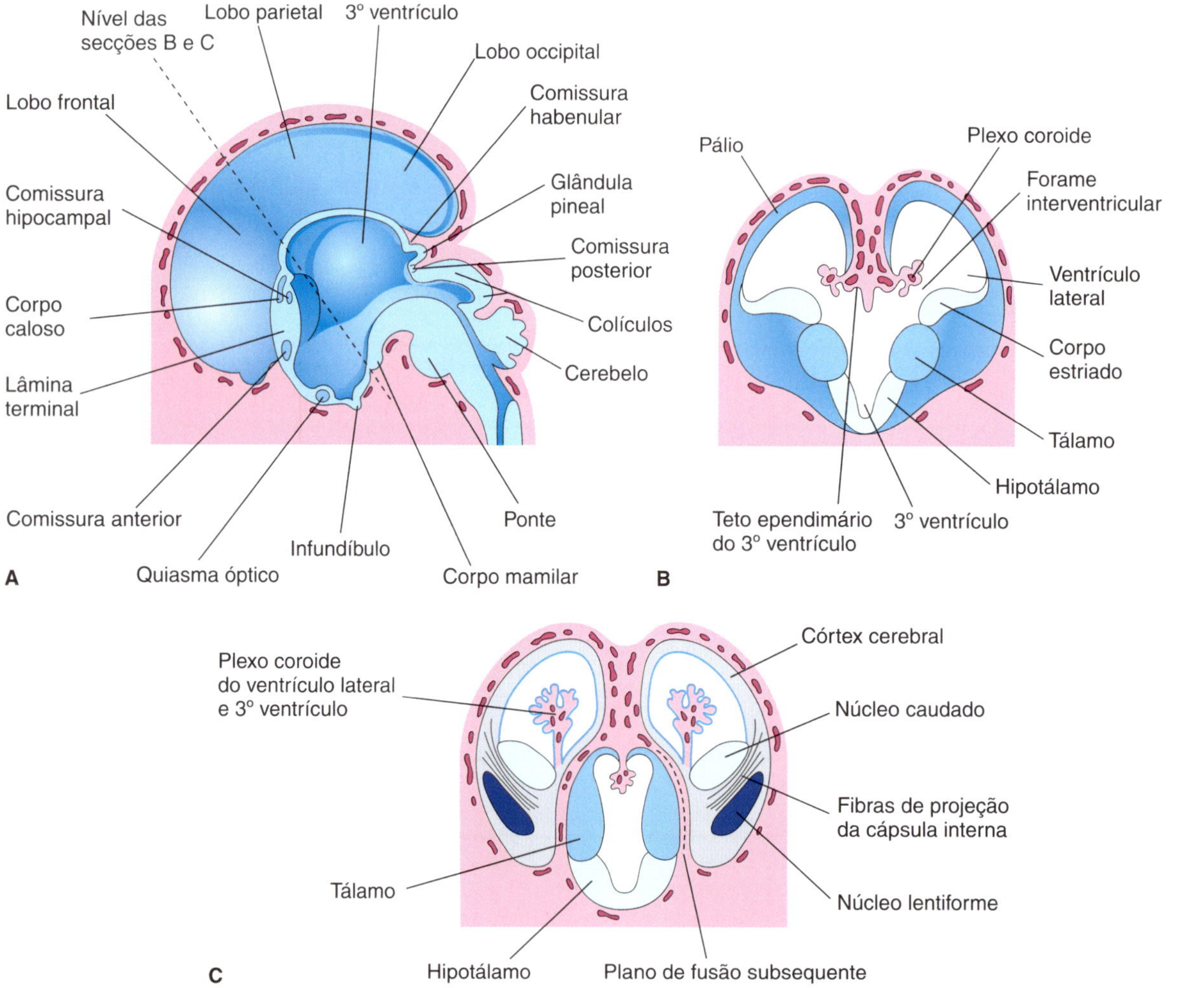

Figura 16.20 A. Esquema da superfície medial do prosencéfalo em um embrião de 10 semanas mostrando os derivados do diencéfalo, as principais comissuras e os hemisférios cerebrais em expansão. **B.** Secção transversal do prosencéfalo ao nível do forame interventricular mostrando o corpo estriado e o plexo coroide dos ventrículos laterais. **C.** Secção semelhante em aproximadamente 11 semanas mostrando a divisão do corpo estriado em núcleos caudado e lentiforme pela cápsula interna. A relação durante o desenvolvimento dos hemisférios cerebrais com o diencéfalo também está ilustrada.

Microcefalia

Na microcefalia (distúrbio no desenvolvimento neural), a calvária e o encéfalo são pequenos, porém a face tem tamanho normal. As crianças acometidas geralmente apresentam problemas mentais graves, pois o crânio e o encéfalo estão subdesenvolvidos. A microcefalia é o resultado da neurogênese alterada e da redução no crescimento do encéfalo.

Alguns casos de **microcefalia** parecem ser de origem genética (autossômica recessiva); outros são causados por fatores ambientais, como a infecção por citomegalovírus no útero (ver Capítulo 19, *Defeitos Congênitos em Seres Humanos*). A exposição, durante o período fetal, a grandes quantidades de radiação ionizante, a agentes infecciosos e a certos medicamentos (drogas) é um fator contribuinte em alguns casos.

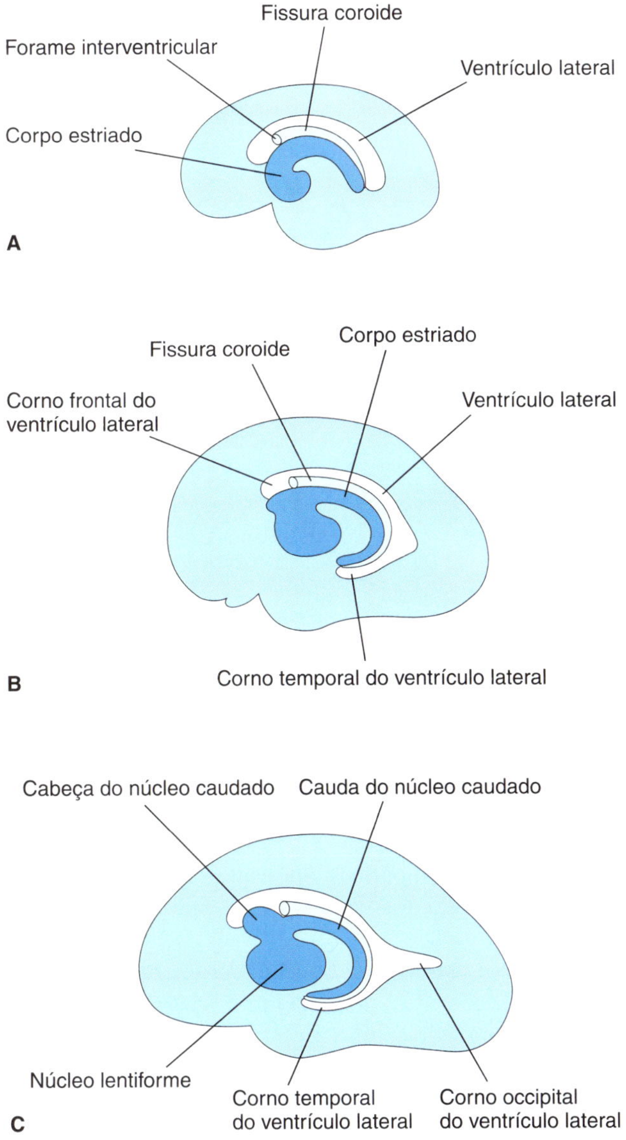

Figura 16.21 Esquemas da superfície medial do hemisfério cerebral direito em desenvolvimento, mostrando o ventrículo lateral, a fissura coroide e o corpo estriado se desenvolvendo. **A.** Com 13 semanas. **B.** Com 21 semanas. **C.** Com 32 semanas.

Hidrocefalia

Uma criança com hidrocefalia tem um aumento significativo da cabeça, porém a face apresenta tamanho normal. Geralmente, esse defeito está associado a deficiência mental. A hidrocefalia resulta de um impedimento da circulação e da absorção do LCR e, em casos raros, da produção aumentada do LCR. Um excesso de LCR está presente no sistema ventricular do encéfalo (ver Figura 16.25). Uma redução na circulação do LCR frequentemente resulta da **estenose congênita do aqueduto** (aqueduto cerebral estreito). O bloqueio da circulação do LCR resulta em dilatação dos ventrículos, proximal à obstrução, e em aumento da pressão nos hemisférios cerebrais. Isso comprime o encéfalo entre o líquido ventricular e a calvária. Nas crianças, a pressão interna resulta em uma taxa acelerada da expansão do encéfalo e da calvária, pois a maioria das suturas fibrosas da calvária ainda não estão fusionadas.

Malformação de Chiari

A malformação de Chiari (MC) é um defeito estrutural do cerebelo. É caracterizada por uma projeção, em formato semelhante a uma língua, do bulbo, e por um deslocamento inferior da tonsila do cerebelo através do forame magno para o canal vertebral. A fossa cranial posterior é, em geral, anormalmente pequena, causando assim uma pressão no cerebelo e no tronco encefálico. Essa condição pode levar a um tipo de hidrocefalia não comunicante que obstrui a absorção e o fluxo do LCR; como resultado, todo o sistema ventricular fica distendido. A MC pode ser diagnosticada por IRM e, como resultado, mais casos são detectados atualmente do que no passado.

Diversos tipos de MC vêm sendo descritos. No ***tipo I***, a parte inferior do cerebelo hernia através do forame magno. Essa é a forma de ocorrência mais comum, geralmente assintomática, e é detectada frequentemente na adolescência. No ***tipo II***, também conhecido como malformação de Arnold-Chiari, existe uma herniação do tecido cerebelar e do tronco encefálico para dentro do forame magno, geralmente acompanhada por encefalocele occipital e mielomeningocele lombar (ver Figura 16.26). No ***tipo III***, a forma mais grave, existe uma herniação tanto do cerebelo quanto do tronco encefálico através do forame magno para dentro da coluna vertebral, com graves consequências neurológicas. No ***tipo IV***, o cerebelo está ausente ou subdesenvolvido – esses recém-nascidos não sobrevivem.

Desenvolvimento do sistema nervoso periférico

O SNP é formado por nervos cranianos, espinais e viscerais e por gânglios cranianos, espinais e autônomos. Todas as células sensitivas (somáticas e viscerais) do SNP são derivadas das **células da crista neural**. Os corpos celulares dessas células sensitivas estão localizados fora do SNC. O corpo celular de cada neurônio aferente está intimamente revestido por uma cápsula de células de Schwann modificadas – as ***células-satélites*** (ver Figura 16.7), que são derivadas

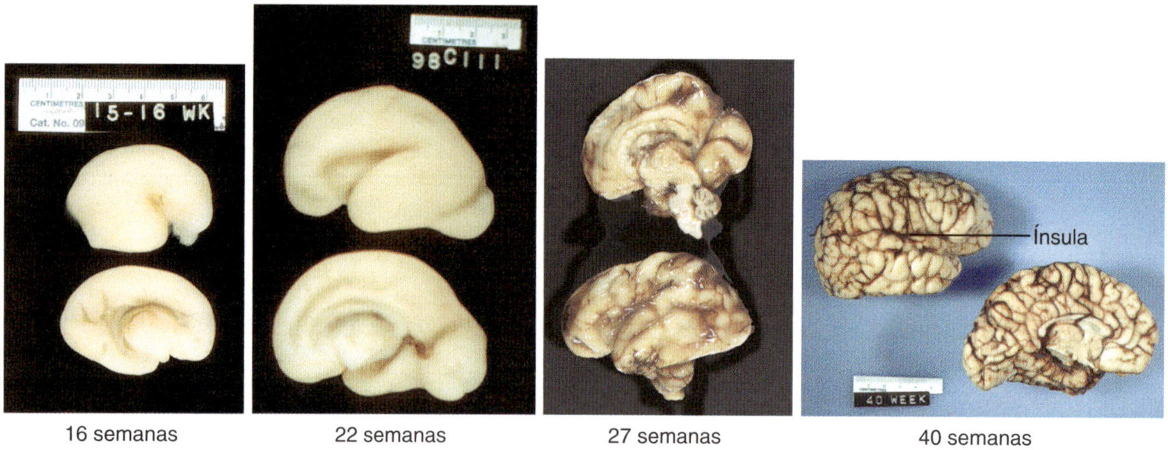

Figura 16.22 Superfícies medial e lateral de encéfalos fetais humanos em 16, 22, 27 e 40 semanas de gestação. (Cortesia de Dr. Marc R. Del Bigio, Department of Pathology [Neuropathology], University of Manitoba and Health Sciences Centre, Winnipeg, Manitoba, Canada.)

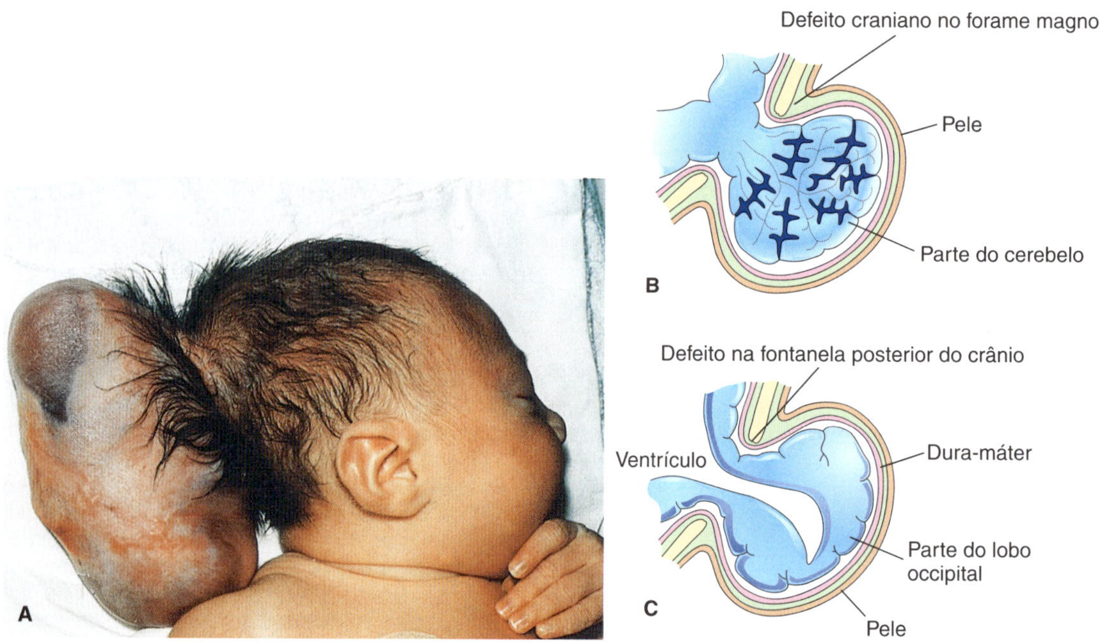

Figura 16.23 Crânio bífido (defeito ósseo do crânio) e herniação do encéfalo e das meninges. **A.** Criança com uma grande meningoencefalocele na região occipital. **B.** A meningoencefalocele consiste em uma protrusão de parte do cerebelo que está coberta por meninges e pele. **C.** A meningoidroencefalocele consiste em uma protrusão da parte do lobo occipital que contém parte do corno posterior de um ventrículo lateral. (**A**, cortesia de A. E. Chudley, MD, Section of Genetics and Metabolism, Department of Pediatrics and Child Health, Children's Hospital and University of Manitoba, Winnipeg, Manitoba, Canada.)

das células da crista neural. Essa cápsula é contínua com o **neurolema da bainha das células de Schwann**, que envolve o axônio dos neurônios aferentes.

As células da crista neural no encéfalo em desenvolvimento migram para formar os gânglios sensitivos apenas em relação aos nervos trigêmeo (NC V), facial (NC VII), vestibulococlear (NC VIII), glossofaríngeo (NC IX) e vago (NC X). As células da crista neural também se diferenciam em neurônios multipolares do ***gânglio autônomo*** (ver Figura 16.7), incluindo os gânglios do tronco simpático localizados lateralmente ao corpo das vértebras; gânglios colaterais, ou pré-vertebrais, nos plexos do tórax e abdome (p. ex., plexos cardíaco, celíaco e mesentérico); e gânglios parassimpáticos, ou terminais, no interior ou próximos das vísceras (p. ex., plexo submucoso ou de Meissner).

As células do paragânglio – **células cromafins** – também são derivadas da crista neural. O termo ***paragânglio*** inclui diversos grupos de células amplamente espalhadas que são semelhantes em vários aspectos às células medulares das glândulas suprarrenais. Os grupos celulares se posicionam retroperitonealmente, frequentemente em associação com os gânglios simpáticos. Os corpos carótido e aórtico também têm pequenas ilhas de células cromafins associadas. Esses grupos de células amplamente espalhadas constituem o **sistema cromafim**.

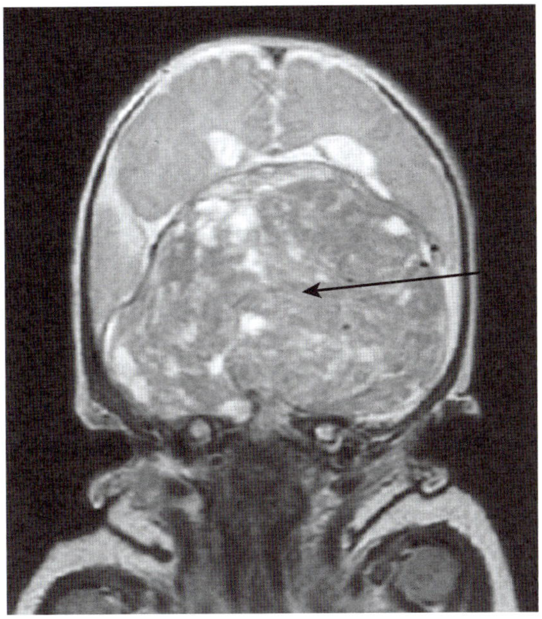

Figura 16.24 Imagem de ressonância magnética de um grande craniofaringioma (*seta*). (Cortesia de Dr. R. Shane Tubbs e Dr. W. Jerry Oakes, Children's Hospital, Birmingham, Alabama.)

Nervos espinais

As fibras nervosas motoras que surgem a partir da medula espinal começam a aparecer no final da quarta semana (ver Figura 16.4). Surgem de células da ***placa basal*** da medula espinal em desenvolvimento e emergem como uma série contínua de radículas ao longo de sua superfície ventrolateral. As fibras destinadas a determinado grupo muscular em desenvolvimento se tornam organizadas na forma de feixe, formando a **raiz nervosa ventral** (ver Figuras 16.6 e 16.7). As fibras nervosas da **raiz nervosa dorsal** são derivadas das células da crista neural que migram para a face dorsolateral da medula espinal, onde se diferenciam nas células do **gânglio espinal** (ver Figura 16.7).

Os processos centrais dos neurônios no gânglio espinal formam um feixe único que cresce em direção à medula espinal, em direção oposta ao ápice do corno dorsal de substância cinzenta (ver Figura 16.4 B e C). Os processos distais das células do gânglio espinal crescem em direção à raiz nervosa ventral e finalmente se unem a ela para formar o **nervo espinal** (ver Figura 16.7).

À medida que os brotos dos membros se desenvolvem, os nervos dos segmentos da medula espinal opostos a eles se alongam e crescem em sua direção. As fibras nervosas são distribuídas para seus músculos, os quais se diferenciam a partir de células miogênicas que são originadas dos somitos (ver Capítulo 15, *Sistema Musculoesquelético*). A pele dos membros em desenvolvimento também é inervada de maneira segmentada.

Nervos cranianos

Doze pares de nervos cranianos se formam durante a quinta e sexta semana. São classificados em três grupos, de acordo com a origem embriológica.

Nervos cranianos somáticos eferentes

Os nervos troclear (NC IV), abducente (NC VI), hipoglosso (NC XII) e a maior parte do nervo oculomotor (NC III) são homólogos com as raízes anteriores dos nervos espinais (Figura 16.27 A). As células de origem desses nervos estão localizadas na *coluna eferente somática* (derivadas da placa basal) do tronco encefálico. Seus axônios estão distribuídos nos músculos derivados dos miótomos da cabeça (pré-óptico e occipital) (Figura 16.27 A).

O **nervo troclear** (NC IV) surge das células nervosas na coluna eferente somática, na porção posterior do mesencéfalo. Apesar de ser um nervo motor, emerge posteriormente ao tronco encefálico e passa anteriormente para inervar o músculo oblíquo superior do olho.

O **nervo abducente** (NC VI) surge das células nervosas das placas basais do metencéfalo. Passa pela sua superfície ventral para a dorsal dos três miótomos pré-ópticos dos quais se acredita que o músculo reto lateral do olho se origine.

O **nervo hipoglosso** (NC XII) se desenvolve pela fusão dos filamentos radiculares anteriores de três ou quatro nervos occipitais (ver Figura 16.27 A). As raízes sensitivas, que correspondem às raízes posteriores dos nervos espinais, estão ausentes. As fibras motoras somáticas se originam a partir do *núcleo do nervo hipoglosso* e deixam a parede anterolateral do bulbo em diversos grupos – *as raízes do nervo hipoglosso* – que convergem para formar o tronco comum do NC XII (ver Figura 16.27 B). Essas fibras crescem rostralmente e, por fim, inervam os músculos da língua, que são derivados dos miótomos occipitais (ver Figura 16.27 A).

O **nervo oculomotor** (NC III) inerva os músculos retos superior, inferior e medial e o oblíquo inferior do olho.

Nervos dos arcos faríngeos

Os nervos cranianos V, VII, IX e X inervam os arcos faríngeos embrionários; assim, as estruturas que se desenvolvem a partir desses arcos são inervadas por esses nervos (ver Figura 16.27 A e Tabela 16.1).

O **nervo trigêmeo** (NC V) é o nervo do primeiro arco faríngeo, porém tem uma divisão oftálmica que não é um componente do arco faríngeo. *O NC V é o principal nervo sensitivo da cabeça.* As células do grande **gânglio trigêmeo** são derivadas da região mais anterior da crista neural. Os processos centrais das células nesse gânglio formam a grande raiz sensitiva do NC V, que entra na região lateral da ponte. Os processos periféricos das células desse gânglio se separam em três grandes divisões (nervos oftálmico, maxilar e mandibular). Suas fibras sensitivas inervam a pele da face e o revestimento da boca e do nariz. As *fibras motoras do NC V* se originam a partir de células da porção mais anterior da coluna *eferente visceral especial* no metencéfalo. Essas fibras passam para os músculos da mastigação e para outros músculos que se desenvolvem na eminência mandibular do primeiro arco faríngeo (ver Capítulo 10, *Aparato Faríngeo, Face e Pescoço*, Tabela 10.1). O núcleo mesencefálico do NC V se diferencia a partir das células no mesencéfalo.

O **nervo facial** (NC VII) é o nervo do segundo arco faríngeo. É formado majoritariamente por fibras motoras que surgem principalmente de um grupo nuclear na *coluna eferente visceral especial* da porção caudal da ponte. Essas fibras são distribuídas para os *músculos da expressão facial*

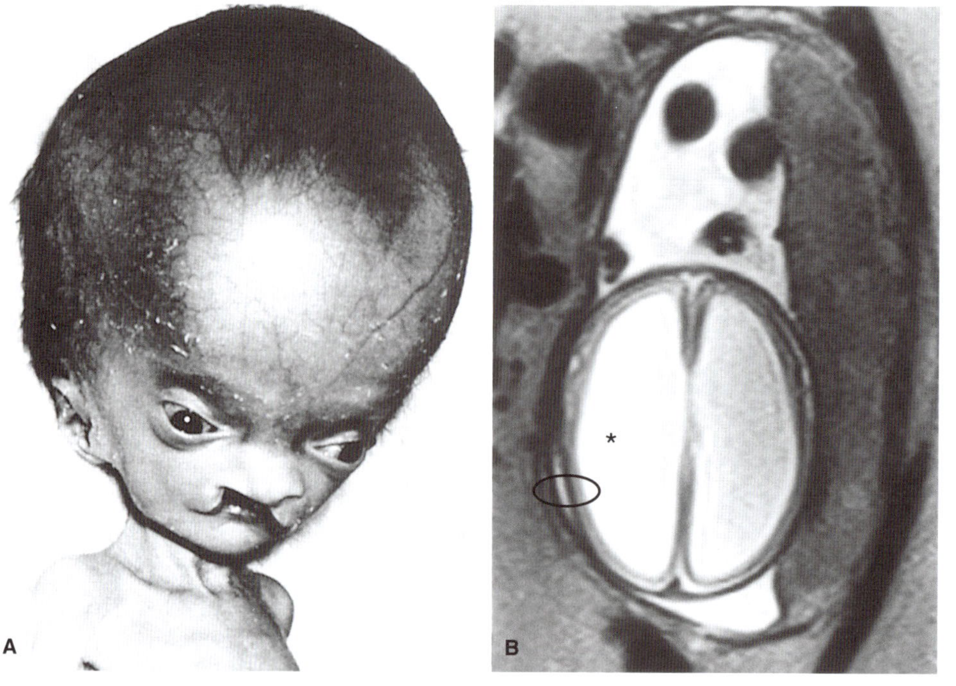

Figura 16.25 A. Criança com hidrocefalia e fenda palatina bilateral. A hidrocefalia frequentemente produz afinamento dos ossos da calvária, proeminência da testa e atrofia do córtex cerebral e da substância branca. **B.** Imagem de ressonância magnética axial (secção transversal do encéfalo) de um feto com hidrocefalia ligada ao X com aproximadamente 29 semanas de gestação, mostrando os ventrículos muito dilatados (*) e o córtex delgado (*círculo*). (Cortesia de Dr. E. H. Whitby, Magnetic Resonance Imaging Unit, University of Sheffield, United Kingdom.)

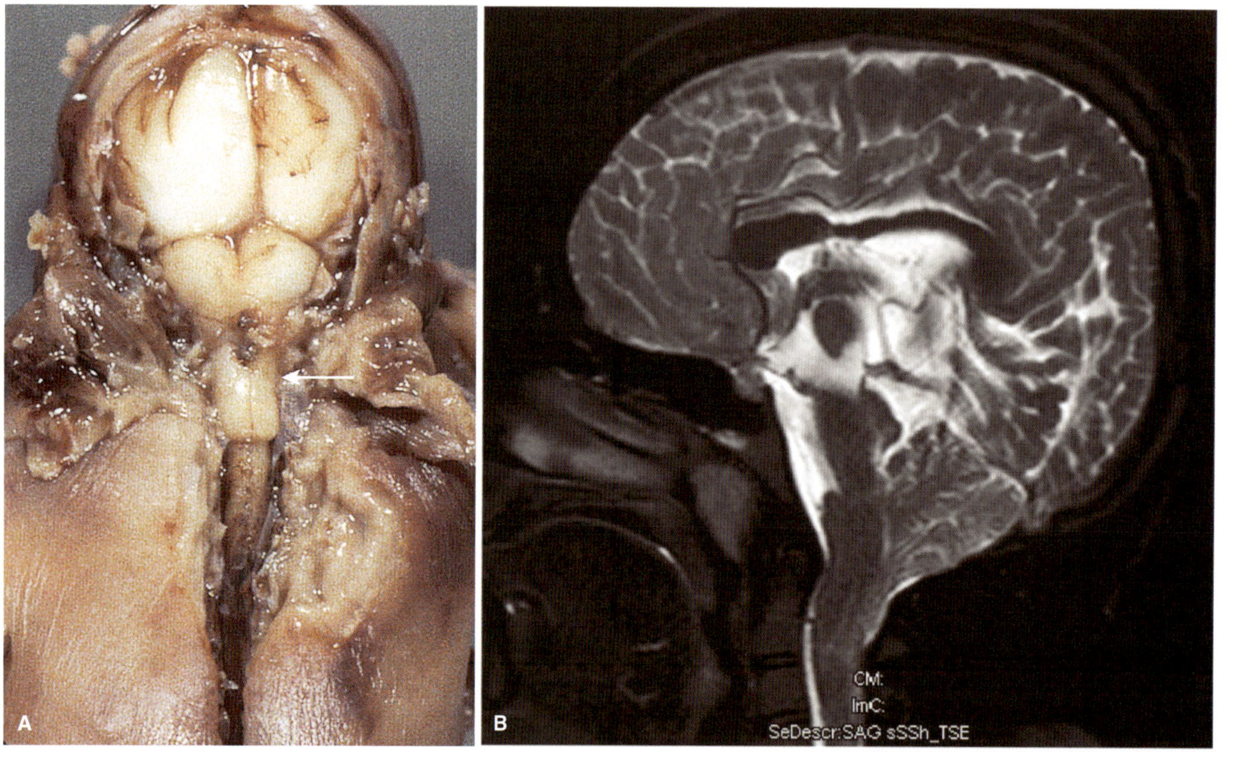

Figura 16.26 A. Malformação Arnold-Chiari tipo II em um feto com 23 semanas. A exposição *in situ* do rombencéfalo mostra o tecido cerebelar bem abaixo do nível do forame magno (*seta*). **B.** Ressonância magnética sagital-média ponderada em T2 de um adolescente com mielomeningocele. Por definição, esses pacientes também apresentam uma malformação de Chiari II, conforme mostrado aqui. Observe a descida caudal do vermis cerebelar e do tronco encefálico através do forame magno. (**A**, cortesia de Dr. Marc R. Del Bigio, Department of Pathology [Neuropathology], University of Manitoba and Health Sciences Centre, Winnipeg, Manitoba, Canada. **B**, cortesia de Dr. R. Shane Tubbs, Professor, Chief Scientific Officer and Vice President, Seattle Science Foundation, WA.)

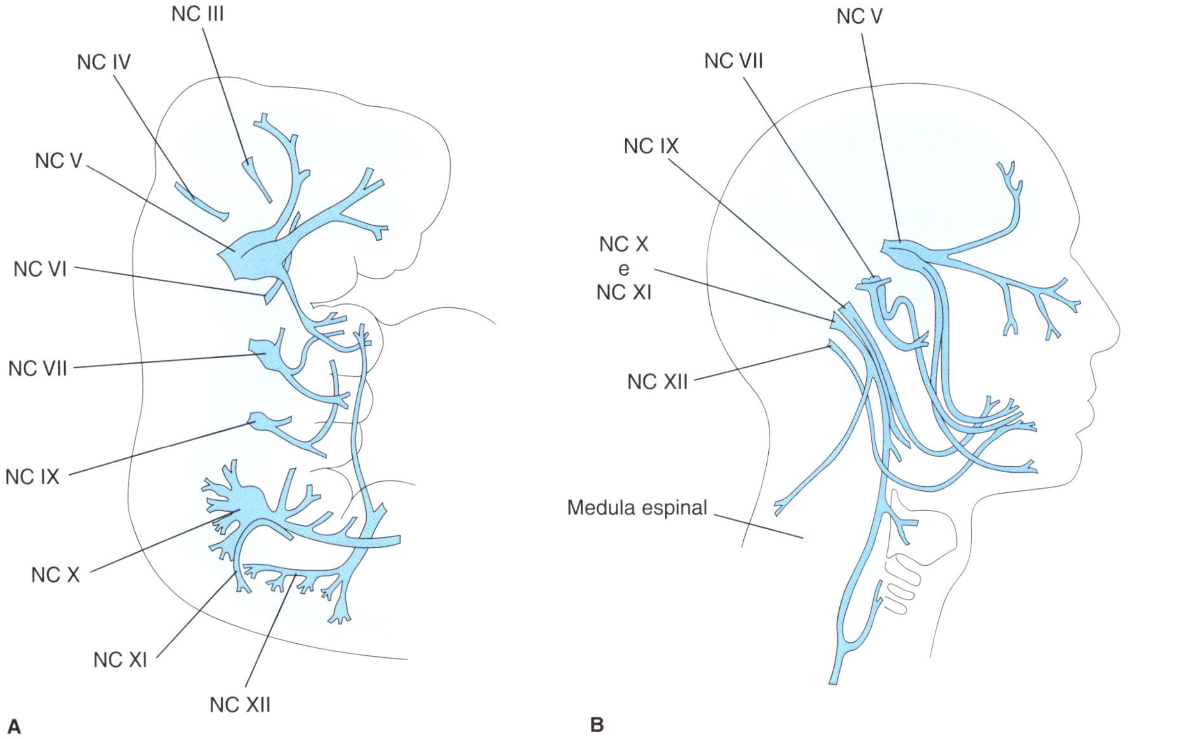

Figura 16.27 A. Desenho de um embrião com 5 semanas mostrando a distribuição da maioria dos nervos cranianos, especialmente daqueles que inervam os arcos faríngeos. **B.** Desenho da cabeça e do pescoço de um adulto mostrando a distribuição geral da maioria dos nervos cranianos. *NC*, nervo craniano.

e para outros músculos que se desenvolvem no mesênquima do segundo arco faríngeo (ver Capítulo 10, *Aparato Faríngeo, Face e Pescoço,* Tabela 10.1). O pequeno componente eferente visceral geral do NC VII termina nos gânglios autônomos periféricos da cabeça. As fibras sensitivas do NC VII surgem das células do *gânglio geniculado.* Os processos centrais dessas células penetram na ponte, e os processos periféricos passam pelo grande nervo petroso superficial e, através do nervo da corda do tímpano, para os botões gustativos dos dois terços anteriores da língua.

O **nervo glossofaríngeo** (NC IX) é o nervo do terceiro arco faríngeo. Suas fibras motoras surgem da coluna especial e, em menor extensão, da coluna eferente visceral geral da porção anterior do mielencéfalo. O NC IX se forma a partir de diversas radículas que surgem do bulbo imediatamente caudal à orelha interna em desenvolvimento. Todas as fibras da coluna eferente visceral especial são distribuídas para o músculo estilofaríngeo, o qual é derivado do mesênquima do terceiro arco faríngeo (ver Capítulo 10, *Aparato Faríngeo, Face e Pescoço,* Tabela 10.1). As fibras eferentes gerais são distribuídas para o gânglio óptico, do qual fibras pós-sinápticas passam para as glândulas parótida e linguais posteriores. As *fibras sensitivas do NC IX* são distribuídas como fibras sensitivas gerais e aferentes viscerais especiais (fibras gustativas) para a parte posterior da língua.

O **nervo vago** (NC X) é formado pela fusão dos nervos do quarto e sexto arcos faríngeos (ver Capítulo 10, *Aparato Faríngeo, Face e Pescoço,* Tabela 10.1). O nervo do quarto arco faríngeo se torna o nervo laríngeo superior, que inerva o músculo cricotireóideo e o músculo constritor da faringe. O nervo do sexto arco faríngeo se torna o nervo laríngeo recorrente, que inerva diversos músculos laríngeos. O **nervo espinal acessório** (NC XI) surge a partir de cinco a seis segmentos cervicais craniais da medula espinal (ver Figura 16.27 A). As fibras da raiz tradicional do NC XI são, agora, consideradas parte do NC X. Essas fibras inervam os músculos trapézio e esternocleidomastóideo.

Nervos sensoriais especiais

O **nervo olfatório** (NC I) surge do órgão olfatório. As células olfatórias são neurônios bipolares que se diferenciam a partir de células do epitélio de revestimento do saco nasal primitivo. Os axônios das células olfatórias estão compilados em 18 a 20 feixes em torno dos quais a placa cribriforme do osso etmoide se desenvolve. Essas fibras nervosas não mielinizadas terminam no bulbo olfatório.

O **nervo óptico** (NC II) é formado por mais de 1 milhão de fibras nervosas que crescem em direção ao encéfalo a partir de neuroblastos da retina primitiva. Devido ao fato de o nervo óptico se desenvolver a partir da parede evaginada do prosencéfalo, na verdade ele representa um trato de fibras do encéfalo. O desenvolvimento do nervo óptico está descrito no Capítulo 17.

O **nervo vestíbulococlear** (NC VIII) é formado por dois tipos de fibras sensitivas em dois feixes; essas fibras são conhecidas como *nervos vestibular e coclear.* O **nervo vestibular** se origina nos ductos semicirculares e o **nervo coclear** surge a partir do ducto coclear, no qual o **órgão espiral** (de Corti) se desenvolve (ver Capítulo 17, *Desenvolvimento dos Olhos e das Orelhas*). Os neurônios bipolares do nervo vestibular têm seus corpos celulares no **gânglio vestibular**. Os processos centrais dessas células terminam no núcleo vestibular no assoalho do quarto ventrículo. Os neurônios bipolares do nervo coclear têm seus corpos celulares no **gânglio espiral**. Os processos centrais dessas células terminam nos *núcleos cocleares* ventral e dorsal do bulbo.

Desenvolvimento do sistema nervoso autônomo

Funcionalmente, o SNA pode ser dividido em simpático (toracolombar) e parassimpático (craniossacral).

Sistema nervoso simpático

Durante a quinta semana, as células da crista neural na região torácica migram ao longo de cada lado da medula espinal, onde formam massas celulares pareadas (gânglios) posterolaterais à aorta (ver Figura 16.7). Todos esses **gânglios simpáticos** dispostos de forma segmentar estão conectados em uma cadeia bilateral por fibras nervosas longitudinais. Esses cordões ganglionares – os **troncos simpáticos** – estão localizados em cada lado dos corpos vertebrais. Algumas células da crista neural migram anteriormente à aorta e formam neurônios no **gânglio pré-aórtico**, como os gânglios celíaco e mesentérico (ver Figura 16.7). Outras células da crista neural migram para a área do coração, dos pulmões e do trato gastrintestinal, onde formam os gânglios terminais dos **plexos simpáticos dos órgãos**, localizados dentro desses órgãos ou próximo a eles.

Após a formação do tronco simpático, os axônios dos neurônios simpáticos, localizados na **coluna de células intermediolaterais** (corno lateral) dos segmentos toracolombares da medula espinal, passam através da raiz anterior do nervo espinal e de um **ramo comunicante branco** para um gânglio paravertebral (ver Figura 16.7). Nesse local, podem realizar sinapses com neurônios, ascender ou descender no tronco simpático para realizar sinapses em outros níveis. Outras fibras pré-sinápticas passam através do **gânglio paravertebral** sem realizar sinapses, formando os nervos esplâncnicos para as vísceras. As fibras pós-sinápticas passam através de um **ramo comunicante cinzento**, indo de um gânglio simpático para um nervo espinal; assim, os troncos simpáticos são compostos por fibras ascendentes e descendentes.

Sistema nervoso parassimpático

As fibras parassimpáticas pré-sinápticas surgem de neurônios de núcleos do tronco encefálico e da região sacral da medula espinal. As fibras do tronco encefálico saem através dos nervos cranianos oculomotor (NC III), facial (NC VII), glossofaríngeo (NC IX) e vago (NC X). Os **neurônios pós-sinápticos** estão localizados nos gânglios periféricos ou em plexos próximos ou no interior da estrutura que está sendo inervada (p. ex., pupila dos olhos e glândulas salivares).

QUESTÕES DE ORIENTAÇÃO CLÍNICA

1. Os defeitos congênitos do tubo neural são hereditários? Uma mulher teve um recém-nascido com espinha bífida cística e sua filha teve uma criança com meroanencefalia. A filha tem a probabilidade de ter outra criança com um defeito do tubo neural? A meroanencefalia e a espinha bífida podem ser detectadas no início da vida fetal?
2. Algumas pessoas relatam que grávidas que são alcóolatras crônicas podem ter filhos com retardo mental e de crescimento. Isso é verdade? Existem relatos de que mulheres que consumiram bebidas alcoólicas durante a gestação tiveram filhos aparentemente normais. Existe um limite seguro para o consumo de álcool durante a gravidez?
3. Foi relatado a uma mulher que o consumo de cigarros durante a gestação provavelmente causaria um retardo mental leve em seu filho. Essa mulher foi corretamente informada?
4. Todos os tipos de espinha bífida causam perda da função motora dos membros inferiores? Que tratamentos estão disponíveis para crianças com espinha bífida cística?

As respostas a essas questões estão no fim deste livro.

17

Desenvolvimento dos Olhos e das Orelhas

Desenvolvimento dos olhos e das estruturas relacionadas

17

Os olhos são derivados de quatro fontes:

- Da neuroectoderme do encéfalo
- Da ectoderme superficial da cabeça
- Da mesoderme entre as duas camadas citadas
- Das células da crista neural do prosencéfalo e mesencéfalo.

O desenvolvimento inicial do olho resulta de uma série de sinais indutivos e é evidente pela primeira vez no início da quarta semana, quando as **fendas ópticas (sulcos)** surgem nas pregas neurais encefálicas (Figura 17.1 A e B). Conforme as pregas neurais se fusionam, os sulcos ópticos invaginam para formar divertículos ocos – as **vesículas ópticas** – que se projetam da parede do prosencéfalo para o interior do mesênquima adjacente (Figura 17.1 C). A formação das vesículas ópticas é induzida pelo mesênquima adjacente para o encéfalo em desenvolvimento. À medida que as vesículas ópticas crescem, suas conexões com o prosencéfalo se estreitam para formar os **pedículos ópticos** ocos (Figura 17.1 D).

Um sinal indutivo passa das vesículas ópticas e estimula a ectoderme superficial a se espessar e formar os **placoides dos cristalinos**, os primórdios dos cristalinos (ver Figura 17.1 C). Os placoides dos cristalinos invaginam e penetram profundamente na ectoderme superficial, formando as **fossetas dos cristalinos** (Figura 17.2; ver Figura 17.1 D). As bordas das fossetas se aproximam e se fusionam para formar as **vesículas do cristalino** esféricas (ver Figura 17.1 F e H), que logo perdem suas conexões com a ectoderme superficial.

À medida que as vesículas dos cristalinos se desenvolvem, as **vesículas ópticas** invaginam-se para formar os **cálices ópticos** de parede dupla (ver Figuras 17.1 F e 17.2), com os cristalinos sendo englobados pela borda dos cálices ópticos (Figura 17.3 A). Nessa etapa, as vesículas dos cristalinos penetraram nas cavidades dos cálices ópticos (Figura 17.4). Sulcos lineares – as **fissuras retinianas (fissuras ópticas)** – se desenvolvem na superfície ventral dos cálices ópticos e ao longo dos **pedículos ópticos** (Figura 17.3 A a D; ver Figuras 17.1 E a H). As fissuras retinianas contêm o mesênquima vascular a partir do qual os vasos sanguíneos hialóideos se desenvolvem. A **artéria hialóidea, um ramo da artéria oftálmica**, irriga a camada interna do cálice óptico, a vesícula do cristalino e o mesênquima do cálice óptico (Figura 17.3; ver Figura 17.1 H). Conforme as bordas da fissura retiniana se fusionam, os vasos hialóideos são inseridos no **nervo óptico primitivo** (Figura 17.3 C a F). As partes distais dos vasos hialóideos eventualmente se degeneram, porém as partes proximais persistem, como a **artéria central** e a **veia da retina** (Figura 17.5 D). *A proteína morfogenética óssea (BMP), o gene sonic hedgehog* (SHH) *e o fator de crescimento de fibroblastos (FGF) são essenciais para a sinalização das vesículas ópticas e o fechamento das fissuras retinianas.*

Desenvolvimento da retina

A retina se desenvolve a partir das paredes dos **cálices ópticos, uma evaginação do prosencéfalo** (ver Figuras 17.1 e 17.2). As paredes do cálice se desenvolvem em duas camadas da retina: a camada delgada externa, que se transforma na **camada pigmentada da retina**, e a camada espessa, que se diferencia em **retina neural**. As duas camadas da retina estão separadas por um **espaço intrarretiniano** (ver Figuras 17.1 H e 17.4), que é derivado da cavidade do cálice óptico. Esse espaço desaparece gradualmente à medida que as duas camadas da retina se fusionam (ver Figura 17.5 D). Como o cálice óptico é uma evaginação do prosencéfalo, suas camadas são contínuas com a parede do encéfalo (ver Figura 17.1 H).

Sob a influência do cristalino em desenvolvimento, a camada interna do cálice óptico prolifera e forma um **neuroepitélio** espesso (ver Figura 17.4). Subsequentemente, as células dessa camada se diferenciam em **retina neural**, a região sensível à luz da retina (Figura 17.7). *Lhx2, Six2, Pax6 e Rax são fatores de transcrição específicos do campo de visão envolvidos na neurogênese retinal.* Essa região contém **fotorreceptores** (bastonetes e cones) e corpos celulares de neurônios (p. ex., células bipolares e ganglionares). Como a vesícula óptica invagina à medida que se forma o cálice óptico, a retina neural fica "invertida", isto é, as partes sensíveis à luz das células fotorreceptoras ficam adjacentes ao epitélio pigmentado da retina. Como resultado, a luz deve atravessar a parte mais espessa da retina antes de alcançar os fotorreceptores; entretanto, como a retina, em geral, é fina e transparente, não forma uma barreira à luz.

Os axônios das células ganglionares da camada superficial da retina neural crescem na região proximal à parede do **pedículo óptico** do encéfalo (ver Figura 17.3 A). A cavidade do pedículo é gradualmente obliterada à medida que os axônios das células ganglionares formam o **nervo óptico** (ver Figura 17.3 F). *A mielinização (formação de uma bainha de mielina) das fibras do nervo óptico* começa no final do período fetal e é concluída na 10ª semana após o nascimento. *Estudos moleculares mostraram que os genes homeobox* PAX6 *e* OTX2 *regulam a diferenciação da retina e a formação de pigmentos, respectivamente.*

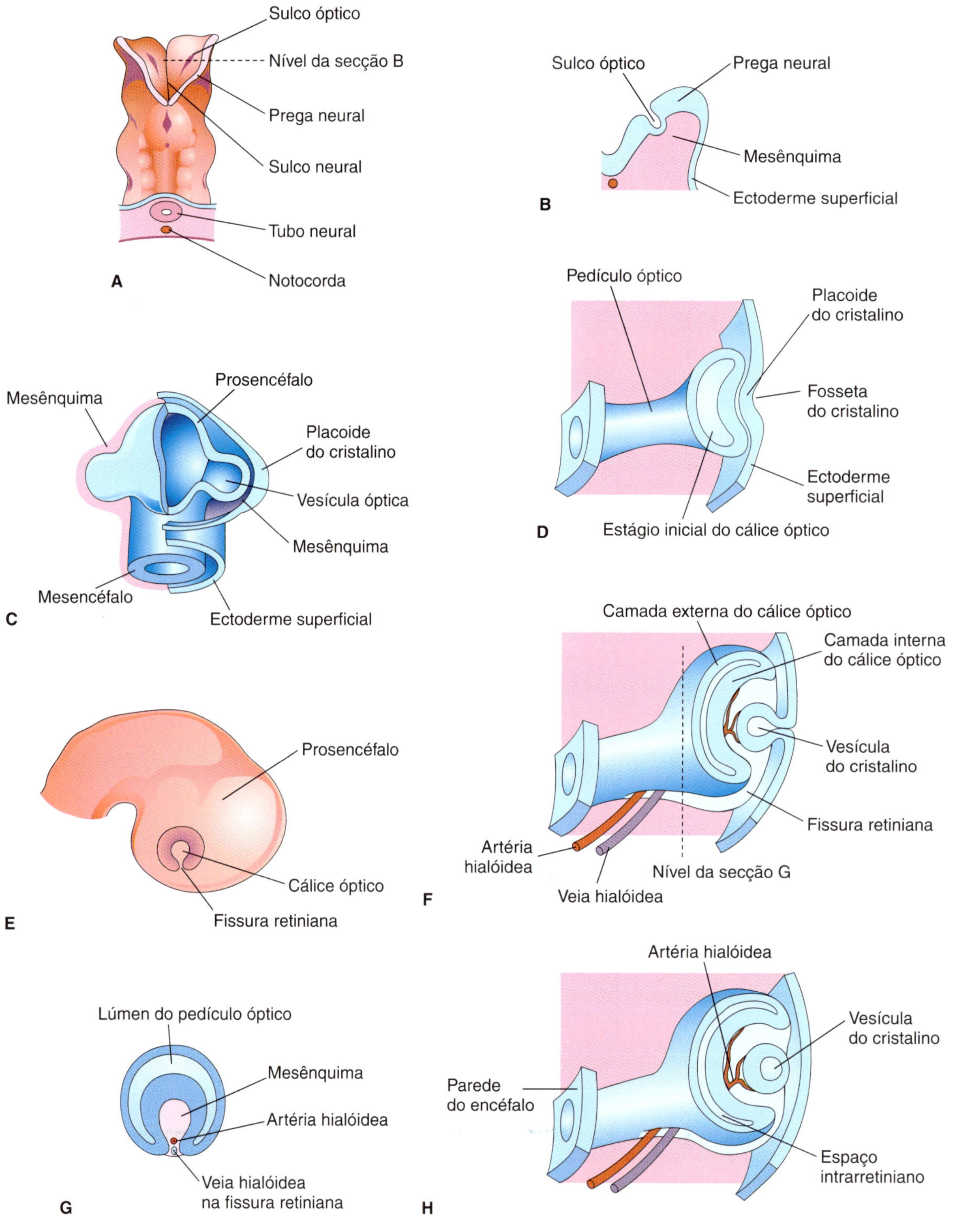

Figura 17.1 Ilustrações dos estágios iniciais do desenvolvimento do olho. **A.** Vista dorsal da extremidade cranial de um embrião de aproximadamente 22 dias, mostrando os sulcos ópticos, a primeira indicação do desenvolvimento do olho. **B.** Secção transversal de uma prega neural, mostrando o sulco óptico. **C.** Desenho do prosencéfalo de um embrião de aproximadamente 28 dias, mostrando suas camadas de revestimento de mesênquima e ectoderme superficial. **D**, **F** e **H.** Secções do olho em desenvolvimento, ilustrando os estágios sucessivos no desenvolvimento do cálice óptico e da vesícula do cristalino. **E.** Vista lateral do encéfalo de um embrião de aproximadamente 32 dias, mostrando a aparência externa do cálice óptico. **G.** Secção transversal do pedículo óptico, mostrando a fissura retiniana e seu conteúdo. Note que as bordas da fissura retiniana estão crescendo juntas, completando, assim, o cálice óptico e fechando a artéria e veia centrais da retina no interior do pedículo e cálice ópticos.

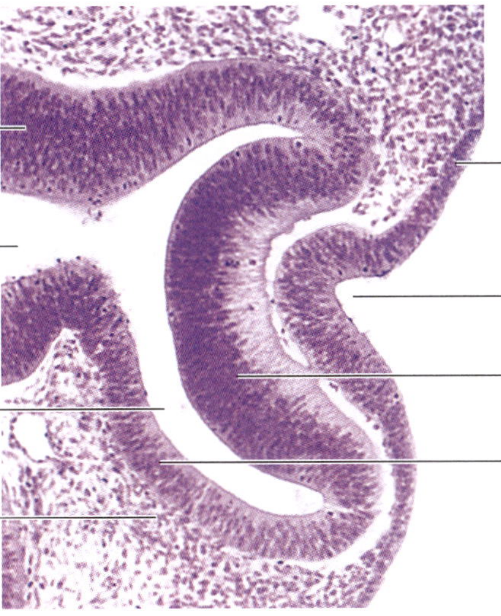

Figura 17.2 Fotomicrografia de uma secção sagital do olho de um embrião (200×) de aproximadamente 32 dias. Observe o primórdio do cristalino (placoide do cristalino invaginado), as paredes do cálice óptico (primórdio da retina) e o pedículo óptico (primórdio do nervo óptico). (De Moore KL, Persaud TVN, Shiota K: *Color atlas of clinical embryology*, ed 2, Philadelphia, 2000, Saunders.)

Descolamento da retina

Esse defeito acontece quando as camadas interna e externa do cálice óptico não se fusionam corretamente durante o período fetal para formar a retina e obliterar o espaço intrarretiniano (ver Figuras 17.3 e 17.5). A separação das camadas neural e pigmentada pode ser parcial ou completa. O descolamento da retina pode resultar de taxas desiguais do crescimento das duas camadas da retina; como consequência, as camadas do cálice óptico não estão perfeitamente posicionadas. Embora separada do epitélio pigmentado da retina, a retina neural conserva seu suprimento sanguíneo (artéria central da retina). Normalmente, o epitélio pigmentado da retina se torna firmemente fixado à coroide, porém essa fixação à retina neural não é firme, portanto o descolamento de retina não é incomum.

Coloboma da retina

O coloboma da retina é um defeito congênito que é caracterizado por uma lacuna localizada na retina, geralmente inferior ao disco óptico. Um coloboma típico resulta do fechamento defeituoso da fissura retiniana.

Coloboma da íris

Em crianças, esse defeito congênito na porção inferior da íris ou da margem pupilar dá à pupila uma aparência de buraco de fechadura (Figura 17.6). O coloboma pode estar limitado à íris ou se estender mais profundamente e afetar o corpo ciliar e a retina. Um coloboma típico *resulta da falha do fechamento da fissura retiniana* durante a sexta semana. O defeito pode ser determinado geneticamente ou pode ser causado por fatores ambientais. O coloboma simples da íris é frequentemente hereditário e é transmitido como uma característica autossômica dominante.

Desenvolvimento da coroide e da esclera

O mesênquima que reveste o cálice óptico se diferencia em uma camada vascular interna – a **coroide** – e em uma camada fibrosa externa – a **esclera** (ver Figuras 17.5 C e 17.7). Na borda do cálice óptico, a coroide forma os núcleos dos **processos ciliares**, constituídos principalmente de capilares sustentados por um tecido conjuntivo delicado.

Desenvolvimento do corpo ciliar

O corpo ciliar é uma extensão cuneiforme da **coroide** (ver Figura 17.5 C e D). Sua superfície medial se projeta em direção ao cristalino, formando os **processos ciliares**. A porção pigmentada do epitélio ciliar é derivada da camada externa do cálice óptico, que está contínua com o epitélio pigmentado da retina. A **retina não visual** é o epitélio ciliar não pigmentado, que representa um prolongamento anterior da retina neural, no qual nenhum elemento neural se desenvolve. O **músculo ciliar** liso é responsável pelo foco do cristalino e pelo tecido conjuntivo no corpo ciliar. Desenvolve-se a partir do mesênquima da borda do cálice óptico, entre a condensação escleral anterior e o epitélio pigmentado ciliar.

Desenvolvimento da íris

A íris se desenvolve a partir da borda do **cálice óptico**, que cresce para dentro e cobre parcialmente o cristalino (ver Figura 17.5 D). O epitélio da íris representa ambas as camadas do cálice óptico; está contínuo com o epitélio de camada dupla do **corpo ciliar**, com o epitélio pigmentado retiniano e com a retina neural. O arcabouço (estroma) do tecido conjuntivo da íris é derivado das células da crista neural que migram para a íris. Os **músculos dilatador da pupila** e **esfíncter da pupila** da íris são derivados da *neuroectoderme do cálice óptico*. Esses músculos lisos resultam da transformação das células epiteliais em células musculares lisas.

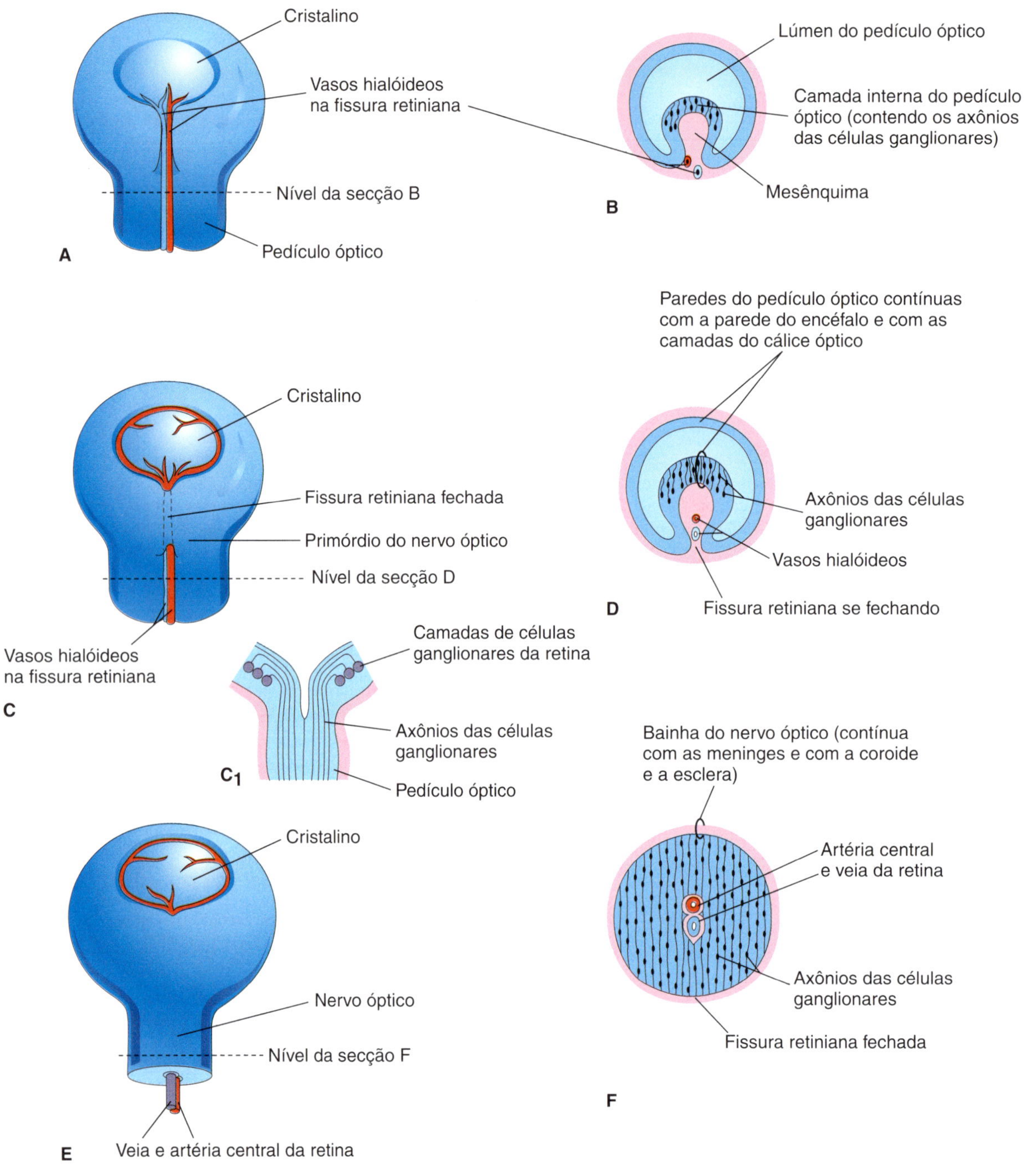

Figura 17.3 Ilustrações do fechamento da fissura retiniana e da formação do nervo óptico. **A**, **C** e **E.** Vistas da superfície inferior do cálice e pedículo ópticos, mostrando os estágios progressivos do fechamento da fissura retiniana. **C_1.** Desenho de uma secção longitudinal de uma parte do cálice e do pedículo ópticos, mostrando o disco óptico e os axônios das células ganglionares da retina crescendo através do pedículo óptico até o encéfalo. **B**, **D** e **F.** Secções transversais do pedículo óptico mostrando os estágios sucessivos do fechamento da fissura retiniana e da formação do nervo óptico. Note que o lúmen do pedículo óptico é gradualmente obliterado conforme os axônios das células ganglionares se acumulam na camada interna do pedículo óptico enquanto o nervo óptico se forma.

Desenvolvimento do cristalino

O cristalino desenvolve-se a partir da **vesícula do cristalino**, um derivado da ectoderme superficial (ver Figura 17.1 F e H). A parede anterior da vesícula do cristalino se torna o **epitélio** subcapsular **do cristalino** (ver Figura 17.5 C). Os núcleos das células colunares altas que formam a parede posterior da vesícula do cristalino sofrem dissolução. Essas células se alongam consideravelmente para formar células epiteliais altamente transparentes, as **fibras primárias do cristalino**. À medida que essas fibras crescem, obliteram gradualmente a cavidade da vesícula do cristalino (Figura 17.8; ver Figuras 17.5 A a C e 17.7). A borda do cristalino – a **zona equatorial** – está localizada a meio caminho entre os polos anterior e posterior do cristalino. As células da zona equatorial são cuboides; conforme se

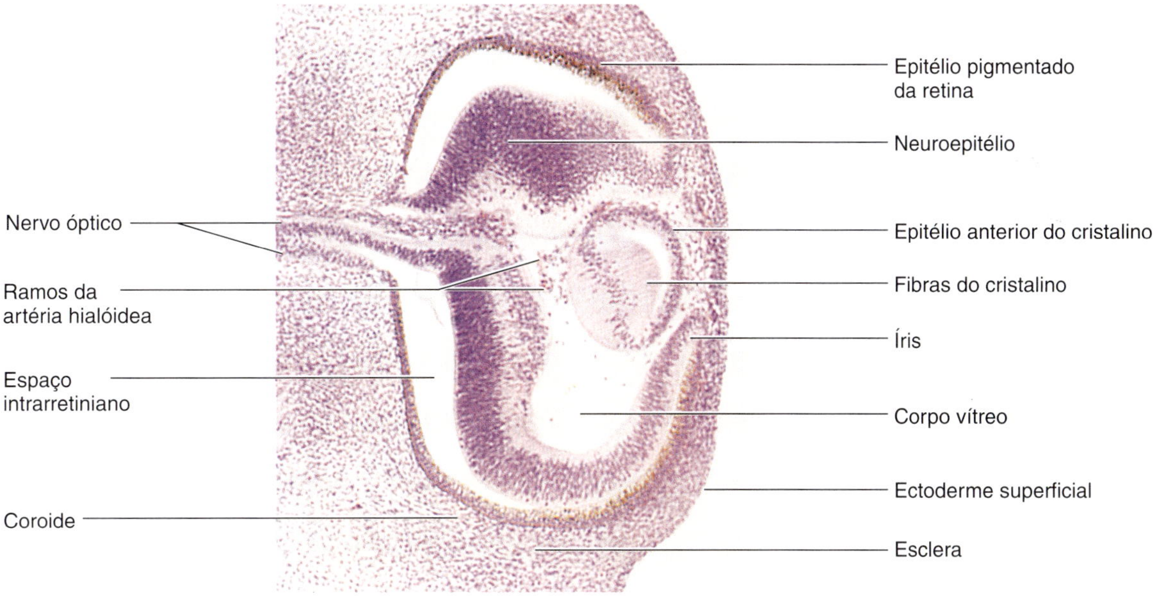

Figura 17.4 Fotomicrografia de uma secção sagital do olho de um embrião (100×) de aproximadamente 44 dias. Observe que é a parede posterior da vesícula do cristalino que forma as fibras do cristalino. A parede anterior não sofre uma mudança apreciável à medida que se transforma no epitélio anterior do cristalino. (De Nishimura H, editor: *Atlas of human prenatal histology*, Tokyo, 1983, Igaku-Shoin.)

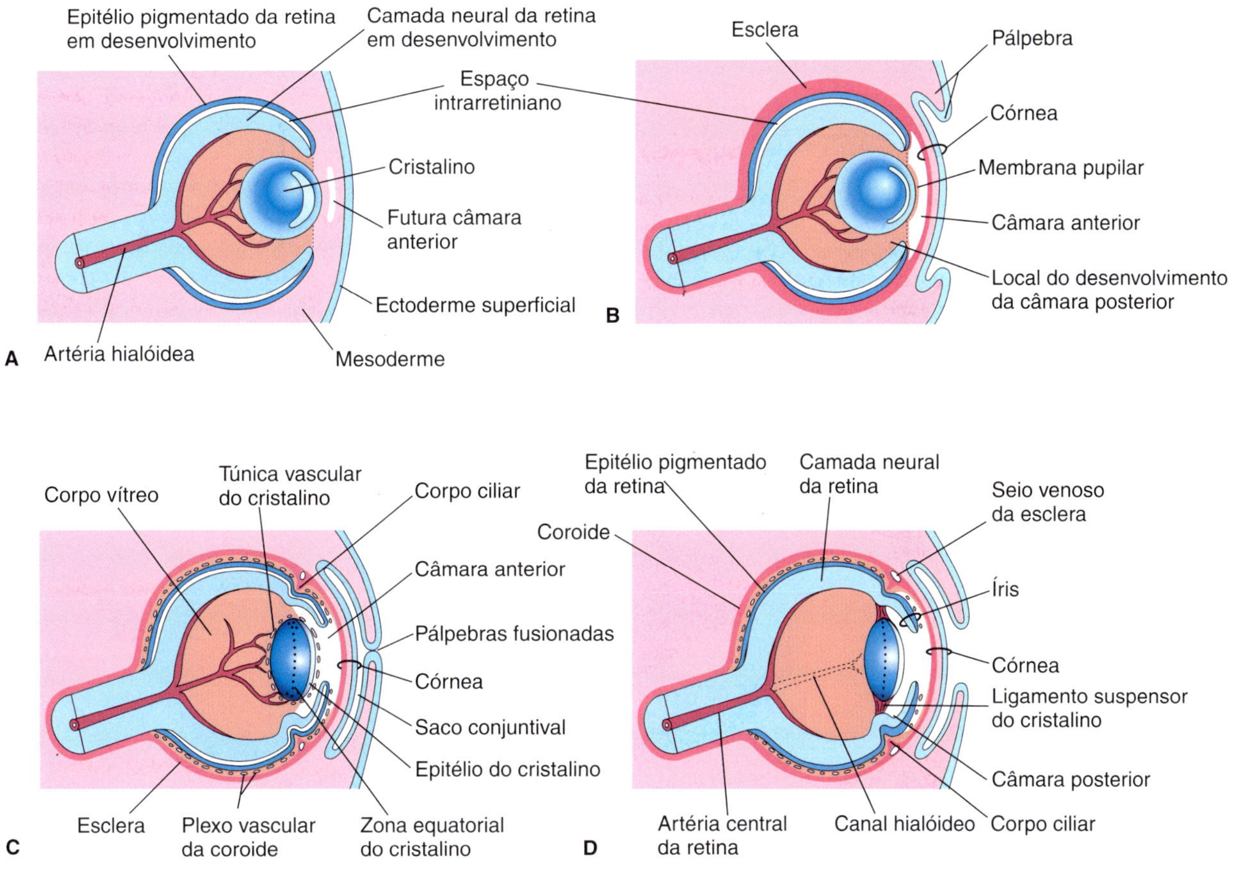

Figura 17.5 Desenhos de secções sagitais do olho, mostrando estágios sucessivos do desenvolvimento do cristalino, da retina, da íris e da córnea. **A.** Com 5 semanas. **B.** Com 6 semanas. **C.** Com 20 semanas. **D.** Recém-nascido. Note que a retina e o nervo óptico são formados a partir do cálice óptico e do pedículo óptico (ver Figura 17.1 D).

alongam, perdem os núcleos e tornam-se as **fibras secundárias do cristalino** (Figura 17.8). Essas fibras são acrescentadas do lado externo das fibras primárias do cristalino. *A formação do cristalino envolve a expressão de L-Maf (Maf específica do cristalino) e outros fatores de transcrição no placoide e na vesícula do cristalino. Os fatores de transcrição Pitx3 e GAT-3 também são essenciais para a essa formação.*

Embora as fibras secundárias continuem a se formar durante a vida adulta e, como consequência, o cristalino aumente em diâmetro, as fibras primárias precisam durar a vida toda. O cristalino em desenvolvimento é irrigado pela parte distal da **artéria hialóidea** (ver Figuras 17.4 e 17.5); entretanto, torna-se avascular no período fetal, quando essa parte da artéria hialóidea se degenera (ver Figura 17.5 D). Depois, o cristalino passa a depender da difusão do **humor aquoso (fluido aquoso)** na câmara anterior do olho (ver Figura 17.5 C), que banha sua **superfície** anterior, e do humor vítreo nas outras partes. A **cápsula do cristalino** é produzida por seu epitélio anterior e representa uma membrana basal bastante espessa de estrutura lamelar. O local original da **artéria hialóidea** é indicado pelo **canal hialóideo** no corpo vítreo (ver Figura 17.5 D); esse canal é geralmente imperceptível no olho vivo.

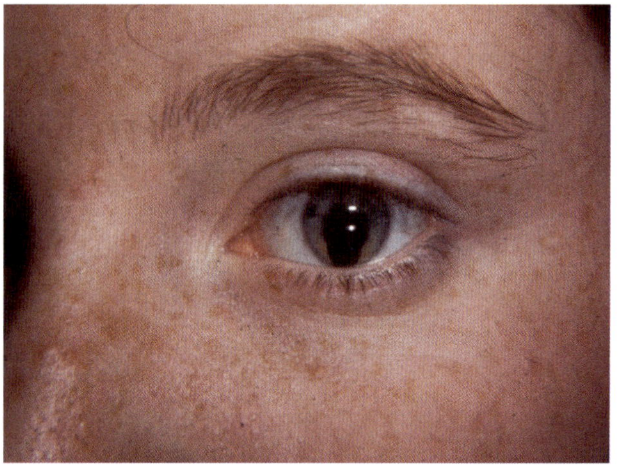

Figura 17.6 Coloboma da íris esquerda. Observe o defeito na parte inferior da íris (na posição de 6 horas do relógio). O defeito representa falha da fusão da fissura retiniana. (De Guercio J, Martyn L: Congenital malformations of the eye and orbit, *Otolaryngol Clin North Am* 40(1):113, 2007.)

O **corpo vítreo** se forma dentro da cavidade do cálice óptico (ver Figuras 17.4 e 17.5 C) e é constituído pelo **humor vítreo**, uma massa avascular de substância intercelular e transparente, semelhante a um gel.

Persistência da artéria hialóidea

A parte distal da artéria hialóidea normalmente se degenera, enquanto a parte proximal se transforma na artéria central da retina (ver Figura 17.5 C e D). Se a parte da artéria hialóidea persistir distalmente, pode parecer um vaso não funcional, que se desloca livremente, uma estrutura vermiforme que se projeta a partir do disco óptico (ver Figura 17.3 C) ou um delicado filamento que atravessa o corpo vítreo. Em outros casos, os resquícios da artéria hialóidea formam um cisto.

Desenvolvimento das câmaras aquosas

A **câmara anterior do olho** se desenvolve a partir de um espaço semelhante a uma fenda que se forma no mesênquima localizado entre o cristalino em desenvolvimento e a córnea (ver Figuras 17.5 A e 17.8). A **câmara posterior do olho** se desenvolve a partir de um espaço que se forma no mesênquima posterior à íris em desenvolvimento e anterior ao cristalino em desenvolvimento (ver Figura 17.5 D). Depois que o cristalino é estabelecido, ele induz a ectoderme superficial a se desenvolver no epitélio da córnea e conjuntiva. Quando a **membrana pupilar** desaparece (ver Figura 17.5 B) e a pupila se

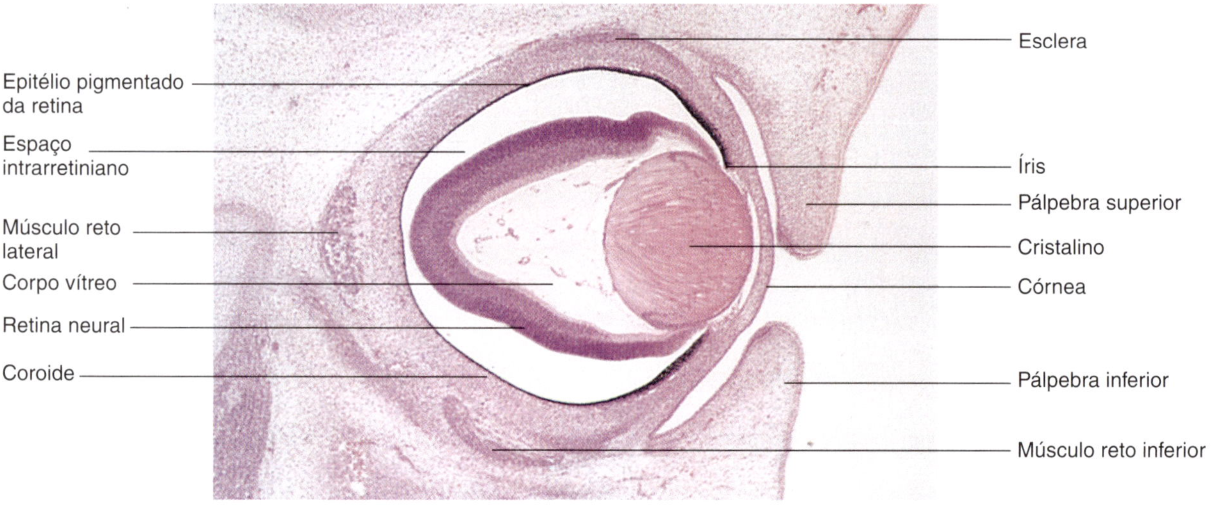

Figura 17.7 Fotomicrografia de uma secção sagital do olho de um embrião (50×) com aproximadamente 56 dias. Observe a retina neural em desenvolvimento e a camada pigmentada da retina. O grande espaço intrarretiniano desaparece quando essas duas camadas da retina se fusionam. (De Moore KL, Persaud TVN, Shiota K: *Color atlas of clinical embryology*, ed 2, Philadelphia, 2000, Saunders.)

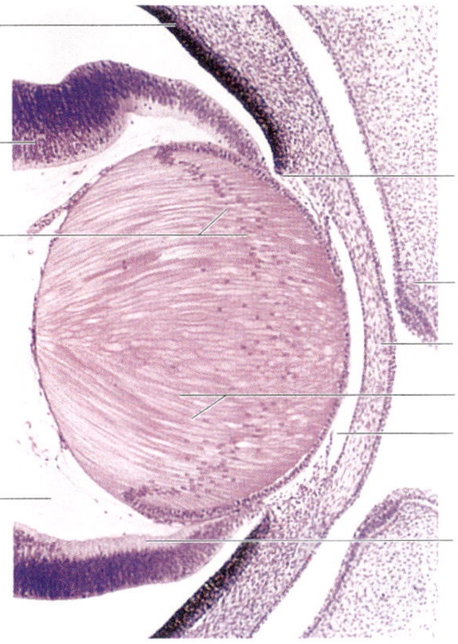

Figura 17.8 Fotomicrografia da secção sagital de uma porção do olho em desenvolvimento de um embrião com aproximadamente 56 dias. Observe que as fibras do cristalino já se alongaram e obliteraram a cavidade da vesícula do cristalino. (De Moore KL, Persaud TVN, Shiota K: *Color atlas of clinical embryology*, ed 2, Philadelphia, 2000, Saunders.)

forma, as câmaras anterior e posterior do olho se comunicam uma com a outra por meio do **seio venoso da esclera** (ver Figura 17.5 D). Essa estrutura vascular circunda a câmara anterior e permite que o humor aquoso flua da câmara anterior para o sistema venoso.

Glaucoma congênito

A tensão intraocular em recém-nascidos (elevação anormal da pressão intraocular) acontece devido a um desequilíbrio entre a produção do humor aquoso e sua drenagem. Esse desequilíbrio pode resultar do desenvolvimento anormal do **seio venoso da esclera** (ver Figura 17.5 D). O glaucoma congênito (presente ao nascimento) é geneticamente **heterogêneo**, porém a condição pode resultar de infecção por rubéola no feto durante o início da gravidez (ver Capítulo 19, *Defeitos Congênitos em Seres Humanos*, Figura 19.16 B). Já foi demonstrado que o gene *CYP1B1* é responsável pela maioria dos casos de glaucoma congênito primário.

Catarata congênita

Nesse defeito congênito, o cristalino é opaco e frequentemente parece branco-acinzentado. Sem tratamento, resulta em cegueira. Várias opacificações do cristalino são herdadas, sendo a transmissão dominante mais comum que a recessiva ou a ligada a sexo. Algumas cataratas congênitas são causadas por agentes teratogênicos – particularmente o **vírus da rubéola** (ver Capítulo 19, *Defeitos Congênitos em Seres Humanos*, Figura 19.16 A) – que afetam o desenvolvimento inicial do cristalino. O cristalino é vulnerável ao vírus da rubéola entre a quarta e a sétima semana, quando as fibras primárias do cristalino estão se formando. Agentes físicos, como a **radiação**, também podem danificar o cristalino e produzir catarata (ver Capítulo 19, *Defeitos Congênitos em Seres Humanos*).

Desenvolvimento da córnea

A córnea, induzida pela vesícula do cristalino, é formada a partir de três fontes:

- O epitélio externo da córnea, derivado da **ectoderme superficial**
- O **mesênquima**, derivado da mesoderme, que é contínuo com a esclera em desenvolvimento
- As **células da crista neural** que migram da borda do cálice óptico e formam o epitélio da córnea, além da camada média do estroma de matriz extracelular rica em colágeno.

Ptose congênita da pálpebra

A queda das pálpebras superiores ao nascimento é relativamente comum. A **ptose (blefaroptose)** pode resultar da distrofia do **músculo levantador da pálpebra superior**. A ptose congênita acontece mais raramente como resultante de lesão pré-natal ou **distrofia** (atrofia) da divisão superior do **nervo oculomotor** (NC III), que inerva esse músculo. A ptose congênita também pode ser transmitida como um traço autossômico dominante. A ptose grave pode interferir no desenvolvimento da visão normal e pode necessitar de tratamento cirúrgico.

Coloboma da pálpebra

Esse defeito congênito é caracterizado por uma fenda pequena na pálpebra superior; o coloboma na pálpebra inferior é raro. Os **colobomas palpebrais** parecem resultar de distúrbios locais de desenvolvimento na formação e no crescimento das pálpebras.

Desenvolvimento das pálpebras

As pálpebras se desenvolvem durante a sexta semana a partir do mesênquima derivado das células da crista neural e de duas pregas cutâneas que crescem sobre a córnea (ver Figura 17.5 B). As pálpebras aderem uma à outra durante a oitava semana e permanecem aderidas até a 26ª ou 28ª semana (ver Figura 17.5 C). A **conjuntiva palpebral** reveste a superfície interna das pálpebras. Os **cílios** e as **glândulas** nas pálpebras são derivados da ectoderme superficial (ver Capítulo 18, *Sistema Tegumentar*). O tecido conjuntivo e as **placas tarsais** (**placas fibrosas nas pálpebras**) se desenvolvem a partir do mesênquima nas pálpebras em desenvolvimento. O ***músculo orbicular dos olhos*** é derivado do mesênquima do segundo arco faríngeo (ver Capítulo 10, *Aparato Faríngeo, Face e Pescoço*) e é inervado pelo nervo facial (nervo craniano [NC] VII).

Desenvolvimento das glândulas lacrimais

As glândulas lacrimais são derivadas de vários brotos sólidos que se formam a partir da ectoderme superficial. Os brotos se ramificam e canalizam para formar os **ductos excretores lacrimais** e os alvéolos das glândulas. As **glândulas lacrimais** são pequenas ao nascimento e não funcionam completamente até aproximadamente 6 semanas; portanto, os recém-nascidos não produzem lágrimas quando choram. As lágrimas geralmente não são produzidas ao chorar até o período de 1 a 3 meses.

18 Desenvolvimento das orelhas

As orelhas são compostas de partes anatômicas externa, média e interna. As partes externa e média regulam a transferência das ondas sonoras do exterior para as orelhas internas, que convertem as ondas sonoras em impulsos nervosos. As orelhas internas são responsáveis pela audição e pelo equilíbrio.

Desenvolvimento das orelhas internas

As orelhas internas são as primeiras das três partes das orelhas a se desenvolverem. No início da quarta semana, um espessamento da ectoderme superficial – o **placoide ótico** – aparece de cada lado do embrião, ao nível da região caudal do rombencéfalo (Figura 17.9 A e B). Influências indutoras a partir da notocorda e da mesoderme paraxial estimulam a ectoderme superficial a formar os **placoides óticos**. *Fatores de crescimento de fibroblastos iniciam a especificação dos progenitores ótico-epibranquiais na região pré-placoidal. O desenvolvimento posterior do placoide ótico envolve proliferação associada ao gene* Pa2 GH4, *fatores de transcrição Fox 1/3, Dlx, Pax2/8 e também as vias Wnt e Notch.* Cada placoide ótico invagina e penetra profundamente na ectoderme superficial até o mesênquima subjacente, formando a **fosseta ótica** (Figura 17.9 C). As bordas da fosseta se juntam e se fusionam para formar uma **vesícula ótica** (Figura 17.9 D e E). A vesícula logo perde sua conexão com a ectoderme superficial; um divertículo cresce a partir da vesícula e se alonga para formar o **ducto** e o **saco endolinfáticos** (Figura 17.10 A a E). Duas regiões da vesícula ótica são visíveis:

- Parte **utricular** dorsal, a partir da qual surgem os pequenos ductos endolinfáticos, o utrículo, e os ductos semicirculares
- Parte **sacular** ventral, que dá origem aos sáculos e ductos cocleares.

Três divertículos semelhantes a discos crescem para fora da parte utricular do **labirinto membranoso primitivo**. Logo as partes centrais desses divertículos se fusionam e desaparecem (ver Figura 17.10 B a E). As partes periféricas não fusionadas dos divertículos tornam-se os **ductos semicirculares**, que estão ligados ao utrículo e, posteriormente, ficam contidos nos **canais semicirculares** do **labirinto ósseo**. Dilatações localizadas, as **ampolas**, desenvolvem-se em uma das extremidades de cada ducto semicircular (ver Figura 17.10 E). Áreas receptoras especializadas – as **cristas ampulares** – diferenciam-se nas ampolas, no utrículo e no sáculo (mácula do utrículo e mácula do sáculo).

Da parte sacular ventral da vesícula ótica, um divertículo tubular – o **ducto coclear** – cresce e se espiraliza para formar a **cóclea membranosa** (ver Figura 17.10 C a E). Uma conexão da cóclea com o sáculo – o **ducto de união** (**ducto *reuniens***) – logo se forma. O **órgão em espiral** se diferencia a partir das células da parede do ducto coclear (ver Figura 17.10 F a I). Células ganglionares do **nervo vestibulococlear** (NC VIII) migram ao longo das espirais da cóclea membranosa e formam o **gânglio em espiral**. Os processos neurais se estendem a partir desse gânglio até o órgão em espiral, onde terminam nas **células ciliadas**. As células do gânglio em espiral mantêm a sua condição bipolar embrionária.

Influências indutivas provenientes da vesícula ótica estimulam o mesênquima ao seu redor a se diferenciar em uma **cápsula ótica cartilaginosa** (ver Figura 17.10 F), que posteriormente se ossifica para formar o **labirinto ósseo** da orelha interna. *O ácido retinoico e o fator de crescimento transformante β_1 desempenham um papel na modulação da interação epitélio-mesenquimal na orelha interna e no direcionamento da formação da cápsula ótica.*

À medida que o labirinto membranoso aumenta de tamanho, surgem vacúolos na cápsula ótica cartilaginosa que logo se coalescem para formar o **espaço perilinfático**. O labirinto membranoso está agora suspenso na **perilinfa** (líquido do espaço perilinfático). O espaço perilinfático, relacionado ao ducto coclear, desenvolve-se em duas divisões, a **escala timpânica** e a **escala vestibular** (ver Figura 17.10 H e I). A orelha interna atinge o tamanho e a forma adulta na metade do período fetal (20 a 22 semanas), e a audição funcional acontece aproximadamente por volta da semana 26.

Desenvolvimento das orelhas médias

O desenvolvimento do **recesso tubotimpânico** (Figura 17.11 B) da primeira bolsa faríngea está descrito no Capítulo 10, *Aparato Faríngeo, Face e Pescoço*. A parte proximal do recesso forma a **tuba faringotimpânica** (tuba auditiva). A parte distal do recesso se expande e se transforma na **cavidade timpânica** (Figura 17.11 C), que gradualmente envolve os pequenos ossos das orelhas médias – os **ossículos auditivos** (martelo, bigorna e estribo) –, seus tendões e ligamentos e o **nervo da corda timpânica**. A ossificação dos ossículos auditivos começa na semana 16 e se completa por volta da semana 26.

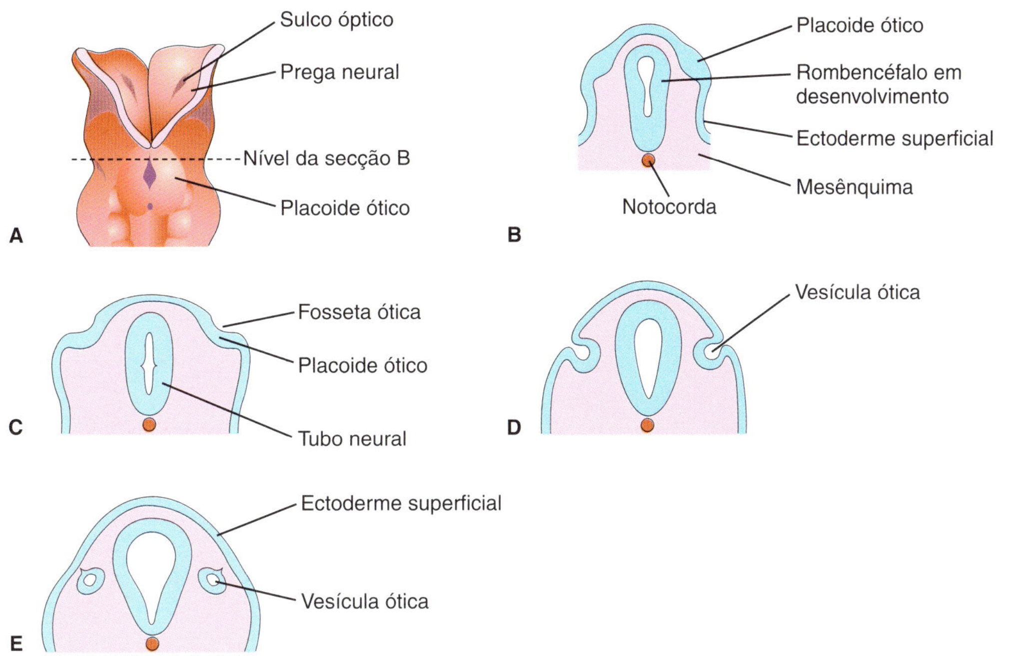

Figura 17.9 Desenhos ilustrando a fase inicial do desenvolvimento da orelha interna. **A.** Vista dorsal de um embrião de aproximadamente 22 dias, mostrando os placoides óticos. **B** a **E.** Esquemas de secções coronais ilustrando os estágios sucessivos do desenvolvimento das vesículas óticas.

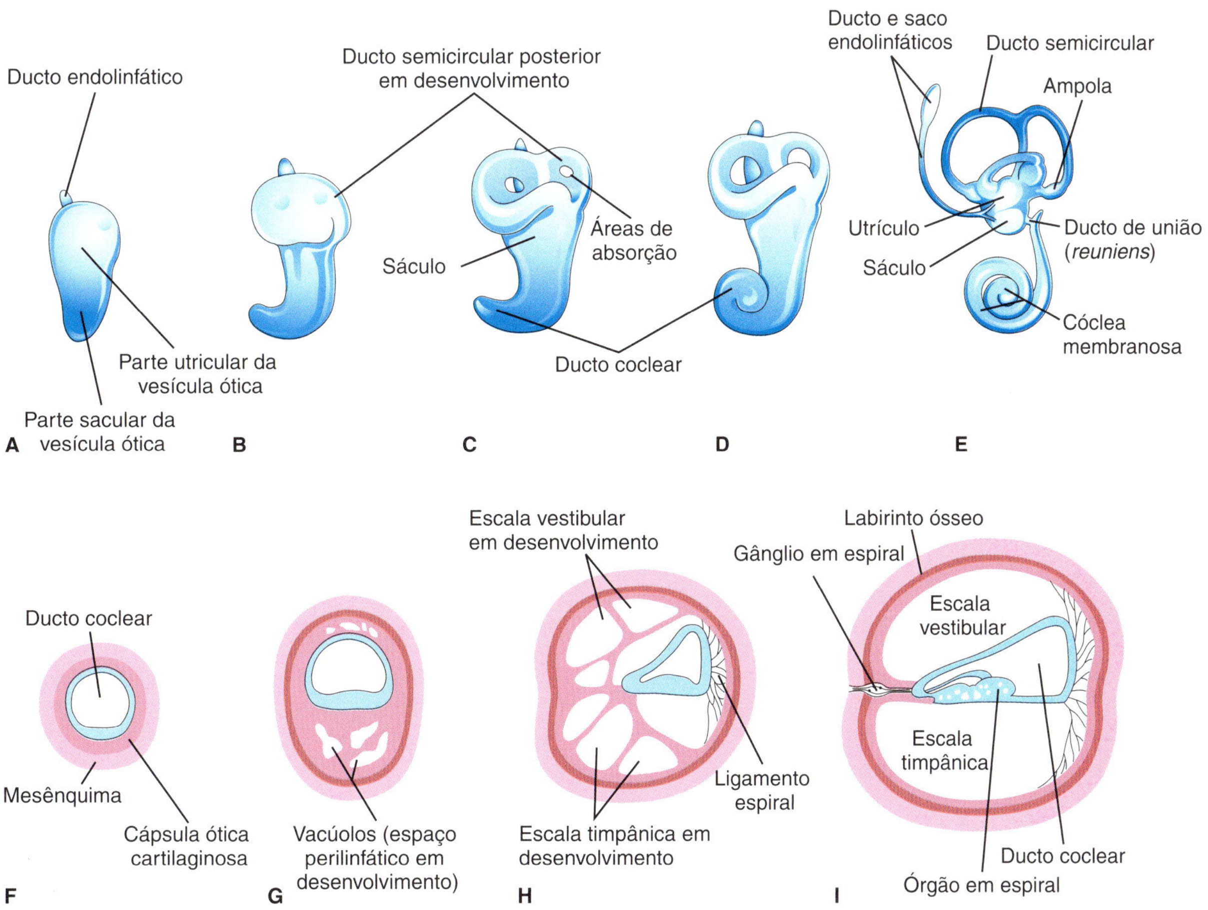

Figura 17.10 Desenhos das vesículas óticas que mostram o desenvolvimento dos labirintos membranoso e ósseo da orelha interna. **A** a **E.** Vistas laterais que mostram estágios sucessivos no desenvolvimento da vesícula ótica em labirinto membranoso da quinta à oitava semana. **A** a **D.** Desenhos ilustrando o desenvolvimento de um ducto semicircular. **F** a **I.** Secções através do ducto coclear mostrando estágios sucessivos no desenvolvimento do órgão em espiral e do espaço perilinfático da 8ª à 20ª semana.

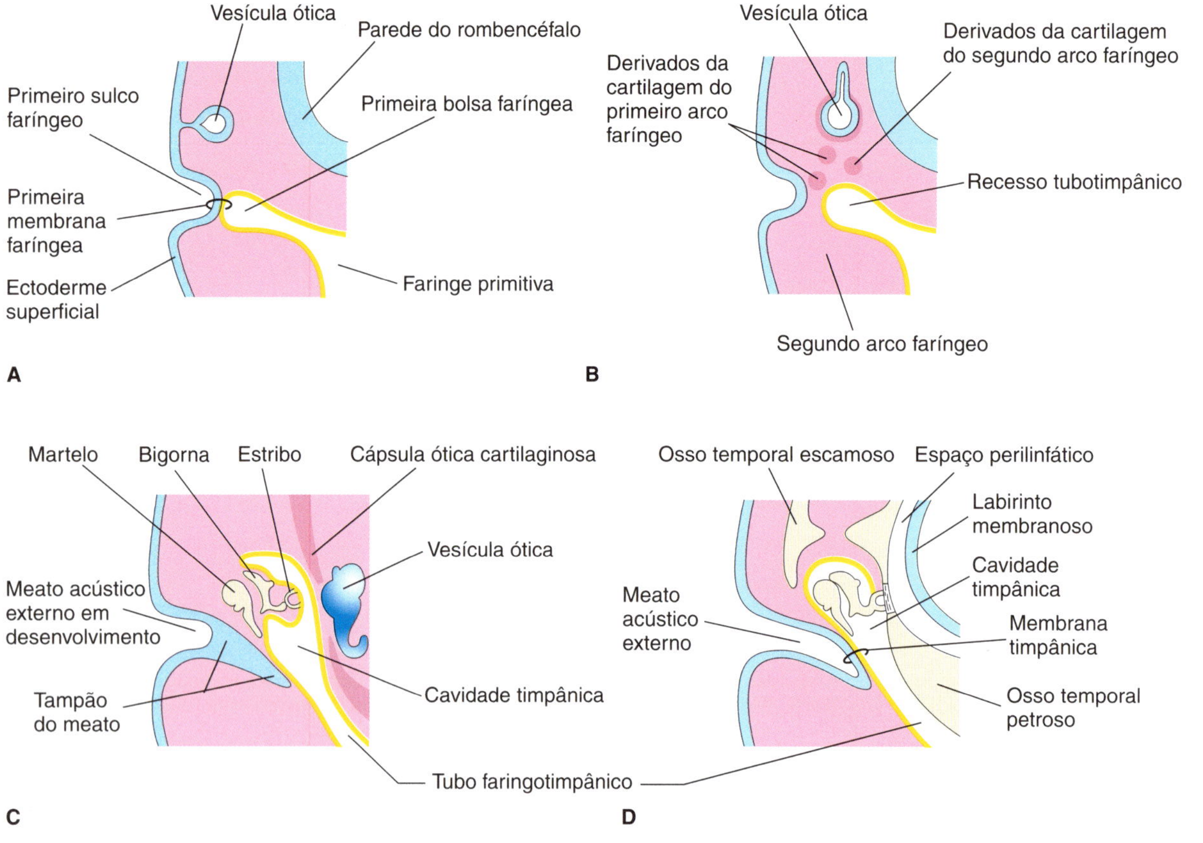

Figura 17.11 Desenhos ilustrando o desenvolvimento das partes externa e média da orelha. Observe a relação dessas partes da orelha com a vesícula ótica, o primórdio da orelha interna. **A.** Em 4 semanas, ilustrando a relação entre a vesícula ótica e o aparelho faríngeo. **B.** Em 5 semanas, mostrando o recesso tubotimpânico e as cartilagens dos arcos faríngeos. **C.** Estágio final mostrando o recesso tubotimpânico (a futura cavidade timpânica e o antro mastóideo) começando a envolver os ossículos. **D.** Estágio final do desenvolvimento da orelha mostrando a relação entre a orelha média com o espaço perilinfático e o meato acústico externo. Note que a membrana timpânica se desenvolve a partir das três camadas germinativas: da ectoderme superficial, do mesênquima e da endoderme do recesso tubotimpânico.

Essas estruturas recebem um revestimento epitelial completo que é derivado das células da crista neural e da endoderme. As células da crista neural sofrem transformação epitélio-mesenquimal. Um organizador do tipo epitelial, localizado na extremidade do recesso tubotimpânico, provavelmente desempenha um papel no desenvolvimento inicial da cavidade da orelha média por meio da indução de morte celular programada – **apoptose**. A cavitação começa no terceiro mês e está completa por volta do oitavo. O martelo e a bigorna se desenvolvem a partir da cartilagem do primeiro arco faríngeo. O estribo tem múltiplas origens. A cabeça e as cristas são formadas a partir das células da crista neural. O limite externo da placa do assoalho é de origem mesenquimal, enquanto o anel interno é derivado de células da crista neural. O **músculo tensor timpânico**, acoplado ao martelo, é derivado do mesênquima no primeiro arco faríngeo, e o **músculo estapédio** (**do estribo**) é derivado do segundo arco faríngeo.

Durante o final do período fetal, a expansão da **cavidade timpânica** dá origem ao **antro mastóideo**, localizado no osso temporal. O antro é quase do tamanho do antro adulto ao nascimento; contudo, *nenhuma célula mastóidea está presente nos recém-nascidos*. Por volta dos 5 anos de idade, as células mastóideas já estão bem desenvolvidas e produzem as projeções cônicas dos ossos temporais, os **processos mastóideos**. A orelha média continua a crescer durante a puberdade.

Desenvolvimento das orelhas externas

O **meato acústico externo**, a passagem da orelha externa que leva à membrana timpânica (tímpano), desenvolve-se a partir da parte dorsal do primeiro sulco faríngeo. As células ectodérmicas no inferior desse tubo proliferam para formar uma placa epitelial maciça, o **tampão do meato** (ver Figura 17.11 C). No final do período fetal, as células centrais desse tampão se degeneram, formando uma cavidade que se transforma na parte interna do meato acústico externo (ver Figura 17.11 D).

O primórdio da **membrana timpânica** é a primeira membrana faríngea, que separa o primeiro sulco faríngeo da primeira bolsa faríngea (ver Figura 17.11 A). O revestimento externo da membrana timpânica é derivado da ectoderme superficial, enquanto o revestimento interno é derivado da endoderme do recesso tubotimpânico.

A **aurícula** (pavilhão auricular), que se projeta do lado da cabeça, desenvolve-se a partir das proliferações mesenquimais no primeiro e segundo arcos faríngeos. As proeminências – **saliências auriculares** – revestem o primeiro sulco faríngeo (Figura 17.12 A). Conforme as aurículas crescem, a contribuição do primeiro arco é reduzida e forma o trago (ou trágus; Figura 17.12 B a D). O **lóbulo** (lóbulo da orelha) é a última parte a se desenvolver. *O gene HOXA2 parece ser essencial para o desenvolvimento do pavilhão auricular,* que obtém sua estrutura adulta em 22 semanas. Está inicialmente localizado na base do pescoço (Figura 17.12 A e B). À medida que a mandíbula se desenvolve, as orelhas assumem sua posição normal ao lado da cabeça, como resultado do crescimento diferencial da cabeça e do pescoço (Figura 17.12 C e D).

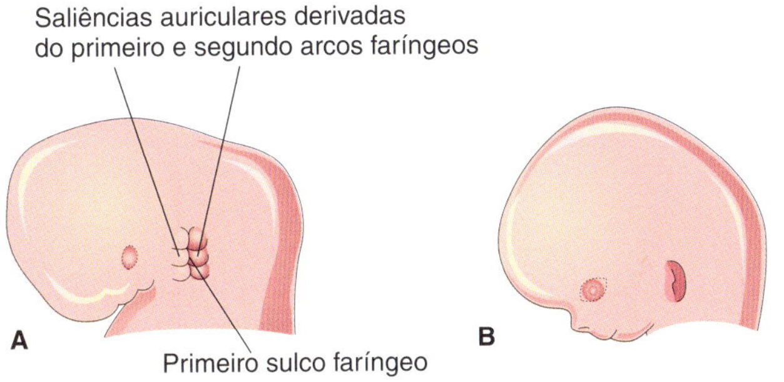

Figura 17.12 Ilustração do desenvolvimento do pavilhão auricular, a parte da orelha externa que não fica dentro da cabeça. **A.** Em 6 semanas. Note que três saliências auriculares estão localizadas no primeiro arco faríngeo e três estão no segundo arco. **B.** Em 8 semanas. **C.** Em 10 semanas. **D.** Em 32 semanas.

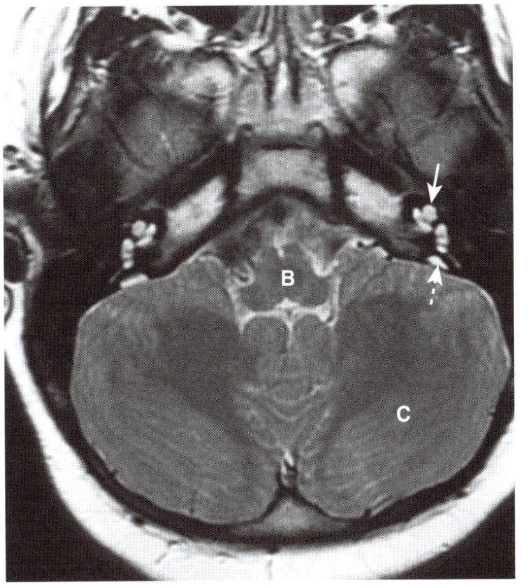

Figura 17.13 Imagem por ressonância magnética de uma criança com 5 anos de idade demonstrando aumento do aqueduto vestibular e do ducto endolinfático (*seta pontilhada*). Note também a cóclea (*seta sólida*), o bulbo (*B*) e o cerebelo (*C*). (Cortesia de Dr. G. Smyser, Altru Health System, Grand Forks, North Dakota.)

Perda auditiva congênita

Aproximadamente 1,3 a cada 1.000 recém-nascidos apresenta perda auditiva significativa. A surdez pode ser resultado do mau desenvolvimento do aparelho condutor do som das orelhas média e externa ou das estruturas neurossensoriais da orelha interna. O *aumento do aqueduto vestibular e do ducto endolinfático* é o defeito congênito da orelha mais comum em crianças com perda auditiva (Figura 17.13). Esse defeito é tipicamente bilateral e é uma **condição autossômica recessiva**.

A **infeção por rubéola** durante o período crítico (quarta semana) do desenvolvimento da orelha interna pode causar mau desenvolvimento do órgão em espiral e surdez. A infecção fetal por citomegalovírus também é uma causa importante da perda auditiva neurossensorial. A **fixação congênita do estribo** causa surdez condutiva em um ouvido normal. A falha de diferenciação do ligamento anular, que liga a base do estribo à janela oval, resulta na fixação do estribo ao labirinto ósseo e na perda da condução sonora.

Anomalias auriculares

Os defeitos graves da orelha externa são raros, porém as deformidades menores são comuns e podem servir como indicativos de um padrão específico de defeitos congênitos. Por exemplo, os pavilhões auriculares frequentemente são de implantação baixa e formato anormal em crianças com **síndromes cromossômicas**, como a trissomia do 18 (ver Capítulo 19, *Defeitos Congênitos em Seres Humanos*), e em crianças afetadas pela ingestão materna de certos medicamentos (p. ex., trimetadiona).

Apêndices auriculares

Os apêndices auriculares (apêndices cutâneos) são comuns e podem resultar do desenvolvimento de **saliências auriculares acessórias** (Figura 17.14). Os apêndices geralmente surgem em posição anterior ao pavilhão auricular, mais frequentemente unilateral que bilateralmente. Os apêndices, muitas vezes com pedículos estreitos, são constituídos de pele, porém também podem conter um pouco de cartilagem.

Microtia

A microtia (um pavilhão auricular pequeno ou rudimentar) resulta da interrupção da proliferação mesenquimal (ver Figura 17.14). Esse defeito frequentemente serve como um indicador de defeitos congênitos associados, como a **atresia (ausência de abertura)** do meato acústico externo (80% dos casos) e anomalias da orelha média. A causa pode ser tanto genética como ambiental.

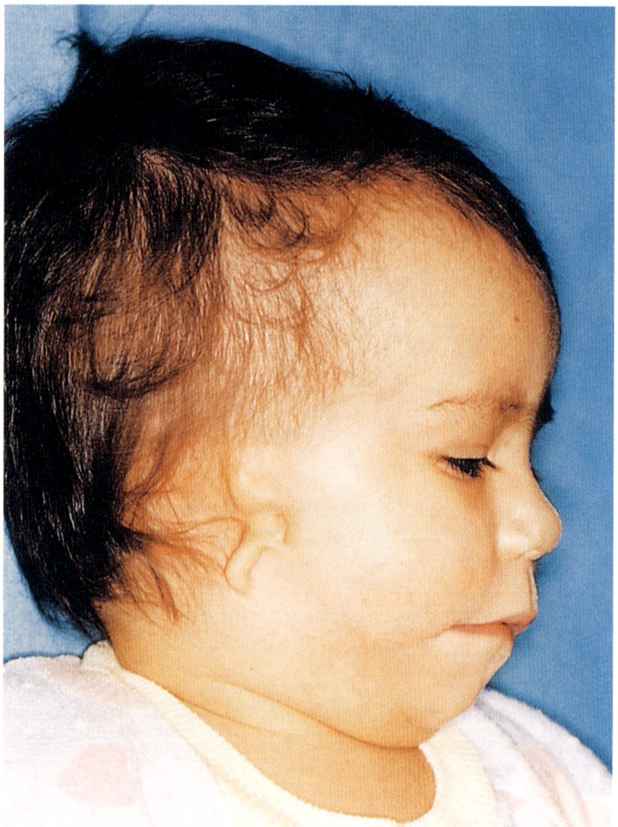

Figura 17.14 Criança com pavilhão rudimentar (microtia) e apêndice pré-auricular. Ela também apresenta vários outros defeitos congênitos, como ausência do meato acústico externo. (Cortesia de A. E. Chudley, MD, Section of Genetics and Metabolism, Department of Pediatrics and Child Health, Children's Hospital, University of Manitoba, Winnipeg, Manitoba, Canada.)

Seios pré-auriculares

Seios cutâneos rasos, semelhantes a fossetas, estão ocasionalmente localizados anteriormente ao pavilhão auricular (ver Figura 10.9 D). Esses seios geralmente têm uma abertura externa puntiforme. Alguns seios contêm uma massa cartilaginosa vestigial. Esses defeitos estão provavelmente relacionados ao desenvolvimento anormal das saliências auriculares e ao fechamento defeituoso da parte dorsal do primeiro sulco faríngeo. Os *seios pré-auriculares* são familiares e frequentemente bilaterais. Podem estar associados a defeitos internos, como surdez e malformações dos rins.

Atresia do meato acústico externo

A atresia (obstrução) do meato acústico externo resulta da deficiência do tampão do meato em se canalizar – formar um canal (ver Figura 17.11 C). Geralmente, a parte profunda do canal está aberta, porém a parte superficial está bloqueada por osso ou tecido fibroso. A maioria dos casos está associada à *síndrome do primeiro arco* (ver Capítulo 10, *Aparato Faríngeo, Face e Pescoço*). Frequentemente, o pavilhão auricular também é gravemente afetado, e defeitos na orelha média, na orelha interna ou em ambas podem estar presentes. A atresia do meato acústico externo pode ocorrer bilateral ou unilateralmente, e geralmente resulta de herança autossômica dominante.

Ausência do meato acústico externo

A ausência do meato (canal) acústico externo é rara (ver Figura 17.14). Esse defeito resulta da falta de expansão interna do primeiro sulco faríngeo e da falha no desaparecimento do tampão do meato.

QUESTÕES DE ORIENTAÇÃO CLÍNICA

1. Se uma mulher apresenta rubéola durante o primeiro trimestre de gravidez, quais são as chances de os olhos e as orelhas do feto serem afetados? Qual a manifestação mais comum da infecção fetal tardia por rubéola? Se uma grávida é exposta à rubéola, pode ser determinado se ela está imune à infecção?
2. A exposição proposital de meninas à rubéola é a melhor maneira de uma mulher evitar a infecção por rubéola durante a gravidez? Se não, o que pode ser feito para fornecer imunização contra essa infecção?
3. Tem sido relatado que a surdez e os defeitos nos dentes que ocorrem durante a infância podem resultar da sífilis fetal. Isso é verdade? Em caso afirmativo, como pode acontecer? Esses defeitos congênitos podem ser evitados?
4. Há relatos de que a cegueira e a surdez possam resultar de infecções pelo herpes-vírus. Isso é verdade? Em caso afirmativo, qual herpes-vírus está envolvido? Quais são as chances de a criança afetada ter um desenvolvimento normal?
5. Foi relatado que a exposição ao metilmercúrio *in utero* pode causar deficiência mental, surdez e cegueira. O artigo citava a ingestão de peixes contaminados como a causa das anomalias. Como esses defeitos congênitos podem ser causados pelo metilmercúrio?

As respostas a essas questões estão no fim deste livro.

18

Sistema Tegumentar

O sistema tegumentar é formado pela pele e por seus anexos: glândulas sudoríparas, unhas, pelos, glândulas sebáceas e músculos eretores dos pelos. O sistema também inclui as glândulas mamárias e os dentes.

Desenvolvimento da pele e dos anexos

A pele, a cobertura externa protetora do corpo, é um sistema orgânico complexo e o maior órgão do corpo. É formada por duas camadas (epiderme e derme) que são derivadas de duas camadas germinativas diferentes (Figura 18.1): a ectoderme e a mesoderme.

- A **epiderme** é um tecido epitelial superficial derivado da **ectoderme da superfície embrionária.**
- A **derme**, subjacente à epiderme, é uma camada profunda composta de tecido conjuntivo denso não modelado derivado do **mesênquima**.

As interações ectodérmicas (epiderme) e mesodérmicas (derme) envolvem mecanismos indutivos mútuos. A pele embrionária com 4 a 5 semanas é formada por uma única camada de ectoderme superficial sobreposta à mesoderme (ver Figura 18.1 A).

Epiderme

O **primórdio da epiderme** é a ectoderme superficial (ver Figura 18.1 A). As células nessa camada proliferam e formam uma camada de epitélio escamoso, a **periderme**, e uma **camada basal** (ver Figura 18.1 B). *Proteínas de adesão celular e de ligação cruzada desempenham um papel crucial no desenvolvimento da epiderme.* As células da periderme sofrem continuamente **queratinização** (formação de uma camada córnea) e **descamação** (perda da cutícula em escamas) e são substituídas por células provenientes da camada basal. A queratinização começa entre as semanas 19 e 20. As células peridérmicas descamadas (esfoliadas) formam parte de uma substância gordurosa branca – o **vérnix caseoso** – que recobre a pele fetal (Figura 18.2). O vérnix protege a pele em desenvolvimento da exposição constante ao líquido amniótico, que contém urina, sais biliares e células mortas.

A **camada basal da epiderme** torna-se o **estrato germinativo** (ver Figura 18.1 D), que produz novas células que são deslocadas para as camadas mais superficiais.

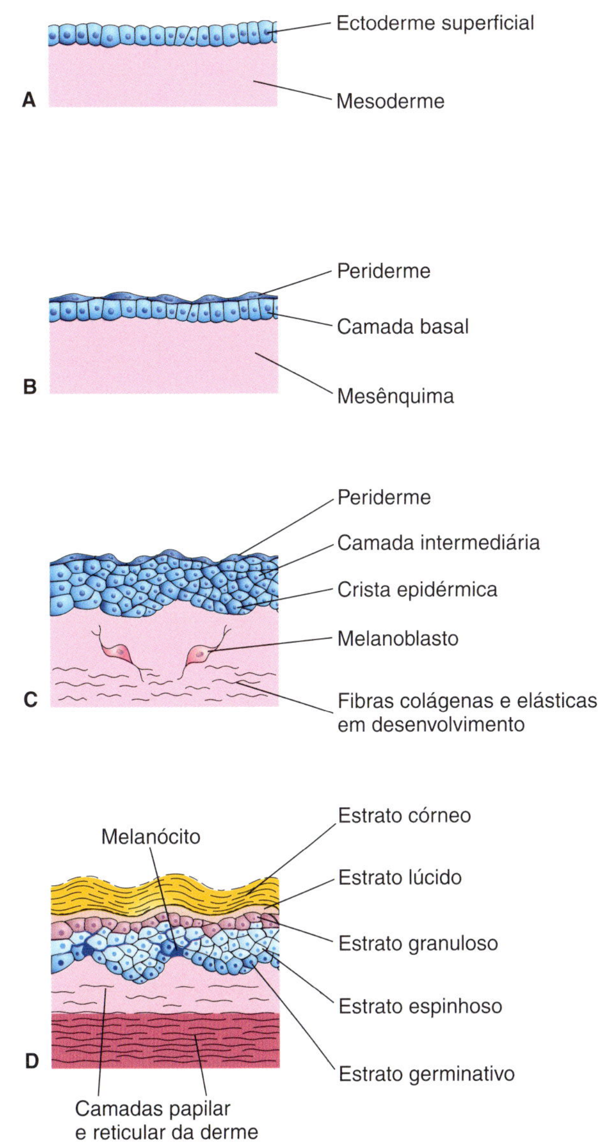

Figura 18.1 Ilustrações dos estágios sucessivos do desenvolvimento cutâneo. **A.** Com 4 semanas. **B.** Com 7 semanas. **C.** Com 11 semanas. As células da periderme sofrem queratinização e descamação. As células peridérmicas descamadas formam parte do vérnix caseoso. **D.** Recém-nascido. Note os melanócitos na camada basal da epiderme e a maneira como seus processos se estendem entre as células da epiderme, suprindo-as com melanina.

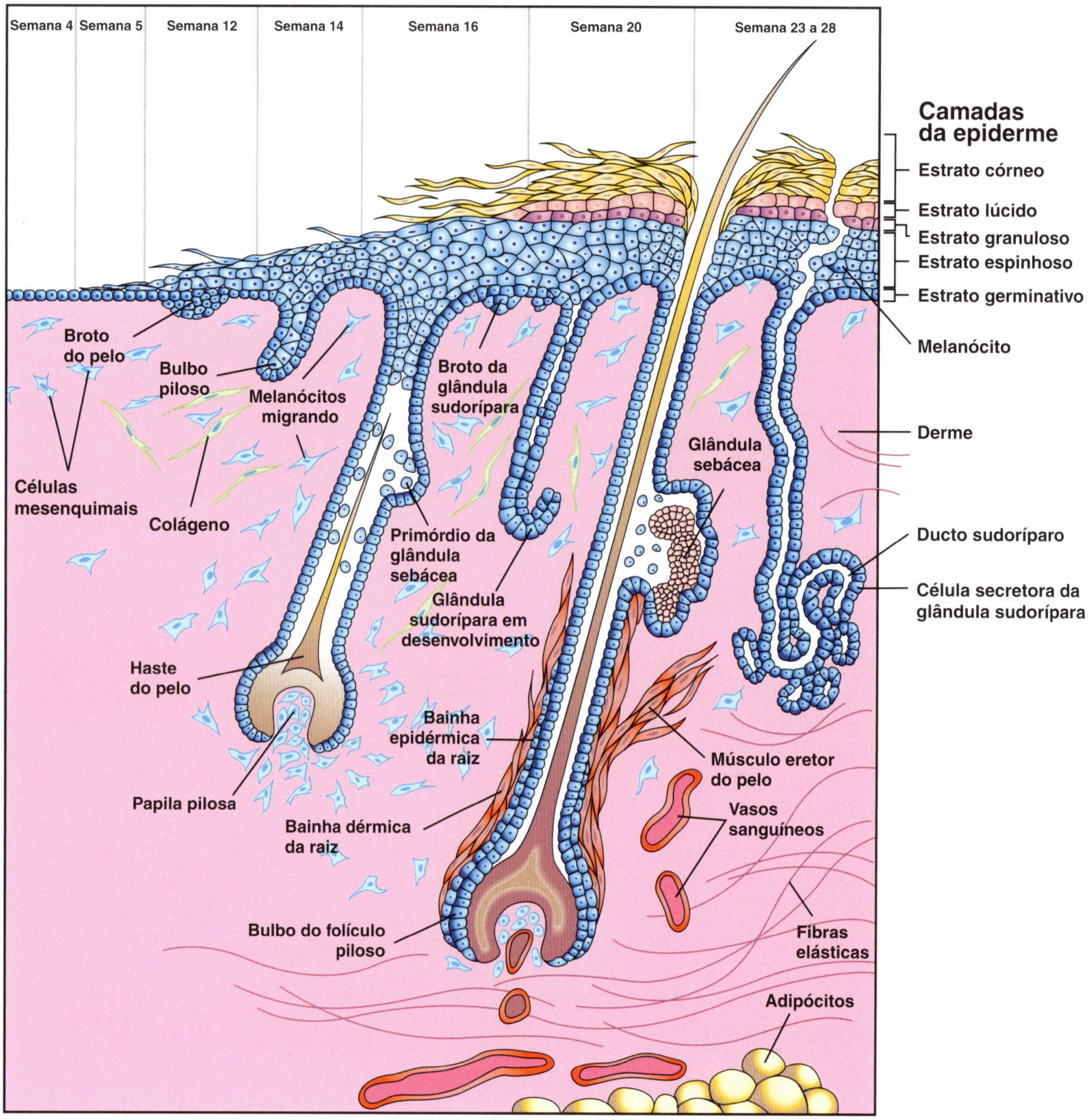

Figura 18.2 Desenho dos estágios sucessivos do desenvolvimento dos pelos, glândulas sebáceas e músculos eretores dos pelos. Note que a glândula sebácea se desenvolve como uma evaginação a partir da lateral do folículo piloso.

Com 11 semanas, as células do estrato germinativo formaram uma **camada intermediária** (ver Figura 18.1 C). A substituição das células peridérmicas continua até a 21ª semana aproximadamente; depois, a **periderme desaparece** e o **estrato córneo** se forma a partir do **estrato lúcido** (ver Figura 18.1 D).

A proliferação de células no **estrato germinativo** também forma as **cristas epidérmicas**, que se estendem até a derme em desenvolvimento (ver Figura 18.1 C). Essas cristas começam a aparecer no embrião de 10 semanas e são permanentemente estabelecidas em torno da 17ª semana. O padrão das cristas epidérmicas que se desenvolve na superfície das palmas das mãos e das solas dos pés é determinado geneticamente e constitui a base para a **dermatoglifia** (exame das impressões digitais) nas investigações criminosas e na genética médica. Os complementos cromossômicos anormais afetam o desenvolvimento do padrão das cristas, por exemplo, aproximadamente 50% das crianças com síndrome de Down apresentam padrões distintos nas mãos e nos pés que são de importância diagnóstica.

Derme

A derme se desenvolve a partir do mesênquima subjacente à ectoderme superficial (ver Figura 18.1 A e B). A maior parte do mesênquima que se diferencia em tecido conjuntivo da derme se origina da camada somática da mesoderme lateral. Ao final do período embrionário, as **células da crista neural** migram para o mesênquima da derme em desenvolvimento e se diferenciam em **melanoblastos** (ver Figura 18.1 B e C). Posteriormente, essas células migram para a **junção dermoepidérmica** e se diferenciam em melanócitos (ver Figura 18.1 D). Os **melanócitos** iniciam a produção de **melanina** antes do nascimento e a distribuem para as células epidérmicas.

Distúrbios de queratinização

A **ictiose** é um termo genérico aplicado a um grupo de distúrbios cutâneos resultantes da **queratinização excessiva** (formação da queratina). A pele está caracterizada por ressecamento e descamação, que podem envolver toda a superfície corporal (Figura 18.3). A **ictiose arlequim** resulta de um distúrbio de queratinização raro que é herdado como um traço autossômico recessivo e causado por uma mutação no gene *ABCA12*. A pele é nitidamente espessa, enrugada e rachada. A maioria dos recém-nascidos afetados requerem cuidado intensivo e, mesmo assim, 70% morrem precocemente. O **bebê colódio** está coberto por uma membrana espessa e tensionada que se assemelha um colódio ou pergaminho. Essa membrana racha com os primeiros esforços respiratórios e começa a se soltar em grandes lâminas. A descamação completa pode levar várias semanas, ocasionalmente deixando a pele com uma aparência normal.

Angiomas da pele

Essas anomalias vasculares são defeitos nos quais os vasos sanguíneos ou linfáticos transitórios e/ou excedentes persistem.

Aqueles compostos por vasos sanguíneos podem ser principalmente angiomas arteriais, venosos ou **cavernosos**. Lesões similares que são compostas por vasos linfáticos são chamadas de **linfangiomas císticos** ou **higromas císticos**. Angiomas verdadeiros são tumores benignos de células endoteliais, geralmente compostos por cordões maciços ou ocos; os cordões ocos contêm sangue.

O ***nevus flammeus*** representa uma mancha plana, rosada ou vermelha, semelhante a uma chama, que frequentemente aparece na superfície posterior do pescoço. Um **hemangioma cor de vinho do porto** é um angioma maior e mais escuro do que um *nevus flammeus* e é quase sempre anterior ou lateral na face, no pescoço ou em ambos.

Após o nascimento, quantidades aumentadas de melanina são produzidas em resposta à radiação ultravioleta. O conteúdo relativo da melanina nos melanócitos é responsável pelos diferentes tons de pele. *Estudos moleculares indicam que o receptor de superfície celular do hormônio estimulante de melanócito e a proteína P melanossômica determinam o grau de pigmentação por meio da regulação dos níveis e da atividade da tirosinase.* Com 11 semanas, as células mesenquimais iniciaram a produção das fibras colágenas e elásticas do tecido conjuntivo (ver Figura 18.1 C). Conforme as **cristas epidérmicas** se formam, a derme se projeta em direção à epiderme, formando as **papilas dérmicas**. As alças capilares se desenvolvem em algumas dessas **cristas dérmicas** e fornecem nutrição para a epiderme. Terminações nervosas sensitivas se formam em outras cristas. As **fibras nervosas aferentes** em desenvolvimento aparentemente desempenham um papel importante na sequência espacial e temporal da formação da crista dérmica.

Os vasos sanguíneos da derme se diferenciam a partir do mesênquima (vasculogênese). Conforme a pele cresce, novos capilares crescem a partir de vasos primitivos (**angiogênese**). Alguns capilares adquirem túnicas musculares mediante a diferenciação dos mioblastos em desenvolvimento do mesênquima adjacente e tornam-se arteríolas, artérias vênulas e veias. Ao final do **primeiro trimestre**, o suprimento sanguíneo da derme fetal está bem estabelecido.

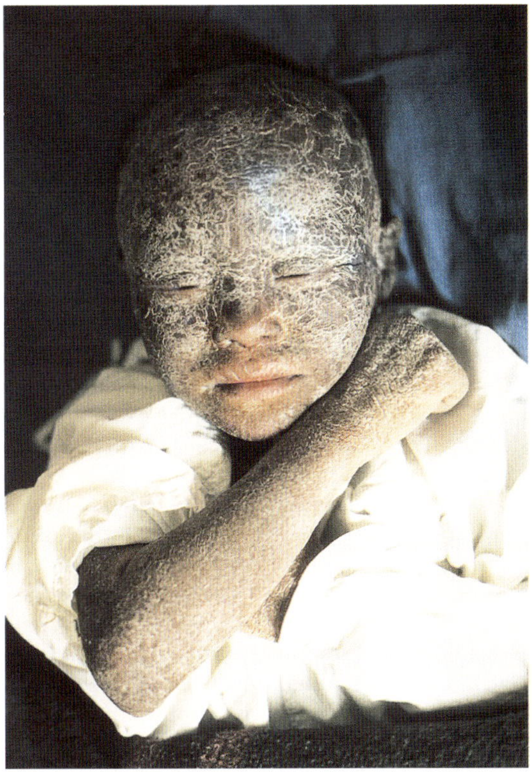

Figura 18.3 Criança com grave queratinização da pele (ictiose) ao nascimento. Esse defeito particular tem um padrão de herança autossômica dominante. (Cortesia de Dr. Joao Carlos Fernandes Rodrigues, Serviço de Dermatologia, Hospital de Desterro, Lisbon, Portugal.)

Desenvolvimento das glândulas

As glândulas da pele incluem as glândulas sebáceas, as glândulas sudoríparas merócrinas e apócrinas e as glândulas mamárias. São derivadas da epiderme e crescem em direção à derme (ver Figura 18.2).

Glândulas sebáceas

A maioria das glândulas sebáceas se desenvolve como brotos laterais das **bainhas epidérmicas das raízes** dos folículos pilosos em desenvolvimento (ver Figura 18.2). Os brotos crescem em direção ao tecido conjuntivo adjacente e se ramificam para formar o primórdio dos **alvéolos** (sacos ocos) e seus ductos associados. As células centrais do alvéolo se rompem, formando uma secreção oleosa – o **sebo**; essa substância é liberada no folículo piloso e alcança a superfície da pele, misturando-se com células peridérmicas descamadas para formar o **vérnix caseoso**. As glândulas sebáceas, independentes dos folículos pilosos (p. ex., na glande do pênis e nos lábios menores), desenvolvem-se de maneira similar, como brotos da epiderme que invadem a derme.

Glândulas sudoríparas

As **glândulas sudoríparas merócrinas** se desenvolvem como invaginações epidérmicas – os **brotos celulares** – no mesênquima subjacente (ver Figura 18.2). Conforme os brotos se alongam, suas extremidades enovelam-se para formar o primórdio das partes secretoras das glândulas. A junção epitelial da glândula em desenvolvimento com a epiderme forma o **primórdio dos ductos sudoríparos**. As células centrais do ducto primitivo se degeneram, formando um lúmen. As células periféricas da parte secretora da glândula se diferenciam em *células mioepiteliais* e *secretoras* (ver Figura 18.2). Acredita-se que as células mioepiteliais são células musculares lisas especializadas que auxiliam na eliminação do suor pelas glândulas. As glândulas sudoríparas merócrinas começam a funcionar logo após o nascimento.

As **glândulas sudoríparas apócrinas** se desenvolvem a partir de invaginações do estrato germinativo da epiderme que dão origem aos folículos pilosos (ver Figura 18.2). Como consequência, os ductos dessas glândulas desembocam na porção superior dos folículos pilosos, superficialmente às aberturas das glândulas sebáceas. Essas glândulas estão limitadas principalmente às regiões axilar, púbica e perineal e às aréolas ao redor dos mamilos. A secreção das glândulas não se inicia até a puberdade.

Desenvolvimento dos pelos

Os pelos começam a se desenvolver entre a 9ª e a 12ª semana, porém não são reconhecidos facilmente até aproximadamente a 20ª semana (ver Figura 18.2). Os pelos são identificados, primeiro, nas sobrancelhas, no lábio superior e no queixo. O folículo piloso começa como uma proliferação do estrato germinativo da epiderme e se estende até a derme subjacente. O **broto do pelo** logo se torna um bulbo piloso em forma de clava. As células epiteliais do bulbo piloso constituem a **matriz germinativa**, que, posteriormente, produz o pelo. O **bulbo piloso** é, em seguida, invaginado por uma pequena **papila pilosa** mesenquimatosa (ver Figura 18.2). As células periféricas do folículo piloso em desenvolvimento formam as **bainhas epiteliais da raiz** e as células mesenquimais adjacentes diferenciam-se nas **bainhas dérmicas da raiz**. Conforme as células na matriz germinativa proliferam, são empurradas em direção à superfície, onde se **queratinizam**, formando as **hastes dos pelos**. Os pelos crescem através da epiderme nas sobrancelhas e nos lábios superiores ao final da 12ª semana.

Os primeiros pelos – **lanugo** – são finos, macios e levemente pigmentados. O lanugo começa a aparecer ao final da 12ª semana e é abundante entre a 17ª e a 20ª semana. Esses pelos ajudam a manter o vérnix caseoso na pele. Durante o período perinatal, o lanugo é substituído por pelos mais grossos que persistem na maior parte do corpo. Nas regiões axilar e pubiana, o lanugo é substituído, na puberdade, por **pelos terminais** ainda mais grossos. Nos homens, pelos grossos semelhantes também aparecem na face e, frequentemente, no tórax.

Os **melanoblastos** migram para os bulbos pilosos e se diferenciam em **melanócitos**. A melanina produzida por essas células é transferida para as células formadoras de pelos na matriz germinativa várias semanas antes do nascimento. O conteúdo relativo de melanina é responsável pelas diferentes cores dos pelos. Os **músculos eretores dos pelos**, pequenos feixes de fibras musculares lisas, diferenciam-se a partir do mesênquima adjacente aos folículos pilosos e se prendem à bainha dérmica da raiz e à camada papilar da derme (ver Figura 18.2). Os músculos eretores são pouco desenvolvidos nos pelos da axila e em certas partes da face. Os pelos que formam as sobrancelhas e os cílios não têm músculos eretores.

> **Albinismo**
>
> No ***albinismo generalizado***, um traço autossômico recessivo, a pele, os pelos, e a retina não têm pigmento; no entanto, a íris geralmente mostra alguma pigmentação. O **albinismo** ocorre quando os melanócitos não produzem melanina devido à falta da enzima tirosinase. No ***albinismo localizado*** – **piebaldismo** –, um traço autossômico dominante, existe uma falta de melanina em partes da pele, dos pelos ou em ambos.

Desenvolvimento das unhas

As unhas dos pés e das mãos começam a se desenvolver nas pontas dos dedos (das mãos e dos pés) em aproximadamente 10 semanas (Figura 18.4). O desenvolvimento das **unhas das mãos** precede o das **unhas dos pés** em aproximadamente 4 semanas. Os primórdios das unhas aparecem como áreas espessadas, ou campos, de epiderme na ponta de cada dedo. Posteriormente, esses **campos ungueais** migram em direção à superfície dorsal (Figura 18.4 A), levando suas inervações provenientes da superfície ventral. Os campos ungueais são cercados lateral e proximalmente por pregas da epiderme – as **pregas ungueais**.

As células da prega ungueal proximal crescem sobre os campos ungueais e queratinizam para formar as **placas ungueais** (ver Figura 18.4 B). No começo, a unha em desenvolvimento é coberta por camadas superficiais de epiderme, o **eponíquio** (ver Figura 18.4 C). Essas camadas se degeneram, expondo a unha, exceto em sua base, onde persiste como a **cutícula**. A pele abaixo da margem livre da unha é o **hiponíquio** (ver Figura 18.4 C). As unhas das mãos alcançam a ponta dos dedos com 32 semanas aproximadamente; as unhas dos pés atingem a ponta dos dedos com 36 semanas aproximadamente.

Desenvolvimento das glândulas mamárias

As glândulas mamárias são tipos modificados e altamente especializados de glândulas sudoríparas. Os **brotos mamários** começam a se desenvolver durante a sexta semana como invaginações sólidas da epiderme em direção ao mesênquima subjacente (Figura 18.5 C). Essas mudanças ocorrem em resposta a uma influência indutiva a partir do mesênquima. Os brotos mamários se desenvolvem a partir das **cristas mamárias**, que são bandas espessadas da ectoderme, que se estendem desde as regiões axilares até as inguinais (Figura 18.5 A). As **cristas mamárias** aparecem durante a quarta semana, mas normalmente persistem somente na área peitoral onde as mamas se desenvolvem (Figura 18.5 B). Cada broto mamário primário logo dá origem a vários brotos mamários secundários, que se desenvolvem em **ductos lactíferos** e suas ramificações (Figura 18.5 D e E). A canalização desses brotos é induzida por hormônios sexuais maternos que entram na circulação fetal. Esse processo continua até o final da gestação e, a termo, 15 a 20 ductos lactíferos estão formados. O tecido conjuntivo fibroso e a gordura das glândulas mamárias desenvolvem-se a partir do mesênquima adjacente.

Durante o período fetal tardio, a epiderme no local de origem da **glândula mamária primitiva** torna-se deprimida, formando uma **fosseta mamária** rasa (ver Figura 18.5 C e E). Os mamilos são precariamente formados e deprimidos nos recém-nascidos. Logo após o

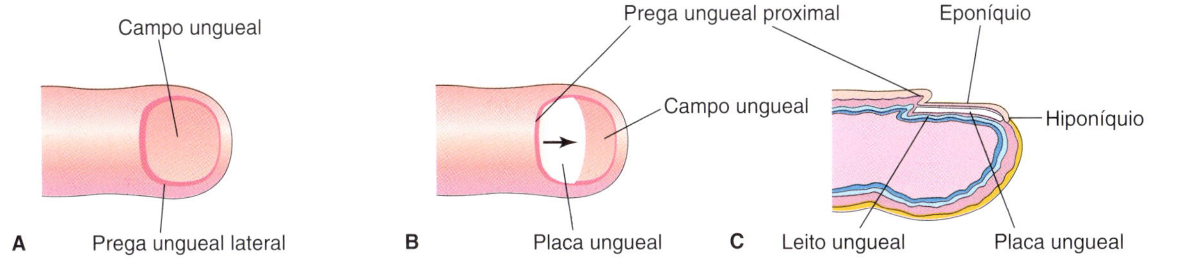

Figura 18.4 Estágios sucessivos do desenvolvimento de uma unha da mão. **A.** O primeiro indicativo de uma unha é o espessamento da epiderme, o campo ungueal, na ponta do dedo. **B.** À medida que a placa ungueal se desenvolve, cresce lentamente em direção à ponta do dedo. **C.** A unha do dedo da mão geralmente atinge a extremidade do dedo por volta de 32 semanas.

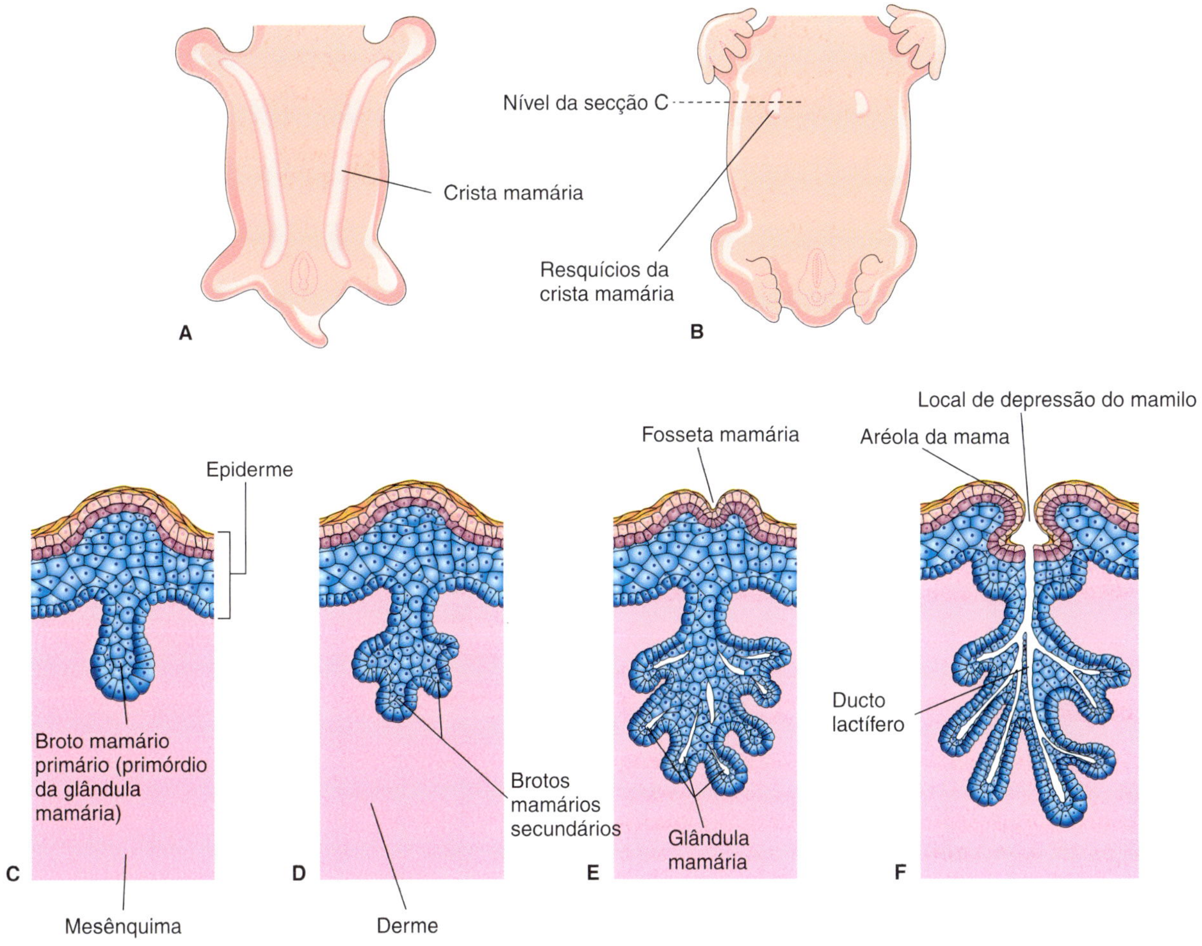

Figura 18.5 Desenvolvimento das glândulas mamárias. **A.** Vista ventral de um embrião de aproximadamente 28 dias mostrando as cristas mamárias. **B.** Vista semelhante com 6 semanas, mostrando os resquícios dessas cristas. **C.** Secção transversal de uma crista mamária no local de uma glândula mamária em desenvolvimento. **D** a **F.** Secções semelhantes mostrando os estágios sucessivos do desenvolvimento da mama entre a 12ª semana e o nascimento.

nascimento, os mamilos geralmente surgem a partir das fossetas mamárias devido à proliferação do tecido conjuntivo adjacente da **aréola** (ver Figura 18.5 F). As glândulas mamárias se desenvolvem de maneira semelhante e são da mesma estrutura em ambos os sexos. No sexo feminino, as glândulas aumentam rapidamente durante a puberdade, principalmente devido à gordura e ao desenvolvimento de tecido conjuntivo nas mamas sob a influência do estradiol. O crescimento dos sistemas de ductos e lóbulos também ocorre devido aos níveis elevados de **estrogênio** e progesterona circulantes.

Ginecomastia

As glândulas mamárias rudimentares no sexo masculino geralmente não sofrem desenvolvimento pós-natal. A **ginecomastia** se refere ao desenvolvimento excessivo do tecido mamário masculino. Isso ocorre na maioria dos recém-nascidos do sexo masculino devido à estimulação das glândulas mamárias pelos hormônios sexuais maternos. Esse efeito desaparece em algumas semanas. Nos meados da puberdade, aproximadamente dois terços dos meninos apresentam graus variados de **hiperplasia** (aumento) temporária (6 a 24 meses de duração) das mamas. Aproximadamente 80% dos indivíduos do sexo masculino com a *síndrome de Klinefelter* apresentam ginecomastia (ver Capítulo 19, *Defeitos Congênitos em Seres Humanos*, Figura 19.7).

Mamas e mamilos supranumerários

Uma mama (**polimastia**) ou mamilo (**politelia**) extra é uma condição hereditária, que ocorre em aproximadamente 0,2 a 5,6% da população feminina. Os **mamilos supranumerários** também são relativamente comuns nos homens; são frequentemente confundidos com sinais de nascença. A politelia é frequentemente encontrada em associação a outros defeitos congênitos, incluindo anomalias dos tratos renal e urinário. Menos comuns, **mamas ou mamilos supranumerários** aparecem nas regiões axilares ou abdominais dos indivíduos do sexo feminino. Nessas posições, os mamilos ou as mamas originam-se a partir dos brotos mamários extras que se desenvolvem ao longo das cristas mamárias (ver Figura 18.5 A e B).

Desenvolvimento dos dentes

Normalmente, dois conjuntos de dentes se desenvolvem: a dentição primária ou **dentes decíduos**, e a dentição secundária ou **dentes permanentes**. Os dentes se desenvolvem a partir da ectoderme oral, do mesênquima e das células da crista neural. O **esmalte** é derivado da ectoderme da cavidade oral; todos os outros tecidos se diferenciam a partir do mesênquima adjacente e das células da crista neural. *A sinalização sonic hedgehog* (SHH) *é essencial para o início do desenvolvimento do dente, e, junto com a via Wnt/β-catenina, regula vários estágios do desenvolvimento do dente.*

A **odontogênese** (desenvolvimento dos dentes) é iniciada pela influência indutiva do **mesênquima induzido pela crista neural** sobre a ectoderme sobrejacente. Os primeiros brotos dentários aparecem na região mandibular anterior; depois, o desenvolvimento dentário acontece na região maxilar anterior e, posteriormente, progride em ambas as arcadas. O desenvolvimento dos dentes continua por anos após o nascimento (Tabela 18.1). O primeiro indício do desenvolvimento do dente é um espessamento do epitélio oral, um derivado da ectoderme superficial observado durante a sexta semana. Essas bandas em forma de U – as **lâminas dentárias** – acompanham as curvaturas das arcadas primitivas (Figuras 18.6 A e 18.7 A).

Estágio de broto do desenvolvimento dentário

Cada lâmina dentária (ver Figura 18.6 A) desenvolve 10 centros de proliferação a partir dos quais os **brotos dentários** crescem em direção ao mesênquima subjacente (ver Figuras 18.6 B e 18.7 B). Esses brotos se desenvolvem nos **dentes decíduos**, que caem durante a infância (ver Tabela 18.1). Existem 10 brotos dentários em cada arcada, um para cada dente decíduo. Os brotos dentários para os **dentes permanentes** começam a aparecer com aproximadamente 10 semanas a partir das extensões profundas da lâmina dentária (ver Figura 18.7 D). Os molares permanentes não têm antecessores decíduos, eles se desenvolvem como brotos a partir das extensões posteriores da **lâmina dentária**. Os brotos dentários para os dentes permanentes aparecem em momentos diferentes, a maioria durante o período fetal. Os brotos para os segundo e terceiro molares permanentes se desenvolvem após o nascimento.

Tabela 18.1 A ordem e a época usual da erupção dentária e o momento de queda dos dentes decíduos.

Dente	Época de erupção normal	Momento da queda
Decíduos		
Incisivo medial	6 a 8 meses	6 a 7 anos
Incisivo lateral	8 a 10 meses	7 a 8 anos
Canino	16 a 20 meses	10 a 12 anos
Primeiro molar	12 a 16 meses	9 a 11 anos
Segundo molar	20 a 24 meses	10 a 12 anos
Permanentes		
Incisivo medial	7 a 8 anos	
Incisivo lateral	8 a 9 anos	
Canino	10 a 12 anos	
Primeiro pré-molar	10 a 11 anos	
Segundo pré-molar	11 a 12 anos	
Primeiro molar	6 a 7 anos	
Segundo molar	12 anos	
Terceiro molar	13 a 25 anos	

Dados de Moore KL, Dalley AF, Agur AMR: *Clinically oriented anatomy*, ed 6, Baltimore, 2010, Williams & Wilkins.

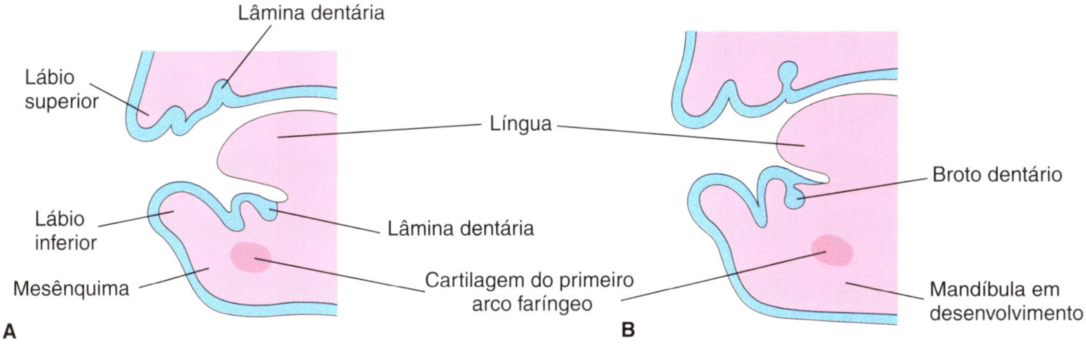

Figura 18.6 Desenhos de secções sagitais através das arcadas em desenvolvimento, ilustrando o desenvolvimento inicial dos dentes. **A.** Início da sexta semana, mostrando as lâminas dentárias. **B.** Final da sexta semana, mostrando os brotos dos dentes surgindo a partir das lâminas.

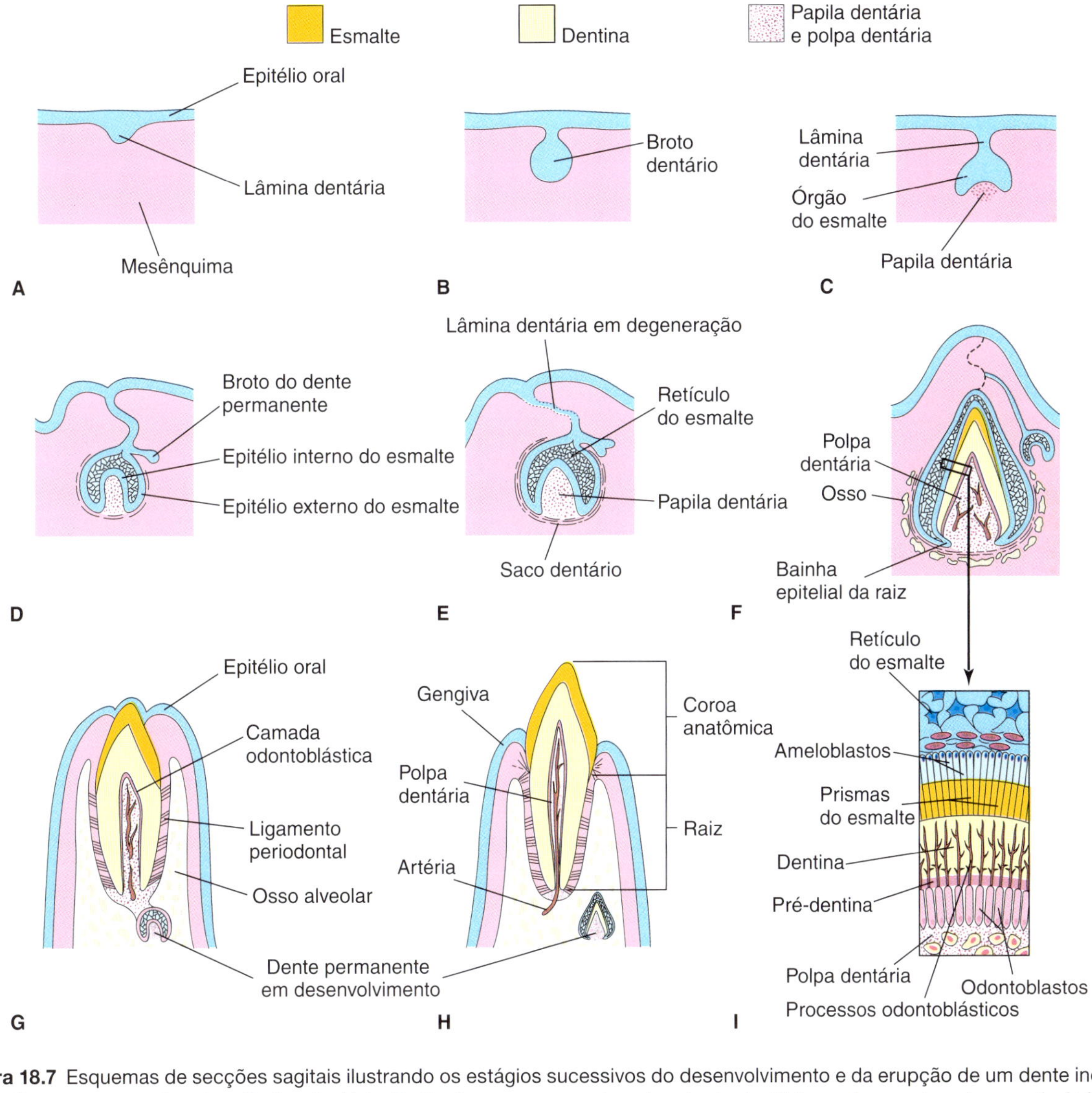

Figura 18.7 Esquemas de secções sagitais ilustrando os estágios sucessivos do desenvolvimento e da erupção de um dente incisivo. **A.** Em 6 semanas, mostrando a lâmina dentária. **B.** Em 7 semanas, mostrando o broto dentário se desenvolvendo a partir da lâmina dentária. **C.** Em 8 semanas, mostrando o estágio de capuz do dente em desenvolvimento. **D.** Em 10 semanas, mostrando o estágio inicial de campânula de um dente decíduo e o estágio de broto de um dente permanente. **E.** Em 14 semanas, mostrando o estágio avançado de campânula de um dente em desenvolvimento. Note que a conexão (lâmina dentária) do dente com o epitélio oral está se degenerando. **F.** Em 28 semanas, mostrando as camadas do esmalte e da dentina. **G.** Aos 6 meses após o nascimento, mostrando o estágio inicial de erupção dentária. **H.** Aos 18 meses após o nascimento, mostrando uma erupção completa do dente incisivo decíduo. O dente incisivo agora apresenta uma coroa bem desenvolvida. **I.** Secção através de um dente em desenvolvimento, mostrando os ameloblastos (produtores de esmalte) e os odontoblastos (produtores de dentina).

Estágio de capuz do desenvolvimento dentário

Conforme cada broto dentário é invaginado pelo mesênquima – o **primórdio da papila dentária e do folículo dentário** –, o broto adquire o formato de capuz (ver Figura 18.7 C). A parte ectodérmica do dente em desenvolvimento, o **órgão do esmalte**, finalmente produz **esmalte**. A parte interna de cada dente em forma de capuz, a **papila dentária**, é o primórdio da polpa do dente. Juntos, a papila dentária e o órgão do esmalte formam o **germe dentário** (primórdio do dente). A camada celular externa do órgão do esmalte é o **epitélio externo do esmalte**, enquanto a camada celular interna que reveste o "capuz" é o **epitélio interno do esmalte** (ver Figura 18.7 D).

O eixo central de células frouxamente dispostas entre as camadas do epitélio do esmalte é o **retículo do esmalte** (**retículo estrelado**) (ver Figura 18.7 E). Conforme o órgão do esmalte e a papila dentária se desenvolvem, o mesênquima adjacente ao dente em desenvolvimento se condensa para formar o **saco dentário**, uma estrutura capsular vascularizada (ver Figura 18.7 E). O saco dentário é o primórdio do **cemento** e do **ligamento periodontal**. O cemento é semelhante ao osso, um tecido conjuntivo rígido que cobre a raiz do dente. O ligamento periodontal é derivado das células da crista neural; é um tecido conjuntivo vascular especializado que circunda a raiz do dente, separando-o e fixando-o ao **osso alveolar** (ver Figura 18.7 G).

Estágio de campânula do desenvolvimento dentário

Conforme o órgão do esmalte se diferencia, os dentes em desenvolvimento assumem o formato de campânula (Figura 18.8; ver Figura 18.7 D). As células mesenquimais na papila dentária adjacente ao epitélio do esmalte interno se diferenciam em **odontoblastos**, que produzem a **pré-dentina** e a depositam adjacentemente ao epitélio. Posteriormente, a pré-dentina se calcifica e se torna a **dentina**. À medida que a dentina se espessa, os odontoblastos regressam ao centro da papila dentária; no entanto, seus processos citoplasmáticos – os **processos odontoblásticos** – permanecem incorporados na dentina (ver Figura 18.7 F e I). O esmalte é o tecido mais rígido do corpo e reveste a dentina amarelada, o segundo tecido mais rígido do corpo, protegendo-a de ser fraturada.

As células do *epitélio interno do esmalte* se diferenciam em **ameloblastos**, que produzem o esmalte no formato de prismas (bastonetes) sobre a dentina. Conforme o esmalte aumenta, os ameloblastos regridem em direção ao *epitélio externo* do *esmalte*. A **raiz do dente** inicia seu desenvolvimento depois que a formação da dentina e do esmalte está bem avançada. Os epitélios interno e externo do esmalte se unem no colo do dente, onde formam uma prega, a **bainha epitelial da raiz** (ver Figura 18.7 F). Essa bainha cresce no mesênquima e inicia a formação da raiz. Os odontoblastos adjacentes à bainha epitelial da raiz formam a dentina que é contínua com a da coroa. À medida que a dentina aumenta, reduz a cavidade da polpa a um estreito **canal da raiz** através do qual passam os vasos e os nervos. As células internas do saco dentário diferenciam-se em **cementoblastos**, os quais produzem cemento, que é restrito à raiz. O cemento é depositado sobre a dentina da raiz e encontra o esmalte no colo do dente.

Conforme os dentes se desenvolvem e as arcadas se ossificam, as células externas do saco dentário também se tornam ativas na formação óssea. Cada dente logo se torna circundado por osso, exceto sobre a sua coroa. O dente é preso em seu **alvéolo** (cavidade óssea) pelo forte **ligamento periodontal**, um derivado do saco dentário (ver Figura 18.7 G e H). Algumas fibras desse ligamento são incorporadas no cemento da raiz; outras são incorporadas na parede óssea do alvéolo. O ligamento periodontal está localizado entre o cemento da raiz e o alvéolo ósseo.

Erupção dentária

Conforme os **dentes decíduos** se desenvolvem, iniciam uma movimentação contínua e lenta em direção à cavidade oral (ver Figura 18.7 F e G). Os **dentes mandibulares** geralmente entram em erupção antes dos dentes maxilares, e os dentes de indivíduos do sexo feminino geralmente entram em erupção mais cedo. A dentição da criança contém **20 dentes decíduos**. À medida que a raiz do dente cresce, sua coroa gradualmente entra em erupção através do epitélio oral. A parte da mucosa oral ao redor da coroa que entrou em erupção torna-se a **gengiva**. Normalmente, a erupção dos dentes decíduos ocorre entre 6 e 24 meses após o nascimento (ver Tabela 18.1). Os incisivos mediais mandibulares – ou **incisivos centrais** – geralmente entram em erupção de 6 a 8 meses após o nascimento, porém esse processo pode não se iniciar até 12 a 13 meses em algumas crianças. Apesar disso, todos os 20 dentes decíduos estão normalmente presentes ao final do segundo ano em crianças saudáveis.

Os **dentes permanentes** se desenvolvem de maneira similar àquela descrita para os dentes decíduos. À medida que o dente permanente cresce, a raiz do dente decíduo correspondente é gradualmente reabsorvida por **osteoclastos**. Consequentemente, quando o dente decíduo cai, é formado apenas pela coroa e pela parte cervical ou superior da raiz. Os dentes permanentes geralmente iniciam a erupção durante o sexto ano e continuam a surgir até o início da idade adulta (Figura 18.9, ver também Tabela 18.1).

Hipoplasia do esmalte

A formação defeituosa do esmalte causa depressões, fissuras ou ambas no esmalte do dente (Figura 18.10). Esses defeitos resultam de distúrbios temporários da formação do esmalte. Vários fatores podem lesionar os ameloblastos (fontes do esmalte), como deficiência nutricional, terapia com tetraciclina e doenças infecciosas. O **raquitismo** que surge durante o período crítico do desenvolvimento dos dentes permanentes (6 a 12 semanas) é a causa mais comum da hipoplasia do esmalte. O raquitismo, uma doença que acomete crianças com deficiência de vitamina D, é caracterizado pelo distúrbio da ossificação das cartilagens epifisárias e pela desorientação das células na metáfise – área óssea entre as epífises e as diáfises (ver Capítulo 15, *Sistema Musculoesquelético*, Figura 15.3).

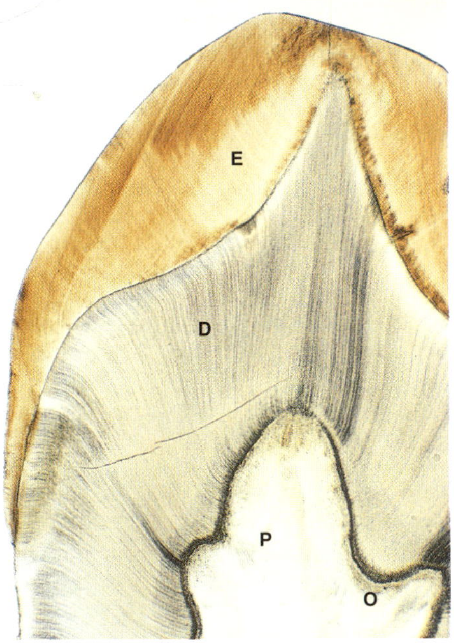

Figura 18.8 Fotomicrografia de uma secção da coroa e do colo de um dente (17×). Observe o esmalte (*E*), a dentina (*D*), a polpa dentária (*P*) e os odontoblastos (*O*). (De Gartner LP, Hiatt JL: *Color textbook of histology*, ed 2, Philadelphia, 2001, Saunders.)

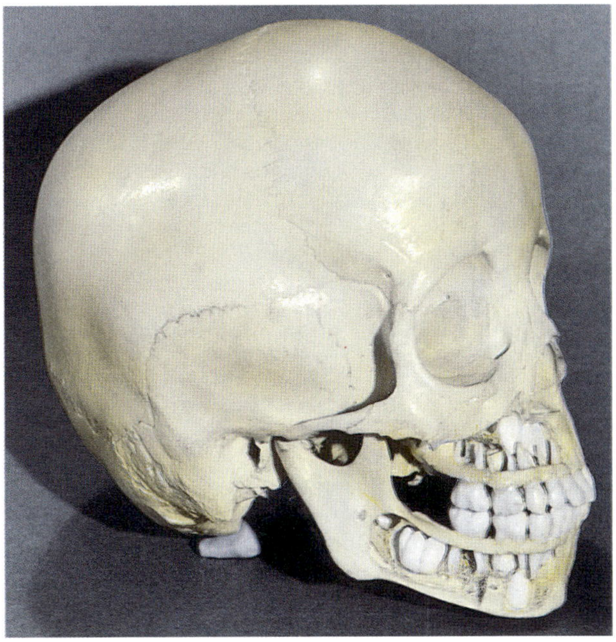

Figura 18.9 Crânio de uma criança de 4 anos de idade. Os ossos foram removidos das arcadas para mostrar a relação dos dentes permanentes em desenvolvimento com os dentes decíduos que entraram em erupção.

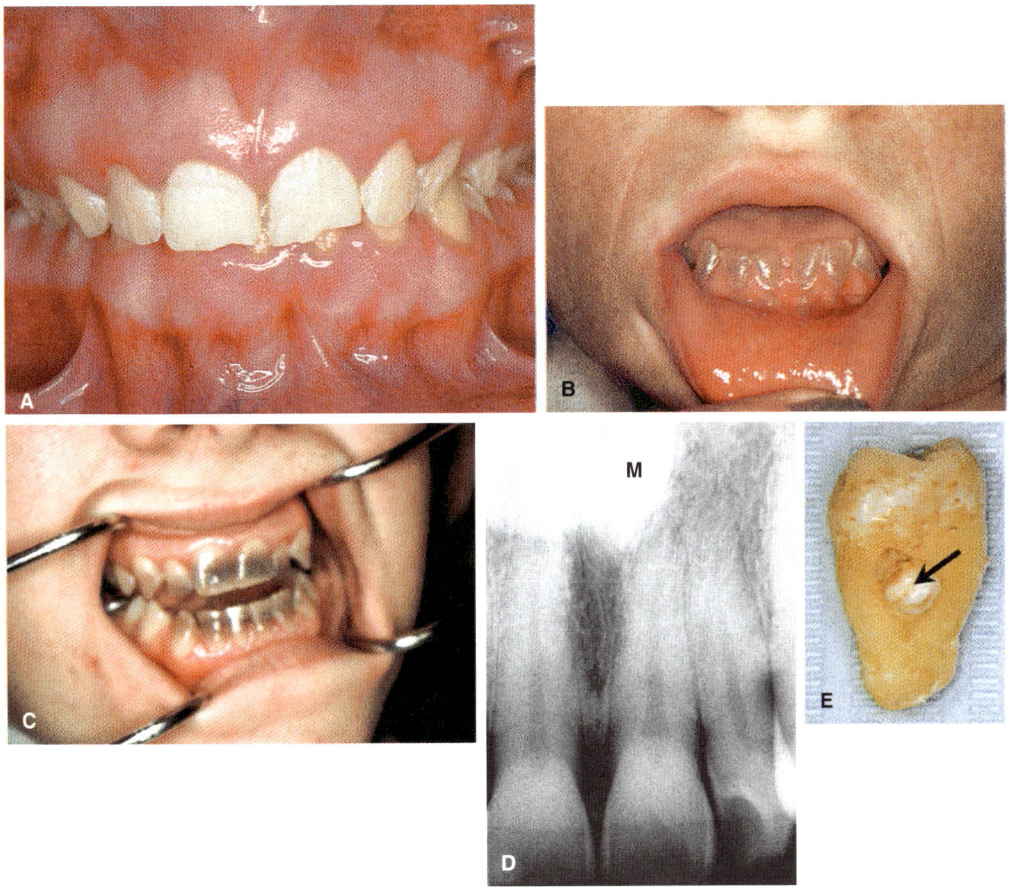

Figura 18.10 Anomalias comuns do dente. **A.** Amelogênese imperfeita. **B.** Dentinogênese imperfeita. **C.** Dentes manchados por tetraciclina. **D.** Dente supranumerário mediano (*M*, mesiodens) localizado próximo ao ápice da raiz do incisivo central. **E.** Dente molar com uma pérola de esmalte (*seta*). (**A**, cortesia de Dr. Blaine Cleghorn, Faculty of Dentistry, Dalhousie University, Halifax, Nova Scotia, Canada. **B** a **D**, cortesia de Dr. Steve Ahing, Faculty of Dentistry, University of Manitoba, Winnipeg, Manitoba, Canada.)

Variações na forma do dente

Dentes com formato anormal são relativamente comuns. Ocasionalmente, existem massas esféricas do esmalte – **pérolas do esmalte** – unidas ao dente (ver Figura 18.10 E), as quais são formadas por **grupos anômalos de ameloblastos**. Em outros casos, os dentes incisivos maxilares laterais podem apresentar uma forma estreita e pontiaguda (incisivos em forma de estaca).

A **sífilis congênita** afeta a diferenciação dos dentes permanentes, resultando em incisivos com depressões centrais.

Alterações numéricas do dente

Um ou mais **dentes supranumerários** podem se desenvolver ou o número normal de dentes pode não se formar (ver Figura 18.10 D). Os dentes supranumerários geralmente se desenvolvem no local dos incisivos maxilares e podem atrapalhar a posição e a erupção dos dentes normais. Os dentes extras normalmente entram em erupção depois dos dentes normais.

Na **anodontia parcial**, um ou mais dentes estão ausentes. A ausência congênita de um ou mais dentes (**agenesia dentária**) é frequentemente um traço familiar. Na **anodontia total**, nenhum dente se desenvolve; essa condição extremamente rara está associada geralmente à **displasia ectodérmica congênita** (distúrbios que envolvem tecidos que são de origem ectodérmica).

Macrodontia

A macrodontia (um único dente grande) é uma condição causada pela união de dois germes dentários adjacentes. As coroas dos dois dentes podem ser parciais ou completamente fusionadas. O mesmo se aplica às raízes.

Ocasionalmente, um broto dentário se divide ou dois brotos se fusionam parcialmente para formar dentes fusionados. Essa condição é comumente observada em incisivos mandibulares da dentição primária, porém isso pode acontecer também na dentição permanente.

Amelogênese imperfeita

Na amelogênese imperfeita, o esmalte do dente é mole e quebradiço devido à **hipocalcificação** e os dentes são de coloração amarela para amarronzada (ver Figura 18.10 A). Defeitos mutacionais de *AMELX, ENAM, MMP20* e outros genes que codificam para esmalte, dentina e mineralização estão provavelmente envolvidos. Os dentes são cobertos somente por uma fina camada de esmalte formado anormalmente, através da qual a coloração da dentina subjacente é visível, dando aos dentes uma aparência escurecida. Essa condição autossômica dominante rara afeta aproximadamente 1 em 700 (na Suécia) a 1 a 12.000 crianças (nos EUA).

Dentinogênese imperfeita

A dentinogênese imperfeita é relativamente comum em crianças caucasianas (ver Figura 18.10 B). Nas crianças afetadas, os dentes são amarronzados a cinza-azulado, com um brilho opalescente. Isso é causado pela deficiência dos odontoblastos em se diferenciarem normalmente, produzindo uma dentina pouco calcificada. Tanto os dentes decíduos como os permanentes são geralmente acometidos. O esmalte tende a desgastar-se rapidamente, expondo a dentina. Essa anomalia é herdada como um traço autossômico dominante.

Dentes manchados

Substâncias estranhas mancham os dentes se são incorporadas ao esmalte e à dentina em desenvolvimento. A **hemólise** associada à **doença hemolítica** do recém-nascido (ver Capítulo 8, *Placenta e Membranas Fetais*) pode produzir manchas azuladas a pretas nos dentes. *Todas as tetraciclinas são amplamente incorporadas aos dentes*. O período crítico de risco é aproximadamente a partir de 14 semanas de vida fetal até o 10º mês de vida pós-natal para os dentes decíduos, e aproximadamente a partir de 14 semanas de vida fetal até o 16º ano de vida pós-natal para dentes permanentes. As **tetraciclinas** produzem manchas castanho-amareladas (malhadas) e hipoplasia do esmalte, pois interferem nos processos metabólicos dos ameloblastos (ver Figura 18.10 C). O esmalte está completamente formado em todos os dentes, exceto nos terceiros molares, por volta dos 8 anos de idade. Por esse motivo, *as tetraciclinas não devem ser administradas a mulheres grávidas ou em crianças menores de 8 anos*.

QUESTÕES DE ORIENTAÇÃO CLÍNICA

1. Foi relatado que um recém-nascido nasceu sem pele. Isso é possível? Em caso afirmativo, essa criança poderia sobreviver?
2. Uma pessoa de pele escura apresentou manchas de pele branca no rosto, no tórax e nos membros. Ela até tinha um topete branco. Como essa condição é chamada e qual é sua base de desenvolvimento? Existe algum tratamento para esses defeitos de pele?
3. Alguns meninos têm mamas aumentadas ao nascer. Isso é uma indicação de desenvolvimento sexual anormal?
4. Uma menina desenvolveu uma mama na axila durante a puberdade. Ela também tinha um mamilo extra no peito. Qual é a base embriológica para esses defeitos congênitos?
5. Um recém-nascido nasceu com dois dentes. Seriam dentes normais? Isso é uma ocorrência comum? Esses dentes normalmente são extraídos?

As respostas a essas questões estão no fim deste livro.

Defeitos Congênitos em Seres Humanos

19

Os *defeitos congênitos* (*anomalias*) são distúrbios do desenvolvimento presentes ao nascimento. Como um problema global, estima-se que, anualmente, quase 8 milhões de crianças em todo o mundo nasçam com um defeito congênito grave. Os defeitos congênitos são a principal causa de mortalidade infantil e podem ser estruturais, funcionais, metabólicos ou comportamentais. Um **defeito congênito** é uma anormalidade estrutural de qualquer tipo. Existem quatro tipos clinicamente significativos de defeitos congênitos: malformação, distúrbio, deformação e displasia:

- **Malformação:** um defeito morfológico de um órgão, de parte de um órgão ou de uma grande região do corpo como consequência de um processo de desenvolvimento intrinsecamente anormal
- **Distúrbio:** um defeito morfológico de um órgão, de parte de um órgão ou de uma grande região do corpo como consequência da interrupção ou interferência extrínseca sobre o processo de desenvolvimento originalmente normal
- **Deformação:** uma forma, aspecto ou posição anormal de uma parte do corpo causada por força mecânica
- **Displasia:** uma organização anormal de células no(s) tecido(s) e seu(s) resultado(s) morfológico(s) – um processo e consequência da disistogênese.

Teratologia: estudo do desenvolvimento anormal

A **teratologia** é a área da ciência que estuda as causas, os mecanismos e os padrões do desenvolvimento anormal. Um conceito fundamental em teratologia é que determinados estágios do desenvolvimento embrionário são mais vulneráveis a distúrbios do que outros (ver Figura 19.11).

Mais de 20% das mortes em crianças na América do Norte são atribuídas a defeitos congênitos. As principais anomalias estruturais são observadas em aproximadamente 3% dos recém-nascidos. Defeitos adicionais podem ser detectados somente após o nascimento. A incidência dos defeitos congênitos alcança aproximadamente 6% em crianças de 2 anos de idade e 8% nas de 5 anos de idade.

As causas das anomalias congênitas podem ser ***fatores genéticos***, como anomalias cromossômicas, e ***fatores ambientais***, como medicamentos. Entretanto, vários defeitos comuns são resultado de **herança multifatorial**, isto é, são causados por fatores genéticos e ambientais que agem conjuntamente; mecanismos epigenéticos também podem estar envolvidos. Em 50 a 60% dos defeitos congênitos, a etiologia é desconhecida (Figura 19.1). Os defeitos congênitos podem ser únicos ou envolver vários sistemas de órgãos e ser de maior ou menor importância clínica.

Pequenas anomalias únicas estão presentes em aproximadamente 14% dos neonatos. Alguns desses defeitos não têm significado médico grave, porém podem indicar a presença de grandes anomalias associadas. Por exemplo, uma única artéria umbilical alerta o clínico para a possível presença de anomalias cardiovasculares e renais.

As **grandes anomalias** são muito mais comuns em embriões jovens (10 a 15 %), porém a maioria desses embriões é abortada espontaneamente durante as 6 primeiras semanas. As **anomalias cromossômicas** estão presentes em 50 a 60% dos embriões abortados espontaneamente.

Defeitos congênitos causados por fatores genéticos*

Numericamente, *os fatores genéticos são as causas mais importantes de defeitos congênitos.* Foi estimado que causem cerca de um terço de todas as anomalias (ver Figura 19.1). Pessoas com anomalias cromossômicas geralmente apresentam fenótipos característicos, como os das crianças com síndrome de Down (ver Figura 19.4). Qualquer mecanismo tão complexo quanto a mitose ou a meiose pode, ocasionalmente, não funcionar adequadamente; assim, *as aberrações cromossômicas são comuns e estão presentes em 6 a 7% dos zigotos.* As mudanças podem afetar os cromossomos sexuais e/ou autossômicos. Muitos embriões recém-formados nunca sofrem a clivagem normal para se tornarem blastocistos.

Anomalias cromossômicas numéricas

Os cromossomos nas células somáticas (corporais) são normalmente pareados. Os ***cromossomos homólogos*** são os que formam um par. Mulheres normais têm 22 pares de autossomos mais dois cromossomos X, enquanto os homens normais têm 22 pares de autossomos mais um cromossomo X e um Y. As aberrações numéricas dos cromossomos em geral resultam de **não disjunção**, um erro na divisão celular no qual um par de cromossomos ou duas cromátides de um cromossomo não se separa durante a mitose ou meiose. Como resultado, o par cromossômico ou as cromátides vão para uma célula-filha, enquanto a outra célula não recebe nenhum (Figura 19.2). A não disjunção pode ocorrer durante a gametogênese materna ou paterna (ver Capítulo 2, *Reprodução Humana*).

*Os autores são gratos a Dr. A. E. Chudley, MD, FRCPC, FCCMG, Professor Emeritus of Pediatrics and Child Health; and Professor, Department of Biochemistry and Medical Genetics, University of Manitoba, Winnipeg, Manitoba, Canada, por sua assistência na preparação desta seção sobre os distúrbios genéticos.

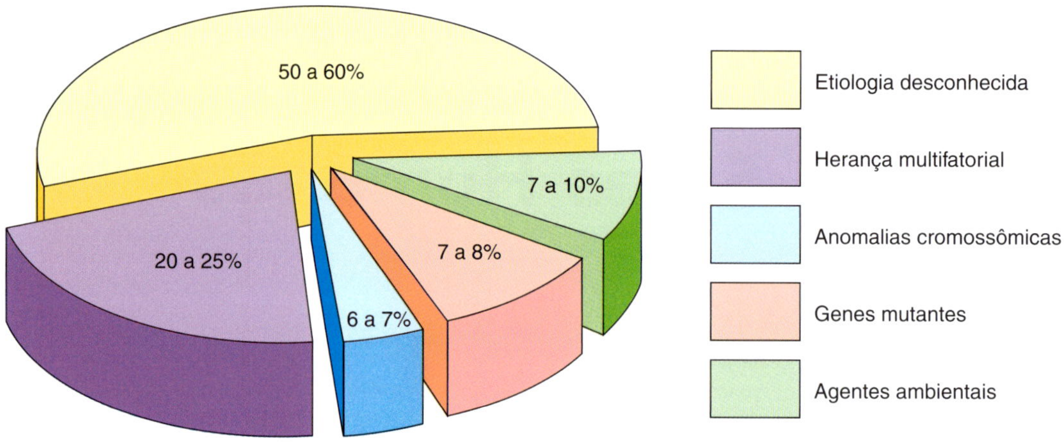

Figura 19.1 Ilustração gráfica das causas dos defeitos congênitos humanos. Observe que as causas da maioria dos defeitos são desconhecidas e que de 20 a 25% são causados por uma combinação de fatores genéticos e ambientais (herança multifatorial).

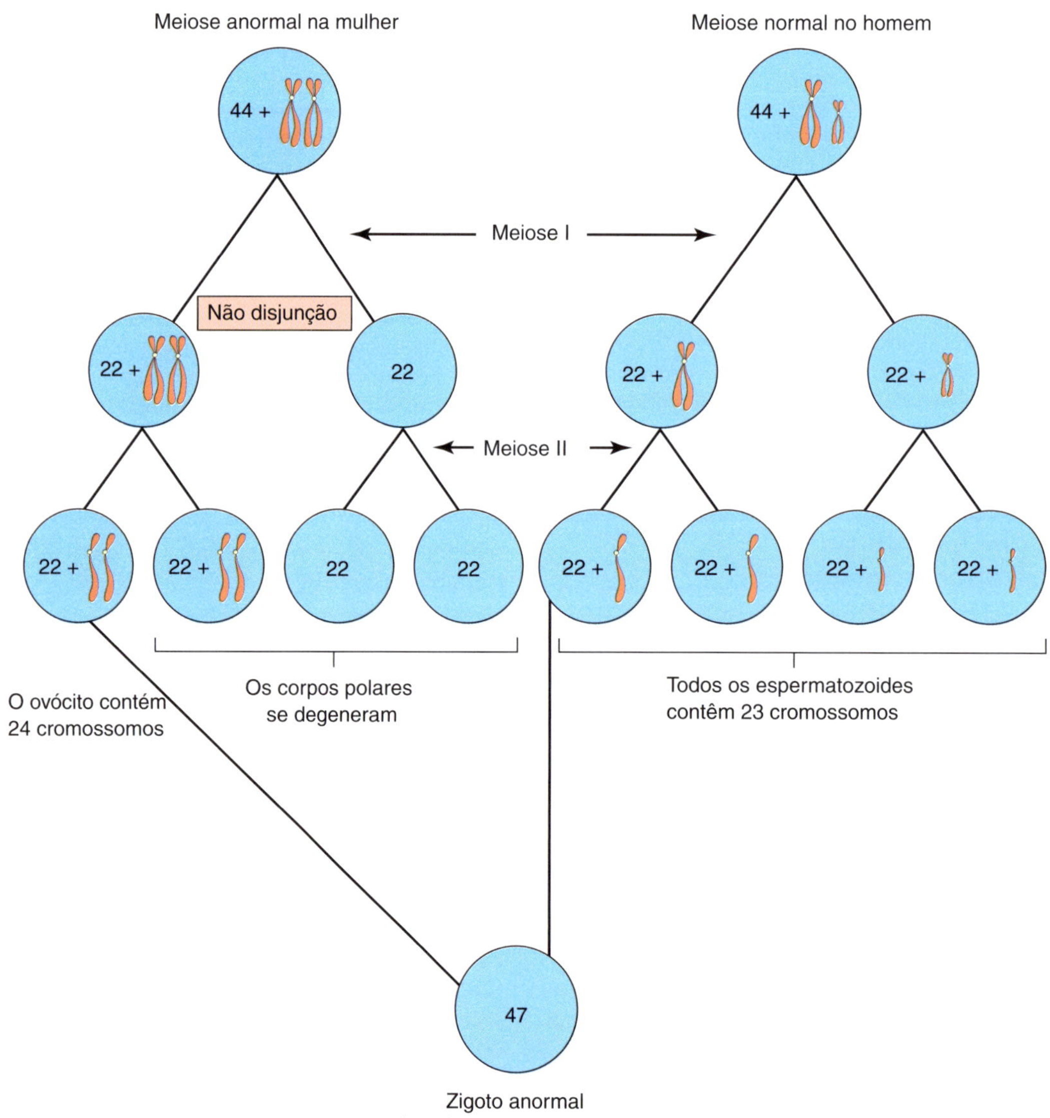

Figura 19.2 Esquema mostrando a não disjunção de cromossomos sexuais durante a primeira divisão meiótica de um ovócito primário, resultando em um ovócito anormal com 24 cromossomos. A fertilização subsequente por um espermatozoide normal produz um zigoto com 47 cromossomos – aneuploidia –, um desvio do número diploide humano de 46.

Inativação de genes

Durante a embriogênese, um dos dois cromossomos X nas células somáticas da mulher é inativado aleatoriamente e surge como uma massa de **cromatina sexual**. A inativação de genes de um cromossomo X nas células somáticas de embriões femininos ocorre durante a implantação.

A *inativação do X é clinicamente importante* porque significa que cada célula de uma portadora de uma doença ligada ao X tem um gene mutante causador da doença, seja no cromossomo X ativo, seja no cromossomo X inativo, que é representado pela cromatina sexual. A inativação desigual do X em gêmeos monozigóticos é a causa da discordância nas várias anomalias congênitas de cada gêmeo. A base genética para a discordância é que um dos gêmeos expressa preferencialmente o X paterno e o outro, o X materno.

Síndrome de Turner (monossomia do X)

Cerca de apenas 1% dos embriões femininos com monossomia X (45,X; contagem de 45 cromossomos e apenas um cromossomo X) sobrevive. A incidência do 45,X – ou **síndrome de Turner** – em neonatos é de aproximadamente 1 em 8.000 nascimentos vivos. Metade dos indivíduos afetados apresenta 45,X; a outra metade tem uma variedade de anomalias que afetam um cromossomo sexual. O **fenótipo** da *síndrome de Turner é feminino* (Figura 19.3). O fenótipo se refere às características morfológicas de um indivíduo, conforme determinado pelo genótipo e pelo ambiente no qual é expresso. As características sexuais secundárias não se desenvolvem em 90% das meninas com síndrome de Turner, sendo necessária a terapia de reposição hormonal.

A anomalia cromossômica da monossomia do X é a anormalidade citogenética mais comum observada em recém-nascidos vivos e fetos abortados espontaneamente; é responsável por aproximadamente 18% de todos os abortos espontâneos causados por anomalias cromossômicas. Em aproximadamente 75% dos casos, é o cromossomo X paterno que está ausente.

Trissomia

Se três cromossomos de um tipo estiverem presentes em vez do par usual, a anomalia é denominada ***trissomia***. As trissomias são as anomalias mais comuns do número de cromossomos. A causa comum desse erro numérico é a **não disjunção meiótica dos cromossomos** (ver Figura 19.2), resultando em um gameta com 24 em vez de 23 cromossomos e, subsequentemente, em um zigoto com 47 cromossomos.

A **trissomia dos autossomos** está associada principalmente a três síndromes (Tabela 19.1):

- Trissomia do 21, ou síndrome de Down (ver Figura 19.4)
- Trissomia do 18, ou síndrome de Edwards (Figura 19.5)
- Trissomia do 13, ou síndrome de Patau (Figura 19.6).

Crianças com trissomia do 13 e trissomia do 18 são gravemente malformadas e apresentam grandes distúrbios do neurodesenvolvimento. Esses distúrbios, que limitam a vida, normalmente resultam em uma sobrevida de 6 a

Aneuploidia e poliploidia

Alterações no número de cromossomos resultam em aneuploidia ou poliploidia. A **aneuploidia** é qualquer desvio do número diploide de 46 cromossomos, ou seja, não é um múltiplo exato do número haploide de 23 (p. ex., 45 ou 47). *A principal causa da aneuploidia é a não disjunção durante a divisão celular* (ver Figura 19.2), resultando em uma distribuição desigual de um par de cromossomos homólogos para as células-filhas. Uma célula tem dois cromossomos e a outra não tem nenhum cromossomo do par. Como consequência, as células do embrião podem ser *hipodiploides* (p. ex., 45,X, ou *síndrome de Turner*) (ver Figura 19.3) ou *hiperdiploides*, geralmente 47, como na trissomia do 21 ou *síndrome de Down* (Figura 19.4). Embriões com **monossomia** – ausência de um cromossomo – geralmente morrem. A monossomia de um autossomo é extremamente incomum e aproximadamente 99% dos embriões com ausência de um cromossomo sexual (45,X) são abortados espontaneamente.

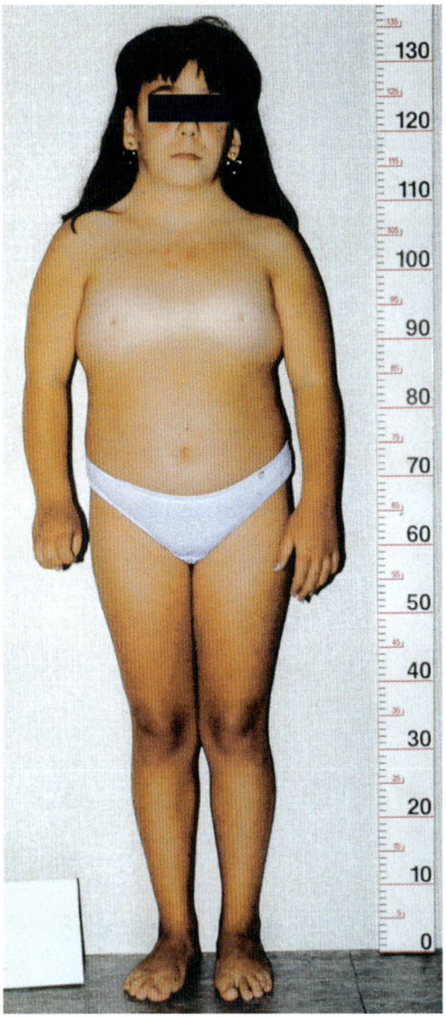

Figura 19.3 Síndrome de Turner em menina de 14 anos. Observe as características clássicas da síndrome: baixa estatura, pescoço alado, ausência de maturação sexual, tórax largo com mamilos amplamente separados e linfedema das mãos e dos pés. (Cortesia de Dr. F. Antoniazzi and Dr. V. Fanos, Department of Pediatrics, University of Verona, Verona, Italy.)

Tabela 19.1 Trissomia dos autossomos.

Aberração cromossômica/ síndrome	Incidência	Características morfológicas usuais	Figura
Trissomia do 21 (síndrome de Down)*	1:800	Deficiência mental; braquicefalia, ponte nasal achatada; inclinação superior das fissuras palpebrais; projeção da língua; prega simiesca; clinodactilia do quinto dedo da mão; defeitos cardíacos congênitos.	19.4
Trissomia do 18 (síndrome de Edwards)†	1:8.000	Deficiência mental; retardo do crescimento; occipício saliente; esterno curto; defeito do septo ventricular; micrognatia; orelhas com implantação baixa e malformadas; flexão dos dedos das mãos; unhas hipoplásicas; planta dos pés arqueadas.	19.5
Trissomia do 13 (síndrome de Patau)†	1:25.000	Deficiência mental; malformações graves do sistema nervoso central; inclinação da fronte; orelhas malformadas; fenda labial bilateral ou palatina; polidactilia; proeminência posterior dos calcanhares.	19.6

*A incidência da trissomia do 21 na fertilização é maior do que ao nascimento; no entanto, 75% dos embriões afetados são abortados espontaneamente e pelo menos 20% são natimortos.

†Crianças com essa síndrome raramente sobrevivem além dos 6 meses de idade.

12% em 1 ano. Mais de 50% dos **embriões trissômicos** são abortados espontânea e precocemente. *A trissomia dos autossomos ocorre com maior frequência conforme aumenta a idade materna* (Tabela 19.2). A incidência da síndrome de trissomia do cromossomo 21 nos EUA é estimada em 1:800 nascimentos vivos.

A **trissomia dos cromossomos sexuais** é uma condição comum (Tabela 19.3); entretanto, devido à falta de características físicas visíveis nos lactentes ou em crianças, esse defeito geralmente não é detectado antes da puberdade (Figura 19.7). O diagnóstico é estabelecido por análise cromossômica e molecular.

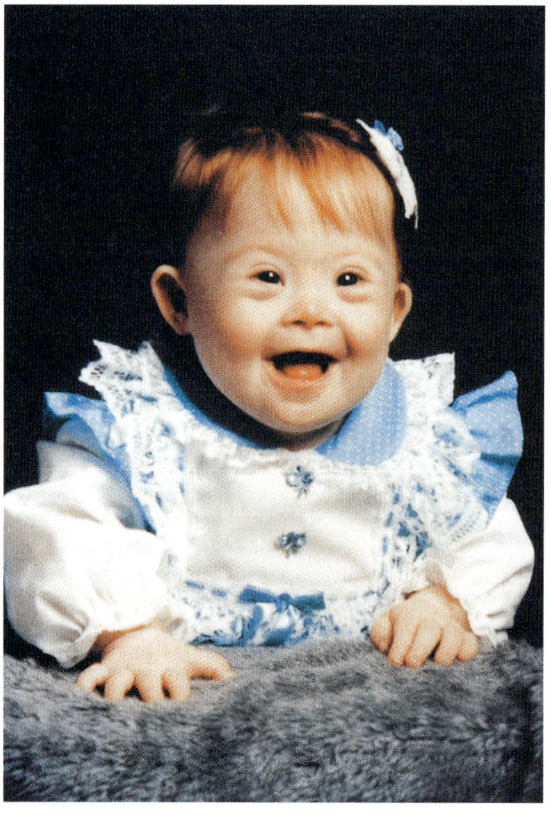

Figura 19.4 Criança com síndrome de Down (trissomia do 21). Observe a face arredondada, as fissuras palpebrais inclinadas para cima e os dedos curtos com curvatura do quinto dedo (clinodactilia). (Cortesia de A. E. Chudley, MD, Section of Genetics and Metabolism, Department of Pediatrics and Child Health, Children's Hospital and University of Manitoba, Winnipeg, Manitoba, Canada.)

Mosaicismo

O mosaicismo ocorre quando um indivíduo tem pelo menos duas linhagens celulares com *dois ou mais genótipos diferentes* (constituições genéticas). Tanto os cromossomos autossomos como os sexuais podem estar envolvidos. Normalmente, os defeitos congênitos são menos graves do que em pessoas com monossomia ou trissomia (p. ex., as características da síndrome de Turner não são tão evidentes no mosaicismo 45,X/46,XX como no genótipo usual 45,X). O **mosaicismo** geralmente resulta da não disjunção durante a clivagem inicial do *zigoto* (ver Capítulo 3, *Primeira Semana do Desenvolvimento Humano*). O mosaicismo resultante da perda de um cromossomo por *atraso na anáfase* também ocorre; os cromossomos se separam normalmente, porém um deles retarda sua migração e acaba sendo perdido.

Tabela 19.2 Incidência de síndrome de Down em neonatos.

Idade materna (anos)	Incidência
20 a 24	1:1.400
25 a 29	1:1.100
30 a 34	1:700
35	1:350
37	1:225
39	1:140
41	1:85
43	1:50
45+	1:25

Triploidia

O tipo mais comum de poliploidia é a **triploidia** (69 cromossomos). **Os fetos triploides apresentam grave retardo do crescimento intrauterino** (RCIU), com um tronco desproporcionalmente pequeno e outras anomalias. Mais frequentemente, a triploidia ocorre quando um ovócito é fertilizado por dois espermatozoides (**dispermia**) quase simultaneamente e também pode ocorrer se o segundo corpúsculo polar não se separar do ovócito durante a segunda divisão meiótica (ver Capítulo 2, *Reprodução Humana*). A triploidia ocorre em aproximadamente 2% dos embriões, porém a maioria é abortada espontaneamente. Os fetos triploides são responsáveis por aproximadamente 20% dos abortos espontâneos cromossomicamente anormais.

Tetraploidia

A duplicação do número diploide de cromossomos para 92 (tetraploidia) provavelmente ocorre durante a primeira divisão de clivagem. A divisão desse zigoto anormal resultaria, subsequentemente, em um embrião com células com 92 cromossomos. Os **embriões tetraploides** são abortados muito cedo; frequentemente, tudo o que é recuperado é um saco coriônico vazio.

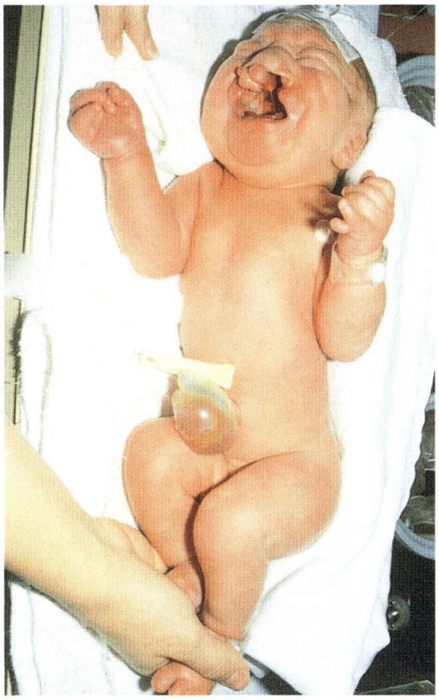

Figura 19.6 Neonato do sexo feminino com trissomia do 13. Observe a fenda labial bilateral; as orelhas com implantação baixa e malformadas; e a polidactilia (dedos extras). Uma pequena onfalocele (herniação das vísceras para o cordão umbilical) também está presente. (Cortesia de A. E. Chudley, MD, Section of Genetics and Metabolism, Department of Pediatrics and Child Health, Children's Hospital and University of Manitoba, Winnipeg, Manitoba, Canada.)

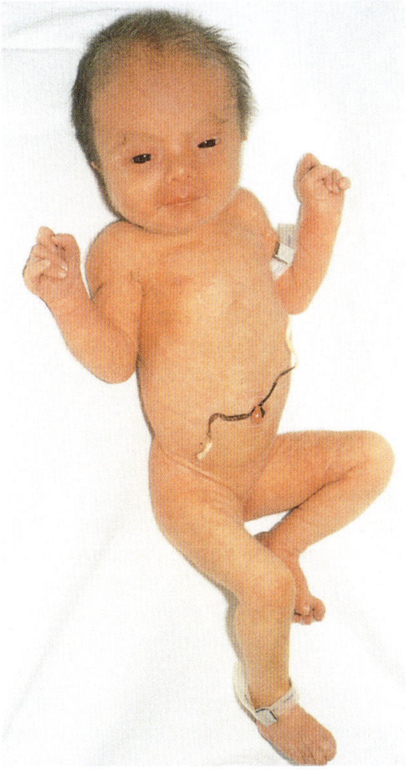

Figura 19.5 Neonato do sexo feminino com trissomia do 18. Observe o retardo do crescimento, as mãos fechadas com posicionamento característico dos dedos (o segundo e o quinto dedos se sobrepõem ao terceiro e ao quarto), esterno curto e pelve estreita. (Cortesia de A. E. Chudley, MD, Section of Genetics and Metabolism, Department of Pediatrics and Child Health, Children's Hospital and University of Manitoba, Winnipeg, Manitoba, Canada.)

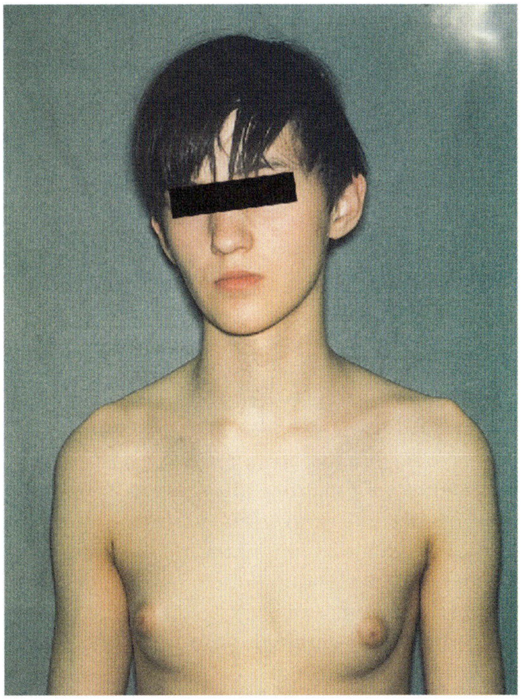

Figura 19.7 Adolescente com síndrome de Klinefelter (trissomia XXY). Observe a presença de mamas desenvolvidas; aproximadamente 40% dos homens com essa síndrome apresentam ginecomastia (desenvolvimento excessivo das glândulas mamárias masculinas) e testículos pequenos. (Cortesia de Children's Hospital and University of Manitoba, Winnipeg, Manitoba, Canada.)

Anomalias cromossômicas estruturais

A maioria das anomalias da estrutura dos cromossomos resulta da **quebra de cromossomos**, seguida da reconstituição com uma combinação anormal (Figura 19.8). A quebra de cromossomos pode ser induzida por vários fatores ambientais, como irradiação, drogas/medicamentos, produtos químicos e vírus. A anomalia resultante na estrutura do cromossomo depende do que acontece com os pedaços quebrados. As únicas duas aberrações da estrutura cromossômica que provavelmente serão transmitidas de pai para filho são *rearranjos estruturais*, como a inversão e a translocação.

Inversão

A *inversão é uma aberração cromossômica* na qual um segmento de um cromossomo é invertido. A *inversão paracêntrica* está limitada a um único braço do cromossomo (ver Figura 19.8 E), enquanto a *inversão pericêntrica* envolve ambos os braços e inclui o centrômero. Os portadores de *inversões pericêntricas* correm o risco de ter filhos com defeitos congênitos devido ao *crossing over* desigual e à segregação inadequada na meiose.

Translocação

A translocação é a transferência de um pedaço de um cromossomo para um cromossomo não homólogo. Se dois cromossomos não homólogos trocam pedaços, essa troca é chamada de ***translocação recíproca*** (ver Figura 19.8 A). A translocação não causa necessariamente um desenvolvimento anormal. Pessoas com translocação robertsoniana (a anomalia cromossômica estrutural mais comum no público em geral) entre o cromossomo 21 e o cromossomo 14, por exemplo (ver Figura 19.8 G), são fenotipicamente normais. Essas pessoas são chamadas de ***portadores de translocação balanceada*** e têm uma tendência, independentemente da idade, de produzir células germinativas com uma translocação de cromossomos anormal. De 3 a 4% das pessoas com síndrome de Down apresentam **trissomias de translocação**; ou seja, o cromossomo 21 extra encontra-se ligado a outro cromossomo.

Deleção

Quando um cromossomo se quebra, uma parte pode ser perdida (ver Figura 19.8 B). Uma deleção terminal parcial do braço curto do cromossomo 5 causa a **síndrome do *cri-du-chat***. Os recém-nascidos afetados apresentam um choro fraco e semelhante a um miado ao nascerem; atraso de crescimento com microcefalia (cabeça anormalmente pequena); hipertelorismo (olhos abertos); orelhas com implantação baixa; e micrognatia (uma pequena mandíbula). Também apresentam deficiência cognitiva grave e doença cardíaca congênita.

Um **cromossomo em anel** é um tipo de deleção cromossômica no qual ambas as extremidades foram perdidas e as extremidades quebradas se reuniram para formar um cromossomo em forma de anel (ver Figura 19.8 C). Os **cromossomos em anel** são muito raros, porém têm sido encontrados em todos os cromossomos. Esses cromossomos anormais foram descritos em pessoas com a síndrome de Turner, trissomia do 18 e outras anomalias.

Duplicações

As duplicações podem ser manifestadas como uma parte duplicada de um cromossomo, localizada em seu interior (ver Figura 19.8 D), como uma parte duplicada ligada a um cromossomo ou como um fragmento separado. *As duplicações são mais comuns do que as deleções, e são menos prejudiciais, pois não ocorre perda de material genético.* A duplicação pode envolver parte de um gene, um gene inteiro ou uma série de genes.

Isocromossomos

A anomalia que resulta em **isocromossomos** ocorre quando o centrômero se divide transversalmente, em vez de longitudinalmente (ver Figura 19.8 F). Um *isocromossomo* é um cromossomo no qual um braço está faltando e o outro está duplicado. Isso parece ser a *anomalia estrutural mais comum do cromossomo X*. Pessoas com essa anomalia cromossômica costumam apresentar estatura baixa e outros estigmas da síndrome de Turner. Essas características estão relacionadas à perda de um braço de um cromossomo X.

Defeitos congênitos causados por genes mutantes

De 7 a 8% das anomalias congênitas são causadas por **defeitos genéticos** (ver Figura 19.1). Uma **mutação** geralmente envolve uma perda ou uma mudança na função de um gene e é qualquer mudança permanente e hereditária na sequência do DNA genômico. Como é pouco provável que uma mudança aleatória leve a uma melhora no desenvolvimento, *a maioria das mutações é deletéria e algumas são letais*. A *taxa de mutação* pode ser aumentada por vários agentes ambientais, como altas doses de radiação. Os defeitos congênitos resultantes de mutações genéticas são herdados de acordo com as **leis mendelianas** (as leis de hereditariedade das características de um único gene que formam a base da ciência da genética); consequentemente, podem ser feitas previsões sobre a probabilidade da ocorrência nos filhos da pessoa afetada e em outros parentes.

Um exemplo de uma anomalia congênita hereditária autossômica dominante é a **acondroplasia** – anomalia na conversão da cartilagem em osso – (Figura 19.9), que é resultante de uma mutação do DNA complementar do gene do fator de crescimento de fibroblasto 3 no cromossomo 4p. Outros defeitos congênitos são atribuídos à herança autossômica recessiva. Genes autossômicos recessivos se manifestam apenas quando homozigotos; como consequência, muitos portadores desses genes (pessoas heterozigotas) não são identificados.

A **síndrome do X frágil** é a causa hereditária mais comum de deficiência de desenvolvimento cognitivo. Os transtornos do espectro do autismo e o TDAH também são prevalentes nessa condição (Figura 19.10). A síndrome do X frágil apresenta uma frequência de 1 em 1.500 nascimentos do sexo masculino e pode ser responsável por grande parte da predominância do sexo masculino na população com deficiência mental.

Vários distúrbios genéticos têm sido associados à expansão de **trinucleotídios** em genes específicos. Os exemplos incluem distrofia miotônica, coreia de Huntington, atrofia espinobulbar (doença de Kennedy) e ataxia de Friedreich.

Tabela 19.3 Trissomia dos cromossomos sexuais.

Complemento cromossômico*	Sexo	Incidência†	Características usuais
47,XXX	Feminino	1:1.000	Aparência normal; geralmente fértil; de 15 a 25% apresentam deficiência mental leve.
47,XXY	Masculino	1:1.000	Síndrome de Klinefelter; testículos pequenos; hialinização dos túbulos seminíferos; aspermatogênese; frequentemente alto, com membros inferiores desproporcionalmente longos; inteligência abaixo da dos irmãos normais; ginecomastia em aproximadamente 40%.
47,XYY	Masculino	1:1.000	Aparência normal, geralmente alto; e com problemas comportamentais.

*O número designa o número total de cromossomos, incluindo os cromossomos sexuais (demonstrados após a vírgula).

†Dados de Nussbaum RL, McInnes RR, Willard HF: Thompson & Thompson Genetics in Medicine, 8th ed. Philadelphia, 2015, Saunders.

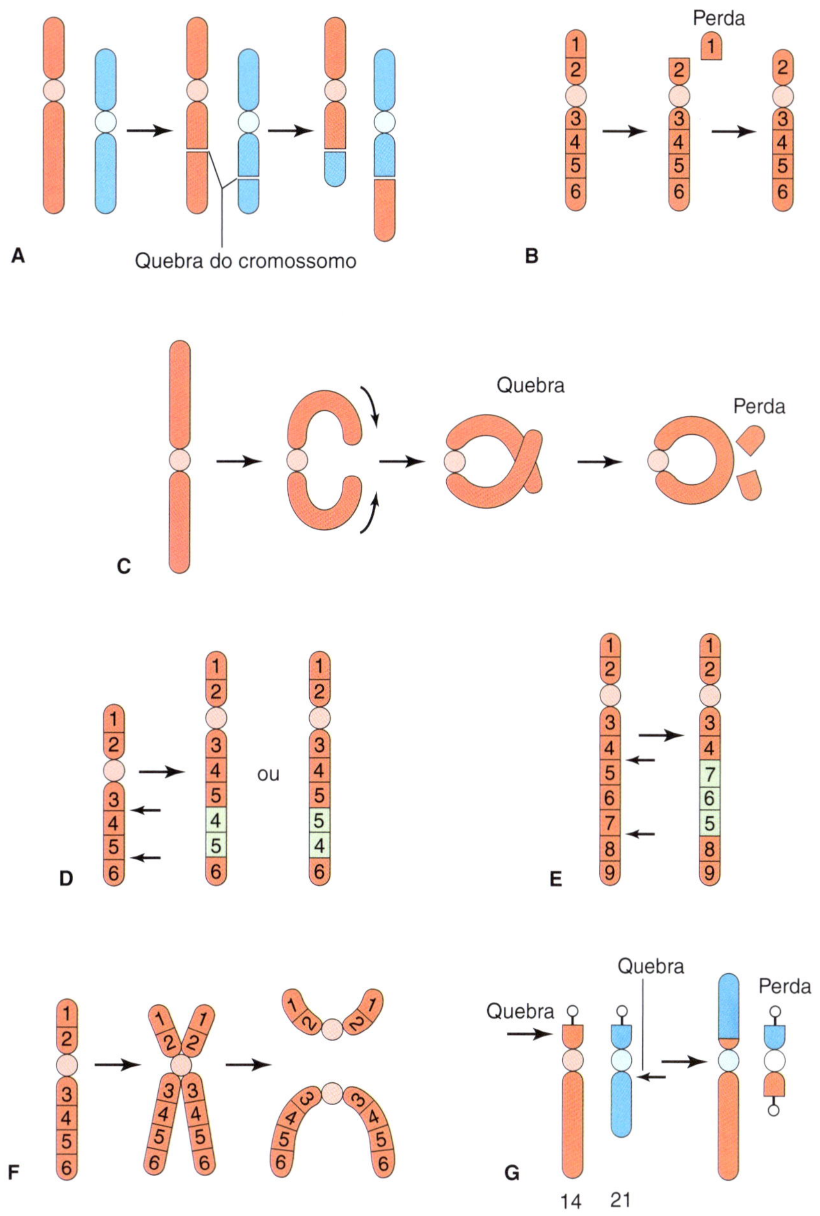

Figura 19.8 Diagramas ilustrando diversas anomalias cromossômicas estruturais. **A.** Translocação recíproca. **B.** Deleção terminal. **C.** Cromossomo em anel. **D.** Duplicação. **E.** Inversão paracêntrica. **F.** Isocromossomo. **G.** Translocação robertsoniana. As *setas* indicam como as anomalias estruturais são produzidas. (Modificada de Nussbaum RL, McInnes RR, Willard HE: *Thomson & Thompson genetics in medicine*, ed 6, Philadelphia, 2004, Saunders.)

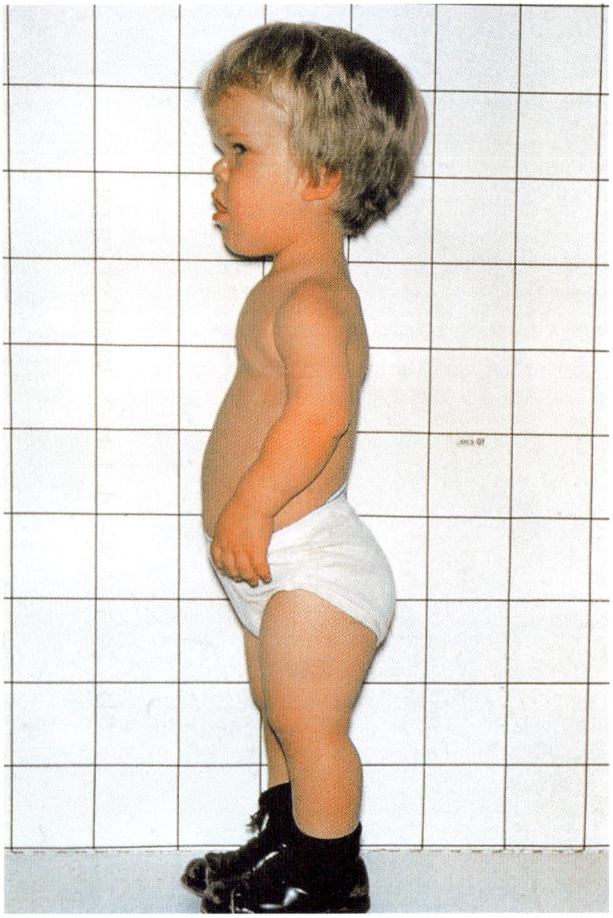

Figura 19.9 Menino com acondroplasia. Observe a baixa estatura, os membros e dedos das mãos curtos, o comprimento normal do tronco, a cabeça relativamente grande, a fronte proeminente e a ponte nasal deprimida. (Cortesia de A. E. Chudley, MD, Section of Genetics and Metabolism, Department of Pediatrics and Child Health, Children's Hospital and University of Manitoba, Winnipeg, Manitoba, Canada.)

Os **genes recessivos ligados ao X** são geralmente manifestados em homens afetados (homozigotos) e, ocasionalmente, em *mulheres portadoras (heterozigotas)* (p. ex., síndrome do X frágil).

Estima-se que o **genoma humano** contenha cerca de 20.000 a 25.000 genes por conjunto haploide, ou 3 bilhões de pares de bases. Por causa do ***Projeto Genoma Humano*** e da colaboração de pesquisas internacionais, muitas doenças – e defeitos congênitos – causadas por mutações genéticas foram e continuarão a ser identificadas. A maioria dos genes será sequenciada e sua função específica será determinada. Compreender a causa dos defeitos congênitos requer melhoria no nosso entendimento da expressão gênica durante o início do desenvolvimento.

A maioria dos genes expressos em uma célula é expressa em uma variedade ampla de células. Esses ***genes housekeeping*** estão envolvidos em funções metabólicas celulares básicas, como a síntese de ácido nucleico e de proteínas, a biogênese do citoesqueleto e de organelas e o transporte de nutrientes e mecanismos. Os *genes especialistas* são expressos em momentos específicos, em células específicas, e definem as centenas de tipos de células diferentes que formam o organismo humano. Um aspecto essencial da biologia do desenvolvimento é a regulação da expressão gênica. A regulação é frequentemente alcançada por fatores de transcrição, que se ligam a elementos reguladores ou promotores de genes específicos.

O ***imprinting* genômico** é um processo epigenético pelo qual as linhas germinativas femininas e masculinas conferem uma marcação sexual específica em uma sub-região cromossômica, de modo que somente o alelo paterno ou materno de um gene está ativo nos filhos. Em outras palavras, o sexo do genitor que faz a transmissão interfere na expressão ou não expressão de certos genes nos descendentes.

Defeitos congênitos causados por fatores ambientais

Embora o embrião esteja bem protegido dentro do útero, certos agentes ambientais – **teratógenos** – podem causar interrupções no desenvolvimento após a exposição materna a eles (Tabela 19.4). Um teratógeno *é qualquer agente capaz de produzir um defeito congênito ou aumentar a incidência de um defeito na população.* Fatores ambientais, como infecções e medicamentos/drogas, podem simular condições genéticas, como quando dois ou mais filhos de pais normais são afetados. *O princípio importante a ser lembrado é que nem tudo o que é familiar é genético.*

Os órgãos e as partes de um embrião são mais sensíveis aos agentes teratogênicos durante os períodos de diferenciação rápida (Figura 19.11). Como a sinalização molecular e a indução embrionária precedem a diferenciação morfológica, o período durante o qual as estruturas são sensíveis à interferência de teratógenos frequentemente precede o estágio *visível* de seu desenvolvimento.

Os teratógenos não parecem ser eficazes em causar defeitos congênitos até que a diferenciação celular tenha iniciado; no entanto, sua ação precoce pode causar a morte de um embrião. Os mecanismos exatos pelos quais muitos medicamentos/drogas, produtos químicos e outros fatores ambientais interrompem o desenvolvimento embrionário e induzem anomalias não estão elucidados.

O *rápido progresso da biologia molecular* vem fornecendo informações adicionais sobre o controle genético da diferenciação e sobre a cascata de sinais moleculares e fatores que controlam a expressão gênica e a formação de padrões. Os pesquisadores estão agora direcionando cada vez mais atenção para os mecanismos moleculares de desenvolvimento anormal, na tentativa de compreender melhor a patogênese dos defeitos congênitos.

Princípios da teratogênese

Quando se considera a possível teratogenicidade de um agente, como um medicamento/droga ou um agente químico, três fatores são importantes:

- Os períodos críticos de desenvolvimento (ver Figura 19.11)
- A dose do medicamento/droga ou agente químico
- O genótipo (constituição genética) do embrião.

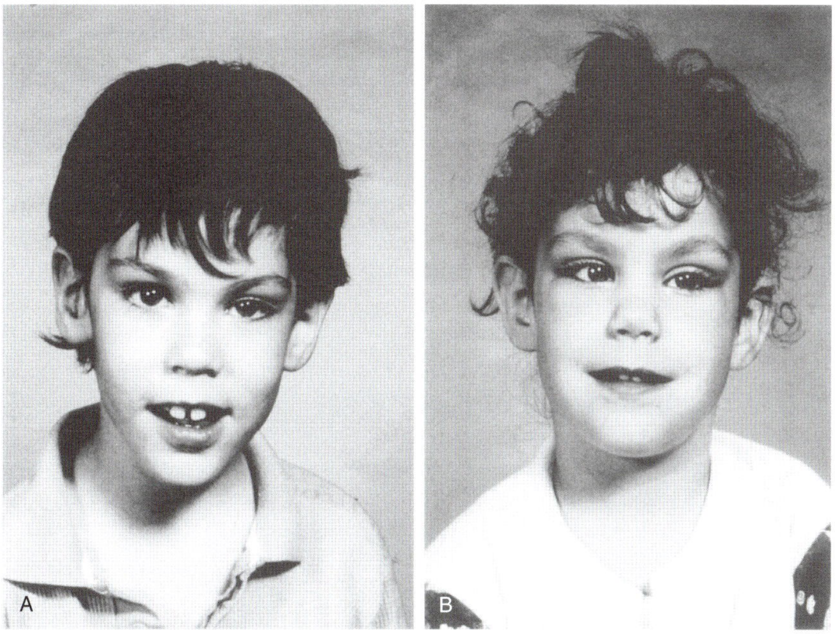

Figura 19.10 Síndrome do X frágil. **A.** Menino de 8 anos de idade com essa síndrome, apresentando aparência relativamente normal, face alongada e orelhas proeminentes. Ele também apresenta deficiência cognitiva significativa. **B.** Sua irmã de 6 anos de idade também apresenta essa síndrome. Ela tem uma leve dificuldade de aprendizado e características semelhantes de face alongada e orelhas proeminentes. Observe o estrabismo (cruzamento do olho direito). Embora seja um distúrbio ligado ao X, as mulheres portadoras às vezes o expressam. (Cortesia de A. E. Chudley, MD, Section of Genetics and Metabolism, Department of Pediatrics and Child Health, Children's Hospital and University of Manitoba, Winnipeg, Manitoba, Canada.)

Períodos críticos do desenvolvimento humano

A suscetibilidade de um embrião a um teratógeno depende de seu estágio de desenvolvimento quando um agente, como uma droga, está presente. O período mais crítico do desenvolvimento é quando a diferenciação celular e a morfogênese estão em seu pico. *O período mais crítico para o desenvolvimento do encéfalo é de 3 a 16 semanas* (ver Figura 19.11), porém seu desenvolvimento pode ser interrompido por teratógenos após esse período, pois o encéfalo está se diferenciando e crescendo rapidamente no nascimento.

O desenvolvimento do dente continua muito depois do nascimento; portanto, o desenvolvimento dos dentes permanentes pode ser interrompido por *tetraciclinas* desde as 18 semanas pré-natais até os 16 anos de idade. *O sistema esquelético tem um período crítico de desenvolvimento prolongado*, estendendo-se até a infância; assim, o crescimento dos tecidos esqueléticos fornece uma boa medida do crescimento geral.

As perturbações ambientais durante as primeiras 2 semanas após a fertilização podem interferir na clivagem do zigoto e na implantação do blastocisto, o que pode causar morte precoce e aborto espontâneo do embrião (ver Figura 19.11).

O desenvolvimento do embrião é mais facilmente interrompido quando os tecidos e órgãos estão se formando (ver Figura 19.11). Durante esse **período organogenético** (**quarta a oitava semana**), os agentes teratogênicos podem induzir defeitos congênitos importantes. Defeitos fisiológicos – pequenos defeitos morfológicos da orelha externa, por exemplo – e distúrbios funcionais, como limitação do desenvolvimento mental, provavelmente resultam da interrupção do desenvolvimento durante o período fetal. *Cada parte, tecido e órgão de um embrião tem um período crítico durante o qual seu desenvolvimento pode ser interrompido* (ver Figura 19.11). O tipo de defeito congênito produzido depende de quais partes, tecidos e órgãos são mais suscetíveis no momento em que o teratógeno está ativo.

Os **cronogramas embriológicos**, como o da Figura 19.11, são úteis ao se considerar a causa dos defeitos congênitos. No entanto, é incorreto assumir que os defeitos sempre resultam de um único evento ocorrido durante o período crítico de desenvolvimento ou que é possível determinar, a partir desses cronogramas, o dia no qual o defeito ocorreu. O que se sabe é que o teratógeno teria que interromper o desenvolvimento do tecido, de parte dele ou do órgão antes do final do período crítico.

Teratógenos humanos

A consciência de que determinados agentes podem interromper o desenvolvimento pré-natal oferece a oportunidade de prevenir alguns defeitos congênitos. Por exemplo, se as mulheres forem informadas sobre os efeitos nocivos de drogas, álcool, produtos químicos ambientais e vírus, a maioria das grávidas evitará a exposição a esses agentes teratogênicos.

Os medicamentos variam consideravelmente em sua teratogenicidade. Alguns teratógenos, como a talidomida, causam grave interrupção do desenvolvimento se administrados durante o período organogenético de certas partes (p. ex., os membros) do embrião (ver Figura 19.15). Outros teratógenos causam retardo mental e de crescimento dos embriões (ver Tabela 19.4). Apesar disso, *menos de 2% dos defeitos congênitos são causados por medicamentos/drogas e*

Tabela 19.4 Alguns teratógenos conhecidos como causadores de defeitos congênitos humanos.

Agentes	Defeitos congênitos mais comuns
Drogas	
Álcool	Síndrome alcoólica fetal; RCIU; deficiência mental; microcefalia; defeitos oculares; anomalias articulares; fissuras palpebrais curtas; distúrbios do espectro alcóolico fetal; distúrbios cognitivos e neurocomportamentais.
Andrógenos e altas doses de progestagênios	Grau variável de masculinização de fetos femininos; genitália externa ambígua (fusão labial e hipertrofia clitoriana).
Cocaína	RCIU; prematuridade; microcefalia; infarto cerebral; defeitos urogenitais; distúrbios neurocomportamentais.
Dietilestilbestrol	Anomalias do útero e da vagina, erosão e cristas cervicais.
Isotretinoína (ácido 13-*cis*-retinoico)	Anomalias craniofaciais; defeitos do tubo neural, como espinha bífida cística; defeitos cardiovasculares; fenda palatina; aplasia do timo.
Carbonato de lítio	Diversos defeitos congênitos, geralmente envolvendo o coração e os grandes vasos.
Metotrexato	RCIU; defeitos congênitos múltiplos, especialmente esqueléticos (envolvendo a face, o crânio, os membros e a coluna vertebral) e renais.
Misoprostol	Desenvolvimento anormal dos membros; defeitos oculares; defeitos dos nervos craniais; distúrbios do espectro autista.
Fenitoína (dilantina)	Síndrome da hidantoína fetal; RCIU; microcefalia; deficiência mental; sutura frontal com cristas; pregas epicantais internas; ptose palpebral; ponte nasal larga e deprimida; hipoplasia das falanges.
Tetraciclina	Dentes manchados, hipoplasia do esmalte.
Talidomida	Desenvolvimento anormal dos membros: meromelia (ausência parcial do membro) e amelia (ausência completa do membro); defeitos faciais; defeitos sistêmicos (p. ex., defeitos cardíacos e renais e anomalias oculares).
Trimetadiona	Retardo de desenvolvimento; sobrancelhas em forma de V; orelhas com implantação baixa; fenda labial e/ou palatina.
Ácido valproico	Defeitos craniofaciais; defeitos do tubo neural; frequentemente hidrocefalia; defeitos cardíacos e esqueléticos; fraco desenvolvimento cognitivo pós-natal.
Varfarina	Hipoplasia nasal; epífises pontilhadas; falanges hipoplásicas; defeitos oculares; deficiência mental.
Agentes químicos	
Metil-mercúrio	Atrofia cerebral; espasticidade; convulsões; deficiência mental.
Bifenilas policlorinadas	RCIU; descoloração da pele.
Infecções	
Citomegalovírus	Microcefalia; coriorretinite; perda sensorineural; retardo do desenvolvimento psicomotor e mental; hepatoesplenomegalia; hidrocefalia; paralisia cerebral; calcificação encefálica (periventricular).
Vírus da hepatite B	Nascimento prematuro; macrossomia fetal.
Herpes-vírus simples	Vesículas e cicatrizes na pele; coriorretinite; hepatomegalia; trombocitopenia; petéquias; anemia hemolítica; hidroanencefalia.
Parvovírus humano B19	Anemia fetal; hidropisia fetal não imune; morte fetal.
Vírus da rubéola	RCIU; retardo de crescimento pós-natal; anomalias cardíacas e de grandes vasos; microcefalia; surdez neurossensorial; catarata; microftalmia; glaucoma; retinopatia pigmentada; deficiência mental; sangramento neonatal; hepatoesplenomegalia; osteopatia; defeitos nos dentes.
Zika vírus	Microcefalia e distúrbios neurológicos.
Toxoplasma gondii	Microcefalia; deficiência mental; microftalmia; hidrocefalia; coriorretinite; calcificações cerebrais; perda auditiva; distúrbios neurológicos.
Treponema pallidum	Hidrocefalia; surdez congênita; deficiência mental; anomalias nos dentes e nos ossos.
Vírus da varicela	Cicatrizes cutâneas (distribuição do dermátomo); defeitos neurológicos (p. ex., paresia do membro, hidrocefalia, convulsões); catarata; microftalmia; síndrome de Horner; atrofia óptica; nistagmo; coriorretinite; microcefalia; deficiência mental; defeitos esqueléticos (p. ex., hipoplasia dos membros, dos dedos das mãos e dos pés); defeitos urogenitais.
Altos níveis de radiação ionizante	Microcefalia; deficiência mental; defeitos esqueléticos; retardo do crescimento; cataratas.

RCIU: restrição de crescimento fetal.

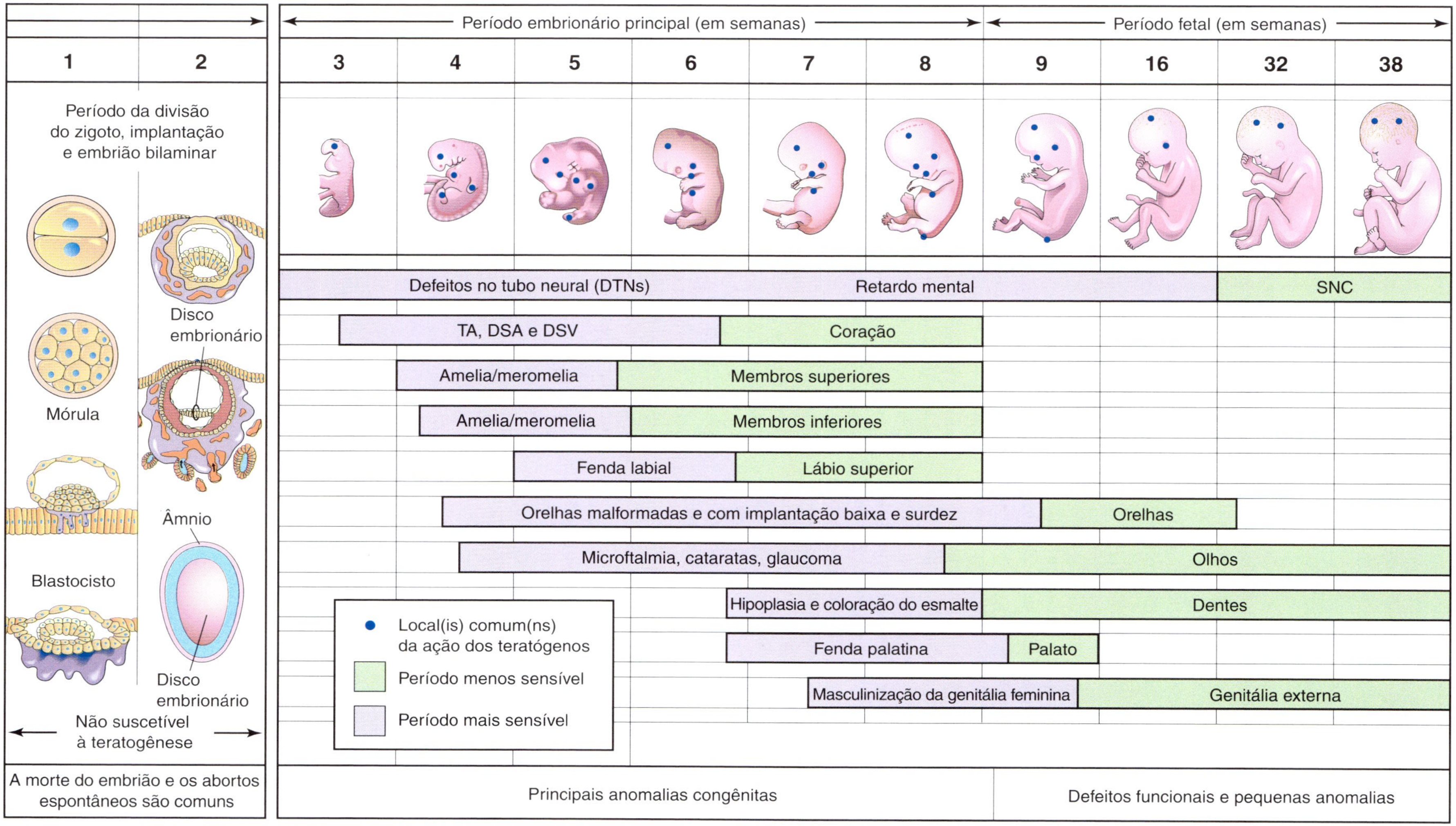

Figura 19.11 Períodos críticos no desenvolvimento pré-natal humano. Durante as primeiras 2 semanas, o embrião geralmente não é suscetível a teratógenos. Nesse momento, um teratógeno danifica todas ou a maioria das células, resultando na morte do embrião, ou danifica apenas algumas células, permitindo que o concepto se recupere e o embrião se desenvolva sem defeitos congênitos. As áreas roxas indicam os períodos altamente sensíveis, quando defeitos maiores podem ocorrer (p. ex., amelia, ausência de membros). As áreas verdes indicam estágios que são menos sensíveis a teratógenos, quando pequenos defeitos congênitos podem ser induzidos. *DSA,* defeito no septo atrial; *SNC,* sistema nervoso central; *TA*, tronco arterioso; *DSV*, defeito no septo ventricular.

agentes químicos. Apenas algumas drogas foram positivamente implicadas como agentes teratogênicos humanos, porém novos agentes continuam a ser identificados. É melhor para as mulheres evitar o uso de todos os medicamentos durante o primeiro trimestre, a menos que haja um forte motivo médico.

Tabagismo

O tabagismo materno durante a gravidez é uma causa bem estabelecida de **RCIU**. Apesar das advertências de que o tabagismo é prejudicial ao embrião/feto, mais de 25% das mulheres continuam fumando durante a gravidez. Em fumantes inveteradas (> 20 por dia), o parto prematuro é duas vezes mais frequente do que em mães que não fumam. Além disso, as crianças de fumantes pesam menos que o normal.

Um estudo caso-controle de base populacional revelou que defeitos do septo conotruncal e atrioventricular ocorrem com mais frequência em filhos de mães que fumam durante o primeiro trimestre da gravidez. Em comparação com filhos de não fumantes, uma maior incidência de fenda labial e palatina foi relatada em filhos de mulheres que fumam durante a gravidez. A nicotina contrai os vasos sanguíneos uterinos, causando, assim, uma diminuição no fluxo sanguíneo uterino e reduzindo o suprimento de oxigênio e nutrientes disponíveis para o embrião ou feto a partir do sangue materno no espaço interviloso da placenta. Altos níveis de ***carboxi-hemoglobina***, resultantes do tabagismo, aparecem no sangue materno e fetal e podem alterar a capacidade do sangue em transportar oxigênio. Como consequência, pode ocorrer hipoxia fetal crônica (diminuição do nível de oxigênio abaixo do normal), afetando o crescimento e o desenvolvimento fetal.

Álcool

O alcoolismo afeta de 1 a 2% das mulheres em idade reprodutiva. Tanto os níveis moderados como altos de consumo de álcool durante o início da gravidez podem resultar em alterações no crescimento e na morfogênese do feto; quanto maior for o consumo, mais graves serão os sinais. Filhos nascidos de mães com alcoolismo crônico exibem um padrão específico de defeitos, incluindo retardo de crescimento pré e pós-natal, deficiência mental e outros defeitos (Figura 19.12). Esse padrão específico de defeitos em lactentes afetados e crianças com características faciais sentinela, deficiência de crescimento e deficiência mental é chamado de **síndrome alcoólica fetal**, e está presente em 1 a 2 crianças a cada 1.000 nascidos vivos. *Hoje, acredita-se que o abuso materno de álcool seja a causa mais comum de deficiência mental.*

Mesmo o consumo moderado de álcool pela mãe (p. ex., 29,5 a 59 ml/dia) pode produzir **efeitos do alcoolismo fetal (EAF)** – crianças com dificuldades comportamentais e de aprendizagem, por exemplo –, especialmente se o consumo de álcool estiver associado à desnutrição. O **consumo excessivo de álcool** (pelo período de 1 a 3 dias) durante a gravidez tem grande probabilidade de produzir efeitos do alcoolismo fetal.

O termo preferido para a gama de efeitos do álcool pré-natal é **transtorno do espectro alcoólico fetal** (TEAF). A prevalência de TEAF na população em geral pode chegar a 1%. Como o período suscetível de desenvolvimento do encéfalo abrange a maior parte da gestação, **o conselho mais seguro é a abstinência total de álcool durante a gravidez**.

Andrógenos e progestagênios

Andrógenos e progestagênios podem afetar o feto feminino, produzindo masculinização da genitália externa (Figura 19.13). Os medicamentos que devem ser evitados geralmente contêm *progestinas, etisterona ou noretisterona.* Do ponto de vista prático, o risco teratogênico desses hormônios é baixo. No entanto, a exposição à progestina durante o período crítico de desenvolvimento também está associada a um aumento da prevalência de *defeitos cardiovasculares*, e a exposição de fetos masculinos durante esse período pode dobrar a incidência de ***hipospadia*** nos descendentes (ver Capítulo 13, *Sistema Urogenital*, Figura 13.26).

Acredita-se que os *contraceptivos orais* que contêm progestagênios e estrogênios, quando tomados durante os primeiros estágios de uma gravidez não identificada, sejam agentes teratogênicos. Muitos filhos de mães que tomaram *pílulas anticoncepcionais contendo progestagênios e estrogênio* durante o período crítico de desenvolvimento apresentaram a síndrome do VACTERL – anomalias *v*ertebrais, *a*nais, *c*árdicas, *t*raqueais, *e*sofágicas, *r*enais e dos membros (*limb*, em inglês).

Antibióticos

As **tetraciclinas** atravessam a membrana placentária e são depositadas nos ossos e nos dentes do embrião, em locais de calcificação ativa. Apenas 1 g por dia de **tetraciclina** durante o terceiro trimestre da gravidez pode produzir coloração amarelada dos dentes decíduos. A terapia com tetraciclina do quarto ao nono mês de gravidez também pode causar defeitos nos dentes (p. ex., hipoplasia do esmalte – **descoloração** amarela a marrom **dos dentes**) e diminuição do crescimento dos ossos longos (ver Capítulo 18, *Sistema Tegumentar*, Figura 18.10). Mais de 30 casos de deficiência auditiva e danos no NC VIII foram relatados em crianças expostas a derivados de **estreptomicina** no útero. Em contraste, a **penicilina** tem sido usada extensivamente durante a gravidez e parece ser inofensiva para o embrião/feto.

Anticoagulantes

Todos os anticoagulantes, exceto a heparina, atravessam a membrana placentária e podem causar hemorragia no embrião/feto. A **varfarina**, um anticoagulante, é definitivamente um teratógeno. O período de maior sensibilidade é de 6 a 12 semanas após a fertilização. A exposição no segundo e terceiro trimestres pode resultar em deficiência mental, atrofia do nervo óptico e microcefalia. A heparina não atravessa a membrana placentária e, portanto, é o medicamento escolhido para mulheres grávidas que precisam de terapia anticoagulante.

Anticonvulsivantes

A epilepsia afeta aproximadamente 1 em 200 mulheres grávidas, e essas mulheres necessitam de tratamento com um anticonvulsivante. Dos anticonvulsivantes disponíveis, a **fenitoína** foi definitivamente identificada como um teratógeno. A **síndrome da hidantoína fetal**

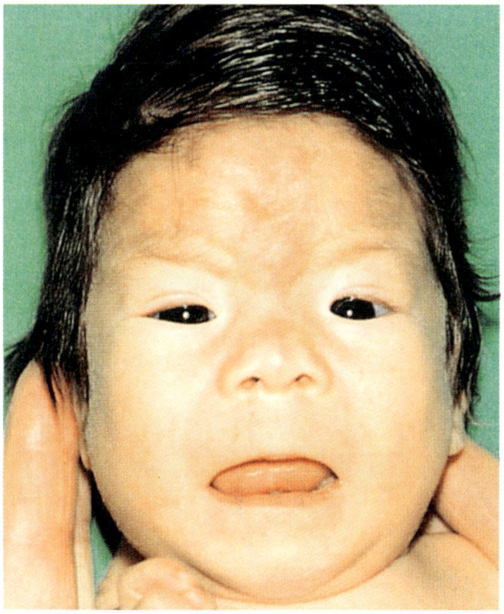

Figura 19.12 Criança com síndrome alcoólica fetal. Observe o lábio superior fino, as fissuras palpebrais curtas, a ponte nasal achatada, o nariz pequeno e o filtro alongado e pouco desenvolvido (fenda vertical na parte mediana do lábio superior). Acredita-se que o consumo excessivo de álcool pela mãe seja a causa ambiental mais comum de deficiência mental. (Cortesia de A. E. Chudley, MD, Section of Genetics and Metabolism, Department of Pediatrics and Child Health, Children's Hospital and University of Manitoba, Winnipeg, Manitoba, Canada.)

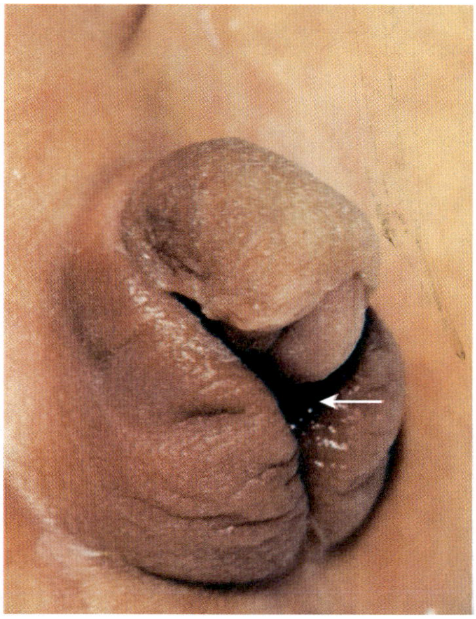

Figura 19.13 Genitália externa masculinizada de uma menina com constituição cromossômica 46,XX. Observe o clitóris aumentado e os grandes lábios fusionados. A *seta* indica o orifício único de um seio urogenital. A virilização (características masculinas maduras em uma mulher) foi causada por produção excessiva de andrógenos pelas glândulas suprarrenais durante o período fetal (hiperplasia adrenal congênita). (Cortesia de Dr. Heather Dean, Department of Pediatrics and Child Health and University of Manitoba, Winnipeg, Manitoba, Canada.)

ocorre em 5 a 10% das crianças nascidas de mães tratadas com fenitoínas ou anticonvulsivantes de hidantoína (Figura 19.14).

O **ácido valproico** tem sido o medicamento de escolha para o tratamento de diferentes tipos de epilepsia; no entanto, seu uso por mulheres grávidas levou a um padrão de defeitos congênitos que consiste em pobre desenvolvimento cognitivo pós-natal e defeitos craniofaciais, cardíacos e dos membros. Também existe um risco aumentado de defeitos do tubo neural. O **fenobarbital** é considerado um medicamento antiepiléptico seguro para uso durante a gravidez.

Agentes antineoplásicos

Os compostos químicos inibidores de tumores são altamente teratogênicos. Isso não é surpreendente, pois esses agentes inibem a mitose em células que se dividem rapidamente. Recomenda-se que sejam evitados, principalmente durante o primeiro trimestre da gravidez. O **metotrexato**, *um antagonista do ácido fólico* e um derivado da *aminopterina*, é um teratógeno potente conhecido que produz os principais defeitos congênitos.

Medicamentos anti-hipertensivos

O *National Birth Defects Prevention Study* indicou que o uso de certos medicamentos anti-hipertensivos (betabloqueadores, renina-angiotensina) pode causar um risco aumentado de defeitos cardíacos congênitos específicos. Além disso, a exposição do feto a inibidores da enzima conversora de angiotensina (ECA) causa oligoidrâmnio, morte fetal, hipoplasia de longa duração dos ossos da calvária, RCIU e disfunção renal.

Ácido retinoico (vitamina A)

O ácido retinoico é um metabólito da vitamina A. A **isotretinoína** (ácido 13-*cis*-retinoico), usada no tratamento oral da acne cística grave, é teratogênica em humanos, mesmo em doses muito baixas. O período crítico de exposição parece ser da terceira à quinta semana (5 a 7 semanas após o último período menstrual normal). O risco de **aborto espontâneo** e defeitos congênitos após a exposição excessiva ao **ácido retinoico** é alto. Estudos de acompanhamento pós-natal de crianças expostas à **isotretinoína** *in utero* mostraram **comprometimento neuropsicológico** significativo. A vitamina A é um nutriente valioso e necessário durante a gravidez, mas a exposição em longo prazo a altas doses de vitamina A não deve ser considerada, devido à insuficiência de evidências para descartar um risco teratogênico.

Salicilato

O *ácido acetilsalicílico*, ou **ácido acetilsalicílico**, é o medicamento mais comumente ingerido durante a gravidez. Altas doses são potencialmente prejudiciais ao embrião/feto. Estudos indicam que doses baixas parecem não ser teratogênicas.

Paracetamol

O acetaminofeno (paracetamol), um comum medicamento sem prescrição médica, é amplamente utilizado no tratamento de dores de cabeça, febre, dor e sintomas de resfriado comum. Uma grande pesquisa com mulheres que consumiram esse fármaco durante o início da gravidez mostrou que seus filhos apresentavam um aumento na incidência de problemas comportamentais, incluindo transtorno do déficit de atenção/hiperatividade.

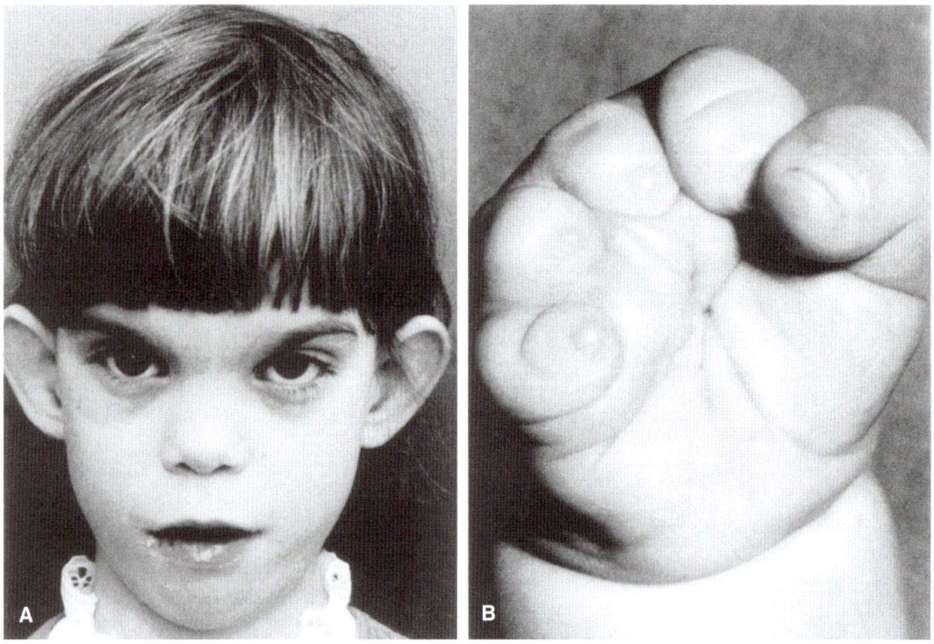

Figura 19.14 Síndrome da hidantoína fetal. **A.** Esta menina apresenta deficiência de aprendizagem. Observe as orelhas incomuns, o grande espaçamento dos olhos, as pregas do epicanto, o nariz curto e o filtro longo. Sua mãe tem epilepsia e tomou fenitoína (dilantina) durante sua gravidez. **B.** Mão direita de uma criança com hipoplasia digital grave (dedos curtos), nascida de uma mãe que tomou fenitoína (dilantina) durante a gravidez. (**A**, cortesia de A. E. Chudley, MD, Section of Genetics and Metabolism, Department of Pediatrics and Child Health, Children's Hospital and University of Manitoba, Winnipeg, Manitoba, Canada. **B**, de Chodirker BN, Chudley AE, Persaud TVN: Possible prenatal hydantoin effect in child born to a nonepileptic mother, *Am J Med Genet* 27:373, 1987.)

Medicamentos tireoidianos

Os *iodetos* atravessam facilmente a membrana placentária e interferem na produção de tiroxina. Também podem causar aumento da tireoide e **cretinismo** (retardo do desenvolvimento físico e mental e distrofia dos ossos e tecidos moles). *A deficiência de iodo e hormônio tireoidiano maternos* pode causar *cretinismo congênito*. A administração de medicamentos antitireoidianos para o tratamento de distúrbios tireoidianos maternos pode causar *bócio congênito* caso a dose administrada exceda a necessária para o controle da doença.

Tranquilizantes

A talidomida é um potente teratógeno. Aproximadamente 12 mil neonatos apresentaram defeitos congênitos causados por esse medicamento. O aspecto característico da *síndrome da talidomida* é a **meromelia** (Figura 19.15). Está bem estabelecido clinicamente que o período em que a talidomida causa defeitos congênitos é de 20 a 36 dias após a fertilização. ***A talidomida é absolutamente contraindicada para mulheres em idade fértil.***

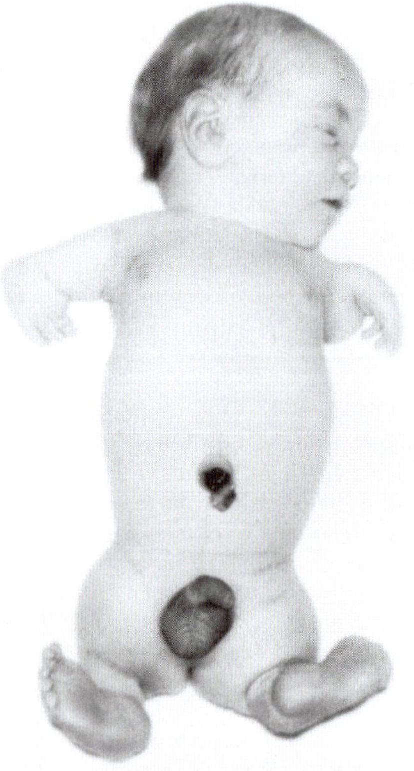

Figura 19.15 Recém-nascido do sexo masculino com membros malformados (meromelia – ausência congênita de partes dos membros) causada pela ingestão materna de talidomida durante o período crítico de desenvolvimento dos membros. (De Moore KL: The vulnerable embryo: causes of malformation in man, *Manitoba Med Rev* 43:306, 1963.)

Medicamentos psicotrópicos

O **lítio** é o medicamento de escolha para a terapia prolongada de manutenção em pacientes com *transtorno bipolar*; no entanto, sabe-se que causa defeitos congênitos, principalmente do coração e dos grandes vasos, em recém-nascidos de mães que receberam o fármaco no início da gravidez.

Os **benzodiazepínicos** são medicamentos psicoativos que são frequentemente prescritos para gestantes. Essas drogas incluem o *diazepam* e o *oxazepam*, que atravessam facilmente a membrana placentária (ver Capítulo 8, *Placenta e Membranas Fetais*, Figura 8.7). O uso desses medicamentos durante o primeiro trimestre de gravidez está associado a sintomas de abstinência transitórios e defeitos craniofaciais em neonatos. Os **inibidores seletivos de recaptação de serotonina** (ISRSs) são usados no tratamento da depressão durante a gravidez. O uso desses medicamentos pela mãe demonstrou aumentar ligeiramente o risco de distúrbios neurocomportamentais não graves, distúrbio do espectro autista e hipertensão pulmonar persistente em crianças.

Drogas ilícitas

A **cocaína** é uma das drogas ilícitas mais consumidas na América do Norte, e seu uso crescente por mulheres em idade reprodutiva é uma grande preocupação. Muitos relatos confirmam os efeitos pré-natais da cocaína; estes incluem o aborto espontâneo, a prematuridade e diversos defeitos congênitos nos filhos.

A **metadona**, usada no tratamento da dependência de heroína, é considerada um "teratógeno comportamental", assim como a heroína. Filhos de mulheres dependentes de narcóticos apresentam peso menor ao nascer, e filhos de mulheres que recebem terapia de manutenção com metadona apresentam *disfunção do sistema nervoso central* e circunferência da cabeça menor do que os não expostos. Também há preocupação sobre os efeitos prolongados do desenvolvimento pós-natal da metadona.

Síndrome da abstinência neonatal (SAN)

A SAN é consequência da exposição de recém-nascidos a opioides no útero. Os sintomas podem incluir febre, diarreia e distúrbios de alimentação e sono. A terapia geralmente requer monoterapia com opioides.

Agentes químicos ambientais como teratógenos

Existe uma preocupação crescente sobre a possível teratogenicidade de agentes químicos ambientais, industriais e agrícolas, poluentes e aditivos alimentares. A maioria desses agentes químicos não foi positivamente comprovada como teratógenos em humanos.

Mercúrio orgânico

As crianças de mães cuja dieta principal durante a gravidez consiste em peixes contendo níveis anormalmente elevados de mercúrio orgânico adquirem a **doença de Minamata** fetal – distúrbios neurológicos e comportamentais semelhantes aos associados à paralisia cerebral. O **metilmercúrio** *é um teratógeno* que causa atrofia cerebral, espasticidade, convulsões e retardo mental.

Chumbo

O chumbo está presente em abundância em locais de trabalho e no meio ambiente. Esse metal atravessa a membrana placentária e se acumula nos tecidos fetais. A exposição pré-natal ao chumbo está associada a um aumento da incidência de abortos, defeitos fetais, RCIU e deficiências funcionais.

Bifenilas policlorinadas

As bifenilas policlorinadas (BCPs) são produtos químicos teratogênicos que produzem RCIU e descoloração da pele em fetos expostos a esses agentes. A principal fonte alimentar de BCPs na América do Norte são provavelmente peixes esportivos capturados em águas contaminadas.

Agentes infecciosos como teratógenos

Rubéola (sarampo alemão)

O **vírus da rubéola** atravessa a membrana placentária e infecta o embrião/feto. Em casos de infecção materna primária durante o primeiro trimestre da gravidez, o risco geral de infecção embrionária ou fetal é de aproximadamente 20%. As características clínicas da **síndrome da rubéola congênita** são *catarata, glaucoma congênito, defeitos cardíacos e surdez* (Figura 19.16). Quanto mais precocemente ocorrer a infecção materna por rubéola na gravidez, maior será o perigo de o embrião ter uma malformação.

Citomegalovírus

Este vírus é a infecção viral mais comum do feto. Como a doença parece ser fatal quando afeta o embrião, a maioria das gestações provavelmente termina em aborto espontâneo quando a infecção ocorre durante o primeiro trimestre. Mais tarde na gravidez, *a infecção por citomegalovírus pode resultar em atraso no desenvolvimento, RCIU e defeitos congênitos graves.* Particularmente preocupantes são os casos de infecção neonatal por citomegalovírus assintomáticos, que costumam estar associados a distúrbios audiológicos, neurológicos e neurocomportamentais na infância.

Herpes-vírus simples

A infecção materna com o **herpes-vírus simples** no início da gravidez aumenta a taxa de aborto em três vezes, e a infecção após a 20ª semana está associada a um aumento da taxa de prematuridade e defeitos congênitos (p. ex., microcefalia e deficiência mental). A infecção do feto com o herpes-vírus simples geralmente ocorre muito tardiamente na gravidez, provavelmente com mais frequência durante o parto.

Varicela (catapora)

A varicela e o **herpes-zóster** (cobreiro) são causados pelo mesmo vírus, o **vírus da varicela-zóster, que é altamente infeccioso**. Há evidências convincentes de que a infecção materna por varicela durante os primeiros 4 meses de gravidez causa vários defeitos congênitos (atrofia muscular e deficiência mental). Há uma incidência de 20% desses ou outros defeitos quando a infecção ocorre durante o período crítico de desenvolvimento (ver Figura 19.11).

Vírus da imunodeficiência humana

O vírus da imunodeficiência humana (HIV) é o retrovírus que causa a ***síndrome da imunodeficiência adquirida* (AIDS)**. A infecção de mulheres grávidas com HIV está associada a sérios problemas de saúde do feto. Existem relatos conflitantes sobre a infecção *in utero* pelo HIV e o desfecho fetal. Alguns efeitos perinatais adversos incluem parto prematuro, retardo de crescimento intrauterino, baixo peso ao nascer e mortalidade infantil. A transmissão do vírus HIV para o feto pode ocorrer durante a gravidez ou o trabalho de parto.

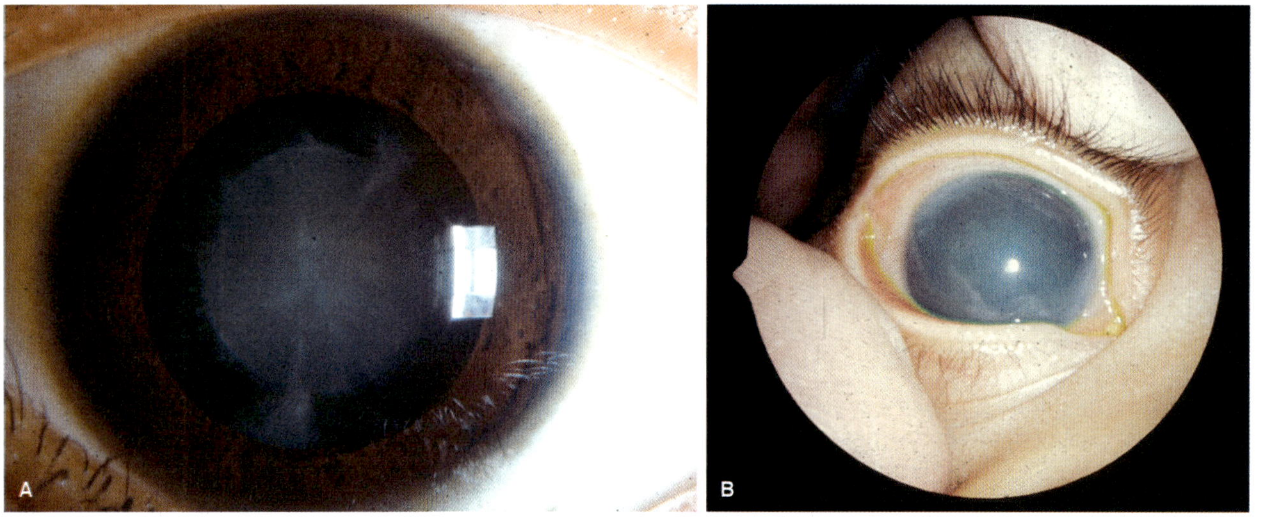

Figura 19.16 A. Aparência típica de uma catarata congênita que pode ter sido causada pelo vírus da rubéola. Defeitos cardíacos e surdez são outros defeitos congênitos comuns a essa infecção. **B.** Turvação da córnea causada por glaucoma congênito. A turvação da córnea também pode resultar de infecção, trauma ou distúrbios metabólicos. (De Guercio J, Martyn L: Congenital malformations of the eye and orbit, *Otolaryngol Clin North Am* 40:113, 2007.)

Vírus Zika

Mulheres grávidas infectadas com o vírus Zika deram à luz crianças com microcefalia e graves anomalias neurológicas. Em 2015, o primeiro caso de embriopatia por Zika foi relatado no Brasil, e houve surtos em outros países, incluindo o Pacífico Oeste (Ilha Yap) e Sul (Polinésia Francesa), a América do Sul, a América Central e o Caribe.

O vírus Zika é transmitido pelo mosquito Aedes. Na maioria dos casos, uma relação causal foi estabelecida entre a infecção pré-natal pelo Zika e o nascimento de crianças com microcefalia e outras anomalias. O órgão norte-americano Centers for Disease Control and Prevention (CDC) concluiu, a partir da avaliação da situação, que mulheres grávidas infectadas com o vírus Zika apresentam um risco aumentado de dar à luz uma criança com microcefalia e/ou outras anomalias cerebrais. Ao mesmo tempo, o CDC observou que muitas mulheres infectadas com o vírus Zika deram à luz crianças saudáveis.

Toxoplasmose

A infecção materna com o parasita intracelular ***Toxoplasma gondii*** geralmente ocorre por uma das seguintes vias:

- Consumo de carne crua ou malcozida (geralmente de porco ou de cordeiro contendo cistos de *Toxoplasma*)
- Contato próximo com animais domésticos infectados (geralmente gatos) ou solo infectado.

O **organismo *T. gondii*** atravessa a membrana placentária e infecta o feto, causando alterações destrutivas no encéfalo que resultam em *deficiência mental* e outros defeitos congênitos. As mães de crianças com defeitos congênitos muitas vezes desconhecem que tiveram **toxoplasmose**. Como os animais (gatos, cães, coelhos e outros animais domésticos e selvagens) podem estar infectados com esse parasita, as mulheres grávidas devem evitar o contato com eles. Além disso, o leite não pasteurizado deve ser evitado.

Sífilis congênita

A prevalência da sífilis está aumentando em muitos países e, consequentemente, as mulheres grávidas são frequentemente afetadas. A infecção por sífilis afeta aproximadamente 1 em 10.000 recém-nascidos nos EUA. ***Treponema pallidum***, o pequeno microrganismo espiralado que causa a sífilis, atravessa rapidamente a membrana placentária com 6 a 8 semanas de desenvolvimento. O feto pode ser infectado em qualquer estágio da doença ou em qualquer estágio da gravidez. As **infecções maternas primárias** (adquiridas durante a gravidez e não tratadas) quase sempre causam infecções fetais graves e defeitos congênitos. No entanto, o tratamento adequado da mãe mata o organismo. Nos casos em que a mãe não é tratada, apenas 20% das mulheres dão à luz a um recém-nascido normal. As **infecções maternas secundárias** (adquiridas antes da gravidez) raramente resultam em doenças fetais e defeitos congênitos.

A radiação como um teratógeno

A exposição a **altos níveis de radiação ionizante** pode causar danos às células embrionárias, resultando em morte celular, lesão cromossômica, deficiência mental e crescimento físico deficiente. A gravidade do dano embrionário está relacionada à dose absorvida, à intensidade de dose e ao estágio de desenvolvimento embrionário ou fetal quando ocorre a exposição. A exposição acidental de mulheres grávidas à radiação é uma causa comum de preocupação.

Não existem provas conclusivas de que os defeitos congênitos humanos tenham sido causados por níveis de radiação usados para fins diagnósticos (< 10.000 mrad). A radiação espalhada de um exame radiográfico de uma parte do corpo que não está próxima do útero (p. ex., tórax, seios da face, dentes) produz uma dose de apenas alguns milirads, que não é teratogênica para o embrião. O limite recomendado de exposição materna de todo o corpo à radiação de todas as fontes é de 500 mrad (0,005 Gy) para todo o período gestacional.

Fatores maternos como teratógenos

O **diabetes melito** mal controlado na mãe com hiperglicemia persistente e cetose, particularmente durante a embriogênese, está associado a uma incidência duas a três vezes maior de defeitos congênitos. Os recém-nascidos de mães diabéticas são geralmente grandes (**macrossomia**). Os defeitos comuns incluem *holoprosencefalia* (falha do prosencéfalo em se dividir em hemisférios), *meroanencefalia* (ausência parcial do cérebro), agenesia sacral, defeitos vertebrais, defeitos cardíacos congênitos e defeitos nos membros ou ruptura vascular.

Se não forem tratadas, as mulheres que são homozigotas para a deficiência de fenilalanina hidroxilase – **fenilcetonúria** – e aquelas com **hiperfenilalaninemia** apresentam risco aumentado de ter filhos com **microcefalia** (redução anormal da cabeça), defeitos cardíacos, deficiência mental e RCIU. Os defeitos congênitos podem ser evitados se a mãe com fenilcetonúria seguir uma dieta restrita em fenilalanina antes e durante a gravidez.

Fatores mecânicos como teratógenos

O *pé torto e a luxação congênita do quadril* podem ser causados por forças mecânicas, principalmente em um útero malformado. Esses defeitos congênitos podem ser causados por qualquer fator que restrinja a mobilidade do feto, causando compressão prolongada em uma postura anormal. Uma quantidade significativamente reduzida de fluido amniótico (*oligoidrâmnio*) pode resultar em deformação mecanicamente induzida dos membros, como a hiperextensão do joelho. As **amputações intrauterinas** ou outros defeitos causados por constrição local durante o crescimento fetal podem resultar de **faixas amnióticas** (ver Capítulo 8, *Placenta e Membranas Fetais*, Figura 8.14), anéis formados como resultado da ruptura do âmnio durante o início da gravidez.

Defeitos congênitos causados por herança multifatorial

Muitos defeitos congênitos comuns (p. ex., fenda labial, com ou sem fenda palatina) apresentam distribuições familiares condizentes com herança multifatorial (ver Figura 19.1). A herança multifatorial pode ser representada por um modelo no qual a "suscetibilidade" de um transtorno é uma variável contínua determinada por uma combinação de fatores genéticos e ambientais, com um limiar de desenvolvimento que separa os indivíduos portadores dos defeitos daqueles não portadores. Os *traços multifatoriais são, frequentemente, defeitos únicos principais,* como fenda labial, fenda palatina isolada e defeitos do tubo neural. Alguns desses defeitos também podem ocorrer como parte do fenótipo em síndromes determinadas pela herança de um único gene, anomalia cromossômica ou por um teratógeno ambiental. Os riscos recorrentes utilizados no aconselhamento genético de famílias com defeitos congênitos que foram determinados por herança multifatorial são *riscos empíricos* baseados na frequência do defeito na população em geral e em diferentes categorias de parentes. Em determinadas famílias, essas estimativas podem ser imprecisas, pois geralmente são médias para a população, em vez de probabilidades precisas para uma família específica.

QUESTÕES DE ORIENTAÇÃO CLÍNICA

1. Se uma mulher grávida tomar ácido acetilsalicílico em doses normais, isso causará defeitos congênitos?
2. Se uma mulher for dependente de drogas, seu filho apresentará sinais de dependência de drogas?
3. Todos os medicamentos são testados quanto à teratogenicidade antes de serem comercializados? Se a resposta for "sim", por que esses teratógenos ainda são vendidos?
4. O tabagismo durante a gravidez é prejudicial para o embrião ou feto? Se a resposta for "sim", abster-se de inalar a fumaça do cigarro seria mais seguro?
5. É seguro tomar algum medicamento durante a gravidez? Em caso afirmativo, quais são eles?

As respostas a essas questões estão no fim deste livro.

Base Celular e Molecular do Desenvolvimento

20

Jeffrey T. Wigle | David D. Eisenstat

Durante o desenvolvimento embrionário, as células precursoras indiferenciadas se diferenciam e se organizam em estruturas complexas encontradas em tecidos adultos funcionais. Esse processo requer que as células integrem muitos sinais diferentes, tanto intrínsecos como extrínsecos, para que o desenvolvimento ocorra de maneira adequada. Esses sinais controlam a proliferação, a diferenciação e a migração das células para determinar o tamanho e a forma final dos órgãos em desenvolvimento. A interrupção dessas vias de sinalização pode resultar em distúrbios do desenvolvimento humano e defeitos congênitos. Curiosamente, essas principais vias de sinalização do desenvolvimento também podem ser recuperadas no adulto por doenças como o câncer.

Embora diversas mudanças ocorram durante a embriogênese, a diferenciação de muitos tipos de células diferentes é regulada por meio de um conjunto relativamente restrito de vias moleculares de sinalização:

- **Comunicação intercelular:** o desenvolvimento envolve a interação de uma célula com sua célula vizinha, seja diretamente (junções comunicantes) ou indiretamente (moléculas de adesão celular)
- **Morfógenos:** são moléculas difusíveis que especificam qual tipo de célula será gerada em uma localização anatômica específica. Os morfógenos também direcionam a migração das células e seus processos ao seu destino final. Incluem o ácido retinoico, o fator de crescimento transformante-β (TGF-β)/proteínas morfogenéticas ósseas (BMPs) e as famílias de proteínas hedgehog e Wnt (ver Tabela 20.1 para nomenclatura de genes e proteínas)
- **Hedgehog:** a via de sinalização hedgehog em células humanas está localizada em uma estrutura chamada de *cílio primário*. A interrupção dos componentes da via do hedgehog resulta em um conjunto de doenças denominadas *ciliopatias*
- **Receptor de tirosinoquinases (RTKs):** muitos fatores de crescimento sinalizam por meio da ligação e ativação de RTKs ligadas a membranas. Essas quinases são essenciais para a regulação da proliferação celular, a apoptose e a migração
- **Notch-Delta:** esta via geralmente especifica o destino de células precursoras
- **Fatores de transcrição:** esse conjunto de proteínas evolutivamente conservadas ativa ou reprime os genes a *downstream* que são essenciais para vários processos celulares. Muitos fatores de transcrição são membros das famílias *homeobox* ou hélice-alça-hélice. As suas atividades podem ser reguladas por todas as outras vias descritas neste capítulo
- **Epigenética:** a epigenética está relacionada às propriedades hereditárias da função do gene que não ocorrem como consequência de alterações na sequência do código de DNA. Exemplos de modificações epigenéticas são as metilações de DNA, modificações de histonas e micro-RNAs
- **Células-tronco:** as células-tronco do embrião podem dar origem a todas as células e tecidos do organismo em desenvolvimento. As células-tronco adultas mantêm os tecidos no organismo adulto. Esses tipos de células-tronco e células-tronco pluripotentes induzidas (em inglês: *iPSs*) são fontes potenciais de células para regeneração e/ou reparação de células e órgãos lesionados ou em degeneração.

Tabela 20.1 Normas internacionais de nomenclatura de genes e proteínas.

Gene	Humano	Itálico, todas as letras maiúsculas	*PAX6*
	Camundongo	Itálico, primeira letra maiúscula	*Pax6*
Proteína	Humano	Romano, todas as letras maiúsculas	PAX6
	Camundongo	Romano, todas as letras maiúsculas	PAX6

Comunicação intercelular

As células podem se comunicar umas com as outras de várias maneiras diferentes.

Junções comunicantes

As **junções comunicantes (ou junções *gap*)** são canais que permitem que íons e pequenas moléculas (< 1 kD) passem diretamente de uma célula para outra, o que é conhecido como comunicações intercelulares via junções comunicantes (do inglês: GJIC). No entanto, grandes proteínas e ácidos nucleicos não podem ser transferidos através das junções comunicantes. As junções comunicantes são formadas por hemicanais presentes na superfície de cada célula, conhecidas como *conexons*. Cada *conexon* é composto por seis moléculas de *conexina* que formam um hexâmero. No desenvolvimento inicial, as junções comunicantes são geralmente abertas, permitindo a troca de pequenas moléculas em áreas relativamente grandes. No entanto, à medida que o desenvolvimento prossegue, a GJIC torna-se mais restrita, com o estabelecimento de limites, como nos rombômeros, estruturas transitórias do rombencéfalo em desenvolvimento. As junções comunicantes são particularmente importantes para o acoplamento elétrico no coração e no cérebro. As mutações de moléculas de conexinas específicas estão associadas a doenças humanas (p. ex., a mutação de *CX43* está associada à aterosclerose).

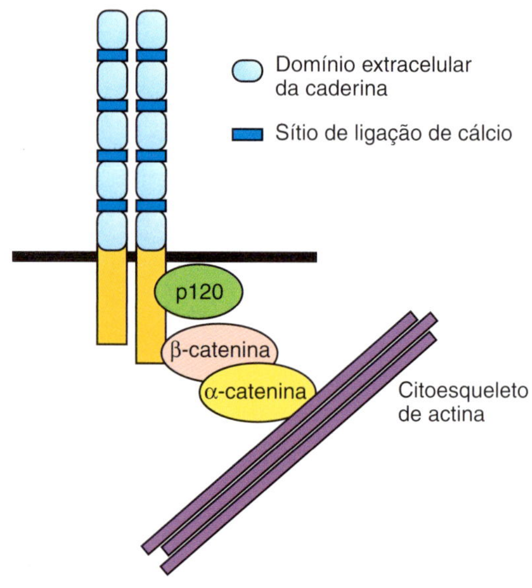

Figura 20.1 Estrutura da caderina. O domínio extracelular da caderina tem quatro sítios de ligação de cálcio e cinco domínios repetidos chamados de *domínios extracelulares da caderina*. Cada molécula de caderina forma um homodímero. No domínio intracelular, a caderina se liga diretamente à p120-catenina e à β-catenina, que se liga à α-catenina. Esse complexo liga as moléculas de caderina ao citoesqueleto de actina.

Moléculas de adesão celular

As moléculas de adesão celular apresentam grandes domínios extracelulares que interagem com os componentes da matriz extracelular ou moléculas de adesão nas células vizinhas. Essas moléculas frequentemente apresentam um segmento transmembrana e um domínio citoplasmático curto, que regulam as cascatas de sinalização intracelulares. Exemplos de moléculas de adesão celular são as caderinas, uma família de proteínas que desempenham importantes papéis durante o desenvolvimento embrionário.

As **caderinas** são essenciais para a morfogênese embrionária, pois regulam a separação das camadas celulares (endotelial e epidérmica), a migração celular, a ordenação celular, o estabelecimento de limites bem-definidos, as conexões sinápticas e os cones de crescimento de neurônios. Essas propriedades resultam da mediação das caderinas e da interação entre a célula e seu meio extracelular (células vizinhas e *matriz extracelular*). As caderinas eram originalmente classificadas por seu local de expressão; por exemplo, a E-caderina é altamente expressa em células epiteliais, enquanto a N-caderina é altamente expressa em células neurais.

Uma molécula de caderina típica apresenta um domínio extracelular grande, um domínio transmembrana e uma cauda intracelular (Figura 20.1). O domínio extracelular contém cinco repetições extracelulares e quatro sítios de ligação de Ca^{2+}. As caderinas formam dímeros que interagem com os dímeros da caderina em células adjacentes. Esses complexos são encontrados agrupados em *junções aderentes*, que resultam na formação de uma barreira estreita entre as células epiteliais ou endoteliais. Por meio de seu domínio intracelular, a caderina se liga à p120-catenina, à β-catenina e à α-catenina. Essas proteínas ligam a caderina ao citoesqueleto. A expressão da E-caderina é perdida durante a transição das células epiteliais para as células mesenquimais (isso é conhecido como *transição epitelial-mesenquimal* [do inglês: EMT]). A EMT é necessária para a formação das células da crista neural durante o desenvolvimento, e o mesmo processo também ocorre durante o desenvolvimento de um tumor.

Morfógenos

A sinalização extrínseca por morfógenos orienta a diferenciação e a migração de células durante o desenvolvimento, determinando a morfologia e a função dos tecidos e órgãos em desenvolvimento (ver Capítulo 6, *Quarta à Oitava Semana do Desenvolvimento Humano*). Muitos morfógenos são encontrados em gradientes de concentração no embrião. Morfógenos diferentes podem ser expressos em gradientes opostos nos eixos dorsoventral (DV), anteroposterior (AP) e mediolateral. O destino de uma célula específica pode ser determinado pela sua localização ao longo desses diferentes gradientes. As células também podem ser atraídas ou repelidas por morfógenos, dependendo do conjunto de receptores expressos na superfície celular.

Ácido retinoico

O eixo AP do embrião é crucial para determinar a localização correta de estruturas como membros e para a padronização do sistema nervoso. Durante décadas, tem sido clinicamente evidente que alterações no nível de vitamina A (retinol) na dieta (quantidades excessivas ou insuficientes) podem levar ao desenvolvimento de malformações congênitas (ver Capítulo 19, *Defeitos Congênitos em Seres Humanos*). A forma bioativa da vitamina A é o ácido retinoico, que é formado por meio da oxidação enzimática pela retinol aldeído desidrogenase e, subsequentemente, pela retinal aldeído desidrogenase. Os níveis livres de ácido retinoico podem ser modulados por proteínas celulares de ligação ao ácido retinoico que o sequestram. O ácido retinoico também pode ser degradado ativamente em metabólitos inativos por enzimas como o CYP26 (Figura 20.2).

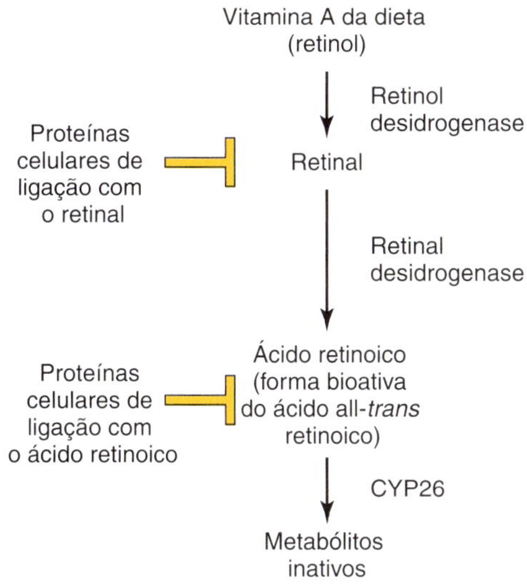

Figura 20.2 Regulação do metabolismo do ácido retinoico e sua sinalização. O retinol da dieta (vitamina A) é convertido em retinal pela ação das retinol desidrogenases. A concentração de retinal livre é controlada pela ação de proteínas celulares de ligação ao retinal. Do mesmo modo, o retinal é convertido em ácido retinoico pelas retinal desidrogenases e seu nível livre é modulado, por sequestro, pelas proteínas celulares de ligação ao ácido retinoico e pela degradação pelo CYP26. A forma bioativa do ácido retinoico é o ácido *all-trans* retinoico.

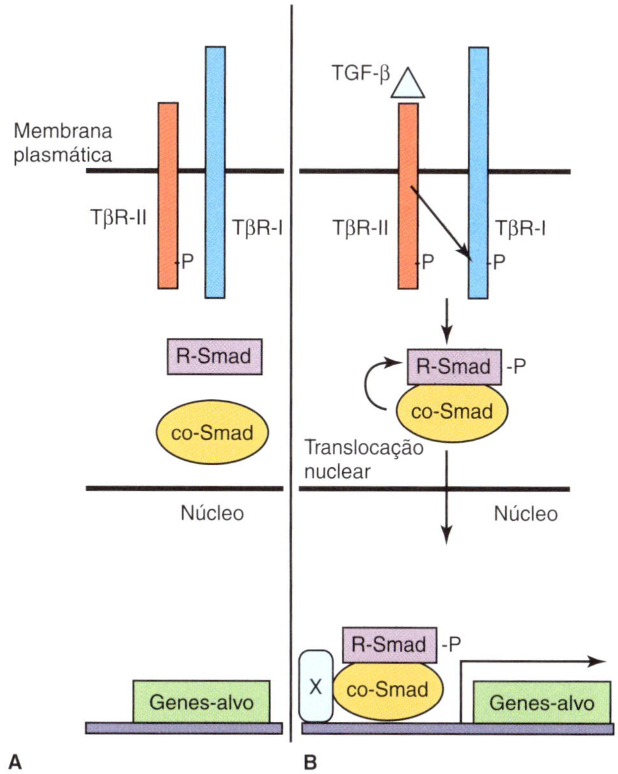

Figura 20.3 Via de sinalização do fator de crescimento transformante-β (TGF-β)/Smad. **A.** A subunidade do receptor TGF-β tipo II (TβR-II) é constitutivamente ativa. **B.** Após a ligação do ligante ao TβR-II, uma subunidade do receptor de TGF-β tipo I (TβR-I) é recrutada para formar um complexo de receptor heterodimérico e o domínio TβR-I quinase é transfosforilado (-P). A sinalização a partir do complexo receptor ativado fosforila R-Smads, que então se ligam a um co-Smad, translocam do citoplasma para o núcleo e ativam a transcrição gênica com cofator(es).

Normalmente, o ácido retinoico atua na "posteriorização" do plano corporal, e o seu excesso ou a inibição de sua degradação leva a um eixo corporal truncado onde as estruturas têm uma natureza mais posterior. Em contraste, o ácido retinoico insuficiente ou defeitos nas enzimas (p. ex., retinal aldeído desidrogenase) levará a uma estrutura mais "anteriorizada". No nível molecular, o ácido retinoico se liga a seus receptores (fatores de transcrição) dentro da célula, e sua ativação irá regular a expressão de genes a *downstream*. Os genes Hox são alvos cruciais dos receptores de ácido retinoico durante o desenvolvimento. Devido à sua profunda influência no desenvolvimento inicial, os retinoides são teratógenos potentes, especialmente durante o primeiro trimestre.

Fator de crescimento transformante-β/ proteína morfogenética óssea

Os membros da superfamília TGF-β incluem TGF-β, BMPs e activina. Essas moléculas contribuem para o estabelecimento da padronização dorsoventral, as decisões do destino celular e a formação de órgãos específicos e sistemas, incluindo os rins, o sistema nervoso, o esqueleto e o sangue. Nos seres humanos, existem três formas diferentes de TGF-β (as isoformas TGF-β_1, TGF-β_2 e TGF-β_3).

A ligação desses ligantes a receptores de quinase transmembrana resulta na fosforilação de proteínas Smad associadas a receptores intracelulares (R-Smads) (Figura 20.3). As proteínas Smad são uma grande família de proteínas intercelulares divididas em três classes: ativadas por receptores (R-Smads), Smads de mediadores comuns (co-Smads [p. ex., Smad4]) e Smads inibitórias (I-Smads). Os complexos R-Smad/Smad4 regulam a transcrição do gene-alvo por meio da interação com outras proteínas ou com fatores de transcrição pela ligação direta ao DNA. A diversidade de combinações de ligantes de TGF-β, receptores e R-Smad contribui para processos particulares de desenvolvimento e de células específicas, frequentemente em combinação com outras vias de sinalização.

Sonic hedgehog

A Sonic hedgehog (SHH) foi o primeiro ortólogo de mamífero do gene hedgehog de *Drosophila* a ser identificado. A SHH e outras proteínas relacionadas, como a desert hedgehog e a Indian hedgehog, são morfógenos secretados essenciais à padronização precoce, à migração celular e à diferenciação de muitos tipos celulares e sistemas orgânicos. As células têm limiares variáveis para resposta ao sinal de SHH secretada. O receptor primário para SHH é Patched (PTCH em humanos, família PTC em camundongos), uma proteína de domínio transmembrana. Na ausência de SHH, o Patched inibe o domínio transmembrana, a proteína ligada à proteína G denominada Smoothened (Smo). Isso resulta na inibição da sinalização a *downstream* para o núcleo. No entanto, na presença de SHH, a inibição de PTC é bloqueada e ocorrem eventos *downstream*, incluindo a ativação transcricional de genes-alvo, como *Ptc-1*, *Engrailed* e outros (Figura 20.4).

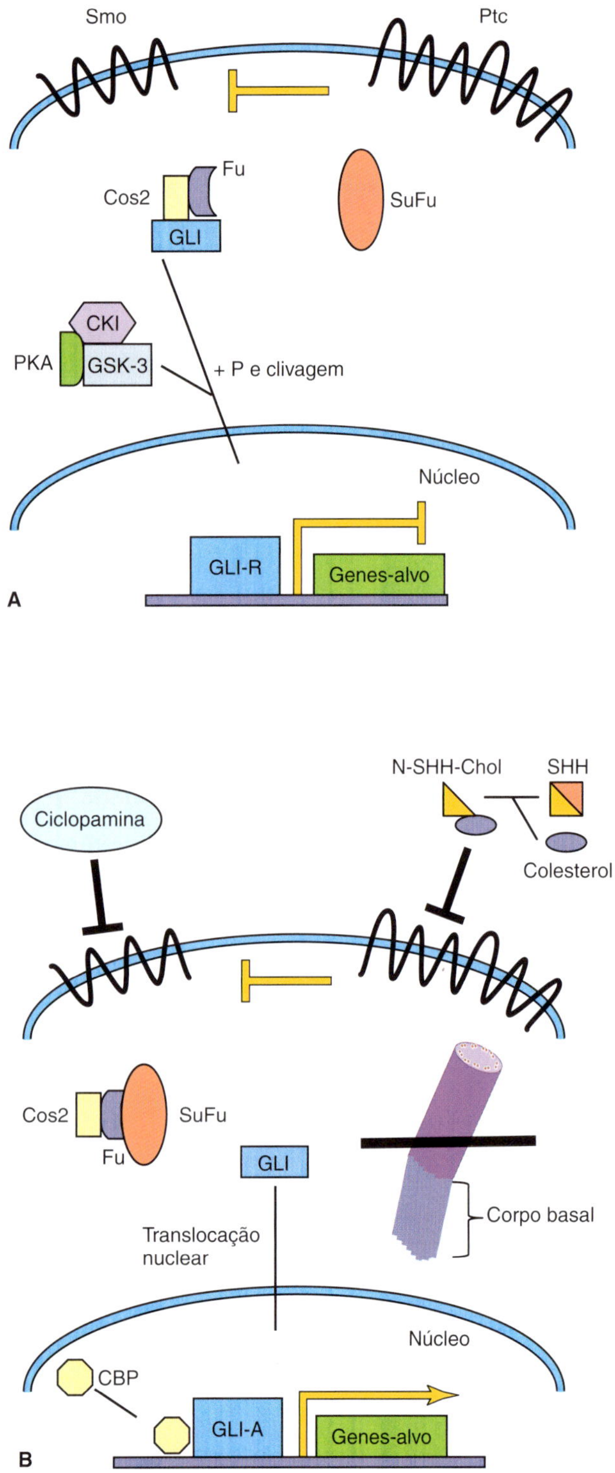

Figura 20.4 Via de sinalização Sonic hedgehog/Patched. **A.** O receptor Patched (Ptc) inibe a sinalização do receptor Smoothened (Smo). Em um complexo com Costal-2 (Cos2) e Fused (Fu), a GLI é modificada para tornar-se um repressor transcricional, GLI-R. **B.** A Sonic hedgehog (SHH) é clivada e uma molécula de colesterol é adicionada ao seu N-terminal (N-SHH-Chol). Esse ligante SHH modificado inibe o receptor Ptc, permitindo a sinalização Smo e, finalmente, o GLI ativado (GLI-A) se transloca para o núcleo para ativar genes-alvo com o CBP. Em vertebrados, a sinalização SHH ocorre nos cílios primários (*detalhe*). *CBP*, proteína de ligação ao AMP cíclico; *CKI*, caseína quinase I; *GSK-3*, quinase glicogênio sintase 3; *P*, grupo fosfato; *PKA*, proteinoquinase A; *SuFu*, supressor de Fused.

A modificação pós-tradução da proteína SHH afeta sua associação com a membrana celular, a formação de multímeros SHH e o movimento de SHH, que, por sua vez, altera sua distribuição nos tecidos e gradientes de concentração.

O papel da SHH na padronização do tubo neural ventral dos vertebrados é uma de suas atividades mais bem estudadas. A SHH é secretada em níveis elevados pela notocorda e, portanto, sua concentração é mais alta na placa ventral do tubo neural e reduzida na placa dorsal, onde os membros da família TGF-β são altamente expressos. Os destinos celulares das classes de interneurônios ventrais e neurônios motores são determinados pelas concentrações relativas de SHH no tecido e por outros fatores.

A compreensão das condições da via de sinalização SHH para vários processos de desenvolvimento foi enfatizada pela descoberta de mutações humanas dos membros da via SHH. Além disso, os fenótipos correspondentes de camundongos modificados geneticamente, nos quais os membros da via SHH são inativados (perda de função/nocaute) ou superexpressos (ganho de função), também contribuíram para esse conhecimento. As mutações de *SHH* e *PTCH* foram associadas à holoprosencefalia em humanos, um defeito encefálico congênito comum que resulta na fusão dos dois hemisférios cerebrais, dorsalização das estruturas do prosencéfalo e anoftalmia ou ciclopia (ver Capítulo 17, *Desenvolvimento dos Olhos e das Orelhas*). Em ovinos, esse mesmo defeito foi associado à exposição *in utero* ao teratógeno ciclopamina, que interrompe a sinalização da SHH (ver Figura 20.4). A síndrome de Gorlin, frequentemente devida a mutações *PTCH* da linhagem germinativa, é uma miríade de malformações congênitas que afetam principalmente a epiderme, as estruturas craniofaciais e o sistema nervoso. Mutações no gene *GLI3*, que codifica um dedo de zinco que medeia a sinalização de SHH, estão associadas a síndromes de polidactilia autossômica dominante.

Nos vertebrados, a via de sinalização SHH está intimamente ligada aos *cílios primários* (ver Figura 20.4, detalhe) e a seu componente de transporte intraflagelar (em inglês: IFT) e a proteínas dos corpos basais. Os cílios primários às vezes são chamados de *cílios não móveis*. As proteínas IFT atuam a *upstream* da proteína ativadora GLI (GLI-A) e da repressora (GLI-R) e são necessárias para a sua produção. As mutações envolvendo genes que codificam as proteínas dos corpos basais, como *KIAA0586* (anteriormente *TALPID3*) e síndrome oral-facial-digital 1 (*OFD1*), afetam a sinalização de SHH em camundongos nocaute. Um grupo de doenças relacionadas aos cílios humanos denominado *ciliopatias* resulta da interrupção da função ciliar primária e inclui doenças genéticas raras e distúrbios mais comuns, como doença renal policística autossômica recessiva. Até o momento, quase 40 ciliopatias foram descritas envolvendo até 200 genes. Embora possa haver alguma sobreposição (como acontece com muitos defeitos cardíacos congênitos e assimetrias esquerda-direita), as doenças dos cílios primários não móveis são geralmente diferenciadas de distúrbios que afetam os cílios móveis (encontradas no espermatozoide e nas células epiteliais que revestem as vias respiratórias, os ventrículos do cérebro e as tubas uterinas). As manifestações de doenças que afetam os cílios móveis incluem hidrocefalia, infecções pulmonares e infertilidade.

Wnt/via de sinalização β-catenina

As glicoproteínas secretadas por Wnt são genes ortólogos de vertebrados para a ausência de asa em *Drosophila*. Assim como os outros morfógenos, os 19 membros da família Wnt controlam vários processos durante o desenvolvimento, incluindo o estabelecimento da polaridade celular, a proliferação, a apoptose, a especificação do destino celular e a migração. A sinalização Wnt é um processo muito complexo; três vias de sinalização Wnt foram elucidadas até o momento. Apenas a via dependente de β-catenina clássica ou "canônica" é discutida aqui (Figura 20.5). Wnts específicos se ligam a 1 de 10 receptores de superfície celular de domínio 7 transmembrana Frizzled (Fzd) e com proteínas 5 e 6 (LRP5/LRP6) relacionadas ao receptor de lipoproteína de baixa densidade, ativando, assim, eventos de sinalização intracelular a *downstream*. Na ausência de ligação Wnt, a β-catenina citoplasmática é fosforilada pela quinase glicogênio sintase 3 (GSK-3) e é sinalizada para degradação. Na presença de Wnts, a GSK-3 é inativada e a β-catenina não é fosforilada e se acumula no citoplasma. A β-catenina se transloca para o núcleo, onde ativa a transcrição de gene-alvo em um complexo com fatores de transcrição do fator de células T (TCF). Os genes-alvo da β-catenina/TCF incluem o fator de crescimento endotelial vascular (*VEGF*) e as metaloproteinases de matriz.

A sinalização Wnt desregulada é uma característica proeminente em muitos transtornos do desenvolvimento, como na síndrome de Williams-Beuren (coração, neurodesenvolvimento e defeitos faciais) e no câncer. Mutações *LRP5* são encontradas na síndrome da osteoporose-pseudoglioma (cegueira congênita e osteoporose juvenil). Assim como a via SHH, as mutações da via Wnt canônica foram descritas em crianças com meduloblastoma, um tumor cerebral pediátrico maligno comum.

Receptor de tirosinoquinase

Características comuns

Os fatores de crescimento, como a insulina, o fator de crescimento epidérmico, o fator de crescimento de nervo e outras neurotrofinas e os membros da família do fator de crescimento derivado de plaquetas se ligam a receptores transmembrana de superfície celular encontrados em células-alvo. Esses receptores, membros da superfamília RTK, têm três domínios: (1) um domínio de ligação ao ligante extracelular, (2) um domínio transmembrana, e (3) um domínio quinase intracelular (Figura 20.6). Esses receptores são encontrados como monômeros no estado não ligado, porém dimerizam após a ligação do ligante. Esse processo de dimerização traz os dois domínios da quinase intracelular em estreita proximidade, de tal modo que um domínio quinase pode fosforilar e ativar o outro receptor (transfosforilação), que é necessário para ativar completamente os receptores. Por sua vez, isso inicia uma série de cascatas de sinalização intracelular. Uma mutação de inativação de um domínio de uma subunidade do

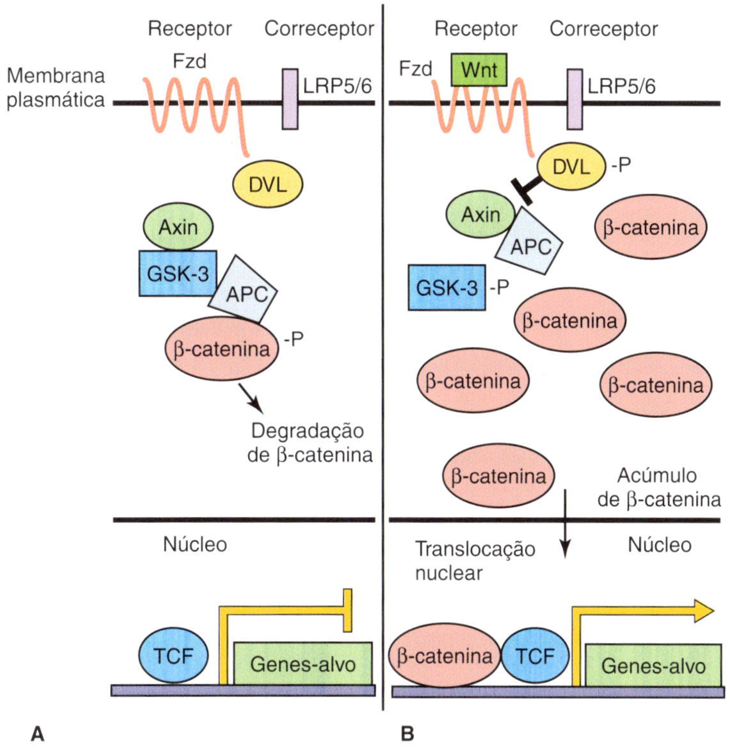

Figura 20.5 Via de sinalização canônica Wnt/β-catenina. **A.** Na ausência de ligação do ligante Wnt ao receptor Frizzled (Fzd), a β-catenina é fosforilada (-P) por um complexo multiproteico e sinalizada para degradação. A expressão do gene-alvo é reprimida pelo fator de células T (TCF). **B.** Quando a Wnt se liga ao receptor Fzd, os correceptores LRP são recrutados, a Disheveled (DVL) é fosforilada e, em seguida, a β-catenina se acumula no citoplasma. Algumas β-cateninas entram no núcleo para ativar a transcrição do gene-alvo. *APC*, *Adenomatous polyposis coli*; *GSK-3*, quinase glicogênio sintase 3; *LRP*, proteína relacionada ao receptor de lipoproteína.

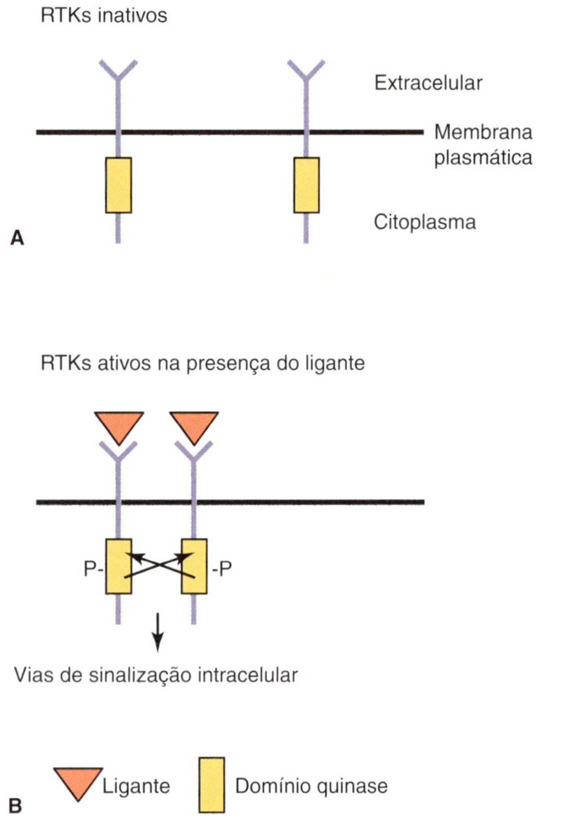

Figura 20.6 Sinalização do receptor tirosinoquinase (RTK). **A.** Na ausência de ligante, os receptores são monômeros e inativos. **B.** Após a ligação do ligante, os receptores se dimerizam e ocorre a transfosforilação, que ativa as cascatas de sinalização a *downstream*. *P*, fosforilado.

receptor quinase resulta na supressão da sinalização; tal mutação no domínio quinase do receptor de VEGF 3 (*VEGFR-3*) resulta no distúrbio linfático hereditário autossômico dominante denominado *doença de Milroy*.

Regulação da angiogênese pelo receptor de tirosinoquinase

Os fatores de crescimento geralmente promovem a proliferação celular, a migração e a sobrevivência (ou seja, são antiapoptóticos). Durante a embriogênese, a sinalização por meio de RTKs é crucial para o desenvolvimento normal e afeta muitos processos diferentes, como o crescimento de novos vasos sanguíneos (ver Capítulo 5, *Terceira Semana do Desenvolvimento Humano*), a migração celular e a orientação axonal neuronal.

As células endoteliais são derivadas de uma célula progenitora (o hemangioblasto) que pode dar origem tanto à linhagem de células hematopoéticas como de células endoteliais. As células endoteliais primárias proliferam e, por fim, coalescem para formar os primeiros vasos sanguíneos primitivos. Esse processo é denominado *vasculogênese*. Depois que os primeiros vasos sanguíneos são formados, passam por uma remodelação intensa e maturação em vasos sanguíneos maduros, em um processo chamado de *angiogênese*, que envolve o recrutamento de células musculares lisas vasculares para os vasos a fim de estabilizá-los. A vasculogênese e a angiogênese são ambas dependentes da função de duas classes distintas de RTK, os membros das famílias de receptores VEGF e Tie. O VEGF-A mostrou ser essencial para o desenvolvimento endotelial e de células sanguíneas; camundongos nocaute para VEGF-A não conseguem desenvolver células sanguíneas ou células endoteliais e morrem nos primeiros estágios do desenvolvimento embrionário. Uma molécula relacionada, VEGF-C, mostrou ser crucial para o desenvolvimento de células endoteliais linfáticas. O VEGF-A sinaliza por meio de três receptores, VEGFR-1, VEGFR-2 e VEGFR-3, que são expressos por células endoteliais.

O processo de refinamento angiogênico depende da função da via de sinalização angiopoietina/Tie2. A Tie2 é uma RTK que é especificamente expressa por células endoteliais, e a angiopoietina 1 e a angiopoietina 2 são os seus ligantes, expressos pelas células musculares lisas vasculares adjacentes. Isso representa um sistema de sinalização parácrina no qual o receptor e o ligante são expressos em células adjacentes. Ambas as vias de sinalização de VEGF/VEGFR-2 e angiopoietina/Tie2 são expressas por tumores para estimular o crescimento de novos vasos sanguíneos, que, por sua vez, estimulam o seu crescimento e metástase. Isso demonstra como as vias de sinalização normais no embrião podem ser reutilizadas para processos de doenças, como o câncer.

Via de sinalização Notch-delta

A via de sinalização Notch é essencial para a determinação do destino celular, incluindo manutenção dos nichos de células-tronco, proliferação, apoptose e diferenciação. Esses processos são essenciais para todos os aspectos do desenvolvimento dos órgãos por meio da regulação lateral e sinalização indutiva célula-célula. As proteínas Notch são receptores transmembrana individuais que interagem com ligantes Notch ligados à membrana (p. ex., ligantes do tipo Delta e ligantes do tipo serrilhados [*Jagged*]) em células adjacentes (Figura 20.7). A ligação do ligante ao receptor desencadeia eventos proteolíticos que levam à liberação do domínio intracelular de Notch (em inglês: NICD). Quando o NICD se transloca para o núcleo, uma série de eventos intranucleares culmina na indução da expressão de um fator de transcrição que mantém o estado progenitor da célula.

A *inibição lateral* garante o número correto de dois tipos distintos de células de uma população de células com potencial de desenvolvimento equivalente. Na interação inicial célula-célula, a sinalização do receptor Notch mantém uma célula como um progenitor não comprometido. A célula adjacente mantém a sinalização Notch reduzida e sofre diferenciação. A sinalização indutiva com outras células adjacentes que expressam morfógenos pode superar o comprometimento de uma célula com um destino-padrão e levar a um destino celular alternativo. A compreensão da função da via de sinalização Notch-Delta no desenvolvimento de mamíferos foi auxiliada por estudos de perda de função em camundongos. As evidências de que mutações em Jagged1 estão associadas à síndrome de Alagille (displasia arterio-hepática) – com malformações hepáticas, renais, cardiovasculares, oculares e esqueléticas – e de que mutações

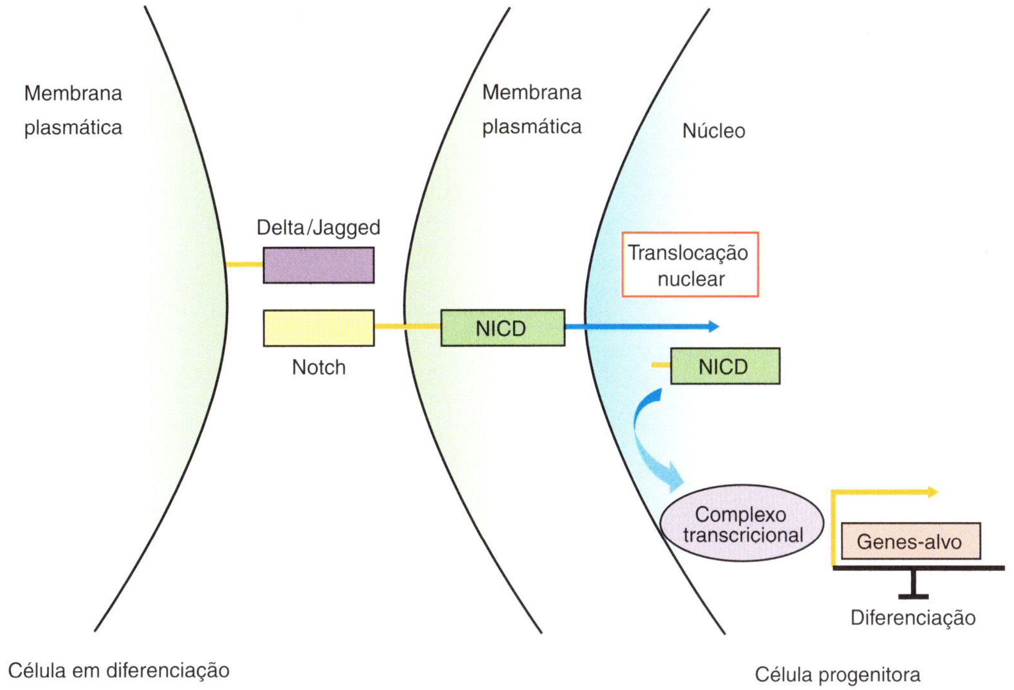

Figura 20.7 Via de sinalização Notch-Delta. Em células progenitoras (*direita*), a ativação da sinalização Notch leva à clivagem do domínio intracelular Notch (NICD). O NICD se transloca para o núcleo, liga-se a um complexo transcricional e ativa genes-alvo, como o gene bHLH *Hes1*, que inibe a diferenciação. Na diferenciação de células (*esquerda*), a sinalização Notch não está ativa.

no gene *NOTCH-3* são encontradas em CADASIL (arteriopatia autossômica dominante cerebral com infartos subcorticais e leucoencefalopatia), uma doença degenerativa vascular do adulto com tendência ao início precoce de eventos semelhantes ao derrame, apoia a importância da via de sinalização Notch no desenvolvimento embrionário e pós-natal, respectivamente.

Fatores de transcrição

Os fatores de transcrição pertencem a uma grande classe de proteínas que regulam a expressão de muitos genes-alvo, seja por meio de mecanismos de ativação, seja de repressão. Normalmente, um fator de transcrição irá se ligar a sequências específicas de nucleotídios das regiões promotoras/amplificadoras de genes-alvo e regular a taxa de transcrição de seus genes-alvo mediante a interação com proteínas acessórias. Os fatores de transcrição podem tanto ativar como reprimir a transcrição do gene-alvo, dependendo da célula em que são expressos, do promotor específico, do contexto da cromatina e da fase de desenvolvimento. Alguns fatores de transcrição não precisam se ligar ao DNA para regular a transcrição; eles podem se ligar a outros fatores de transcrição já ligados ao DNA do promotor, regulando a transcrição, ou ligar e sequestrar outros fatores de transcrição a partir de seus genes-alvo, reprimindo a transcrição. A superfamília de fatores de transcrição é composta por muitas classes diferentes de proteínas. Três exemplos dessa diversa família de proteínas são descritos: fatores hox/homeobox, Pax e fatores de transcrição hélice-alça-hélice básicos (do inglês: bHLH).

Proteínas Hox/homeobox

Os genes *Hox* foram descobertos pela primeira vez na mosca da fruta, *Drosophila melanogaster*. A ordem dos genes Hox ao longo do eixo AP é fidedignamente reproduzida na sua organização ao nível do cromossomo. Mutações nesses genes do complexo HOM-C levam a fenótipos dramáticos (transformação homeótica), como o gene Antennapedia, no qual pernas, em vez de antenas, brotam da cabeça da mosca das frutas. Em humanos, a ordem dos genes *Hox* ao longo do eixo AP e a sua localização cromossômica também são conservadas. Demonstrou-se que defeitos em *HOXA1* prejudicam o desenvolvimento neural humano, e mutações em *HOXA13* e *HOXD13* resultam em malformações dos membros.

Todos os genes *Hox* contêm uma sequência de 180 pares de bases, o homeobox, que codifica um homeodomínio de 60 aminoácidos composto de três α-hélices. A terceira hélice (de reconhecimento) liga-se a locais do DNA que contêm um ou mais motivos de ligação nos promotores de seus genes-alvo. O homeodomínio é altamente conservado durante a evolução, enquanto outras regiões da proteína não são tão bem conservadas. As mutações na região de ligação do DNA do gene homeobox *NKX2.5* estão associadas a defeitos cardíacos do septo atrial, e mutações em ARX estão associadas à síndrome de malformação do sistema nervoso central, conhecida como lissencefalia.

Genes *Pax*

Todos os genes *Pax* contêm motivos bipartidos e conservados de ligação ao DNA, chamados de domínio Pax (ou pareado); a maioria dos membros da família Pax também contém um homeodomínio. Demonstrou-se que as proteínas PAX tanto ativam como reprimem a transcrição de genes-alvo. O ortólogo da *Drosophila melanogaster* de *Pax6*, sem olho, mostrou-se essencial para o desenvolvimento dos olhos porque as moscas homozigotas mutantes não os tinham. O gene para a ausência de olho compartilha um alto grau de conservação de sequência com seu ortólogo humano *PAX6* e está associado a malformações oculares como aniridia (ausência da íris) e anomalia de Peters. Em doenças oculares humanas, o nível de expressão de *PAX6* parece ser essencial, pois os pacientes com apenas uma cópia funcional (haploinsuficiência) apresentam defeitos oculares e pacientes sem a função do *PAX6* são anoftálmicos. Esse conceito de haploinsuficiência é um tema recorrente para muitos fatores de transcrição diferentes e para as malformações correspondentes em humanos.

O *PAX3* e o *PAX7* codificam tanto o homeodomínio como os domínios de ligação ao DNA Pax. O câncer infantil rabdomiossarcoma alveolar dos humanos é resultado da translocação que resulta na formação de uma proteína quimérica em que o PAX3 ou o PAX7 (incluindo ambos os domínios de DNA) são fusionados com os fortes domínios de ativação da família Forkhead do fator de transcrição FOXO1. A doença humana autossômica dominante, síndrome de Waardenburg tipo I, resulta de mutações no gene *PAX3*. Os pacientes com essa síndrome apresentam deficiências auditivas, defeitos oculares (distopia *canthorum*) e anomalia de pigmentação, mais bem descrita como um topete branco.

Fatores de transcrição hélice-alça-hélice básicos (bHLH)

Os genes *bHLH* são uma classe de fatores de transcrição que regulam a determinação e a diferenciação do destino celular em diversos tecidos diferentes durante o desenvolvimento. Em um nível molecular, as proteínas bHLH contêm uma região de ligação ao DNA básica (carregada positivamente) que é seguida por duas α-hélices que estão separadas por uma alça. As α-hélices têm um lado hidrofílico e outro hidrofóbico (anfipático). O lado hidrofóbico da hélice é um motivo para interações proteína-proteína entre os diferentes membros da família bHLH. Esse domínio é a região mais conservada das proteínas bHLH em diferentes espécies. As proteínas bHLH frequentemente se ligam a outras bHLHs (heterodimerizam) para regular a transcrição. Esses heterodímeros são compostos de proteínas bHLH tecido-específicas ligadas a proteínas bHLH expressas ubiquamente. O poderoso efeito da pró-diferenciação dos genes bHLH pode ser reprimido por vários mecanismos diferentes. Por exemplo, proteínas inibidoras de diferenciação (Id) são proteínas HLH, que não têm o motivo básico de ligação ao DNA. Quando essas proteínas se heterodimerizam com proteínas bHLH específicas, elas impedem a ligação das proteínas bHLH às sequências de genes-alvo promotores (chamadas de E-boxes).

Os fatores de crescimento, que tendem a inibir a diferenciação, aumentam o nível de proteínas Id que sequestram as proteínas bHLH a partir de seus promotores-alvo. Além disso, esses fatores podem estimular a fosforilação do domínio de ligação do DNA das proteínas bHLH, que inibe sua capacidade de se ligar ao DNA. Os genes *bHLH* são cruciais para o desenvolvimento de tecidos como músculos (*MyoD/Myogenina*) e neurônios (*NeuroD/Neurogenina*) em seres humanos. A expressão do MyoD mostrou-se suficiente para a transdiferenciação de várias linhagens celulares diferentes em células musculares, demonstrando que é um regulador-chave da diferenciação muscular. Estudos com camundongos nocaute confirmaram que o *MyoD* e outro bHLH, o *Myf5*, são essenciais para a diferenciação das células precursoras em células musculares primitivas (mioblastos). Do mesmo modo, *Mash1/Ascl1* e *Neurogenina 1* são genes pró-neurais que regulam a formação dos neuroblastos do neuroepitélio. Modelos em camundongos mostraram que esses genes são essenciais para a especificação de diferentes subpopulações de precursores no desenvolvimento do sistema nervoso central. Por exemplo, camundongos nocaute para *Mash1/Ascl1* apresentam defeitos no desenvolvimento do prosencéfalo, enquanto os camundongos nocaute para *Neurogenina 1* apresentam defeitos nos gânglios sensoriais craniais e neurônios ventrais da medula espinal. As diferenciações muscular e neuronal são controladas por uma cascata de genes bHLH que funcionam nos estágios iniciais e finais da diferenciação celular. Além disso, ambas as vias de diferenciação são inibidas por meio da via de sinalização Notch.

Epigenética

A epigenética se refere a modificações herdadas que afetam a expressão do gene como consequência de outros mecanismos que não as alterações na sequência do DNA. Os exemplos incluem metilação de DNA, microRNAs e modificações da cromatina, como acetilação, metilação e fosforilação das histonas. Essas marcas epigenéticas (*"código epigenético"*) são reguladas por classes de enzimas que: a) reconhecem as marcas epigenéticas (*"leitores"*), b) adicionam marcadores epigenéticos ao DNA ou histonas (*"escritores"*), ou c) removem essas marcas epigenéticas (*"apagadores"*). Os distúrbios de remodelação da cromatina incluem Rett, Rubinstein-Taybi e talassemia-alfa/síndromes do retardo mental ligado ao X.

Metilação de DNA

O DNA é metilado em resíduos de citosina por metiltransferases de DNA em locais CpG – onde os nucleotídios de citosina e guanina estão diretamente emparelhados. As ilhas CpG são regiões de DNA com altas concentrações de sítios CpG e frequentemente estão localizadas nas regiões promotoras proximais dos genes. A metilação do DNA nos sítios CpG, em geral, leva à redução da expressão gênica ou ao silenciamento gênico, enquanto a hipometilação do DNA nos sítios CpG leva à superexpressão gênica. O silenciamento de genes supressores de tumor ou a superexpressão de oncogenes pode levar ao câncer. Proteínas como a proteína 2 de ligação ao metil-CpG (MECP2), que é mutada no distúrbio do neurodesenvolvimento, síndrome de Rett, funcionam como *"leitores"* ligando-se ao DNA metilado e, subsequentemente, formando complexos de proteínas que reprimem a expressão gênica.

Modificações de histona

As histonas são as proteínas nucleares carregadas positivamente em torno das quais o DNA genômico é enrolado para ser compactado firmemente dentro do núcleo. A modificação dessas proteínas é uma via comum pela qual os fatores de transcrição regulam a atividade de seus promotores-alvo. Exemplos de modificações de histonas incluem fosforilação, ubiquitinação (também conhecida como ubiquitilação), sumoilação, acetilação e metilação. As duas últimas modificações são discutidas aqui com mais profundidade.

Acetilação de histona

O DNA está menos firmemente ligado às histonas acetiladas, permitindo, assim, um acesso mais aberto de fatores de transcrição e outras proteínas aos promotores de seus genes-alvo. O estado de acetilação da histona é controlado por genes que adicionam grupos acetil (histona transferase, um *escritor*) ou removem grupos acetil (histona desacetilase, um *apagador*) (Figura 20.8). A fosforilação das histonas também leva a uma abertura da estrutura da cromatina e à ativação da transcrição de genes. Essas marcas epigenéticas são reconhecidas ("*lidas*") por ambas as proteínas do bromodomínio e por proteínas de domínio de homologia de pleckstrina.

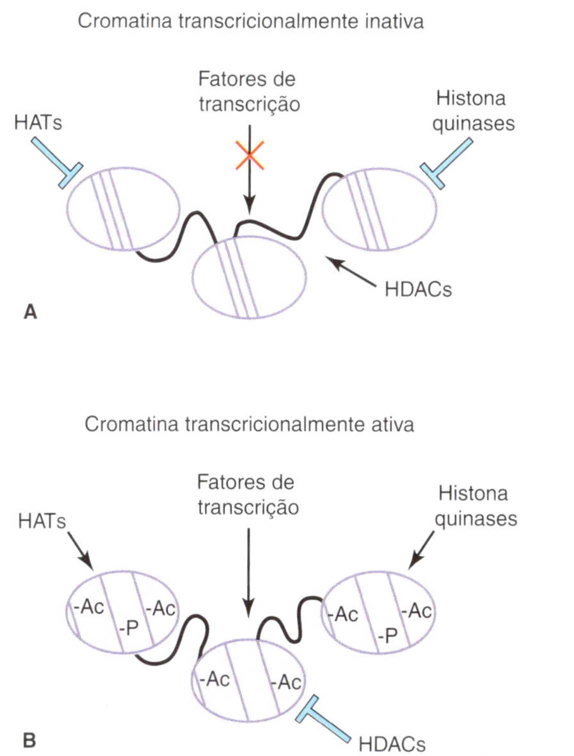

Figura 20.8 Modificações das histonas alteram as propriedades transcricionais da cromatina. **A.** Em áreas de cromatina transcricionalmente inativa, o DNA está fortemente ligado aos núcleos das histonas. As histonas não são acetiladas ou fosforiladas. As histonas desacetilases (HDACs) são ativas, enquanto as histonas acetiltransferases (HATs) e as histonas quinases são inativas. **B.** Em áreas de cromatina transcricionalmente ativa, o DNA não é tão fortemente ligado aos núcleos das histonas. As histonas são acetiladas (Ac) e fosforiladas (-P). HDACs são inativas, enquanto HATs e histona quinases são ativas.

Metilação de histona

As histonas metiltransferases, ou "*escritores*", catalisam a adição de um grupo metil para resíduos de lisina nas caudas de histona. Essa modificação é removida por demetilases de histonas, ou "*apagadores*". Em contraste com a acetilação das histonas, a metilação das histonas pode resultar: (a) na adição de 1, 2 ou 3 grupos metil a um resíduo de lisina individual; e (b) tanto na ativação como na repressão da expressão gênica, dependendo do resíduo particular de lisina que é modificado. Por exemplo, a trimetilação da lisina 9 ou lisina 27 na histona 3 (H3K9me3, H3K27me3) está associada a promotores reprimidos, enquanto a trimetilação da lisina 4 na histona 3 (H3K4me3) está associada a promotores ativos. O estado de metilação das histonas é "*lido*" por um grande número de diferentes classes de proteínas. Mutações de *leitores, escritores e apagadores* de modificação de histonas podem levar a doenças como distúrbios do neurodesenvolvimento e câncer. A identificação recente de mutações dos genes que codificam histonas, as variantes H3.3 e H3.1, especialmente H3 K27 M e H3 G34R/V, contribuiu para a nossa compreensão de gliomas pediátricos de alto grau, especialmente gliomas pontinos intrínsecos difusos (em inglês: DIPG).

microRNAs

Os microRNAs (miRNA ou miRs) são RNAs altamente conservados, de 22 nucleotídios (curto), não codificadores que agem pós-transcricionalmente para silenciar o RNA. A biogênese dos miRNAs é complexa e é um processo altamente regulado. Após a exportação para o citoplasma, os pré-miRNAs exigem uma ribonuclease conhecida como *Dicer* para serem processados em duplexes de miRNA maduros. Uma fita de miRNA é incluída no complexo de silenciamento induzido por RNA (RISC).

Os miRNAs têm como alvo mais da metade dos genes expressos durante o desenvolvimento, e cada um pode ter como alvo específico centenas de genes. Embora não sejam considerados um meio epigenético clássico para modificar a expressão gênica, como a metilação do DNA e as modificações das histonas, os miRNAs também modificam a expressão gênica sem alterar a sequência do DNA.

Muitas doenças associadas à desregulação de miRNA, incluindo síndromes de desenvolvimento e câncer, estão incluídas no banco de dados *online* miR2Disease. Os miRNAs específicos associados ao câncer são chamados de *oncomirs*. As mutações da linhagem germinativa de *DICER1* estão associadas a uma síndrome de predisposição tumoral familiar que inclui vários cânceres raros, como blastema pleuropulmonar, nefroma cístico e meduloepitelioma.

Células-tronco: diferenciação *versus* pluripotência

As células-tronco têm a propriedade de autorrenovação por meio de divisões celulares simétricas ou assimétricas e, sob condições específicas no embrião e no adulto, podem dar origem a todos os tipos de células diferenciadas no corpo (totipotentes ou pluripotentes). Diversos tipos de populações de células-tronco foram caracterizados:

células-tronco embrionárias (ESCs), **células-tronco adultas** e **células-tronco cancerosas** (CSCs). As ESCs, derivadas da massa celular interna do blastocisto, são **pluripotentes** e podem dar origem a todos os tipos de células diferenciadas da ectoderme, endoderme e mesoderme, as camadas germinativas primárias (ver Capítulo 5, *Terceira Semana do Desenvolvimento Humano*), porém não contribuem para os tecidos extraembrionários. As ESCs expressam vários fatores de transcrição, como SOX2 e OCT-4, que reprimem a diferenciação.

As células-tronco adultas são encontradas em abundância relativa em tecidos diferenciados e órgãos que são submetidos à rápida regeneração, como a medula óssea, os folículos capilares e o epitélio da mucosa intestinal. Entretanto, existem "ninhos" de células-tronco adultas em muitos outros tecidos, incluindo aqueles que antes eram considerados não regenerativos, como o sistema nervoso central e a retina; essas populações de células-tronco são pequenas e estão localizadas na zona subventricular e nas margens ciliares, respectivamente. As células-tronco hematopoéticas derivadas da medula óssea, do sangue periférico e do cordão umbilical são agora rotineiramente utilizadas para tratar imunodeficiências primárias e vários distúrbios metabólicos hereditários e como uma estratégia de "resgate" após tratamentos contra o câncer que destroem a medula.

As CSCs estão sob intenso estudo desde que se tornou evidente, por meio do estudo de leucemias e tumores sólidos (p. ex., câncer colorretal, gliomas malignos), que uma pequena população dessas células, identificadas por vários marcadores de superfície celular (p. ex., CD133 em tumores sólidos), é frequentemente resistente a tratamentos contra o câncer, como radiação ou quimioterapia. Os pesquisadores estão concentrando seus esforços na erradicação da população de CSC, além das terapias padronizadas, para aumentar as taxas de cura.

É possível se aproveitar do poder das células-tronco para reparar doenças degenerativas como a doença de Parkinson e tecidos gravemente danificados por isquemia (acidente vascular cerebral) e trauma (lesão da medula espinal). No entanto, os pesquisadores têm sido limitados pelas fontes disponíveis de células-tronco do embrião ou adulto. Portanto, tem havido um enorme interesse na desdiferenciação de células somáticas, como células epiteliais e fibroblastos de adultos, em **células-tronco pluripotentes induzidas** (células iPS). Estudos recentes identificaram vários fatores de transcrição-chave (Figura 20.9), como OCT-3/4, SOX2 e KLF4, ou Nanog, que podem reprogramar células diferenciadas em células pluripotentes. Um passo fundamental nesse evento de reprogramação é a reescrita do código epigenético das células do doador. Essas células iPS podem ser manipuladas, utilizando-se meios não virais de manipulação de genes e têm potencial para tratar a maioria das doenças humanas em que a regeneração celular pode restaurar a estrutura e/ou função. Além disso, as células iPS de pacientes humanos podem ser diferenciadas em diversas linhagens *in vitro* (p. ex., cardiomiócitos, células neurais, células epiteliais do pulmão) para modelar a patogênese de distúrbios do desenvolvimento humano, como a fibrose cística, de uma maneira que facilite a triagem de potenciais candidatos a drogas. A aplicação da tecnologia recém-descoberta de edição de genes CRISPR/*Cas* (ver a próxima seção) levantou a possibilidade de derivar células iPS específicas do paciente, corrigir o defeito genético *in vitro*, diferenciar as células na linhagem necessária e, em seguida, retornar as células corrigidas ao paciente (ver Figura 20.9).

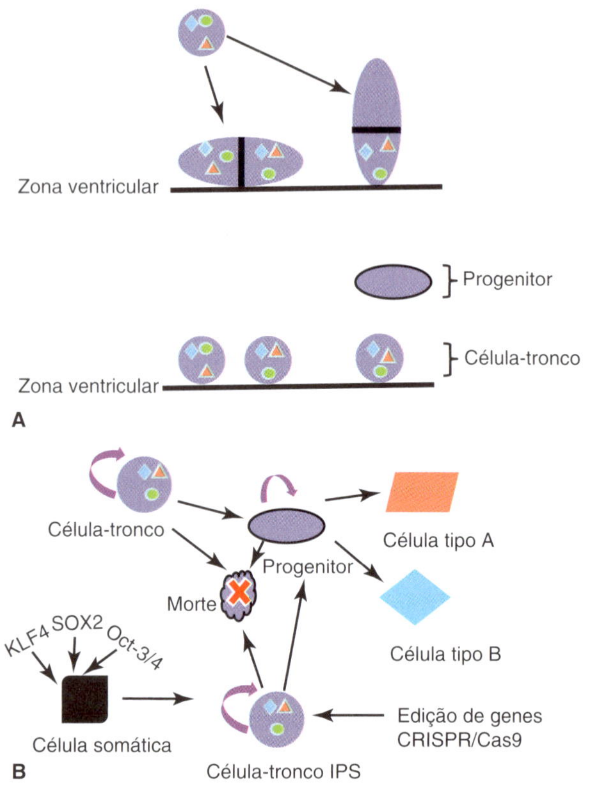

Figura 20.9 Células-tronco neurais e células-tronco pluripotentes induzidas. **A.** As células-tronco adultas ou embrionárias podem se dividir *simetricamente*, dando origem a duas células-tronco filhas equivalentes (divisão celular vertical; o plano da mitose é perpendicular à superfície ventricular) ou *assimetricamente*, dando origem a uma célula-tronco filha e uma célula progenitora do sistema nervoso (divisão celular horizontal; o plano da mitose é paralelo à superfície ventricular). Neste exemplo, a célula progenitora não retém os fatores nucleares ou citoplasmáticos (formas geométricas coloridas), que permanecem na célula-tronco; no entanto, a célula progenitora expressa novas proteínas (p. ex., receptor de tirosinoquinases) na sua membrana plasmática. **B.** As células-tronco e as células-tronco pluripotentes induzidas (*iPS*) têm a capacidade de autorrenovação, de morte celular e de se tornarem progenitoras. As células progenitoras têm uma capacidade mais limitada de autorrenovação, porém também podem se diferenciar em vários tipos de células ou sofrer morte celular. As células somáticas diferenciadas adultas, como fibroblastos da pele, podem ser reprogramadas em iPS com a introdução dos fatores de transcrição-chave SOX2, OCT3/4 (agora chamados de POU5F1) ou KLF4.

Edição de genes

O estudo do desenvolvimento embrionário em camundongos tem sido aprimorado por tecnologias desenvolvidas especificamente para inativar (nocaute) ou expressar ectopicamente genes de interesse. No entanto, essas tecnologias não podem ser usadas em células humanas ou para alterar a expressão gênica em pacientes. Isso levou ao desenvolvimento de novas abordagens para alterar especificamente a sequência de DNA genômico (edição de genes) *in vitro* e *in vivo*, como o sistema de endonuclease *Cas9* do conjunto de repetições palindrômicas curtas regularmente espaçadas (***Clustered Regularly Interspaced Short Palindromic Repeats*** [CRISPR]), que é de fácil manuseio, modulação em design, altamente específico e que está sendo amplamente implementado. O sistema CRISPR/*Cas9* foi descoberto como uma resposta imunológica bacteriana a infecções virais. A tecnologia foi simplificada para envolver um único RNA-guia que contém uma sequência de 20 pb, complementar à sequência genômica-alvo, e uma seção de fita dupla que é ligada por Cas9 e posiciona a nuclease na localização genômica correta (Figura 20.10). O RNA-guia deve conter uma sequência *Protospacer Adjacent Motif* (PAM), que está localizada na extremidade 3' da sequência de direcionamento, usada por Cas9 para ligar o DNA e clivá-lo. A quebra da fita dupla específica do DNA genômico pode ser reparada pela união da extremidade não homóloga (NHEJ) ou por reparo dirigido por homologia (HDR). A NHEJ resulta em deleções que podem, por sua vez, resultar na introdução de mutações sem sentido (*missense*) (*frameshift/stop*). Em contraste, o HDR com um modelo apropriado pode ser usado para corrigir defeitos genéticos, introduzir uma mutação putativa causadora de doença ou incorporar um gene repórter em um *locus* específico. A absorção dessa tecnologia de edição de genes foi rápida; já foi utilizada para corrigir defeitos genéticos *in vivo* em camundongos e *ex vivo* em humanos e aumentou a capacidade de modelar doenças do desenvolvimento humano *in vitro*. Seu potencial terapêutico é muito promissor, pois proporciona, pela primeira vez, a capacidade de alterar especificamente o genoma humano, *ex vivo* ou *in vivo*, para corrigir defeitos genéticos.

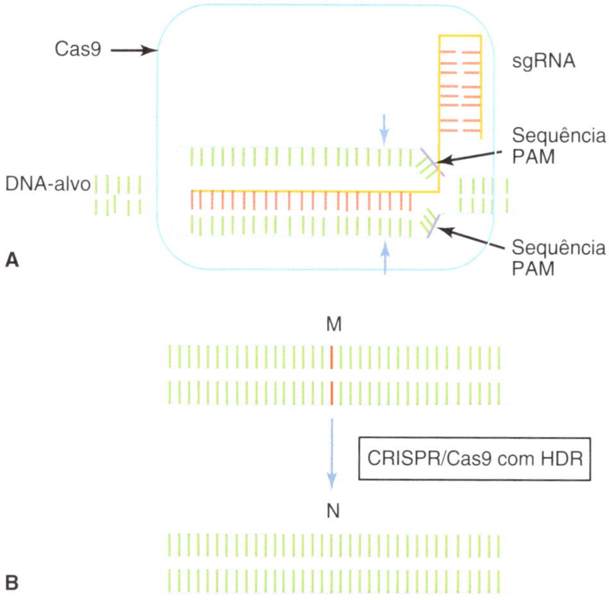

Figura 20.10 Visão geral do sistema de edição de genes CRISPR/Cas9. **A.** Esse sistema de edição é modular e composto por um RNA-guia de fita simples (sgRNA) que tem uma região complementar à sequência-alvo no DNA genômico e uma estrutura em haste necessária para localizar a endonuclease Cas9, que cliva ambas as fitas da sequência-alvo de DNA. Para que ocorra a clivagem de DNA por Cas9, uma sequência *Protospacer Adjacent Motif* (PAM) adjacente à região a ser clivada (*setas azuis*) é necessária. **B.** A quebra da fita dupla resultante pode ser reparada pela união da extremidade não homóloga (NHEJ) ou por recombinação homóloga (HDR). A NHEJ resulta em deleções que podem levar a mutações com perda de funções. Em contraste, o HDR permite a edição específica de uma sequência-alvo, como a conversão de um alelo mutante (M) para o alelo normal (N).

Resumo das vias de sinalização comumente usadas durante o desenvolvimento

- Existem diferenças marcantes entre as várias vias de sinalização, porém elas compartilham muitas características comuns: ligantes, receptores e correceptores ligados à membrana, domínios de sinalização intracelular, adaptadores e moléculas efetoras
- As vias de sinalização se associam em vários momentos durante o desenvolvimento para renovação das células-tronco, proliferação celular, migração, apoptose e diferenciação
- As vias têm configurações "padrão" que resultam na geração ou manutenção do destino de uma célula em vez de outra
- Muitos genes e vias de sinalização são altamente conservados ao longo da evolução
- O conhecimento da função dos genes foi adquirido pela genética reversa por meio da utilização de sistemas-modelo com abordagens transgênicas de perda ou ganho de função. Do mesmo modo, muitos conhecimentos foram obtidos com a genética avançada, que inicia com a descrição de fenótipos anormais que surgem espontaneamente em camundongos e seres humanos, e, em seguida, com a identificação do gene mutante
- Há evidências de comunicações cruzadas entre as vias. Essa comunicação entre as várias vias de sinalização facilita a nossa compreensão das consequências de longo alcance das mutações de um único gene que resultam em síndromes de malformação que afetam o desenvolvimento de sistemas de múltiplos órgãos ou de cânceres.

Bibliografia e Leitura Sugerida

Capítulo 1

Craft AM, Johnson M: From stem cells to human development: a distinctly human perspective on early embryology, cellular differentiation and translational research, *Development* 144(1):12–16, 2017. doi:10.1242/dev.142778.

Damdimopoulu P, Rodin S, Stenfelt S, et al: *Human embryonic stem cells. Best Pract Res Clin Obstet Gynaecol* 31(2):2–12, 2016.

Gasser R: *Atlas of human embryos*, Hagerstown, MD, 1975, Harper & Row.

Gasser R: *The virtual human embryo project (VHE)*, Baltimore, MD, 2012, NICHD. (see also The Endowment for Human Development Project, Inc. [EHD] 2018).

Hawksworth OA, Coulthardb LG, Mantovanid S, et al: Complement in stem cells and development, *Semin Immunol* 37:74–84, 2018. doi:10.1016/j.smim.2018.02.009.

Jirásel JE: *An atlas of human prenatal developmental mechanics: anatomy and staging*, London, 2004, Taylor & Francis.

O'Rahilly R, Müller F: *Developmental stages in human embryos (Publication 637)*, Washington, DC, 1987, Carnegie Institution of Washington.

Rodrigues AR, Tabin CJ: Developmental biology. Deserts and waves in gene expression, *Science* 340(6137):1181–1182, 2013. doi:10.1126/science.1239867.

Streeter GL: Developmental horizons in human embryos: description of age group XI, 13 to 20 somites, and age group XII, 21 to 29 somites. In Carnegie Institution of Washington, editor: *Contributions to embryology, vol 30*, 1942, pp 211–245.

Tschopp P, Tabin CJ: Deep homology in the age of next-generation sequencing, *Philos Trans R Soc Lond B Biol Sci* 372:2017, 1713. doi: 10.1098/rstb.2015.0475.

Yamada S, Samtani RR, Lee ES, et al: Developmental atlas of the early first trimester embryo, *Dev Dyn* 239(6):1585–1595, 2010. doi:10.1002/dvdy.22316.

Capítulo 2

Cameron S: The normal menstrual cycle. In Magowan BA, Owen P, Thomson A, editors: *Clinical obstetrics & gynaecology*, ed 3, Philadelphia, 2014, Saunders.

Holesh JE, Lord M: *Physiology, ovulation. StatPearls [Internet]*, Treasure Island (FL, 2018, StatPearls Publishing.

Khatun A, Rahman MS, Pang MG: Clinical assessment of the male fertility, *Obstet Gynecol Sci* 61(2):179–191, 2018. doi:10.5468/ogs.2018.61.2.179.

Moore KL, Dalley AF, Agur AMR: *Clinically oriented anatomy*, ed 8, Philadelphia, 2017, Lippincott Williams & Wilkins.

Tüttelmann F, Ruckert C, Röpke A: Disorders of spermatogenesis: perspectives for novel genetic diagnostics after 20 years of unchanged routine, *Med Genet* 30(1):12–20, 2018. doi:10.1007/s11825-018-0181-7.

Capítulo 3

Carlson LM, Vora NL: Prenatal diagnosis. Screening and diagnostic tools, *Obstet Gynecol Clin North Am* 44(2):245–256, 2017. doi:10.1016/j.ogc.2017.02.004.

Georgadaki K, Khoury N, Spandios DA, et al: The molecular basis of fertilization (Review), *Int J Mol Med* 38(4):979–986, 2016. doi:10.3892/ijmm.2016.2723.

Hansen M, Kurinczuk JJ, Milne E, et al: Assisted reproductive technology and birth defects: a systematic review and meta-analysis, *Hum Reprod Update* 19(4):330–353, 2013. doi:10.1093/humupd/dmt006.

Liss J, Chromik I, Szczyglinska J, et al: Current methods for preimplantation genetic diagnosis, *Ginekol Pol* 87(7):522–526, 2016. doi:10.5603/GP.2016.0037.

Plaisier M: Decidualisation and angiogenesis, *Best Pract Res Clin Obstet Gynaecol* 25(3):259–271, 2011. doi:10.1016/j.bpobgyn.2010.10.011.

Rock J, Hertig AT: The human conceptus during the first two weeks of gestation, *Am J Obstet Gynecol* 55(1):6–17, 1948.

Simpson JL: Birth defects and assisted reproductive technology, *Semin Fetal Neonatal Med* 19(3):177–182, 2014. doi:10.1016/j.siny.2014.01.001.

Weiss G, Sundl M, Glasner A, et al: The trophoblast plug during early pregnancy: a deeper insight, *Histochem Cell Biol* 146(6):749–756, 2016. doi:10.1007/s00418-016-1474-z.

Capítulo 4

Hertig AT, Rock J, Adams EC: A description of 34 human ova within the first seventeen days of development, *Am J Anat* 98:435–493, 1956.

Kirk E, Bottomley C, Bourne T: Diagnosing ectopic pregnancy and current concepts in the management of pregnancy of unknown location, *Hum Reprod Update* 20(2):250–261, 2014. doi:10.1093/humupd/dmt047.

Luckett WP: Origin and differentiation of the yolk sac and extra-embryonic mesoderm in presomite human and rhesus monkey embryos, *Am J Anat* 152(1):59–97, 1978. doi:10.1002/aja.1001520106.

Quenby S, Brosens JJ: Human implantation: a tale of mutual maternal and fetal attraction, *Biol Reprod* 88(3):81, 2013. doi:10.1095/biolreprod.113.108886.

Zorn AM, Wells JM: Vertebrate endoderm development and organ formation, *Annu Rev Cell Dev Biol* 25:221–251, 2009. doi:10.1146/annurev.cellbio.042308.113344.

Capítulo 5

Betz C, Lenard A, Belting HG, et al: Cell behaviors and dynamics during angiogenesis, *Development* 143(13):2249–2260, 2016. doi: 10.1242/dev.135616.

Dias AS, de Almeida I, Belmonte JM: Somites without a clock, *Science* 343(6172):791–795, 2014. doi:10.1126/science.1247575.

Jagannathan-Bogdan M, Zon LI: Hematopoiesis, *Development* 140(12): 2463–2467, 2013. doi:10.1242/dev.083147.

Mayor R, Theveneau E: The neural crest, *Development* 140(11):2247–2251, 2013. doi:10.1242/dev.091751.

Ramesh T, Nagula SV, Tardieu GG, et al: Update on the notochord including its embryology, molecular development, and pathology: a primer for the clinician, *Cureus* 9(4):e1137, 2017. doi:10.7759/cureus.1137.

Savage P: Gestational trophoblastic disease. In Magowan BA, Owen P, Thomson A, editors: *Clinical obstetrics & gynaecology*, ed 3, Philadelphia, 2014, Saunders.

Tata M, Ruhrberg C: Cross-talk of neural progenitors and blood vessels in the developing brain, *Neuronal Signal* 2018. doi:10.1042/NS20170139.

Yoon HM, Byeon SJ, Hwang JY, et al: Sacrococcygeal teratomas in newborns: a comprehensive review for the radiologists, *Acta Radiol* 59(2):236–246, 2018. doi:10.1177/0284185117710680.

Capítulo 6

Butt K, Lim K: Determination of gestational age by ultrasound, *J Obstet Gynaecol* 36(2):171–181, 2014. doi:10.1016/S1701-2163(15)30664-2.

de Bakker BS, de Jong KH, Hagoort J, et al: An interactive three-dimensional digital atlas and quantitative database of human development, *Science* 354(6315):2016. doi:10.1126/science.aag0053. pii: aag0053.

FitzPatrick DR: Human embryogenesis. In Magowan BA, Owen P, Thomson A, editors: *Clinical obstetrics & gynaecology*, ed 3, Philadelphia, 2014, Saunders.

Gasser R: *Virtual human embryo DREM project*, Bethesda, MD, 2012, NIH.

Jirásel JE: *An atlas of human prenatal developmental mechanics: anatomy and staging*, London, 2004, Taylor & Francis.

O'Rahilly R, Müller F: *Development stages in human embryos (Publication 637)*, Washington, DC, 1987, Carnegie Institution of Washington.

Persaud TVN, Hay JC: Normal embryonic and fetal development. In Reece EA, Hobbins JC, editors: *Clinical obstetrics: the fetus and mother*, ed 3, Oxford, 2006, Blackwell Publishing.

Pooh RK, Shiota K, Kurjak A: Imaging of the human embryo with magnetic resonance imaging microscopy and high-resolution transvaginal 3-dimensional sonography: human embryology in the 21st century, *Am J Obstet Gynecol* 204(1):77.e1–77.e16, 2011. doi:10.1016/j.ajog.2010.07.028.

Steding G: *The anatomy of the human embryo: a scanning electron-microscopic atlas*, Basel, 2009, Karger.

Yamada S, Samtani RR, Lee ES, et al: Developmental atlas of the early first trimester embryo, *Dev Dyn* 239(6):1585–1595, 2010. doi:10.1002/dvdy.22316.

Capítulo 7

Butt K, Lim K: Determination of gestational age by ultrasound, *J Obstet Gynaecol* 36(2):171–181, 2014. doi:10.1016/S1701-2163(15)30664-2.

Jirásel JE: *An atlas of human prenatal developmental mechanics: anatomy and staging*, London, 2004, Taylor & Francis.

Whitworth M, Bricker L, Neilson JP, et al: Ultrasound for fetal assessment in early pregnancy, *Cochrane Database Syst Rev* (4):CD007058, 2010. doi:10.1002/14651858.CD007058.pub2.

Capítulo 8

Alecsandru D, García-Velasco JA: Immunology and human reproduction, *Curr Opin Obstet Gynecol* 27(3):231–234, 2015. doi:10.1097/GCO.0000000000000174.

Banks CL: Labour. In Magowan BA, Owen P, Thomson A, editors: *Clinical obstetrics & gynaecology*, ed 3, Philadelphia, 2014, Saunders.

Chakraborty C, Gleeson LM, McKinnon T, et al: Regulation of human trophoblast migration and invasiveness, *Can J Physiol Pharmacol* 80(2):116–124, 2002.

Collins JH: Umbilical cord accidents: human studies, *Semin Perinatol* 26(1):79–82, 2002.

Dashe JS, Hoffman BL: Ultrasound evaluation of the placenta, membranes and umbilical cord. Ultrasound evaluation of normal fetal anatomy. In Norton ME, editor: *Callen's ultrasonography in obstetrics and gynecology*, ed 6, Philadelphia, 2017, Elsevier.

Forbes K: IFPA Gabor Than Award lecture: molecular control of placental growth: the emerging role of microRNAs, *Placenta* 34(Suppl):S27–S33, 2013. doi:10.1016/j.placenta.2012.12.011.

Gibson J: Multiple pregnancy. In Magowan BA, Owen P, Thomson A, editors: *Clinical obstetrics & gynaecology*, ed 3, Philadelphia, 2014, Saunders.

Jabrane-Ferrat N, Siewiera J: The up side of decidual natural killer cells: new developments in immunology of pregnancy, *Immunology* 141(4):490–497, 2014. doi:10.1111/imm.12218.

Knöfler M, Pollheimer J: Human placental trophoblast invasion and differentiation: a particular focus on Wnt signaling, *Front Genet* 4:190, 2013. doi:10.3389/fgene.2013.00190.

Lala N, Girish GV, Cloutier-Bosworth A, et al: Mechanisms in decorin regulation of vascular endothelial growth factor-induced human trophoblast migration and acquisition of endothelial phenotype, *Biol Reprod* 87(3):59, 2012. doi:10.1095/biolreprod.111.097881.

Lala PK, Chatterjee-Hasrouni S, Kearns M, et al: Immunobiology of the feto-maternal interface, *Immunol Rev* 75:87–116, 1983.

Lala PK, Kearns M, Colavincenzo V: Cells of the fetomaternal interface: their role in the maintenance of viviparous pregnancy, *Am J Anat* 170(3):501–517, 1984. doi:10.1002/aja.1001700321.

Lala PK, Nandi P: Mechanisms of trophoblast migration, endometrial angiogenesis in preeclampsia: the role of decorin, *Cell Adh Migr* 10(1–2):111–125, 2016. doi:10.1080/19336918.2015.1106669.

Magann EF, Sandin AI: Amniotic fluid volume in fetal health and disease. In Norton ME, editor: *Callen's ultrasonography in obstetrics and gynecology*, ed 6, Philadelphia, 2017, Elsevier.

Masselli G, Gualdi G: MR imaging of the placenta: what a radiologist should know, *Abdom Imaging* 38(3):573–587, 2013. doi:10.1007/s00261-012-9929-8.

Redline RW: Placental pathology. In Martin RJ, Fanaroff AA, Walsh MC, editors: *Fanaroff and Martin's neonatal-perinatal medicine: diseases of the fetus and infant*, ed 9, Philadelphia, 2011, Mosby.

Capítulo 9

Ariza L, Carmona R, Cañete A, et al: Coelomic epithelium-derived cells in visceral morphogenesis, *Dev Dyn* 245(3):307–322, 2016. doi:10.1002/dvdy.24373.

Badillo A, Gingalewski C: Congenital diaphragmatic hernia: treatment and outcomes, *Semin Perinatol* 38(2):92–96, 2014.

Clugston RD, Zhang W, Alvarez S, et al: Understanding abnormal retinoid signaling as a causative mechanism in congenital diaphragmatic hernia, *Am J Respir Cell Mol Biol* 42(3):276–285, 2010. doi:10.1165/rcmb.2009-0076OC.

Donahoe PK, Longoni M, High FA: Polygenic causes of congenital diaphragmatic hernia produce common lung pathologies, *Am J Pathol* 186(10):2532–2543, 2016. doi:10.1016/j.ajpath.2016.07.006.

Knowles MR, Zariwala M, Leigh M: Primary ciliary dyskinesia, *Clin Chest Med* 37(3):449–461, 2016. doi:10.1016/j.ccm.2016.04.008.

Oh T, Chan S, Kieffer S: Fetal outcomes of prenatally diagnosed congenital diaphragmatic hernia: nine years of clinical experience in a Canadian tertiary hospital, *J Obstet Gynaecol Can* 38(1):17–22, 2016. doi:10.1016/j.jogc.2015.10.006.

Oluyomi-Obi T, Kuret V, Puligandla P, et al: Antenatal predictors of outcome in prenatally diagnosed congenital diaphragmatic hernia (CDH), *J Pediatr Surg* 52(5):881–888, 2017. doi:10.1016/j.jpedsurg.2016.12.008.

Slavotinek AM: The genetics of common disorders—congenital diaphragmatic hernia, *Eur J Med Genet* 57(8):418–423, 2014. doi:10.1016/j.ejmg.2014.04.012.

Wells LJ: Development of the human diaphragm and pleural sacs. In Carnegie Institution of Washington, editor: *Contributions to embryology, vol 35*, 1954, pp 107–134.

Capítulo 10

Allori AC, Cragan JD, Cassell CH, et al: ICD-10–based expanded code set for use in cleft lip/palate research and surveillance, *Birth Defects Res A Clin Mol Teratol* 106(11):905–914, 2016. doi:10.1002/bdra.23544.

Bajaj Y, Ifeacho S, Tweedie D, et al: Branchial anomalies in children, *Int J Pediatr Otorhinolaryngol* 75(8):1020–1023, 2011. doi:10.1016/j.ijporl.2011.05.008.

Berkovitz BKB, Holland GR, Moxham B: *Oral anatomy, histology, and embryology*, ed 4, Philadelphia, 2009, Mosby.

Hinrichsen K: The early development of morphology and patterns of the face in the human embryo, *Adv Anat Embryol Cell Biol* 98:1–79, 1985.

Jones KL, Jones MC, Campo MD: *Smith's recognizable patterns of human malformation*, ed 7, Philadelphia, 2013, Saunders.

Mueller DT, Callanan VP: Congenital malformations of the oral cavity, *Otolaryngol Clin North Am* 40(1):141–160, 2007. doi:10.1016/j.otc.2006.10.007.

Nanci A: *Ten Cate's oral histology: development, structure, and function*, ed 8, Philadelphia, 2012, Mosby.

Parada C, Han D, Chai Y: Molecular and cellular regulatory mechanisms of tongue myogenesis, *J Dent Res* 91(6):528–535, 2012. doi:10.1177/0022034511434055.

Rice DPC: Craniofacial anomalies: from development to molecular pathogenesis, *Curr Mol Med* 5(7):699–722, 2005. doi:10.2174/156652405774641043.

Waldhausen JHT: Branchial cleft and arch anomalies in children, *Semin Pediatr Surg* 15(2):64–69, 2006. doi:10.1053/j.sempedsurg.2006.02.002.

Yatzey KE: DiGeorge syndrome, Tbx1, and retinoic acid signaling come full circle, *Circ Res* 106(4):630–632, 2010. doi:10.1161/CIRCRESAHA.109.215319.

Capítulo 11

Berman DR, Treadwell MC: Ultrasound evaluation of fetal thorax. In Norton ME, editor: *Callen's ultrasonography in obstetrics and gynecology*, ed 6, Philadelphia, 2017, Elsevier.

Brown E, James K: The lung primordium an outpunching from the foregut! Evidence-based dogma or myth?, *J Pediatr Surg* 44(3):607–615, 2009. doi:10.1016/j.jpedsurg.2008.09.012.

Gowen CW Jr: Fetal and neonatal medicine (respiratory diseases of the newborn). In Marcdante KJ, Kliegman RM, editors: *Nelson essentials of pediatrics*, ed 7, Philadelphia, 2015, Saunders.

Herriges M, Morrisey EE: Lung development: orchestrating the generation and regeneration of a complex organ, *Development* 141(3):502–513, 2014. doi:10.1242/dev.098186.

Jobe AH: Lung development and maturation. In Martin RJ, Fanaroff AA, Walsh MC, editors: *Fanaroff and Martin's neonatal-perinatal medicine: diseases of the fetus and infant*, ed 9, Philadelphia, 2011, Mosby.

Mariani TJ: Update on molecular biology of lung development—transcriptomics, *Clin Perinatol* 42(4):685–695, 2015. doi:10.1016/j.clp.2015.08.001.

Moghieb A, Clair G, Mitchell H, et al: Time-resolved proteome profiling of normal lung development, *Am J Physiol Lung Cell Mol Physiol* 315(1):L11–L24, 2018. doi:10.1152/ajplung.00316.2017.

Morrisey EE, Cardosa WV, Lane RH, et al: Molecular determinants of lung development, *Ann Am Thorac Soc* 10(2):S12–S16, 2013. doi:10.1513/AnnalsATS.201207-036OT.

O'Rahilly R, Boyden E: The timing and sequence of events in the development of the human respiratory system during the embryonic period proper, *Z Anat Entwicklungsgesch* 141(3):237–250, 1973.

Warburton D, El-Hashash A, Carraro G, et al: Lung organogenesis, *Curr Top Dev Biol* 90:73–158, 2010. doi:10.1016/S0070-2153(10)90003-3.

Wells LJ, Boyden EA: The development of the bronchopulmonary segments in human embryos of horizons XVII to XIX, *Am J Anat* 95(2):163–201, 1954. doi:10.1002/aja.1000950202.

Capítulo 12

Bastidas-Ponce A, Scheibner K, Lickert L: Cellular and molecular mechanisms coordinating pancreas development, *Development* 144(16):2873–2888, 2017. doi:10.1242/dev.140756.

Belo J, Krishnamurthy M, Oakie A, Wang R: The role of SOX9 transcription factor in pancreatic and duodenal development, *Stem Cells Dev* 22(22):2935–2943, 2013. doi:10.1089/scd.2013.0106.

DeLaForest A, Duncan SA: *Basic science of liver development*. In Gumucio DL, Keplinger KM, Bloomston M: Anatomy and embryology of the biliary tract, *Surg Clin North Am* 94:151–164, 2014.

Klezovitch O, Vasioukhin V: Your gut is right to turn left, *Dev Cell* 26(6):553–554, 2013. doi:10.1016/j.devcel.2013.08.018.

Kluth D, Fiegel HC, Metzger R: Embryology of the hindgut, *Semin Pediatr Surg* 20(3):152–160, 2011. doi:10.1053/j.sempedsurg.2011.03.002.

Ledbetter DJ: Gastroschisis and omphalocele, *Surg Clin North Am* 86(2):249–260, 2006. doi:10.1016/j.suc.2005.12.003.

Metzger R, Metzger U, Fiegel HC, et al: Embryology of the midgut, *Semin Pediatr Surg* 20(3):145–151, 2011. doi:10.1053/j.sempedsurg.2011.03.005.

Mundt E, Bates MD: Genetics of Hirschsprung disease and anorectal malformations, *Semin Pediatr Surg* 19(2):107–117, 2010. doi:10.1053/j.sempedsurg.2009.11.015.

Nadel A: The fetal gastrointestinal tract and abdominal wall. In Norton ME, Scoutt LM, Feldstein VA, editors: *Callen's ultrasonography in obstetrics and gynecology*, ed 6, Philadelphia, 2017, Elsevier.

Nagy N, Goldstein AM: Enteric nervous system development: a crest cell's journey from neural tube to colon, *Semin Cell Dev Biol* 66:94–106, 2017. doi:10.1016/j.semcdb.2017.01.006.

Naik-Mathuria B, Olutoye OO: Foregut abnormalities, *Surg Clin North Am* 86(2):261–284, 2006. doi:10.1016/j.suc.2005.12.011.

Soffers JHM, Hikspoors JPJM, Mekonen HK, et al: The growth pattern of the human intestine and its mesentery, *Dev Biol* 15:31, 2015. doi:10.1186/s12861-015-0081-x.

Vakili K, Pomfret EA: Biliary anatomy and embryology, *Surg Clin North Am* 88(6):1159–1174, 2008. doi:10.1016/j.suc.2008.07.001.

van den Brink GR: Hedgehog signaling in development and homeostasis of the gastrointestinal tract, *Physiol Rev* 87(4):1343–1375, 2007. doi:10.1152/physrev.00054.2006.

Van der Putte SCJ: The development of the human anorectum, *Anat Rec* 292(7):951–954, 2009. doi:10.1002/ar.20914.

Zorn AM: Development of the digestive system, *Semin Cell Dev Biol* 66:1–2, 2017. doi:10.1016/j.semcdb.2017.05.015.

Capítulo 13

Creighton S: Disorders of sex development. In Magowan BA, Owen P, Thomson A, editors: *Clinical obstetrics & gynaecology*, ed 3, Philadelphia, 2014, Saunders.

Haynes JH: Inguinal and scrotal disorders, *Surg Clin North Am* 86(2):371–381, 2006. doi:10.1016/j.suc.2005.12.005.

Kollin C, Ritzén EM: Cryptorchidism: a clinical perspective, *Pediatr Endocrinol Rev* 11(Suppl 2):240–250, 2014.

Kutney K, Konczal L, Kaminski B, et al: Challenges in the diagnosis and management of disorders of sex development, *Birth Defects Res C Embryo Today* 108(4):293–308, 2016. doi:10.1002/bdrc.21147.

Odiba AO, Dick JM: Fetal genitourinary tract. In Norton ME, editor: *Callen's ultrasonography in obstetrics and gynecology*, ed 6, Philadelphia, 2017, Elsevier.

Persaud TVN: Embryology of the female genital tract and gonads. In Copeland LJ, Jarrell J, editors: *Textbook of gynecology*, ed 2, Philadelphia, 2000, Saunders.

Svingen T, Koopman P: Building the mammalian testis: origins, differentiation, and assembly of the component cell populations, *Genes Dev* 27(22):2409–2426, 2013. doi:10.1101/gad.228080.113.

Virtanen HE, Toppari J: Embryology and physiology of testicular development and descent, *Pediatr Endocrinol Rev* 11(Suppl 2):206–213, 2014.

Woo LL, Thomas JC, Brock JW: Cloacal exstrophy: a comprehensive review of an uncommon problem, *J Pediatr Urol* 6(2):102–111, 2010. doi:10.1016/j.jpurol.2009.09.011.

Capítulo 14

Adams SM, Good MW, DeFranco GM: Sudden infant death syndrome, *Am Fam Physician* 79(10):870–874, 2009.

Annabi MR, Makaryus AN: *Embryology, atrioventricular septum*, Treasure Island, FL, 2018, StatPearls Publishing.

Dyer LA, Kirby ML: The role of secondary heart field in cardiac development, *Dev Dyn* 336(2):137–144, 2009. doi:10.1016/j.ydbio.2009.10.009.

El Robrini N, Etchevers HC, Ryckebüsch L, et al: Cardiac outflow morphogenesis depends on effects of retinoic acid signaling on multiple cell lineages, *Dev Dyn* 245(3):388–401, 2016. doi:10.1002/dvdy.24357.

Hildreth V, Anderson RH, Henderson DJ: Autonomic innervation of the developing heart: origins and function, *Clin Anat* 22(1):36–46, 2009. doi:10.1002/ca.20695.

Horsthuis T, Christoffels VM, Anderson RH, et al: Can recent insights into cardiac development improve our understanding of congenitally malformed hearts?, *Clin Anat* 22(1):4–20, 2009. doi:10.1002/ca.20723.

International Society of Ultrasound in Obstetrics and Gynecology (ISUOG), Carvalho JS, Allan LD, et al: ISUOG Practice Guidelines (updated): sonographic screening examination of the fetal heart, *Ultrasound Obstet Gynecol* 41(3):348–359, 2013. doi:10.1002/uog.12403.

Kamedia Y: Hoxa3 and signaling molecules involved in aortic arch patterning and remodeling, *Cell Tissue Res* 336(2):165–178, 2010. doi:10.1007/s00441-009-0760-7.

Kodo K, Yamagishi H: A decade of advances in the molecular embryology and genetics underlying congenital heart defects, *Circ J* 75(10): 2296–2304, 2011.

Loukas M, Bilinsky C, Bilinski E, et al: The normal and abnormal anatomy of the coronary arteries, *Clin Anat* 22(1):114–128, 2009. doi:10.1002/ca.20761.

Loukas M, Bilinsky S, Bilinksy E, et al: Cardiac veins: a review of the literature, *Clin Anat* 22(1):129–145, 2009. doi:10.1002/ca.20745.

Männer J: The anatomy of cardiac looping: a step towards the understanding of the morphogenesis of several forms of congenital cardiac malformations, *Clin Anat* 22(1):21–35, 2009. doi:10.1002/ca. 20652.

Martinsen BJ, Lohr JL: Cardiac development. In Iaizzo PA, editor: *Handbook of cardiac anatomy, physiology, and devices*, Totowa, NJ, 2003, Humana Press Inc.

Morris SA, Ayres NA, Espinoza J, et al: Sonographic evaluation of the fetal heart. In Norton ME, editor: *Callen's ultrasonography in obstetrics and gynecology*, ed 6, Philadelphia, 2017, Elsevier.

Stoller JZ, Epstein JA: Cardiac neural crest, *Semin Cell Dev Biol* 16(6):704–715, 2005. doi:10.1016/j.semcdb.2005.06.004.

Watanabe M, Schaefer KS: Cardiac embryology. In Martin RJ, Fanaroff AA, Walsh MC, editors: *Fanaroff and Martin's neonatal-perinatal medicine: diseases of the fetus and infant*, ed 9, Philadelphia, 2011, Mosby.

Zaffran S, Kelly RG: New developments in the second heart field, *Differentiation* 84(1):17–24, 2012. doi:10.1016/j.diff.2012.03.003.

Capítulo 15

Applebaum M, Kalcheim C: Mechanisms of myogenic specification and patterning, *Results Probl Cell Differ* 56:77–98, 2015. doi:10.1007/978-3-662-44608.

Bentzinger CF, Wang YX, Rudnicki MA: Building muscle: molecular regulation of myogenesis, *Cold Spring Harb Perspect Biol* 4(2):2012. doi:10.1101/cshperspect.a008342. pii:a008342.

Buckingham M, Rigby PWJ: Gene regulatory networks and transcriptional mechanisms that control myogenesis, *Dev Cell* 28(3):225–238, 2014. doi:10.1016/j.devcel.2013.12.020.

Chang KZ, Likes K, Davis K, et al: The significance of cervical ribs in thoracic outlet syndrome, *J Vasc Surg* 57(3):771–775, 2013. doi:10.1016/j.jvs.2012.08.110.

Cohen MM Jr: Perspectives on craniosynostosis: sutural biology, some well-known syndromes, and some unusual syndromes, *J Craniofac Surg* 20(Suppl 1):646–651, 2009. doi:10.1097/SCS.0b013e318193d48d.

Cole P, Kaufman Y, Hatef DA, et al: Embryology of the hand and upper extremity, *J Craniofac Surg* 20(4):992–995, 2009. doi:10.1097/SCS.0b013e3181abb18e.

Dallas SL, Bonewald LF: Dynamics of the transition from osteoblast to osteocyte, *Ann N Y Acad Sci* 1192:437–443, 2010. doi:10.1111/j.1749-6632.2009.05246.x.

Gillgrass TJ, Welbury RR: Craniofacial growth and development. In Welbury RR, Duggal MS, Hosey MT, editors: *Paediatric dentistry*, ed 4, Oxford, UK, 2014, Oxford University Press.

Hall BK: *Bones and cartilage: developmental skeletal biology*, ed 2, Philadelphia, 2015, Elsevier Academic Press.

Hernandez-Andre E, Yeo L, Gonçalves LF: Fetal musculoskeletal system. In Norton ME, editor: *Callen's ultrasonography in obstetrics and gynecology*, ed 6, Philadelphia, 2017, Elsevier.

Hinrichsen KV, Jacob HJ, Jacob M, et al: Principles of ontogenesis of leg and foot in man, *Ann Anat* 176(2):121–130, 1994.

Kang SG, Kang JK: Current and future perspectives in craniosynostosis, *J Korean Neurosurg Soc* 59(3):247–249, 2016. doi:10.3340/jkns.2016.59.3.247.

Liu RE: Musculoskeletal disorders in neonates. In Martin RJ, Fanaroff AA, Walsh MC, editors: *Fanaroff and Martin's neonatal-perinatal medicine: diseases of the fetus and infant, current therapy in neonatal -perinatal medicine*, ed 10, Philadelphia, 2015, Saunders.

Longobardi L, Li T, Tagliafierro L, et al: Synovial joints: from development to homeostasis, *Curr Osteoporos Rep* 13(1):41–51, 2015. doi:10.1007/s11914-014-0247-7.

Ma L, Yu X: Arthrogryposis multiplex congenita: classification, diagnosis, perioperative care, and anesthesia, *Front Med* 11(1):48–52, 2017. doi:10.1007/s11684-017-0500-4.

O'Rahilly R, Gardner E: The timing and sequence of events in the development of the limbs in the human embryo, *Anat Embryol (Berl)* 148(1):1–23, 1975.

Payumo AY, McQuade LE, Walker WJ, et al: Tbx16 regulates hox gene activation in mesodermal progenitor cells, *Nat Chem Biol* 12(9):694–701, 2016. doi:10.1038/nchembio.2124.

Towers M, Tickle C: Generation of pattern and form in the developing limb, *Int J Dev Biol* 53(5–6):805–812, 2009. doi:10.1387/ijdb.072499mt.

Capítulo 16

Briscoe J: On the growth and form of the vertebrate neural tube, *Mech Dev* 145(Suppl):S1, 2017. doi:10.1016/j.mod.2017.04.513.

Catala M, Kubis N: Gross anatomy and development of the peripheral nervous system. In Said G, Krarup C, editors: *Handbook of clinical neurology*, Amsterdam, 2013, Elsevier B.V.

de Bakker BS, de Jong KH, Hagoort J, et al: An interactive three-dimensional digital atlas and quantitative database of human development, *Science* 354(6315):2016. doi:10.1126/science.aag0053. pii: aag0053.

Gressens P, Hüppi PS: Normal and abnormal brain development. In Martin RJ, Fanaroff AA, Walsh MC, editors: *Fanaroff and Martin's neonatal-perinatal medicine: diseases of the fetus and infant*, ed 10, Philadelphia, 2014, Mosby.

Haddad FA, Qaisi I, Joudeh N, et al: The newer classifications of the Chiari malformations with clarifications: an anatomical review, *Clin Anat* 31(3):314–322, 2018. doi:10.1002/ca.23051.

Haines DE: *Neuroanatomy: an atlas of structures, sections, and systems*, ed 9, Baltimore, 2015, Lippincott Williams & Wilkins.

Kinsman SL, Johnson MV: Congenital anomalies of the central nervous system. In Kliegman RM, Johnson MV, St Geme JW III, Schor NF, editors: *Nelson textbook of pediatrics*, ed 20, Philadelphia, 2016, Elsevier.

O'Rahilly R, Müller F: *Embryonic human brain: an atlas of developmental stages*, ed 2, New York, 1999, Wiley-Liss.

Osterhues A, Ali NS, Michels KB: The role of folic acid fortification in neural tube defects: a review, *Crit Rev Food Sci Nutr* 53(11):1180–1190, 2013. doi:10.1080/10408398.2011.575966.

Schiller JH, Shellhaas R: Neurology: congenital anomalies of the central nervous system. In Marcdante KJ, Kliegman KJ, editors: *Nelson essentials of pediatrics*, ed 7, Philadelphia, 2015, Saunders.

Tata M, Ruhrberg C: Cross-talk of neural progenitors and blood vessels in the developing brain, *Neuronal Signal* 2018. doi:10.1042/NS20170139.

Ten Donkelaar HT, Lammens M: Development of the human cerebellum and its disorders, *Clin Perinatol* 36(3):513–530, 2009. doi:10.1016/j.clp.2009.06.001.

Zhan J, Dinov ID, Li J, et al: Spatial-temporal atlas of human fetal brain development during the early second trimester, *Neuroimage* 82:115–126, 2013. doi:10.1016/j.neuroimage.2013.05.063.

Capítulo 17

Barishak YR: *Embryology of the eye and its adnexa*, ed 2, Basel, 2001, Karger.

Bauer PW, MacDonald CB, Melhem ER: Congenital inner ear malformation, *Am J Otol* 19(5):669–670, 1998.

Chung HA, Medina-Ruiz S, Harland RM: Sp8 regulates inner ear development, *Proc Natl Acad Sci USA* 111(17):6329–6334, 2014. doi:10.1073/pnas.1319301111.

FitzPatrick DR, van Heyningen V: Developmental eye disorders, *Curr Opin Genet Dev* 15(3):348–353, 2005. doi:10.1016/j.gde.2005.04.013.

Ghada MWF: Ear embryology, *Glob J Oto* 4(1):555627, 2017. doi:10.19080/GJO.2017.04.555627003.

Guercio JR, Martyn LJ: Congenital malformations of the eye and orbit, *Otolaryngol Clin North Am* 40(1):113–140, 2007. doi:10.1016/j.otc.2006.11.013.

Jones KL, Jones MC, del Campo M: *Smith's recognizable patterns of human malformation*, ed 7, Philadelphia, 2013, Saunders.

Munnamalai V, Fekete DM: Wnt signaling during cochlear development, *Semin Cell Dev Biol* 24(5):480–489, 2013. doi:10.1016/j.semcdb.2013.03.008.

O'Rahilly R: The prenatal development of the human eye, *Exp Eye Res* 21(2):93–112, 1975.

Porter CJW, Tan ST: Congenital auricular anomalies: topographic anatomy, embryology, classification, and treatment strategies, *Plast Reconstr Surg* 115(6):1701–1712, 2005. doi:10.1097/01.PRS.0000161454.08384.0A.

Thompson H, Ohazama A, Sharpe PT, et al: The origin of the stapes and relationship to the otic capsule and oval window, *Dev Dyn* 241(9):1396–1404, 2012. doi:10.1002/dvdy.23831.

Williams AL, Bohnsack BL: Review. Neural crest derivatives in ocular development: discerning the eye of the storm, *Birth Defects Res C Embryo Today* 105(2):87–95, 2015. doi:10.1002/bdrc.21095.

Capítulo 18

Chiu YE: Dermatology. In Marcdante KJ, Kliegman KJ, editors: *Nelson essentials of pediatrics*, ed 7, Philadelphia, 2015, Saunders.

Crawford PJM, Aldred MJ: Anomalies of tooth formation and eruption. In Welbury RR, Duggal MS, Hosey MT, editors: *Paediatric dentistry*, ed 4, Oxford, UK, 2014, Oxford University Press.

Foulds H: Developmental defects of enamel and caries in primary teeth, *Evid Based Dent* 18(3):72–73, 2017. doi:10.1038/sj.ebd.6401252.

Gillgrass TS, Welbery R: Craniofacial growth and development. In Welbury RR, Duggal MS, Hosey MT, editors: *Paediatric dentistry*, ed 4, Oxford, UK, 2014, Oxford University Press.

Harryparsad A, Rahman L, Bunn BK: Amelogenesis imperfecta: a diagnostic and pathological review with case illustration, *SADJ* 68(9): 404–407, 2013.

Inman JL, Robertson C, Mott JD, et al: Mammary gland development: cell fate specification, stem cells and the microenvironment, *Development* 142(6):1028–1042, 2015. doi:10.1242/dev.087643.

Kawasaki M, Porntaveetus T, Kawasaki K, et al: R-spondins/Lgrs expression in tooth development, *Dev Dyn* 243(6):844–851, 2014. doi:10.1002/dvdy.24124.

Kliegman RR, Stanton B, Geme J, editors: *Nelson textbook of pediatrics*, ed 20, Philadelphia, 2016, Elsevier.

Little H, Kamat D, Sivaswamy L: Common neurocutaneous syndromes, *Pediatr Ann* 44(11):496–504, 2015. doi:10.3928/00904481-20151112-11.

Nanci A: *Ten Cate's oral histology: development, structure, and function*, ed 9, Philadelphia, 2018, Mosby.

Paller AS, Mancini AJ: *Hurwitz clinical pediatric dermatology: a textbook of skin disorders of childhood and adolescence*, ed 3, Philadelphia, 2006, Saunders.

Papagerakis P, Mitsiadis T: Development and structure of teeth and periodontal tissues. In Rosen CJ, editor: *Primer on the metabolic bone diseases and disorders of mineral metabolism*, ed 8, New York, 2013, John Wiley & Sons.

Seppala M, Fraser GJ, Birjandi AA, et al: Sonic hedgehog signaling and development of the dentition, *J Dev Biol* 5(2):6, 2017. doi:10.3390/jdb5020006.

Smolinski KN, Yan AC: Hemangiomas of infancy: clinical and biological characteristics, *Clin Pediatr (Phila)* 44(9):747–766, 2005. doi:10.1177/000992280504400902.

Som PM, Laitman JT, Mak K: Embryology and anatomy of the skin, its appendages, and physiologic changes in the head and neck, *Neurographics* 7(5):390–415, 2017. doi:10.3174/ng.9170210.

Capítulo 19

Adams Waldorf KM, McAdams RM: Influence of infection during pregnancy on fetal development, *Reproduction* 146(5):R151–R162, 2013. doi:10.1530/REP-13-0232.

Baud D, Gubler DJ, Schaub B, et al: An update on Zika virus infection, *Lancet* 390(10107):2099–2109, 2017. doi:10.1016/S0140-6736(17)31450-2.

Benedum CM, Yazdy MM, Mitchell AA, et al: Risk of spina bifida and maternal cigarette, alcohol, and coffee use during the first month of pregnancy, *Int J Environ Res Public Health* 10(8):3263–3281, 2013. doi:10.3390/ijerph10083263.

Briggs GG, Freeman RK, Towers CV, et al: *Drugs in pregnancy and lactation*, ed 11, Philadelphia, 2017, Wolters Kluwer.

Hamułka J, Zielińska MA, Chądzyńska K: The combined effects of alcohol and tobacco use during pregnancy on birth outcomes, *Rocz Panstw Zakl Hig* 69(1):45–54, 2018.

Holbrook BD, Rayburn WF: Teratogenic risks from exposure to illicit drugs, *Obstet Gynecol Clin North Am* 41(2):229–239, 2014. doi:10.1016/j.ogc.2014.02.008.

Honein MA: Recognizing the global impact of Zika virus infection during pregnancy, *N Engl J Med* 378(11):1055–1056, 2018. doi:10.1056/NEJMe1801398.

Levy PA, Marion RW: Human genetics and dysmorphology. In Marcdante KJ, Kliegman KJ, editors: *Nelson essentials of pediatrics*, ed 7, Philadelphia, 2015, Saunders.

Medicode, Inc: *Medicode's hospital and payer: international classification of diseases*, vol 1–3, ed 9 revised, clinical modification (ICD 9 CM), Salt Lake City, 2010, Medicode.

Rasmussen SA: Human teratogens update 2011: can we ensure safety during pregnancy?, *Birth Defects Res A Clin Mol Teratol* 94(3):123–128, 2012. doi:10.1002/bdra.22887.

Simpson JL: Birth defects and assisted reproductive technology, *Semin Fetal Neonatal Med* 19(3):177–182, 2014. doi:10.1016/j.siny.2014.01.001.

Slaughter SR, Hearns-Stokes R, van der Vlugt T, et al: FDA approval of doxylamine-pyridoxine therapy for use in pregnancy, *N Engl J Med* 370(12):1081–1083, 2014. doi:10.1056/NEJMp1316042.

Turnpenny P, Ellard S: *Emery's elements of medical genetics*, ed 16, Philadelphia, 2017, Churchill Livingstone.

Zhang A, Marshall R, Kelsberg G: Clinical inquiry: what effects—if any—does marijuana use during pregnancy have on the fetus or child?, *J Fam Pract* 66(7):462–466, 2017.

Capítulo 20

Àlvarez-Buylla A, Ihrie RA: Sonic hedgehog signaling in the postnatal brain, *Semin Cell Dev Biol* 33:105–111, 2014. doi:10.1016/j.semcdb.2014.05.008.

Amakye D, Jagani Z, Dorsch M: Unraveling the therapeutic potential of the Hedgehog pathway in cancer, *Nat Med* 19(11):1410–1422, 2013. doi:10.1038/nm.3389.

Andersson ER, Lendahl U: Therapeutic modulation of Notch signalling—are we there yet?, *Nat Rev Drug Discov* 13(5):357–378, 2014. doi:10.1038/nrd4252.

Aster JC: In brief: notch signalling in health and disease, *J Pathol* 232(1):1–3, 2014. doi:10.1002/path.4291.

Bahubeshi A, Tischkowitz M, Foulkes WD: miRNA processing and human cancer: DICER1 cuts the mustard, *Sci Transl Med* 3(111):111ps46, 2011. doi:10.1126/scitranslmed.3002493.

Barriga EH, Mayor R: Embryonic cell-cell adhesion: a key player in collective neural crest migration, *Curr Top Dev Biol* 112:301–323, 2015. doi:10.1016/bs.ctdb.2014.11.023.

Beets K, Huylebroeck D, Moya IM, et al: Robustness in angiogenesis: notch and BMP shaping waves, *Trends Genet* 29(3):140–149, 2013. doi:10.1016/j.tig.2012.11.008.

Benoit YD, Guezguez B, Boyd AL, et al: Molecular pathways: epigenetic modulation of wnt/glycogen synthase kinase-3 signaling to target human cancer stem cells, *Clin Cancer Res* 20(21):5372–5378, 2014. doi:10.1158/1078-0432.CCR-13-2491.

Berdasco M, Esteller M: Genetic syndromes caused by mutations in epigenetic genes, *Hum Genet* 132(4):359–383, 2013. doi:10.1007/s00439-013-1271-x.

Berindan-Neagoe I, Monroig Pdel C, Pasculli B, et al: MicroRNAome genome: a treasure for cancer diagnosis and therapy, *CA Cancer J Clin* 64(5):311–336, 2014. doi:10.3322/caac.21244.

Blake JA, Ziman MR: Pax genes: regulators of lineage specification and progenitor cell maintenance, *Development* 141(4):737–751, 2014. doi:10.1242/dev.091785.

Brafman D, Willert K: Wnt/β-catenin signaling during early vertebrate neural development, *Dev Neurobiol* 77(11):1239–1259, 2017. doi:10.1002/dneu.22517.

Castro DS, Guillemot F: Old and new functions of proneural factors revealed by the genome-wide characterization of their transcriptional targets, *Cell Cycle* 10(23):4026–4031, 2011. doi:10.4161/cc.10.23.18578.

Christ A, Herzog K, Willnow TE: LRP2, an auxiliary receptor that controls sonic hedgehog signaling in development and disease, *Dev Dyn* 245(5):569–579, 2016. doi:10.1002/dvdy.24394.

De Robertis EM: Spemann's organizer and the self-regulation of embryonic fields, *Mech Dev* 126(11–12):925–941, 2009. doi:10.1016/j.mod.2009.08.004.

Dekanty A, Milán M: The interplay between morphogens and tissue growth, *EMBO Rep* 12(10):1003–1010, 2011. doi:10.1038/embor.2011.172.

Dhanak D, Jackson P: Development and classes of epigenetic drugs for cancer, *Biochem Biophys Res Commun* 455(1–2):58–69, 2014. doi:10.1016/j.bbrc.2014.07.006.

Doudna JA, Charpentier E: Genome editing. The new frontier of genome engineering with CRISPR-Cas9, *Science* 346(6213):1258096, 2014. doi:10.1126/science.1258096.

Dubey A, Rose RE, Jones DR, et al: Generating retinoic acid gradients by local degradation during craniofacial development: one cell's cue is another cell's poison, *Genesis* 56(2):2018. doi:10.1002/dvg.23091.

Gaarenstroom T, Hill CS: TGF-β signaling to chromatin: how Smads regulate transcription during self-renewal and differentiation, *Semin Cell Dev Biol* 32:107–118, 2014. doi:10.1016/j.semcdb.2014.01.009.

Giannotta M, Trani M, Dejana E: VE-cadherin and endothelial adherens junctions: active guardians of vascular integrity, *Dev Cell* 26(5):441–454, 2013. doi:10.1016/j.devcel.2013.08.020.

Goldman D: Regeneration, morphogenesis and self-organization, *Development* 141:2745–2749, 2014. doi:10.1242/dev.107839.

Guillot C, Lecuit T: Mechanics of epithelial tissue homeostasis and morphogenesis, *Science* 340(6137):1185–1189, 2013. doi:10.1126/science.1235249.

Gutierrez-Mazariegos J, Theodosiou M, Campo-Paysaa F, et al: Vitamin A: a multifunctional tool for development, *Semin Cell Dev Biol* 22(6):603–610, 2011. doi:10.1016/j.semcdb.2011.06.001.

Hendriks WJ, Pulido R: Protein tyrosine phosphatase variants in human hereditary disorders and disease susceptibilities, *Biochim Biophys Acta* 1832(10):1673–1696, 2013. doi:10.1016/j.bbadis.2013.05.022.

Hori K, Sen A, Artavanis-Tsakonas S: Notch signaling at a glance, *J Cell Sci* 126(Pt 10):2135–2140, 2013. doi:10.1242/jcs.127308.

Imayoshi I, Kageyama R: bHLH factors in self-renewal, multipotency, and fate choice of neural progenitor cells, *Neuron* 82(1):9–23, 2014. doi:10.1016/j.neuron.2014.03.018.

Inoue H, Nagata N, Kurokawa H, et al: iPS cells: a game changer for future medicine, *EMBO J* 33(5):409–417, 2014. doi:10.1002/embj.201387098.

Jiang Q, Wang Y, Hao Y, et al: mir2Disease: a manually curated database for microRNA deregulation in human disease, *Nucleic Acids Res* 37(Database issue):D98–D104, 2009. doi:10.1093/nar/gkn714.

Kim W, Kim M, Jho EH: Wnt/β-catenin signalling: from plasma membrane to nucleus, *Biochem J* 450(1):9–21, 2013. doi:10.1042/BJ20121284.

Kotini M, Mayor R: Connexins in migration during development and cancer, *Dev Biol* 401(1):143–151, 2015. doi:10.1016/j.ydbio.2014.12.023.

Lam EW, Brosens JJ, Gomes AR, et al: Forkhead box proteins: tuning forks for transcriptional harmony, *Nat Rev Cancer* 13(7):482–495, 2013. doi:10.1038/nrc3539.

Lamouille S, Xu J, Derynck R: Molecular mechanisms of epithelial-mesenchymal transition, *Nat Rev Mol Cell Biol* 15(3):178–196, 2014. doi:10.1038/nrm3758.

Le Dréau G, Martí E: The multiple activities of BMPs during spinal cord development, *Cell Mol Life Sci* 70(22):4293–4305, 2013. doi:10.1007/s00018-013-1354-9.

Li CG, Eccles MR: PAX genes in cancer; friends or foes?, *Front Genet* 3:6, 2012. doi:10.3389/fgene.2012.00006.

Lien WH, Fuchs E: Wnt some lose some: transcriptional governance of stem cells by Wnt/β-catenin signaling, *Genes Dev* 28(14):1517–1532, 2014. doi:10.1101/gad.244772.114.

Lim J, Thiery JP: Epithelial-mesenchymal transitions: insights from development, *Development* 139(19):3471–3486, 2012. doi:10.1242/dev.071209.

MacGrogan D, Luxán G, de la Pompa JL: Genetic and functional genomics approaches targeting the Notch pathway in cardiac development and congenital heart disease, *Brief Funct Genomics* 13(1):15–24, 2014. doi:10.1093/bfgp/elt036.

Mackay A, Burford A, Carvalho D, et al: Integrated molecular meta-analysis of 1,000 pediatric high-grade and diffuse intrinsic pontine glioma, *Cancer Cell* 32(4):520–537, 2017. doi:10.1016/j.ccell.2017.08.017.

Mallo M, Alonso CR: The regulation of Hox gene expression during animal development, *Development* 140(19):3951–3963, 2013. doi:10.1242/dev.068346.

Mallo M, Wellik DM, Deschamps J: Hox genes and regional patterning of the vertebrate body plan, *Dev Biol* 344(1):7–15, 2010. doi:10.1016/j.ydbio.2010.04.024.

Manoranjan B, Venugopal C, McFarlane N, et al: Medulloblastoma stem cells: where development and cancer cross pathways, *Pediatr Res* 71(4 Pt 2):516–522, 2012. doi:10.1038/pr.2011.62.

Mašek J, Andersson ER: The developmental biology of genetic Notch disorders, *Development* 144(10):1743–1763, 2017. doi:10.1242/dev.148007.

Maze I, Noh KM, Soshnev AA, et al: Every amino acid matters: essential contributions of histone variants to mammalian development and disease, *Nat Rev Genet* 15(4):259–271, 2014. doi:10.1038/nrg3673.

Neben CL, Lo M, Jura N, et al: Feedback regulation of RTK signaling in development, *Dev Biol* 447(1):71–89, 2017. doi:10.1016/j.ydbio.2017.10.017.

O'Brien P, Morin P Jr, Ouellette RJ, et al: The Pax-5 gene: a pluripotent regulator of B-cell differentiation and cancer disease, *Cancer Res* 71(24):7345–7350, 2011. doi:10.1158/0008-5472.CAN-11-1874.

Park KM, Gerecht S: Harnessing developmental processes for vascular engineering and regeneration, *Development* 141(14):2760–2769, 2014. doi:10.1242/dev.102194.

Pignatti E, Zeller R, Zuniga A: To BMP or not to BMP during vertebrate limb bud development, *Semin Cell Dev Biol* 32:119–127, 2014. doi:10.1016/j.semcdb.2014.04.004.

Reiter JF, Leroux MR: Genes and molecular pathways underpinning ciliopathies, *Nat Rev Mol Cell Biol* 18(9):533–547, 2017. doi:10.1038/nrm.2017.60.

Rhinn M, Dollé P: Retinoic acid signalling during development, *Development* 139:843–858, 2012. doi:10.1242/dev.065938.

Sánchez Alvarado A, Yamanaka S: Rethinking differentiation: stem cells, regeneration, and plasticity, *Cell* 157(1):110–119, 2014. doi:10.1016/j.cell.2014.02.041.

Scadden DT: Nice neighborhood: emerging concepts of the stem cell niche, *Cell* 157(1):41–50, 2014. doi:10.1016/j.cell.2014.02.013.

Schlessinger J: Receptor tyrosine kinases: legacy of the first two decades, *Cold Spring Harb Perspect Biol* 6(3):2014. doi:10.1101/cshperspect.a008912. pii: a008912.

Shah N, Sukumar S: The Hox genes and their roles in oncogenesis, *Nat Rev Cancer* 10(5):361–371, 2010. doi:10.1038/nrc2826.

Shearer KD, Stoney PN, Morgan PJ, et al: A vitamin for the brain, *Trends Neurosci* 35(12):733–741, 2012. doi:10.1016/j.tins.2012.08.005.

Sotomayor M, Gaudet R, Corey DP: Sorting out a promiscuous superfamily: towards cadherin connectomics, *Trends Cell Biol* 24(9):524–536, 2014. doi:10.1016/j.tcb.2014.03.007.

Steffen PA, Ringrose L: What are memories made of? How Polycomb and Trithorax proteins mediate epigenetic memory, *Nat Rev Mol Cell Biol* 15(5):340–356, 2014. doi:10.1038/nrm3789.

Tee WW, Reinberg D: Chromatin features and the epigenetic regulation of pluripotency states in ESCs, *Development* 141(12):2376–2390, 2014. doi:10.1242/dev.096982.

Thompson JA, Ziman M: Pax genes during neural development and their potential role in neuroregeneration, *Prog Neurobiol* 95(3):334–351, 2014. doi:10.1016/j.pneurobio.2011.08.012.

Torres-Padilla ME, Chambers I: Transcription factor heterogeneity in pluripotent stem cells: a stochastic advantage, *Development* 141(11):2173–2181, 2014. doi:10.1242/dev.102624.

Vanan MI, Underhill DA, Eisenstat DD: Targeting epigenetic pathways in the treatment of pediatric diffuse (high grade) gliomas, *Neurother* 14(2):274–283, 2017. doi:10.1007/s13311-017-0514-2.

Verstraete K, Savvides SN: Extracellular assembly and activation principles of oncogenic class III receptor tyrosine kinases, *Nat Rev Cancer* 12(11):753–766, 2012. doi:10.1038/nrc3371.

Wilkinson G, Dennis D, Schuurmans C: Proneural genes in neocortical development, *Neuroscience* 253:256–273, 2013. doi:10.1016/j.neuroscience.2013.08.029.

Willaredt MA, Tasouri E, Tucker KL: Primary cilia and forebrain development, *Mech Dev* 130(6–8):373–380, 2013. doi:10.1016/j.mod.2012.10.003.

Wu MY, Hill CS: Tgf-beta superfamily signaling in embryonic development and homeostasis, *Dev Cell* 16(3):329–343, 2009. doi:10.1016/j.devcel.2009.02.012.

Yang Y, Oliver G: Development of the mammalian lymphatic vasculature, *J Clin Invest* 124(3):888–897, 2014. doi:10.1172/JCI71609.

Zagozewski JL, Zhang Q, Pinto VI, et al: The role of homeobox genes in retinal development and disease, *Dev Biol* 393(2):195–208, 2014. doi:10.1016/j.ydbio.2014.07.004.

APÊNDICE Respostas às Questões de Orientação Clínica

Capítulo 1

1. Espera-se que profissionais de saúde forneçam respostas inteligentes às questões que as pessoas fazem, como: "Quando o coração do feto começa a bater?"; "Quando ele move seus membros?"; "Quando o embrião está em maior risco de sofrer os efeitos do álcool?". Para o diagnóstico pré-natal e qualquer tratamento médico antes do nascimento, os médicos – especialmente médicos de família, obstetras e pediatras – precisam saber como o embrião e o feto se desenvolvem e o que poderia causar defeitos de desenvolvimento. Além disso, a pesquisa em embriologia apoia a aplicação de células-tronco para o tratamento de determinadas doenças crônicas.
2. Os médicos datam as gestações a partir do primeiro dia do último período menstrual normal porque essa data é geralmente lembrada pelas mulheres. Não é possível detectar o momento preciso da ovulação (liberação do oócito) ou da fertilização (quando o desenvolvimento começa). Exames laboratoriais e de imagem por ultrassonografia podem ser realizados para detectar quando, provavelmente, ocorre a ovulação e quando a gravidez ocorreu.

Capítulo 2

1. Mulheres grávidas não menstruam, embora possa haver algum sangramento no momento normal da menstruação. Esse sangue pode estar extravasando do espaço interviloso da placenta devido à separação parcial entre a placenta e o endométrio na parede uterina. Como não há descamação do endométrio, esse sangue não é fluido menstrual; é sangue materno que escapou do espaço interviloso da placenta.
2. Depende de quando ela se esqueceu de tomar o contraceptivo oral. Se foi na metade do ciclo, pode ocorrer ovulação e resultar em gravidez. Tomar duas doses no dia seguinte não impede a ovulação.
3. O coito interrompido se refere à retirada do pênis da vagina antes que ocorra a ejaculação. Esse método não é confiável. Frequentemente, alguns espermatozoides são expelidos do pênis com as secreções das glândulas sexuais auxiliares (p. ex., glândulas seminais) antes de ocorrer a ejaculação. Um desses espermatozoides pode fertilizar o oócito.
4. A espermatogênese se refere ao processo completo de formação do espermatozoide. A espermiogênese é a transformação de uma espermátide em um espermatozoide. Portanto, a espermiogênese é o estágio final da espermatogênese.
5. Um dispositivo intrauterino (DIU) de liberação de cobre pode inibir a capacitação dos espermatozoides e seu transporte através do útero até o local da fertilização na tuba uterina; nesse caso, seria um dispositivo contraceptivo. Um DIU liberador de hormônio (p. ex., levonorgestrel) pode causar alterações nas características morfológicas do endométrio; como resultado, o blastocisto não se implanta. Nesse caso, o dispositivo intrauterino poderia ser denominado dispositivo "anti-implantacional".

Capítulo 3

1. Os ciclos ovariano e menstrual normalmente cessam entre 48 e 55 anos de idade, com a idade média sendo 51 anos. A menopausa resulta da cessação gradual da produção de gonadotrofina pela hipófise; no entanto, isso não significa que os ovários esgotaram seu suprimento de oócitos. O risco de síndrome de Down e outras trissomias aumenta em filhos de mulheres de 39 anos ou mais (ver Capítulo 19, *Defeitos Congênitos em Seres Humanos*, Tabela 19.2). A espermatogênese também diminui após os 45 anos de idade e o número de espermatozoides não viáveis e anormais aumenta. No entanto, a produção de espermatozoides continua até a velhice. O risco de produzir gametas anormais é muito menos comum em homens do que em mulheres; no entanto, homens mais velhos podem acumular mutações que a criança pode herdar. As mutações podem produzir defeitos congênitos (ver Capítulo 19, *Defeitos Congênitos em Seres Humanos*).
2. Uma pesquisa considerável sobre novos métodos contraceptivos está sendo conduzida, incluindo o desenvolvimento de contraceptivos orais para homens. Essa pesquisa inclui trabalho experimental na prevenção hormonal e não hormonal da espermatogênese e estimulação de respostas imunológicas contra os espermatozoides. A interrupção do desenvolvimento de milhões de espermatozoides em uma base contínua tem se provado muito mais difícil do que a interrupção do desenvolvimento mensal de um único oócito. Os resultados das abordagens moleculares, como o

antagonismo farmacológico do purinoceptor P2X1 e do adrenorreceptor α1A, podem eventualmente fornecer um contraceptivo masculino seguro e reversível.
3. Não se sabe se os corpos polares são fertilizados; no entanto, foi sugerido que quimeras dispérmicas resultam da fusão de um oócito fertilizado com um corpo polar fertilizado. As quimeras são indivíduos raros compostos por uma mistura de células de dois zigotos. Mais provavelmente, as quimeras dispérmicas resultam da fusão de zigotos gêmeos dizigóticos no início do desenvolvimento. Gêmeos dizigóticos são derivados de dois zigotos. Se um corpo polar fosse fertilizado e permanecesse separado do zigoto normal, poderia formar um embrião.
4. A causa mais comum de aborto espontâneo durante a primeira semana é a anomalia cromossômica, como anomalias resultantes da não disjunção (ver Capítulo 2, *Reprodução Humana*). A falha do sinciciotrofoblasto em produzir uma quantidade adequada de gonadotrofina coriônica humana para manter o corpo lúteo no ovário também poderia resultar em aborto espontâneo precoce.
5. A mitose é o processo usual de reprodução celular que resulta na formação de células-filhas a partir do zigoto. A clivagem é a série de divisões celulares mitóticas do zigoto. Esse processo resulta na formação de células-filhas – blastômeros. As expressões *divisão de clivagem* e *divisão mitótica* têm o mesmo significado quando se referem ao zigoto em divisão.
6. As necessidades nutricionais do zigoto em divisão não são grandes. Os nutrientes são derivados principalmente das secreções das tubas uterinas.
7. Sim. Um dos blastômeros pode ser removido e um cromossomo Y pode ser identificado por marcação fluorescente com quinacrina mostarda ou por técnicas moleculares (ver Capítulo 7, *Período Fetal: da Nona Semana ao Nascimento*). Essa técnica poderia ser disponibilizada a casais com uma história familiar de doenças genéticas ligadas ao sexo (p. ex., hemofilia e distrofia muscular) e para mulheres que já deram à luz uma criança com tal doença e estão relutantes em ter mais filhos. Nesses casos, apenas embriões femininos em desenvolvimento *in vitro* seriam transferidos ao útero.

Capítulo 4

1. Sangramento na implantação se refere à perda de pequenas quantidades de sangue a partir do local de implantação de um blastocisto, o que ocorre alguns dias após o momento previsto da menstruação. Mulheres não familiarizadas com essa possível ocorrência podem interpretar mal o sangramento como um fluxo menstrual leve. Nesses casos, podem fornecer ao médico a data errada do último período menstrual normal. Esse sangue não é fluido menstrual; é sangue do espaço interviloso da placenta em desenvolvimento. A perda de sangue também poderia resultar da ruptura de artérias coriônicas, de veias ou de ambas (ver Capítulo 8, *Placenta e Membranas Fetais*).
2. Drogas e outros agentes podem causar o aborto precoce de um embrião, mas não causam defeitos congênitos se tomados durante as 2 primeiras semanas. Uma droga ou outro agente danifica todas as células embrionárias, matando o embrião, ou danifica apenas algumas células; neste caso, o embrião pode se recuperar e se desenvolver normalmente.
3. Dispositivos intrauterinos são tipicamente muito eficazes na prevenção da gravidez por alterar a capacitação ou a motilidade do espermatozoide ou por alterar as características morfológicas do endométrio. No entanto, um dispositivo intrauterino não bloqueia fisicamente o espermatozoide de entrar na tuba uterina e fertilizar um oócito, se houver um. Embora o endométrio possa ser hostil à implantação, um blastocisto poderia se desenvolver e se implantar na tuba uterina (gravidez tubária ectópica). Se ocorrer fertilização em uma mulher que está utilizando um dispositivo intrauterino, o risco de gravidez ectópica é de aproximadamente 5%.
4. Gestações abdominais são muito incomuns. Na maioria dos casos, acredita-se que resultem de uma gravidez ectópica tubária. O embrião é abortado espontaneamente a partir da tuba uterina rompida e entra na cavidade peritoneal. O risco de hemorragia materna grave e mortalidade fetal é alto em casos de gravidez abdominal. No entanto, se o diagnóstico for feito no fim da período gestacional e a paciente (mãe) estiver livre de sintomas, pode-se permitir que a gravidez continue até que a viabilidade do feto esteja garantida, momento no qual nasceria por cesariana.

Capítulo 5

1. Sim, determinadas medicações podem produzir defeitos congênitos se administradas durante a terceira semana (ver Capítulo 19, *Defeitos Congênitos em Seres Humanos*). Por exemplo, agentes antineoplásicos (quimioterapia ou drogas antitumorais) podem produzir defeitos embrionários graves, esqueléticos e do tubo neural, como acrania e meroencefalia (ausência parcial de cérebro), se administrados durante a terceira semana.
2. Sim, os riscos para a mãe de 40 anos ou mais e para o embrião são maiores. Os riscos mais comuns são defeitos congênitos associados a anomalias cromossômicas, como síndrome de Down e trissomia do 13 (ver Capítulo 19, *Defeitos Congênitos em Seres Humanos*); no entanto, mulheres de mais de 40 anos podem ter filhos normais. A idade materna avançada é um fator predisponente a certas condições médicas. Por exemplo, a pré-eclâmpsia, um distúrbio hipertensivo da gravidez caracterizado por pressão arterial aumentada e edema, ocorre mais frequentemente em mulheres grávidas mais velhas do que em mais jovens. A idade materna avançada também está associada a um risco significativamente aumentado para o embrião ou feto.

Capítulo 6

1. Ao fim da oitava semana, os embriões e fetos em estágio inicial parecem semelhantes. A mudança de

nome é feita arbitrariamente para indicar que uma nova fase de desenvolvimento (crescimento rápido e diferenciação) começou e que o período mais crítico de desenvolvimento foi concluído.
2. Existem diferentes opiniões sobre quando um embrião se torna um ser humano, porque essas opiniões são normalmente afetadas por pontos de vista religiosos e pessoais. A resposta científica é que o embrião é um ser humano desde o momento da fertilização por causa de sua constituição cromossômica humana. O zigoto é o início de um ser humano em desenvolvimento. Algumas pessoas consideram que o embrião só se torna humano após o nascimento.
3. Não pode. *Durante o período embrionário*, existem mais semelhanças do que diferenças na genitália externa (ver Capítulo 13, *Sistema Urogenital*). É impossível dizer, pelo exame de ultrassonografia, se o órgão sexual primordial (tubérculo genital em 5 semanas e falo em 7 semanas) se tornará um pênis ou um clitóris. As diferenças sexuais não são claras até o *período fetal inicial* (da 10ª à 12ª semana). Os padrões da cromatina sexual e a análise cromossômica (hibridização fluorescente *in situ*) de células embrionárias obtidas durante a amniocentese podem mostrar o sexo cromossômico do embrião (ver Capítulo 7 *Período Fetal: da Nona Semana ao Nascimento*).

Capítulo 7

1. Exames de ultrassonografia demonstraram que embriões maduros (8 semanas) e fetos jovens (9 semanas) apresentam movimentos espontâneos, como espasmos (movimentos espasmódicos repentinos) do tronco e dos membros. Embora o feto comece a mover seu dorso e seus membros durante a 12ª semana, a mãe não consegue sentir esse movimento até a 16ª à 20ª semana. As mulheres que tiveram vários filhos geralmente detectam esse movimento, chamado de aceleração, mais cedo do que as mulheres que estão grávidas pela primeira vez, porque sabem como são os movimentos fetais. A aceleração é frequentemente percebida como uma vibração tênue ou um movimento trêmulo.
2. A suplementação com ácido fólico antes da concepção e durante o início da gravidez é eficaz na redução da incidência de defeitos do tubo neural (p. ex., espinha bífida). Foi demonstrado que o risco de ter um filho com defeito do tubo neural é significativamente menor quando um suplemento vitamínico contendo 400 mg de ácido fólico é consumido diariamente. No entanto, não existe consenso de que as vitaminas são úteis na prevenção desses defeitos na maioria das gestações de risco.
3. A lesão direta ao feto pela agulha durante a amniocentese é muito incomum quando é utilizada orientação por ultrassonografia para localizar a posição do feto e monitorar a inserção da agulha. O risco de indução de um aborto é pequeno (aproximadamente 0,5%) em gestações no segundo trimestre. A infecção materna ou fetal também é uma complicação incomum.

Capítulo 8

1. Um natimorto é o nascimento de um feto que estava morto antes do parto, pesa pelo menos 500 g e tem pelo menos 20 semanas de idade. A incidência de bebês natimortos é aproximadamente três vezes maior entre mães de mais de 40 anos do que entre mulheres de 20 a 30 anos. Mais fetos masculinos do que femininos são natimortos. A razão para isso é desconhecida.
2. Às vezes, o cordão umbilical é anormalmente longo e se enrola em parte do feto, como o pescoço ou um membro. Esse acidente com o cordão pode obstruir o fluxo de sangue rico em oxigênio da veia umbilical para o feto e das artérias umbilicais do feto para a placenta. Se essa obstrução proporcionar ao feto oxigênio e nutrientes insuficientes, é provável que ele vá a óbito. Um verdadeiro nó no cordão umbilical, formado quando o feto passa através de uma alça no cordão, também obstrui o fluxo sanguíneo. O prolapso do cordão umbilical no colo do útero no nível de uma de suas partes em apresentação durante o parto (geralmente a cabeça) também pode ser considerado um acidente com o cordão. Isso cria pressão no cordão e impede que o feto receba oxigênio adequado. O enrolamento do cordão em torno do feto também pode causar defeitos congênitos (p. ex., ausência de um antebraço).
3. A maioria dos exames de gravidez comercialmente disponíveis sem prescrição é baseada na detecção de quantidades relativamente grandes de gonadotrofina coriônica humana na urina da mulher. Os resultados desses exames são positivos por um curto período (aproximadamente 1 semana) após o primeiro período menstrual ausente (após a implantação do embrião). A gonadotrofina coriônica humana é produzida pelo sinciciotrofoblasto do cório. Esses exames geralmente fornecem um diagnóstico preciso de gravidez; no entanto, um médico deve ser consultado o mais rápido possível para confirmar a gravidez porque alguns tumores (coriocarcinomas) também produzem esse hormônio.
4. "Bolsa d'água" é um termo coloquial para o saco amniótico, que contém o líquido amniótico (em grande parte composto de água). Às vezes, o saco amniocoriônico se rompe antes do início do trabalho de parto, permitindo que o líquido escape. A ruptura prematura das membranas é o evento mais comum que leva ao parto e nascimento prematuros. A ruptura prematura das membranas pode complicar o processo de nascimento ou permitir que uma infecção vaginal se espalhe para o feto. Às vezes, soro fisiológico estéril é infundido no útero por meio de um cateter – *amnioinfusão* – para aliviar o sofrimento fetal. O termo parto seco é utilizado para descrever um baixo volume de líquido amniótico.
5. Sofrimento fetal é sinônimo de hipoxia fetal, indicando oxigenação do feto diminuída como resultado de uma diminuição geral da quantidade de oxigênio materno no sangue, capacidade de transporte de oxigênio diminuída ou fluxo sanguíneo diminuído. Existe sofrimento fetal quando a frequência cardíaca

fetal é inferior a 100 batimentos/min. A pressão no cordão umbilical também pode causar sofrimento fetal secundário ao comprometimento do suprimento de sangue ao feto em aproximadamente 1 a cada 200 partos. Nesses casos, o corpo do feto comprime o cordão umbilical à medida que ele passa pelo colo do útero e pela vagina.

6. A incidência de gêmeos dizigóticos aumenta com a idade materna. Essa geminação é um traço autossômico recessivo que é portado por filhas das mães de gêmeos; portanto, a geminação dizigótica é hereditária. A geminação monozigótica, em contrapartida, é uma ocorrência aleatória que não é controlada geneticamente.

Capítulo 9

1. Sim. Quando um neonato nasce com uma hérnia diafragmática congênita, parte do seu estômago e fígado pode entrar no tórax; no entanto, isso é incomum. Normalmente, as vísceras anormalmente localizadas são os intestinos. As vísceras entram no tórax através de um defeito posterolateral no diafragma, geralmente no lado esquerdo.
2. A hérnia diafragmática congênita (HDC) ocorre em 1 a cada 3.000 neonatos. Um neonato com HDC pode sobreviver; no entanto, a taxa de mortalidade é relativamente alta (aproximadamente 76%). O tratamento deve ser administrado imediatamente. Um tubo de alimentação é inserido no estômago e o ar e o conteúdo gástrico são aspirados com sucção contínua. A intubação das vias respiratórias, a ventilação mecânica e a estabilização do neonato são críticas até que possa ser realizada cirurgia. As vísceras deslocadas são recolocadas na cavidade abdominal e o defeito do diafragma é reparado cirurgicamente. Bebês com grandes hérnias diafragmáticas que são operados no período de 24 horas após o nascimento apresentam taxas de sobrevida de 40 a 70%. Foi tentado o reparo cirúrgico intrauterino de uma HDC; no entanto, essa intervenção apresenta riscos consideráveis para o feto e a mãe. O uso em desenvolvimento de técnicas cirúrgicas minimamente invasivas pode reduzir esse risco.
3. Depende do grau de herniação das vísceras abdominais. Com uma hérnia moderada, os pulmões podem estar maduros, mas pequenos. Com um grau grave de hérnia, o desenvolvimento pulmonar fica comprometido. A maioria dos bebês com uma hérnia diafragmática congênita vai a óbito, mas não por causa do defeito no diafragma ou nas vísceras do tórax; eles vão a óbito porque o pulmão do lado afetado é hipoplásico (subdesenvolvido).
4. Sim, é possível apresentar uma pequena hérnia diafragmática congênita e não estar ciente disso. Algumas pequenas hérnias podem permanecer assintomáticas na idade adulta e ser descobertas somente durante o exame radiográfico ou ultrassonográfico de rotina do tórax. O pulmão do lado afetado provavelmente se desenvolveria normalmente porque haveria pouca ou nenhuma pressão sobre ele durante o desenvolvimento pré-natal.

Capítulo 10

1. Todos os embriões apresentam sulcos em seus lábios superiores, onde as proeminências maxilares encontram as proeminências nasais mediais fusionadas; no entanto, embriões normais não apresentam lábio leporino. Quando o desenvolvimento do lábio é anormal, o tecido do assoalho do sulco labial se rompe, formando uma fenda labial.
2. O risco, nesse caso, é o mesmo da população geral, cerca de 1 em 1.000.
3. Embora fatores ambientais possam estar envolvidos, é razoável assumir que a fenda labial e a fenda palatina do filho eram hereditárias e recessivas em sua expressão. Isso significaria que o pai também portava um gene oculto para fenda labial e que a genética de sua família foi igualmente responsável pelas anomalias do filho.
4. Pequenas anomalias da aurícula da orelha externa são comuns e, geralmente, não apresentam consequências médicas ou cosméticas graves. Aproximadamente 14% dos neonatos apresentam pequenos defeitos congênitos; menos de 1% deles apresenta outros defeitos. As orelhas anormais da criança podem ser consideradas anomalias dos arcos faríngeos (branquiais) porque as seis pequenas protuberâncias (saliências) auriculares dos dois primeiros pares de arcos faríngeos contribuem para as aurículas; no entanto, essas pequenas anormalidades no formato do ouvido não seriam normalmente classificadas dessa maneira.

Capítulo 11

1. Vários estímulos iniciam a respiração ao nascimento. Bater nas nádegas costumava ser um estímulo físico comum; no entanto, é geralmente desnecessário. Em circunstâncias normais, a respiração do neonato começa imediatamente, o que sugere que é uma resposta reflexa aos estímulos sensoriais da exposição ao ar e do toque. As alterações nos gases sanguíneos após a interrupção da circulação placentária, como a diminuição da tensão de oxigênio e do pH e o aumento da pressão parcial de dióxido de carbono, também são importantes para estimular a respiração.
2. A doença da membrana hialina, outro nome para a síndrome do desconforto respiratório (SDR), ocorre após o início da respiração em bebês com pulmões imaturos e deficiência de surfactante pulmonar. A incidência da SDR é de aproximadamente 1% de todos os nascidos vivos e é a principal causa de óbito em recém-nascidos. Ocorre principalmente em bebês que nascem prematuramente. A SDR é causada principalmente por deficiência de surfactante.
3. Um feto de 22 semanas é viável e, se nascer prematuramente e receber cuidados especiais em uma unidade de terapia intensiva neonatal, pode sobreviver. As chances de sobrevivência, no entanto, são baixas para bebês que pesam menos de 600 g porque os pulmões são imaturos e incapazes de realizar a troca gasosa alveolar-capilar adequada. Além disso, o cérebro do feto geralmente não é diferenciado o suficiente para

permitir a respiração normal. A administração de surfactante exógeno (terapia de reposição de surfactante) reduz a gravidade da síndrome do desconforto respiratório e a mortalidade neonatal.

Capítulo 12

1. Sem dúvida, a criança apresenta estenose pilórica hipertrófica congênita, hipertrofia difusa (aumento) e hiperplasia da musculatura lisa da parte pilórica do estômago. Essa condição produz uma massa dura palpável; no entanto, é um aumento benigno e, definitivamente, não é um tumor maligno. O aumento muscular causa estreitamento do canal de saída (canal pilórico). Em resposta à obstrução do fluxo de saída e ao peristaltismo vigoroso, o vômito é em projétil, como no caso do recém-nascido descrito. O alívio cirúrgico da obstrução pilórica é o tratamento usual. A causa da estenose pilórica não é conhecida; no entanto, acredita-se que apresente um padrão de herança multifatorial (*i. e.*, fatores genéticos e ambientais estão provavelmente envolvidos).
2. É verdade que crianças com síndrome de Down apresentam maior incidência de atresia duodenal. Também são mais propensos a apresentar ânus imperfurado e outros defeitos congênitos (p. ex., defeitos do septo atrial), provavelmente causados por sua constituição cromossômica anormal (*i. e.*, três em vez de duas cópias do cromossomo 21). A atresia duodenal pode ser corrigida cirurgicamente contornando a obstrução pilórica (duodenostomia).
3. Em casos muito incomuns, quando os intestinos retornam ao abdome após a hérnia umbilical fisiológica, podem girar no sentido horário, em vez de no sentido anti-horário usual. Como resultado, o ceco e o apêndice ficam localizados do lado esquerdo, uma condição chamada de *situs inversus abdominis*. Um ceco e um apêndice do lado esquerdo também podem resultar de um ceco móvel. Se o ceco não for fixado à parede abdominal posterior durante o período fetal, o ceco e o apêndice podem se mover livremente e podem migrar para o lado esquerdo.
4. Sem dúvida, o indivíduo descrito apresentava um divertículo ileal (de Meckel), uma bolsa do íleo em forma de dedo. Essa anomalia comum é às vezes chamada de segundo apêndice, o que é um nome impróprio. Um divertículo ileal produz sintomas semelhantes aos da apendicite. Também seria possível, embora raro, que a pessoa apresentasse uma duplicação do ceco, o que resultaria em dois apêndices.
5. A doença de Hirschsprung, ou megacólon congênito, é a causa mais comum de obstrução do cólon descendente em bebês recém-nascidos. A causa da condição é a falha na migração de células da crista neural para a parede do intestino. As células da crista neural normalmente formam neurônios, portanto, há uma deficiência de células nervosas que inervam a parede muscular do intestino – aganglionose congênita. Quando a parede do intestino colapsa, ocorre obstrução, o que resulta em obstipação. Também podem ocorrer distensão e perfuração intestinal.
6. Se o recém-nascido apresentasse uma fístula umbilicoileal, o canal anormal que conecta o íleo e o umbigo poderia permitir a passagem do conteúdo do íleo para o umbigo. Essa ocorrência seria uma pista diagnóstica importante para a presença desse canal. A fístula resulta da persistência da parte intra-abdominal do ducto onfaloentérico.

Capítulo 13

1. A maioria das pessoas com rim em ferradura não tem problemas urinários. A posição anormal dos rins fusionados é geralmente descoberta *post-mortem* ou durante procedimentos de diagnóstico por imagem. Nada precisa ser feito com o rim anormal, a menos que a pessoa apresente uma infecção descontrolada do trato urinário. Em alguns casos, o urologista pode dividir o rim em duas partes e fixá-las em posições que não resultem em estagnação urinária.
2. Seus rins em desenvolvimento provavelmente se fusionaram entre a sexta e a oitava semana, conforme "migraram" a partir da pelve. Os rins fusionados então ascenderam em direção à posição normal de um lado ou de outro. Normalmente, nenhum problema está associado a rins fusionados; entretanto, os cirurgiões devem estar cientes da possibilidade dessa condição e identificá-la pelo que realmente é. Esta anormalidade é chamada de *ectopia renal cruzada*.
3. Os indivíduos afetados apresentam tanto tecido ovariano como tecido testicular. Embora a espermatogênese seja incomum, a ovulação não é. A gravidez e o parto foram observados em poucos pacientes; no entanto, isso é muito incomum.
4. Por volta de 48 horas após o nascimento, uma atribuição definida de sexo pode ser feita na maioria dos casos. Os pais são informados de que o desenvolvimento genital do recém-nascido está incompleto e que testes são necessários. Geralmente são aconselhados a não anunciar o nascimento de seu filho aos amigos até que o sexo apropriado seja designado. A cariotipagem (marcação cromossômica, visualização e contagem) de linfócitos do sangue é realizada, bem como a identificação do gene *SRY* (região determinante do sexo do cromossomo Y) por hibridização *in situ* por fluorescência ou por amplificação por reação em cadeia da polimerase. Estudos hormonais também podem ser necessários.
5. A virilização (masculinização) de um feto feminino como resultado de hiperplasia adrenal congênita é a causa mais comum de genitália externa ambígua. Em outros casos, os andrógenos entram na circulação fetal após a ingestão materna de hormônios androgênicos. Em casos incomuns, esses hormônios são produzidos por um tumor em uma das glândulas suprarrenais da mãe. A fusão parcial ou completa das pregas urogenitais ou das saliências labioescrotais é o resultado da exposição aos andrógenos antes da 12ª semana de desenvolvimento. O aumento do clitóris ocorre após este ponto; entretanto, os andrógenos não causam ambiguidade sexual porque os outros órgãos genitais externos estão totalmente formados nesse momento.

Capítulo 14

1. Os sopros cardíacos são sons transmitidos para a parede torácica pela turbulência do sangue no coração ou nas grandes artérias. Sopros altos frequentemente representam estenose de uma das válvulas semilunares (válvula aórtica ou pulmonar). Um defeito do septo ventricular ou um forame oval patente (*forame ovale*) também podem produzir um sopro.
2. Os defeitos cardíacos congênitos são comuns; ocorrem em 6 a 8 em cada 1.000 recém-nascidos e representam aproximadamente 10% de todas as anomalias congênitas. Os defeitos do septo ventricular são o tipo mais comum de anomalia cardíaca; ocorrem com mais frequência no sexo masculino do que no feminino, porém a razão para isso é desconhecida.
3. A causa da maioria das anomalias congênitas do sistema cardiovascular é desconhecida. Em aproximadamente 8% das crianças com doenças cardíacas, a base genética é clara. A maioria dessas anomalias está associada a anomalias cromossômicas evidentes (p. ex., trissomia do 21) e à deleção de partes dos cromossomos. A síndrome de Down está associada a cardiopatias congênitas em 50% dos casos. A ingestão materna de medicamentos, como antimetabólitos e varfarina (um anticoagulante), demonstrou estar associada a uma alta incidência de defeitos cardíacos. O consumo excessivo de álcool durante a gravidez pode causar defeitos cardíacos.
4. Várias infecções virais estão associadas a defeitos cardíacos congênitos; no entanto, apenas o vírus da rubéola (sarampo alemão) é conhecido por causar doença cardiovascular (p. ex., ducto arterioso patente). A rubéola (sarampo comum) não causa defeitos cardiovasculares. A vacina contra o vírus da rubéola está disponível e é eficaz na prevenção do desenvolvimento de infecção por rubéola em mulheres que não tiveram a doença e que estão planejando ter um filho. Posteriormente, isso impedirá o desenvolvimento da síndrome da rubéola também em seu filho. Devido ao risco potencial para o embrião, a vacina é administrada apenas se houver garantia de que não há probabilidade de gravidez nos próximos 2 meses.
5. Essa anomalia é chamada de transposição das grandes artérias devido ao fato de as posições dos grandes vasos (aorta e tronco pulmonar) estarem invertidas. A sobrevivência após o nascimento depende da mistura entre as circulações pulmonar e sistêmica (p. ex., através de um defeito do septo atrial – forame oval patente). A transposição das grandes artérias ocorre em pouco mais de 1 em 5.000 nascidos vivos e é mais comum no sexo masculino (em quase 2 para 1). Relativamente poucos recém-nascidos com essa anomalia cardíaca grave morrem durante os primeiros meses de vida. Hoje em dia, a cirurgia corretiva pode ser realizada nos que sobrevivem. Inicialmente, um defeito do septo atrial pode ser criado para aumentar a mistura entre as circulações sistêmica e pulmonar (operação de *switch* atrial). Posteriormente, uma operação de *switch* arterial (invertendo a aorta e o tronco pulmonar) pode ser realizada. No entanto, mais comumente, um defletor (um dispositivo usado para restringir o fluxo sanguíneo) é inserido no átrio para desviar o sangue venoso sistêmico através da válvula mitral, do ventrículo esquerdo e da artéria pulmonar para os pulmões e para desviar o sangue venoso pulmonar através da válvula tricúspide, do ventrículo direito e da aorta. Isso corrige fisiologicamente a circulação.
6. Muito provavelmente, uma das gêmeas tem dextrocardia, o que geralmente não tem significância clínica. O coração é simplesmente deslocado para a direita. No indivíduo descrito, o coração apresenta uma imagem em espelho da estrutura cardíaca normal. Isso ocorre durante a quarta semana de desenvolvimento, quando o tubo cardíaco gira para a esquerda, em vez de para a direita. A dextrocardia é uma anomalia relativamente comum em gêmeos monozigóticos.

Capítulo 15

1. Uma costela acessória associada à sétima vértebra cervical é de importância clínica, pois pode comprimir a artéria subclávia, o plexo braquial ou ambos, produzindo sintomas de compressão da artéria e do nervo. O tipo mais comum de costela acessória é a costela lombar, porém geralmente não causa problemas.
2. Uma hemivértebra pode produzir uma curvatura lateral da coluna vertebral (escoliose). É composta pela metade de um corpo, um pedículo e uma lâmina. Essa anomalia ocorre quando as células mesenquimais dos esclerótomos de um lado não formam o primórdio da metade de uma vértebra. Como resultado, mais centros de crescimento são encontrados em um lado da coluna vertebral; esse desequilíbrio faz com que a coluna vertebral se curve lateralmente.
3. As suturas cranianas permitem que o cérebro se desenvolva e aumente de tamanho. Craniossinostose indica fechamento prematuro de uma ou mais suturas cranianas. Essa anormalidade do desenvolvimento resulta em mudanças na forma do crânio, o que pode levar ao aumento da pressão intracraniana. A escafocefalia ou dolicocefalia – um crânio longo e estreito – resulta do fechamento prematuro da sutura sagital. Esse tipo de craniossinostose é responsável por cerca de 50% dos casos de fechamento prematuro de suturas cranianas e é mais comum em homens.
4. As características da síndrome de Klippel-Feil são encurtamento do pescoço, baixa implantação do couro cabeludo e movimentos restritos do pescoço. Na maioria dos casos, menos vértebras cervicais normais estão presentes.
5. A síndrome de Prune-belly resulta da ausência parcial ou completa da musculatura abdominal. Normalmente, a parede abdominal é delgada. Essa síndrome geralmente está associada a malformações do trato urinário, especialmente da bexiga urinária (p. ex., extrofia da bexiga). Nos homens, quase todos os pacientes apresentam criptorquidismo (falha de um ou ambos os testículos em descer para o escroto).

6. A ausência da parte esternocostal do músculo peitoral maior esquerdo é geralmente a causa de mamilo e aréola anormalmente baixos. Apesar de suas inúmeras e importantes ações, a ausência total ou parcial do músculo peitoral maior geralmente não causa deficiência. As ações de outros músculos associados à articulação do ombro compensam a ausência parcial desse músculo.
7. A menina tem um músculo esternocleidomastóideo proeminente. Esse músculo conecta o processo mastoide à clavícula e ao esterno; portanto, o crescimento contínuo do lado do pescoço resulta na inclinação e rotação da cabeça. Essa condição é relativamente comum – torcicolo congênito (pescoço torto) – e pode ocorrer devido à lesão no músculo durante o nascimento. O estiramento e a ruptura de algumas fibras musculares podem ter ocorrido durante o parto, resultando em sangramento no músculo. Ao longo de várias semanas, ocorre a necrose de algumas fibras e o sangue é substituído por tecido fibroso. Isso resulta em encurtamento do músculo e flexão da cabeça da criança para um lado. Se a condição não for corrigida, o músculo encurtado também pode distorcer o formato da face do lado afetado.
8. O jovem atleta provavelmente tinha um músculo sóleo acessório, que está presente em aproximadamente 3% da população. Essa anomalia provavelmente resulta da divisão do primórdio do músculo sóleo em duas partes.
9. A ingestão de medicamentos não causou o encurtamento dos membros da criança. Ela tem um distúrbio esquelético conhecido como acondroplasia. Esse tipo de nanismo dos membros curtos apresenta uma incidência de 1 em 10.000 e mostra uma herança autossômica dominante. Aproximadamente 80% dos recém-nascidos afetados nascem de pais normais e presumivelmente a condição resulta de novas mutações (alterações no material genético) nas células germinativas dos pais. A maioria das pessoas com acondroplasia apresenta inteligência normal e leva uma vida normal dentro de suas capacidades físicas. Se os pais de uma criança com acondroplasia tiverem mais filhos, o risco de ter outro filho com essa condição é ligeiramente mais elevado do que o risco da população em geral; no entanto, o risco para os próprios filhos dos acondroplásicos é de 50%.
10. A braquidactilia (dedos muito curtos) é um traço autossômico dominante. Se a mulher (provavelmente bb) se casar com o homem com braquidactilia (provavelmente Bb), o risco é de 50% para eles terem uma criança com braquidactilia e 50% para terem uma criança normal. Seria melhor para o casal discutir sua óbvia preocupação com um médico geneticista.
11. A bendectina (agora chamada de diclegis), um composto antinauseante de doxilamina, diciclomina e piridoxina, não produz defeitos nos membros dos embriões humanos. Vários estudos epidemiológicos mostraram não haver um risco aumentado de defeitos congênitos após exposição à bendectina ou a suas substâncias separadas durante o início da gravidez. No caso descrito, a mãe tomou o medicamento por mais de 3 semanas após o final do período crítico de desenvolvimento dos membros (24 a 36 dias após a fertilização). A maioria dos defeitos de redução de membros tem uma base genética.
12. A sindactilia cutânea é o tipo mais comum de anomalia do membro; varia desde uma membrana cutânea entre os dedos até a sinostose (união das falanges, os ossos dos dedos). Essa anomalia ocorre quando os raios digitais separados não se formam na quinta semana ou quando o tecido entre os dedos em desenvolvimento não sofre apoptose. A sindactilia cutânea simples é fácil de corrigir cirurgicamente.
13. O tipo mais comum de pé torto, *talipes equinovarus*, ocorre em aproximadamente 1 em cada 1.000 recém-nascidos. Nessa deformidade, as solas dos pés são viradas medialmente e os pés estão em flexão plantar. Os pés são fixos na posição de ponta dos pés, assemelhando-se aos pés de um cavalo (do latim *equinus*, cavalo).

Capítulo 16

1. Os defeitos do tubo neural (DTNs) apresentam um padrão de herança multifatorial. Embora apenas alguns fatores ambientais tenham se mostrado diretamente relacionados (como o ácido fólico), estudos indicam que também existem componentes genéticos. Após o nascimento de uma criança com DTN, o risco de uma criança subsequente apresentar DTN é muito maior. O risco de recorrência no Reino Unido, onde os DTNs são comuns (7,6 por 1.000 no País de Gales e 8,6 por 1.000 na Irlanda do Norte), é de aproximadamente 1 em 25. Os DTNs podem ser detectados no pré-natal por uma combinação de ultrassonografia e medição dos níveis de alfafetoproteína no líquido amniótico e no soro materno.
2. A deficiência mental e o retardo do crescimento são os aspectos mais sérios da síndrome alcóolica fetal. As pontuações médias de QI em crianças afetadas são de 60 a 70. Estima-se que a incidência de deficiência mental resultante do consumo excessivo de álcool durante a gravidez possa chegar a 1 em 400 nascidos vivos. Consumidores excessivos de álcool são aqueles que consomem cinco ou mais bebidas em uma ocasião, com uma média diária consistente de 45 ml de álcool absoluto. Atualmente, nenhum limite seguro para o consumo de álcool durante a gravidez é conhecido. Os médicos recomendam a abstinência completa do álcool durante a gestação.
3. Nenhuma evidência conclusiva indica que o tabagismo materno afeta o desenvolvimento mental de um feto; no entanto, o tabagismo compromete o fornecimento de oxigênio para o feto porque o fluxo de sangue para a placenta está diminuído durante o fumo. Como está bem estabelecido que o tabagismo materno pesado afeta seriamente o crescimento físico do feto e é uma das principais causas de retardo do crescimento intrauterino, não é aconselhável que as mães fumem durante a gravidez. O suprimento reduzido de oxigênio para o encéfalo pode afetar o desenvolvimento intelectual do feto, embora o efeito possa ser indetectável. A abstinência dá ao feto uma chance maior de desenvolvimento normal.

4. A maioria dos leigos utiliza o termo *espinha bífida* de uma forma geral. Eles não sabem que o tipo comum, espinha bífida oculta, costuma ser clinicamente insignificante. É um achado isolado em até 20% das colunas vertebrais examinadas radiograficamente. A maior parte das pessoas não sabe que têm esse defeito vertebral, pois ele não produz sintomas, a menos que esteja associado a um defeito do tubo neural ou a anomalia das raízes nervosas espinais. Os vários tipos de espinha bífida cística são de importância clínica. A meningomielocele é um defeito mais grave do que a meningocele porque o tecido neural está incluído na lesão. Por causa disso, a função dos músculos abdominais e dos membros pode ser afetada. As meningoceles são geralmente recobertas por pele, e a função motora nos membros é geralmente normal, a menos que os defeitos de desenvolvimento associados da medula espinal ou do encéfalo estejam presentes. A conduta no caso de recém-nascidos com espinha bífida cística é complexa e envolve várias especialidades médicas e cirúrgicas. A meningocele espinal é mais fácil de corrigir cirurgicamente do que a meningomielocele espinal e o prognóstico também é melhor.

Capítulo 17

1. A probabilidade de dano significativo a um embrião ou feto após a infecção por rubéola depende principalmente do momento da infecção viral. Em casos de infecção materna primária durante o primeiro trimestre da gravidez, o risco geral de infecção embrionária ou fetal é de aproximadamente 20%. Estima-se que aproximadamente 50% dessas gestações terminem em aborto espontâneo, natimorto ou defeitos congênitos (surdez, catarata, glaucoma e retardo mental). Quando a infecção ocorre no final do primeiro trimestre, a probabilidade de defeitos congênitos é apenas ligeiramente maior do que em uma gravidez sem complicações. A ocorrência de certas infecções ao final do primeiro trimestre, no entanto, pode resultar em infecções oculares graves (p. ex., coriorretinite), que podem afetar o desenvolvimento visual. A surdez é a manifestação mais comum de infecção fetal tardia por rubéola (ou seja, durante o segundo e o terceiro trimestres). Se uma grávida for exposta à rubéola, um teste de anticorpos pode ser realizado. Se for considerada imune, ela pode ter certeza de que seu embrião ou feto não será afetado pelo vírus. Medidas preventivas são essenciais para a proteção do embrião. É especialmente importante para as meninas obterem imunidade à rubéola (p. ex., por imunização ativa) antes de atingirem a idade fértil.
2. A exposição proposital de meninas à rubéola (sarampo alemão) não é recomendada. Embora complicações resultantes de tais infecções sejam incomuns, pode ocorrer ocasionalmente neurite e artrite (inflamação dos nervos e articulações, respectivamente). A encefalite (inflamação do encéfalo) ocorre em aproximadamente 1 em 6.000 casos. A infecção por rubéola costuma ser subclínica (difícil de ser detectada), mas crianças com essas infecções representam um risco de exposição para mulheres grávidas. Existe uma probabilidade de danos nos embriões, pois o período crítico é maior quando os olhos e as orelhas estão se desenvolvendo. Quando isso ocorre precocemente na gravidez, algumas mulheres não sabem que estão grávidas. Uma maneira muito melhor de fornecer imunização contra a rubéola é a administração de vacina do vírus vivo a crianças com mais de 15 meses e a mulheres pós-púberes não grávidas, e que podem ter razoável certeza de que não vão engravidar dentro de 3 meses após a imunização.
3. A sífilis congênita (sífilis fetal) resulta da transmissão transplacentária do microrganismo *Treponema pallidum*. A transferência desse microrganismo em mulheres grávidas não tratadas pode ocorrer durante a gravidez; no entanto, geralmente ocorre durante o último trimestre. Surdez e deformidades dentárias comumente se desenvolvem nessas crianças. Esses defeitos congênitos podem ser evitados tratando-se a mãe no início da gravidez. O microrganismo que causa a sífilis é muito sensível à penicilina, um antibiótico que não faz mal ao feto.
4. Vários vírus da família do herpes-vírus podem causar cegueira fetal e surdez durante a infância. O citomegalovírus pode atravessar a placenta, ser transmitido ao neonato durante o nascimento e ser passado ao neonato pelo leite materno. O herpes-vírus simples (geralmente o herpes tipo 2 ou herpes genital) é geralmente transmitido imediatamente antes ou durante o nascimento. As chances de desenvolvimento normal em neonatos infectados não são boas. Recém-nascidos expostos no início da gravidez podem apresentar microcefalia, convulsões, surdez e cegueira; existe um risco de 50% de morte na doença disseminada no neonato.
5. O metilmercúrio é teratogênico (causa defeitos congênitos) em embriões humanos, especialmente para o encéfalo em desenvolvimento. Como os olhos e os ouvidos internos se desenvolvem como um crescimento a partir do encéfalo, é compreensível que seu desenvolvimento também seja afetado. Além do metilmercúrio que passa da mãe para o embrião ou feto através da placenta, o recém-nascido pode receber metilmercúrio adicional pelo leite materno. As fontes de metilmercúrio incluem peixes de água contaminada, farinha produzida a partir de grãos tratados com metilmercúrio e carne de animais criados com ração contaminada.

Capítulo 18

1. A ausência congênita da pele é muito rara. Fragmentos de pele podem estar ausentes, na maioria das vezes no couro cabeludo, ou às vezes no tronco e nos membros. Os neonatos afetados geralmente sobrevivem, pois a cicatrização das lesões ocorre sem intercorrências e leva de 1 a 2 meses. Uma cicatriz sem pelos persiste. A causa da ausência congênita de cabelo, denominada *aplasia cutânea congênita*, geralmente é desconhecida. A maioria dos casos é rara; no entanto, várias árvores genealógicas bem documentadas mostram uma transmissão autossômica dominante desse defeito cutâneo.

2. As manchas brancas da pele em uma pessoa de pele escura são resultado de um albinismo parcial (piebaldismo). Esse defeito, que também afeta pessoas de pele clara, é herdado em uma maneira autossômica recessiva. Estudos ultraestruturais mostram ausência de melanócitos nas áreas despigmentadas da pele. Provavelmente, a causa é um defeito na diferenciação dos melanoblastos resultante de mutação gênica. Esses defeitos da pele e do cabelo não são passíveis de tratamento; no entanto, podem ser cobertos com cosméticos e tinturas de cabelo.
3. As mamas, incluindo as glândulas mamárias dentro delas, de homens e mulheres são semelhantes ao nascimento. O pequeno aumento da mama em um recém-nascido é comum e resulta da estimulação de hormônios maternos que entram no sangue do feto através da placenta. Portanto, mamas aumentadas são uma ocorrência normal em recém-nascido do sexo masculino e não indicam desenvolvimento sexual anormal.
4. Uma mama (polimastia) ou mamilo (politelia) extra é comum. A mama axilar pode aumentar durante a puberdade ou pode não ser notada até que ocorra a gravidez. A base embriológica das mamas e mamilos extras é a presença de cristas mamárias que se estendem da região axilar para a inguinal. Normalmente, apenas um par de mamas se desenvolve; no entanto, as mamas podem se desenvolver em qualquer lugar ao longo das cristas mamárias. A mama ou mamilo extra é geralmente superior ou inferior à mama normal. Uma mama axilar ou mamilo é muito incomum.
5. Os dentes que estão presentes no nascimento são denominados *dentes natais* e são observados em aproximadamente 1 em 2.000 recém-nascidos. Normalmente, dois incisivos mandibulares mediais (centrais) estão presentes. A presença de dentes natais geralmente sugere que pode ocorrer erupção precoce de outros dentes. Frequentemente, caem por conta própria. Como há o risco de serem aspirados, às vezes os dentes natais são extraídos.

Capítulo 19

1. Nenhuma evidência indica que o uso ocasional de ácido acetilsalicílico nas dosagens terapêuticas recomendadas seja prejudicial durante a gravidez; no entanto, altas doses em níveis subtóxicos (p. ex., para artrite reumatoide) não foram comprovadas como inofensivas para o embrião e o feto. As mulheres grávidas devem discutir o uso de medicamentos sem prescrição com os seus médicos.
2. Uma mulher viciada em drogas que causam dependência (p. ex., opioides) e que as consome durante a gravidez tem mais probabilidade de dar à luz a um filho que mostra sinais de dependência de drogas. As chances de sobrevivência do feto até o nascimento não são boas; a mortalidade e as taxas de nascimento prematuro são altas entre os fetos de mães viciadas em drogas.
3. Todos os medicamentos prescritos na América do Norte são testados quanto à teratogenicidade antes de serem comercializados. A tragédia da talidomida mostrou claramente a necessidade de métodos aprimorados para detectar potenciais teratógenos humanos. A talidomida não foi considerada teratogênica em camundongos e ratas grávidas – embora seja um potente teratógeno em humanos entre a quarta e a sexta semana de gravidez. Por não ser ético testar os efeitos de drogas em embriões humanos, não existe maneira de garantir que alguns medicamentos que podem ser teratógenos humanos não serão comercializados. A avaliação teratológica humana depende de estudos epidemiológicos retrospectivos e relatórios de médicos perspicazes. Foi dessa maneira que a teratogenicidade da talidomida foi detectada. A maioria dos novos medicamentos contém um termo de responsabilidade na bula que acompanha, como: "Este medicamento não se provou seguro para mulheres grávidas". Alguns medicamentos podem ser usados se, na opinião do médico, os benefícios potenciais superarem os possíveis riscos. Todos os medicamentos teratogênicos conhecidos que podem ser tomados por mulheres grávidas estão disponíveis apenas mediante a prescrição médica.
4. O tabagismo durante a gravidez é prejudicial para embriões e fetos. Seu efeito mais adverso é a restrição do crescimento intrauterino. Mulheres que param de fumar durante a primeira metade da gravidez têm bebês com peso ao nascimento mais próximo do peso de nascimento de bebês de mães não fumantes. Acredita-se que a diminuição do fluxo sanguíneo da placenta seja um efeito mediado pela nicotina, que causa diminuição do fluxo sanguíneo intrauterino. Os neonatos nascidos de mães que fumam durante a gravidez têm maior probabilidade de apresentarem defeitos congênitos, como lábio leporino e fenda palatina, em comparação com aqueles nascidos de mães que não fumam. O crescimento do feto de uma mulher que fuma, porém não inala, ainda está em perigo, pois a nicotina, o monóxido de carbono e outras substâncias nocivas também são absorvidos pela corrente sanguínea materna através das membranas mucosas da boca e da garganta. Essas substâncias são então transferidas para os embriões ou fetos através da placenta. Fumar, de qualquer maneira, durante a gravidez não é aconselhável.
5. A maioria das drogas não causa defeitos congênitos em embriões e fetos humanos; entretanto, uma grávida deve tomar apenas medicamentos essenciais e recomendados por seu médico. Não seria prudente, por exemplo, se uma gestante com uma infecção respiratória inferior grave recusasse medicamentos recomendados por seu médico para curar sua doença; sua saúde e a de seu embrião ou feto poderiam ser ameaçadas pela infecção. A maioria dos medicamentos, incluindo sulfonamidas, meclizina, penicilina e anti-histamínicos, é considerada segura. Do mesmo modo, os agentes anestésicos locais, vacinas com antígenos mortos e salicilatos (p. ex., ácido acetilsalicílico) em baixas doses não são conhecidos por causar defeitos congênitos.

Índice Alfabético

D

S

T

2022
1 2 3 4 5 6 7 8 9 10